MANUEL

DE

MÉDECINE OPÉRATOIRE.

Ouvrages du même auteur qui se trouvent chez les mêmes libraires.

TRAITÉ D'ANATOMIE CHIRURGICALE et de chirurgie expérimentale; 1838; 2 vol. in-8. 14 fr.

ŒUVRES COMPLÈTES D'A. PARÉ, nouvelle édition, revue et collationnée sur toutes les éditions originales; accompagnée de notes historiques et critiques, et précédée de recherches sur l'origine et les progrès de la chirurgie en Occident, du XIe au XVIe siècle, et sur la vie et les travaux d'A. Paré; par J.-F. Malgaigne. — 3 vol. grand in 8 à deux colonnes, avec figures en bois intercalées dans le texte. 36 fr.

MÉMOIRES SUR LES FRACTURES ET LES LUXATIONS, contenant: 1° Recherches historiques et pratiques sur les appareils employés dans le traitement des fractures en général; 2° Études statistiques sur les fractures et les luxations; 3° Fractures des cartilages sterno-costaux, des côtes, du col du fémur, de la rotule; 4° Études statistiques sur les résultats des amputations dans les hôpitaux de Paris. 1839-1842; 1 vol. in-8. 7 fr.

MÉMOIRES DE CHIRURGIE, contenant: 1° Coup d'œil sur la médecine et la chirurgie en Pologne; 2° Souvenirs cliniques de l'hôpital Saint-Louis; 3° Ponction dans l'hydrocéphale chronique; 4° Polypes utérins; 5° Traitement des grands emphysèmes traumatiques; 6° Mémoire sur un nouveau moyen de prévenir l'inflammation après les grandes lésions traumatiques, et spécialement après les opérations chirurgicales; 7° Études sur l'anatomie et la physiologie d'Homère, pour servir à l'Histoire de la chirurgie. 1832 à 1842; in-8 br. 5 fr.

MÉMOIRES SUR LES HERNIES, contenant: 1° Les leçons cliniques sur les hernies faites à l'amphithéâtre du bureau central des hôpitaux civils de Paris en 1839-1840; 2° l'Examen des doctrines reçues jusqu'à ce jour sur l'étranglement des hernies; 3° Deuxième mémoire sur les étranglements herniaries, pseudo-étranglements, ou de l'inflammation simple dans les hernies; 4° Études statistiques sur les étranglements herniaires et sur l'opération de la hernie étranglée; 5° Recherches statistiques sur la fréquence des hernies suivant les sexes, les âges, et relativement à la population. 1840-1842; 1 vol. in-8. 7 fr.

DE L'IRRIGATION dans les maladies chirurgicales. 1842; in-8, br. 2 fr. 50 c.

NOUVELLE THÉORIE DE LA VOIX HUMAINE, Mémoire couronné par la Société médicale d'émulation; Paris, 1833, in-8. 1 fr. 50 c.

Sous presse, pour paraître incessamment:

TRAITÉ COMPLET DES FRACTURES ET DES LUXATIONS, 2 vol. in-8, avec atlas de 30 planches petit in-folio.

PARIS. — IMPRIMERIE DE BOURGOGNE ET MARTINET,
Rue Jacob, 30.

MANUEL
DE MÉDECINE
OPÉRATOIRE,

FONDÉE SUR

L'ANATOMIE NORMALE ET L'ANATOMIE PATHOLOGIQUE,

PAR

J.-F. MALGAIGNE,

Professeur agrégé de la Faculté de Médecine de Paris,
Chirurgien de l'hôpital de Lourcine, chevalier de la Légion-d'Honneur
et du Mérite Militaire de Pologne, etc.

Sécurité, simplicité, célérité.

QUATRIÈME ÉDITION, REVUE ET CORRIGÉE.

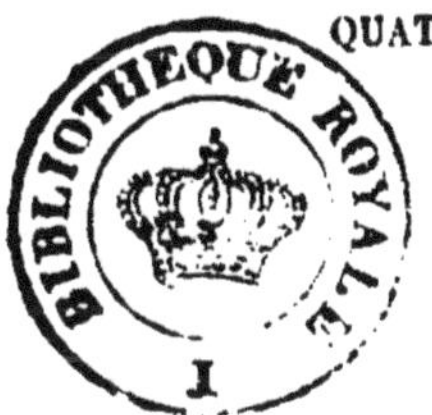

PARIS.

GERMER BAILLIÈRE, LIBRAIRE-ÉDITEUR,

RUE DE L'ÉCOLE-DE-MÉDECINE, 17.

MONTPELLIER Castel, Sevalle, libraires. | LYON. Savy, libraire, 48, quai des Célestins.
LONDRES H. Baillière, 219, Regent-Street. | FLORENCE. Ricordi et Cie, libraires
LEIPZIG. Brockhaus et Avenarius, Michelsen, libraires.

1843.

PRÉFACE.

Le nom de *Médecine opératoire* a été créé par Sabatier pour désigner cette partie de la chirurgie qui procède par l'œuvre de la main et l'application des instruments. C'est là aussi le sens propre qu'avait le mot *chirurgie* chez les anciens, et qu'il a long-temps conservé. Les modernes lui en ont depuis attribué un autre; et par un contre-sens qui a prévalu, *chirurgie* est devenu pour nous synonyme de *pathologie chirurgicale;* de plus, nous ne comprenons dans la médecine opératoire proprement dite qu'une certaine portion, arbitrairement choisie, des opérations chirurgicales; nous en retranchons, par exemple, du moins en France et sur le continent, l'application des bandages, la réduction des luxations et des fractures, œuvres de la main tout aussi laborieuses que les autres; de telle sorte que les mots luttent continuellement avec les choses, et que l'on peut porter à nos chirurgiens le défi de dire exactement en quoi consiste une opération chirurgicale. D'où vient une telle confusion dans les idées? Pour répondre à cette question, il est besoin de jeter un coup d'œil sur l'histoire de cette partie de l'art.

Hippocrate semble avoir eu le projet de nous laisser un Traité de médecine opératoire. Dans le livre *De l'iétreion* ou *de l'officine du médecin*, auquel il faut rattacher les Livres *des Fractures* et *des Articles*, il a décrit d'une manière admirable ce qui a rapport à l'application générale des bandages, à la réduction des luxations et des fractures, et à quelques autres opérations. Ce n'est pas là sans doute une chirurgie complète; on trouve çà et là dans ses autres œuvres quelques opérations qui manquent dans ce Traité; et il en est d'autres qu'il ne pouvait décrire, puisqu'il défendait à ses disciples de les pratiquer, par exemple, la lithotomie. Celse a tracé un tableau bien plus complet de la chirurgie antique; après avoir traité de la *diététique*, ou des maladies qui guérissent principalement par la puissance du régime, et de la *pharmaceutique*, ou des maladies qui réclament surtout les médicaments, il en vient à la chirurgie, qui emploie les opérations, et la divise en deux parties, suivant qu'elle agit sur les parties molles ou sur les os. Dans la première partie, on voit reparaître toutes les maladies externes dont il a déjà été question dans la diététique et la pharmaceutique; et en effet, elles ne reviennent à la chirurgie que par occasion, et quand la diète et les médicaments ont échoué; tandis que les maladies vraiment chirurgicales, celles qui réclament de prime abord et sans partage le secours de la médecine opératoire, ce sont précisément celles que nous en avons exclues, c'est-à-dire les maladies des os.

Vous verrez cette même distinction exacte de la chirurgie proprement dite dans Paul d'Égine; vous la retrouverez encore dans Albucasis, le prince de la chirurgie arabe, et c'est pourquoi vous serez étonnés, à votre point de vue moderne, de rencontrer dans leurs livres chirurgicaux des lacunes qu'on ne saurait combler qu'en consultant leurs livres de médecine. Mais déjà parmi les Arabes, quelques médecins peu habitués aux opérations, comme Rhazès et Avicenne, avaient exclu de leurs immenses traités la partie purement opératoire, ou la rattachaient à l'histoire de chaque maladie, ne faisant plus ainsi qu'un seul corps de toutes les sciences médicales. Ce fut là une nouvelle phase qui eut longtemps encore des imitateurs parmi les arabistes; toutefois, dès le XIIIe siècle, les chirurgiens italiens avaient réuni en corps de doctrine séparée, sous le titre spécial de chirurgie, l'histoire de toutes les maladies externes et de leurs traitements; et telle est l'origine de ce que nous avons nommé depuis *pathologie chirurgicale*. Dans cette troisième phase, comme dans la précédente, la médecine opératoire reste confondue avec la pathologie, et il faut arriver au XVIe siècle pour trouver les premières traces de leur nouvelle séparation.

A. Paré fut l'instituteur de cette nouveauté. Il fit un livre spécial pour certaines opérations de chirurgie: essai incomplet, car il ne réunissait ainsi que les opérations qu'il n'avait pu faire entrer dans ses autres livres; et les bandages et les maladies des os étaient particulièrement traités à part. Après lui, Guillemeau, son élève, donna un traité des opérations bien plus étendu, y comprenant les bandages, en rejetant les luxations et les fractures; tandis qu'en Italie, Fabrice d'Aquapendente, plus fidèle imitateur des anciens, rassemblait sous le titre d'*opérations* tout ce qui constituait la *chirurgie* de Celse. Cette tentative de Fabrice fut perdue, au moins pour long-temps; et l'école française imprimant son cachet à l'enseignement de la chirurgie par toute l'Europe, on vit M. A. Severin même, l'illustre compatriote de Fabrice, exclure de ce remarquable traité d'opérations; qu'il intitula *Médecine efficace*, ce que les disciples de Paré en avaient exclu. Il serait superflu de suivre à la trace sous ce point de vue la marche de la médecine opératoire; la France, un moment éclipsée par l'Italie, se relève avec Dionis, trône d'une manière bien plus éclatante encore dans le XVIIIe siècle; crée le nom de *Médecine opératoire* pour cette branche de la chirurgie qu'elle a séparée la première; et ne trouve encore de rivale au XIXe siècle que l'Angleterre, qui, sous un autre nom, celui de *Chirurgie opératoire*, embrasse aussi d'autres matières, c'est-à-dire tout ce que la chirurgie comprenait pour Celse, Paul et Albucasis, fractures, luxations et opérations tout ensemble.

S'il fallait comparer à cet égard l'enseignement des deux nations, les Anglais l'emporteraient certainement sous le rapport de l'ordre et de la méthode. Nous avons divisé ce qu'ils ont justement réuni; nous ne décrivons qu'une moitié de la science qu'ils parcourent tout entière; et il est probable qu'un jour nous adopterons leur manière d'envisager la médecine opératoire, et peut-être même le titre plus convenable qu'ils lui ont donné.

En attendant cette innovation, si elle arrive, jetons un coup d'œil sur les progrès de la médecine opératoire, telle qu'elle est comprise encore sur tout le continent européen.

Jusqu'à l'époque d'A. Paré, les opérations, considérées uniquement comme indications thérapeutiques, étaient plutôt signalées que décrites; le défaut de données anatomiques suffisantes empêchait d'entrer dans certains détails; les autres paraissaient en quelque sorte inutiles pour des élèves qui, ne pouvant répéter la manœuvre sur le cadavre, devaient saisir le manuel en voyant opérer le maître lui-même; et à la rareté des détails pour chaque procédé correspondait la rareté des procédés pour chaque méthode. Comme d'ailleurs le joug de l'autorité pesait encore de tout son poids, les écrivains se bornaient généralement à copier leurs devanciers. Paré, riche à la fois de ses curieuses investigations et de sa longue expérience, entré d'ailleurs assez avant déjà dans la voie du libre examen, ajouta des procédés nombreux à ceux que l'on connaissait avant lui; mais il n'avait fait que pressentir l'utilité de l'anatomie chirurgicale, et il s'attacha surtout à la partie mécanique et instrumentale. Cette direction, forcée en quelque sorte par l'état des choses, est le caractère essentiel de la médecine opératoire à cette époque; elle s'exprime à la fois d'une manière bien remarquable sur tous les points du continent européen : en Italie, par l'ouvrage d'André de La Croix; en France, par celui de Guillemeau; en Allemagne, par la laborieuse compilation de Scultet.

Descartes ouvrit une nouvelle ère pour la chirurgie comme pour les autres sciences; faisant table rase des anciens, il força les modernes à penser par eux-mêmes; et la création des journaux et des académies vint à propos favoriser cette ardeur toute juvénile de raisonnement et de discussion. Louis XIV créait en même temps une chaire spéciale pour les opérations; et constituées ainsi comme une branche distincte de la chirurgie, elles commencèrent à être décrites comme opérations et non plus seulement comme indications, et elles furent raisonnées et discutées comme toutes les autres parties de la science. Le livre de Dionis est à cet égard l'expression la plus originale et la plus remarquable de cette nouvelle époque; il fit pour les opérations ce que firent Mauriceau pour les accouchements et J.-L. Petit pour les maladies des os. La médecine opératoire de Dionis et celle de l'Académie de chirurgie, qui marcha dans la même voie, encourent cependant encore de graves reproches; elles ont hérité de l'époque antérieure un certain amour pour la partie instrumentale et mécanique, et elles négligent trop encore la partie anatomique. Chose bien étrange, et qui se concevrait à peine si l'on ne savait où les rivalités d'intérêts et d'amour-propre emportent les meilleurs esprits : la Faculté de médecine de Paris avait voulu instituer au commencement du dernier siècle des répétitions des opérations sur le cadavre : toute la corporation des chirurgiens s'éleva à grands cris contre cette innovation, qu'elle dénonçait comme téméraire et fatale. La médecine opératoire du XVIIIe siècle porte de plus la peine des idées philosophiques trop exclusives sous l'influence desquelles elle avait été fondée; elle a rompu avec le passé, et par là même elle ne présente qu'une vue incomplète et inexacte de l'art.

Enfin la médecine opératoire moderne a su mieux profiter que les époques précédentes des diverses sources de lumière et de progrès qui lui étaient offertes. La chirurgie anglaise, formée à l'anatomie pathologique et aux expérimentations par l'exemple et les leçons de J. Hunter, nous a un moment dépassés; et telle est même la vigoureuse impulsion qu'elle a reçue, qu'elle marche encore à peu près notre égale. Toutefois nous n'avons pas tardé à la suivre sur ce terrain, et la médecine opératoire en France s'est ouvert en outre deux autres voies : premièrement la voie historique, unique moyen de préciser l'état réel de la science et d'en apprécier les lacunes; deuxièmement l'anatomie chirurgicale, seule ressource également pour donner au couteau toute sécurité dans sa marche, et au procédé toute lucidité dans la description. Sabatier le premier nous a ramenés aux études historiques, et il a été de bien loin dépassé par M. Velpeau; de même les grands chirurgiens qui ont les premiers éclairé par l'anatomie exacte les difficultés de certaines opérations, Boyer et Dupuytren, pour ne parler que des morts, ont eu pour heureux successeur M. Lisfranc, qui a véritablement donné à l'art des opérations une physionomie nouvelle par la précision des détails et l'exactitude des descriptions.

Je ne sais cependant si dans les progrès réels que la médecine opératoire a faits de nos jours, elle n'a pas peut-être outrepassé le but. A force de soumettre les opérations à l'épreuve sur le cadavre, peut-être a-t-on trop oublié le vivant ; à force de perfectionner la manœuvre, on a laissé dans l'ombre tout ce qui doit la précéder et la suivre, les indications et les résultats. Ainsi que je le disais dans les premières éditions de ce livre, « un Traité de médecine opératoire, pour satisfaire aux besoins de l'époque actuelle, devrait pour chaque opération discuter d'abord les indications, étudier exactement l'anatomie chirurgicale, passer en revue tous les procédés, et après un mûr examen et un choix motivé des meilleurs, en tracer le manuel avec tous les détails nécessaires ; décrire ensuite les diverses méthodes de pansement, établir la statistique des succès et des revers, et chercher enfin dans les autopsies les causes qui ont fait succomber les opérés, afin d'en indiquer le remède. » Or aujourd'hui même ces conditions ne sont plus suffisantes. L'expérience apprend tous les jours qu'il ne faut pas regarder comme bien guéris tous ceux qui guérissent en apparence, et qu'il est urgent de tenir un compte exact des récidives, et selon la nature des maladies, et suivant les procédés suivis. Ce n'est pas tout; et après les guérisons les plus assurées, il est curieux encore d'étudier les conséquences de chaque opération, soit sur les organes ou les fonctions, soit sur la vitalité générale de l'opéré. Toute observation qui ne va pas jusque là doit être réputée incomplète, et c'est un champ presque tout nouveau qui s'offre à la chirurgie de nos jours.

Quant à nous, un cadre aussi vaste ne pouvait entrer dans les étroites limites d'un Manuel, et les discussions nous étaient à peu près interdites : c'était assez si nous présentions les résultats. Ainsi j'ai d'abord, à mon grand regret, écarté à peu près complétement la partie historique; je n'ai guère agité la question des indications que dans l'appréciation des diverses méthodes applicables à une même maladie; enfin la description du pansement, l'étude des accidents et du traitement consécutifs m'auraient entraîné plus loin que ne le permettaient les bornes de cet ouvrage.

Les deux grandes parties de l'art que j'ai traitées avec un soin particulier sont l'anatomie chirurgicale et le manuel opératoire; et, sous ce double rapport, peut-être encore cet ouvrage est-il demeuré plus complet que les Traités même les plus volumineux qui l'avaient précédé. C'est là sans doute ce qui lui a valu un succès plus grand que l'auteur n'aurait cru pouvoir se le promettre. Malgré une contrefaçon be'ge et cinq traductions étrangères, il a suffi de moins de huit années pour épuiser les tro s premières éd tions tirées à un grand nombre d'exemplaires; et quand je ne le destinais qu'aux élèves, j'ai eu la satisfaction de le voir entre les mains des maîtres. Enfin il a eu l'honneur d'être fréquemment cité, et même traduit ou transcrit littéralement dans la nouvelle édition anglaise de Sam. Cooper, et dans les excellents articles dont M. A. Bérard a enrichi le *Dictionnaire de médecine.*

J'aurais mal reconnu de tels encouragements, si je ne m'étais appliqué sévèrement à revoir tous les articles de ce livre, à corriger ce qui n'était pas suffisamment exact, et à remplir à chaque nouvelle édition les lacunes laissées dans les précédentes, soit par la faute de l'auteur, soit par le progrès incessant de la science. Dans ces deux dernières années surtout, un élan prodigieux et inattendu a été donné à la médecine opératoire. Le strabisme a cessé d'être une difformité incurable; le bégaiement a été attaqué de toutes les manières; une heureuse généralisation des sections sous-cutanées a permis de ramener aux conditions d'une innocuité presque complète plusieurs opérations jusque là légitimement redoutées. J'ai enregistré avec soin ces acquisitions précieuses; tout en rejetant fort loin d'autres tentatives suggérées par les premières, comme l'usage engendre l'abus, et qui ne se recommandent ni par leur valeur scientifique, ni même par leur moralité. Une foule d'autres opérations ont été perfectionnées et en quelque sorte rajeunies; et c'est ainsi que la matière s'est trouvée assez abondante pour accroître cette nouvelle édition d'environ un huitième en sus de ce que contenait la précédente.

La rédaction a dû subir en outre une modification devenue nécessaire : je veux parler de la réduction des anciennes mesures en mesures nouvelles. Mais comme beaucoup de praticiens ne sont peut-être pas encore suffisamment familiarisés avec le nouveau système, il m'a paru convenable de dresser ici des tables de comparaison, au moins pour les mesures de longueur et de poids, dont il est fait un fréquent usage en médecine opératoire.

MESURES DE LONGUEUR.

NOUVELLES MESURES.	VALEUR APPROXIMATIVE.	VALEUR EXACTE.		
		pieds.	pouces.	lignes
1 millimètre.	1 demi-ligne.	»	»	0,443
1 centimètre.	4 lignes et demie.	»	»	4 433
1 décimètre.	3 pouces 8 lignes.	»	3	8,330
1 mètre.	3 pieds 1 pouce.	3	»	11,296

ANCIENNES MESURES.	VALEUR APPROXIMATIVE.	VALEUR EXACTE.	
1 ligne.	2 millimètres.	2 millim.	256
1 pouce.	3 centimètres.	27	072
1 pied.	32 centimètres.	324	864
1 aune.	1 mètre 18 centimètres.	1188	
—	—	—	
Le pouce anglais.	2 centimètres et demi.	25 millim.	399
Le pied anglais.	30 centimètres.	304	794
Le yard (3 pieds).	91 centimètres.	914	383

MESURES DE POIDS.

NOUVELLES MESURES.	VALEUR APPROXIMATIVE.	VALEUR EXACTE.			
		livres.	onces.	gros.	grains.
1 centigramme.	1/5 de grain.	»	»	»	0,19
1 décigramme.	2 grains.	»	»	»	1,88
1 gramme.	20 grains.	»	»	»	18,82
10 grammes.	2 gros et demi.	»	»	2	44,28
100 grammes.	3 onces 2 gros.	»	3	2	10,80
1 kilogramme.	2 livres.	2	»	5	35,15

ANCIENNES MESURES.	VALEUR APPROXIMATIVE.	VALEUR EXACTE.	
1 grain.	5 centigrammes.	0 grammes	053
1 gros.	4 grammes.	3	82
1 once.	30 grammes.	30	59
1 livre.	500 grammes.	489	50

10 août 1842.

Extrait du Catalogue

DE LA LIBRAIRIE MÉDICALE

DE GERMER BAILLIÈRE,

RUE DE L'ÉCOLE-DE-MÉDECINE, 17, A PARIS.

ABERCROMBIE. Traité des maladies de l'encéphale et de la moelle épinière, traduit de l'anglais avec des notes très nombreuses, par A.-N. GENDRIN, médecin de l'hôpital de la Pitié. 1 fort vol. in-8, de 650 pages. 1835. 7 fr.

AIMÉ ET BOUCHARDAT. Manuel complet du bacchalauréat ès-sciences physiques et mathématiques, rédigé d'après le programme de l'Université, contenant l'arithmétique, la géométrie, la trigonométrie rectiligne, la trigonométrie sphérique, l'algèbre, la géométrie analytique, les éléments de statique, la physique, la chimie, la zoologie, la botanique, la minéralogie et la géologie, 1838, 1 fort vol. grand in-18, avec fig. 6 fr.

ALIBERT. Monographie des dermatoses, ou Précis théorique et pratique des maladies de la peau. Paris, 1835. 2e édition, revue et augmentée de planches très bien coloriées, représentant 32 espèces de maladies. 2. vol. grand in-8. 20 fr.

ALIBERT. Nosologie naturelle, ou les maladies du corps humain distribuées par familles. Paris, 1838, 1 vol. gr. in-4, pap. vélin, avec 33 pl. color. Au lieu de 110 fr. 30 fr.

AMUSSAT. Recherches sur l'introduction accidentelle de l'air dans les veines, et particulièrement sur cette question: *L'air, en s'introduisant spontanément par une veine blessée pendant une opération chirurgicale, peut-il causer subitement la mort?* 1839, in-8. 5 fr.

AMUSSAT. Leçons sur les rétentions d'urine, causées par les rétrécissements de l'urètre, et sur les maladies de la glande prostate; publiées par M. le docteur PETIT, DE L'ILE DE RÉ; 1832, 1 vol. in-8, fig. 4 fr. 50 c.

AMUSSAT. Mémoires sur la possibilité d'établir un anus artificiel dans la région lombaire, sans pénétrer dans le péritoine. (Lu à l'Académie royale de médecine le 1er octobre 1839.) 1840-1841, 2 vol. in-8. 7 fr. 50 c.

AUBER (Ed.). Hygiène des femmes nerveuses, ou Conseils aux

1

femmes pour les époques critiques de leur vie. 1841, 1 vol. gr. in-18, jésus, de 540 pages. 3 fr. 50 c.

AUBER (ÉDOUARD). Traité de philosophie médicale, ou Exposition des vérités générales et fondamentales de la médecine. 1839, 1 vol. in-8 br. de 556 pages. 6 fr.

BARTHEZ et RILLIET. Traité clinique et pratique des maladies des enfants. 1843, 2 vol. in-8. 14 fr.

BAUDENS. Relation historique et chirurgicale de l'expédition de Constantine. 1838, in-8 br. 2 fr. 50 c.

BAUDENS. Nouvelle méthode des amputations. Premier mémoire, *amputation tibio-tarsienne.* 1 vol. in-8 avec fig. 1842. 2 fr. 50 c.

BAUDENS. Clinique des plaies d'armes à feu. 1836. 1 vol. in-8. 7 fr. 50 c.

BAYARD. Manuel pratique de médecine légale. 1843, 1 vol. grand in-18, jésus. 3 fr. 50 c.

BÉRARD (A.). Diagnostic différentiel des tumeurs du sein (*Concours de clinique chirurgicale*). 1 vol. in-8. 1842, 3 fr. 50 c.

BÉRARD (A.). Maladies de la glande parotide et de la région parotidienne, opérations que ces maladies réclament. (*Concours de médecine opératoire.*) 1841, 1 vol. in-8, fig. 4 fr. 50 c.

BLANDIN (P.-F.). Parallele entre la taille et la lithotritie. Paris, 1834, 1 vol. in-8. 3 fr. 50 c.

BLANDIN. Traité d'anatomie topographique, ou Anatomie des régions du corps humain, considérée spécialement dans ses rapports avec la chirurgie et la médecine opératoire. 1834, 2e édit. augmentée. 1 fort vol. in-8, et atlas de 20 pl. in-fol. 23 fr.

Idem, avec fig. coloriées. 40 fr.

BLANDIN. De l'autoplastie, ou Restauration des parties du corps qui ont été détruites, à la faveur d'un emprunt fait à d'autres parties plus ou moins éloignées. 1836, 1 vol. in-8. 4 fr. 50 c.

BLAINVILLE. Cours de physiologie générale et comparée, professé à la Faculté des Sciences de Paris. 1833, 3 vol in-8. 18 fr.

BOUCHARDAT. Cours des Sciences Physiques à l'usage des élèves de philosophie, rédigé d'après le programme du baccalauréat ès lettres du 14 juillet 1840. 3 vol. in-18 avec fig. 10 fr. 50 c.
On vend séparément:

PHYSIQUE. 1 vol. gr. in-18 de 400 pages, avec 90 fig. gravées sur bois et intercalées dans le texte. 1842. 3 fr. 50 c.

CHIMIE. 1 vol. gr. in-18 de 588 pages, avec figures gravées sur bois et intercalées dans le texte. 1842. 3 fr. 50 c.

HISTOIRE NATURELLE, contenant la zoologie, la botanique, la minéralogie et la géologie. 1 vol. grand in-18 de 500 pages, avec figures intercalées dans le texte. 1843. 3 fr. 50 c.

BOUCHARDAT. Annuaire de thérapeutique, de matière médicale, de pharmacie et de toxicologie pour 1842, contenant le résumé des travaux thérapeutiques et toxicologiques publiés en 1841, et les formules des médicaments nouveaux, suivi d'Observations sur le diabètes sucré et d'un Mémoire sur une maladie nouvelle, *l'hippurie*. 1842, 1 vol. grand in-32 de 320 pag. 1 fr. 25 c.

BOUCHARDAT. Cours de chimie élémentaire, avec ses principales applications à la médecine et aux arts. 1 vol. in-8 de 850 pages avec 4 pl. représentant les instruments de chimie. 9 fr.

BOUCHARDAT. Éléments de matière médicale et de pharmacie, contenant la description botanique, zoologique et chimique, la préparation pharmaceutique, l'emploi médical et les doses des médicaments simples et composés; avec des considérations étendues sur l'art de formuler et l'indication détaillée des recettes contenues dans le *Codex* et les principales pharmacopées françaises et étrangères. 1 fort vol. in-8, de 750 pages, fig. 7 fr.

BOUCHARDAT. Nouveau formulaire magistral, d'après le nouveau système décimal, précédé d'une notice sur les hôpitaux de Paris, de généralités sur l'art de formuler, suivi d'un mémorial thérapeutique, 1843, 2e édit., considérablement augmentée. 1 vol. in-18 à deux colonnes. 3 fr. 50 c.

BOUDIN. Traité des fièvres intermittentes et continues des pays chauds et des contrées marécageuses, suivi de recherches sur l'emploi thérapeutique des préparations arsenicales. 1842, 1 vol. in-8. 5 fr.

BOURGERY. Traité de petite chirurgie, contenant l'art des pansements, les médicaments topiques, les bandages, les vésicatoires, les cautérisations, les opérations simples, la saignée, les incisions, les ponctions, la vaccination, le cathétérisme, la réduction des hernies, les plaies simples, les brûlures, les ulcères, les abcès, les hémorrhagies, 1835, 1 fort vol. in-8. 6 fr.

BOYER (Lucien). Recherches sur l'opération du strabisme, Mémoire présenté à l'Académie royale des sciences. 1842, 1 vol. in-8, avec 10 planches représentant 40 fig. 5 fr.

BRIERRE DE BOISMONT. De la menstruation considérée dans ses rapports physiologiques et pathologiques. (*Ouvrage couronné par l'Académie royale de Médecine dans la séance du 17 décembre* 1840.) 1842, 1 vol. in-8. 6 fr.

BUSSY et **BOUTRON CHARLAT.** Traité des moyens de reconnaître les falsifications des drogues simples et composées, et d'en constater le degré de pureté. 1829, 1 vol. in-8. 3 fr. 50 c.

CAZALIS. Physiologie élémentaire, 1843, 1 vol. gr. in-18, jésus. 3 fr. 50 c.

CERISE. Des fonctions et des maladies nerveuses, de leurs rapports avec l'éducation sociale et privée, morale et physique, ou Essai d'un nouveau système de recherches physiologiques et pathologiques sur les rapports du physique et du moral. (*Ouvrage couronné par l'Académie royale de Médecine dans la séance annuelle du 17 décembre 1840.*) 1842, 1 vol. in-8. 7 fr.

CHAUSSIER. Médecine légale, recueil de mémoires, consultations et rapports contenant, 1° la manière de procéder à l'ouverture des corps, et spécialement dans les cas de visites judiciaires; 2° plusieurs rapports judiciaires suivis d'observations et remarques sur les omissions, les erreurs, les négligences, les obscurités, les vices de rédaction ou de raisonnement qui s'y rencontrent; 3° des rapports sur plusieurs cas d'empoisonnement; 4° des considérations médico-légales sur l'ecchymose, la sugillation, la contusion, la meurtrissure, les blessures, etc.; 1838, 1 vol. in-8, 6 planches. 6 fr.

CHÉLIUS. Traité de chirurgie. Traduit de l'allemand, par Pigné, interne des hôpitaux de Paris. Paris, 1836, 2 vol. in-8. 16 fr.

CHOMEL. Leçons de clinique médicale, faites à l'Hôtel-Dieu de Paris, recueillies et publiées sous ses yeux par MM. les docteurs Genest, Requin et Sestier, 1834 à 1840. 3 vol. in-8. 21 fr.

Tome Ier, FIÈVRE TYPHOÏDE; tome II, RHUMATISME et GOUTTE; t. III, PNEUMONIE. Chaque volume se vend séparément. 7 fr.

CHOPART. Traité des maladies des voies urinaires; nouvelle édition, revue, corrigée, augmentée de notes et d'un Mémoire sur les pierres de la vessie et sur la lithotomie; par FÉLIX PASCAL, D. M. P. Paris, 1830, 2 vol. in-8, br. 7 fr.

CLARION. Manuel médical, ou Précis de médecine pratique, contenant les causes, les symptômes et le traitement de toutes les maladies internes. Paris, 1835, 1 fort vol. in-8. 8 fr.

COMBE (George). Traité complet de phrénologie, traduit de l'anglais par le docteur Lebeau. 2 forts vol. in-8, avec gravures sur bois et lithographiées. 1840. 17 fr.

COMBE et **FOSSATI.** Nouveau Manuel de phrénologie, d'après les doctrines de Gall et Spurzheim; 2e édit., 1843. 1 vol. grand in-18, jésus, avec figures. 3 fr. 50 c.

COSTER. Manuel de médecine pratique, basé sur l'expérience, et suivi de deux tableaux synoptiques des empoisonnements. Paris, 1837, 1 vol. in-18, br. 3 fr. 50 c.

DELEAU. Recherches pratiques sur les maladies de l'oreille et sur le développement de l'ouïe et de la parole chez les sourds-muets; 1re partie, *Maladies de l'oreille moyenne;* 1838, 1 vol. in-8, fig. 8 fr.

DELEUZE. Mémoire sur la faculté de prévision, avec des notes et des pièces justificatives, et avec une certaine quantité d'exemples de prévision recueillis chez les anciens et les modernes. 1836, in-8, br. 2 fr. 50 c.

DESMYTTÈRE. Tableaux synoptiques d'histoire naturelle médicale et pharmaceutique, ou Phytologie et Zoologie envisagées sous les rapports anatomiques, physiologiques, taxonomiques, chimiques, pharmaceutiques et thérapeutiques, etc. 2e édit. 1833, 1 vol. grand in-8, avec 600 figures gravées, représentant les caractères des ordres, et les familles du règne organique. 9 fr.

DESPRÉS. Vade-mecum de l'anatomiste. 1 vol. grand in-18, jésus, avec 200 figures gravées sur bois et intercalées dans le texte. 1843. 7 fr.

DEVERGIE. Médecine légale, théorique et pratique; avec le texte et l'interprétation des lois relatives à la médecine légale, revus et annotés par J.-B.-F. Dehaussy de Robécourt, conseiller à la Cour de cassation. 1840, 3 vol. in-8, 2e édition. 21 fr.

DUBOIS (d'Amiens). Traité de pathologie générale. 1837, 2 vol. in-8. 14 fr.

DUBOUCHET. Maladies des voies urinaires, contenant les rétentions d'urine; les rétrécissements de l'urètre; les abcès, les ulcérations, l'atrophie, le squirrhe, le cancer et les calculs de la glande prostate; le catarrhe, la faiblesse, le spasme ou la névralgie et la paralysie de la vessie; les accidents produits par les fausses routes, les engorgements prostatiques, les dépôts et fistules urinaires; l'incontinence d'urine; l'hématurie ou pissement de sang; la blennorrhagie et les engorgements des testicules; les écoulements anciens et urétro-prostatiques; les maladies des vésicules séminales et des conduits spermatiques; les pertes séminales et les pollutions nocturnes; l'impuissance; les maladies des reins et des uretères; le diabètes sucré ou glucosurie; la gravelle et les calculs de la vessie; suivies d'observations pratiques. 7e édition considérablement augmentée, avec 2 planches. 1842. Un fort vol. in-8. 5 fr.

DUPARCQUE. Traité des maladies de la matrice. (*Ouvrage couronné par la Société royale de médecine de Bordeaux, et par la Société médicale d'émulation de Paris.* 1839.) 2 vol. in-8. 12 fr.

DUPUYTREN. Leçons orales de clinique chirurgicale faites à l'Hôtel-Dieu de Paris, recueillies et publiées par MM. les docteurs *Brierre de Boismont* et *Marx*, 2e édition, entièrement refondue. 1839. 6 vol. in-8. 36 fr.

FABRE. Dictionnaire des Dictionnaires de médecine français et étrangers, ou Traité complet de médecine et de chirurgie pratiques, de thérapeutique, de matière médicale, de toxicologie et de médecine légale; contenant l'analyse des meilleurs articles qui ont paru jusqu'à ce jour dans les différents dictionnaires et les traites spéciaux les plus importants. 8 vol. grand in-8, sur deux colonnes, 1840-1841. 50 fr.

FLOURENS. Cours sur la génération, l'ovologie et l'embryologie, fait en 1836 au Muséum d'histoire naturelle, recueilli et publié par M. Deschamps, aide-naturaliste au Muséum. Paris, 1836, 1 vol. in-4, avec 10 planches. 6 fr.

FOY. Formulaire des médecins praticiens, contenant les formules des hôpitaux civils et militaires de Paris, de la France, de l'Italie, de l'Allemagne, de la Russie, de l'Angleterre, de la Pologne, etc., précédé de l'examen et de l'interrogation des maladies, d'un mémorial raisonné de thérapeutique, de secours à donner aux empoisonnés et aux asphyxiés, de la classification des médicaments d'après leurs effets thérapeutiques, d'un tableau des substances incompatibles, de l'art de formuler. 1840, 3e édition considérablement augmentée; avec *les anciens et les nouveaux poids décimaux.* 1 vol. in-18 imprimé sur papier vélin. 3 fr. 50 c.

FOY. Manuel de pharmacie théorique et pratique, contenant la récolte, la dessiccation, l'extraction, la conservation et la préparation de toutes les substances médicamenteuses, suivi d'un abrégé de l'art de formuler et d'un tableau synoptique de la synonymie chimique et pharmaceutique. 1838, 1 vol. in-18 de 500 pages, avec fig. 3 fr. 50 c.

FOY. Cours de pharmacologie, ou Traité élémentaire de matière médicale et de la thérapeutique ou du traitement de chaque maladie en particulier; 2e édition, entièrement refondue. 1843. 2 vol. in-8. 14 fr.

GAMA. Traité des plaies de tête et de l'encéphalite, principalement de celle qui leur est consécutive; ouvrage dans lequel sont discutées plusieurs questions relatives aux fonctions du système nerveux en général; 2e édition, 1835, 1 vol. in-8. 8 fr.

GAUTHIER. Introduction au magnétisme animal. Examen de son existence depuis les anciens jusqu'à l'époque actuelle, sa théorie, sa pratique, ses avantages, ses dangers, et la nécessité de son concours avec la médecine. 1840, 1 vol in-8. 6 fr.

GENDRIN. Traité philosophique de médecine pratique, 1838 à 1841. 3 vol. in-8. 21 fr.

GENDRIN. De l'influence des âges sur les maladies. (Thèse de concours pour la chaire de pathologie interne.) 1840, in-8. 5 fr.

GENDRIN. Histoire anatomique des inflammations. Paris, 1826, 2 vol. in-8, br. 16 fr.

GENDRIN. Leçons sur les maladies du cœur et des grosses artères, recueillies et publiées sous ses yeux par MM. Colson et Dubreuil-Hélion. 1842, 2 vol. in 8. 14 fr.

GIBERT. Traité pratique des maladies spéciales de la peau, enrichi d'observations et de notes nombreuses puisées dans les meilleurs auteurs et dans les cliniques de l'hôpital Saint-Louis. 1840, 2e édition, 1 vol. de 500 pages. 6 fr.

GIBERT. Manuel pratique des maladies vénériennes. Paris, 1837. 1 vol. gr. in-18 de 710 pages. 6 fr.

GIRARDIN et LECOQ. Éléments de minéralogie appliquée aux sciences chimiques, ouvrage basé sur la méthode de M. Berzélius, contenant l'histoire naturelle et métallurgique des substances minérales, leurs applications à la pharmacie, à la médecine et à l'économie domestique, suivi d'un précis élémentaire de géognosie. 1837, 2 vol. in-8, fig. br. 7 fr.

GIRAUDEAU DE SAINT-GERVAIS. Traité des maladies syphilitiques, ou Étude comparée des principales méthodes qui ont été mises en usage pour guérir les affections vénériennes; suivi de réflexions pratiques sur les dangers du mercure et sur l'insuffisance des antiphlogistiques; terminé par des considérations hygiéniques et morales sur la prostitution, 2e édition, augmentée. 1840. 1 fort vol. in-8; avec 5 pl., fig. coloriées. 6 fr.

GIRAUDEAU DE SAINT-GERVAIS. Guide pratique pour l'étude et le traitement des maladies de la peau. 1842. 1 vol. in-8 de 672 pag. avec 5 pl. coloriées représentant 30 sujets. 6 fr.

GUYOT (Jules). De l'emploi de la chaleur dans le traitement des ulcères, des plaies, des plaies après les amputations et les grandes opérations chirurgicales, de l'hystérie, des maladies de la peau, du rhumatisme, de la péritonite puerpérale, de l'œdème, du phlegmon, de l'érysipèle et des tumeurs blanches. 1842, 1 vol. in-8 de 270 pages, avec 18 fig. 5 fr.

IMBERT. Traité pratique des maladies des femmes. 1840, 1 vol. in-8. 6 fr.

JACQUEMIER. Éléments de l'art des accouchements, suivi d'un Traité des maladies des femmes et des enfants nouveau-nés. 1843, 1 vol. in-8, avec figures intercalées dans le texte. 9 fr.

JEANSELME. Manuel pratique des maladies des voies urinaires, d'après les leçons de M. le professeur Velpeau. 1843, 1 vol. in-8. (Sous presse.)

JOBERT (de Lamballe). Traité théorique et pratique des maladies chirurgicales du canal intestinal. (*Ouvrage couronné en 1829 par l'Institut de France.*) 1829, 2 vol. in-8. 12 fr.

JOBERT (de Lamballe). Plaies d'armes à feu, Mémoire sur la cautérisation, et description du spéculum à bascule. Paris, 1833, 1 vol. in-8, avec 2 fig. 7 fr. 50 c.

KRAMER. Traité des maladies de l'oreille, traduit de l'allemand par le docteur Bellefroid. 1841, 1 vol. grand in-18. 4 fr.

LALLEMAND (de Montpellier). Observations pathologiques propres à éclairer plusieurs points de physiologie, contenant des mémoires sur la conception extra-utérine, sur la communication entre deux placentas réunis en une seule masse dans quelques cas de grossesse, sur les fonctions des différentes parties du système nerveux, sur le vomissement, sur la digestion. Paris, 1825, 2e édition, 1 vol. in-8, avec 2 planches. 3 fr.

LAUGIER. Des rétrécissements de l'urètre et de leur traitement. Paris, 1836, in-4, br. 2 fr. 50 c.

LEFOULON. Nouveau traité théorique et pratique de l'art du dentiste. 1 vol. in-8 de 524 pages, avec 130 fig. gravées sur bois et intercalées dans le texte. 1841. 7 fr.

LEPELLETIER (de la Sarthe). Traité de l'érysipèle et des différentes variétés qu'il peut offrir. 1836, un vol. in-8. 4 fr. 50 c.

LEPELLETIER (de la Sarthe). Traité de physiologie médicale et philosophique. 1839, 4 vol. in-8, avec 12 pl. et des tableaux synoptiques. 12 fr.

LEPELLETIER (de la Sarthe). Des hémorrhoïdes et de la chute du rectum. Paris, 1834, 1 vol. in-8. 3 fr. 50 c.

LEPELLETIER (de la Sarthe). Traité complet sur la maladie scrofuleuse et les différentes variétés qu'elle peut offrir. 1830, in-8, br. 7 fr.

LEPELLETIER (de la Sarthe). De l'emploi du tartre stibié à haute dose, dans le traitement des maladies en général, dans celui de la pneumonie et du rhumatisme en particulier. 1835, in-8. 3 fr. 50 c.

LISFRANC. Des diverses méthodes et des différents procédés pour l'oblitération des artères dans le traitement des anévrismes, de leurs avantages et de leurs inconvénients respectifs; suivies de quelques recherches sur l'histoire chirurgicale des anévrismes, en réponse à M. Dezeimeris. Paris, 1834, 1 vol. in-8. 3 fr. 50 c.

MANEC. Anatomie analytique, Nerf grand sympathique; feuille grand in-folio, dessiné par Jacob. Paris, 1837, 3e édit. 6 fr. 50 c.
Le même, avec fig. col. 13 fr.

MANEC. Recherches anatomico-pathologiques sur la hernie crurale. Paris, 1826, in-4, fig., br. 2 fr. 50 c.

MARCHESSAUX. Manuel d'anatomie générale et pathologique. 1843, 1 vol. grand in-18, jésus. 3 fr. 50 c.

MARTINET. Manuel de clinique médicale, contenant la manière d'observer en médecine; les divers moyens d'explorer les maladies de la tête, de la poitrine, de l'abdomen, etc., 3e édition revue, corrigée et augmentée. Paris. 1837, 1 vol. in-18, br. 4 fr. 50 c.

MARTINET. Traité élémentaire de thérapeutique médicale, suivi d'un formulaire, etc. 1 fort vol. in-8 de 640 pages. 1837. 6 fr.

MAYOR. (de Lausanne). Bandages et appareils à pansements, ou Nouveau système de déligation chirurgicale, contenant les moyens simples et faciles de remplacer avec avantage les bandages et la charpie par le mouchoir et le coton; des considérations sur les irrigations continues, les brayers, la chirurgie populaire, les membres artificiels, la résection partielle du pied, les amputations dans les fractures, le compas d'épaisseur; le traitement des fractures par la planchette ou l'hyponarthécie sans obliger les malades de garder le lit; le traitement des gibbosités sans lits mécaniques; l'extension des extrémités dans le cas d'ankylose; une nouvelle manière de traiter les ulcères. *Troisième édition*, augmentée de Mémoires sur les bassins et les pessaires en fil de fer, les fractures de la clavicule, la cure radicale des hernies et le cathétérisme simple et forcé dans les rétrécissements de l'urètre. 1 fort vol. in-8, et atlas in-4, de 16 pl., 1838. 7 fr.

MOREAU, professeur d'accouchements à la Faculté de médecine de Paris. Manuel des sages-femmes, contenant la saignée, l'application des ventouses, la vaccine, la description et l'usage des instruments relatifs aux accouchements, avec des notes sur plusieurs parties des accouchements *pour servir de complément aux Principes d'accouchements de* BEAUDELOCQUE. 1839, 1 vol. in-12 avec fig. 2 fr.

MOREAU, Professeur d'accouchements de la faculté de médecine de Paris. TRAITÉ PRATIQUE DES ACCOUCHEMENTS, 1841. 2 vol. in-8 br. 14 fr.

Le même, avec un atlas in-folio de 60 belles planches avec texte explicatif, figures noires. 60 fr.

Le même, figures coloriées. 120 fr.

MUNARET. Du médecin des villes et du médecin de campagne, Mœurs et science. Seconde édition, entièrement refondue. 1840, 1 beau vol. grand in-18 papier vélin, de 550 pages. 3 fr. 50 c.

NELATON. Éléments de pathologie chirurgicale. 1843, 2 vol. in-8. 14 fr.

PAULY. Maladies de l'utérus, d'après les leçons cliniques de M. Lisfranc faites à l'hôpital de la Pitié. 1836, 1 vol. in-8, br. 6 fr.

PAYEN et CHEVALIER. Traité élémentaire des réactifs chimiques, leurs préparations, leurs emplois spéciaux et leur application à l'analyse. 3e édition, augmentée d'un supplément contenant les nouvelles recherches faites 1° sur l'arsenic à l'aide de l'appareil de Marsh, des modifications de cet appareil, avec les rapports des Académies royales des Sciences et de Médecine; 2° sur l'antimoine; 3° sur le plomb; 4° sur le cuivre; 5° sur le sang; 6° sur le sperme. 3 vol. in-8 de 1,250 pag. et 5 pl. représentant 60 sujets et 19 figures intercalées dans le texte. 1841. 9 fr.

On vend séparément le *Supplément* par M. A. CHEVALIER. 1 vol. in-8 de 224 pag. avec fig. 1841. 2 fr. 50 c.

PELLETAN. Traité élémentaire de physique générale et médicale.

3e édition, revue, corrigée et augmentée. Paris, 1838; 2 vol. in-8, avec fig. 14 fr.

PERCY. Manuel du chirurgien d'armée, ou Instructions de chirurgie militaire, sur le traitement des plaies d'armes à feu, avec la méthode d'extraire de ces plaies les corps étrangers. 1830, in-12, fig., br. 2 fr. 50 c.

PERCY. Pyrotechnie chirurgicale, ou l'Art d'appliquer le feu en chirurgie. Paris, 1811; in-12, fig. br. 3 fr.

PERSON. Éléments de physique à l'usage des élèves de philosophie. 1836-1841, 2 vol. in-8 de 1,210 pages, avec un atlas in-4 de 675 fig. 12 fr.

PIORRY. Clinique médicale des hôpitaux de la Pitié et de la Salpêtrière, contenant le compte-rendu de la clinique de la Faculté de médecine de Paris; recherches sur les causes occasionnelles et sur la nature de l'entérite typhoïde; mémoires sur la pneumonie hypostatique, sur les causes occasionnelles du choléra, sur l'ophthalmie palpébrale, sur les névralgies et leur traitement, sur la nature et le traitement de plusieurs névroses, sur l'hypertrophie de la rate dans les fièvres intermittentes, sur les accidents cérébraux qui surviennent dans l'érysipèle de la face; sur cette question : Quelle part a l'inflammation dans la production des maladies dites organiques? 1835, 1 vol. in-8. 6 fr.

PIORRY. Du procédé opératoire à suivre dans l'exploration des organes par la percussion médiate, accompagné de mémoires sur la circulation, les pertes de sang, le sérum du sang, la respiration, l'asphyxie, la strangulation, la submersion, la langue considérée sous le rapport du diagnostic, l'abstinence, la migraine, etc., etc. 1835, 1 fort vol. in-8. 6 fr.

RACIBORSKI. Précis pratique et raisonné du diagnostic, contenant l'inspection, la mensuration, la palpation, la dépression, la percussion, l'auscultation, l'odoration, la gustation, les réactifs chimiques, l'interrogation des malades, la description des maladies de la peau, de la bouche, de la gorge, des parties génitales, des altérations du sang, des affections du système nerveux, de l'appareil circulatoire, respiratoire, digestif, urinaire, etc. 1837, 1 fort vol. grand in-18 de 970 pages. 7 fr.

REGNIER. De la pustule maligne, ou Nouvel exposé des phénomènes observés pendant son cours, suivi du Traitement antiphlogistique le plus approprié à sa véritable nature, et de quelques observations sur les effets du suspensoir 1829, in-8, br. 4 fr.

REQUIN. Éléments de pathologie médicale. 1843, 2 vol. in-8. 14 fr.

RICARD. Traité théorique et pratique du magnétisme animal, ou

Méthode facile pour apprendre à magnétiser; 1841, 1 vol. in-8 de 568 pages. 6 fr.

RICHARD (de Nancy). Traité pratique des maladies des enfants, considérées dans leurs rapports avec l'organogénie et les développements du jeune âge. 1839, 1 fort vol. in-8. 8 fr.

ROBERT (Alph.). Des affections cancéreuses et des opérations qu'elles réclament (concours de médecine opératoire). 1841, in-8. 2 fr 50 c.

ROBERT (Alph.). Mémoire sur l'inflammation des follicules muqueux de la vulve (lu à l'Académie royale de médecine le 2 septembre 1840). 1841, in-8 br. 1 fr 25 c.

ROBERT. Des anévrysmes de la région sus-claviculaire. 1842, in-8, avec une belle planche d'anatomie topographique. 3 fr.

SALACROUX (A.). Nouveaux éléments d'histoire naturelle, comprenant la zoologie, la botanique, la minéralogie et la géologie, 1 fort vol. grand in.18, de 1,070 pages, avec 48 planches gravées sur acier, et représentant 450 fig. (*Ouvrage adopté par le Conseil royal de l'instruction publique pour l'enseignement de l'histoire naturelle dans les collèges et écoles normales primaires.*) 1839, 2ᵉ édition considérablement augmentée. 7 fr.

SALACROUX. Nouveaux éléments d'histoire naturelle, comprenant la zoologie, la botanique, la minéralogie et la géologie. 2 forts vol. in-8, de 1,500 pag. avec 48 pl. gravées sur acier et représentant 450 fig. Paris, 1839. 17 fr.
Le même ouvrage, fig. color. 40 fr.

Cette édition in-8° a été faite concurremment avec la deuxième édition in-18. De plus, comme on a été moins gêné par le défaut d'espace, on a conservé tous les passages qu'on a été obligé de supprimer dans l'in-18. Enfin, on a ajouté plusieurs détails qu'on avait été forcé d'omettre complétement dans le format in-18, à cause de l'âge des élèves auxquels ce dernier est destiné.

SCHRADER DE BRUNSWICK. De la torsion des artères, traduite du latin, seconde édition augmentée d'un Aperçu critique sur quelques procédés récemment imaginés pour obtenir l'oblitération des artères en cas d'anévrisme, sans avoir recours à la ligature; par MM. Amussat et A. Petit. 1834, in 8. 2 fr. 50 c.

SEDILLOT. Amputations dans la continuité et dans la contiguïté des membres, leurs avantages et leurs inconvénients Paris, 1836, in-8, br. 2 fr. 50 c

SICHEL. Traité de l'ophthalmie, la cataracte et l'amaurose, avec le Traité théorique et pratique des maladies des yeux de Weller. Paris, 1832-1837, 3 vol. in-8, avec pl. color. 18 fr.

SPURZHEIM. Observations sur la folie ou sur les dérangements des fonctions morales et intellectuelles de l'homme, avec 2 pl. Paris, 1818, in-8. 6 fr.

SPURZHEIM. Essai sur les principes élémentaires de l'éducation. Paris, 1822, 1 vol. in-8. 3 fr. 50 c.

SPURZHEIM. Essai philosophique sur la nature morale et intellectuelle de l'homme. Paris, 1820, 1 vol. in-8, br. 4 fr. 50 c.

SOEMMERING. Iconologie de l'organe de l'ouïe; traduit du latin par RIVALLIÉ. 1828, in-8, et atlas in-4 de 17 planches. 7 fr.

TARTRA. De l'opération de la cataracte. Paris, 1812, in-4. 3 fr.

THIAUDIÈRE. De l'exercice de la médecine en province et à la campagne, considérée dans ses rapports avecla pratique. 1839, in-8, br. 2 fr.

VELPEAU. Leçons orales de clinique chirurgicale, faites à l'hôpital de la Charité, recueillies et publiées par MM. les docteurs Jeanselme et P. Pavillon 1840 à 1841. 3 vol. in-8. 21 fr.

Table des principaux sujets traités dans cet ouvrage.

Tome Ier.—Généralités de la chirurgie clinique.—Ophthalmies. — Hydrocèle. — Luxations de l'articulation scapulo-humérale. — Cataracte.—Varices et varicocèle. — Introduction de l'air dans les veines. — Traitement de la gonorrhée. — Xérophthalmie. — Anus contre nature.

Tome II. — Manière d'utiliser son temps dans les hôpitaux. — Tumeurs blanches. — Corps étrangers dans les articulations. — Maladies du sein chez la femme. — Des ankyloses. — De la contusion.—Inversion complète de la matrice. — Hématocèle. — Fistules vésico-vaginales. — Traitement des fractures surtout par l'appareil inamovible.

Tome III.— Infection purulente.— Crépitation douloureuse des tendons. — Angines. — Procidence de l'anus. — Cancer des lèvres. — Adénite lymphatique. — Abcès de la fosse iliaque. — Nouvelle théorie de la rétraction des doigts. — Érysipèle et ses variétés.— Tumeur scrotale contenant un fœtus. — Fissure à l'anus. — Accidents, suites du cathétérisme. — Fistule à l'anus. — Abcès fétides. — Résumé de clinique chirurgicale pendant 1839-1840, etc.

VILARDEBO. De l'opération de l'anévrisme selon la méthode de Brasdor. Paris, 1831, in-4, br. 3 fr. 50 c.

PARIS. — IMPRIMERIE DE BOURGOGNE ET MARTINET, rue Jacob, 30.

MANUEL

DE

MÉDECINE OPÉRATOIRE.

SECTION PREMIÈRE.

ÉLÉMENTS GÉNÉRAUX DES OPÉRATIONS, OU OPÉRATIONS ÉLÉMENTAIRES.

Nous comprenons sous ce titre les méthodes générales auxquelles on a recours pour diviser, emporter ou détruire les tissus vivants, par le fer, le feu ou la ligature; les moyens d'arrêter le sang, et les procédés de réunion. Enfin nous ajouterons quelques mots sur les moyens proposés pour diminuer ou même supprimer complétement la douleur dans les opérations.

CHAPITRE PREMIER.

INCISIONS, DISSECTIONS, PONCTIONS.

—

Art. Ier. — Incisions.

Les incisions constituent dans leurs variétés et leurs applications la moitié au moins de la médecine opératoire. L'ouverture des abcès, l'ablation des tumeurs, la section des tendons, la ligature des artères, les amputations, les opérations de la hernie étranglée, de la taille, etc., sont des incisions plus ou moins modifiées. L'importance de leur étude n'a donc pas besoin d'être relevée.

§ I. DES INSTRUMENTS.

Quelques incisions se pratiquent à l'aide d'instruments spéciaux, comme le ténotome, le couteau à cataracte, les couteaux à amputation, le lithotome caché, etc. Mais les instruments les plus usuels, ceux qui viennent le plus souvent à la main du chirurgien, sont le bistouri et les ciseaux.

1° *Du bistouri et de ses diverses positions.*

Le bistouri ordinaire a le tranchant droit ou convexe. Le bistouri droit, plus ou moins long, suivant le besoin, doit avoir le tranchant un peu convexe à partir du talon, puis dirigé légèrement en arrière à la rencontre du dos, en sorte que la pointe très aiguë se trouve à peu près sur l'axe de la lame. Il est bon aussi qu'entre le tranchant et le manche il reste une portion du talon non tranchant. Le bistouri convexe a toujours assez de 5 à 6 centimètres au plus de tranchant; le reste du talon doit être mousse, et avoir seulement assez de longueur pour que l'instrument ouvert soit saisi sûrement et facilement.

La lame du bistouri doit se fermer sur le manche sans ressort, pour n'émousser ni le tranchant ni la pointe. Quand il est ouvert, il faut que la lame soit solidement fixée au manche par quelque moyen que ce soit, de peur que son tranchant mobile n'aille blesser les doigts du chirurgien.

Les diverses manières de tenir le bistouri se réduisent à cinq principales, qu'on appelle *positions du bistouri.*

PREMIÈRE POSITION. *Comme une plume à écrire; le tranchant en bas.*— Le pouce et l'index placés sur l'articulation de la lame avec le manche; le doigt médius sur le plat de la lame, à une distance variable selon le besoin, le tranchant tourné vers la paume de la main. L'annulaire et le petit doigt servent à prendre un point d'appui.

DEUXIÈME POSITION. *Comme une plume à écrire; le tranchant en haut.*—Même position que la précédente; seulement le tranchant regarde du côté de la face dorsale de la main.

TROISIÈME POSITION. *Comme un couteau à découper; le tranchant en bas.* – Le pouce et le médius placés sur l'articulation du manche avec la lame, l'indicateur appuyant sur le dos et le côté externe de la lame, l'annulaire et le petit doigt assujettissant le manche dans le creux de la main ; le tranchant regarde en bas.

Cette position varie de plusieurs manières. Ainsi le pouce et l'annulaire avancent plus ou moins sur le talon, et même sur la partie tranchante de la lame, surtout quand l'incision exige plus de précaution que de force. Si, au contraire, la force est nécessaire, l'indicateur appuie uniquement sur le dos de la lame, ou même encore l'indicateur se replie avec les deux derniers doigts pour embrasser le manche, et l'articulation du bistouri est assujettie entre le pouce et la seconde phalange de l'indicateur.

QUATRIÈME POSITION. *Comme un couteau ; le tranchant en haut.* — C'est la même que la précédente : seulement l'indicateur se place sur la face externe de la lame, plus rarement sur le dos, et le tranchant est tourné du côté de la face dorsale des doigts.

CINQUIÈME POSITION. *Comme un archet.*—Le pouce et le médius sur l'articulation du bistouri, l'indicateur sur le plat de la lame ; l'annulaire sur le côté externe du manche, le petit doigt relevé ; le tranchant tourné en bas. Si l'on veut plus de solidité et de force, le petit doigt s'applique également sur le manche, et le maintient assujetti contre le bord cubital de la main.

2° *Des ciseaux.*

Les ciseaux sont droits, ou courbes sur le plat, ou courbes sur le tranchant; ces derniers sont peu usités. La pointe doit être arrondie, l'articulation modérément serrée et laissant tous les mouvements bien libres, les manches parallèles quand l'instrument est fermé : c'est ce qu'on nomme ciseaux à la Percy. Pour s'assurer que les ciseaux coupent convenablement, Garengeot conseille de les essayer sur une feuille de papier gris mouillée.

Position des ciseaux. — La phalangette du pouce passée dans l'anneau supérieur ; la phalangine de l'annulaire dans l'anneau inférieur ; le médius et l'indicateur placés en avant sous le manche inférieur ; le petit doigt libre.

Manière d'agir du bistouri et des ciseaux. — On pensait autrefois que le bistouri agissait toujours en sciant, les ciseaux en pressant ; et de là on concluait au rejet des ciseaux comme devant faire des incisions moins nettes et contondre les parties. Aujourd'hui on admet que le bistouri agit aussi un peu en pressant, les ciseaux un peu en sciant; et on recommande d'ailleurs avec raison d'allier les deux mouvements. Nous irons plus loin, et nous croyons que la pression est, dans certains cas, le meilleur moyen d'obtenir des sections *nettes;* de là même la nécessité de tendre la peau sous le bistouri. Or, comme cette pression n'est nulle part si forte que sous les ciseaux, il en résulte que toutes les fois que les parties pourront être tranchées d'un seul coup, les ciseaux seront l'instrument préférable. La contusion est une idée chimérique; et, quant à la netteté de l'incision, il suffit de comparer, pour en juger, la netteté de l'incision du bistouri ou des ciseaux sur une compresse, une feuille de papier, une lame cellulaire, et sur toute l'épaisseur de la lèvre dans l'opération du bec-de-lièvre.

Du reste, pour faire scier le bistouri, il faut faire marcher le tranchant sur les tissus qu'on incise; pour les ciseaux, quand on coupe quelque partie très dure ou très épaisse, il faut les faire légèrement reculer.

On a conseillé, pour faire mieux couper les instruments, de les tremper dans l'huile; idée théorique dont rien ne prouve l'utilité. Un meilleur précepte serait d'élever toujours la température des instruments tranchants ou autres à la température extérieure du corps, de 25 à 26°. On sait d'expérience, par exemple, que les sondes métalliques froides pénètrent plus difficilement dans le canal de l'urètre, et que le rasoir coupe beaucoup mieux quand il est préalablement chauffé.

§ II. MÉTHODES OPÉRATOIRES.

Les incisions se font suivant deux méthodes fondamentales, savoir : de la peau vers les parties profondes, ou *de dehors en dedans;* des parties profondes vers la peau, ou *de dedans en dehors.*

Les incisions se font à travers la peau, *incisions ordinaires*, ou, dans certains cas, sous la peau même, *incisions sous-cutanées.*

1° *Incisions ordinaires.*

Quelle que soit la méthode, l'incision peut suivre cinq directions principales : 1° *contre soi*, quand l'instrument est ramené du point de départ de la division vers le tronc de l'opérateur; 2° *devant soi*, quand il suit la direction opposée; 3° *de gauche à droite*, et alors le bistouri marche transversalement, dirigé par la main droite; 4° *de droite à gauche*, marche transversale en sens opposé, le bistouri tenu de la main gauche, ou même aussi quelquefois de la main droite; 5° enfin *de haut en bas*, dans certaines positions de l'opéré, comme dans la taille périnéale.

Quand on peut choisir, il faut toujours se placer de manière à pouvoir inciser de gauche à droite ou de haut en bas, directions plus naturelles et plus faciles que les autres.

I. Incisions de dehors en dedans. — Exclusivement réservées au bistouri, elles sont droites ou courbes, simples ou composées.

Les règles générales sont :

1° De diriger l'incision en sorte que son axe soit parallèle, ou à l'axe du membre, ou à la direction des vaisseaux et des nerfs, ou aux fibres musculaires ou tendineuses, ou aux replis naturels de la peau, ou enfin au plus grand diamètre de la tumeur;

2° Qu'on leur donne du premier coup toute l'étendue et la profondeur qu'elles doivent avoir, pour abréger le temps et la douleur;

3° Que la peau soit toujours tendue avant de commencer l'incision. Cette tension, pour être exacte, devrait se faire à la fois des deux côtés de la ligne à inciser, et dans le sens opposé à la direction que le bistouri doit suivre. Souvent on se contente de tendre deux ou même un seul de ces trois côtés; alors les téguments sont sujets à reculer ou à se plisser sous le tranchant, et l'opération est moins facile;

4° Que, dans tous les temps de l'incision, l'opérateur soit toujours maître de sa main et de son bistouri, en sorte que l'instrument n'aille ni plus profondément ni plus loin qu'il n'est nécessaire, et surtout qu'il ne fasse pas d'*échappées* par lesquelles le chirurgien ou ses aides, ou le malade même, pourraient être blessés.

Les deux premières règles peuvent souffrir quelques exceptions; les autres n'en admettent aucune. La dernière surtout est fort importante, et celle contre laquelle on pèche le plus communément.

1° *Incisions simples. Premier procédé.* —On tend la peau de plusieurs manières :

1° Avec la main appliquée à plat, le pouce et l'index écartés ;

2° Avec le bord cubital de la main gauche en arrière, le petit doigt d'un côté et le pouce de l'autre ;

3° Avec l'indicateur d'un côté, le pouce de l'autre ;

4° Avec l'extrémité des quatre doigts placés sur la même ligne dans le sens que doit parcourir le bistouri ;

5° En tirant la peau d'un côté, tandis qu'un aide la retire de l'autre ;

6° En faisant écarter la peau ou les tissus par des aides, pour garder ses deux mains libres. Toutes ces manières peuvent être utiles selon les circonstances.

La peau étant suffisamment tendue, le chirurgien prend un bistouri droit en troisième position, le plonge perpendiculairement à la profondeur voulue, l'abaisse de manière que le tranchant fasse avec la peau un angle de 45°, incise en pressant et sciant à la fois, et en terminant l'incision, le relève perpendiculairement pour éviter ces sections effleurées de la peau qu'on appelle des *queues*.

Le même procédé convient aux incisions droites ou courbes ; seulement pour ces dernières, il faut, à mesure que la direction change, varier aussi la tension de la peau.

Deuxième procédé. — La peau tendue comme il a été dit, on se sert du bistouri droit ou convexe, en première, troisième ou cinquième position, le tranchant incliné sur la peau à angle de 20° à 45°, et on promène le bistouri légèrement sur la peau sans faire de ponction au commencement, sans le relever à la fin. Le bistouri a besoin de parcourir plusieurs fois le même chemin pour diviser la peau, couche par couche. Ici les queues sont inévitables ; inconvénient léger en regard des avantages qu'offre quelquefois ce mode d'opérer.

Troisième procédé. On soulève un repli des téguments dont on donne un côté à tenir à un aide ; on garde l'autre côté entre le pouce et l'indicateur gauches. Il faut serrer fortement ce repli dans toute sa hauteur, et le tendre selon sa longueur en deux sens opposés. La main droite, armée du bistouri droit en troisième ou cinquième position, fait marcher le tranchant perpendiculairement au repli, du talon à la pointe, en pressant et sciant à la fois, de manière qu'un seul coup divise le repli jusqu'à sa base.

2° *Incisions composées.* — Très variées, elles peuvent se réduire à cinq formes principales : en V, en T, en croix †, en ellipse ⊃, et en croissant ‿. Elles sont soumises aux règles générales suivantes :

1° Toutes les branches des incisions composées se font par le premier procédé des incisions simples.

2° Quand deux incisions doivent se toucher par un point commun, la seconde doit se terminer sur la première. Cette règle a pour but de permettre toujours de tendre la peau.

3° Il n'y a point de proportions absolues entre les branches d'une incision composée; leur étendue varie selon les diamètres de la partie qu'on veut découvrir.

4° Quand deux incisions unies doivent être placées l'une au-dessus de l'autre, il faut, en général, commencer par l'inférieure, pour éviter que le sang masque les parties.

5° On commence, en général, par l'incision la plus facile, parce que les autres tombant sur elle sont plus courtes et plus aisées à terminer. Ainsi, dans l'incision en Λ renversé, on commence par la branche droite; ainsi quand il y a une incision transversale, on commence toujours par celle-là.

6° Aucune de ces règles n'est absolue; il est même quelques cas où il est nécessaire de les enfreindre.

Incision en V. — Elle résulte de deux incisions droites dont la seconde vient finir à angle aigu à l'une des extrémités de la première. Il importe toutefois qu'elle aboutisse à la distance de 2 millimètres au moins de cette extrémité, afin que, même dans le cas de queue, la peau de l'angle qui résulte de la rencontre des incisions soit toujours parfaitement divisée.

Cette incision prend le nom de V renversé quand le sommet est en haut, d'incision en L, quand l'angle est à peu près droit, etc.

Incision en T. — C'est une incision droite sur laquelle en vient tomber une autre, à peu près vers le milieu de sa longueur.

Incision cruciale ou en †. — On pratique d'abord l'incision transversale aussi étendue qu'il est nécessaire; puis on fait remonter sur sa partie moyenne la branche inférieure de l'autre incision; et enfin on procède à la branche supérieure qui doit tomber au point de réunion des deux autres.

Quand la peau est engorgée, indurée, et ne recule pas devant le bistouri, on peut ne faire que deux incisions, l'une transversale, l'autre perpendiculaire.

L'incision en X se fait de même.

Incision elliptique ⊂⊃. — Elle résulte de deux incisions courbes unies à chaque extrémité. L'une étant faite d'abord à l'ordinaire, on commence l'autre sur la première même, à 3 ou 4 millimètres de son extrémité gauche, et on la finit à distance égale de son extrémité droite.

Incision en croissant ⌣. — Elle résulte de deux incisions courbes dont l'interne appartient à un plus grand cercle que l'externe, en sorte qu'elles se touchent aux deux extrémités et circonscrivent un lambeau de peau en forme de croissant. Le procédé est le même que pour l'incision elliptique.

On peut, en unissant diversement les incisions, obtenir des figures plus variées ; ainsi l'union d'un Λ renversé et d'une incision courbe donne l'incision ovalaire de plusieurs amputations ; plusieurs V réunis donnent l'incision en étoile ✶ ; mais l'étude de ces cinq variétés suffit pour en déduire toutes les autres.

II. Incisions de dedans en dehors. — Celles-ci se font tantôt avec le bistouri, d'autres fois avec les ciseaux, qui cependant, à vrai dire, coupent à la fois de dehors en dedans et de dedans en dehors. Mais la manière de s'en servir étant suffisamment connue, nous ne nous occuperons que des incisions au bistouri. Celles-ci se pratiquent avec ou sans conducteur.

1° *Sans conducteur. Premier procédé.* — Le bistouri droit, tenu en seconde position, pénètre d'abord par une ouverture déjà existante, ou plonge lui-même presque perpendiculairement dans une collection de liquide ; puis, s'abaissant de telle sorte que le dos de l'instrument fasse avec la peau un angle de 45°, il marche ainsi en tendant et en divisant sur son tranchant oblique la portion de peau à diviser, et se relève perpendiculairement pour finir l'incision. Durant l'opération, le bord cubital de la main gauche appuie sur la peau en arrière de la droite pour augmenter la tension.

Si l'on veut inciser *contre soi* par ce procédé, il faut tenir le bistouri en première position, la pointe en arrière.

Deuxième procédé. — Le bistouri droit tenu en quatrième position, on fait un pli à la peau ; on traverse ce pli à sa base, en enfonçant le bistouri jusqu'au talon, et on coupe le pli en entier, en retirant l'instrument, et faisant agir le tranchant du talon à la pointe.

Si le pli était petit, du même coup on traverserait sa base et on l'inciserait tout entier ; c'est ce qu'on fait aussi pour quelques abcès superficiels.

Troisième procédé. — Une première incision étant faite, si on veut l'agrandir ou y en joindre une autre, on enfonce le bistouri à plat, en quatrième position, sous la peau, aussi loin qu'on le juge nécessaire ; alors on retourne le tranchant en haut par un mouvement d'abaissement du poignet, on traverse la peau avec la pointe, et on retire ainsi le bistouri avec la peau qu'il soutient et qui se coupe de la pointe au talon sur son tranchant oblique.

Quatrième procédé. Incision à lambeau. — On n'en use guère que dans les amputations. La portion qui doit être taillée en lambeau est soulevée avec les doigts de la main gauche ; on la traverse à la base, de part en part, avec le bistouri tenu en troisième position, mais à plat ; et, en retirant le bistouri, et par des mouvements de scie s'il est nécessaire, on coupe un lambeau demi-circulaire aussi long et aussi épais qu'on le désire.

2° *Avec un conducteur. Premier procédé.* — Une sonde cannelée étant introduite sous la peau jusqu'au point où doit finir l'incision, on place la pointe du bistouri sur sa cannelure, l'instrument en deuxième position, incliné à 45°. On le fait marcher ainsi en incisant jusqu'au cul-de-sac de la sonde ; là, on le relève perpendiculairement, et on le retire en même temps que la sonde.

Deuxième procédé. — La sonde introduite à l'ordinaire, on glisse le bistouri à plat en quatrième position, jusqu'au cul-de-sac ; alors on relève à la fois le tranchant et la pointe ; celle-ci traverse les téguments, et on achève l'incision comme il a été dit.

2° *Incisions sous-cutanées.*

Elles se pratiquent soit avec le bistouri droit ordinaire, soit avec le ténotome, ou quelque autre instrument spécial. Leur caractère essentiel est de ne faire à la peau qu'une petite ouverture, par laquelle l'instrument pénètre à une profondeur plus ou moins grande, pour diviser des tissus qu'on ne veut point exposer au contact de l'air. Il y a quatre principaux procédés.

Premier procédé. — La peau tendue comme pour une incision ordinaire, on porte à plat le bistouri sous la peau jusqu'à l'endroit où doit commencer l'incision; et alors on dirige le tranchant en bas, en haut ou de côté, selon le sens dans lequel on veut couper, et on le retire en pressant, de telle sorte que l'incision finit à l'endroit même de la piqûre.

Deuxième procédé. — On fait faire un pli à la peau, et l'on traverse ce pli à la base, sans faire cependant sortir la pointe de l'autre côté; après quoi, le pli étant abandonné à lui-même, on se comporte comme dans le premier procédé.

Quelques chirurgiens avaient d'abord traversé le pli de part en part; ce qui laissait une double piqûre, sans rien ajouter à la facilité de l'opération : aussi la double piqûre est universellement rejetée.

Troisième procédé — On attire fortement les téguments d'un côté, de telle sorte que la piqûre ne réponde plus à l'une des extrémités de l'incision; mais que, quand l'incision est faite, et l'instrument retiré, les téguments, revenant sur eux-mêmes, éloignent la plaie sous-cutanée de la piqûre extérieure. On est ainsi bien plus assuré encore contre la pénétration de l'air; précaution quelquefois surabondante, quelquefois aussi indispensable.

Quatrième procédé. — On commence par faire une piqûre à la peau avec une lancette, et par cette piqûre on fait pénétrer un ténotome mousse. Ce procédé est beaucoup plus prudent que les autres, quand on opère sur une région où l'on pourrait piquer des nerfs ou des vaisseaux.

Art. II. — Dissections.

Les dissections sont à proprement parler les incisions du tissu cellulaire. Toutefois, ce n'est pas toujours du bistouri ou des ciseaux qu'on se sert; et les doigts, le manche d'un bistouri, l'extrémité d'une sonde cannelée, servent souvent à déchirer, à écarter le tissu cellulaire, soit pour aller plus vite, soit parce qu'on craint de léser des organes importants.

Quand on emploie le bistouri, il faut toujours tendre les tissus autant que possible, comme pour les incisions.

Premier procédé. Dissection libre. — Lorsqu'on a à disséquer un lambeau de peau qui n'a point contracté d'adhérences avec les tissus sous-jacents, on saisit le bord ou l'extrémité de ce lambeau entre le pouce et l'indicateur de la main gauche; on tend à l'écarter des tissus sous-jacents, et alors, tenant le bistouri droit ou convexe en première position, on le promène d'un côté ou d'une extrémité du lambeau à l'autre, parcourant l'intervalle d'un seul coup, et, autant que possible, faisant agir le bistouri contre soi.

Si l'on a à disséquer un lambeau moins large à son extrémité qu'à sa base, comme après les incisions en V, en T, en †, en croissant, chaque coup de bistouri doit aller d'un bord à l'autre, et augmenter ainsi d'étendue à mesure qu'on approche de la base. Dans ces cas, on peut même, après avoir promené le bistouri de haut en bas en première position, le ramener de bas en haut en deuxième; et ainsi de suite. Ce mode d'agir est plus prompt, plus brillant, mais exige plus d'habitude que le premier.

Si au contraire on ne dissèque que le bord d'une incision droite ou elliptique, les coups de bistouri sont plus étendus en commençant qu'en finissant, en sorte que le lambeau est détaché plus loin à son centre qu'à ses extrémités.

Enfin, dans le cas où le tissu cellulaire sous-cutané est lâche et extensible, on peut abréger la dissection en tirant le lambeau d'un côté, écartant les tissus de l'autre, et en détruisant avec l'indicateur les brides qui les unissent.

Deuxième procédé. Dissection de lambeaux adhérents. — On fait agir le bistouri de même, mais plus lentement, à plus petits coups, en ayant soin de ne pas trop pénétrer dans les tissus qu'on veut découvrir, et aussi de laisser à la peau une épaisseur convenable.

Troisième procédé. Dissection en dédolant. — L'incision de la peau achevée, avec une bonne pince à disséquer on soulève des feuillets minces des tissus sous-jacents; tandis qu'avec le bistouri droit ou convexe tenu en cinquième position, on coupe horizontalement chaque feuillet au-dessous du bec de la pince. Ce procédé n'est guère usité que quand on craint d'offenser un organe important, dans l'opération de la hernie étranglée, par exemple.

On peut aussi, dans le même but, se servir de la pointe d'un bistouri droit.

On peut encore soulever chaque feuillet sur une sonde cannelée, et inciser ainsi sur la sonde.

Art. III. — Ponctions.

La ponction est quelquefois le premier temps de l'incision, avec laquelle elle est confondue. Hors de là, et à part quelques opérations qui s'y rattachent, comme la saignée, la vaccine, etc., la ponction n'a que l'un ou l'autre de ces deux buts : explorer la nature d'une tumeur, ou donner issue à des gaz ou à des liquides.

Nous n'exposerons ici que la ponction avec le bistouri, la lancette et le trocart.

1° *Ponction du bistouri.* — Le bistouri, tenu en première, seconde, ou cinquième position, s'il n'est pas besoin de beaucoup d'efforts ; en troisième ou en quatrième, si l'épaisseur à traverser est forte, est enfoncé d'un seul coup, brusquement, perpendiculairement, jusqu'à la profondeur voulue, et qu'on limite d'ordinaire en avançant l'indicateur jusqu'à distance égale de la pointe du bistouri. On le retire ensuite perpendiculairement, à moins qu'on ne veuille agrandir l'ouverture.

Quelquefois on enfonce le bistouri plus ou moins obliquement ; c'est surtout quand on veut détruire le parallélisme entre l'ouverture intérieure et celle de la peau.

2° *Ponction avec la lancette.* — On tient la lancette comme pour la saignée, savoir, la châsse formant un angle droit avec la lame ; la lame saisie entre le pouce et l'indicateur, avancés d'ordinaire jusqu'à l'union du talon avec la portion tranchante, quelquefois plus près de la pointe ; les autres doigts très légèrement fléchis, en sorte qu'on prenne un point d'appui soit sur leurs extrémités réunies, soit sur le dos des phalangettes. On enfonce la lancette perpendiculairement et on la retire de même, à moins qu'on ne veuille terminer par une incision ; alors on la fait marcher comme le bistouri en deuxième position.

3° *Ponction du trocart.* — Il est important, avant de se servir du trocart, de s'assurer qu'il est bien libre dans sa canule. On le saisit de telle sorte que son manche soit assujetti dans la paume de la main avec les trois derniers doigts, le pouce à l'union de la canule et du manche, l'index rapproché de la pointe à la distance où celle-ci doit pénétrer ; et on le plonge perpendiculairement et avec la force nécessaire. Lorsqu'on a la sensation qu'on a pénétré, on place l'indicateur et le médius gauche sous le pavillon de la canule, le pouce dessus pour la soutenir, tandis que les mêmes doigts de la main droite saisissent le manche du trocart, et exercent pour l'extraire une traction parallèle à son axe. A mesure que le liquide s'écoule, on presse sur la canule, afin que l'affaissement des parois de la cavité où elle est logée ne la lui fasse pas abandonner. On en dirige selon le besoin l'extrémité dans les divers points de cette cavité, en même temps qu'on exerce des pressions à l'extérieur, pour en chasser les dernières gouttes de liquide; il faut avoir grand soin toutefois que le bout de la canule ne presse pas contre les tissus de manière à en être bouché.

Pour extraire ensuite la canule, le pouce et l'indicateur gauche en saisissent la partie située immédiatement au-dessus de la peau. On applique l'indicateur et le médius droit sous son pavillon, le pouce sur son orifice, et on exerce sur elle une traction brusque et parallèle à son axe, tandis que les doigts de la main gauche pressent sur les téguments pour empêcher que les tissus soient tiraillés.

CHAPITRE II.

CAUTÉRISATIONS.

On entend en général par cautérisation l'application du feu ou des caustiques sur une partie où l'on veut détruire l'organisation et la vie; quelquefois cependant elle se propose un autre but thérapeutique.

Art. Ier. — Application des caustiques.

On emploie les caustiques sous forme liquide, molle, solide ou pulvérulente. Leur application est soumise à des règles générales, toutes fondées sur ce fait important, que les caustiques, même solides, n'agissent qu'en se liquéfiant.

1° Déterger avec soin la surface suppurante, et en enlever toutes les humidités.

2° Préserver les parties voisines, et surtout les parties déclives, en les recouvrant d'emplâtres ou de charpie en quantité suffisante.

3° Éponger exactement le sang ou la sérosité qui suinte durant l'application du caustique.

4° Après la cautérisation, enlever avec soin, soit à l'aide de boulettes de charpie, soit par des lotions répétées, ce qui pourrait rester de caustique non employé.

I. CAUSTIQUES LIQUIDES. — Ce sont les acides hydrochlorique, sulfurique, nitrique; les dissolutions concentrées de potasse, de soude, de nitrate d'argent; l'ammoniaque liquide, le nitrate acide de mercure, le deuto-chlorure liquide d'antimoine; le collyre de Lanfranc, dont le sulfure jaune d'arsenic et l'oxide vert de cuivre forment la base; l'eau phagédénique, etc.

Tout récemment, M. Récamier a employé contre les cancers l'eau régale contenant en dissolution une certaine quantité de chlorure d'or pur. La proportion est de 30 centigrammes de chlorure pour 30 grammes d'acide hydro-chloronitrique.

Procédé opératoire. — Il est le même pour tous. La partie bien détergée, on plonge dans le liquide un pinceau de charpie ou de linge fin assujetti sur une tige de bois assez longue, ou porté au bout de pinces à disséquer; et on porte ce pinceau dans tous les coins de la surface à cautériser, en l'appuyant et l'exprimant aussi fort qu'on le juge convenable; puis on enlève le superflu avec des boulettes de charpie sèche; ou bien si le caustique a été porté au fond d'une cavité, on le délaie et on l'entraîne par des injections abondantes.

On a conseillé d'entourer la partie d'un emplâtre de diachylon ou de cérat, percé à son centre dans l'étendue convenable; précaution surabondante, mais qui quelquefois n'est pas à négliger.

Appréciation.—Le collyre de Lanfranc, l'eau phagédénique, la solution de nitrate d'argent, sont des cathérétiques faibles, qu'on n'emploie que contre les ulcères superficiels des gencives, de la bouche et des parties génitales. Les acides concentrés agissent à l'instant : aussi leur action s'arrête à une petite profondeur, et il est aisé de la graduer. L'escarre qu'ils produisent est sèche, jaunâtre avec l'acide nitrique, noirâtre avec l'acide sulfurique. Les solutions de soude et de potasse agissent quelque temps encore après leur application; il est donc nécessaire d'en enlever avec soin le superflu; encore ne saurait-on graduer leur action avec certitude. Le deutochlorure d'antimoine liquide forme rapidement une escarre sèche, dont on peut mieux limiter l'étendue. On l'emploie généralement et avec succès dans les plaies envenimées, et contre les verrues dont on a excisé la base. Mais pour les tumeurs de nature suspecte, le nitrate acide de mercure est préférable. Il donne lieu à une escarre sèche et solide, d'abord blanche, puis jaune, puis noirâtre, qu'on peut graduer assez bien, et qui s'étend aussi profondément qu'il est nécessaire; mais surtout il dispose les parties sous-jacentes à une prompte cicatrisation.

Le nouveau caustique de M. Récamier paraît cependant l'emporter sur le nitrate de mercure. On peut, avec lui, cautériser profondément; il donne lieu à une escarre qui se détache au bout de trois ou quatre jours; et après sa chute on répète la cautérisation selon le besoin. On assure que son application est peu douloureuse, et surtout que son action est purement locale, ce qui lui assurerait sur tous les autres une supériorité incontestable. En effet, tous ces caustiques énergiques causent de vives douleurs; et il faut éviter, surtout chez les sujets nerveux, de les employer sur de larges surfaces. Ainsi on a vu le nitrate de mercure déterminer quelquefois des coliques violentes, la diarrhée, et même des selles sanguinolentes (Dupuytren).

II. Caustiques mous. — Les principaux sont : la pommade ammoniacale, la pâte arsenicale et la pâte de chlorure de zinc.

Application de la pommade ammoniacale (Gondret). — Cette pommade est formée de parties égales d'axonge et d'ammoniaque. On en étend sur un linge une couche plus ou moins épaisse, plus ou moins étendue, selon l'effet qu'on veut obtenir. On applique cet emplâtre sur la peau, à la manière ordinaire. Après quelques minutes, la peau rougit; puis apparaissent des phlyctènes; et dix ou quinze minutes après l'application, une escarre plus ou moins profonde est formée.

M. Gondret la substitue à l'emploi du feu dans tous les cas de révulsion ; ainsi, il remplace par ce moyen le moxa, la cautérisation sincipitale, etc.

Application de la pâte arsenicale. — On délaie avec de la salive ou de l'eau la poudre dite de Rousselot, de manière à obtenir une pâte molle, médiocrement liée, et susceptible de s'étendre facilement. On absterge la surface malade, ou même on la rafraîchit avec le bistouri, et on la recouvre d'une couche de pâte de deux à trois millimètres d'épaisseur, en empiétant très peu au-delà des bords de l'ulcération. On étend ensuite sur le caustique de la toile d'araignée, ou de la charpie râpée ou très fine; des compresses et un bandage approprié soutiennent l'appareil.

L'escarre se fait en quelques jours, se détache du dixième au vingtième, quelquefois plus tard, avec la pâte qui lui est restée adhérente, laissant à nu une surface rouge, solide, grenue, et prompte à se cicatriser. Quelquefois, surtout quand on l'applique sur le nez, l'escarre et la pâte en se desséchant forment une croûte qui ne tombe que du vingt-cinquième au quarantième jour, et sous laquelle l'ulcère s'est complétement guéri. Le plus souvent une application suffit; s'il restait encore des tissus de mauvais aspect, on procéderait immédiatement à une seconde. On panse la plaie qui en résulte avec la charpie sèche. La cicatrice obtenue par suite de ce moyen est épaisse, blanche, solide, et moins difforme que celle qui succède à l'emploi du bistouri.

Ce caustique cause en général des douleurs vives et brûlantes; employé sur de larges surfaces, il a donné lieu à des accidents d'empoisonnement dépendant de sa composition. La poudre de Rousselot contient 0,22 de sang-dragon, 0,70 d'oxide sulfuré rouge de mercure, et 0,08 d'oxide blanc d'arsenic.

Application de la pâte de chlorure de zinc (Canquoin). — Ce caustique est composé de chlorure de zinc et de farine, en diverses proportions : la pâte n. 1 est composée de deux parties de farine, une de chlorure de zinc; dans le n. 2 il entre trois parties de farine, et quatre dans le n. 3. On mélange le chlorure de zinc avec la farine en ajoutant le moins d'eau possible, et on laisse la pâte à l'air pour en attirer l'humidité, et pour qu'elle acquière ainsi l'élasticité et la perfection convenables. M. Bureaud mêle la farine et le chlorure en proportions égales : il a proposé aussi de substituer à la farine le sulfate de chaux. M. Velpeau a fait remarquer que le chlorure doit se transformer, au contact de l'eau, en hydrochlorate, et que l'hydrochlorate de zinc, qui revient beaucoup moins cher, a tout autant d'efficacité que le chlorure employé de cette façon. M. Velpeau a donné aussi d'autres proportions pour la pâte; ainsi à cinquante parties de farine il ajoute cent parties de chlorure ou cent cinquante d'hydrochlorate. Ce mélange ne se dessèche point, ne tombe point en déliquium, et ne perd avec le temps aucune de ses propriétés caustiques.

M. Canquoin avait annoncé que la pâte de chlorure était élastique, et en conséquence ne pouvait s'appliquer que sur des surfaces planes. Pour la rendre maniable, il ajoutait à deux parties de chlorure de zinc une partie de chlorure d'antimoine (beurre d'antimoine); mais, suivant M. Velpeau, la première pâte s'applique où l'on veut et comme on veut, et l'addition du beurre d'antimoine est inutile.

Pour appliquer cette pâte, il faut d'abord mettre le derme à nu. On coupe ensuite une rondelle de pâte de l'étendue que l'on veut donner à l'escarre, et d'une épaisseur variable selon l'épaisseur des tissus et la force de la pâte elle-même. Si l'on a affaire à une tumeur fort saillante, on graduera l'épaisseur de la pâte en l'augmentant beaucoup au centre, ou en la diminuant à la circonférence; le caustique agit nettement dans les limites de son application, sans se répandre plus loin, et à une profondeur qui est en raison directe de son épaisseur; en sorte qu'on peut, en une seule fois, détruire la tumeur la plus profonde comme le cancer le plus superficiel.

III. Caustiques solides. — Les plus usités sont : la potasse caustique, le nitrate d'argent et les trochisques.

Application de la potasse caustique. Premier procédé. — On applique sur la peau un emplâtre de diachylon, percé au centre d'une ouverture de la forme qu'on veut donner à l'escarre, mais d'une étendue moindre de moitié. Au centre de cette ouverture, on place un ou plusieurs fragments de potasse, qu'on recouvre d'un emplâtre de diachylon plus grand que le premier, et enfin d'une compresse et d'une bande.

Après six ou sept heures, l'action du caustique est épuisée; on lève l'appareil, et on trouve une escarre plus large du double que l'ouverture de l'emplâtre, d'un jaune brunâtre. On la fend avec le bistouri, ou l'on attend qu'elle se détache, selon le besoin.

C'est ainsi qu'on établit un cautère ou qu'on ouvre certains abcès. Il faut prendre garde de ne pas trop employer de potasse; une couche d'un millimètre suffit, en général, pour traverser complétement la peau. Ordinairement, la moiteur de la peau suffit pour liquéfier la potasse. Si la peau était très aride, comme chez les vieillards, on l'humecterait avec un peu de salive ou une goutte d'eau.

Deuxième procédé. — Pour porter la potasse à de grandes profondeurs, Dupuytren avait fait fondre des trochisques de potasse pure, terminés en cône, de six à huit centimètres de hauteur, de trois centimètres de diamètre à la base. On les fixe sur un long porte-crayon ; on les applique par la base, si la surface à cautériser est large et unie ; par le sommet, si elle est creusée de cavités. Il faut avoir soin de garnir les environs, et surtout la partie la plus déclive ; car la potasse se liquéfie très aisément, et aurait tout le danger des caustiques liquides.

M. Mayor use tout simplement de potasse coulée en cylindre ; en se fondant dans les tissus, elle acquiert d'elle-même la forme conique, très favorable pour l'enfoncer profondément.

La potasse, appliquée à des tumeurs volumineuses, a l'avantage de réduire les tissus qu'elle touche en une espèce de putrilage, assez semblable à la pourriture d'hôpital ; et cette croûte noire, molle, humide, qui n'est autre qu'un véritable savon animal, s'enlève très facilement en l'essuyant avec une éponge, de la charpie ou un linge. On peut donc répéter son application tous les jours, d'autant plus que ce caustique n'exaspère pas l'irritation et ne provoque pas la dégénérescence (Mayor). L'escarre des téguments est un peu moins molle ; elle se détache en lambeaux à chaque pansement, du sixième au dixième jour.

Procédé du grand hôpital de Vienne. — On pulvérise dans un mortier de fer cinq parties de potasse caustique, en ajoutant peu à peu six parties de chaux vive en poudre ; on renferme ce mélange dans un flacon bouché à l'émeri. Pour s'en servir, on en verse quantité suffisante dans une soucoupe, et l'on ajoute assez d'alcool ou d'eau de Cologne pour faire une pâte qu'on pétrit avec une spatule d'argent. On applique sur la peau une couche de cette pâte, de 4 millimètres environ d'épaisseur, en ayant soin d'en circonscrire nettement les bords avec la spatule mouillée d'alcool, et de lui donner les dimensions voulues, car l'escarre présentera exactement la même forme. Au bout de cinq à six minutes, la peau est cautérisée jusqu'au tissu cellulaire, ce qu'on reconnaît à l'apparition d'une petite ligne grise sur les bords de la pâte caustique ; dès lors on peut enlever celle-ci et laver l'escarre avec un peu d'eau vinaigrée. Si l'on voulait une escarre plus profonde, on laisserait la pâte dix, quinze et même vingt minutes sur la peau. La douleur est extrêmement modérée, et le plus souvent inférieure à celle d'un vésicatoire.

Outre une plus grande promptitude d'action, ce procédé a le grand avantage de donner des résultats sûrs et précis. La chaux empêche la potasse de se répandre au loin, et la rend plus active en lui enlevant l'acide carbonique qu'elle contiendrait encore; elle n'agit que comme excipient.

Application du nitrate d'argent. — Le nitrate d'argent, fondu en petits cylindres fixés dans un porte-crayon d'argent appelé *porte-pierre*, s'applique par la base du cylindre ou même par les côtés; d'autres fois, on le taille en cône plus ou moins allongé. Si l'on agit sur une surface vive, il faut la déterger d'abord; si la peau est recouverte d'épiderme, il faut humecter le caustique avec un peu d'eau ou de salive. L'escarre est sèche, peu profonde, blanche et argentée d'abord, bientôt noire, et tombe au bout de quelques jours. Il faut essuyer le caustique avant de le renfermer dans son étui.

On porte aussi le nitrate d'argent à de grandes profondeurs; mais c'est le plus souvent à l'aide de porte-caustiques spéciaux qui seront décrits plus tard.

Des trochisques. — On appelle ainsi des pâtes composées en général avec les oxides de plomb, de mercure, d'arsenic, etc., dont on formait des cônes et des cylindres, et qu'on faisait ainsi sécher. On enfonçait ces cônes ou ces cylindres dans divers points d'une tumeur qu'on cautérisait ainsi profondément, par masses, et en graduant l'action du caustique. Peut-être ce moyen est-il trop dédaigné aujourd'hui.

IV. Caustiques pulvérulents. — On employait autrefois, sous cette forme, les cendres alcalines de certains végétaux, les poudres d'iris, de sabine, etc., l'oxide rouge de mercure, l'alun calciné. Ce dernier peut encore trouver une utile application sur les larges plaies à bourgeons luxuriants; il est d'expérience qu'il les réprime mieux que le nitrate d'argent. On déterge la plaie, puis on étend sur toute la surface une couche de 2 à 3 millimètres d'épaisseur; deux jours après, la poudre caustique forme une sorte de croûte sous laquelle on trouve la plaie vive et rouge, et les bourgeons réprimés. On réitère cette application aussi souvent qu'il est nécessaire; il n'y a aucun inconvénient à redouter.

Art. II. — Application du feu, ou Pyrotechnie chirurgicale.

Il y a deux moyens d'appliquer le feu: 1° les cautères métalliques, appelés aussi *cautères actuels;* 2° diverses autres substances, comme l'eau et l'huile bouillantes, le moxa, la poudre à canon, le phosphore en ignition, etc. Nous ne traiterons ici que des premiers, les autres appartenant à la petite chirurgie.

1° *Des cautères métalliques ou cautères actuels.*

Les cautères sont composés d'un manche, d'une tige, et d'un renflement ou extrémité cautérisante.

Le manche, en buis ou en ébène, peut être fixé à la tige, ou s'en séparer à volonté, et servir alternativement pour tous les cautères; alors il se compose de deux parties, l'une en bois, limée à huit pans, de 8 centimètres de longueur; surmontée de la seconde, espèce de demi-colonne en acier, longue de 6 centimètres, et percée d'un canal carré destiné à recevoir la queue de la tige, que l'on y fixe à l'aide d'une vis de pression. La tige et le renflement sont en acier : la tige arrondie en baguette, excepté à la queue, longue de 20 à 24 centimètres, tantôt continue en droite ligne avec le renflement, tantôt coudée à peu de distance, à angle de 90° à 120°.

Le cautère prend son nom de la forme du renflement : il est dit en *roseau*, quand il offre un cylindre de 4 millimètres de long, de 13 de diamètre, arrondi à son extrémité et continu en droite ligne avec la tige; *olivaire*, quand il est façonné en olive; *conique*, quand il représente un cône obtus de 27 millimètres de hauteur sur 18 de diamètre à la base; *cultellaire* ou *hastile*, quand il figure une petite hache à tranchant mousse, épaisse au dos de 9 millimètres; *nummulaire*, c'est un disque de 27 millimètres de diamètre sur 9 d'épaisseur; *octogone*, plaque quadrilatère à angles abattus; *annulaire*, quand la tige directe aboutit à un renflement sphérique surmonté d'une portion annulaire assez semblable à une couronne de trépan, et de 6 millimètres de profondeur (Percy). M. Mayor a réuni à la même tige deux tranchants mousses, ce qui fait un cautère *bicultellaire*, etc. Tous ces cautères pourraient très bien se réduire à trois : l'olivaire, le cultellaire, et l'octogone ou le nummulaire.

2° *Procédés opératoires.*

On les fait chauffer dans un réchaud portatif à un feu de charbon très ardent; un aide les entretient au degré de chaleur convenable. La chaleur, mesurée d'après la couleur que prend l'acier, varie en montant du gris au rouge obscur, au rouge cerise, et enfin au blanc qui en indique le maximum. Plus le métal est chaud, mieux il détruit les parties et moins il cause d'irritation; en sorte que le cautère à blanc l'emporte de tous points sur les autres.

L'instrument suffisamment chauffé, on l'assujettit sur le manche; on saisit ce manche à pleine main, en l'enveloppant au besoin d'une compresse; on l'applique sans délai suivant les procédés que nous allons décrire; puis on l'éteint dans l'eau froide qui en retrempe en quelque façon l'acier.

On emploie le cautère actuel de trois manières :

1° *Cautérisation objective.* — On fait chauffer à blanc le cautère nummulaire, et on l'expose d'abord à 16 centimètres de distance des parties qu'on veut stimuler, en le rapprochant à mesure qu'il se refroidit. Une seule application suffit pour l'ordinaire.

Cette cautérisation fait rougir et gonfler les tissus, y développe une douleur assez vive, en un mot produit une inflammation artificielle utile dans les ulcères atoniques et certaines tumeurs scrofuleuses.

On a proposé, dans le même but, de promener à distance de la partie des charbons ardents tenus avec des pinces à anneaux, ou de concentrer, à l'aide d'une ou plusieurs lentilles, les rayons solaires. Ces moyens sont à peu près oubliés.

2° *Cautérisation transcurrente.* — Elle consiste à promener sur la peau le cautère cultellaire chauffé à blanc, et à tracer ainsi avec vitesse et légèreté des raies qui n'intéressent que le corps du derme. Le nombre de ces raies varie suivant l'effet qu'on veut produire; leur direction, tout aussi variable, suit en général la longueur des membres. Il convient, pour ne pas hésiter, de tracer d'abord les lignes avec de l'encre, et d'effleurer à peine la peau avec le premier cautère, afin qu'il suffise à parcourir toutes les lignes tracées. On en emploie un second, ou l'on fait réchauffer le premier s'il est nécessaire, et on le repasse, sans appuyer, sur les mêmes lignes.

Le cautère bicultellaire de M. Mayor, en faisant deux raies au lieu d'une, abrège un peu l'opération.

L'escarre de ces raies est de couleur d'or et ne semble d'abord qu'un trait léger; mais elle s'élargit peu à peu, et entame le derme à une assez grande profondeur. Après sa chute, la cicatrisation est prompte, et resserre notablement la peau de la partie.

Il ne faut jamais aller jusqu'à diviser les téguments; cette mauvaise manœuvre, au lieu de rétablir leur élasticité, ne ferait que l'affaiblir davantage ; de là souvent des excroissances fongueuses et des ulcères difficiles à cicatriser.

On panse les premiers jours avec de la flanelle sèche, des linges chauds ou trempés dans le vin, pour entretenir la stimulation ; quand l'inflammation est déclarée, on a recours aux antiphlogistiques.

3° *Cautérisation proprement dite* ou *inhérente*. — Elle consiste à appliquer le cautère chauffé à blanc, tantôt sur des vaisseaux ouverts, plus souvent sur des tissus dégénérés ou sur des plaies de mauvais caractère. La forme du cautère et les précautions à prendre pour garantir les tissus voisins varient selon les cas et les régions. Quant à la force avec laquelle il faut appuyer, le chirurgien doit se rappeler que les effets du cautère s'étendent toujours au-delà du point où il s'est arrêté, et que s'il a fait un trajet de 6 millimètres, l'escarre en aura quatre de plus.

Pour garantir les parties voisines, on a proposé de les recouvrir de linges mouillés ; mais l'eau qui s'en écoule refroidit le cautère ; il est préférable d'appliquer un emplâtre ou un morceau de carton percé au centre d'une ouverture suffisante ; on peut même très bien s'en passer. Si l'on cautérise à quelque profondeur, on a conseillé des canules en bois ou en métal. Percy, qui leur reproche de s'échauffer trop vite, en a fait une en acier pour son cautère en roseau, à laquelle il a donné 2 millimètres d'épaisseur. La chose importante est de cautériser vite, pour que l'action du feu n'ait pas le temps de se communiquer trop loin. Si les parties sont profondes, on élargit la plaie qui y conduit, et on attend que le sang ait cessé de couler ; on peut aussi se servir avec avantage des conduits de carton imaginés par Camper. Nous y reviendrons en traitant de la carie.

La douleur occasionnée par la cautérisation n'est pas aussi cruelle qu'on le croirait, surtout si le cautère a été extrêmement chauffé. Il n'y a guère que celle de la peau qui soit très vive : aussi est-il de précepte d'inciser et de disséquer la peau quand cela est possible, avant d'appliquer le feu ; les tissus adipeux, glanduleux, musculaires, sont beaucoup moins sensibles, bien moins encore les tumeurs anomales, polypeuses et sarcomateuses (Percy) ; enfin les os sentent à peine, et on a vu la cautérisation n'y causer qu'un prurit agréable (A. Paré). Du reste, les vieillards la supportent mieux que les jeunes gens ; et les enfants, même très jeunes, mieux que tous les autres.

CHAPITRE III.

LIGATURE EN MASSE.

Connue des anciens pour l'ablation des tumeurs pédiculées et l'opération de certaines fistules, perfectionnée et variée par Levret, conseillée par Wrabetz pour l'amputation, envisagée enfin d'une manière plus générale par M. Mayor, elle consiste à étreindre les parties, soit pour les diviser lentement, soit pour y suspendre la circulation, et procurer la séparation par la gangrène.

La nature du lien a varié; on l'a choisi en soie, en fil de chanvre, en ficelle ou en fil métallique, soit de plomb ou d'argent recuit; toutes ces substances peuvent avoir leur utilité; l'essentiel est qu'il soit égal et fort. S'il est de soie ou de chanvre, on le frotte de savon afin qu'il glisse mieux.

1° *Procédés d'application de la ligature.*

Les procédés généraux d'application se rattachent à deux méthodes, la méthode ordinaire et la méthode sous-cutanée, et ne regardent que les tumeurs soumises à la vue; celles qui siègent dans les cavités profondes réclament des moyens spéciaux que nous exposerons plus tard. Les règles générales sont :

1° De choisir une ligature suffisamment forte pour les parties qu'elle doit embrasser;

2° De n'embrasser qu'une épaisseur modérée de tissus : *Qui trop embrasse mal étreint* (Mayor);

3° De ne jamais comprendre la peau dans la ligature. Il faut donc l'inciser ou la disséquer d'abord, à moins que le pédicule ne soit très étroit, ou que la peau ne soit ulcérée ou dégénérée. On lie ainsi sans section préalable les tumeurs de la bouche, les fongus, les polypes, etc. Enfin le précepte de respecter la peau est bien mieux observé encore dans le procédé de ligature sous-cutanée.

MÉTHODE ORDINAIRE. — *Premier procédé.* Lorsqu'on n'a qu'une légère épaisseur de tissus à diviser, il suffit de l'entourer d'un lien que l'on serre comme on juge convenable. Quand on lie une tumeur conoïde à large base, et que le fil glisse vers le sommet, on le retient à la base, soit avec les doigts, soit en implantant sur la base même les crochets d'une pince à érigne, jusqu'à ce que la striction soit assurée (Mayor).

Deuxième procédé. — Quand le pédicule est trop épais, on passe au travers une aiguille armée d'un fil double. On divise les deux portions du fil, et on lie séparément chaque pédicule.

Troisième procédé (Mayor). — Applicable aux tumeurs à base très large, et qu'on veut lier en plusieurs portions. On se sert de grosses aiguilles en acier non trempé, afin de prendre la courbure convenable et d'être moins sujettes à se casser; leur longueur et leur grosseur proportionnées d'ailleurs au lien et au trajet à parcourir. Elles auront une pointe mousse, et porteront à volonté un trou près de leur tête ou près de leur pointe. Si l'on veut diviser la tumeur en trois portions, on enfile deux aiguilles avec le même fil, et on les dirige par-dessous la tumeur, de façon à traverser la base de part en part à intervalles à peu près égaux. Si le chas est à la tête de l'aiguille, il faut qu'elle ressorte du côté opposé à son entrée. Quand le trou est près de la pointe, il suffit de saisir l'anse de fil et de retirer l'aiguille par la même voie qu'elle a pénétré, ou même d'attendre que la pointe de l'aiguille ait traversé la tumeur pour l'enfiler d'un lien qu'on retire ensuite avec elle. On coupe ensuite le fil en trois, et on a trois anses qui embrassent entre elles toute la base de la tumeur.

On arriverait au même but avec une seule aiguille enfilée à un seul lien; seulement il faudrait que l'aiguille, après avoir traversé la tumeur de droite à gauche, par exemple, la retraversât de gauche à droite, afin d'avoir toujours trois anses.

S'il était besoin de multiplier les anses, on enfilerait du même lien trois, quatre ou cinq aiguilles; le procédé serait toujours le même.

Ce passage des aiguilles demande quelques précautions. Il faut aller lentement, guider l'aiguille à son entrée avec l'indicateur droit, et l'attendre à la sortie avec l'indicateur gauche. Si la base de la tumeur touche à des organes importants, au lieu de passer l'aiguille par dessous, on lui fait traverser la tumeur même; il faut l'introduire toujours par le côté le plus périlleux, et la faire sortir du côté où l'on a le moins à craindre. Avec ces précautions, les vaisseaux fuient devant la pointe de l'instrument, et sont très rarement blessés. Si toutefois on avait une hémorrhagie, on laisserait l'aiguille dans la plaie, comme un bouchon, et on appliquerait par derrière un fort lien avec lequel on étranglerait la portion de la tumeur d'où jaillit le sang.

MÉTHODE SOUS-CUTANÉE. — Appliquée pour la première fois par MM. Ballard et Rigal à la ligature d'un goître, nous en reverrons la description à l'article relatif à cette affection, en remarquant seulement que le procédé suivi serait applicable à toute autre tumeur qui se trouverait dans les conditions favorables.

2° *Procédés de striction.*

I. STRICTION DÉFINITIVE. — On fait avec les deux bouts du lien un premier nœud aussi serré qu'il est possible. Un aide l'assujettit avec le doigt pendant qu'on y ajoute un second nœud. Pour peu que le pédicule soit large et résistant, après trois ou quatre jours, la division commencée des tissus relâche le lien ; il faut le renouveler deux, trois ou quatre fois. On n'applique guère ce procédé qu'à de très petites tumeurs.

II. STRICTION INCESSANTE. — Elle consiste à appliquer à la ligature un instrument qui la resserre continuellement, sans qu'il soit besoin d'y toucher. Tentée par Levret, renouvelée par M. G. Pelletan, elle exige l'emploi de ressorts auxquels on ne peut se fier, ni pour la solidité ni pour la force.

III. STRICTION PROGRESSIVE. — Elle diffère des précédentes en ce que le chirurgien est le maître de la resserrer ou de la relâcher sans changer de ligature. Elle se fait suivant de nombreux procédés, qui ne varient guère que par la forme des instruments: le garrot, le barillet de Bouchet, les serre-nœud de toute sorte, etc.

Premier procédé. Ligature végétale ou animale. — On fait un premier nœud assujetti par une rosette, en sorte qu'on peut le resserrer à volonté. L'effort de striction est représenté par la force avec laquelle les mains du chirurgien agissent sur les deux bouts du fil. Les serre-nœud de Levret, de Desault, etc., se rattachent à ce procédé, et n'ont d'autre usage que de permettre de serrer la ligature à distance de l'anse, quand celle-ci est placée profondément.

Deuxième procédé. Ligature métallique. — On tord les deux

bouts du fil au degré convenable, sauf à les tordre davantage quelques jours après.

Troisième procédé. Serre-nœud de Graefe. — Imité du tourniquet de Petit, c'est une tige d'acier percée à son extrémité d'un trou par où passent les deux chefs de l'anse déjà appliquée. A l'autre extrémité est une vis qui, en se mouvant d'un côté ou de l'autre, fait monter ou descendre un écrou mobile auquel sont solidement attachés les bouts de la ligature; un simple tour de vis suffit donc pour accroître ou diminuer la striction à volonté. L'instrument réunit une grande simplicité à une grande force.

Quatrième procédé. Serre-nœud de Roderic, modifié par M. Mayor. — Le serre-nœud de Roderic est composé de petites boules de bois, d'os, de corne ou d'ivoire, de 5 à 6 millimètres de diamètre, traversées par un canal central. On en joint un nombre plus ou moins considérable, et on fait passer à travers leur canal les deux bouts du lien, en sorte qu'elles sont enfilées comme un chapelet, et représentent un tube mobile : seulement la première est percée de deux trous, afin que quand la ligature aura coupé les parties étreintes, elle ne laisse pas échapper et défiler les petites boules; la dernière offre une pareille disposition, afin de pouvoir appuyer le nœud de la ligature sur l'intervalle des deux trous.

M. Mayor se plaint que ce tube est trop souple, et sujet à se tourner et à se tordre en tous sens, quand on opère une constriction très forte. Il n'emploie donc les petites boules que pour la moitié de l'étendue du serre-nœud, et il le complète par un tube métallique. Le bout extérieur de ce tube est garni d'une plaque transversale sur laquelle appuie un petit treuil monté sur une plaque de cuivre et imité du tourniquet de Percy. On attache les deux bouts de la ligature à ce treuil; et on conçoit qu'en lui faisant exécuter un ou plusieurs tours, on puisse porter la striction aussi loin qu'il est nécessaire. Enfin M. Mayor a rendu presque tranchante l'extrémité de la dernière boule, afin qu'elle agisse aussi, pour sa part, sur les tissus qu'on veut étreindre.

Appréciation. — Si l'on ne veut que diviser un lambeau de peau, comme dans certaines fistules, les deux premiers procédés sont suffisants et préférables. S'il faut une constriction énergique, on doit recourir aux deux autres; mais alors, et à part l'adjonction des boulettes qui peut se faire à tous deux, la vis de Graefe nous paraît bien plus aisée à manœuvrer, plus simple et plus puissante que le tourniquet de M. Mayor.

Les premiers efforts de striction sont assez douloureux en général; plus tard, les parties perdent peu à peu la sensibilité avec la vie. Si c'est une partie qu'on isole tout-à-fait du corps, à mesure qu'on serre le lien, on la voit saillir, se gonfler, prendre une teinte livide. Les autres symptômes dépendent de la nature des tissus. Quand la section s'en est faite lentement, d'ordinaire la cicatrice s'opère presque en même temps.

Il faut observer les précautions suivantes :

1° Serrer avec précaution et lenteur, en observant l'effet de la striction sur les parties vivantes, et aussi sur le lien, qu'il faut éviter de rompre.

2° Si le tissu est mou, lâche, facile à déchirer, il faut se garder de l'étreindre complétement; une division trop prompte pourrait être suivie d'effusion de sang; on resserrera la ligature une ou deux fois par jour.

3° Si les tissus sont durs et difficiles à pénétrer, on porte du premier coup la constriction aussi loin qu'il est possible sans rompre le lien, et on réitère les efforts de constriction deux fois par jour.

4° S'il survient une inflammation locale ou des symptômes nerveux inquiétants, il convient de ne pas accroître la constriction, de la relâcher même jusqu'à cessation des accidents.

5° Si toutefois ces accidents étaient assez alarmants pour réclamer une prompte ablation et de la ligature et même de la partie malade, au lieu de relâcher le lien, il faudrait le serrer à l'extrême et exciser la tumeur en-deçà avec l'instrument tranchant; puis on lierait avec soin toutes les artères coupées, en serrant et relâchant tour à tour la compression, qui représente alors absolument le tourniquet ou le garrot dans l'amputation des membres.

CHAPITRE IV.

PROCÉDÉS PROPRES A EMPÊCHER L'EFFUSION DU SANG, OU HÉMOSTATIQUE CHIRURGICALE GÉNÉRALE.

Les hémorrhagies sont un des accidents les plus redoutables qui compliquent ou suivent les opérations : il importe donc de savoir les prévenir avant d'opérer, les suspendre tandis qu'on opère, et les réprimer définitivement après.

Art. Ier. — Procédés hémostatiques préventifs.

Il est deux moyens de prévenir l'hémorrhagie : la compression des troncs artériels, ou leur ligature préalable. Mais celle-ci est elle-même une opération fort compliquée, et sera traitée plus tard.

§ 1° *De la compression des artères en général.*

La compression a pour but d'aplatir l'artère et d'effacer ainsi momentanément son calibre. De là, pour qu'elle soit exacte, cette double nécessité : 1° que l'artère ne soit pas trop profonde ; 2° qu'elle repose sur un plan solide et osseux. Quand ces conditions manquent, on est forcé de comprimer tout le membre.

Nous indiquerons cinq procédés.

1° *Compression avec les doigts.* — On s'occupe d'abord de trouver l'artère, reconnaissable à ses battements, et de choisir le point sur lequel on la comprimera ; puis on applique sur le vaisseau le pouce ou les autres doigts, en observant les règles suivantes :

1° La compression doit se faire dans une direction perpendiculaire au plan osseux sur lequel elle appuie.

2° Si l'on se sert du pouce, on l'applique en travers du vaisseau, et l'on appuie comme avec un cachet. Si l'on se sert des autres doigts, on forme avec leurs pulpes réunies un plan horizontal ; on les range le long du trajet de l'artère, de manière que la compression s'exerce par les quatre doigts ensemble, tandis que le pouce placé sur le point opposé du membre ou sur quelque saillie voisine fournit un point d'appui.

3° La compression doit être aussi légère que possible, suffisante seulement pour effacer le calibre de l'artère : règle bien importante, et qu'on ne viole point sans se fatiguer horriblement, et s'exposer même à relâcher la compression, les doigts meurtris et comme paralysés ne sentant plus à la fin ni la position ni les battements de l'artère.

M. Lisfranc a donné des indications très judicieuses pour bien apprécier le degré de force qu'exige la compression d'une artère. S'il s'agit de l'artère humérale, par exemple, le pouce étant appliqué sur le côté externe du membre, les trois doigts du milieu sur le trajet du vaisseau, on presse légèrement d'abord, et l'on explore les battements de la radiale. On les sent faiblir peu à peu, à mesure que la compression augmente; on arrive graduellement à les faire disparaître; la compressoin est alors au degré convenable, et il est parfaitement inutile d'appuyer plus fort.

4° L'aide qui comprime doit être placé de telle manière qu'il voie les progrès de l'opération sans gêner l'opérateur et sans en être gêné lui-même.

5° Si les doigts se fatiguent durant une opération longue, on appuie par dessus les doigts correspondants de l'autre main. Si cela ne suffit point, un second aide appuie sur les doigts du premier, ou même reprend sa place sur l'artère, en comprimant d'abord le vaisseau immédiatement au-dessus des doigts du premier.

6° Si, par un mouvement des doigts ou du malade même, le vaisseau cessait d'être oblitéré, au lieu de doubler l'effort de la compression, il faut, avec fermeté et promptitude, la rétablir sur l'axe du vaisseau et perpendiculairement au plan osseux, comme auparavant.

7° La compression doit se continuer jusqu'après l'application des moyens hémostatiques définitifs. Toutefois, si l'opérateur a besoin du jet du sang pour reconnaître la bouche des vaisseaux, l'aide ne fait que soulever légèrement les doigts, sans quitter l'artère, et en les réappliquant aussitôt.

2° *Compression avec la pelote ou le cachet.* — On place sur le trajet du vaisseau une pelote à compression, ou simplement une bande exactement roulée, sur laquelle on appuie avec les doigts. Les règles sont les mêmes : d'où il suit qu'avec tous les inconvénients du premier procédé, celui-ci a encore le désavantage d'un instrument qui ne sent pas l'artère.

La pelote surmontée d'un manche et appliquée comme un cachet, expose moins à se fatiguer ; mais elle est sujette à se déranger, et ne convient guère que pour l'artère sous-clavière, et peut-être aussi pour l'aorte abdominale.

3° *Le garrot.* — Le garrot se compose d'une pelote, d'un lacq, d'une plaque en corne ou en écaille, et d'un bâtonnet en corne ou en bois, armé d'une ficelle à son extrémité. On applique la pelote sur l'artère, la plaque au côté opposé du membre ; on les fixe à l'aide du lacq dont on entoure deux fois le membre sans le serrer, et dont on noue les extrémités sur la plaque. On passe entre ce nœud et la plaque le bâtonnet, de façon que le lacq réponde à sa partie moyenne ; et, en le faisant tourner en moulinet, on tord le lacq sur lui-même, et on exerce ainsi une constriction qui applique la pelote sur l'artère. Un aide maintient le bâtonnet au degré de striction convenable, ou bien on le fixe au lacq à l'aide de la ficelle qui pend à son extrémité.

Il est d'usage d'assujettir d'abord la pelote avec une compresse ou une bande, afin de préserver la peau d'une striction immédiate ; la pelote même n'a guère d'autre utilité ; et le garrot, qui ne s'applique qu'à la cuisse et au bras, n'agit pour ainsi dire qu'en comprimant également sur l'os tous les points du membre.

C'est assurément le plus fort et le plus sûr de tous les moyens compressifs. Mais, outre que son emploi est borné à la partie moyenne des membres, on lui reproche de s'opposer à la rétraction des muscles et de contondre la peau pour peu que la pression soit forte. Nous l'avons employé et vu employer dans la campagne de Pologne, et nous n'avons pas remarqué cette contusion de la peau. Mais nous lui avons trouvé deux inconvénients graves : 1° la difficulté de lever et de rétablir la compression instantanément pour révéler, par le jet de sang, les bouches des artères ; 2° la constriction générale qui s'étend aux veines, empêche le retour du sang, et fait pleuvoir à la surface du moignon une hémorrhagie veineuse, qui ne cesse que quand le garrot est complétement enlevé.

4° *Le tourniquet de Petit.* — Le tourniquet de Petit est formé de deux plaques carrées, un peu cintrées, dont la supérieure s'écarte ou se rapproche à l'aide d'une vis de pression fixée sur l'inférieure. Sous cette dernière est fixée un coussin recouvert en chamois. Une autre pelote libre et un lacq fixé aux plaques complètent l'appareil.

Les plaques étant rapprochées, on applique le coussin qui revêt l'inférieure sur le trajet de l'artère, la pelote libre au point opposé du membre, et on entoure le membre avec le lacq médiocrement serré; puis on fait agir la vis, qui, écartant les deux plaques, pousse l'inférieure contre l'artère, et établit une compression sûre et efficace.

Quelques uns ont cru qu'il fallait appliquer sur l'artère la pelote libre : l'éditeur de J.-L. Petit est tombé dans cette erreur, qui toutefois a servi de base à la construction de certains tourniquets, comme celui de Percy. La compression ainsi faite est difficile et infidèle, comme nous l'avons éprouvé.

Le coussin qui comprime doit être assez large : son effet en est plus certain, et l'instrument est moins sujet à l'inconvénient qu'on lui reproche de basculer facilement et de renverser les plaques sur le côté.

5° *La ligature en masse de M. Mayor.* — Ressource infiniment précieuse quand toutes les autres manquent : elle a été décrite précédemment.

Le compresseur de Dupuytren et autres instruments du même genre sont généralement abandonnés.

2° *Procédés spéciaux de compression.*

Nous n'indiquerons que les artères dont la compression avant l'opération est utile et usitée. Les détails anatomiques qui manquent ici se retrouveront à l'article des ligatures de ces artères.

I. Artères du cou, de la face et du crane. *Artère carotide primitive.* — Facile à sentir sous la peau, principalement à sa partie supérieure, et reposant sur un plan osseux, elle peut être comprimée avec les doigts appuyant perpendiculairement à l'horizon. Mais cette compression est gênante à cause du voisinage de la trachée et du larynx : on y a rarement recours.

Artère maxillaire externe. — La plus facile à comprimer de tout le corps, avec un seul doigt, sur le bord inférieur de la mâchoire, au-devant de l'insertion du masséter.

Artère temporale. — Au-devant de l'oreille externe, à 4 millimètres de la base du tragus. Compression perpendiculaire très facile.

Toutes les autres échappent à la compression ou sont si petites qu'elle est inutile. Si une plaie des artères du crâne donnait du sang, il serait bien plus rationnel de comprimer sur la plaie même que sur les petits troncs artériels, à cause des anastomoses, et de la facilité de l'opération.

II. Artères du membre supérieur. *Artère sous-clavière.* — Camper a proposé de la comprimer à l'aide du pouce sur la première côte, dans le creux sus-claviculaire. Pour peu que la clavicule remonte, le pouce a de la peine à plonger assez loin; et d'ailleurs cette compression serait ici très fatigante. On a donc eu recours à une pelote simple, et mieux à une pelote à manche, dont on use comme d'un cachet. Mais la sûreté de la compression, étant subordonnée aux mouvements de la clavicule et de l'épaule, est toujours fort douteuse; on y a à peu près renoncé. Nous croyons cependant que, sans s'y fier entièrement, il est encore utile d'y recourir, ne fût-ce que comme moyen supplémentaire.

Artère axillaire. 1° Sous la clavicule.— Dalh a voulu la comprimer en ce point sur la seconde et la troisième côte. Les doigts ne pouvant y atteindre à raison de l'épaisseur des muscles, il avait inventé un tourniquet particulier. Compression difficile et peu sûre, justement rejetée.

2° *Dans l'aisselle.*— L'artère peut très bien être aplatie contre la tête de l'humérus. La compression se fait avec les quatre derniers doigts, seuls ou armés d'une pelote : il faut se rappeler que l'artère est située à l'union du tiers antérieur avec le tiers moyen de l'aisselle.

Artère humérale.—Sous-cutanée et longeant le bord interne du coraco-brachial et du biceps, elle peut être comprimée dans toute sa longueur avec le pouce ou les quatre derniers doigts, ou les tourniquets de tout genre. La compression ou trop forte ou trop prolongée est très douloureuse sur cette artère, à cause des nerfs qui l'accompagnent. On préfère, lorsque rien ne s'y oppose, établir la compression vers le tiers inférieur du bras, attendu que le nerf radial et le nerf cubital se trouvent alors éloignés du vaisseau. Mais il est toujours longé par le nerf médian, et ce précepte est d'une faible importance. Il faut avoir soin, dans tous les cas, que la pression se fasse perpendiculairement à l'humérus.

Artère radiale.—Facilement compressible au tiers inférieur de l'avant-bras, entre le radius et le tendon du grand palmaire, là même où l'on explore le pouls. Cette compression est peu usitée.

Artère cubitale.— Au tiers inférieur du bras, en appliquant le muscle cubital antérieur contre le cubitus. Encore moins usitée que la précédente.

Artères collatérales des doigts. — Dans toute la longueur des doigts, vers l'union de leur face antérieure avec leurs faces externes.

III. ARTÈRES DU TRONC. *Aorte abdominale.* — M. Tréhan est parvenu à la comprimer avec succès sur les vertèbres lombaires, principalement chez les sujets maigres, en situant le malade de manière à relâcher les muscles abdominaux, et en déprimant fortement l'abdomen avec les quatre doigts de la main droite rangés sur une seule ligne. Il serait sans doute plus sûr de se servir d'une forte pelote appliquée transversalement selon sa largeur sur le trajet de l'artère. Le trajet de la ligne blanche dans la région ombilicale est le lieu où l'on doit exercer la compression; mais c'est surtout à l'ombilic que l'on déprime avec le plus de facilité la paroi abdominale. Six à sept minutes de compression suffisent quelquefois pour arrêter sans retour les hémorrhagies utérines après l'accouchement, l'utérus ayant eu le temps de revenir sur lui-même. On peut aussi mettre à profit cette compression pour remédier aux lésions des artères iliaques.

Dans les hémorrhagies utérines qui suivent l'accouchement, M. Faure a conseillé, d'après un accoucheur étranger qu'il ne nomme pas, la compression de l'utérus même, à travers les parois abdominales.

Artère dorsale du pénis. — Facilement compressible à la base du pénis, entre l'index placé en dessous et le pouce appuyant en dessus.

IV. ARTÈRES DU MEMBRE INFÉRIEUR. *Artère iliaque externe.* — Compressible à travers la paroi du ventre, contre le rebord du détroit supérieur du bassin. La pression doit donc être un peu oblique en dehors. On ne l'emploie qu'en cas de nécessité, quand on ne peut pas comprimer plus bas.

Artère fémorale. 1° *Sur le pubis.* — Louis est le premier qui ait remplacé le tourniquet pour l'amputation de la cuisse par le procédé que nous allons décrire.

On applique le pouce seul ou armé d'une pelote, en travers de l'artère, sur l'éminence iléo-pectinée. Il faut se rappeler que cette éminence s'incline en avant et en bas à angle variable : de là la nécessité, pour que la pression appuie perpendiculairement, qu'elle tombe un peu obliquement sur l'artère, en haut et en arrière, en formant avec l'horizon un angle d'environ 45°. On peut aussi employer le compresseur de Dupuytren, et même, avec quelques précautions, le tourniquet de Petit. La compression est sûre, facile, et d'ailleurs très usitée.

2° *Au niveau du tiers moyen du membre.*— On la comprime contre le fémur avec les doigts ou le tourniquet, le garrot, etc. Il faut veiller à ce que tous ces moyens aplatissent directement l'artère sur le fémur.

Artère poplitée.— Elle peut être comprimée vis-à-vis l'articulation avec les doigts ou le tourniquet; celui-ci est préférable, à raison de la masse de tissu adipeux qui environne l'artère. On le fait appuyer directement d'arrière en avant. Cette compression est d'ailleurs fort peu usitée. On pourrait encore comprimer les artères de la jambe et du pied dans les lieux où on en pratique aussi la ligature; mais la compression de l'artère crurale est plus sûre et mérite d'être préférée.

Art. II. — Procédés hémostatiques durant l'opération.

Pendant l'opération on peut avoir à lutter contre l'hémorrhagie artérielle et l'hémorrhagie veineuse.

Premier procédé. Compression directe.—Elle consiste à appliquer la pulpe du doigt sur chaque ouverture de vaisseau donnant du sang, jusqu'à ce qu'on ait rétabli la compression sur le tronc artériel, ou même jusqu'à ce que l'opération soit finie, quand on n'a pas d'autre moyen d'arrêter le cours du sang (J.-L. Petit).

Deuxième procédé. Compression indirecte. — Usitée surtout dans les amputations à lambeau, et toutes les fois que l'artère peut être comprimée dans le lambeau, entre le pouce et l'indicateur, ou bien encore pour les artères des lèvres, du pavillon de l'oreille, du nez, etc.; enfin, dans certains cas d'ablation de tumeurs très adhérentes à la peau, où une foule de petits vaisseaux versent du sang en nappe et gênent l'opérateur, on peut l'arrêter en faisant exercer la compression avec les doigts autour de l'incision.

Troisième procédé. Ligature.—Elle se fait de deux manières. Tantôt le vaisseau étant mis à nu, on applique une ligature et on le divise au-dessous, ou même on place deux ligatures et on fait la section dans l'intervalle. De cette manière on achève l'opération sans avoir pour ainsi dire perdu de sang.

L'autre manière étant la même qu'après l'opération, nous n'en dirons rien ici.

En général, on confie à un ou à plusieurs aides le soin de la compression directe ou indirecte : il est rare que l'opérateur s'en charge lui-même. C'est lui qui le plus souvent, au contraire, place et serre la ligature.

Ces divers procédés sont applicables aux veines comme aux artères. Toutefois il faut ajouter que les hémorrhagies veineuses reconnaissent deux causes importantes : 1° un obstacle mécanique au retour du sang vers le cœur, comme dans la compression par le garrot ; on n'arrête le sang qu'en enlevant cet obstacle ; 2° les efforts violents du malade, qui empêchent le sang de traverser les poumons, et le fait refluer par les veines caves et leurs aboutissantes. Ceci arrive surtout dans les opérations pratiquées sur le cou. On s'oppose à cette cause en faisant respirer largement le malade et en faisant cesser tout effort. Souvent deux larges inspirations ont suffi pour arrêter une hémorrhagie veineuse, en apparence incoercible.

Art. III. — Procédés hémostatiques après les opérations.

Le sang, après l'opération, peut s'écouler par les artères, par les veines et par les capillaires.

1° *Hémorrhagies capillaires.*

Les tissus, au moment de leur division, se rétractant à un degré plus ou moins considérable, les vaisseaux capillaires, comprimés par ce mouvement de rétraction, cessent d'ordinaire presque aussitôt de donner du sang. Mais chez quelques sujets, soit par idiosyncrasie ou par quelque diathèse morbide, le sang continue de couler en nappe. Souvent aussi, quelques heures après le pansement, cette hémorrhagie, d'abord arrêtée, reparait.

Quelquefois la réunion immédiate suffit pour boucher tous ces petits vaisseaux ; d'autres fois le sang se fait jour malgré elle.

Premier procédé. — Après avoir soigneusement enlevé tous les caillots de la surface de la plaie, à l'aide d'une éponge imbibée d'eau froide, qu'on exprime d'une certaine hauteur sur la plaie et qu'on applique tour à tour, on laisse la surface saignante exposée à l'air durant une demi-heure, ou même pendant trois à cinq heures, recouverte d'une simple compresse sans bande ni appareil, et on ne pose l'appareil qu'au bout de ce temps. Cette manière d'agir est assez généralement adoptée.

Quand l'hémorrhagie revient après l'application de l'appareil, on enlève complétement celui-ci et on met la plaie à l'air. Il faut rechercher alors si le bandage n'était pas trop serré, si la position n'était point gênante, si la pléthore n'exigerait pas une saignée, etc.

Deuxième procédé. — Si le premier ne réussit pas, on recourt à l'application de diverses substances que nous comprendrons sous le titre général de *styptiques*. Tels sont : 1° *les réfrigérants :* les aspersions d'eau très froide; les applications de compresses mouillées, soit sur la plaie, soit aux environs; l'application de la glace pilée; les lotions évaporantes avec l'eau et l'alcool, l'eau et l'éther, le mélange de Schmucker, ou enfin le camphre en poudre étendu entre deux linges mouillés, que l'on arrose quand l'eau est évaporée.

2° *Les absorbants :* substances molles et spongieuses, comme la charpie, l'éponge fine et sèche, l'amadou, l'agaric de chêne, préférable aux précédents, et, enfin, la toile d'araignée, plus puissante que tout le reste; ou bien à l'état pulvérulent, comme la gomme arabique en poudre, la fibrine du caillot séchée et pulvérisée, ou enfin la colophane. On étend ces poudres en nappe sur la plaie, ou bien on en imprègne des boulettes de charpie. Les Arabes faisaient aussi grand cas du poil de lièvre.

3° *Les astringents :* ou bien en poudre, comme l'alun; ou plutôt à l'état liquide, comme les solutions de sulfate de fer, de sulfate de cuivre, d'alun, de nitrate d'argent; l'eau vinaigrée, le suc de citron, l'eau de Rabel, l'eau de créosote, l'eau de Binelli, etc.

Troisième procédé. La cautérisation. 1° Par les caustiques. — On n'emploie plus guère que le nitrate d'argent pour les piqûres de sangsues; et l'acide sulfurique porté à l'aide d'un spéculum sur le col de la matrice, après la résection de cet organe.

2° *Par le cautère actuel.* — Cette application est soumise à des règles plus rigoureuses que les cautérisations simples. L'expérience a démontré : 1° que quand le cautère n'est chaud qu'à demi, soit qu'on l'ait laissé refroidir, soit qu'il ait été éteint par les flots de sang, il s'attache plus ou moins à l'escarre qu'il ramène, et le sang continue à couler; 2° qu'il s'attache de même quand, ayant été appliqué très chaud, on le laisse trop séjourner sur la plaie; 3° que quand l'escarre est peu épaisse, elle tombe trop promptement, et l'hémorrhagie recommence. De là ces conditions essentielles : que le cautère soit chauffé à blanc, appliqué promptement, retiré avant qu'il ait cessé d'être rouge; que la surface de la plaie soit complétement abstergée de sang et de liquide au moment de l'application; enfin, que l'escarre ait une épaisseur suffisante. Si donc le premier cautère avait agi trop superficiellement, on en réappliquerait un second, suivant les mêmes principes (Percy).

Toutefois, il est nécessaire d'ajouter que ces préceptes appliqués par Percy à toutes les hémorrhagies ont reçu une forte atteinte par les expériences de M. Bouchacourt sur la cautérisation des artères : expériences sur lesquelles nous reviendrons plus loin.

Quatrième procédé. La compression.— Exercée par les doigts d'un aide, si la plaie est petite; quelquefois par les lambeaux mêmes, si elle est plus grande. D'ordinaire, on forme avec des boulettes de charpie ou des disques d'agaric une sorte de pyramide, appliquée par sa base sur la surface saignante, et maintenue par une bande ou un appareil approprié.

Enfin, on peut recourir, selon les cas, au tamponnement, qui n'est qu'une variété de la compression directe, ou à la ligature en masse; on suit alors des procédés spéciaux qui seront indiqués plus tard.

On peut aussi très bien unir les styptiques ou les caustiques à la compression. Nous avons vu un cas d'hémorrhagie capillaire, survenue à quatre plaies de la cuisse et de la jambe, que nous ne pûmes arrêter que par la compression de l'artère fémorale sur le pubis.

Il est quelques cas difficiles où l'on veut tenter la réunion par première intention, et où les procédés indiqués échouent, ou ne conviennent point. Dans une opération de blépharoplastie pratiquée par M. Dieffenbach, le sang, coulant en nappe, empêchait d'appliquer le lambeau. Le chirurgien frictionna d'abord la plaie avec de la charpie sèche, tenta ensuite la ligature en masse maintenue seulement une ou deux minutes; tout avait échoué. Il épongea alors fortement la plaie, appliqua immédiatement le lambeau, comprima dessus pour chasser le sang qui se serait accumulé dans la plaie, fit ses points de suture à l'accoutumée, et, après quelques minutes, l'hémorrhagie avait disparu; la réunion se fit par première intention.

2° *Hémorrhagies veineuses.*

Il est rare que les veines donnent du sang après l'opération, à part les deux circonstances déjà indiquées. Il suffit, le plus souvent, de comprimer leur orifice quelques minutes avec le doigt, pour avoir un caillot qui arrête le sang. Si l'écoulement persistait, on pourrait employer tous les moyens adressés aux hémorrhagies capillaires, ou bien encore comprimer indirectement les rameaux veineux entre la plaie et les capillaires. Enfin tous les procédés applicables aux artères le sont également aux veines.

3° *Hémorrhagies artérielles.*

On ne compte pas moins de seize méthodes, qui ont eu et qui comptent encore des sectateurs, pour les cas d'hémorrhagie par la bouche béante d'une artère.

I. MÉTHODE D'EXPECTATION. — On se confie aux seules ressources de la nature. Il est important d'examiner alors ce qui arrive.

J.-L. Petit enseigna que l'arrêt du sang avait lieu par la formation d'un caillot, dont la portion interne, figurée en cône et libre dans le tube artériel, s'appelait le *bouchon*, et s'unissait par sa base à la portion externe, qu'il nommait le *couvercle*. Morand l'expliquait par la rétraction et la contraction, ou le froncement de l'artère; Pouteau, par le gonflement du tissu cellulaire à la circonférence de l'extrémité du vaisseau coupé. Ces trois théories rallient toutes les autres jusqu'à Jones, qui a reconnu que toutes ces circonstances contribuent à l'oblitération du vaisseau et à la suspension provisoire ou définitive de l'hémorrhagie. Plus tard, de l'extrémité coupée du vaisseau suinte une lymphe coagulable, bientôt assez copieuse pour séparer entièrement le caillot interne de l'externe, et former ce que Jones appelle le troisième caillot. Enfin, à ces causes, Koch a ajouté la double influence d'une action particulière au sang, qui lui fait éviter de parcourir un vaisseau divisé, de la même façon qu'il cesse de couler dans les artères ombilicales quand le cordon est coupé; et le défaut de succion de la part des capillaires, quand la partie où se rendait l'artère est complétement enlevée, comme après l'amputation.

Ainsi, après les amputations, Koch ne touche nullement à l'orifice des vaisseaux; toutefois, comme il emploie une espèce de compression indirecte, ce n'est pas là l'expectation pure, et nous reviendrons plus loin sur sa méthode.

Toutes ces causes n'agissent pas toujours à la fois, mais souvent il suffit de quelques unes d'elles. Ainsi, il est reconnu qu'on peut abandonner à elles-mêmes les petites artères. Souvent, après avoir mis le doigt sur leur orifice durant une opération, on ne les retrouve plus au moment de la ligature; elles sont suffisamment oblitérées. Cet effet est plus sûr encore quand elles ont été tiraillées; comme, par exemple, les artères utérines dans l'extirpation de la matrice. Enfin, si ce tiraillement a été très violent, les grosses artères mêmes ne jettent pas de sang. On connaît des cas d'arrachement de l'épaule où la sous-clavière n'a pas même donné d'indice d'hémorrhagie.

II. Arrachement. — C'est par suite de ces idées qu'on a voulu imiter la nature et arracher les vaisseaux, afin de procurer une rétraction plus forte. Rarement on a appliqué cette méthode aux artères mêmes; mais on s'en sert heureusement dans l'ablation de certaines tumeurs, que leurs connexions et leurs vaisseaux rendent redoutables sous le rapport de l'hémorrhagie.

III. Froissement. — Ledran, ayant observé que les femelles des animaux brisent avec leurs dents le cordon ombilical de leurs petits, en conclut que c'était ce froissement qui empêchait l'hémorrhagie. Il froissa donc avec les doigts et les pinces l'artère spermatique dans l'ablation du testicule, et réussit. Jones a démontré que tout froissement de l'artère agissant surtout sur les tuniques internes, les déchire, et que leurs lambeaux servent en effet à arrêter le sang et à favoriser le caillot.

IV. Renversement de l'artère. — Afin de gêner le cours du sang et de donner ainsi au caillot le temps de se former, on a imaginé de dénuder un petit bout de l'artère coupée, et de la replier sur elle-même. Cette méthode, conseillée pour l'artère intercostale, paraît avoir réussi, en effet, sur des artères d'un petit calibre.

V. Styptiques. — On a long-temps conseillé de petites chevilles faites avec l'alun, le sulfate de cuivre, etc., qu'on introduisait dans l'ouverture des artères comme de véritables bouchons. Ce moyen est justement tombé en désuétude. L'eau de Rabel, et récemment l'eau de Binelli et l'eau créosotée ont été préconisées. Bonnes seulement pour les très petits vaisseaux, pour ceux d'un fort calibre il faut y joindre la compression, qui, dès lors, réclame une grande part dans l'effet produit. L'agaric, vanté par Morand en France, par Warner en Angleterre, d'après les observations du dernier, réussit bien pour les petites artères, et même pour celles de la jambe; mais il a échoué complétement sur l'artère fémorale. On lui reproche d'ailleurs, aussi bien qu'à la toile d'araignée et à l'amadou, d'adhérer tellement aux parties, qu'il ne s'en détache qu'avec difficulté et après un temps assez long. L'éponge offre cet inconvénient au plus haut degré: les bourgeons charnus pénètrent dans ses porosités, s'y développent, s'y incrustent; en sorte qu'il faut des semaines, des mois pour la voir tomber. Plusieurs fois Dupuytren a été obligé d'enlever de ces éponges par lambeaux, à l'aide des ciseaux et des pinces à dissection. Enfin, la colophane, combinée avec le sang et la charpie, forme un crépi solide et dur qui offense quelquefois les tissus avec lesquels il est en contact.

VI. Cautérisation. — Elle ne se fait qu'à l'aide du feu. Nous avons donné plus haut les règles établies par Percy pour son application; seulement, pour les artères, il se servait du cautère olivaire, appliqué à sa manière. C'est un moyen peu sûr pour des vaisseaux considérables; dès que l'escarre se détache, l'hémorrhagie est sujette à reparaître, et l'on ne pourrait réellement s'y fier que pour de petites artérioles. Mais les expériences de M. Bouchacourt tendent à assurer à la cautérisation une plus grande efficacité, en même temps qu'elles la soumettraient à des règles nouvelles.

Si l'on présente à la bouche béante de l'artère crurale d'un cadavre une tige de fer conique, de 7 millimètres de diamètre à sa base, de 2 au sommet, préalablement rougie à blanc, l'artère se carbonise et se resserre en cul-de-sac; mais il reste encore une petite ouverture égale au tiers du calibre primitif du vaisseau.

L'instrument chauffé seulement au rouge obscur, la carbonisation est très légère, le resserrement plus rapide et plus marqué; bien plus, le bout de l'artère rentre dans son intérieur comme un doigt de gant qu'on refoule. S'il n'y a pas de collatérales, on peut ainsi retourner des bouts d'artère de 3 à 5 centimètres de longueur et plus ; les collatérales petites et coupées près du tronc sont entraînées par le refoulement et en augmentent l'épaisseur ; mais les collatérales non coupées l'arrêtent, ou ne le permettent que dans d'étroites limites. A la dissection, on trouve les trois tuniques retournées à la fois; et leur extrémité, refoulée plus ou moins haut dans le tube artériel, est resserrée et n'offre qu'une ouverture à peine visible.

En répétant ces expériences, on a vu qu'il n'était pas nécessaire d'opérer avec un fer aussi chaud ; et de plus, qu'il était bon de l'écarter et de le rapprocher alternativement de l'artère, attendu qu'en le laissant en contact trop long-temps, il s'engage dans le vaisseau retourné et n'en peut être retiré que difficilement.

Ces expériences n'ont pas encore été faites sur des animaux vivants : tout porte à croire qu'elles auraient le même résultat, et, dès lors, il y aurait lieu de poser ces deux règles nouvelles pour la cautérisation des artères :

1° Que le cautère doit être médiocrement chauffé, au-dessous même du rouge obscur;

2° Que son application à la bouche du vaisseau, un peu prolongée au commencement, doit se faire ensuite d'une manière discontinue, mais à intervalles très rapprochés.

VII. BOUCHONS MÉCANIQUES. — Nous avons vu qu'on introduisait dans l'artère des cônes d'alun, de sulfate de fer; mais on ne comptait guère que sur leur action cathérétique. Depuis long-temps on avait conseillé la cire pour oblitérer les artères des dents ou de l'intérieur des os. On a essayé divers procédés analogues sur les artères des parties molles.

1° *La cire*, introduite sous forme de tige très menue ; si alors l'opérateur, pinçant solidement le bout du vaisseau, refoule de haut en bas ce bouchon mou et facile à pétrir, soit avec les doigts, soit avec une pince, il en résulte un noyau renflé, que le sang chasse difficilement (Velpeau).

2° *Le stylet*, dont Chastanet paraît avoir fait usage pour irriter l'intérieur de l'artère (Velpeau).

3° *La corde à boyau*, ou une bougie emplastique, etc., qu'on enfonce à un pouce de profondeur. M. Miquel d'Amboise a expérimenté qu'en introduisant dans les artères d'un chien un corps étranger, surtout une corde à boyau, on y développe bientôt et constamment un état morbide qui les rend incapables de recevoir le sang, quoique non mécaniquement oblitérées. Cette méthode, combinée avec la ligature sur l'artère et le corps étranger même, peut être utile lorsqu'on tombe sur une artère ossifiée; et elle a été employée dans ce cas par Dupuytren et par M. Roux, au rapport de M. Manec. Toutefois cet observateur, qui s'est livré à quelques expériences sur ce sujet, dit avoir constamment vu le caillot interne formé autour du corps étranger tomber en putrilage quelque temps après sa formation; en sorte que l'hémorrhagie devient imminente, si un caillot solide et de suffisante longueur ne s'est pas formé entre le corps étranger et la première collatérale.

VIII. LA COMPRESSION DIRECTE. — Employée à l'aide de charpie ou d'agaric, comme il a été dit. Seulement, quand il s'agit d'une seule artère, la pyramide doit appuyer par son sommet sur l'orifice. Petit la fit exercer, dans un cas urgent, par les doigts d'aides qui se relayaient tour à tour, et enfin par l'application d'une machine spéciale.

On l'unit d'ordinaire à la cautérisation. Enfin, dans l'amputation à lambeaux, elle se trouve combinée avec le renversement.

IX. COMPRESSION INDIRECTE. — Établie à distance de la plaie, sur le trajet de l'artère, et ordinairement à l'aide du tourniquet. Il est plus sûr d'y joindre, au moins dans les premiers temps, la compression directe : on favorise bien mieux la formation du caillot.

Procédé de Koch. — Après toutes les amputations, l'opérateur ramène le lambeau sur la plaie, et le maintient par des bandelettes agglutinatives. Une compresse longuette est fixée sur le trajet de l'artère à l'aide d'une simple bande. On donne au moignon une position un peu élevée, et un aide exerce avec la main sur le moignon une douce pression continuée pendant une ou deux heures, et même aussi long-temps qu'on y ressent des pulsations considérables. Quand elles ont disparu, et que l'appareil est teint en rouge par la lymphe qui a suinté, tout danger d'hémorrhagie consécutive a disparu, pourvu que le malade reste tranquille (Koch); bientôt aussi l'exsudation lymphatique cesse, et l'appareil devient froid, sec et roide.

X. APLATISSEMENT DE L'ARTÈRE. — C'est une sorte de compression spéciale dont la première idée remonte à Desault. Il se servait, au rapport de Percy, de différentes petites machines de bois, en forme de pincettes, dont il était peu satisfait.

Percy imagina d'entourer l'artère d'une forte lame de plomb, qu'il aplatissait ensuite le plus possible avec une tenaille. Après plusieurs essais heureux sur des animaux, il appliqua ce procédé sur l'artère crurale d'une femme de cinquante-six ans; la lame de plomb tomba le vingt-deuxième jour, et le succès fut complet. Le procédé consiste à passer sous le tube artériel une lame de plomb courbée demi-circulairement, ayant un centimètre de largeur et quelques millimètres d'épaisseur ; on achève de la courber en cercle, et on serre celui-ci avec les mors d'une pince un peu forte, de manière à ce que la moitié du vaisseau soit collée à l'autre moitié. Ceci est surtout applicable aux artères découvertes dans leur continuité. Pour les artères béantes à la surface d'une plaie, Percy recommande de petits anneaux de plomb un peu épais, que l'on porte à l'aide du *valet à patin* ou de *pinces fixes*, sur l'extrémité du vaisseau coupé que l'on a saisie et tirée un peu à soi. En cet état, on pousse dessus l'anneau qu'on aplatit de force avec une autre pince, sans dégager la première, qu'on ne retire qu'après s'être assuré de l'étreinte exacte du vaisseau.

Enfin, le même chirurgien avait substitué plus tard à sa feuille de plomb une pince en acier, dont les branches étaient maintenues au degré de rapprochement voulu, par le moyen d'un petit bouton glissant le long d'une fente pratiquée dans leur longueur. Jusque là, c'est le *valet à patin* ordinaire; mais les branches de la pince étaient terminées par deux petites plaques mobiles et roulant sur un pivot, afin que l'instrument pût être renversé à volonté sur l'une ou l'autre lèvre de la plaie, sans que le vaisseau cessât d'être comprimé latéralement. Ce moyen semble inférieur au premier, attendu qu'il laisse dans toute la profondeur de la plaie un corps étranger qui, de plus, tiraille le vaisseau par son propre poids. Du reste, l'aplatissement est demeuré tout-à-fait oublié.

XI. LA LIGATURE. — Décrite par les anciens pour les plaies ordinaires, appliquée par A. Paré après les amputations, la ligature comprend une foule de procédés qui ont rapport, soit aux parties comprises avec l'artère, soit à la matière de la ligature, soit à la manière de la serrer et de disposer les bouts du lien.

1° *Suivant les parties comprises avec l'artère.* A. Paré saisissait avec le bec-à-corbin les veines et les artères, en pinçant avec elles un peu de la chair des muscles ou des tissus ambiants, et les liait avec un fil double, pensant que l'union des vaisseaux se ferait ainsi mieux et plus sûrement. Dionis passait le fil dans les chairs à l'aide de deux aiguilles courbes, ou même embrassait à la fois les vaisseaux, les chairs et les téguments. Desault, le premier en France, recommanda de lier l'artère isolée ; toutefois, quand la veine était à côté, il les liait toutes deux ensemble. Aujourd'hui la ligature *immédiate*, ou celle qui n'embrasse que l'artère, est généralement préférée.

2° *Suivant la matière de la ligature.* On se servait d'abord de fil simple ou double. Ruisch proposa des rubans de cuir; Weitch et Lawrence employèrent des fils de soie très fins ; Physick, des lanières minces de peau de daim : il conseilla aussi les ligatures métalliques ; d'autres des intestins de ver à soie, des cordes à boyau, etc. En France, on préfère encore des fils simples ou doubles, ou de minces rubans de fil pour les grosses artères.

3° *Suivant les instruments dont on se sert.* Le bec-à-corbin d'A. Paré a fait place à la pince à disséquer et au *valet à patin*, reproduit avec de légères modifications sous les noms de *pinces fixes de Graefe* ou *de M. Amussat.* On s'est servi d'aiguilles droites ou courbes; enfin le *ténaculum*, inventé par Bromfield, a repris faveur depuis quelque temps. Sam. Cooper recommande un ténaculum double ; M. Colombat a construit une pince fort ingénieuse qui sert à la fois à saisir le vaisseau, à placer et à serrer la ligature, etc. ; instruments trop compliqués pour devenir jamais d'un usage général.

4° *Suivant la manière de serrer la ligature.* Dionis cite deux procédés fort remarquables : l'un dans lequel on liait la ligature sur une petite compresse, et qui, plus tard, appliqué à l'opération de l'anévrysme, a pris le nom de *procédé de Scarpa ;* l'autre, qui consistait, après avoir embrassé l'artère, à la traverser de part en part avec le fil avant de serrer la ligature, procédé reproduit par A. Cooper. Jones veut qu'on use des ligatures les plus fines possible, et qu'on les serre assez fort pour couper les tuniques internes de l'artère. Jameson préfère des lanières douces de peau de daim, médiocrement serrées, pour ménager ces mêmes tuniques.

5° *Suivant le temps que la ligature demeure appliquée.* Jones et Travers ont prétendu que la ligature appliquée durant 6 à 24 ou 50 heures, et enlevée ensuite, suffisait pour oblitérer l'artère; c'est ce qu'on nomme *ligature temporaire.* La plupart des chirurgiens, au XVIIIe siècle, laissaient pendre par la plaie les extrémités du lien, pour le retirer quand l'artère serait coupée. Puis on coupa un bout de fil près du nœud, en laissant seulement pendre l'autre. Weitch, en 1806, proposa de couper les deux bouts très près du nœud, et de réunir la plaie extérieure en abandonnant la ligature aux efforts de la nature. C'est surtout pour favoriser l'absorption qu'on fait usage des ligatures animales.

Appréciation. — Deux systèmes partagent à cet égard les chirurgiens : les uns, avec Jones, prétendent que, pour hâter l'adhésion des parois artérielles, il faut que les tuniques internes soient divisées; les autres, avec Crampton, Scarpa, Jameson, déclarent cette précaution inutile et même nuisible. Il y a des faits pour et contre les deux théories. D'une part, les ligatures trop fines ont l'inconvénient de couper souvent l'artère avant l'adhésion du caillot et l'oblitération; les ligatures trop lâches sont quelquefois chassées par le choc du sang. Il convient donc de choisir les ligatures de grosseur différente, selon le calibre de l'artère, et de serrer assez fort pour qu'elles ne puissent s'échapper. On ne doit embrasser d'autres parties avec l'artère que quand il n'est pas possible d'agir autrement, et aussi quand les parois du vaisseau paraissent malades; car alors elles seraient trop promptement divisées. Nous avons vu plus haut dans quels cas on peut lier l'artère avec un corps étranger dans son intérieur.

Quant à la matière, lorsqu'on ne veut pas réunir par première intention, la question est peu importante. Elle l'est beaucoup dans le cas contraire; car alors si on laisse pendre les fils au-dehors, la cicatrisation est retardée; si on les laisse dans la plaie, les fils végétaux sont sujets à déterminer de nombreux abcès consécutifs. Les fils métalliques paraissent séjourner sans inconvénient dans les tissus; mais ils n'ont encore été essayés que sur des chiens. Nous préférerions donc les ligatures de peau de daim, non pas molles, comme le veut Jameson, mais roulées, comme Physick et Dorsay, et pouvant se serrer autant qu'il est nécessaire; elles divisent les tuniques internes comme les fils végétaux, mais elles s'absorbent très bien; en sorte qu'on pourrait enlever les deux extrémités en les coupant très près du nœud. Si au contraire on préfère les liens de fil, on ne coupe qu'un bout et on laisse l'autre pendre par la plaie. M. Larrey a adopté une autre façon de faire qui n'est pas sans importance. Il coupe la ligature au niveau de la plaie extérieure, et en place les bouts dans l'angle le plus déclive de la plaie. Ainsi le fil est à l'abri de toute traction dans les pansements ultérieurs, et surtout quand les opérés en délire arrachent eux-mêmes leur appareil. D'ailleurs, qu'on garde le fil plus ou moins long, il faut le laisser en place jusqu'à ce qu'il tombe de lui-même, c'est-à-dire jusqu'à ce qu'il ait divisé l'artère en totalité; les ligatures temporaires sont légitimement rejetées.

Ces préliminaires posés, passons au manuel opératoire.

1° *Ligature immédiate. Premier procédé.* — La surface de la plaie bien épongée, on cherche les vaisseaux. Il y a trois moyens qui peuvent aider à les trouver : 1° dans beaucoup d'opérations, le chirurgien sait à l'avance la place que doivent occuper les artères; c'est là qu'il dirige ses recherches, en feuilletant pour ainsi dire les tissus avec l'extrémité des pinces ou du ténaculum; 2° on se rappelle les points où le sang jaillissait, et l'on fait ôter un à un les doigts des aides qu'on avait chargés de comprimer; 3° on fait lever pour un instant la compression établie à l'avance sur le tronc artériel; le jet de sang trahit l'artère. On la saisit alors avec les pinces, soit en plaçant un de leurs mors à l'intérieur et l'autre à l'extérieur du vaisseau (Desault), soit en saisissant le vaisseau tout entier obliquement, de manière à aplatir ses parois entre les mors de la pince. On tire un peu le vaisseau en dehors; alors un aide passe une anse de fil sous les pinces, fait un premier nœud, et, tenant d'une part les extrémités du lien fortement assujetties dans la paume de la main avec les trois derniers doigts, d'autre part avec les deux indicateurs étendus le long du fil, et se regardant par leur face dorsale, il dirige le nœud sur l'artère, au-delà du point où elle a été saisie par l'instrument; serre ce premier nœud en écartant les bouts du fil avec la pulpe des deux indicateurs; fait poser au besoin le doigt d'un autre aide sur ce premier nœud pour qu'il ne se desserre pas, et ajoute un second nœud de la même manière. Alors seulement le chirurgien retire ses pinces; on fait lever la compression pour s'assurer que l'artère est complétement oblitérée, et on va à la recherche des autres.

Quelquefois le sang coulant en nappe empêche de bien voir; il faut, selon les cas, faire faire de larges inspirations au malade, ou enlever une compression circulaire trop forte sur le membre.

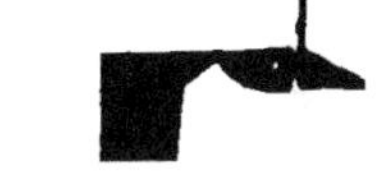

On a vu aussi les vaisseaux se rétracter dans les chairs, sous les aponévroses. S'ils sont petits, on les néglige; s'ils sont volumineux, il faut fendre avec le bistouri les chairs ou les aponévroses qui s'opposent à leur recherche. Enfin, souvent un vaisseau qui a donné pendant l'opération, ne donne plus après; c'est une des raisons qui doivent faire différer l'application de l'appareil.

La manière d'agir de Desault ne convient que pour les gros troncs, et alors peut-être le ténaculum est préférable. D'autre part, pour les petites artérioles, il serait impossible de les saisir immédiatement; on soulève et on lie avec elles un peu du tissu cellulaire ambiant.

On emploie de la même manière le valet à patin, les pinces d'Amussat ou de Graefe: seulement ces pinces se maintenant fermées par un mécanisme particulier, elles sont fort utiles quand le chirurgien, privé d'aide, est obligé de faire la ligature lui-même.

Deuxième procédé. Le ténaculum. — On traverse de part en part les parois de l'artère avec la pointe de l'instrument, et on l'attire ainsi au-dehors; le reste à l'ordinaire.

Le ténaculum peut servir aussi pour les artérioles; on soulève à la fois, avec sa pointe, le vaisseau et un peu du tissu qui l'entoure.

2° *Ligature médiate.* — On passe les deux bouts de la ligature dans deux aiguilles courbes; on enfonce la première dans les chairs à un millimètre de l'artère; on la fait remonter 5 à 6 millimètres au-dessus, et ressortir après avoir décrit un demi-cercle. On fait décrire à l'autre aiguille un demi-cercle en sens contraire; le vaisseau se trouve ainsi totalement entouré; on n'a plus qu'à serrer la ligature.

La même aiguille pourrait aussi bien servir à décrire les deux demi-cercles l'un après l'autre.

XII. Le refoulement (Amussat).—Il consiste à saisir transversalement l'artère entre les mors d'une pince; puis avec une autre pince, dite *à baguettes*, dont les branches se terminent en tiges cylindriques bien lisses, d'un millimètre de diamètre, et longues de 2 centimètres environ, on étreint l'artère au-dessus de la première; cette étreinte suffit pour rompre les tuniques internes: alors on presse de bas en haut sur le vaisseau avec la pince à baguettes, de manière à refouler les membranes internes qui se replient dans l'intérieur du vaisseau, à la façon d'un doigt de gant retourné.

Le sang, arrêté par ce repli, forme un caillot plus prompt, et qui a plus de points d'attache. Appliqué avec succès sur les chiens, le refoulement n'a été tenté qu'une fois sur l'homme dans un cas d'anévrysme, et n'a pas réussi.

XIII. La torsion. — Indiquée vaguement par Galien, retrouvée par M. Amussat, la torsion compte aujourd'hui de nombreux succès.

Procédé de M. Amussat. — Les instruments nécessaires sont quatre pinces, dont deux ordinaires, une pince à baguettes, et une pince fixe, dite aussi *pince à torsion.*

A l'aide d'une pince ordinaire, on saisit l'extrémité libre de l'artère ; avec une seconde, on isole le vaisseau et on le fait saillir de 10 à 12 millimètres en avant de la surface de la plaie. Cela fait, cette seconde pince est remplacée par la pince à torsion, avec laquelle on prend l'artère transversalement à son extrémité ; puis, cette pince étant serrée et tenue de la main droite, de la gauche on prend la pince à baguettes avec laquelle on saisit transversalement le vaisseau au niveau des chairs ; on presse sur cette pince pour couper les tuniques interne et moyenne ; et, tandis qu'on en serre les baguettes avec une force suffisante, on imprime à la pince à torsion un mouvement de rotation sur son axe dans l'étendue d'un demi-arc de cercle, comme si on voulait enrouler l'artère autour de ses mors, et en prenant un point d'appui sur la pince à baguettes, après quoi on ramène la pince de telle sorte que son axe soit parallèle à l'axe de l'artère ; et, en roulant l'instrument entre les doigts, on fait exécuter au vaisseau sept à huit tours de rotation sur son axe. L'opération est finie alors, on retire la pince à baguettes ; et, avec la pince à torsion, on repousse dans les chairs le bout de l'artère, à moins qu'on n'ait porté la torsion au point de rompre ce tourillon et de le retirer entre les mors de la pince.

Procédé de Fricke. — On saisit l'extrémité de l'artère avec une pince ordinaire, et on exerce une légère traction pour la faire saillir de 10 à 12 millimètres, plus ou moins ; alors cette première pince est transmise à la main gauche, et, avec une autre pince tenue de la main droite, on dégage le vaisseau des tissus environnants, en les refoulant du côté de la plaie ; puis appuyant sur l'origine du vaisseau avec le pouce et l'indicateur de la main gauche, on fait faire de la main droite à la première pince huit à neuf tours sur son axe.

M. Velpeau suit à peu près le même procédé : seulement il fait tourner l'artère sur son axe, suivant son volume, de trois à huit fois.

Procédé de M. Thierry. — Il se contente de saisir le bout de l'artère avec les pinces ordinaires ou le valet à patin, et de la tourner cinq ou six fois sur elle-même.

Le premier procédé est préférable, attendu que, quand on ne fixe pas l'artère, il est à craindre que la torsion s'étende jusqu'à la première collatérale.

Les quatre pinces recommandées par M. Amussat ne sont pas absolument nécessaires; on a fait des pinces à torsion dont les mors sont surmontés de baguettes, et qui peuvent conséquemment remplacer la pince spéciale; et, avec deux pinces à torsion de ce genre, on peut, bien qu'avec moins de facilité sans doute, mettre à exécution le procédé de M. Amussat.

La torsion ainsi faite rompt les tuniques internes comme la ligature; mais de plus, et surtout quand on se sert de la pince à baguettes, les refoule comme un doigt de gant retourné dans l'intérieur du vaisseau. Le caillot est solidement arrêté, d'une part par le refoulement, de l'autre par le capuchon que lui forme la tunique externe tordue; et quand l'artère est saine, la torsion paraît préférable à la ligature.

Pour les petites artères, il n'est pas besoin de tant de précautions; on les saisit et on les attire hors de la plaie avec une pince, en même temps qu'on les dégage de l'autre, puis on les tord sans s'occuper de les fixer au niveau des chairs; les dernières artérioles ne demandent pas même à être dégagées; il suffit de les saisir et de les tordre sans autre forme de procès.

XIV. Le séton. — M. Jameson propose de traverser le vaisseau avec un séton de peau de daim, de 5 à 6 millimètres de large; ses expériences sur les chiens et les chevaux lui ont parfaitement réussi. M. Carron du Villards a obtenu les mêmes succès en traversant l'artère avec un fil végétal ou métallique. Nous avons vu que Dionis et A. Cooper ont joint cett› méthode à la ligature; et, malgré la réprobation de plusieurs chirurgiens, nous croyons que ce sujet appelle une attention sérieuse et de nouvelles expériences.

XV. L'enlacement. — Nouvelle méthode imaginée par M. Stilling, et qui consiste à pratiquer sur l'artère deux petites incisions à une distance de son extrémité béante égale à la largeur du vaisseau lui-même. Entre ces deux incisions, il reste donc une petite bande que l'on soulève à l'aide de pinces, et sous laquelle on fait passer l'extrémité du vaisseau, de manière à y former une espèce de nœud. C'est une sorte de séton fourni par le bout de l'artère elle-même. Cette opération a été pratiquée une fois sur l'homme pour une lésion de l'artère radiale, et a bien réussi; mais elle dura trois quarts d'heure. La torsion vaut évidemment mieux.

XVI. Les machures. — Les ligatures temporaires ayant réussi en certains cas, on a essayé si la rupture des tuniques internes, multipliée nombre de fois dans un court espace de l'artère, pourrait l'oblitérer. M. Maunoir, en 1820, paraît avoir imaginé, pour cet effet, une pince sans mors, qui a la plus grande analogie avec la pince à baguettes de M. Amussat. M. Carron du Villards dit avoir réussi de la même manière à oblitérer des artères d'animaux. M. Amussat a cependant multiplié les essais de ce genre, sans obtenir une seule fois l'oblitération. Ce moyen seul est donc à rejeter; mais, uni à la ligature, il promet des résultats singulièrement heureux.

Procédé de M. Amussat. — La ligature posée, on saisit l'artère au-dessus, transversalement, et on l'étreint entre la pince à baguettes, de manière à rompre les tuniques internes dans toute leur circonférence, sans offenser la tunique externe. On peut faire une, deux ou plusieurs mâchures. La ligature ne sert ici qu'à favoriser la formation du caillot; mais, chose remarquable, le caillot adhère solidement à toute la circonférence de l'artère dans tous les points où les tuniques internes ont été coupées. Il n'en garde pas moins sa forme conique, et même, près des collatérales, toute la portion du cône qui dépasse les mâchures, manque; mais l'adhésion n'en est pas moins solide à chaque mâchure.

Ce moyen, encore tout neuf, nous paraît d'une haute importance à étudier; si son efficacité se confirme sur l'homme vivant, nous ne doutons pas qu'il ne soit substitué un jour à tous les autres, du moins pour les troncs artériels considérables.

CHAPITRE V.

RÉUNION.

Tantôt on laisse suppurer les plaies qui résultent des opérations, tantôt on essaie d'en réunir les bords par première intention. On se sert alors de la position, des bandages, des emplâtres agglutinatifs et des sutures. Les deux premiers moyens ne sont pas de notre sujet.

Art. I. Emplâtres agglutinatifs.

Les uns s'appliquent à froid, d'autres ont besoin d'être ramollis au-dessus d'une bougie ou d'un brasier ardent; le taffetas d'Angleterre veut être d'abord humecté avec la salive. Il y a plusieurs manières de les appliquer.

Procédé ordinaire. — Les bords de la plaie rapprochés par un aide, on commence par placer la bandelette d'un côté; puis, en soutenant soi-même le bord opposé de la plaie, on applique la bandelette, bien tendue, de cet autre côté, en appuyant d'abord sur le point le plus opposé de la division. Il faut, avant tout, que la peau ait été bien nettoyée et bien desséchée. Du reste, on fait varier, selon le besoin, la longueur et la largeur des bandelettes.

Procédé de M. Gama. — On découpe des bandelettes larges de 3 centimètres au moins, et d'une longueur telle qu'elles puissent faire deux fois le tour du membre ou du tronc, ou enfin de la partie où siège la plaie. On roule ces bandelettes à deux globes sur leur côté non apprêté. On place le plein des deux rouleaux sur le point diamétralement opposé à la plaie; puis on leur fait faire le tour de la partie; les bords sont ainsi rapprochés avec la plus grande force possible; et après avoir croisé les chefs l'un sur l'autre, on achève le second tour.

Ce procédé est infiniment supérieur au premier; il assure une coaptation juste, solide, indestructible, des lèvres de la plaie, et n'expose jamais au décollement et au relâchement des bandelettes. Si plus d'une bandelette est nécessaire, on laisse entre elles des intervalles, afin d'avoir la plaie sous les yeux, et de pouvoir appliquer des topiques ou des sangsues, sans enlever l'appareil. S'il y a lieu de craindre que les troncs artériels soient comprimés, on dispose près de leur trajet de la charpie ou des compresses qui en éloignent les bandelettes et la compression. Après trois semaines ou un mois, on enlève l'appareil; la cicatrisation est complète.

Procédé des anciens. Suture sèche. — On appliquait sur chaque côté de la plaie des emplâtres agglutinatifs de largeur suffisante, et ayant la même longueur que la plaie même, et on cousait leurs bords avec une aiguille et un fil ordinaire, par la suture du pelletier.

D'autres taillaient en digitations les bords de l'emplâtre qui avoisinaient la plaie, et cousaient à ces digitations des rubans qui se nouaient d'un côté à l'autre. Dans tous ces cas, il faut toujours placer du côté de la plaie la lisière de la toile, pour éviter qu'elle s'effile.

Enfin M. Roux, qui y a eu quelquefois recours, fait des œillets à l'emplâtre, y passe un fil, et resserre les deux côtés de la plaie à peu près à la manière d'un corset. Cette prétendue suture est justement abandonnée.

Art. II. Des sutures proprement dites, ou sutures sanglantes.

Avant la réforme opérée au XVIIIe siècle, on ne comptait pas moins de quinze à vingt espèces de sutures pour les plaies des téguments. Aujourd'hui on ne se souvient que de quatre, que nous allons décrire, et qui pourraient très bien se réduire à deux.

1° *Règles générales des sutures.*

1° La plaie doit être bien lavée et débarrassée du sang et des autres corps étrangers.

2° Il faut à chaque point nouveau faire rapprocher les lèvres de la plaie, pour que les points se correspondent parfaitement.

3° Les téguments doivent être traversés sous un angle de 45° au moins; plus obliquement, on en embrasserait une portion à la fois trop mince et trop étendue.

4° Le fil doit pénétrer assez profondément dans la plaie pour ne pas laisser au-dessous de lui un espace où le pus pourrait s'amasser.

5° Il faut éviter de piquer des nerfs, des séreuses ou des tendons.

6° Si l'on fait pénétrer l'aiguille de dehors en dedans, il faut saisir le lambeau entre le pouce et l'indicateur de la main gauche; si de dedans en dehors, on appuie avec ces deux doigts sur la peau, de chaque côté du point que l'aiguille va traverser.

7° Quand on craint la suppuration, il faut laisser au bas de la plaie un espace libre pour placer une mèche de charpie.

8° La distance entre les points varie selon l'épaisseur des chairs : règle générale, il faut que les points soient assez rapprochés pour que la plaie ne bâille point dans leurs intervalles. La distance doit être la même entre tous les points; elle doit être de moitié moindre entre les derniers points et les extrémités de la division.

9° La distance entre les bords de la plaie et les points par où sortent les aiguilles varie de même; elle ne doit pas dépasser 9 millimètres, ni être moindre de deux; elle doit être égale des deux côtés.

10° On commence en général par placer les fils à la partie moyenne de la division, à moins qu'elle n'offre des angles, ou qu'elle ne tombe sur un bord libre comme à la lèvre; et alors le premier point doit se faire près des angles ou du bord libre.

11° On ne serre les points que quand tous les fils sont placés, et il est de règle de serrer d'abord ou ceux du milieu ou ceux des angles. Jusqu'à ce que le dernier soit serré et noué, les bords de la plaie doivent être maintenus en contact dans toute leur étendue par des aides.

12° Les nœuds doivent toujours se faire sur le côté, et le plus loin possible de la plaie : il faut aussi, de peur qu'ils ne soient baignés par le pus, les placer sur le bord le moins déclive.

13° Les nœuds seront assez serrés pour rapprocher les bords de la plaie, pas assez cependant pour que l'inflammation qui surviendra ne puisse gonfler les lambeaux sans les faire étrangler et couper par la suture. C'est une précaution capitale.

14° Quand on a affaire à une plaie récente et fraîche, on laisse la suture en place, de quatre à huit jours. Si l'on ne réunit que par seconde intention, la suture doit rester appliquée un mois, ou même plus, si quelque cause s'oppose à l'adhésion des bords.

15° On n'enlève d'abord qu'un seul point à la fois, et on commence toujours par les points les moins essentiels, ceux qu'on a serrés les derniers. Le nœud étant coupé avec des ciseaux, les bords de la division rapprochés par un aide, on retire le fil ou l'aiguille, selon l'espèce de suture, de gauche à droite, en appuyant avec le pouce et l'indicateur gauches sur le point par où on les fait sortir. On juge par l'adhésion de la plaie en cet endroit, si l'on peut enlever les autres points, ou s'il faut encore attendre.

2° *Des sutures en particulier.*

I. SUTURE ENTRECOUPÉE. *Premier procédé.*— On prépare autant de liens qu'on veut faire de points; on enfile chaque lien à deux aiguilles courbes. La première aiguille, tenue comme une plume à écrire, est portée au fond de la plaie, et on la fait sortir de dedans en dehors, à la distance convenable. On passe de même l'autre aiguille de l'autre côté; on retire les aiguilles, et on noue les deux bouts du fil, soit à deux nœuds, soit à un nœud et une rosette, de manière que le nœud ne touche jamais la surface saignante.

On peut ne se servir que d'une aiguille : on commence alors par traverser l'un des bords de la plaie, de dehors en dedans; puis on traverse l'autre de dedans en dehors.

Deuxième procédé (Lafaye).— On enfile à une seule aiguille un fil d'une longueur mesurée à l'avance. Les lèvres de la plaie étant tenues rapprochées par un aide, on les traverse toutes deux à la fois, de droite à gauche, en soutenant avec le pouce et l'index gauches le point par où l'aiguille doit sortir. Le premier point ainsi fait, on reporte l'aiguille plus loin pour en faire un second; et ainsi de suite, avec le même fil, mais en laissant entre chaque point des anses assez grandes. Tous les points terminés, on coupe les anses par le milieu, et on lie tous les points de suture séparément.

Dans ce procédé, il faut évidemment commencer par un bout de la division et la parcourir jusqu'à l'autre. Mais on commence toujours par serrer et nouer les points du milieu.

Troisième procédé (Lavauguyon).— Pour réunir les trois bords d'une incision en T, on se sert d'un seul fil avec deux aiguilles. On enfonce de dehors en dedans chaque aiguille à chaque angle, de manière que l'anse du fil réunisse déjà les deux angles; puis on fait repasser chaque aiguille de dedans en dehors au-delà de l'incision transversale, où l'on noue les deux extrémités du fil.

Pour l'incision en croix, le procédé est le même : seulement les extrémités du fil, en se nouant, doivent former une anse par-dessus la seconde incision verticale

II. Suture du pelletier. — Le procédé est le même que celui de Lafaye pour la suture entrecoupée ; mais on serre les anses du fil qu'on ne coupe point, et on ne les arrête qu'à chaque extrémité de la plaie. Peu usitée.

III. Suture enchevillée ou emplumée. — Elle se pratique comme l'entrecoupée : seulement le fil dont on arme les aiguilles est double, de telle sorte qu'une de ses extrémités représente une anse. Tous les points étant placés, on dédouble chaque extrémité des ligatures ; à travers toutes les anses, placées du même côté et sur la même ligne, on glisse parallèlement à la plaie un bout de sonde, une tige de plume ou un rouleau de sparadrap ; de l'autre côté on dédouble les fils, et on les noue sur une cheville semblable, avec une force suffisante pour rapprocher les bords de la plaie. Quelques uns ont conseillé de rapprocher ensuite les deux chevilles avec d'autres fils : pratique à peu près tombée en désuétude.

IV. Suture a aiguilles. — Elle se fait avec des aiguilles droites, rondes, en or ou en argent, qui doivent rester en place, ou même avec des épingles ordinaires.

Premier procédé; Suture entortillée proprement dite. — On prend l'une des aiguilles entre le pouce et le médius de la main droite, l'indicateur appuyant sur la tête ; et les lèvres de la plaie étant exactement rapprochées, on l'enfonce à 3 ou 4 millimètres du bord de la division, de droite à gauche, d'abord de dehors en dedans pour le premier lambeau, puis pour le second de dedans en dehors. Cette première aiguille placée, on engage sous les deux extrémités une anse de fil, dont on confie les chefs à un aide qui exerce dessus une légère traction pour rapprocher les bords de la plaie. On place ensuite avec les mêmes précautions une seconde, une troisième aiguille, et enfin autant qu'on juge nécessaire. Alors, reprenant des mains de l'aide les chefs de l'anse de fil, on les croise au-devant de la première aiguille, et on les engage de nouveau sous ses extrémités, de manière à former un 8 de chiffre, que l'on réitère trois ou quatre fois ; puis on les engage sous les extrémités de la seconde aiguille, que l'on recouvre également de 8 de chiffre, et ainsi de suite pour toutes les aiguilles, soit avec le même fil, soit, s'il est trop court, en y en joignant d'autres. Enfin, quand le dernier fil est épuisé, on unit ses deux bouts à l'aide d'un double nœud ou d'une rosette.

Il reste à garantir la peau de la piqûre des pointes des aiguilles. On place donc par-dessous une petite compresse molle, et même une autre sous la tête des aiguilles. On a conseillé d'exciser ces pointes avec de forts ciseaux ou des tenailles incisives; le meilleur moyen est d'avoir des aiguilles cylindriques qu'on revêt, au besoin, d'une pointe d'acier taillée en fer de lance, qui s'enlève très bien après l'opération.

Deuxième procédé (Dieffenbach).—Dans tous les cas où la peau est mince et où les points de suture doivent être très rapprochés, M. Dieffenbach se sert d'épingles à insectes, qu'il recourbe après leur avoir fait traverser les deux lèvres de la plaie, de telle sorte que l'anneau qu'elles forment retient les parties en contact sans avoir besoin du fil entortillé ni d'aucun autre soutien. On coupe les deux bouts de chaque épingle presque à ras des téguments.

Troisième procédé (Rigal de Gaillac). — Les innovations de M. Rigal portent sur deux points essentiels, le passage et le maintien des épingles.

Pour passer chaque épingle, il l'engage dans un porte-aiguille fort simple, construit à peu près sur la forme du porte-pierre, mais monté sur un manche solide qui donne au chirurgien toute la force désirable. Malgré l'inconvénient d'un nouvel instrument à ajouter à tant d'autres, le passage des aiguilles est souvent si difficile et si long par le procédé ordinaire, que j'ai adopté sans réserve l'usage du porte-aiguille ; et je ne pense pas qu'après l'avoir essayé une fois, aucun chirurgien consente à s'en passer.

Les aiguilles placées, au lieu de les retenir par des fils entortillés, M. Rigal engage en dessous de chaque extrémité une longue bandelette de sparadrap fendue au centre, de telle sorte que l'un des chefs de la bandelette, appliquée sur la peau en deçà de l'aiguille, serve déjà à l'attirer et diminue la traction de l'aiguille, et que l'extrémité de la fente soutenant l'aiguille remplace le fil entortillé.

Ce procédé ne convient que quand les aiguilles sont fortes et séparées par un certain intervalle ; mais il a un avantage réel quand la rétractilité de la peau est accrue par sa doublure musculaire ; et je m'en suis servi avec succès pour l'opération du bec-de-lièvre.

Appréciation. — La suture du pelletier tend à rapprocher les points et à froncer les bords de la plaie ; elle ne doit être admise qu'au cas où ces points seraient très rapprochés, et peut toujours être suppléée par l'entrecoupée. On reproche à celle-ci de renfermer les chairs dans un anneau de fil, qui les coupe inévitablement lorsque l'inflammation vient à les tuméfier. Mais cet accident est commun même à la suture entortillée, quand on a trop serré les fils. Toutefois, il faut dire que la suture à aiguilles ne comprimant les chairs, pour ainsi dire, que sur deux points opposés, est beaucoup moins sujette à les couper que toute autre. Quant à l'enchevillée, elle réunit très bien le fond de la plaie, mais laisse les bords écartés; ou, si l'on veut rapprocher les chevilles, elle aura les inconvénients de l'entrecoupée. Elle est utile dans les plaies très profondes, où l'essentiel est avant tout de réunir le fond de la plaie. A part cette circonstance, nous la remplaçons par l'entrecoupée, modifiée de cette manière.

Avant de nouer les fils, on place entre eux, le long de la plaie, une compresse graduée, aussi large que l'intervalle qui sépare l'entrée et la sortie des aiguilles, ou bien un morceau de sparadrap plié en plusieurs doubles, et on soutient le premier nœud par une rosette. De cette manière, l'anse de fil, au lieu de figurer un anneau, représente une ellipse comme dans la suture entortillée ; de plus, avec la rosette on peut, si l'inflammation est trop forte, desserrer les fils au besoin.

Dans ces derniers temps, deux autres procédés de suture ont été proposés pour la cure des hernies et pour le bec-de-lièvre, par MM. Bonnet de Lyon et Mayor de Lausanne; ils se rattachent à la suture à chevilles ou à aiguilles. Nous en parlerons à l'occasion des opérations pour lesquelles ils ont été imaginés.

Quant aux sutures en général, il ne faut pas omettre que Percy avait voulu substituer le fil de plomb à tous les autres moyens. Il lui attribuait divers avantages : il suffit de le tordre ou détordre, selon le besoin, pour serrer ou desserrer la ligature. Le fil de plomb est orbe ou rond, et n'a pas le défaut de couper qu'on reproche aux fils ordinaires; le lien qu'il forme peut s'accommoder aux besoins des parties traversées, tandis que l'aiguille demeure droite, et que les fils végétaux affectent presque toujours la forme circulaire; enfin il irrite incomparablement moins. Ces éloges sont un peu suspects d'exagération, et le dernier surtout est fort hypothétique; toutefois, il est vrai de dire que le fil de plomb mériterait d'être substitué dans beaucoup de cas aux fils ordinaires, sans ces deux inconvénients : il s'oxide et se casse trop facilement; et surtout nous n'avons pas de moyens sûrs et simples à la fois de le conduire à travers l'épaisseur des tissus. Pour obvier au premier reproche, Percy avait fait tirer le plomb sur un fil d'or ou de platine très fin, qui lui servait comme de noyau, et le faisait résister à la fois à l'oxidation et aux efforts de torsion qui tendent à le casser. Mais la simplicité et l'économie disparaissent dès lors sans beaucoup d'avantage, et, jusqu'à présent, les fils végétaux ont prévalu.

CHAPITRE VI.

DES MOYENS DE DIMINUER LA DOULEUR DANS LES OPÉRATIONS.

Nous ne ferons que mentionner les narcotiques employés avant l'opération ; le magnétisme animal, qui a réussi une fois chez une femme amputée du sein par M. J. Cloquet ; les questions faites à l'opéré pour le distraire, moyen qui n'est pas à dédaigner, et dont Dupuytren tirait souvent parti dans la réduction des luxations ; et enfin la célérité recommandée à l'opérateur, pourvu toutefois qu'elle se concilie avec la sûreté du malade.

Un moyen plus direct consiste, lorsqu'on fait des incisions, à les commencer toujours du côté de l'origine des nerfs, au lieu de venir s'y terminer. On conçoit que la communication étant détruite entre le cerveau et la terminaison du nerf, les sections consécutives sur la région où il se rend seront moins douloureuses.

Mais des essais plus importants sont ceux de James Moore, parce qu'ils tendent à constituer une méthode générale pour les opérations pratiquées sur les membres, bien qu'il ne l'ait appliquée lui-même qu'au membre inférieur. Il avait fait fabriquer une sorte de compresseur analogue à celui de Dupuytren, garni à son extrémité postérieure d'une pelote destinée à comprimer le nerf sciatique ; l'extrémité antérieure était traversée d'une vis terminée par une pelote qui devait s'appliquer sur le nerf crural. Pour trouver le point où il est le plus facile de comprimer le nerf sciatique, on tire une ligne droite du sommet du trochanter à la tubérosité sciatique ; le point convenable est à la distance de 3 centimètres environ au-dessus du milieu de cette ligne. La pelote antérieure ne doit porter que sur le nerf crural et un peu sur l'artère, afin de laisser la veine libre et de prévenir l'engorgement du membre : aussi, lorsqu'on procède à l'opération, l'artère a-t-elle besoin d'une compression spéciale.

Il faut une heure et demie environ de compression pour que les nerfs perdent toute leur sensibilité. L'essai de cet instrument fut fait sur un malade amputé de la jambe par Hunter ; l'opéré n'éprouva aucune douleur durant l'incision de la peau et des muscles ; il se plaignit un peu lors de la section de l'os. Les vaisseaux liés, on enleva l'instrument, et une artériole ayant eu besoin d'être liée après, le malade affirma que cette ligature l'avait fait plus souffrir que tout le reste de l'opération.

Du reste, Moore s'était assuré sur lui-même que la sensibilité et le mouvement reviennent parfaitement dans le membre peu de minutes après qu'on a enlevé la compression.

J'ai essayé d'appliquer l'instrument de Moore pour une fausse ankylose du genou que je voulais détruire. Je dirai d'abord qu'en suivant les indications du chirurgien anglais, je ne pus trouver le nerf, et je fus obligé d'en demander de meilleures au cadavre.

Le nerf sciatique émerge du bassin immédiatement au-dessus du bord inférieur de l'échancrure sciatique ; et, avant de passer sur les muscles jumeaux, il est appliqué sur l'os même, dans une gouttière spéciale, sensible sur un squelette bien développé. Là, il est très élargi ; son bord interne est distant de 9 millimètres environ du sommet de l'épine sciatique ; l'externe en est éloigné de près de 3 centimètres ; mais, en reconnaissant l'épine sciatique sur le vivant, ce qui est presque toujours possible, et comprimant à partir de cette épine dans l'étendue de 3 centimètres en travers, on est sûr d'agir sur toute la largeur du nerf.

Du reste, après une demi-heure de compression, j'avais obtenu en effet un engourdissement très notable du pied et de la jambe jusqu'au genou ; mais la paralysie n'était complète ni pour le sentiment ni pour le mouvement ; et de vives douleurs, développées dans le genou même, m'obligèrent à suspendre l'expérience. Je ne l'ai pas tentée sur d'autres sujets ; mais, lors même que l'état pathologique du genou, dans ce cas, jetterait du doute sur la valeur de ce premier essai, la présence du nerf obturateur que l'on ne saurait comprimer, limite toujours les effets de la compression ainsi exercée à la jambe ; et, tout bien compensé, la striction circulaire de la cuisse à l'aide d'un garrot me paraît plus simple dans son application, et plus sûre encore dans ses résultats.

SECTION DEUXIÈME.

OPÉRATIONS GÉNÉRALES.

—

CHAPITRE PREMIER.

OPÉRATIONS COMMUNES OU PETITE CHIRURGIE.

La petite chirurgie, à part l'application des bandages, comprend quatre sortes d'opérations : les émissions sanguines, les exutoires, la vaccination, et l'acupuncture.

Art. I. Émissions sanguines.

Elles comprennent, pour les vaisseaux capillaires, l'application des sangsues, les mouchetures, les scarifications et les ventouses; pour les veines, la saignée et ses diverses espèces; pour les artères, l'artériotomie.

§ I. DES SANGSUES.

Il y a divers procédés pour les appliquer, les faire tomber, les faire dégorger, et arrêter l'hémorrhagie.

Application des sangsues. — On lave préalablement la partie, et on l'humecte au besoin avec du lait ou du sang pour exciter les sangsues à mordre. On conseille aussi, si elles sont engourdies ou paresseuses, de les rouler à sec dans une compresse; enfin on a prétendu qu'en leur coupant la queue avec des ciseaux lorsqu'elles sont attachées, on obtenait un écoulement de sang non interrompu par cette extrémité tronquée; nous n'avons jamais vu réussir cette expérience; la sangsue tombe au même moment.

Les procédés d'application sont nombreux.

1° — On les prend une à une entre le pouce et l'indicateur, à nu ou garnies d'un linge, et on applique à la peau leur extrémité buccale. Ce procédé est long et fastidieux, et ne convient que quand le lieu de l'application est très circonscrit, comme aux gencives, aux paupières, etc.

2° — S'il faut les porter à une grande profondeur, dans le vagin, le rectum, etc., on y introduit d'abord un spéculum fermé de toutes parts, excepté du côté où les sangsues doivent prendre. Ainsi, pour le col de l'utérus, le spéculum est ouvert à son extrémité; si l'on veut appliquer les sangsues sur la prostate par le rectum (Amussat), le spéculum sera ouvert par sa face antérieure.

3° — S'il s'agit d'une cavité où l'on ne puisse introduire de spéculum fermé, comme à la bouche, on place chaque sangsue dans un tube de verre (Brunninghausen), ou dans un tube de carte roulée (Lœffler) qu'on applique sur la partie, et on fait marcher la sangsue vers ce point en la poussant avec une baguette qui fait office de piston.

4° — Pour appliquer les sangsues en nombre et sur une surface large, on les met dans un verre qu'on renverse sur la peau. Souvent plusieurs sangsues demeurent au fond du verre; on conseille d'appliquer un corps froid à l'extérieur du verre, pour les forcer à chercher une température plus chaude. Mais en se servant d'un verre, il arrive que la plupart des sangsues se fixent l'une près de l'autre et tout près du bord, en sorte qu'on a une espèce de cercle de morsures, lesquelles sont ainsi plus sujettes à suppurer. Il vaut donc mieux les placer dans une compresse disposée en creux dans la paume de la main, et qu'on renverse sur la peau; la main du malade, ou une bande méthodiquement appliquée, ou, mieux encore, si la partie le permet, un verre appliqué par-dessus la compresse, les empêcheront de s'écarter.

5° — On a proposé un instrument nommé *pose-sangsues*, consistant en une petite capsule en fil d'argent, de forme demi-ovale, et rappelant assez bien ces petits vases dans lesquels on baigne les paupières. Le bord libre est convexe dans le sens du plus grand diamètre, et formé d'un fil d'argent aplati de manière à s'appliquer exactement sur la peau; le sommet offre un anneau qui sert à appuyer sur l'instrument. La cavité peut recevoir six à huit sangsues. On assure que les sangsues, même les moins vivaces, mordent immédiatement quand on les applique avec cet instrument (Bourgery). L'explication qu'on en donne n'est pas bien claire, mais le fait mérite d'être constaté.

6° — Enfin, avant de mettre les sangsues à l'anus, Brunninghausen conseillait de placer dans cet orifice une bandelette de linge humectée d'huile, dans le but d'empêcher les sangsues de s'y introduire. Cette précaution est généralement négligée sans inconvénient.

Pour hâter la chute des sangsues. — On peut les piquer, leur couper la queue, leur mettre près de la tête une pincée de sel, de cendre, de tabac; il est un moyen aussi simple et plus sûr, quand on veut les conserver : c'est de repousser leur extrémité buccale du lieu où elles ont mordu, avec l'ongle du doigt indicateur promené sur la peau avec un certain effort.

Mais quand la sangsue a pénétré dans une cavité profonde, dans le rectum, le vagin, les fosses nasales, ou même l'estomac, on conseille les injections avec la fumée de tabac, la décoction de tabac, le vin, l'oxycrat, les solutions de nitrate de potasse ou de sel de cuisine. Ce dernier moyen est le plus simple et celui qu'on doit préférer.

Pour faire dégorger les sangsues. — Quelques uns les prennent par la queue, et, leur pressant le corps entre le pouce et l'indicateur gauches, de la queue à la tête, ils leur font ainsi revomir le sang avalé. Nous n'avons jamais vu les sangsues survivre à ce moyen. Si l'on n'en a pas un prompt besoin, on les laisse digérer à leur aise dans de l'eau claire; si on veut les réappliquer bientôt, on les saupoudre de cendre, sûr moyen de les faire dégorger. Il est rare qu'on n'en perde pas quelques unes; mais on en sauve ainsi la plupart.

Pour arrêter le sang. — La compression avec une compresse et une bande, l'agaric, la fibrine pulvérisée, la cautérisation avec le nitrate d'argent, réussissent dans les cas ordinaires. La toile d'araignée nous a paru préférable encore. Si le sang ne s'arrête point, on conseille de placer sur les piqûres une compresse en plusieurs doubles, sur laquelle on applique l'extrémité d'une spatule fortement chauffée, dans le but de faire évaporer les parties aqueuses du sang et d'obtenir un caillot. Nous avons souvent réussi en ajoutant à la cautérisation du nitrate d'argent la pression avec la pulpe du doigt, continuée une à deux minutes.

Lorsque l'hémorrhagie est rebelle, il est besoin de procédés plus puissants.

1° — On dit avoir tenté avec succès la suture de la petite plaie, en traversant deux de ses bords avec une aiguille mince et un fil de soie très fin.

2° — Autenrieth conseille de pousser dans les petites plaies de petits bourdonnets de charpie ; cette espèce de tamponnement, selon lui, réussit très bien.

3° — M. Hatin indique un moyen fort simple qui consiste à pincer la peau qui entoure la piqûre, et à l'engager entre les branches d'une tige de bois fendue jusqu'à moitié, et dont les branches promptes à se rapprocher font une compression très exacte. Les pinces fixes de Graefe ou de M. Amussat atteindraient le même but.

4° — Enfin, M. Ridolfo di Tacca, après de nombreuses expériences, donne la préférence au procédé suivant : il applique une ventouse qui comprend toutes les piqûres saignantes ; un caillot se forme immédiatement. Après quelques minutes on enlève la ventouse ; on éponge le sérum sans toucher au caillot, et on réapplique la ventouse deux, trois et quatre fois, jusqu'à ce que le sang soit définitivement arrêté.

§ II. MOUCHETURES ET SCARIFICATIONS.

On nomme ainsi de petites plaies qui d'ordinaire ne vont pas au-delà de la peau ou du tissu cellulaire sous-cutané. Les mouchetures sont de simples piqûres ; les scarifications, des incisions.

I. Mouchetures. — On les fait avec une aiguille droite en fer de lance, enfoncée perpendiculairement et retirée de même ; on peut très bien la remplacer par une lancette à pointe aiguë. Conseillées dans certains œdèmes, et récemment contre l'érysipèle, ou encore contre le chémosis, etc.

II. Scarifications. — On peut promener sur la peau l'un des tranchants d'une forte lancette inclinée à 45°, et qu'on fait couper à la façon du bistouri. Il est beaucoup plus simple de se servir du bistouri convexe, ou même du bistouri droit. M. Larrey préfère le rasoir, dont il fait agir seulement l'extrémité arrondie ; il avait aussi inventé un scarificateur particulier dont on peut fort bien se passer.

Le scarificateur allemand, qui dégage à la fois seize ou vingt-quatre lames de lancettes à l'aide d'un ressort, et fait autant de plaies en un clin d'œil, est préféré pour les personnes timides. Il faut avoir soin de l'appliquer avec une force suffisante pour que la peau soit tendue, et assez modérée pour que la marche des lames n'en soit point entravée.

Cet instrument ne sert guère que pour tirer du sang par les ventouses. Le bistouri ou le rasoir, qui le remplacent bien dans tous les cas, sont de rigueur quand on veut scarifier un phlegmon, un moignon enflammé (Larrey), des parties gangrenées, etc.

§ III. APPLICATION DES VENTOUSES.

1° *Ventouses sèches.* — On peut user de petites cloches de verre rétrécies à leur ouverture et proprement dites *ventouses*, ou, à leur défaut, de verres à boire ordinaires. Le but de tous les procédés d'application est de raréfier l'air contenu dans le vase, et de produire un vide tel que la peau se gonfle et proémine dans la ventouse afin de la remplir. Il y a une foule de procédés.

1° — On peut placer dans le verre des morceaux de papier, une boulette de coton ou d'étoupe, y mettre le feu et l'appliquer au même instant. L'air, d'abord raréfié par la chaleur, se condense presque aussitôt que le feu s'éteint; le vide se fait; la peau s'élève. Ce moyen échoue souvent.

2° — Il est préférable d'humecter ces substances avec l'eau de Cologne ou l'alcool. On forme une boulette de coton de la grosseur d'une aveline; on la trempe dans le liquide spiritueux; on l'allume à une chandelle, et on la jette rapidement dans le verre, qu'on applique au même instant. Mieux encore on réussit en éparpillant des brins d'étoupe au fond du verre, en les arrosant d'alcool et les allumant ainsi à la chandelle.

3° — Les barbiers d'Allemagne se contentent de plonger la ventouse dans un baquet d'eau très chaude, et de l'appliquer immédiatement. Au sortir de l'eau, la ventouse est remplie de vapeur qui se condense en se refroidissant.

4° — Les Anglais préfèrent échauffer l'air de la ventouse en l'exposant quelques instants à la flamme d'une lampe à l'esprit-de-vin; on conçoit également comment le refroidissement opérera le vide. Ces deux procédés ont l'avantage d'exposer moins à brûler la peau; mais peut-être exigent-ils plus d'appareil.

5° — Pour enlever cet inconvénient aux procédés ordinaires, on a conseillé de garantir la peau à l'aide d'une carte : précaution bonne à faire échouer toute l'opération.

6° — Un moyen plus ingénieux est le suivant. On applique sur la peau un rond de carton moins étendu que l'ouverture de la ventouse ; on fixe sur cette carte deux ou trois petites bougies qu'on allume, et on recouvre tout cet appareil avec la cloche : malheureusement cela est trop compliqué.

7° — Enfin on a imaginé la *ventouse à pompe*, où le vide se fait par une pompe aspirante surmontant la cloche de verre. Cet instrument est d'un emploi sûr, sans inconvénients, et bien plus puissant que tous les autres procédés; mais sa cherté ne permet pas qu'il devienne de long-temps d'un usage général.

Dans tous les cas, il faut, avant d'appliquer la ventouse, choisir un lieu où la peau soit suffisamment plane, raser les poils, et prendre soin d'appliquer le verre perpendiculairement, en sorte que tout accès soit fermé à l'air extérieur ; n'appuyer pas trop cependant, surtout si l'on se sert de ventouses chauffées, à cause de la douleur. Dans ces cas aussi, une recommandation importante est de laisser le moins d'intervalle possible entre l'instant où l'on met le feu et l'instant de l'application.

Quand la ventouse a fait son effet, il s'agit de l'enlever. Dans la ventouse à pompe, on réintroduit l'air au moyen d'un robinet ; pour les ventouses simples, il suffit d'incliner le verre d'un côté, tandis qu'avec le pouce gauche on déprime fortement la peau de l'autre côté, tout près du bord de la ventouse, de manière à obtenir un léger bâillement par lequel se précipite au même instant l'air extérieur.

2° *Ventouses scarifiées.* — On applique les ventouses à l'ordinaire ; puis on les enlève une minute après cette application ; et c'est la peau rouge et tuméfiée qu'on scarifie, soit avec le scarificateur allemand, soit avec la pointe d'une lancette, soit avec le bistouri ou le rasoir. Avec ces derniers, on fait des scarifications d'un millimètre de profondeur, parcourant toute la peau tuméfiée, parallèles l'une à l'autre à la distance de 9 à 10 millimètres, et que l'on croise transversalement ou obliquement par d'autres scarifications de même étendue. Toutes ces coupures doivent se faire très rapidement ; et sans perdre un moment, on réapplique la ventouse.

La peau se gonfle de nouveau ; mais cette fois le sang sort par toutes les coupures, jusqu'à ce que l'action aspirante de la ventouse soit épuisée. Si l'on se sert d'une ventouse à pompe, on soutire une autre quantité d'air, et on accroît la succion sans déranger l'appareil. Avec les ventouses ordinaires, il est nécessaire de les renouveler.

On les enlève donc à l'ordinaire ; mais on a soin de ramasser en même temps tout le sang qui se trouve en-dessous à l'état de caillot ; puis on essuie la surface saignante ; on lave ou on essuie la cloche, et on la replace immédiatement, et autant de fois qu'on le juge nécessaire. On peut les réappliquer jusqu'à cinq à six fois, en observant cependant que le rebord n'appuie pas tout-à-fait sur les mêmes points, de peur de trop les contondre.

Enfin, l'opération achevée, on essuie les plaies avec soin ; puis quelques uns les recouvrent de taffetas ciré ou de diachylon ; d'autres de cérat ou d'huile d'olive, pour prévenir l'inflammation et la suppuration. Quand le malade y ressent quelques cuissons, M. Mapleson préfère l'eau d'arquebusade ou l'esprit-de-vin, qui, selon lui, arrête mieux le sang et la démangeaison des petites plaies.

Sarlandière a réuni à la ventouse à pompe une espèce de scarificateur, en sorte que l'instrument une fois appliqué, on scarifie la peau et on attire le sang, sans le déranger. Cet instrument, dont on compte déjà plusieurs variétés, a été nommé *bdellomètre*. C'est trop de complications pour des résultats trop légers : aussi ne l'avons-nous mentionné que pour mémoire.

§ IV. DE LA SAIGNÉE, OU PHLÉBOTOMIE.

1° *Saignée du bras.*

Anatomie chirurgicale. — Dans les cas les plus ordinaires, on trouve au pli du bras cinq veines principales qu'on peut attaquer par la lancette ; ce sont, de dehors en dedans : 1° la *radiale ;* 2° la *médiane céphalique ;* 3° la *médiane basilique ;* 4° la *médiane commune*, résultant de la jonction en bas des deux précédentes ; 5° la *cubitale*. Mais, sous le rapport de leur nombre, de leur volume, de leur profondeur apparente, il y a une foule d'anomalies.

La *médiane basilique* est généralement la plus grosse, la plus superficielle et la plus constante ; elle longe le tendon du biceps et l'artère brachiale, dont elle est séparée par l'aponévrose. Tantôt elle marche parallèle à l'artère et immédiatement au-dessus ; plus souvent elle la croise très obliquement. Elle est aussi entourée de quelques rameaux du nerf cutané interne. Le voisinage de l'artère rend la saignée de cette veine très périlleuse ; il est cependant digne de remarque que c'est elle que l'on pique le plus communément.

Les autres veines n'offrent point ce danger ; mais elles sont plus ou moins entourées de filets nerveux, et d'autant plus qu'elles sont plus rapprochées du côté interne : aussi les points les plus avantageux pour saigner sont : 1° la *médiane céphalique* à sa partie supérieure, où M. Lisfranc n'a jamais trouvé de filets nerveux ; et même à sa partie inférieure, en mettant l'avant-bras en pronation. Alors, en effet, si les muscles sont bien développés, le long supinateur recouvre à la fois le tendon du biceps et le nerf musculo-cutané ; si les muscles sont minces, on arrive au même but en ajoutant à la pronation un léger mouvement de flexion (Lisfranc) ; 2° la *radiale ;* 3° la *médiane commune ;* toutefois notez bien que quand elle se trouve sur l'interstice qui sépare le long supinateur du rond pronateur, d'une part elle est avoisinée par des filets nerveux dont la lésion est inévitable ; de l'autre, chez les sujets maigres, l'artère radiale située immédiatement sous l'aponévrose risque d'être blessée. Il ne faut donc ouvrir cette veine que quand elle est en dedans ou en dehors de cet interstice ; 4° enfin la *cubitale* et la *médiane basilique ;* encore la cubitale est tellement entourée de nerfs, que M. Lisfranc préfère tenter la saignée de l'autre. Celle-ci doit toujours, quand on le peut, être piquée en dedans ou en dehors de l'artère ; et plutôt en bas qu'en haut, l'artère étant plus profonde à mesure qu'elle descend. On peut d'ailleurs la faire enfoncer davantage, et changer quelquefois ses plus dangereux rapports, en mettant l'avant-bras dans une pronation forcée.

Procédé opératoire. — L'appareil nécessaire consiste en une ligature de drap écarlate ou brun, une lancette, un vase pour recevoir le sang, une compresse, une bande roulée et de l'eau fraîche.

On distinguait autrefois des lancettes à grain d'orge, à grain d'avoine, à langue de serpent, selon l'acuité de leur pointe. Il suffit d'en avoir de la première espèce. M. Capron, coutelier, a imaginé, pour les rendre plus solides, de laisser au milieu des deux faces une saillie en dos d'âne ; innovation dont l'utilité n'est pas bien démontrée.

On saigne le malade assis sur une chaise, ou assis sur son lit, ou enfin couché horizontalement. On opère sur le bras droit avec la main droite, sur le gauche avec la main gauche. Il est prudent, quand on n'est pas ambidextre, de ne saigner jamais qu'au bras droit, ou de se servir encore de la main droite pour saigner au bras gauche, en se mettant en dehors du membre.

On commence par découvrir le bras jusqu'à quatre ou cinq travers de doigt au-dessus du coude. Si les vêtements ainsi retroussés serraient par trop le bras, il faudrait les faire ôter, sous peine de voir le cours du sang gêné par cette sorte de contre-ligature. On reconnaît le tendon du biceps et l'artère à son côté interne ; on arrête le lieu où se fera la piqûre, et on applique la ligature. Boyer veut qu'on la mette à trois ou quatre travers de doigt au-dessus ; cette distance est inutile dans les cas ordinaires : il suffit de la mettre à 3 centimètres. Lorsqu'au contraire les veines sont très roulantes, on se trouve très bien de la rapprocher jusqu'à 7 à 8 millimètres du point où l'on veut piquer.

La ligature s'applique ainsi : le plein de la bande posé à plat sur la face antérieure du bras, le chef qui pend en dedans un peu plus long que l'autre, parce qu'il doit servir à faire le nœud coulant, on fait croiser les chefs derrière le bras, sans les tordre et sans pincer la peau ; et, après un second tour, on arrête les deux chefs à la partie externe du bras par une simple rosette dont l'anse doit être en haut et les bouts pendants. Il faut que la striction soit assez forte pour faire gonfler les veines, pas assez pour intercepter le cours du sang artériel et faire manquer le pouls au poignet.

On pose ensuite le bras demi-fléchi sur le lit ou les genoux du malade, pendant quelques instants, durant lesquels on choisit et on arme sa lancette, savoir : la lame faisant un angle droit ou un peu obtus avec la châsse ; le bout de la châsse tenu à la bouche, la pointe regardant du côté du bras, en sorte que la main qui opère ait toute facilité de saisir l'instrument par le talon. Alors le chirurgien reprend le bras, qu'il étend au degré qu'il juge nécessaire, en pronation ou en supination ; il fait appliquer contre sa poitrine la main du malade, reconnaît de nouveau la veine, fait sur le vaisseau de légères frictions de bas en haut pour faire remonter le sang près de la ligature, l'assujettit avec le pouce à la même distance que la ligature, et enfin il pique avec la lancette.

La lancette tenue par son talon, entre l'indicateur et le pouce fléchis, les autres doigts appuyés sur le membre pour servir de point d'appui, on enfonce doucement la pointe jusqu'au vaisseau, *mouvement de ponction ;* et si l'ouverture n'est pas assez grande, on relève la main du côté opposé, et on retire l'instrument en coupant, *mouvement d'élévation.*

Quand la veine est profonde, il faut enfoncer la lancette presque perpendiculairement, de peur de la manquer; on peut même à l'avance marquer avec le bout de l'ongle le point où on l'a reconnue et où l'on est sûr de l'atteindre ; ici le mouvement d'élévation est nécessaire. Quand la veine est superficielle, la ponction suffit ; on la fait un peu oblique quand la veine est roulante ; d'ailleurs la grandeur de l'ouverture doit varier. Règle générale, elle vaut mieux grande que petite : on évite plus sûrement de cette manière les saignées blanches et le trumbus.

On recommande d'ouvrir les grosses veines en long, les petites en travers, les moyennes obliquement ; nous n'en voyons pas les raisons. L'incision plus ou moins oblique est plus sûre et plus simple.

Toutefois, si l'on se trouvait obligé de piquer une veine située sur l'artère, avec danger de léser celle-ci, il vaudrait mieux faire l'incision parallèle à l'axe des vaisseaux, les plaies des artères étant moins graves dans le sens longitudinal que dans le sens oblique ou transversal.

La veine piquée, le sang sort en arcade : on le reçoit dans un bassin. La quantité à tirer varie, selon l'indication, de 60 grammes à 1 ou 2 kilogrammes ; une saignée plus copieuse produirait l'anémie ou même quelque hydropisie. Pour favoriser l'écoulement, on fait tourner et serrer dans la main du malade un lancetier ou une bande roulée ; le chirurgien soutient l'avant-bras d'une main, tandis que de l'autre il veille à ce que rien n'arrête le jet du sang.

Quand on a tiré assez de sang, on pose le pouce gauche sur la plaie ; ou bien, sur les sujets maigres, on tire la peau voisine en dehors pour détruire le parallélisme ; on ôte la ligature et on fait fléchir le bras. Avec un linge mouillé, on essuie les parties souillées de sang ; on applique sur la piqûre la petite compresse, et on l'assujettit avec la bande disposée en 8 de chiffre. Tantôt on noue ensemble les deux bouts de la bande ; ou bien, ce qui vaut mieux, on assujettit le dernier bout avec une épingle, et on recommande à l'opéré de tenir le bras demi-fléchi durant vingt-quatre heures, et de se garder surtout de grands mouvements et d'efforts considérables.

Quand il y a indication de saigner plusieurs fois le malade, on met sur la plaie un peu de cérat pour empêcher la réunion. Pour faire la seconde saignée, on applique la ligature, et quand les veines paraissent gonflées, on donne un petit coup sec sur la veine piquée, au voisinage de l'ouverture ; ou bien encore, plaçant le pouce sur la plaie, on y fait remonter le sang par des frictions répétées, et quand la veine est gonflée et tendue, on ôte subitement le pouce. Quelques uns veulent qu'on détruise les adhérences commencées de la petite plaie avec un stylet boutonné : cette manœuvre pourrait amener l'inflammation de la veine.

Des obstacles et des accidents de la saignée. — I. Quand on ne voit point paraître les veines, on les sent quelquefois avec la pulpe du doigt. Si cette ressource manque, on peut rendre les veines apparentes en maintenant la ligature appliquée une demi-heure ou une heure, et en faisant fréquemment contracter les muscles de l'avant-bras (Lisfranc). On a aussi conseillé de plonger le membre dans un bain : précaution quelquefois avantageuse, mais qui d'autres fois a l'inconvénient de faire rougir la peau, gonfler le tissu cellulaire, et de masquer complétement les vaisseaux.

II.—Quand le point où la veine est apparente est complétement couvert de cicatrices des saignées antérieures, on recommande de piquer immédiatement au-dessous, attendu que les cicatrices rétrécissent le calibre de la veine (Boyer). Cela nous paraît inexact, et nous avons toujours vu mieux réussir en piquant sur les cicatrices mêmes.

III.— Quand la veine est située immédiatement sur l'artère, on conseille d'enfoncer la lancette presque horizontalement, sauf à agrandir la plaie par élévation. Cette précaution ne donne pas encore assez de sécurité ; j'ai fait faire pour ces cas une lancette spéciale, à grain d'avoine, dont un des bords ne coupe pas, et se trouve aussi plus rapproché de l'axe de la lame que l'autre. On pique la veine horizontalement, de manière à la soulever sur le bord tranchant de la lancette ; et il peut être utile de faire comprimer supérieurement l'artère au moment de la ponction.

IV.—On appelle *saignée blanche* celle où l'on n'a pas ouvert le vaisseau. Dans ce cas, si la veine paraît au fond de la plaie, on l'attaque de nouveau avec la lancette ; si elle ne paraît point, il faut en piquer une autre.

V.—Le vaisseau ouvert, et le premier jet de sang écoulé, souvent le sang s'arrête tout-à-coup. Cela tient à des causes très diverses.

1° La ligature est trop serrée et l'abord du sang artériel gêné. On y remédie en desserrant la ligature.

2° Les vêtements retroussés font une seconde ligature au-dessus de la première : il faut enlever cet obstacle.

3° La ligature est trop peu serrée, et le sang s'écoule en bavant : on la resserre.

4° L'ouverture est trop petite : il faut l'agrandir.

5° L'ouverture est bouchée par un peloton de graisse : on le refoule en dedans avec le bout d'un stylet, ou bien on l'excise avec des ciseaux.

6° Le parallélisme de la plaie de la peau et de celle de la veine est détruit ; ceci arrive fréquemment, attendu qu'on saigne presque toujours en supination, et qu'on replace le bras en pronation, ou qu'on le fléchit après l'avoir tendu, ou qu'on réapplique la ligature d'une autre manière que la première fois, etc. Il faut rechercher la cause de cet accident, rendre au bras sa position première, et, avec le pouce, attirer la peau en divers sens, jusqu'à ce que le parallélisme soit recouvré.

Les barbiers en Pologne usent d'un procédé qui remonte au moyen-âge, et qui ne permet pas au parallélisme de se détruire : il consiste à faire saisir fortement par la main du côté où l'on fait la saignée, un long bâton qui appuie perpendiculairement sur le sol.

7° Quelquefois le jet s'arrête sans cause connue ; de petits coups secs avec le bout du doigt sur le trajet de la veine, ou des frictions de bas en haut, suffisent d'ordinaire pour le faire reparaître.

8° La veine ouverte est trop petite : les frictions peuvent être utiles, les bains tièdes également ; si tout cela échoue, il faut en piquer une seconde.

VI. — La syncope peut arriver à la vue de la lancette, ou par suite de la piqûre, ou pendant l'écoulement du sang, ou par suite d'une saignée trop copieuse. On fait revenir le malade en le couchant sur le dos, en lui jetant des éclats d'eau fraîche au visage, en lui faisant respirer des sels, du vinaigre, etc. ; durant ce temps on tient le doigt appliqué sur la plaie. Quand on a lieu de la craindre, il faut saigner le malade couché, et lui faire tourner la tête du côté opposé à la saignée.

VII. — L'ecchymose et le trumbus n'ont guère qu'un seul remède, c'est d'agrandir la plaie quand elle est trop petite. Ils se dissipent d'eux-mêmes après la saignée, en laissant le bandage appliqué quelques jours; on peut aussi imbiber la compresse d'un liquide résolutif.

VIII. — Les accidents majeurs de la saignée sont : la piqûre de l'artère, la piqûre des nerfs, la phlébite consécutive; on y ajoutait autrefois la piqûre du tendon ou de l'aponévrose, regardée aujourd'hui comme insignifiante. Quand l'artère est piquée, on peut arrêter le sang en fléchissant fortement l'avant-bras, en le mettant en pronation forcée, et en appliquant une pièce de monnaie par dessus la compresse ordinaire. Ces moyens nous ont réussi une fois.

2° *Saignée du pied.*

On peut ouvrir la saphène interne au-devant de la malléole interne, ou la saphène externe devant l'autre malléole. Mais celle-ci est rarement assez grosse pour être piquée quand la saphène interne ne peut l'être.

Le malade, assis sur une chaise ou sur le bord de son lit, plonge d'abord les pieds dans un seau rempli d'eau chaude, où il reste jusqu'à ce que les veines soient bien apparentes. Alors le chirurgien fait choix du pied, l'essuie, le porte sur son genou garni d'une serviette, pose la ligature à deux travers de doigt au-dessus des malléoles, en la serrant médiocrement, et fait la rosette au côté opposé à la veine qu'il veut piquer. Il explore la veine, remet le pied dans l'eau chaude, prépare sa lancette, reprend le pied et pique le vaisseau. Il faut prendre garde d'aller piquer l'os; on pourrait briser et laisser dans la plaie la pointe de la lancette.

Si le sang coule par jet, on le reçoit dans un vase; s'il sort en bavant, on replonge le pied dans l'eau. On ne peut alors estimer la quantité sortie que par la durée de l'écoulement ou par la teinte plus ou moins rouge de l'eau. Quand on juge la saignée assez forte, on ôte la ligature, on retire le pied, on l'essuie, et on applique une compresse et un bandage en 8 de chiffre, qu'on appelle ici l'*étrier*.

Il faut prendre garde que l'eau soit trop chaude ou le pied enfoncé trop profondément; le poids de la colonne d'eau contribue, dit-on, à coaguler le sang, qui bouche dès lors l'ouverture de la saignée. On tient donc le pied à fleur d'eau, on essuie de temps en temps la plaie, et on recommande de remuer les orteils.

3° *Saignée de la jugulaire.*

Elle se pratique sur la jugulaire externe. Le lieu de l'ouverture n'a pas été bien déterminé : en la faisant trop près de la clavicule, on risquerait de voir l'air s'introduire dans la veine ; en remontant trop haut, la veine se trouve entourée de filets nerveux qu'on pourrait blesser. On évitera l'un et l'autre danger en plongeant la lancette à 3 centimètres au-dessus de la clavicule.

Le malade assis, l'épaule et la poitrine garnies d'une serviette en plusieurs doubles, on pose sur la jugulaire qu'on veut piquer, près de la clavicule, une compresse épaisse, et par-dessus le milieu d'une cravate roulée en boudin, dont on fait revenir les deux chefs sous l'aisselle opposée ; un aide tient ces deux chefs et exerce une traction suffisante. La veine ainsi gonflée, on applique le pouce gauche sur la compresse, l'index sur la jugulaire même, à 3 centimètres au-dessus, pour assujettir le vaisseau et tendre la peau ; et on plonge la lancette assez profondément, en faisant une ouverture plus large qu'au bras.

Dans le cas où la veine est très profonde, ou quand il craint de la percer de part en part avec la lancette, M. Magistel fait une incision à la peau, de 12 millimètres environ, avec le bistouri ; et si la veine n'a pas été ouverte du même coup, il la saisit avec une pince à disséquer, et la divise par une petite incision longitudinale.

Si le sang ne sort pas, on fait opérer des mouvements de mastication ; s'il coule en bavant, on le dirige dans un vase à l'aide d'une gouttière de carte. La saignée terminée, on ôte la ligature, et on recouvre la plaie d'une mouche de sparadrap ou de taffetas ; et si cela ne suffit pas, on ajoute une compresse et une bande circulaire modérément serrée. M. Larrey recommande avec raison, pour éviter l'entrée de l'air, de ne point cesser la compression de la veine entre la piqûre et le cœur, avant de l'avoir établie sur la piqûre même.

Assez fréquemment on éprouve de la difficulté à arrêter le sang; dans ces cas, M. Magistel pratique un point du suture à la peau, soutenu par un bandage ordinaire : ce moyen lui a toujours réussi, sans amener jamais le moindre accident.

4° *De quelques autres saignées.*

Quand les veines du pli du bras ne sont pas apparentes, on pique leurs rameaux à l'avant-bras. Les anciens saignaient même les veines de la main et des doigts. De même quand la saphène se cache aux regards, on saigne ses rameaux sur le dos du pied.

On a proposé de saigner la veine frontale, l'angulaire de l'œil, les linguales, etc. M. Janson a trouvé des avantages à ouvrir les veines qui reviennent immédiatement d'une partie enflammée. M. Lisfranc demande si, en cas de nécessité, aucune veine n'étant apparente, on ne pourrait pas découvrir la céphalique qui rampe constamment entre le deltoïde et le grand pectoral; il s'agirait de faire une incision de 3 centimètres, qui intéresserait la peau et le tissu cellulaire. Personne, que je sache, n'a eu le courage de le tenter.

Quand les saignées que nous avons décrites, les sangsues, les ventouses, les scarifications manquent au chirurgien ou ne lui suffisent pas, la ressource la plus simple est l'artériotomie.

V. ARTÉRIOTOMIE.

Anatomie chirurgicale. — L'artère temporale, placée dans un dédoublement du fascia superficialis, se divise en deux branches, dites *antérieure* et *postérieure*, à 3 centimètres et demi environ du milieu de l'arcade zygomatique, et à 7 centimètres du conduit auriculaire. Avant sa division elle constitue pour le chirurgien l'artère temporale proprement dite, accompagnée par une veine satellite. Elle est recouverte par la peau, le tissu cellulo-graisseux sous-cutané et le muscle auriculaire antérieur; au-dessous d'elle est l'aponévrose temporale et le muscle du même nom, dont les fibres, à 3 centimètres environ de la partie antérieure de l'oreille, sont un peu obliques de haut en bas et d'avant en arrière. Sa branche antérieure s'anastomose avec les artères frontale et sourcilière, et envoie même quelques rameaux dans l'orbite par les trous de l'os malaire. Outre ces communications avec le système artériel oculaire, la temporale en a d'autres avec les vaisseaux des régions temporale et auriculaire, et même avec ceux qui pénètrent dans la cavité crânienne, par ses anastomoses avec l'auriculaire postérieure et l'occipitale. Elle est avoisinée par des filets nerveux provenant principalement du nerf facial et du filet auriculaire du maxillaire inférieur.

De ces données anatomiques découlent les conséquences qui suivent :

1° On peut couper l'artère temporale sans atteindre l'aponévrose.

2° Incisée assez loin de l'apophyse zygomatique, et jusqu'au lieu de sa bifurcation, elle peut donner une grande quantité de sang.

3° La disposition du tissu cellulo-adipeux ne saurait s'opposer à l'écoulement du sang.

4° La division de la veine voisine est sans importance.

5° La direction des fibres musculaires au lieu d'élection de la saignée temporale est telle qu'on pourrait même diviser l'aponévrose avec la pointe du bistouri, sans couper ces fibres en travers.

Procédé ordinaire (Boyer). — Il n'ouvrait que la branche antérieure de l'artère temporale, facile à suivre sous la peau du front, soit à la vue, soit en explorant ses battements avec le doigt.

Le malade assis ou couché, on reconnaît le point qu'on veut piquer, et on y fait une marque avec l'ongle. On tend la peau avec le pouce et l'indicateur gauche ; avec un bistouri en troisième position, on fait une incision courte, plutôt en pressant qu'en sciant, de manière à diviser complétement l'artère en travers. Le sang sort par jet ou quelquefois en bavant. Quand on juge à propos de l'arrêter, on comprime l'artère près de la plaie ; on recouvre celle-ci de trois à quatre compresses en pyramide, et on les maintient par le bandage dit nœud d'emballeur, ou par un simple bandage circulaire, qu'on laisse en place huit à dix jours, jusqu'à ce que l'artère soit oblitérée.

Procédé de M. Magistel. — Le malade est couché ; la tête, légèrement élevée et reposant sur la tempe opposée, est maintenue par un aide sur un oreiller, garni d'ailleurs d'une forte alèze. On tient un vase prêt pour recevoir le sang, un morceau de carton ou de carte à jouer pour servir de gouttière dans le cas où le sang coulerait en bavant ; des éponges, de l'eau tiède, des compresses graduées, une bande. Un petit bistouri à lame étroite pointue et courbe, une petite aiguille courbe enfilée d'un fil ciré, des pinces et des ciseaux, sont les seuls instruments nécessaires. On rase les cheveux s'ils sont épais et s'ils empêchent de reconnaître la disposition de l'artère ; le plus ordinairement il suffit de les couper avec des ciseaux. Si le malade a sa connaissance, on lui recommande de serrer fortement les mâchoires ; la contraction du temporal soulève alors l'artère et la rend plus superficielle. On s'assure de sa position avec les doigts, et M. Magistel a cru remarquer qu'il était plus facile de la bien déterminer lorsqu'on ne cherchait à voir ses battements qu'après les avoir reconnus par le toucher. Le point où l'artère bat le plus fortement ainsi constaté, on détermine l'étendue et la direction que l'incision devra avoir ; on peut la marquer avec de l'encre, et non avec l'ongle, qui donne au malade une sensation désagréable, et ne laisse qu'une trace infidèle. Le lieu d'élection est sur le tronc temporal même, à 3 centimètres et demi en avant du trou auriculaire, et à 2 centimètres de l'arcade zygomatique. On ouvre de préférence la temporale gauche, parce que le décubitus sur le côté droit fatigue moins le malade, et qu'après la saignée il lui est plus facile de reposer.

Le doigt médius gauche placé en dehors de l'artère, à 5 ou 6 millimètres au-dessus du lieu de l'incision, l'index de la même main sert au besoin à s'assurer de nouveau de la position et des battements du vaisseau. Le chirurgien saisit alors son bistouri en deuxième position, ou plutôt le tient comme une lancette, à 5 ou 6 millimètres du doigt qui maintient l'artère et à 2 millimètres au-dessous d'elle, et, par un mouvement de ponction, en porte la pointe jusque sur l'aponévrose temporale ; dans un second temps, la pointe est portée sous l'artère obliquement d'avant en arrière et de bas en haut ; enfin, dans un troisième temps, temps d'élévation, on coupe à la fois l'artère en travers et les téguments. Du reste ces trois temps se confondent en un seul, qui est aussi rapide que la simple saignée du bras.

Si le médius était appliqué sur l'artère même, il tendrait à l'enfoncer, tandis que placé au-dessus et en dehors il s'oppose à ce qu'elle dévie en dehors pendant l'incision, et atteint peut-être aussi cet autre but de déprimer l'aponévrose temporale. Pour ouvrir la temporale droite, il faudrait tenir le bistouri de la main gauche, à moins de placer le médius gauche au-dessous de l'artère, et de faire la ponction et l'incision de haut en bas. L'incision pourrait n'avoir que 6 à 8 millimètres d'étendue, mais il ne faut jamais craindre de la faire grande. De même, si l'artère est profonde, il faut plonger la pointe du bistouri profondément ; la section de l'aponévrose ne saurait avoir de grands inconvénients. Enfin, l'incision commençant au-dessous de l'artère, doit se diriger obliquement vers le cuir chevelu, de bas en haut.

Lorsque l'artère a été ouverte, le malade tourne la tête et la laisse appuyée sur l'occiput. Un bourdonnet de charpie est placé dans l'oreille, afin d'empêcher le sang d'y entrer ; ce liquide est reçu dans un vase, et des mouvements de mastication sont recommandés pour en faciliter la sortie. S'il sort en bavant et non par un jet saccadé, on le dirige à l'aide d'une carte pliée en gouttière. Lorsqu'un caillot volumineux empêche le sang de couler, on l'enlève avec une éponge imbibée d'eau tiède, ou avec les doigts.

Quand la saignée est jugée suffisante, on place un doigt sur l'incision et on lave la région temporale ; puis on réunit la plaie avec une ou deux petites bandelettes agglutinatives ; une petite compresse carrée, épaisse d'environ 8 millimètres, est placée par-dessus et maintenue assez solidement par quelques tours de bande. Cette légère compression suffit d'ordinaire pour fermer la saignée. M. Magistel n'emploie jamais le nœud d'emballeur, dont la permanence devient pour le malade un véritable supplice. Si le simple bandage ne suffit pas, ou s'il y a à craindre qu'il se dérange ou que le malade en délire l'enlève, il fait un point de suture avec une aiguille courbe. Comme l'incision est oblique, ce point de suture comprend les extrémités de l'artère ; dans tous les cas, il empêche le sang de couler. Enfin, sur des malades dociles, M. Magistel a pu faire la ligature ou la torsion des bouts artériels.

Appréciation. — Le procédé de M. Magistel est plus simple et plus sûr à la fois. Très souvent en n'ouvrant que la branche antérieure de l'artère temporale, on n'a pas obtenu assez de sang. Il est rare d'ailleurs que cette saignée soit suivie d'anévrysme ou d'hémorrhagie, à moins qu'on n'ait divisé l'artère que partiellement.

§ II. Révulsifs et Exutoires.

I. DES SINAPISMES.

On forme avec la farine de moutarde et l'eau froide un cataplasme qu'on applique à nu sur la peau ; au bout d'une heure un quart ordinairement, la peau est rouge, tuméfiée, tendue, chaude, douloureuse ; il faut enlever le sinapisme.

On a conseillé d'y joindre du sel, de l'ail, etc., pour augmenter sa force : chose inutile. Quelques uns délaient la farine de moutarde avec du vinaigre : les anciens s'étaient déjà convaincus que le vinaigre affaiblit l'action de la moutarde.

La liqueur de Pradier est une espèce de sinapisme. Sur un large cataplasme chaud de farine de graine de lin, on étend cette liqueur, et on l'applique à nu sur le pied et la jambe. La peau ne rougit pas, mais il se produit au talon une douleur quelquefois intolérable. Dans beaucoup de cas de goutte, elle a produit de merveilleux effets (Hallé).

II. DES VÉSICATOIRES.

On a prôné une foule de substances comme vésicantes ; on s'en tient aujourd'hui à l'eau bouillante et aux cantharides.

EAU BOUILLANTE. *Procédé de M. Mayor.* — Il faut avoir un marteau métallique à tête aplatie et suffisamment large. On plonge la tête du marteau dans l'eau bouillante, et on l'applique immédiatement à nu sur la peau ; cela suffit pour soulever une ampoule de la largeur de l'application. Le cautère nummulaire peut très bien tenir lieu de marteau.

Procédé de Carlisle. — On applique sur la partie un linge double mouillé, sur lequel on promène un cautère nummulaire chauffé au rouge brun.

CANTHARIDES. *Procédé ordinaire.* — On étend sur un linge ou un morceau de peau une couche d'emplâtre épispastique, qu'on entoure d'une bordure de diachylon gommé, large d'environ 6 millimètres. On recouvre l'emplâtre d'une couche de poudre de cantharides, sèche ou imbibée de vinaigre. La peau bien rasée et frictionnée avec du vinaigre, on applique l'emplâtre, qu'on soutient par une bande ou avec des bandelettes agglutinatives ; après douze, dix-huit ou vingt-quatre heures, la cloche est formée : on enlève l'emplâtre. Si alors on se borne à un *vésicatoire volant*, on fait une ouverture par où s'écoule la sérosité, on laisse l'épiderme en place, et on le recouvre d'un linge sec très fin. Si l'on veut que le vésicatoire suppure, on saisit l'épiderme avec une pince à disséquer, et on le déchire par des tractions en divers sens, ou, ce qui vaut mieux, on le coupe avec des ciseaux près de la circonférence de l'ampoule. Le pansement n'est pas de notre ressort.

Dans plusieurs hôpitaux, on remplace l'emplâtre par une couche de vieux levain, sur laquelle on étend la poudre de cantharides. Ailleurs, on met cette poudre sur un morceau de sparadrap, etc. Toutes ces additions sont superflues : la poudre seule, étendue sur un linge et mouillée avec du vinaigre, produit d'aussi sûrs résultats.

Procédé de Bosquillon. — Après six heures de l'application des cantharides, on examine l'effet produit ; si la rougeur de la peau est bien prononcée, on ôte le topique vésicant, et on le remplace par un cataplasme de farine de graine de lin, qui suffit alors pour faire soulever la cloche.

Ce procédé a pour but de laisser le moins de temps possible les cantharides en contact avec la peau, afin de prévenir leur absorption et leurs effets sur les organes urinaires.

III. DU CAUTÈRE OU FONTICULE.

Petit ulcère rond qu'on entretient en y mettant un pois. On en pratique au besoin sur toutes les parties du corps, en évitant toutefois le voisinage trop rapproché d'un os, d'un tendon, d'un gros vaisseau, d'un nerf, du corps d'un muscle; on choisit les interstices cellulaires où la peau est séparée des parties sous-jacentes par une certaine épaisseur. Les lieux d'élection sont : 1° *au bras*, dans l'enfoncement qui sépare du biceps l'angle inférieur du deltoïde, et qu'on rend très apparent en faisant fléchir l'avant-bras et contracter le muscle biceps; 2° *à la cuisse*, à la partie inférieure interne, au-dessus du genou, dans la dépression qui existe entre le vaste interne et le couturier; 3° *à la jambe*, au-dessous de la partie interne du genou, dans la dépression qui sépare le jumeau interne des tendons réunis des muscles couturier, droit interne et demi-tendineux.

Premier procédé. Le bistouri. — On fait un pli à la peau, et on l'incise de manière à avoir une plaie de 12 à 18 millimètres. On met dans la plaie une boulette de charpie bien ferme, recouverte d'un plumasseau et d'un bandage; trois jours après on la remplace par un pois. Il est plus simple d'y mettre le pois tout de suite.

Le cautère s'ouvre encore en tendant la peau avec le pouce et l'indicateur gauches, et en l'incisant d'un coup avec le bistouri convexe tenu en troisième position.

Deuxième procédé. La potasse. — Les règles de son application ont été données ; il suffit de dire que le morceau à employer doit être un peu moins gros qu'une lentille : il est prudent de lever l'appareil au bout de six à dix heures, de peur que le caustique ne fuse trop loin. On fend l'escarre en croix, on coupe les quatre lambeaux à leur base à l'aide d'une pince à disséquer et d'un bistouri, et on met au centre un pois qu'on soutient par un emplâtre de diachylon.

Troisième procédé. Le vésicatoire. — On applique au centre d'un vésicatoire qui suppure un pois qu'on fixe avec un emplâtre de diachylon, et qui se creuse lui-même un trou ; procédé long et douloureux, que rien ne peut faire préférer aux deux autres.

IV. DU SÉTON.

Exutoire qu'on forme en perçant la peau en deux points correspondants, à travers lesquels on passe une mèche de coton ou une bandelette de linge effilée des deux côtés. On peut l'établir dans toutes les régions du corps où la peau peut être soulevée en forme de pli ; le lieu d'élection est à la nuque. Le procédé opératoire a varié, les uns voulant diriger le séton de haut en bas, d'autres se servant d'instruments particuliers.

Procédé ordinaire. — Le malade assis, le chirurgien, placé derrière et au côté droit, pince la peau en haut et en bas, de manière à obtenir un pli vertical à base suffisamment large. Il confie la partie supérieure de ce pli à un aide, traverse cette base avec un bistouri droit qu'il enfonce jusqu'au talon, et qu'il retire en agrandissant l'ouverture, et surtout en ayant soin qu'elle soit égale d'un côté et de l'autre. Puis il prend un stylet boutonné enfilé de la mèche, le tout préalablement enduit de cérat dans l'étendue convenable, et traverse la plaie de part en part ; alors seulement on abandonne la peau à elle-même. On ôte le stylet, on place un plumasseau sur les plaies, une compresse par-dessus ; on reploie dans les plis de la compresse ce qui reste de la mèche non employée, et l'on assujettit le tout par un bandage circulaire. L'appareil ne doit se lever que le quatrième jour.

Dans les pansements subséquents, on attire à gauche la portion de la mèche qui a séjourné dans la plaie, et par conséquent on la remplace par la portion qui suit. Quand la mèche est épuisée, on en coud ou l'on en lie une nouvelle à l'ancienne, et c'est ainsi qu'on n'a plus besoin de recourir au stylet aiguillé.

Procédé de Boyer. — Il employait une aiguille aplatie, large de 9 à 10 millimètres, enfilée de la mèche ordinaire ; l'aiguille, en perçant le pli de la peau, entraîne en même temps la mèche. Ce procédé est plus simple que l'autre ; mais cela ne compense pas assez l'inconvénient d'exiger un instrument spécial.

V. DU MOXA.

Escarre légère produite sur la peau par la combustion d'une substance inflammable. On a conseillé une foule de substances : la mèche des canonniers, le lin, le chanvre, la moelle du tournesol (Percy), le duvet des feuilles d'armoise (Sarlandière), le phosphore, le camphre, les huiles essentielles, la poudre à canon, etc. On s'en tient généralement au coton cardé.

Procédé ordinaire. — On enveloppe du coton cardé avec une bande de toile qu'on arrête par une couture, de manière à avoir un cylindre du diamètre de 18, 27, et jusqu'à 45 millimètres; il ne faut ni trop ni trop peu comprimer le coton. On divise ensuite avec un rasoir ce cylindre en plusieurs fragments de 18 à 20 millimètres de hauteur. Le moxa, ainsi préparé et tenu entre deux pinces ordinaires, ou dans un morceau de carton percé d'un trou (Boyer), ou à l'aide d'un porte-moxa particulier (Larrey), on allume une de ses extrémités à la chandelle, et on applique l'autre sur la peau préalablement mouillée de salive. On active le feu en soufflant à l'aide d'un tube ou avec un soufflet; il faut souffler de sorte que la combustion ne soit pas plus rapide dans un point que dans l'autre.

On peut préparer à l'avance des cylindres de coton sans les entourer de linge; il suffit d'enduire leur surface externe d'une solution de gomme arabique.

Procédé de Regnault. Moxa tempéré. — Ce sont de petits cylindres de coton qu'on brûle sur une pièce humide de drap épais dont on recouvre la partie; ils produisent à peu près le même effet que le vésicatoire à l'eau bouillante. Recommandés contre l'hydrocéphale.

Procédé usité à l'Hôtel-Dieu. — On fait macérer d'abord le coton dans une forte solution de nitrate de potasse, selon le conseil de Percy. Le moxa ainsi préparé brûle tout seul sans qu'on soit obligé d'activer la combustion. L'effet est aussi satisfaisant que par toute autre méthode.

§ III. Vaccination.

Elle comprend les moyens de recueillir le vaccin et de l'inoculer.

CONSERVATION DU VACCIN. 1° *Dans un tube.* — On perce avec la pointe de la lancette les cellules du bouton vaccinal ; il sort une gouttelette de liquide qu'on laisse durcir à l'air, et qu'on renferme ensuite dans un tube de verre ou un tuyau de plume, hermétiquement bouché avec de la cire à cacheter. Le vaccin se conserve ainsi plusieurs mois.

Procédé de M. Fiard. — Les tubes de M. Fiard sont des tubes capillaires de 8 centimètres de longueur, ouverts d'un côté, terminés de l'autre par une petite boule creuse comme celle d'un thermomètre. En passant seulement cette boule dans la bouche, la chaleur communiquée à l'air qu'elle contient le dilate, et en chasse une partie ; si alors on applique l'extrémité béante du tube sur un bouton de vaccin ouvert et plein de liquide, la petite boule se refroidit à l'instant ; l'air qu'elle contient se contracte et tend à former un vide, et le liquide est aspiré dans le tube. Quand on le juge assez muni, on ferme le tube en présentant son extrémité à la lampe. Le vaccin se conserve ainsi pur, *liquide,* limpide, et aussi long-temps au moins que par tout autre procédé. Pour en charger la lancette, il suffit de casser le bout du tube et d'échauffer l'air de la petite boule en la tenant entre les doigts ; l'air dilaté chasse le vaccin qu'on recueille sur la lancette, sans aucun mélange de liquide étranger. Ajoutez que, pour faire pénétrer le vaccin dans le tube, il faut tenir celui-ci même entre les doigts, afin de laisser la petite boule se refroidir ; au contraire, c'est la boule qu'il faut saisir, quand on veut faire sortir le liquide du tube.

Ce procédé est très simple, et nous paraît éminemment supérieur à tous les autres.

2° *Entre deux plaques de verre.* — Le bouton ouvert, on présente à la gouttelette qui s'en échappe la surface de l'une des plaques; et si la gouttelette est trop petite, on ajoute avec la lancette une nouvelle quantité de liquide. On applique les deux plaques l'une sur l'autre, on les lute avec la cire à cacheter ou la colle à bouche; ou simplement on les recouvre d'une feuille de plomb qui les met à l'abri de l'air et de la lumière.

3° *Sur la lancette.*—On pique le bouton avec la lancette, qu'on y reporte d'abord sur une face, puis sur l'autre, afin de les charger toutes deux, et on laisse dessécher le liquide à l'air. Un seul bouton fournit du vaccin pour six à dix lancettes. Une lancette ainsi chargée suffit pour deux piqûres; mais le vaccin ne peut se garder long-temps.

Du reste, l'époque la plus favorable pour recueillir le vaccin est du sixième au septième jour; plus tard il a déjà perdu une partie de son énergie.

INOCULATION DU VACCIN. — Parmi la foule des procédés décrits, nous choisirons le plus simple et le plus sûr, celui qu'on emploie à l'Académie royale de médecine.

Il faut d'abord charger de vaccin liquide la pointe d'une lancette. Si on vaccine *de bras à bras*, à chaque piqûre on reporte la lancette dans le bouton ouvert pour la charger de nouveau. Si l'on se sert du vaccin desséché, il faut préalablement le délayer avec une goutte d'eau ou de salive.

On pratique d'ordinaire trois piqûres à chaque bras, à la partie externe et supérieure, et à la distance d'un pouce au moins chacune. Tantôt on les dispose en ligne verticale, ou bien en triangle, ce qui est fort peu important.

On présente la pointe de la lancette presque horizontalement à la peau, on l'enfonce sous l'épiderme à un millimètre environ de profondeur; une strie de sang apparaît pour l'ordinaire; il n'y a nul inconvénient. Après avoir laissé l'instrument dans cette position trois à quatre secondes, on le retourne dans la plaie de manière à le mettre de champ, d'abord d'un côté, puis de l'autre; de cette façon on écarte les bords de la plaie, et on permet au vaccin de s'y introduire; de plus, on essuie les faces de la lancette contre ces mêmes bords. Chaque piqûre demande ainsi sept à huit secondes.

On laisse ensuite sécher la plaie à l'air, et on prend garde que des vêtements trop durs ou trop serrés ne viennent à l'écorcher.

§ IV. Acupuncture.

I. ACUPUNCTURE. — L'aiguille à acupuncture, en général assez fine, de 5 à 6 centimètres de longueur, représente une tige parfaitement cylindrique, terminée d'une part par une pointe conique, de l'autre par un petit manche d'acier, de 9 à 12 millimètres de long, et taillé à pans. On ajoute à la partie inférieure de ce manche un petit anneau, quand on veut faire servir l'aiguille à l'électro-puncture. Il y a trois procédés pour l'enfoncer.

Premier procédé. — On l'applique perpendiculairement sur la peau; et en roulant le manche entre le pouce et l'indicateur de la main droite, on lui communique un mouvement de rotation qui, uni à une pression modérée, suffit pour la faire pénétrer aussi avant qu'on le désire. On soutient d'ailleurs la tige de l'aiguille avec la main gauche.

Deuxième procédé. — On tient l'aiguille perpendiculaire avec la main gauche, et on frappe sur le manche, à petits coups répétés, avec un petit maillet. Ce procédé est plus rapide et tout aussi peu douloureux que l'autre.

Troisième procédé. — Enfin on peut enfoncer l'aiguille rapidement et d'un seul coup, et ce procédé est préférable aux deux autres par sa promptitude et sa simplicité.

On retire l'aiguille en appuyant deux doigts sur la peau au point où elle est entrée, et en la retirant à soi perpendiculairement.

II. ÉLECTRO-PUNCTURE. — Les aiguilles enfoncées comme il vient d'être dit, on décharge sur chacune d'elles, à diverses reprises, la bouteille de Leyde, ou bien on les met en communication à l'aide de fils métalliques avec les deux pôles de la pile galvanique; ou on leur communique l'électricité de toute autre manière.

M. Coster applique l'électricité sans le secours des aiguilles. Ayant fait des frictions avec l'iode pur à la dose de 2 centigrammes et demi sur un des côtés d'un goître, et ayant fait passer un courant galvanique à travers la tumeur, en mettant ses deux extrémités en rapport avec les pôles d'une pile de Volta, il a obtenu un succès complet : il pense avoir activé par ce moyen l'absorption de l'iode.

CHAPITRE II.

OPÉRATIONS QUI SE PRATIQUENT SUR L'ÉPIDERME ET SES DÉPENDANCES, OU ART DU PÉDICURE.

—

I. DES CORS AUX PIEDS.

Anatomie.—Le cor est une excroissance en forme de clou, dont la pointe s'enfonce dans les couches profondes de l'épiderme, quelquefois même au-delà du derme, et jusqu'au périoste ou aux capsules articulaires (Dudon). A part ces cas, qui sont rares, si l'on fait macérer la peau qui supporte le cor, celui-ci se détache de lui-même, et l'épiderme alentour paraît sain et à l'état normal. Le cor paraît formé de mucus concret qui s'imbibe aisément au contact des liquides, et se ramollit alors plus ou moins; on n'y trouve ni nerfs ni vaisseaux. Il en est qui offrent un point noir au centre. Laforest a rencontré au-dessous de quelques uns un kyste séreux ou une ampoule sanguine.

Il y a trois manières d'opérer.

I. Excision. — On attendrit d'abord l'épiderme et le cor au moyen d'un pédiluve; puis avec un bistouri convexe on enlève en dédolant la partie supérieure et centrale du cor, jusqu'à ce que la douleur et la teinte rosée avertissent de ne pas creuser plus loin. On excise alors les bords du cor de la même manière, en ayant soin surtout de ne pas entamer la peau.

Presque toujours la lame du bistouri se recouvre d'un enduit visqueux qui l'empêche de couper; il suffit pour l'enlever de tremper l'instrument dans l'eau ou l'huile d'olive, et de l'essuyer avec un linge fin.

Si on aperçoit au centre un ou plusieurs points noirs ou blancs, on tâche de les enlever avec la pointe du bistouri; les cors de ce genre sont plus profonds que les autres. Si on rencontre un kyste ou une ampoule sanguine, il faut leur donner une large issue.

II. Cautérisation. — On a conseillé de cautériser le cor avec un morceau de bois enflammé (Avicenne), ou avec une goutte de soufre fondu (G. de Chauliac). Rousselot cite le procédé suivant, qui a réussi à Laforest.

On fait un petit peloton de toile d'araignée qu'on applique sur le cor, on y met le feu, et on laisse la toile se consumer par degré comme un moxa.

III. Extirpation. *Premier procédé.* — Si le cor est récent et superficiel, il suffit, après un pédiluve d'une demi-heure, de le racler avec les ongles ou avec la lame d'un couteau.

Deuxième procédé — (Dudon). Les pieds doivent être lavés avec soin dès la veille, ou quelques heures avant l'opération. Le malade se place à gauche de la croisée, un peu en face du jour, assis sur une chaise ordinaire pour les cors situés sous la plante du pied; pour les autres, sur un siége plus élevé ou sur une table. Le pédicure assis à droite, le pied droit sur un tabouret pour exhausser le genou garni d'une serviette, assujettit sur ce genou le pied malade. Quand le cor est très épais, on l'amincit un peu d'abord avec le bistouri; puis on le circonscrit en grattant alentour avec la pointe du quadrille (sorte de poinçon carré); et, après l'avoir un peu décollé de l'épiderme, on en saisit le bord avec des pinces a disséquer, et peu à peu on le déchausse avec les poinçons ronds ou aplatis et à sommet émoussé, dits *furet* et *navette.* C'est une sorte de dissection pour laquelle on tient ces instruments comme une plume à écrire. Il importe, pour éviter la douleur et l'écoulement du sang, de ne pas quitter la limite du cor et de l'épiderme; on aura recours à une loupe pour y mieux voir s'il est nécessaire; et si l'opération se fait à la chandelle, on aura soin d'en concentrer les rayons au moyen d'une bouteille ronde remplie d'eau claire.

Quand la racine du cor est trop profonde, il convient de remettre la fin de l'opération à huit jours.

L'extraction terminée, on met les pieds à l'eau environ un quart d'heure. Les dépendances du cor se gonflent et forment une saillie blanche et spongieuse, qu'on a soin d'essuyer et de tondre avec l'instrument tranchant. S'il restait de la douleur, et qu'on aperçût au fond de l'excavation une teinte brune du diamètre d'une épingle, on la toucherait avec le nitrate d'argent.

Appréciation.— L'excision est plus facile; la cautérisation plus sûre, mais plus douloureuse; l'extirpation est préférable quand on cherche une cure radicale ; elle convient seule aux cors situés entre les orteils.

II. DES DURILLONS ET DES OIGNONS.

Le durillon est un simple épaississement de l'épiderme ; l'oignon est un corps à large base, offrant des feuillets d'épiderme comme une pelure d'oignon, et adhérant à la peau en plusieurs points.

On peut les limer avec la pierre ponce, la peau de chagrin, ou une lime fine, ou bien les extraire suivant les principes indiqués ; mais en général on se contente de les exciser.

III. DES VERRUES.

Anatomie —Si on coupe une verrue verticalement, on la trouve formée : 1° par l'épiderme épaissi ; 2° par le chorion épaissi également, et envoyant dans l'épaisseur de l'épiderme des prolongements qu'on nomme *les racines de la verrue.* Quelquefois ces prolongements se traduisent à l'extérieur par un aspect fendillé. Assez souvent on trouve dans les verrues des points noirâtres ; M. Cruveilhier a vu une fois des vaisseaux sanguins assez développés suivre, sous forme de stries, les prolongements du derme.

Cinq méthodes opératoires.

1° *La ligature.* — Quand la verrue offre un pédicule étroit, on le lie étroitement avec un crin de cheval, un fil de soie, ou plus simplement un fil ciré.

2° *La cautérisation.*—On emploie avec succès la cautérisation avec les petits cautères à plomber les dents ; ou bien on trempe dans l'acide nitrique le bout d'une plume taillée ; on en pose ainsi une légère goutte sur la verrue, et on réitère deux fois par jour ; ou bien encore on la touche avec le nitrate d'argent. Enfin, sur certaines verrues larges qui se développent à la plante des pieds et qui gênent la marche, on applique la potasse comme pour former un cautère (Dudon).

3° *L'arrachement.*—On les suce avec les lèvres, de manière à les rendre assez souples et assez saillantes pour les arracher avec les dents (Galien).

4° *L'excision.* —Elle consiste à enlever couche par couche en dédolant, avec un bistouri ou un grattoir, tout ce qui fait saillie ; on arrête le sang avec la toile d'araignée.

5° *L'extirpation.* — On circonscrit la verrue à la pointe du bistouri par deux petites incisions semi-elliptiques; l'extirpation s'achève avec le bistouri ou avec les ciseaux courbes sur le plat.

Appréciation. — La ligature a son indication spéciale. L'arrachement est long et peu sûr; l'extirpation est trop douloureuse. La cautérisation par l'acide nitrique, généralement préférée, cause aussi de vives douleurs, surtout aux parties délicates, comme au visage : pour les verrues ordinaires, nous préférons le nitrate d'argent, combiné à l'excision; on peut ainsi, en excisant les couches cautérisées après deux ou trois jours, parvenir à guérir la verrue sans faire couler le sang et presque sans douleur.

IV. DES AMPOULES.

On les ouvre avec la lancette, quand l'épiderme est très fin ; quand il est dur et épais, il faut l'inciser avec le bistouri droit, et en enlever un lambeau suffisant avec les ciseaux.

V. ÉPANCHEMENT DU PUS SOUS LES ONGLES.

On amincit l'oncle en le râclant avec un éclat de verre de vitre, ou le tranchant d'un grattoir, jusqu'à ce qu'on puisse ouvrir le foyer d'un coup de pointe.

On agit de même pour extirper les corps étrangers soit développés sous l'ongle même, comme certains cors (Laforest), soit venus du dehors, comme une épine. Quant aux simples ecchymoses sanguines, on les abandonne à l'absorption.

VI. ACCROISSEMENT CONTRE NATURE DE L'ONGLE.

On voit quelquefois les ongles du premier ou du second orteil acquérir un volume énorme et faire une saillie égale à une noisette (Laforest) ; Rouhault en a vu un de 12 centimètres de longueur, avec une épaisseur proportionnée. On peut, ou limer la portion saillante, ou la scier avec une scie fine d'horloger ; Dupuytren l'excisait avec les tenailles incisives.

VII. DE L'ONGLE ENTRÉ DANS LES CHAIRS.

Anatomie. — Ou bien l'ongle se dévie et plonge lui-même dans les chairs, et quelquefois il va jusqu'à ulcérer l'orteil voisin ; ou bien les chairs sont refoulées contre l'ongle par des chaussures trop étroites ; dans les deux cas, au bout de quelque temps, l'ongle est recourbé davantage d'un côté à l'autre, et la portion qui plonge dans les chairs finit par se décoller des tissus sous-jacents. De là plusieurs méthodes opératoires.

I. RÉTRÉCISSEMENT DE L'ONGLE. — Cette méthode tend à corriger directement la trop grande largeur de l'ongle, cause présumée de tous les désordres.

Procédé de Dionis. — On ratisse avec un grattoir le milieu de l'ongle, de manière à le diviser en deux moitiés ; et, pour les pousser l'une contre l'autre, on met de la charpie entre la portion incarnée et les chairs. Cette opération doit être recommencée tous les mois.

M. Faye a perfectionné ce procédé : il perce d'un petit trou le bord libre de chacune des deux moitiés de l'ongle, et passe dans ces trous un fil métallique qu'il serre en le tordant comme une ligature.

Procédé de M. Guilmot. — L'auteur part de ce fait, que *c'est toujours le bord externe de l'ongle qui devient rentrant*, et de cette théorie, que c'est l'empeigne qui, en pressant contre le bord interne de l'ongle, et surtout contre l'angle interne, repousse l'ongle tout entier en dehors et enfonce dans les chairs son bord externe. Il suffit dès lors de couper entièrement l'angle interne de l'ongle, suivant une ligne diagonale tirée du milieu du bord antérieur au milieu du bord interne, ou même le plus loin qu'on pourra en arrière sur ce bord interne : toutefois il convient encore de tenir l'ongle fort court dans le reste de son étendue. Enfin, il faut porter la chaussure un peu longue, assez serrée sur le métatarse pour que le gros orteil ne s'enfonce pas jusqu'au bout.

L'auteur ne paraît en avoir fait l'essai que sur lui-même : en se coupant ainsi les ongles tous les huit jours, il était à l'abri de la douleur ; mais, après huit à neuf mois de ce traitement, ayant omis, durant un mois, de les rogner, la douleur se renouvela.

II. REDRESSEMENT DE L'ONGLE. — Imaginé par Desault, qui crut que la courbure vicieuse de l'ongle était l'affection essentielle.

Procédé de Desault. — Il se servait d'une lame de fer-blanc, longue de 4 centimètres, et d'un centimètre de large, dont il introduisait l'extrémité légèrement recourbée entre l'ongle et les chairs. De cette façon il soulevait l'un et déprimait les autres, garnies préalablement d'une petite compresse enduite de cérat; puis, recourbant la lame de dedans en dehors, de manière qu'elle embrassât exactement le bourrelet formé par les chairs, il la maintenait dans cette position à l'aide d'une bande roulée autour du gros orteil.

Dans un cas rapporté par Bichat, le traitement, accompagné d'abord de douleurs très vives, n'était pas terminé au bout de deux mois.

Nous ne citerons que pour mémoire les procédés de Richerand, qui emploie une lame de plomb; de Dudon, qui préfère des agrafes en argent, etc.

III. Arrachement de la portion incarnée de l'ongle. *Procédé de Fabrice d'Aquapendente.* — Il isolait d'abord l'ongle de la chair avec un peu de charpie; puis, avec des ciseaux, il coupait en long une portion de l'ongle jusqu'au point où elle adhérait aux chairs, et, la saisissant avec des pincettes, il l'arrachait, *sans user d'aucune violence*, d'avec le reste de l'ongle. Il recommençait le lendemain et les jours suivants, jusqu'à ce que toute la portion incarnée fût complétement arrachée.

Dionis faisait l'opération en une fois, avec le bistouri ou les ciseaux, sans se servir de charpie: seulement il ordonnait un bain de pied à l'avance pour ramollir l'ongle, et il cautérisait les chairs après, s'il le jugeait nécessaire.

Procédé de Dupuytren. – Il engage sous la partie moyenne du bord libre de l'ongle la pointe d'une branche de ciseaux droits bien affilés, la fait glisser rapidement jusqu'à la racine de l'ongle, et le divise d'un seul coup en deux moitiés à peu près égales; puis il saisit la moitié nuisible avec une pince à disséquer, et l'arrache en la roulant sur elle-même de dedans en dehors.

M. Larrey ajoute à cette manœuvre l'excision des chairs en dehors, de manière à ne pas laisser la moindre parcelle de la matrice de l'ongle. Il laisse ensuite saigner la plaie quelques instants, et y passe enfin un fer incandescent. L'appareil ne doit se lever que le quinzième jour, et quelques pansements suivis du contact du nitrate d'argent suffisent ensuite pour que cette plaie soit fermée par une bonne cicatrice.

IV. Ablation des chairs. — Déjà usitée par les Arabes, décrite par A. Paré, renouvelée par MM. Lisfranc, Brachet et Levrat-Perroton.

Procédé de M. Lisfranc. — On enfonce à plat, de dedans en dehors, la pointe d'un bistouri droit immédiatement entre l'ongle et les chairs qui le recouvrent, de manière à comprendre tout ce qui dépasse son niveau. On achève le lambeau du côté de l'extrémité de l'orteil ; puis, en le soulevant et en retournant le bistouri, on le détache à sa base.

M. Lisfranc insiste surtout sur les deux points suivants, d'où dépend le succès de l'opération.

1° Il faut que l'ablation des tissus s'étende depuis le bout de l'orteil jusqu'à 4 millimètres au-delà du point où la peau cesse de recouvrir la partie postérieure de l'ongle : sans cette condition, la cicatrice attire les tissus d'arrière en avant, et quand elle est achevée, elle les ramène contre l'ongle qui peut y entrer de nouveau.

2° La plaie porte en grande partie sur le tissu cellulaire très abondant, qui constitue le coussinet graisseux dont les orteils sont matelassés ; cette plaie a une tendance extraordinaire à végéter, au point que si on n'y prend pas garde, en quelques jours le développement des bourgeons charnus atteint ou même dépasse le volume des tissus qu'on a enlevés ; de là nécessairement une récidive. Il faut donc cautériser souvent ces bourgeons charnus avec le nitrate d'argent, en commençant même dès le deuxième ou troisième jour qui suit l'opération : ainsi on retarde, il est vrai, la cicatrisation, mais on obtient une cicatrice adhérente qui ne fait aucune saillie, et que l'ongle vient recouvrir au lieu de pénétrer dans son tissu.

Procédé de M. Levrat-Perroton. — Il préfère au bistouri la potasse caustique. Il compte déjà dix cas de succès par ce moyen, pour lequel M. Brachet a aussi abandonné le bistouri.

Appréciation. — Aucun de ces procédés ne saurait promettre une cure complète et définitive ; le développement de l'ongle tient à sa matrice, qui le reproduit toujours de même ; et, comme palliatifs, ils sont tous ou trop longs ou trop douloureux : aussi, depuis plusieurs années, ce fait d'anatomie, que la portion incarnée n'adhère ni en dessous ni en dessus, m'a fait préférer le procédé suivant.

On incise avec précaution, avec les ciseaux ou la pointe d'un bistouri, toute la portion incarnée de l'ongle jusqu'à l'endroit où il sort des chairs; on le saisit avec des pinces et on l'attire en dehors, de manière à le déchirer : on sait que les ongles se déchirent aisément en travers. Cette opération se fait sans douleur et sans une goutte de sang; on place un peu de charpie râpée sous les chairs; et, immédiatement après, le malade peut marcher et courir sans aucune douleur. Il suffit de recommencer tous les trois mois.

VIII. DESTRUCTION DE LA MATRICE DE L'ONGLE.

Conseillée par quelques uns pour l'ongle rentré dans les chairs, par Dupuytren pour les cas seulement d'altération à la matrice de l'ongle, on a cherché à l'obtenir, soit par la cautérisation après l'arrachement de l'ongle, soit par une compression longtemps continuée pour en procurer l'atrophie et la cicatrisation (Boyer). L'extirpation par le bistouri se fait suivant deux procédés. Nous décrirons ici l'extirpation totale; il est facile d'appliquer les mêmes procédés à l'extirpation d'une seule moitié de l'organe.

Procédé de Dupuytren. — Le pied saisi de la main gauche, on pratique avec un bistouri droit une incision profonde et demi-circulaire, à 7 millimètres au-delà de l'origine apparente de l'ongle, et qui cerne l'ongle et sa matrice en totalité. Alors, un aide maintenant l'orteil malade en position, on relève le lambeau d'arrière en avant avec des pinces à disséquer, et on détache toute la peau qui enveloppe l'ongle à sa racine en même temps que l'ongle lui-même.

Procédé de M. Baudens. — On entame la peau de l'orteil au point indiqué, avec un bistouri tenu à pleine main, et on enlève d'un seul coup, comme un copeau de bois, la matrice et l'ongle.

Ce second procédé est sans doute plus expéditif, mais il est peut-être moins sûr que le premier. Au reste, après l'un et l'autre, il faut extirper soigneusement toutes les parties blanches et fibreuses que l'on remarque au fond et dans les angles de la plaie; on a vu ces rudiments négligés reproduire l'ongle et la maladie.

On pourrait borner l'opération à la matrice de l'ongle ; il finirait toujours par tomber de lui-même, et ne se reproduirait plus.

IX. EXOSTOSE DE LA PHALANGETTE DU GROS ORTEIL.

On confond souvent avec l'ongle incarné une exostose qui, née de la face supérieure de la dernière phalange du gros orteil, soulève plus ou moins l'ongle, le déforme, et rend la marche douloureuse. Elle est pyramidale, ordinairement molle et spongieuse à l'intérieur, et revêtue à l'extérieur d'une couche compacte mince.

Procédé de Dupuytren. — A l'aide d'un bistouri, on fait de chaque côté de l'ongle une incision demi-circulaire qui cerne la tumeur ; on la coupe à sa base avec le même instrument, ou, au besoin, avec la gouge et le maillet. On respecte l'ongle, et surtout sa matrice, à moins d'une indication spéciale.

CHAPITRE III.

OPÉRATIONS QUI SE PRATIQUENT SUR LES DENTS, OU ART DU DENTISTE.

Nous traiterons successivement des opérations qui ont pour objet de nettoyer, de limer, de cautériser, de plomber, d'arracher et de luxer les dents, et enfin de les redresser. Quant aux procédés qui regardent la fabrication et la pose des dents artificielles, ils sont l'objet d'une industrie toute spéciale et en dehors de la médecine opératoire proprement dite ; nous n'en parlerons pas.

I. DU NETTOYAGE DES DENTS.

Instruments. – On emploie de petites rugines à tranchant ordinaire ou en biseau, des poinçons carrés, etc. On peut se borner aux instruments suivants : 1° la rugine en *langue de carpe*, espèce de grattoir tranchant des deux côtés ; 2° la rugine en forme de ciseau ou *bec d'âne ;* 3° une rugine à gouttière ou à bec de cuiller ; 4° un poinçon carré taillé en biseau à une seule pointe ; 5° une rugine carrée à biseau, coudée à angle droit ; ajoutez un petit miroir de 13 centimètres de long sur trois de large, sans autre monture qu'une mince peau collée derrière.

Procédé opératoire. — Le malade assis, la tête appuyée sur le dossier d'un fauteuil, on lui met une serviette sur l'épaule pour essuyer les instruments ; et on prépare de l'eau et une cuvette pour rincer la bouche durant l'opération. L'opérateur se place devant lui, les doigts de la main gauche servant, selon le besoin, à écarter les lèvres, ou à tenir la tête fixe, ou à la faire tourner avec douceur, sans que jamais la main appuie sur la figure.

On commence par la mâchoire supérieure. La langue de carpe tenue de la main droite comme un canif, la lèvre supérieure relevée, on soutient avec le pouce droit chaque dent qu'on nettoie, et on enlève le tartre des faces antérieure et latérale droite de chaque dent incisive. Pour la face latérale gauche, on tient l'instrument comme une plume à écrire, et on prend son point d'appui avec le petit doigt et l'annulaire sur les dents voisines.

La rugine en forme de ciseau sert à nettoyer la face externe des dents molaires, en agissant ou de haut en bas, ou d'avant en arrière. L'interne se nettoie avec la rugine coudée ; pour le côté droit, on prend son point d'appui sur le pouce de la main gauche ; pour le côté gauche et les dents antérieures, on appuie la paume de la main sur le menton préalablement garni d'un bout de serviette.

Pour les incisives de la mâchoire inférieure, l'opérateur se place derrière le malade, et agit avec la langue de carpe comme il a été dit. Après avoir enlevé tout ce qu'il a pu, il revient en devant, écarte la lèvre avec le pouce gauche garni d'un linge ; soutient les dents avec l'index gauche si elles sont branlantes, et fait agir la rugine de bas en haut.

Les molaires se nettoient comme celles de la mâchoire supérieure ; les instruments sont aussi les mêmes pour la face interne de toutes les dents.

Le poinçon a deux usages : il sert à enlever tout le tartre qui existe dans les intervalles des dents ; et, quand la couche tartreuse est fort épaisse, on commence par y faire pénétrer sa pointe jusqu'à la dent, et, en imprimant à l'instrument un mouvement de rotation, on fait éclater le tartre. La rugine en biseau est aussi, pour cet objet, d'une grande utilité.

La rugine en bec de cuiller sert à détacher le tartre du collet des dents, en suivant le contour de la gencive, et sans l'offenser.

Règles générales. — 1° Il faut soutenir avec soin les dents branlantes, et couper le tartre sur la dent même en plusieurs fragments, sans secousse, et en restant toujours maître de son instrument.

2° Les instruments doivent toujours agir du collet vers le bord de la dent, pour ne pas blesser la gencive.

3° On ne peut espérer de blanchir les canines autant que les incisives, les premières étant toujours un peu plus jaunes.

4° On ne peut atteindre la même blancheur et le même brillant chez tous les individus. Il faut donc se contenter d'enlever tout le tartre et le limon, sans toucher aux taches de l'émail même qui sont indélébiles.

5° Quand on trouve le tissu dentaire ramolli ou privé d'émail, il faut procéder avec précaution, et il est souvent prudent de laisser un peu de tartre.

6° Il ne faut jamais diviser les gencives ni les séparer des dents.

Le gros de l'opération achevé, on passe un cure-dent de plume entre les dents ; on les frotte avec une boulette de coton ou une racine mouillée et chargée de poudre dentifrice, et, avec le miroir, on examine à l'intérieur si rien n'a été laissé.

Quand le limon est difficile à enlever avec la rugine, soit parce qu'il est près du collet, ou qu'il occupe les gravures de la dent, on peut se servir d'une tige de bois pointue, qu'on trempe dans un mélange d'acide hydrochlorique avec cinq parties d'eau. On frotte le limon avec cette pointe ; il est bientôt décomposé ; et on mouille tout de suite les parties avec de l'eau pure pour délayer l'acide, et l'empêcher d'agir trop fortement sur la dent même.

II. DU LIMAGE DES DENTS.

Instruments. — On se sert pour limer les dents de fines limes d'horloger, les unes taillées sur un côté seulement, d'autres sur les deux côtés ; de petites scies fines nous ont été très utiles en certains cas. Il faut que les limes soient taillées uniformément et sans fautes, pour éviter les commotions. Il est besoin d'avoir des bouts de lime courts, fixés à un porte-lime, pour les dents du fond de la bouche ; pour les autres, il vaut mieux se passer du manche : la lime est plus ferme et moins sujette à se briser.

Procédé opératoire. — Le malade est assis, l'opérateur debout. Il faut avoir de l'eau chaude pour y tremper les limes : l'eau froide cause une sensation désagréable. L'opérateur se place tantôt devant, tantôt derrière, selon le besoin; il aura soin d'écarter les lèvres avec les doigts de la main gauche, qui fourniront un point d'appui à la main droite, et fera agir la lime bien d'aplomb, sans mouvements brusques; si elle s'engage, il faut s'arrêter, et chercher à la dégager doucement: le moindre effort expose à casser la dent ou l'instrument.

Voici d'ailleurs les règles à suivre, selon qu'on lime les dents pour détruire une carie, des aspérités, ou pour raccourcir une dent trop longue.

1° Si la carie est légère, on l'enlève complétement; si elle est trop profonde, on se bornera à isoler la dent cariée des dents voisines.

2° Quand on lime la dent sur les côtés, il faut en laisser une partie intacte près du collet, afin qu'elle offre un point d'appui aux dents voisines, et prévienne leur rapprochement.

3° S'il s'agit des dents incisives, il faut diriger la lime obliquement, de manière à ménager le plus possible leur face antérieure.

4° Si les dents qu'on sépare sont cariées toutes deux, il faut se servir de la lime double. Si l'une d'elles est saine, on fait usage de la lime simple ou taillée d'un seul côté.

5° S'il s'agit d'emporter des aspérités ou de raccourcir une dent trop longue, la scie fine agit plus promptement que la lime. Dans ces cas, si on ne peut diriger la lime ou la scie transversalement, on la dirige obliquement en divers sens, et on coupe en plusieurs fragments ce qu'on ne peut enlever en une seule fois.

6° Quand la pièce à enlever est très considérable, il est indiqué de la diviser par angles et par saillies, au lieu de limer uniformément: l'opération en est plus prompte.

7° Quand une dent est très longue, il est prudent de n'en limer qu'un millimètre au plus en une seule fois, et de ne recommencer l'opération que quelques mois après. De cette manière on n'entame pas tout d'un coup trop avant; la dent limée s'accoutume peu à peu aux impressions du dehors, et elle est moins sujette à la carie.

8° Quelquefois aussi une opération un peu longue cause une irritation générale, des bourdonnements dans la tête, une sorte d'agacement nerveux: il faut suspendre l'opération et la remettre à quelques jours.

9° Avant de limer les dents trop creusées par la carie, et surtout les molaires auxquelles il ne reste que l'émail, on les coupe avec de forts ciseaux ou de bonnes pinces.

III. DU BROIEMENT DE LA PULPE DENTAIRE.

On se sert d'une sonde en acier courbée et fort pointue à son extrémité, avec laquelle on commence par nettoyer la cavité creusée par la carie, en raclant avec soin ses parois; puis on cherche à introduire la pointe dans les canaux des racines de la dent, et là on tourne l'instrument en divers sens, de manière à broyer le nerf complétement.

Si cette sonde est trop volumineuse, on se sert d'une aiguille fine de fer ou d'acier ou de tout autre métal, assez ténue pour pénétrer aussi loin qu'il est nécessaire; si la cavité ne peut encore l'admettre, on a recours à une forte soie de porc, avec laquelle on foule et refoule le nerf jusqu'à ce qu'on ne fasse plus de mal. Ce broiement est fort douloureux et réussit rarement : on préfère la cautérisation.

IV. DE LA CAUTÉRISATION.

Premier procédé. — On fait rougir au feu d'une chandelle ou d'une bougie une sonde métallique à pointe très fine, ou tout simplement un bout de fine aiguille à tricoter aiguisé suivant le calibre du trou de la carie ou du canal, et monté sur un porte-crayon. Pour que l'opération réussisse, il faut que le malade soit courageux, et que le trou de la dent soit situé de manière à permettre l'introduction prompte du cautère.

Deuxième procédé. — Un dentiste italien, au rapport de Laforgue, a proposé de diriger sur la pulpe dentaire un courant d'hydrogène enflammé : il enferme l'hydrogène dans une vessie, et fixe au col de la vessie une canule de la seringue d'Anel.

Troisième procédé.—On emplit la cavité de la dent cariée avec une petite boulette de coton imbibée d'alcool ou d'une teinture alcoolique, ou, pour agir plus énergiquement, d'acide nitrique ou hydrochlorique, soit pur, soit mitigé. On réitère plusieurs fois cette application.

On a également conseillé de porter dans la cavité un petit fragment de potasse caustique, ou d'un mélange à parties égales de nitrate d'argent et d'acétate de plomb; on recouvre la cavité d'une boulette de coton qu'on retire aussitôt que l'effet est produit.

D'autres y portent directement une goutte d'acide liquide au bout d'une aiguille à tricoter, du bec d'une plume, etc. Mais on n'est pas assez sûr de la quantité de caustique employée, ni de la manière de l'introduire ; de là le procédé suivant.

Quatrième procédé (Turck de Nancy). — L'instrument dont se sert M. Turck est un tube de verre à parois très minces, de 18 millimètres à peu près de diamètre, renflé en boule à une extrémité, s'effilant à l'autre en un tube d'une finesse capillaire, courbé au degré convenable. En prenant à pleine main le tube et la boule, on échauffe suffisamment l'air qu'il contient pour en chasser une petite quantité. Si on plonge alors l'extrémité capillaire dans un acide, en laissant refroidir l'instrument, une quantité plus ou moins considérable de liquide monte dans le tube. Rien de plus facile que de graduer cette quantité. On porte l'instrument ainsi chargé au point qu'on veut cautériser, et, en l'échauffant avec la main, on chasse immédiatement le liquide.

Appréciation. — La cautérisation est une opération douloureuse, sujette à amener des inflammations du périoste alvéolaire. Il faut donc éviter de l'appliquer sur les dents qui sont très sensibles au choc de la sonde et à l'impression du chaud et du froid ; on cherche d'abord à éteindre cette sensibilité par l'application de diverses teintures (Gariot). Mais une autre objection plus importante, c'est qu'elle réussit rarement, et que la pulpe dentaire repullule d'un jour à l'autre, à mesure qu'on la touche avec les acides (Laforgue).

Si on se résout à cautériser, il est évident que le cautère actuel est préférable pour les dents de la mâchoire supérieure. Pour les autres, le procédé de M. Turck nous paraît le plus sûr et le plus ingénieux de tous.

V. DU PLOMBAGE DES DENTS.

On plombe les dents de deux manières : 1° avec des feuilles métalliques ; 2° au moyen du métal fusible coulé en grains.

PREMIÈRE MÉTHODE. *Procédé ordinaire.* — Les instruments nécessaires sont : une sonde recourbée pour nettoyer la cavité de la dent, un fouloir recourbé à pointe aiguë, un autre à pointe mousse, un brunissoir, du coton cardé, des feuilles de plomb, d'argent ou d'or : on en trouve chez tous les batteurs d'or. Il faut que ces feuilles soient un peu plus épaisses que les feuilles à dorer ; l'or doit de plus avoir été recuit : sans cette précaution, au moment de le fouler il tomberait en poussière (Laforgue).

On commence par nettoyer la dent en raclant sa cavité et en enlevant toute l'humidité qui s'y trouve à l'aide de boulettes de coton ; si cette cavité semblait trop unie, on y pratiquerait avec la rugine quelques inégalités pour mieux retenir le métal ; puis on fait tenir au malade la bouche ouverte, de peur que la salive n'aille de nouveau mouiller la dent. On forme alors entre ses doigts avec les feuilles métalliques une boule trois fois plus grosse que la cavité à remplir ; avec le fouloir pointu, on la fait entrer de manière à combler d'abord les anfractuosités les plus profondes, en comprimant et piquant le métal pour le faire mieux adhérer. Le second fouloir sert à faire la compression plus forte. Quand la cavité est bien remplie, s'il reste du métal excédant à l'extérieur, on le coupe avec une rugine et on polit avec le brunissoir. On fait chauffer cet instrument pour qu'il polisse mieux, quand on s'est servi de feuilles de plomb.

Il vaut mieux faire la boule trop grosse que trop petite, le métal qu'on ajoute ne s'unissant jamais bien au premier.

Il ne faut pas plomber les dents douloureuses ; et s'il survient de la douleur après l'opération, on doit sans hésiter enlever le métal et chercher à la calmer.

Procédé de M. Delabarre.—Afin de mettre le nerf à l'abri de la pression et prévenir la douleur, on place au fond de la cavité, au-dessus du nerf, une petite plaque en or concave, semblable à un œil de couteau, et on plombe par-dessus cette plaque. Ce procédé ne peut s'appliquer qu'à des cavités assez évasées.

DEUXIÈME MÉTHODE. — On peut employer les mêmes instruments : seulement, comme il faut les chauffer à un degré suffisant, ils devront porter à quelque distance de leur extrémité un renflement capable de conserver le calorique nécessaire.

La dent nettoyée et desséchée, on porte dans la cavité ou à son orifice un grain de métal fusible, à l'aide de pinces à disséquer, ou en y enfonçant la pointe de la sonde. On applique dessus l'extrémité du cautère chauffé à la chandelle ; le métal fond et remplit la cavité. On enlève le superflu avec le cautère ou le brunissoir également chauffé, ou au besoin avec les rugines.

Cette méthode est préférable à l'autre pour la mâchoire inférieure ; à la supérieure il est souvent impossible de l'appliquer. On peut d'ailleurs y joindre le procédé de M. Delabarre.

VI. DE L'ARRACHEMENT DES DENTS.

Instruments. — Parmi la multitude des instruments imaginés pour cette opération, les uns sont absolument mauvais et doivent être rejetés : tels sont le pied-de-biche et le pélican ; les autres superflus ou peu utiles, comme la plupart des modifications de la clef et du davier. Nous n'en décrirons que cinq, qui peuvent remplacer avantageusement tous les autres.

1° *Le déchaussoir.* Instrument terminé par une petite lame à tranchant mousse et concave, et servant à détacher de la dent les gencives trop adhérentes.

2° *La clef de Garengeot, modifiée.* Elle se compose d'un manche transversal solidement fixé à la tige, d'une tige en acier deux fois coudée pour n'être point gênée par les dents antérieures quand on l'applique au fond de la bouche, et d'un panneton ou plaque quadrilatère placée sur le côté et à l'extrémité de la tige. Les crochets s'y fixent par une vis mobile à tête plate. Ils doivent offrir une courbure telle que leur extrémité seule touche la dent à extraire ; car lorsque le milieu du crochet vient à appuyer sur la couronne de la dent, on risque de la casser : aussi la forme coudée, donnée par M. Delabarre à ses crochets, nous paraît préférable. Il convient d'en avoir deux ou trois qui varient de grandeur : un d'étendue moyenne terminé par une pointe tranchante, et enfin un coudé en Z pour les dernières molaires.

3° *Le tirtoir*, façonné sur le principe de la clef, avec cette différence que le manche fait suite à la tige, et que le panneton et le crochet se présentent directement à l'extrémité de la tige.

4° *Le davier*, sorte de pince droite ou courbe, et de grosseur variable. Un seul à mors moyens nous paraît d'autant plus suffisant, que cet instrument ne doit servir qu'à arracher les dents déjà ébranlées. Il faut le prendre courbe et à mors écartés latéralement plutôt que de haut en bas.

5° *Le levier* se compose d'une tige légèrement coudée, terminée par une sorte de pyramide quadrangulaire, à deux faces beaucoup plus larges que les autres. Au lieu de le terminer en pointe, nous préférons y laisser un bord presque tranchant, de sorte que l'instrument ne ressemble pas mal à un tourne-vis. Le manche peut être transversal ou continu avec la tige.

Procédés opératoires. — On fait asseoir le malade en face du jour, sur un siége à dossier pour y faire appuyer la tête ; si ce dossier manque, on fait placer le malade contre un aide, un mur, un meuble, ou même contre le genou de l'opérateur. Celui-ci se place en avant ou sur le côté, pour les dents de la mâchoire inférieure ; pour les dents de la mâchoire supérieure, il vaut mieux qu'il soit en arrière ; le malade s'assied alors sur un tabouret très bas, ou même à terre, la tête renversée et appuyant contre l'opérateur. Enfin, en cas de besoin, on peut opérer au lit.

On commence par reconnaître la dent malade et s'assurer de son état de fermeté ou d'ébranlement. Si elle est ébranlée et que la gencive paraisse très adhérente, c'est le cas de la déchausser à l'avance. Dans les cas ordinaires, et quand les adhérences ne paraissent pas bien fortes, on s'abstient du déchaussement, qui allonge l'opération, et n'empêche pas toujours la gencive de se déchirer avec une portion de l'alvéole.

I. *Avec la clef.*—Après avoir armé la clef du crochet convenable, et déterminé les points sur lesquels on doit agir, on introduit l'instrument de la main droite, l'indicateur longeant la tige, le médius tenant le crochet relevé, ou *vice versâ ;* puis, en s'aidant de l'indicateur gauche, on place l'extrémité du crochet sur la dent malade, au-dessous de la couronne, le plus près possible de l'alvéole, en ayant soin toutefois que le milieu du crochet ne touche point la dent ; et on prend un point d'appui avec le panneton sur la gencive de l'autre côté. Il faut que le crochet tombe bien perpendiculairement sur la dent : la moindre obliquité expose à casser la couronne.

L'instrument bien assujetti, on empoigne le manche avec la main droite, la tige passant entre le médius et l'indicateur ; avec la gauche on soutient fortement le côté de la mâchoire sur lequel on opère, et on communique à l'instrument un mouvement de torsion tendant à renverser la dent du côté du panneton. Ce mouvement doit être mesuré, sans brusquerie ; dès qu'on s'aperçoit que la dent cède, on peut y joindre un mouvement d'élévation qui jette la dent hors de l'alvéole, et quelquefois hors de la bouche ; mais pour cela il faut avoir acquis une certaine habitude.

Voici ce qui arrive : les adhérences de la dent avec le périoste alvéolaire sont détruites, le cordon dentaire déchiré; une petite portion de l'alvéole, du côté où la dent a été renversée, est brisée d'ordinaire; l'habileté consiste à en briser le moins possible : c'est à quoi tend le mouvement d'élévation.

On cherche quelquefois, pour ménager l'alvéole, à n'opérer la luxation qu'imparfaitement; l'extraction s'achève alors avec le davier.

II. *Avec le tirtoir.* — On saisit le manche à pleine main, le pouce et l'indicateur le plus rapprochés possible de l'extrémité agissante, et fixant à la fois la tige du panneton et celle du crochet. Le crochet et le panneton s'appliquent comme il a été dit pour la clef. On commence par un léger mouvement de renversement de la dent en dehors; quand on sent qu'elle cède, on rehausse légèrement le panneton sur la gencive; puis on recommence le mouvement de renversement, de manière à faire sortir progressivement, par ces mouvements alternatifs, la dent de l'alvéole, sans fracturer ni l'une ni l'autre. C'est le meilleur instrument et le meilleur procédé pour l'extraction des dents; malheureusement on ne peut en faire usage que pour les dents antérieures.

III. *Avec le davier.* — La dent fortement saisie entre les branches, de manière que les mors descendent très près de l'alvéole, on communique à la dent un léger mouvement de rotation dans son alvéole, puis on l'en extrait perpendiculairement. Plusieurs chirurgiens emploient le davier pour toutes les dents de devant, même très solides; mais ils risquent de les fracturer.

IV. *Avec le levier.* — On glisse l'extrémité du levier entre deux dents, entre une dent saine et une dent à demi rongée par la carie, entre une dent saine et un chicot, en sorte que la dent saine serve de point d'appui; ou enfin entre le chicot et son alvéole, en prenant alors un point d'appui sur l'indicateur de la main droite ou le pouce de l'autre main. L'instrument suffisamment engagé, on le fait agir de deux manières : s'il est entre deux dents, on lui communique un mouvement de torsion qui tend à les écarter et à renverser la dent malade; si l'on opère sur des chicots, on le fait agir par un mouvement de bascule, comme un levier du premier genre, de manière à jeter le chicot hors de l'alvéole. Il faut assujettir à l'avance avec le doigt la dent sur laquelle on prend le point d'appui, agir avec mesure pour ne pas laisser échapper son instrument, et revenir plusieurs fois à la tâche quand on n'a pu achever en une seule.

Quel que soit l'instrument employé, une fois que la dent est renversée, et ne tient plus qu'un peu à l'alvéole, on achève l'extraction avec le davier ; si elle adhère beaucoup à la gencive, on l'en détache avec le déchaussoir. La dent enfin extraite, on rapproche les gencives avec le pouce et l'indicateur, et on fait gargariser la bouche avec de l'eau vinaigrée pour arrêter l'écoulement du sang.

Il faut que la couronne soit encore très solide pour employer les trois premiers instruments. Quand elle est creusée d'une grande cavité, on a conseillé de la plomber d'abord; il vaut mieux recourir au levier.

Lorsqu'on a cassé la dent près des racines, il est en général fort difficile d'extraire immédiatement celles-ci ; il faut attendre quelques mois : alors l'adhérence est moins forte, et le levier réussit mieux.

Procédés spéciaux. 1° *Dents incisives, canines et petites molaires.* — On emploie le davier lorsqu'elles sont branlantes, le tirtoir quand elles tiennent fortement. Il faut avoir grand soin que les mors, soit du davier, soit des crochets, ne soient pas trop larges, et ne touchent en aucune façon aux dents voisines.

On peut encore au besoin recourir à la clef, avec laquelle on cherche à opérer la luxation incomplète. Mais la longueur des racines laisse craindre plus qu'ailleurs la fracture étendue de l'alvéole, surtout pour les canines.

2° *Grosses molaires.* — Elles doivent toujours être tirées avec la clef. A la mâchoire supérieure, la direction de leurs racines et la difficulté de prendre un point d'appui en dedans, font une loi de les renverser en dehors : l'opérateur se place derrière le malade ou à l'un des côtés, de manière à agir avec facilité et à pouvoir toujours employer la main droite. On ne doit prendre le point d'appui en dedans que quand l'autre procédé est absolument impossible. Quelquefois l'apophyse ptérygoïde est si rapprochée de la seconde grosse molaire, qu'il est très difficile, surtout si le sujet est joufflu, de prendre le point d'appui en dehors avec les crochets ordinaires. On se sert alors du crochet en Z, et l'on appuie le panneton vis-à-vis la première grosse molaire ; ou, si l'on peut, on prend le point d'appui en dedans.

Pour la mâchoire inférieure, le chirurgien se place en avant.

On conseille en général de renverser aussi ces dents en dehors; mais souvent, pour la seconde dent, la ligne oblique de l'os maxillaire, très prononcée, donne plus d'épaisseur en dehors à l'alvéole : le point d'appui est sujet à glisser, la dent à être fracturée, à raison de la résistance de l'alvéole même; il vaut mieux la renverser en dedans. La seule précaution à prendre est de s'assurer que les dents ne sont pas tellement serrées, que la face externe de cette dent, toujours plus large que l'interne, puisse être renversée en dedans sans froisser et ébranler les dents voisines.

On peut également luxer en dedans la première grosse molaire.

3° *Dents de sagesse.* — A la mâchoire supérieure, l'apophyse coronoïde met ordinairement un obstacle invincible à l'application de la clef, surtout quand la dent de sagesse se déjette en dehors, ce qui a lieu chez beaucoup de sujets. Il est également impossible de prendre un point d'appui en dedans.

Il faut alors recourir à la clef armée du crochet en Z, qui permet de prendre un point d'appui vis-à-vis la seconde grosse molaire; ou bien faire pénétrer entre ces deux dents le bout du levier, et renverser la dent en arrière et un peu en dedans.

Les dents de sagesse inférieures sont plus faciles à extraire; on peut les saisir avec la clef et le crochet simple, en prenant le point d'appui en dedans; ou au besoin avec le levier.

4° *Extraction des racines des dents.* — Les racines des vingt dents antérieures doivent être extraites avec le tiroir; les autres avec la clef et le crochet aigu, lorsque le collet existe et offre un peu de prise. Si elles sont branlantes, elles cèdent au davier; celles qui ne sont pas trop fortes ni trop enfoncées dans les alvéoles et qui touchent à une dent solide, réclament l'emploi du levier.

5° *Extraction des dents placées en dedans ou en dehors du bord alvéolaire.*—Ce sont ordinairement les incisives, les canines et les petites molaires qui se placent ainsi hors de rang; si elles sont à l'extérieur, on les extrait à l'ordinaire; mais à l'intérieur, on ne peut se servir ni du tirtoir, ni de la clef, excepté pour quelques unes de la mâchoire inférieure. Il faut donc recourir au levier, qu'on glisse entre elles et les dents voisines sur lesquelles on s'appuie; après les avoir suffisamment ébranlées, on achève l'opération avec le davier.

6° *Extraction des dents de lait.* — Cette opération est plus nuisible qu'utile, et en général il faut laisser agir la nature. Si cependant on s'y décide, il suffit d'employer le davier, attendu la mollesse des alvéoles dans le jeune âge : seulement il faut avoir soin d'extraire toute la racine de la dent.

Quand les dents de lait, rongées à la racine, branlent sur les dents de remplacement, on les renverse en dehors avec le pouce sans aucune difficulté.

Des accidents de l'opération. — Ces accidents sont : 1° la fracture des dents, celle des alvéoles, la meurtrissure des gencives, toutes choses qu'on ne peut toujours prévenir, et qui n'exigent aucun remède quand elles sont arrivées ;

2° L'arrachement des gencives en même temps que d'une portion de l'alvéole : il faut dans ce cas saisir la dent avec le davier, et achever au plus vite l'extraction en déchirant le moins de gencive possible ; il n'y a d'ailleurs aucun danger ;

3° L'ébranlement, la luxation, ou même l'arrachement d'une dent saine : il faut au même moment la remettre en place ;

4° L'hémorrhagie : le gargarisme acidulé suffit pour l'arrêter d'ordinaire ; si elle résiste et qu'elle vienne du fond d'une alvéole, on remplit l'alvéole avec un bouchon de cire ; si elle vient d'ailleurs, et qu'elle soit très rebelle, il faut recourir au tamponnement avec la charpie et l'agaric, soutenu par un morceau de liége convenablement taillé et un bandage extérieur.

VII. DE LA LUXATION DES DENTS.

Le procédé est le même que pour l'extraction : seulement on se borne à renverser la dent à demi, sans l'extraire de l'alvéole ; puis on la replace en pressant sur la couronne avec le doigt ; on l'attache aux dents voisines, ou même on la recouvre d'une petite plaque de liége pour que le malade puisse la comprimer en fermant les mâchoires ; et on défend tout mouvement de mastication durant trois à quatre jours.

Cette opération ne se pratique que sur les vingt dents antérieures ; pour qu'elle réussisse, il faut que le sujet soit jeune, les gencives en bon état, et la dent peu gâtée. Comme on se propose de faire cesser la douleur, il faut que la luxation soit assez forte pour rompre le filet nerveux qui se rend à la dent.

VIII. DE LA TRANSPLANTATION DES DENTS.

Elle consistait à remplacer une dent immédiatement après son extraction par une dent tirée à un autre individu. Outre la barbarie de l'opération, on conçoit que la différence de forme des racines devait nuire au succès.

Mais quand on a enlevé par mégarde une dent saine, on peut très bien la replacer. Fauchard l'a fait, et nous avons eu nous-même occasion de le tenter avec succès. Il faut alors lier avec soin la dent replacée aux dents voisines, avec un fil d'or ou de soie ; et si elles sont trop écartées, on remplit l'intervalle avec de petits morceaux de liége qu'on comprend dans la ligature.

IX. DU RAPPROCHEMENT DES DENTS.

Quand une dent enlevée laisse un vide difforme, spécialement en avant, après qu'on a extrait les racines, s'il en reste, on attache les dents qui sont trop écartées avec un cordonnet de soie de moyenne grosseur et bien ciré, qu'on passe autour du collet, et avec lequel on fait deux tours ; puis on l'arrête par trois nœuds. Après deux jours on le remplace par un autre, et ainsi de suite, jusqu'à ce que le vide soit réparti entre les dents voisines, ce qui arrive dans l'espace d'un mois. On substitue alors à la soie un lien de fil blanc, non plus pour rapprocher, mais pour maintenir les dents en position, jusqu'à ce que les alvéoles se soient consolidées : ce qui demande un second mois.

On ne peut tenter le rapprochement que depuis dix ans jusqu'à trente ou trente-six. Passé cet âge, on ne ferait qu'ébranler les dents. Laforgue l'appelle une opération *sublime*.

X. DU REDRESSEMENT DES DENTS.

On redresse les dents hors de rang. Cette opération n'a de chance qu'avant l'âge de trente ans.

Il ne faut chercher à remettre une dent à son rang que lorsqu'il y a place pour la recevoir, sinon on l'arrache comme inutile et disgracieuse. Toutefois il est des cas où l'on ôte une dent qui est dans le rang, pour faire place à une autre qui n'y est pas ; ainsi on sacrifie la petite molaire pour garder la canine. S'il n'y a pas de place, mais que les dents voisines offrent entre elles quelque intervalle, on les rapproche par la ligature, afin de faire de la place.

Le redressement s'opère à l'aide d'une plaque en or ou en

ivoire, disposée exprès pour l'emplacement, et percée de trous pour laisser passer les ligatures. Si la dent fait saillie à l'intérieur, on applique la plaque à l'extérieur de l'arcade dentaire, et l'on entoure le collet de la dent déplacée d'un fort cordonnet de soie, dont les deux bouts traversent les trous de la plaque, et servent à attirer la dent. Quelquefois il est besoin de fixer la plaque aux dents voisines par d'autres ligatures. Quand la dent est à l'extérieur, on met la plaque à l'intérieur.

On a conseillé, pour redresser certaines dents placées obliquement, de les retourner avec le davier, d'agir sur elles à l'aide de la ligature et des plaques. Laforgue rejette cette opération.

CHAPITRE IV.

OPÉRATIONS QUI INTÉRESSENT SPÉCIALEMENT LA PEAU ET LE TISSU CELLULAIRE.

Les opérations générales dont nous avons à traiter ici se rapportent aux sujets qui suivent : 1° les abcès ; 2° les kystes à produits liquides ; 3° les tumeurs ; 4° les plaies et les corps étrangers ; 5° la restauration des parties mutilées ; 6° les cicatrices vicieuses.

Art. Ier. — Des abcès.

1° *Ouverture des abcès en général.*

Il y a quatre manières d'ouvrir les abcès : le caustique, le séton, la ponction et l'incision.

Le caustique. — Les anciens employaient le fer rouge, conservé encore par quelques praticiens pour la ponction. On préfère généralement la potasse caustique. Nous avons donné les règles de son emploi ; ajoutons seulement qu'il faut presque toujours donner une forme allongée à l'ouverture de l'emplâtre, et placer à côté l'un de l'autre plusieurs fragments de potasse de la grosseur d'une lentille : c'est ce qu'on nomme *une traînée de potasse caustique*. L'escarre produite est triple de l'ouverture de l'emplâtre. Après douze ou vingt-quatre heures, on enlève l'emplâtre; tantôt on incise l'escarre pour faire sortir promptement le pus; quand rien ne presse, on la laisse se détacher naturellement.

Le séton. — On passe la bandelette à travers deux ouvertures pratiquées à l'abcès, soit avec le bistouri, soit avec le trocart de B. Bell. Cette méthode est à peu près tombée en désuétude.

La ponction. 1° *Ponction simple. Procédé ordinaire.* — Elle se fait avec la lancette et le bistouri, pour de très petits abcès qui n'ont besoin que d'être vidés pour guérir.

Procédé de Petit, de Lyon. — Il faisait la ponction avec un instrument chauffé à blanc, et vidait complétement l'abcès à l'aide d'une ventouse. Il dit avoir retiré de grands avantages de ce procédé appliqué aux abcès phlegmoneux.

2° *Ponction et injection.* — Conseillée contre quelques abcès froids dans le but d'établir sur leurs parois une inflammation adhésive; on se sert alors du trocart, et, après avoir retiré la tige, on pousse par la canule une injection irritante.

3° *Ponctions successives.* — On ne les emploie que pour les vastes abcès, soit lymphatiques, soit par congestion, pour lesquels on redoute l'entrée de l'air.

Procédé de Boyer. — On plonge obliquement à la partie inférieure de l'abcès un bistouri à lame étroite, et on évacue une portion du pus, soit par la pression simple, soit à l'aide d'une ventouse. Puis on bouche la petite plaie avec un emplâtre de diachylon; l'abcès se remplit de nouveau, et cinq à six jours après, avant qu'il n'ait atteint son volume primitif, on fait une seconde ponction; et ainsi de suite, de manière à le vider par degrés, en donnant aux parois le temps de revenir sur elles-mêmes, et en prévenant l'accès de l'air.

Ce procédé a été récemment renouvelé par M. J. Guérin.

Procédé de M. Récamier. — Si le pus provenant d'un abcès ouvert par ponction était fétide et laissait craindre une résorption fâcheuse, on pourrait appliquer à ces abcès le procédé adopté par M. Récamier pour les grands kystes hydatiques, c'est-à-dire vider complétement le foyer, et le remplir ensuite à moitié ou aux trois quarts avec une injection émolliente. Il faudrait alors préférer le trocart pour la ponction, et la ventouse pour l'évacuation.

L'incision. — Nous avons décrit suffisamment ailleurs les diverses espèces d'incisions; il suffira donc de poser ici quelques règles générales.

1° Autant que possible il faut inciser l'abcès en un seul temps, pour ménager les souffrances du malade.

2° Il est bon que l'une des extrémités de l'incision réponde à la partie la plus déclive de l'abcès; on a recommandé aussi de faire l'incision dans le sens du plus grand diamètre de l'abcès, et, s'il est possible, de la faire parallèle à l'axe du corps ou aux plis bien marqués de la peau. Ces deux règles sont sujettes à beaucoup trop d'exceptions pour être conservées.

3° Une seule ouverture suffit le plus souvent; elle doit être suffisante pour donner au pus une libre issue, sinon il faudrait l'agrandir avec le bistouri et la sonde cannelée.

4° Quand l'abcès est très vaste, il vaut mieux faire plusieurs incisions qu'une incision trop considérable.

5° Quand une première incision ne se trouve pas à la partie la plus déclive, et que la compression ne suffit pas pour recoller les clapiers, il faut recourir à une *contre-ouverture :* celle-ci se fait de deux manières : ou en soulevant la peau à l'aide d'une sonde cannelée introduite par la première ouverture, et incisant sur l'extrémité de la sonde; ou en retenant le pus dans le point qu'on veut ouvrir, et incisant comme sur un abcès ordinaire.

6° Quand l'abcès est saillant et superficiel, on préfère l'incision de dedans en dehors. Quand l'épaisseur des parties s'y oppose, l'incision de dehors en dedans avec le bistouri droit.

7° Quand un abcès est situé sous un muscle, le mieux serait d'écarter les fibres sans les couper. Si la direction à donner à l'incision extérieure ne le permet pas, on peut couper le muscle en travers.

8° L'incision faite, on vide l'abcès par une légère pression, sans porter le doigt à l'intérieur, à moins qu'on ne soupçonne des sinus qu'il faudrait ouvrir; et on place généralement entre les lèvres de la plaie un peu de charpie mollette, qu'on supprime dès le second pansement.

2° *Ouverture des abcès très profonds.*

Lorsque la fluctuation demeure obscure, qu'on a à ménager des organes importants, on a recours aux procédés suivants :

Premier procédé. — On se sert d'un bistouri convexe, et on divise couche par couche toutes les parties qui recouvrent l'abcès, en s'assurant avec le doigt à chaque incision de la position des organes à éviter, et en essayant de mieux saisir la fluctuation.

Deuxième procédé. — On pratique une première incision à la peau; puis, avec une sonde cannelée ou avec le manche d'un scalpel, on écarte les tissus, on déchire les brides de tissu cellulaire qui font obstacle à cet écartement, et on arrive ainsi au foyer purulent, sans employer l'instrument tranchant.

Troisième procédé. — Après avoir incisé couche par couche une épaisseur notable des tissus, si l'on n'ose aller plus loin, soit par crainte de léser certains organes, soit pour attendre que l'abcès soit mieux formé et s'ouvre de lui-même, on s'arrête avant de pénétrer jusqu'au foyer, et on remplit la plaie avec de la charpie. Après quelques jours, l'abcès se fait jour par la plaie, même quand elle n'aurait pas répondu directement à son centre; ce qui s'explique, d'une part, parce qu'on a diminué en ce point la résistance des parois de l'abcès; d'autre part, par la propagation jusqu'au foyer purulent de l'inflammation développée dans la plaie.

M. Graves, de Dublin, a appliqué ce procédé aux abcès du foie; nous avons vu Dupuytren y recourir avec succès pour un abcès profond de la cuisse.

3° *De quelques abcès en particulier.*

1° *Abcès du visage.* — On les laisse percer d'eux-mêmes pour éviter des cicatrices, ou on les ouvre avec une lancette, s'ils sont trop longs à percer. Ceux qui occupent l'épaisseur de la joue doivent être ouverts dans l'intérieur de la bouche.

2° *Abcès de la région parotidienne.* — J'attends pour les ouvrir que la plus grande partie de la tumeur se résolve dans l'abcès, et je fais une large ouverture. Sans ces deux précautions, les lames aponévrotiques qui abondent dans cette région entretiennent une induration longue, et quelquefois de nombreux clapiers.

3° *Abcès de l'aisselle.* — Il faut se rappeler la position de l'artère, située à peu près à l'union du tiers antérieur avec le tiers moyen de l'aisselle. Pour éviter tout danger, M. Velpeau conseille d'élever le bras autant que possible, et de plonger dans l'abcès, de haut en bas, un bistouri droit tenu comme une plume à écrire, de manière à achever l'incision de dedans en dehors.

4° *Abcès de l'aine, bubons.* — Ces abcès s'ouvrent avec le

bistouri ou la potasse. La direction de l'incision doit être perpendiculaire au pli de l'aine. Quand on la fait parallèle à ce pli, les lèvres de l'incision se recoquillent en dedans, et la cicatrisation est très difficile à obtenir.

Art. II. — Kystes à produits liquides.

1° *Kystes de la peau* (tumeurs sébacées).

Anatomie. — Formés par le développement des utricules sébacés de la peau, et de grosseur très variable; quand ces kystes sont très petits, on les nomme *tannes*, et leur orifice se trahit par un point noir à l'extérieur. Mais souvent cet orifice n'existe plus; la tumeur prend un volume très considérable; elle contient tantôt un liquide visqueux, transparent ou blanchâtre; ou une substance pulpeuse ressemblant à du miel, de la bouillie, du suif épaissi, du son mouillé, etc. Les parois semblent formées de lames cartilagineuses, et adhèrent peu au tissu cellulaire sous-jacent.

Procédés opératoires. — On a proposé les *injections*, le *séton*, la *cautérisation* avec la potasse quand la tumeur est volumineuse, avec l'acide nitrique au bout d'une paille ou d'une plume quand elle est petite (Tenon), l'*incision*, l'*extirpation*, l'*excision*. Ces deux dernières seules méritent une description à part.

Extirpation. *Procédé ordinaire.* — On incise en long avec un bistouri convexe la peau qui recouvre la tumeur, sans entamer le kyste, si c'est possible. Alors on le sépare du tissu cellulaire ambiant, en le soulevant et l'attirant avec les doigts ou une érigne, ou à l'aide d'un fil dont on l'a traversé.

Procédé de A. Cooper. — Quand le kyste est ancien et à parois consistantes, le chirurgien l'incise du même coup que la peau, vide tout ce qu'il renferme; puis, détachant ses parois de la peau dans une petite étendue, le saisit fortement entre le pouce et les doigts de la main droite munis d'une compresse, de peur de glisser, et arrache tout le kyste à l'aide d'une traction suffisante, qu'on favorise en déchirant le tissu cellulaire avec le pouce de la main gauche. C'est aussi le procédé que suivait Dupuytren : l'opération, peu douloureuse, ne dure pas une minute. On réunit par première intention.

EXCISION. *Procédé de Chopart.* — Dans les cas où, la tumeur ayant une base fort large, son extirpation laisserait une plaie énorme, on peut enlever la calotte de peau et de kyste qui font la partie la plus élevée de la tumeur, et laisser le fond du kyste qui se réunit avec la circonférence des téguments. On commence par faire à la partie la plus déclive de la tumeur une ouverture qui sert à la vider; puis, glissant le doigt à l'intérieur, on soulève la partie à enlever, et on l'excise avec le bistouri ou les ciseaux.

Après l'opération, le fond du kyste exposé à l'air acquiert la dureté du cuir; il s'en détache de temps à autre des lamelles; peu à peu la peau ambiante se rétrécit alentour, et, au bout d'un certain temps, le tissu du kyste a disparu pour faire place à une cicatrice de peu d'étendue.

2° *Kystes du tissu cellulaire* (Kystes séreux, muqueux, etc.)

Anatomie. — Ce sont des collections de sérosité ou d'autres liquides plus ou moins épais, développées dans le tissu cellulaire, et qui quelquefois lui empruntent une véritable enveloppe; d'autres fois, au contraire, le liquide est en contact avec une surface séreuse, sans parois réelles. Il est impossible, *à priori*, de distinguer les deux cas; mais durant l'opération on reconnaît bien vite l'absence des parois à la difficulté et même à l'impossibilité de la dissection.

Procédés opératoires. — Ils sont les mêmes que pour les tumeurs précédentes, à part l'excision; mais si le kyste n'a pas de parois, l'extirpation ne doit pas même être tentée; il suffit d'une incision, après laquelle on cherche à faire suppurer et adhérer la cavité en y introduisant de la charpie ou des injections irritantes.

Si le kyste a des parois propres, on essaie de les décoller des parties ambiantes avec les doigts, les ciseaux, le bistouri, et en évitant autant que possible de l'ouvrir, à moins que ses parois ne soient suffisamment épaisses pour résister à la traction.

Quand la tumeur est très considérable et qu'on a choisi l'incision, il est à craindre qu'une grande surface enflammée ne donne lieu à de fâcheux symptômes, que l'air ne vicie le pus, que le pus ne soit résorbé. C'est le cas de ne point vider complétement la tumeur, mais de remplacer par une injection d'eau tiède le

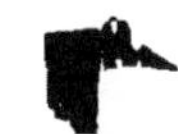

pus ou le liquide qu'on a évacué, afin que les parois reviennent peu à peu sur elles-mêmes. C'est le procédé de M. Récamier, déjà indiqué pour les abcès par congestion.

3° *Kystes synoviaux.*

Il en est de deux sortes : les uns sont une sorte d'hydropisie des bourses muqueuses sous-cutanées, comme sur l'olécrâne, la rotule, entre l'hyoïde et le cartilage thyroïde, etc. ; les autres consistent dans le développement des bourses synoviales de certains tendons, et s'appellent spécialement *ganglions*.

1° *Kystes synoviaux proprement dits.* — On les incise largement, ou même si la poche est volumineuse, on enlève un lambeau elliptique des téguments, puis on porte à l'intérieur de la charpie sèche ou imbibée de liqueurs irritantes, pour procurer la suppuration, et, par suite, l'adhésion des parois du kyste.

2° *Ganglions.* — On a conseillé la compression, l'ouverture à l'aide d'une très petite incision, et enfin la rupture de la poche sans intéresser la peau, en frappant dessus avec un corps lisse, tel qu'un livre relié ou un cachet garni de linge.

Sabatier appliquait le pouce gauche sur le ganglion, puis avec l'autre pouce appuyé sur le premier, il pressait fortement jusqu'à ce que le kyste parût crevé, et l'humeur qu'il contenait répandue dans le tissu cellulaire. Des pressions légères, puis quelques frictions renouvelées durant deux ou trois jours, favorisent la résorption de ce liquide, et le malade est guéri.

J'ai essayé cette méthode et n'en ai rien obtenu. On dit avoir vu la compression réussir après une année; ce qui serait bien long pour la plupart des malades ; et d'ailleurs elle ne pourrait être appliquée dans toutes les régions. J'ai donc imaginé, et pour les kystes synoviaux et pour les ganglions, un procédé plus efficace, et qui n'a d'autre inconvénient qu'un peu de douleur.

Procédé de l'auteur. — La tumeur étant comprimée latéralement avec le pouce et l'indicateur gauches, de manière à lui donner un degré considérable de tension, et à l'allonger dans le sens de l'axe du membre, je prends un bistouri droit à lame un peu étroite que je porte tenu à plat, parallèlement à la peau, à l'extrémité inférieure du grand diamètre de la tumeur ; j'enfonce l'instrument aussi avant qu'il est nécessaire pour dépasser l'autre extrémité du kyste, en restant toujours sous les téguments ; et alors, retournant la lame de champ, je tiens ainsi écartées les lèvres de la petite ouverture pour faciliter l'issue de la synovie et des petits corps cartilagineux qui se rencontrent souvent dans les tumeurs de ce genre, et dont j'aide la sortie par une compression convenable. Alors, ramenant la lame à plat, je fais exécuter à la pointe un quart de cercle complet du côté gauche, de manière à couper par-dessous la peau tout ce qui se présente sur son passage jusqu'à quelques millimètres au-delà des limites de la tumeur; je retourne le tranchant à droite, où j'opère une section semblable; puis je le retourne en haut du côté de la peau, et divise de la même manière toutes les enveloppes de la tumeur; enfin portant la pointe en bas, je laboure la paroi la plus profonde du kyste, en retirant cette fois le bistouri, et prenant bien soin de ne pas trop appuyer de peur de léser les tissus sous-jacents.

On voit que dans les trois premières sections, le bistouri demeure toujours sous la peau; les mouvements en arc de cercle se font avec la pointe et la lame, le talon demeurant dans la petite plaie cutanée qui sert de centre à tous ces mouvements; et le résultat est que l'on a divisé le kyste en quatre points, absolument, pour me servir d'une comparaison vulgaire, comme une pomme en quatre quartiers, sans avoir une incision extérieure de plus de 5 à 6 millimètres. On comprime ensuite doucement la tumeur pour évacuer toute la synovie; on applique par-dessus des plaques d'agaric surmontées d'épaisses compresses pour exercer une compression molle et efficace à la fois; cette compression doit être maintenue dix à douze jours pour éviter les récidives. Il n'y a pas de suppuration. Les parois du kyste contractent des adhérences qui en effacent la cavité; seulement les ganglions sont parfois composés d'une multitude de petits kystes isolés, qu'il faut avoir bien soin d'inciser tous; sans quoi ceux que l'incision a respectés persistent.

Je pense qu'il faut ranger parmi ces kystes synoviaux ceux que Dupuytren a signalés au niveau des articulations du poignet et du pied, qui renferment presque constamment de petits corps blancs cartilagineux, et que M. Kuhn a rapportés à tort, à mon avis, aux kystes hydatiques. Ils sont toujours placés sous le ligament annulaire, au-dessus et au-dessous duquel ils font saillie, et qui les divise en deux parties.

La ponction suivie de l'évacuation du liquide et des petits corps blancs a réussi une fois ; d'autres fois la maladie s'est renouvelée. Dupuytren préférait le procédé suivant :

On fait saillir une des tumeurs en comprimant l'autre ; on l'incise, et, dès qu'on est arrivé dans sa cavité, on y engage une sonde cannelée, qu'on pousse au-dessous du ligament annulaire jusque dans la seconde poche, afin de soulever les téguments et d'aider à pratiquer une contre-ouverture. Cela fait, on vide le kyste, et l'on passe un séton d'une ouverture à l'autre, ou simplement on engage une mèche dans chaque ouverture. La mèche ou le séton doit être retiré au bout de trente-six ou quarante-huit heures. L'irritation produite suffit pour amener l'adhésion des parois du kyste.

Cette opération est longue et difficile ; souvent aussi elle amène une inflammation violente qui se propage sous les aponévroses de la main et de l'avant-bras, et se résout en nombreux abcès ; une fois même on a vu les accidents entraîner la mort du malade. Je préférerais donc les incisions sous-cutanées décrites pour les kystes synoviaux et les ganglions ordinaires.

4° *Kystes hydatiques.*

Les kystes renfermant des hydatides doivent être ouverts et vidés avec soin, et traités ensuite comme les kystes cellulaires.

Art. III. — Des tumeurs.

Les tumeurs se distinguent des abcès et des kystes parce qu'elles sont toujours formées par des produits solides. Elles sont ou entourées par un kyste, ou, quoique sans kyste, isolées cependant des tissus ambiants par un tissu cellulaire plus ou moins lâche, ou enfin confondues avec ces tissus, sans qu'on puisse en déterminer les limites.

1° *Des tumeurs en général.*

Procédés d'exploration. — Il n'est souvent pas aisé de distinguer la nature intime d'une tumeur, ou même de la distinguer des kystes à produits liquides. Quand la fluctuation est obscure, on a recours à la *ponction exploratrice,* avec le bistouri, le trocart ou l'aiguille à acupuncture. Le bistouri ne convient guère qu'au cas où la tumeur doit être enlevée, et où l'on n'est indécis que sur le procédé. Le trocart faisant une plaie plus petite, et exposant moins à blesser des nerfs ou des vaisseaux, est préférable au bistouri. L'aiguille sert pour les cas où le trocart ne serait pas sans danger, comme pour les tumeurs simulant les anévrysmes. Elle indique, par l'étendue de ses mouvements dans la tumeur, qu'il y a une cavité libre; moyen de diagnostic utile, par exemple, dans l'hydrocèle avec épaississement de la tunique vaginale.

Procédés d'extirpation. — On attaque les tumeurs par le fer, le feu, les caustiques, la ligature en masse. L'emploi du bistouri réclame seul ici quelques règles générales.

1° Il faut juger d'abord, avant de commencer l'opération, de quelle espèce d'incision on a besoin pour mettre la tumeur à découvert. L'incision doit varier selon le volume, la base, les rapports de la tumeur, ses adhérences, et l'état sain ou morbide des téguments.

2° L'incision droite, ne permettant qu'un écartement limité de ses bords, ne convient que pour l'extirpation des tumeurs peu volumineuses, placées sous la peau, libres d'adhérences, et susceptibles de s'échapper à travers cette ouverture par l'effet d'une pression légère, ce qu'on appelle *énucléation*.

3° L'incision sur un pli des téguments convient dans les extirpations de tumeurs enkystées qu'on craint d'ouvrir, ou de tumeurs solides qu'on ne veut pas entamer, de peur d'en laisser quelque portion capable de les reproduire.

4° L'incision elliptique est préférable toutes les fois qu'on veut emporter avec la tumeur un lambeau des téguments, soit parce que la peau est malade, ou parce qu'elle est trop amincie et se réunirait difficilement, ou enfin quand l'étendue des téguments dépasse de beaucoup celle de la plaie qu'ils devront recouvrir.

5° Les incisions cruciales, ou en T, ou en V, sont indiquées quand on veut découvrir une tumeur large, sans rien enlever de la peau qui la revêt.

6° Quelle que soit l'incision préférée, il faut l'étendre jusqu'au-delà de la base de la tumeur, pour procéder plus librement à la dissection, et ne laisser de peau que l'étendue suffisante pour recouvrir exactement la plaie.

° On dissèque à grands coups, autant que possible, en dirigeant le tranchant du bistouri vers la tumeur ou vers les parties saines, selon qu'on veut ménager l'une ou les autres.

8° On ménage les organes voisins, muscles, tendons, nerfs ou vaisseaux, en les écartant avec les doigts, les pinces, ou de toute autre manière.

9° Il faut s'assurer, quand la masse principale a été enlevée, qu'on n'en laisse pas quelque partie, surtout s'il s'agit d'une tumeur d'une nature suspecte, et enlever les débris qui restent avec le bistouri ou les ciseaux, ou les détruire par le cautère actuel.

10° Quand la tumeur est d'un volume énorme, on peut n'en découvrir et n'en enlever qu'une partie à la fois. Après quelques jours, quand la fièvre est tombée, on en enlève une autre portion, et ainsi jusqu'à extirpation complète.

11° On ne panse la plaie qu'après avoir lié tous les vaisseaux et quand tout écoulement de sang a cessé, et on réunit en général par première intention, à l'aide de sutures ou de bandelettes agglutinatives.

2° *De quelques tumeurs en particulier.*

I. Tumeurs enkystées. — Leur nature peut varier, leurs rapports seuls intéressent l'opérateur. La peau et le kyste qui les revêt étant divisés, on place les doigts sur les côtés de la tumeur, et on la presse pour l'obliger à sortir. Dès qu'elle fait saillie hors de la peau, on la saisit avec les doigts ou les pinces à érigne, et, avec le bistouri porté en dédolant ou avec des ciseaux, on coupe les liens celluleux qui la tiennent encore attachée au fond de la plaie.

Pour ces tumeurs, comme pour tous les kystes sous-cutanés, M. Alliot fait une incision demi-circulaire suivant la base de la tumeur, la dissèque à la base, la renverse avec la peau qui la recouvre, et finit par la détacher des téguments. J'ai suivi ce procédé pour l'ablation d'un petit lipome; mais j'ai trouvé qu'en achevant la section des téguments de dedans en dehors, on n'avait qu'une section mâchée et inégale. Il ne convient donc que dans les cas où il suffit d'une incision simple pour enlever la tumeur, sans excision de la peau qui la recouvre.

II. Tumeurs graisseuses ou lipomes. — Ces tumeurs adhèrent

peu en général aux tissus voisins; elles se présentent sous trois formes différentes.

1° *Tumeur plate à large base.* — La peau incisée jusqu'à la surface de la tumeur, on dissèque celle-ci à droite et à gauche avec le manche du bistouri ou avec les doigts : rarement il est besoin de se servir du tranchant. Puis on la renverse ou on la saisit avec une érigne, et on coupe les dernières adhérences avec les ciseaux.

2° *Tumeur large et très saillante.* — Il faut ici d'ordinaire enlever un lambeau des téguments, et se servir du bistouri pour disséquer, les adhérences étant un peu plus intimes.

3° *Tumeur pédiculée.* — On peut l'enlever par dissection, en laissant seulement la quantité de peau nécessaire, ou bien placer une ligature sur le pédicule, après avoir au préalable incisé circulairement la peau. Si le malade a peur du bistouri, Sabatier conseille de tremper le lien dans l'acide nitrique, et de l'appliquer sur la peau. Celle-ci est détruite par le caustique sans trop de douleur, et la ligature n'en cause ensuite aucune.

III. Tumeurs squirrheuses et carcinomateuses. — On emploie contre elles le fer, le feu, les caustiques, la ligature, la compression : toutes ces méthodes peuvent être utiles, suivant les cas; nous n'avons rien d'ailleurs à ajouter aux règles générales.

M. Ollivier conseille d'inoculer la pourriture d'hôpital au centre de ces tumeurs, et en général de toutes les tumeurs de nature aussi grave; ressource désespérée, et que nul chirurgien prudent ne mettra en usage.

Il n'en est pas de même du procédé proposé par M. Martinet de la Creuse, pour obvier aux récidives, et qui consiste à recouvrir d'un lambeau emprunté ailleurs la plaie laissée par l'extirpation de la tumeur. Cette pratique lui a réussi plusieurs fois dans des cas désespérés; quant au procédé opératoire, il ne diffère pas des autres procédés autoplastiques.

IV. Fongus médullaires et hématodes. — L'extirpation seule est proposable, et souvent même, quand la tumeur siège sur les membres, il faut recourir à l'amputation.

V. Tumeurs érectiles. — On comprend sous ce nom générique des tumeurs fort diverses dans leur nature et leur volume, depuis les *nævi materni* jusqu'au tissu érectile accidentel, depuis les tumeurs variqueuses congénitales jusqu'aux anévrysmes par anastomoses. M. A. Bérard en fait trois classes, selon que la lésion porte sur les vaisseaux capillaires de la peau, sur les veines sous-cutanées, et enfin sur les branches artérielles. On comprend par là la difficulté de bien apprécier la valeur des nombreux procédés qui ont été proposés, souvent sans distinction du vrai caractère de la tumeur.

On peut toutefois ramener ces procédés à trois grandes méthodes, selon qu'ils se proposent : 1° d'empêcher le sang d'arriver à la tumeur ; 2° d'oblitérer par inflammation les vaisseaux dilatés dans la tumeur ; 3° ou enfin d'opérer la destruction et l'ablation de la tumeur.

La première méthode comprend quatre principaux procédés :

1° *Les topiques astringents et réfrigérants;* moyens peu efficaces, qui ont cependant réussi une fois à Abernethy, pour une tumeur congénitale assez étendue.

2° *La compression ;* moyen infidèle, souvent dangereux, quand la tumeur est volumineuse, mais qui peut être utile contre les tumeurs très petites et situées de manière à pouvoir être exactement aplaties.

3° *La ligature des artères.* En comprimant les artères qui vont à ces tumeurs, on les voit devenir flasques, molles ; leurs battements disparaissent, leur volume diminue. De là l'idée de lier toutes les artères du second ordre qui s'y rendent ; tentative qui n'a pas eu de succès. On a mieux réussi en liant le tronc principal ; ainsi l'artère carotide pour des tumeurs érectiles de l'oreille, de l'orbite, etc. Toutefois, dans plusieurs cas la tumeur a reparu, et ce moyen ne saurait donc promettre des résultats toujours certains.

4° *L'incision circulaire à la base de la tumeur*, pratiquée par Physick, pour être plus sûr de diviser tous les vaisseaux qui s'y rendent. Il faut donc que l'incision, faite sur des tissus sains, comprenne toute l'épaisseur de la peau et du tissu cellulaire sous-jacent, avec les vaisseaux qui s'y trouvent. On lie à mesure, puis on remplit la plaie de charpie pour empêcher la réunion immédiate.

A la seconde méthode se rallient six procédés :

1° *La ponction avec broiement.* On a proposé de plonger dans la tumeur une aiguille à cataracte, avec laquelle on broierait les tissus morbides. Je ne sache pas que cette idée ait été mise à exécution.

2° *La vaccination.* M. Cumin préconise les piqûres multiples

de vaccine, dans le but d'exciter une inflammation spéciale qui change la condition de vitalité de la tumeur. Cela ne peut réussir que dans les *nævi materni* les plus superficiels.

3° *Le tatouage.* Je rallie ce procédé aux précédents, parce qu'il me paraît agir principalement dans le même sens, bien que l'auteur, M. Vauli, l'ait mis en usage dans une vue fort différente.

On sait que les soldats se tatouent les bras, la poitrine, et y impriment des mots, y tracent des figures que ni les lotions, ni même les vésicatoires ne peuvent enlever. M. Vauli pensa que si l'on pouvait colorer la peau en bleu ou en rouge, il serait également facile de la colorer en blanc, dans les cas où le *nævus* superficiel lui aurait communiqué cette teinte que l'on désigne sous le nom de *taches de vin.* Il dit avoir déjà, de cette manière, obtenu quelques succès.

Voici d'abord le procédé suivi par les soldats. On écrit avec de la craie rouge sur la peau les caractères que l'on veut y tracer, puis on couvre la partie avec la couleur que l'on a choisie, du vermillon ou de l'indigo; alors, armé d'un bouchon dans lequel sont fixées trois épingles dont les pointes dépassent également le niveau du liége, l'opérateur enfonce obliquement ces pointes dans la peau jusqu'à ce qu'il en sorte une gouttelette de sang; puis on frictionne encore les parties avec la couleur que l'on a choisie. La douleur de l'opération est très légère, et la coloration indestructible.

Pour appliquer cette méthode au nævus, on lave la partie avec de l'eau de savon, on la frotte ensuite pour faire pénétrer le sang dans les mailles les plus déliées de ce tissu érectile; puis on tend la peau et on la recouvre d'une couche de couleur analogue à celle de la peau saine, faite avec du blanc de céruse et du vermillon, et on la pique au moyen de trois épingles que l'on a soin de tremper de temps en temps dans la couleur. Lorsque le nævus est très étendu en surface, on procède par petites parties, afin d'éviter un gonflement considérable.

Le point difficile, selon M. Vauli, c'est le choix de la couleur; il faut presque pour cela l'œil exercé d'un peintre. En général, elle doit être plus claire que la teinte que l'on veut obtenir. Lorsque la tache existe sur la joue, il est nécessaire aussi de choisir une nuance plus rosée à mesure qu'on approche des pommettes.

4° *Le séton.* M. Macilwain passe un ou plusieurs sétons à travers la tumeur dans le but de produire une inflammation qui en oblitère les vaisseaux ; il a réussi quelquefois. Plus récemment, M. A. Bérard a repris ce procédé pour les tumeurs veineuses étendues et profondes; mais après cinq à six jours de l'emploi des sétons, il en passe chaque extrémité à travers des boules d'ivoire du serre-nœud de Roderic pour les serrer de cette manière, et produire en quelque sorte sur la tumeur un demi-étranglement.

5° *Les aiguilles; procédé de M. Lallemand.* Il se sert d'épingles très longues et déliées, telles que celles qu'on emploie pour piquer les petits insectes: seulement il ne faut pas employer les plus fines, parce que leur présence ne détermine pas une inflammation assez étendue; elles restent souvent huit jours sans provoquer de suppuration. Il préfère les épingles aux aiguilles, parce qu'elles pénètrent aussi bien, attendu la mollesse du tissu érectile, et surtout parce qu'on peut les courber et les couper suivant le besoin.

On enfonce ces épingles de manière à traverser la tumeur ou une portion de la tumeur de part en part; on peut en mettre de quatre à douze à la fois, disposées le plus parallèlement et le plus près possible les unes des autres. Si l'on n'a pu embrasser qu'une partie de la tumeur, trois jours après on place sur un autre point une seconde douzaine d'aiguilles ; M. Lallemand en a passé ainsi cent vingt au moins dans une tumeur. On les laisse en place sept à huit jours ou plus, jusqu'à ce que la suppuration soit bien établie, après quoi on les retire. Après la chute d'une première série d'épingles parallèles, si l'inflammation ne paraissait pas suffisante pour amener la guérison, on en introduirait d'autres dans une direction perpendiculaire aux premières, avant que l'inflammation se fût dissipée.

Dans le principe, M. Lallemand passait des fils cirés autour de ces épingles, pour comprimer les parties, augmenter l'inflammation, et prévenir l'écoulement du sang; mais cette compression n'ajoute rien à l'effet des épingles ; quant à l'hémorrhagie, les épingles remplissent parfaitement les piqûres dans le premier moment; et plus tard l'inflammation, s'emparant des surfaces divisées, oblitère les vaisseaux lésés. Ces fils cirés sont donc inutiles : seulement, après l'application de la première épingle, il est bon de la soulever avec un fil pour pouvoir passer plus profondément la seconde, et ainsi de suite, afin que le tissu érectile soit embrassé dans toute son épaisseur.

Les parties ainsi traversées se tuméfient, prennent un aspect violacé et même noirâtre; une suppuration sanieuse et sanguinolente s'en empare. Il ne faut nullement s'en effrayer. Les vaisseaux s'oblitèrent par l'effet de cette inflammation; le tissu érectile se transforme en tissu fibreux; et dans un cas où une tumeur rouge de 7 centimètres de diamètre occupait la joue, cette transformation réduisit la tumeur à l'état d'une surface pâle, unie et luisante, comme celle des cicatrices qui succèdent à une brûlure superficielle.

J'ai eu occasion d'employer ce procédé sur un enfant qui portait à la racine du nez un nævus violacé de l'étendue d'une pièce de vingt-cinq centimes; les épingles n'ont produit aucun gonflement inflammatoire, aucune suppuration; et cependant la couleur du nævus a disparu dans les points qui avaient été piqués, pour prendre une couleur rosée franche. On peut en déduire que, dans les cas légers, les aiguilles jouissent d'une parfaite innocuité. Mais leur efficacité n'est pas constante, et dans d'autres essais je n'ai pas pu, par leur moyen, déterminer le degré d'inflammation nécessaire à l'oblitération des vaisseaux dilatés.

6° *L'incision*. Ce procédé a été publié en 1833 par un chirurgien anglais qui n'a pas donné son nom.

On fait une longue et profonde incision qui divise dans sa plus grande longueur et dans toute son épaisseur la tumeur érectile, en faisant passer le bistouri là où les dilatations artérielles sont le plus nombreuses et le plus saillantes. Il s'écoule un large jet de sang; mais aussitôt on étend sur toute la circonférence de la tumeur une éponge fine que l'on comprime avec force durant quelques secondes, de manière à exprimer tout le sang contenu dans la tumeur. On prend alors une compresse épaisse qu'on applique entre les lèvres de la plaie; et à la première éponge, qui ne pressait que sur les bords de la tumeur, on en substitue une autre d'environ 25 millimètres d'épaisseur, qui comprime toute la tumeur jusqu'au-delà de sa circonférence, et qu'on fixe à l'aide de bandelettes agglutinatives et d'une bande. Cette compression ne permet pas au sang d'aborder; cependant l'inflammation suppurative qui survient tend à oblitérer les vaisseaux divisés, et même ceux qui les avoisinent; et la guérison est d'ordinaire complète en quelques semaines.

C'est le procédé de Richerand pour les tumeurs variqueuses ordinaires, appliqué aux anévrysmes par anastomose ; deux affections qui en effet ne diffèrent pour ainsi dire que par la nature des vaisseaux dilatés. Peut-être le procédé serait-il simplifié si l'on comprimait la circonférence de la tumeur et la tumeur même avant de faire l'incision ; on éviterait ainsi une hémorrhagie tout au moins inutile. M. Lallemand a réussi en incisant simplement la tumeur et en réunissant la plaie par la suture entortillée.

La troisième méthode compte cinq procédés.

1° *La ligature.* White dit avoir passé une aiguille à travers une masse érectile volumineuse, et en avoir lié avec succès les deux moitiés. Mais ce procédé ne permet pas de s'assurer qu'on ne laisse aucune portion de la tumeur, et expose à l'hémorrhagie et à la dégénérescence du mal.

M. Gensoul applique un lien unique quand la base de la tumeur est peu étendue, et quand la peau voisine est assez souple pour permettre de soulever et d'isoler suffisamment la tumeur.

M. Keate passe au-dessous de sa base une aiguille droite, ou deux aiguilles en croix si elle est volumineuse, et applique le lien entre les aiguilles et la peau saine.

2° *Le cautère actuel.* M. Maunoir en a obtenu un succès complet. Dupuytren le regardait comme un des moyens les plus puissants et les plus rationnels; mais les résultats étant plus graves que ceux de l'extirpation avec le bistouri, il convient d'en réserver l'emploi pour les tumeurs trop étendues, trop minces, trop confondues avec les tissus sains pour qu'il soit possible de les extirper, et pour consumer les débris du tissu morbide qui auraient échappé au bistouri.

3° *Les caustiques.* M. Guthrie recommande le nitrate d'argent quand il n'y a qu'un nævus petit et peu épais. On a aussi conseillé, pour les tumeurs volumineuses, l'injection d'une solution d'acide nitrique dans la proportion de trois à six gouttes pour 4 grammes d'eau dans l'intérieur de la tumeur, à l'aide d'une seringue d'Anel, introduite par une ponction préalable. M. A. Bérard, pour les tumeurs capillaires ou superficielles, préfère le caustique de Vienne étendu sur la tumeur, et qu'on enlève au bout de cinq à dix minutes, sauf à le réappliquer plus tard si la première application est insuffisante; pour les tumeurs veineuses étendues et profondes, il enfonce d'abord de six à douze épingles dans la tumeur, et au bout de cinq à six jours il les retire et injecte par les trous du nitrate acide de mercure. Mais il reconnaît lui-même que ce moyen est dangereux, et il préfère les sétons combinés avec l'étranglement.

Procédé de Wardrop. M. Wardrop applique la potasse caustique, non pas pour détruire la tumeur par le caustique même, mais pour y déterminer une ulcération, qui, suivant ce qu'il a observé, s'étend rapidement à toute la masse des tumeurs de ce genre.

On applique sur un point de la tumeur un emplâtre de diachylon percé d'un trou, afin de limiter l'action de la potasse, et l'on frictionne la peau avec un crayon de potasse, jusqu'à ce que la couleur des téguments indique la formation d'une escarre. Si après deux ou trois jours on reconnaissait que l'escarre est trop superficielle, on réitérerait les frictions, ou même on établirait une seconde escarre sur un autre point de la tumeur.

Cette escarre établie, on n'y touche pas; l'ulcération se fait en dessous, révélant ses progrès par la fonte de la tumeur, et celle-ci finit par disparaître entièrement, sans que l'ulcération s'étende plus loin que les parties saines.

M. Wardrop pense que tous les *nævi materni* sont susceptibles d'être traités de cette manière avec succès.

4° *L'inoculation de la pourriture d'hôpital.* Proposée par M. Ollivier; ressource trop périlleuse, et qui d'ailleurs n'a jamais été appliquée.

5° *Extirpation.* Elle doit se faire avec le bistouri, et en y apportant le plus grand soin. Un précepte auquel on attachait récemment encore une grande importance était de s'éloigner dans la dissection, autant que possible, des limites de la tumeur; plus on s'en rapproche, plus on a de vaisseaux à lier; et, pour inciser dans la tumeur même, on redoutait une hémorrhagie en nappe presque incoercible. Si donc quelque partie de la tumeur avait échappé au bistouri, on recourrait au cautère actuel.

M. Lallemand a fait voir que ces craintes sont exagérées. Dans un cas où l'ablation complète de la tumeur aurait entraîné une trop grande difformité, il se contenta d'en enlever une partie et de réunir l'autre avec des épingles : la guérison fut prompte et complète.

La plupart de ces procédés peuvent avoir leur utilité : les circonstances seules doivent diriger le choix du chirurgien.

Art. IV. — Plaies et corps étrangers.

Les plaies par simples piqûres exigent rarement l'emploi des instruments; aux plaies par instruments tranchants, on applique les procédés de réunion déjà étudiés. Les plaies par arrachement n'exigent rien de plus, sinon quelquefois l'excision de lambeaux déchirés qui dépasseraient la plaie, ce qu'on peut faire avec le bistouri ou les ciseaux.

1° *Des plaies par morsures d'animaux enragés.*

On conseille, pour empêcher l'absorption du virus, de laver la plaie, d'y appliquer des ventouses, d'établir une ligature entre le lieu blessé et le cœur, d'ouvrir les veines qui ont leurs radicules près de la blessure, et enfin de cautériser la plaie. On applique donc le fer rouge ou les caustiques : ceux-ci sont préférés, et parmi eux spécialement le beurre d'antimoine. Les règles de la cautérisation ont été données; ajoutons seulement qu'il importe beaucoup de ne pas laisser un seul point de la plaie sans le cautériser.

Les mêmes règles s'appliquent aux morsures d'animaux venimeux; toutefois la morsure de la vipère est rarement assez grave pour exiger la cautérisation. Quand elle paraît indiquée, on peut employer l'eau de Luce (Jussieu), la potasse (Fontana), une boulette de coton imbibée d'alcool qu'on brûle sur la blessure, etc.

2° *Des plaies par armes à feu.*

Les plaies par armes à feu, à part les complications qu'elles partagent avec les autres plaies, n'exigent par elles-mêmes qu'une seule opération, *le débridement*.

Il y a eu dissentiment sur ce point entre les chirurgiens de France et d'Angleterre. Les premiers débridaient presque dans tous les cas, dans le but de convertir la plaie contuse en plaie saignante, et de prévenir l'étranglement; on recommandait de débrider le plus tôt possible, et de faire porter les incisions sur tout le trajet de la plaie. Mais John Hunter avait très bien remarqué que les plaies non débridées guérissent d'ordinaire plus tôt que celles qui l'ont été, et que les incisions tendent à accroître l'inflammation, principale cause de l'étranglement. Nous partageons complétement sur ce point la doctrine anglaise, et nous bornons le débridement aux cas suivants :

1° Quand la balle a traversé des tissus aponévrotiques, et que les premiers signes de l'étranglement se montrent ;

2° Quand la plaie a besoin d'être agrandie pour l'extraction des corps étrangers, des esquilles d'os, ou la ligature des vaisseaux.

C'est dans ces derniers cas seulement qu'il faut fendre tout le trajet de la plaie jusqu'au vaisseau à lier ou au corps étranger à extraire. S'il ne s'agit que de faire cesser l'étranglement commençant, il suffit d'inciser les tissus fibreux qui le produisent.

Voici d'ailleurs les règles générales :

1° Débrider parallèlement à l'axe du membre, en ménageant surtout les vaisseaux et les nerfs ;

2° Diriger le bistouri avec le doigt ou la sonde cannelée, et le faire agir de dedans en dehors ; on se sert volontiers dans ce cas du bistouri droit à lame étroite et boutonnée ;

3° Agrandir la plaie autant que possible du côté le plus déclive, pour favoriser l'écoulement du pus ;

4° Si les chairs sont bridées par des aponévroses, fendre celles-ci en long d'abord, puis en travers, et même, s'il est nécessaire, en étoile ;

5° Prolonger l'incision dans toute l'étendue de l'étranglement ;

6° Panser ensuite la plaie simplement, en évitant la réunion des incisions par première intention.

Le débridement ne s'applique guère qu'aux plaies des membres et du crâne ; il est exclu du traitement des plaies pénétrantes du thorax et de l'abdomen.

3° *Des corps étrangers avec ou sans plaie.*

Les corps étrangers sont de plusieurs sortes : les uns, arrondis ou non, mais dont les trois dimensions diffèrent peu, sont lancés dans la profondeur des tissus par une force quelconque, sans donner prise, pour ainsi dire, à l'extérieur ; tels sont les balles, le menu plomb, les grains de poudre, la bourre d'une arme à feu, une portion de vêtement, etc. Les autres ont une forme allongée, et peuvent souvent être saisis par une de leurs extrémités, comme une lame de couteau ou d'épée, une écharde, etc.

En général, ils sont accompagnés d'une plaie qui a servi à les introduire. Mais assez souvent, une balle, une aiguille est perdue dans les tissus, et y demeure même quand la plaie est fermée.

I. *Extraction des balles.* — Cette opération se fait, ou avec les doigts quand la balle est à portée et peu engagée, ce qui est assez rare, ou avec des instruments. Percy a conseillé pour cela les *pinces*, le *bec de cuiller* et le *tire-fond* quand la balle est incrustée dans un os; il les avait réunis dans un seul instrument appelé *tribulcon*. Le tire-fond est justement rejeté; le tribulcon et le bec de cuiller, quoique doués de quelque utilité, sont généralement remplacés par les pinces.

On peut se servir des pinces à pansement; mais nous préférons les pinces à polype, dont l'extrémité offre une petite cuiller fenêtrée, et spécialement des pinces imaginées par M. Charrière, dont les manches croisés l'un sur l'autre permettent aux branches de s'écarter presque parallèlement.

Les règles générales sont :

1° De s'assurer avant tout de la position de la balle, en examinant le trajet de la plaie, en s'informant de la position du blessé au moment du coup, en sondant la plaie, en explorant tous les points de la surface du membre ou du tronc où l'on présume que s'est dirigée la balle ;

2° De faire tous les débridements nécessaires pour arriver jusqu'à elle, et lui ouvrir un libre passage ;

3° D'inciser sur elle avec soin le tissu cellulaire qui la tient quelquefois comme encapuchonnée ;

4° Si elle est très loin de l'ouverture extérieure et très rapprochée d'un autre point de la surface du membre, c'est là qu'il faut inciser pour l'extraire, sur la saillie qu'elle forme ;

5° Si elle est incrustée dans un os, et qu'on juge son extraction nécessaire, on pratique le trépan; sinon on l'abandonne, et la plaie guérit quelquefois aussi bien ;

6° Si elle est si profondément cachée dans les parties molles qu'on ne puisse la sentir, ou qu'il faille d'énormes incisions pour la saisir, c'est encore le cas de l'abandonner à la nature;

7° Si elle est enclavée entre deux tendons, on est quelquefois obligé d'en couper un en travers ;

8° Si elle est retenue entre deux os, comme à la jambe ou à

l'avant-bras, au métacarpe ou au métatarse, on l'ébranle et on la dégage avec la petite extrémité de la spatule ordinaire ;

9° Si on a lieu de redouter quelque hémorrhagie durant les tentatives, on fait comprimer l'artère principale par un aide ou avec un tourniquet.

II. *Extraction des autres corps non saillants à l'extérieur.* — On extrait les grains de poudre arrêtés à la peau avec la pointe d'une aiguille ; opération minutieuse, et dont on ne peut guère attendre un succès complet.

Les esquilles d'os, les éclats de bois, de verre, les fragments d'habits, se retirent avec les pinces à pansement ou à dissection, après les débridements nécessaires.

Si un corps étranger quelconque se trouve perdu dans les tissus après la cicatrisation de la plaie, on attend pour l'extraire qu'il fasse sous la peau une saillie bien caractérisée ; alors on incise dessus, et on le tire avec les pinces.

III. *Extraction des corps étrangers laissant prise à l'extérieur.* — Si une lame d'épée ou de couteau est enfoncée dans les chairs, et laisse au-dehors une poignée, on la retire par cette poignée même.

Si la lame est brisée et ne peut être saisie avec les doigts, on se sert de pinces très fortes dont on garnit les mors de linge, pour les empêcher de glisser sur la lame.

Si la lame résiste, et si elle est enfoncée dans les parties osseuses, il peut se présenter trois cas :

1° Ou bien on peut encore la saisir à l'extérieur, et alors on a recours aux plus fortes tenailles de maréchal ; quelquefois on a été obligé de mettre le pied sur la région où était enfoncée la lame pour l'assujettir durant les violents efforts de traction ;

2° Ou bien la lame brisée au niveau de l'os fait saillie dans une cavité, comme la bouche ou la poitrine ; on peut alors armer le doigt d'un dé métallique, le porter dans la cavité, et repousser la lame de dedans en dehors avec ce doigt ; on sent toutefois qu'il ne faudrait adopter ce procédé pour la poitrine qu'autant qu'il y aurait déjà une plaie pénétrante ;

3° Ou bien la lame n'offre de saillie ni en dehors, ni dans une cavité : si elle cause de très graves accidents, on trépane sur les os pour obtenir quelque prise à l'extérieur ; si les accidents sont peu de chose, on attend que l'inflammation et la suppuration aient ramolli les tissus et donné un peu de jeu au corps étranger,

4° *Plaies avec perte de substance.*

Les plaies par brûlures, par certains coups de sabre, par un boulet ou un obus, etc., présentent souvent une perte de substance considérable qui ne se répare que par une cicatrice plus ou moins difforme, ou qui laisse une mutilation fâcheuse. Mais les opérations à tenter dans ces cas seront décrites dans les deux articles suivants.

Art. V. — Restauration des parties mutilées, ou autoplastie chirurgicale.

Le principe sur lequel repose cette importante section des opérations de chirurgie est la possibilité de réunir des parties transportées d'une région à une autre sur le même individu. Tantôt le lambeau est pris au voisinage de la perte de substance, et tantôt il est pris à distance; de là deux grandes méthodes dont la première se subdivise en deux autres, selon que le lambeau a une large base ou un simple pédicule. La large base se rattache à la *méthode ancienne* ou *méthode de Celse;* le pédicule à la *méthode indienne;* l'autoplastie à distance est appelée *méthode de Tagliacozzi* ou *méthode italienne.*

M. Roux a combiné la méthode italienne à la méthode indienne. Ayant à remédier à une perte de substance de l'aile du nez et de la partie supérieure de la joue, il emprunta un lambeau à la lèvre inférieure, et le greffa d'abord sur la supérieure; puis quand ses adhérences furent bien solides, il le détacha de nouveau pour le porter au point convenable. Mais il est bien rare qu'on soit forcé de recourir à un semblable moyen.

L'autoplastie est soumise à quelques règles générales :

1° Toutes les régions ne se prêtent pas également bien à la confection des lambeaux; il faut en général que la peau présente une certaine mobilité, sans cependant être trop isolée du tissu cellulaire sous-jacent; loin de là, quand elle adhère à ce tissu, le lambeau aura une consistance plus favorable. De là en partie la supériorité de la rhinoplastie frontale sur la brachiale.

2° Une condition plus importante encore est l'existence de troncs vasculaires dans le pédicule du lambeau. Sous ce rapport la peau du crâne et de la face l'emporte sur celle des autres régions.

3° Il faut donner en général au lambeau la forme de la partie à recouvrir ; mais il est inutile de s'attacher beaucoup à cette forme, attendu que le travail de la cicatrisation ne la laissera jamais telle qu'on l'aurait modelée d'abord.

4° Le lambeau doit être taillé toujours plus grand que la partie à recouvrir ; en général il faut le faire d'un tiers plus étendu ; cependant cette règle est subordonnée à l'étendue de la perte de substance même.

5° La rétraction du lambeau est moins sensible dans le sens de l'épaisseur ; toutefois il ne faut jamais qu'il soit réduit aux seuls téguments ; les vaisseaux qui se rendent à la peau presque perpendiculairement à sa surface seraient tous divisés, et la mortification presque infaillible.

6° Autant que possible, il faut ménager le pédicule du côté que viennent les vaisseaux, afin de favoriser l'abord du sang le plus possible. M. Dieffenbach a posé un précepte contraire ; il pense que le lambeau meurt le plus souvent de congestion sanguine, et il veut que l'on divise tous les troncs vasculaires qui s'y rendent ; mais l'expérience paraît contraire à ces idées.

7° Le lambeau doit être réuni par première intention, et par des points de suture plus ou moins multipliés. Dans certains cas cependant, la compression suffit seule pour le maintenir en place.

8° Le lambeau mis en place, il faut panser la plaie qui résulte de sa dissection. On a proposé de la réunir en disséquant ses bords, en attirant la peau autant que possible ; cela n'est pas toujours nécessaire. Ainsi dans la rhinoplastie, la cicatrice frontale laissée à la nature n'est pas plus étendue que celle qu'on a voulu favoriser par le rapprochement de la peau (Blandin).

9° Immédiatement après sa séparation, le lambeau pâlit et devient froid ; les applications froides sont alors ce qui convient le mieux pour le stimuler. Si, après quelques heures, il devient gonflé et bleuâtre, il est bon, pour en opérer le dégorgement, d'appliquer quelques sangsues vers ses parties les plus excentriques.

10° Il faut d'abord éviter toute compression, surtout vers le pédicule. Mais quand toute crainte de gangrène est dissipée, une légère compression sur le lambeau est nécessaire pour l'empêcher de se recoquiller, et au besoin pour effacer la saillie que le mouvement de rotation aurait imprimée au pédicule. Cette compression doit être continuée pendant tout le temps de la cicatrisation, et même au-delà, pour s'opposer à la rétractilité du tissu de la cicatrice.

I. MÉTHODE DE CELSE. — Elle consiste à réparer la perte de substance aux dépens de la peau voisine, disséquée et allongée par divers procédés.

Procédé ancien. — On commence par rafraîchir les bords de la solution de continuité, de manière à lui donner une forme elliptique ou angulaire ; puis disséquant la peau d'un côté et de l'autre, on les rapproche vers le milieu de la plaie de manière à avoir une cicatrice linéaire, et on les maintient par des points de suture.

Quand la peau ne prête point assez malgré la dissection préalable, il faut faire au-delà du point où on a porté la dissection, et pour chaque lambeau, une incision en forme de croissant dont la concavité regarde la plaie, et qui n'aille pas plus loin que la peau. Par ce moyen on attire beaucoup plus loin et plus facilement les deux lambeaux qui adhèrent toujours par leurs parties latérales au reste de la peau, et qui tiennent encore au tissu cellulaire sous-jacent par leur face profonde. M. Dieffenbach a renouvelé ce procédé avec succès.

Procédé de Chopart. — Après avoir rafraîchi les bords de la plaie de telle sorte qu'ils s'unissent à angles droits, on pratique, à partir de ces angles, deux incisions parallèles qui circonscrivent un lambeau quadrilatère détaché par trois côtés. On dissèque ce lambeau, qui s'allonge aisément, et peut quelquefois seul recouvrir la plaie tout entière. S'il est nécessaire, on en pratique un second de l'autre côté, d'après les mêmes principes, et on réunit aussi par suture.

Procédé de M. Roux de Saint-Maximin. — C'est le procédé ancien borné à un seul lambeau ; il est surtout applicable aux parties où la disposition anatomique ne permet de disséquer qu'un côté de la plaie. M. Roux n'emploie jamais les incisions en croissant de Celse ; pour augmenter l'extensibilité de son lambeau unique, il lui donne plus de largeur, en pratiquant à chaque extrémité de la plaie une incision dans le sens de sa longueur.

Procédé de M. Lisfranc. — Comme dans le procédé de

M. Roux, on ne dissèque qu'un des côtés de la plaie; mais pour faciliter la dissection, on commence par diviser ce lambeau en deux par une incision qui tombe perpendiculairement sur la plaie même.

II. MÉTHODE ITALIENNE. — On emprunte le lambeau dont on a besoin à une partie du corps fort éloignée, et plus spécialement à la peau du bras. Après avoir rafraîchi les bords de la solution de continuité, on forme avec de la cire, ou l'on taille avec du papier une figure du lambeau nécessaire pour combler la perte de substance; on applique ce papier sur le bras, par exemple; on circonscrit avec le bistouri un lambeau pareil comprenant toute la peau, et on le dissèque, en prenant soin toutefois de lui laisser un pédicule assez large pour maintenir la circulation et la vie. On applique le lambeau sur la plaie qu'on veut fermer, on l'y fixe par des points de suture; et on maintient, à l'aide de bandages appropriés, le bras en position telle, que la réunion puisse se faire et ne soit entravée par aucun tiraillement. La réunion opérée, on coupe le pédicule du lambeau, on enlève l'appareil et les sutures; la perte de substance est réparée, le bras redevient libre, et il ne s'agit plus que de faire cicatriser sa propre plaie.

C'est Graefe qui le premier a pratiqué la réunion par première intention, et a voulu donner au procédé ainsi conçu le nom ambitieux de *méthode allemande*. Tagliacozzi laissait suppurer le lambeau du bras avant de l'appliquer.

III. MÉTHODE INDIENNE. — On figure également un lambeau capable de recouvrir la plaie en entier; mais au lieu de le prendre sur le bras, on le dissèque sur les téguments voisins de la solution de continuité. Il est indispensable que le pédicule du lambeau soit tout près de la plaie, afin qu'on n'ait qu'à renverser le lambeau et à tordre à demi le pédicule pour que toutes les parties soient dans le rapport nécessaire à la réunion.

Il y a quatre procédés principaux.

Procédé ordinaire. — Les deux incisions qui circonscrivent latéralement le pédicule s'approchent à égale distance de la circonférence de la plaie, mais sans s'y confondre. Il en résulte que, quand on renverse le lambeau, la surface saignante est en avant, et que pour la remettre en arrière, il faut faire exécuter au pédicule un mouvement de torsion de 180°, qui peut nuire à la circulation et favoriser la gangrène. Plus tard aussi on est obligé de couper ce lambeau en travers pour éviter la difformité.

Procédé de M. Lisfranc. — On prolonge l'une des incisions latérales du pédicule, à 7 millimètres plus loin que l'autre : de cette manière l'un des côtés du pédicule est un peu plus tiraillé que l'autre ; mais la torsion est beaucoup moindre, et l'on peut même se dispenser plus tard de couper le pédicule en travers.

Procédé de M. Lallemand. — On prolonge l'une des incisions jusqu'à la plaie même, tandis que l'autre en demeure assez éloignée pour laisser au pédicule une suffisante largeur. De cette manière, la torsion disparaît presque complétement; il n'y a qu'un déplacement latéral du lambeau et du pédicule, et la difformité est moindre encore que dans le procédé de M. Lisfranc. C'est donc celui qu'il faut préférer, à moins de circonstances spéciales.

Procédé de M. Jameson. — Pour oblitérer sûrement le canal crural occupé par une hernie, M. Jameson tailla, dans les téguments voisins, un lambeau long de 5 centimètres, large de 22 millimètres, le renversa, et l'introduisit dans le canal. La plaie extérieure fut réunie ; l'opération eut un plein succès. Ce procédé serait applicable à toutes les fistules étroites et profondes. M. Velpeau l'a appliqué heureusement à une fistule trachéale, avec cette simple modification, de rouler le lambeau en forme de bouchon pour l'introduire dans la fistule.

Appréciation. — Chacune de ces méthodes, chacun de ces procédés peut être préféré aux autres dans certaines circonstances. En général, la méthode de Celse ne convient que quand la peau est lâche et extensible, ou le vide à combler peu considérable. Quant aux deux autres, la méthode indienne est plus facile ; mais elle laisse une large cicatrice en des endroits trop visibles quelquefois, comme au front dans la rhinoplastie. La méthode italienne, à son tour, nécessite une position gênée du bras, qui doit durer un certain temps, et finit par devenir horriblement fatigante. Il faut choisir entre ces deux inconvénients.

Dans tous les procédés, on peut assujettir les lambeaux par la suture ; le seul cas qui s'y refuse est celui où l'on aurait conservé sur les bords de la plaie des portions de cicatrices que la suture déchirerait infailliblement.

On peut rafraîchir les bords de la plaie avec le vésicatoire ou les caustiques ; mais en général le bistouri vaut mieux.

Art. VI. — Des cicatrices vicieuses.

Anatomie pathologique. — Les cicatrices formées par l'exsudation et l'organisation d'une lymphe plastique à la surface des plaies suppurantes, se montrent d'abord sous la forme d'une pellicule mince, rougeâtre, facile à rompre, et jouissant déjà d'une force de rétractilité telle, qu'elles attirent plus ou moins les bords de la plaie vers le centre, et sont constamment moins étendues que les pertes de substance qu'elles réparent. Durant plusieurs semaines, plusieurs mois, ou même plus long-temps, elles se perfectionnent et s'épaississent progressivement, reviennent de plus en plus sur elles-mêmes, de manière à attirer la peau en divers sens, à former des brides difformes, gênantes, inextensibles; cette rétraction consécutive ne s'arrête que quand la cicatrice est devenue blanche, solide, quand enfin son organisation est terminée. Alors on les trouve formées, au-dessous d'une mince lame d'épiderme, par un tissu dense, à lames fibreuses entrecroisées dans tous les sens : c'est ce qu'on nomme *tissu de cicatrice* (Dupuytren), *inodules* ou *tissu inodulaire* (Delpech). La cicatrice adhère intimement aux parties sous-jacentes, et l'inflammation détruit son tissu avec une rapidité extraordinaire. De là le précepte important d'éviter les incisions sur elles-mêmes ou dans leur voisinage immédiat, hors les cas d'absolue nécessité.

Les difformités par suite de cicatrices qui réclament l'emploi des instruments sont comprises sous ces cinq chefs : 1° cicatrices saillantes; 2° tumeurs verruqueuses; 3° cicatrices trop étroites; 4° adhérences; 5° oblitérations anormales.

1° *Des cicatrices saillantes.*

Quand la cicatrice est légère, on la détruit par des applications répétées de nitrate d'argent. Si elle est plus forte, on introduit à plat, sous sa partie moyenne, un couteau mince à deux tranchants, qu'on fait courir ensuite en rasant la peau jusque vers les extrémités, afin d'enlever complétement tout ce qui dépasse le niveau désiré; puis on panse à plat, en tenant les bords de la plaie écartés, et touchant de temps à autre sa surface pour l'empêcher de proéminer de nouveau.

2° *Des tumeurs verruqueuses des cicatrices.*

M. Hawkins appelle de ce nom des tumeurs qui se développent sur les cicatrices, d'abord sous forme de verrue, plus tard prenant l'apparence d'un fongus, qui saigne quand on le touche, et enfin finissant par s'ulcérer et se gangrener, tandis qu'alentour de nouvelles tumeurs apparaissent. Les caustiques échouent souvent; l'ablation complète à l'aide du bistouri est le moyen le plus efficace.

M. Lisfranc a vu une tumeur fibreuse du volume de la moitié du poing se développer sous la cicatrice de l'amputation du second orteil. L'extirpation en fut également faite avec succès.

3° *Des cicatrices trop étroites ou brides.*

On entend sous ce nom des cicatrices qui rapprochent des parties trop éloignées pour qu'il y ait adhérence possible entre elles; par exemple, quand la tête est inclinée sur l'épaule, l'épaule vers la hanche, les diverses brisures des membres fléchies ou étendues par des brides, etc.

Il y a deux grandes méthodes pour remédier à ces cas : l'une, qui consiste à enlever toute la cicatrice et à réparer la perte de substance par les procédés autoplastiques déjà décrits; l'autre, plus ancienne, qui conserve et tend à agrandir la cicatrice même.

Méthode ancienne. — On pratique sur un ou plusieurs points de la longueur de la bride des incisions qui la divisent en travers dans toute sa longueur et dans toute son épaisseur; puis on étend les parties dans une direction opposée à celle que la cicatrice leur avait imposée, et on les maintient allongées, soit à l'aide de la position, soit au moyen de bandages ou de machines. Quand les parties sont souples et extensibles, on les ramène sur-le-champ à la position qu'elles doivent garder pendant tout le traitement; si elles sont roides, cette manœuvre pourrait produire des douleurs atroces, une inflammation violente, et même la gangrène. Il vaut donc mieux procéder lentement et par degrés, et même, au lieu des attelles inflexibles, recourir à des ressorts élastiques qui procurent une extension douce et permanente à la fois.

On panse les plaies à plat, et on tâche de procurer la cicatrisation. S'il se forme de nouvelles brides, ce qui n'est pas rare, il faut les couper sans hésiter ; précepte important, et qui seul assure le succès de l'opération. C'est ce procédé que suivait Dupuytren; mais il n'en avait pas tiré tout le parti désirable; et M. Amussat lui a donné tout récemment une telle extension, qu'il en a fait pour ainsi dire une méthode toute nouvelle.

Lorsque l'on a divisé une partie dont on veut empêcher la réunion, qu'il y ait eu ou non une cicatrice préexistante, les surfaces suppurantes tendent à se rapprocher, parce qu'elles se recouvrent en même temps d'une membrane inodulaire dont la rétraction les attire l'une vers l'autre. Il faut donc rompre la continuité de cette membrane, faire en sorte que la cicatrice de l'une des surfaces s'achève isolément et indépendamment de l'autre; et, pour cela, dès que la suppuration est établie, fendre à diverses reprises, toutes les vingt-quatre heures, l'angle d'union des deux surfaces où la membrane inodulaire passe de l'une à l'autre. J'ai vu par cette méthode l'orifice de l'urètre, agrandi par une incision, se cicatriser en gardant toute l'ampleur que l'incision lui avait donnée : M. Amussat y a recours aussi pour maintenir, après la cicatrisation, la séparation de la langue et du plancher buccal, opérée par le bistouri ; et l'on comprend que le même moyen est applicable à tous les cas où l'on craint de perdre le bénéfice d'une incision par la rétraction de la cicatrice.

Si cette méthode nouvelle tient à l'avenir tout ce qu'elle semble promettre, les règles générales posées pour la division des cicatrices seront presque toutes renversées. Ainsi l'on conseillait :

1° De n'opérer sur les cicatrices que quand elles sont parfaitement organisées, c'est-à-dire quelques mois ou même quelques années après leur formation, sous peine d'entraîner peut-être par l'inflammation la destruction de toute la cicatrice. Évidemment cette crainte est exagérée, et l'on peut, à moins de contre-indications toutes spéciales, agir sur les cicatrices à toutes les époques.

2° De s'assurer, avant l'opération, qu'on pourra obtenir, à l'aide de la position ou des bandages, une cicatrice plus large et moins difforme. Ainsi, les cicatrices de la face étaient regardées comme rebelles à ce procédé. Il est permis d'espérer dès à présent que ces restrictions tomberont devant l'expérience.

3° De s'assurer que le retour des formes et des fonctions n'est point empêché par quelque obstacle irrémédiable, l'ankylose, la destruction des muscles et des tendons, la paralysie, etc. Cette règle est commune à toutes les méthodes.

4° Pour les brides très larges et très étendues, de faire l'opération en plusieurs temps, de peur de produire une vaste plaie que pourraient suivre des accidents graves; et d'attendre la guérison d'une première section avant de passer à une seconde. Tout chirurgien prudent devra se conformer à ce précepte.

5° Enfin, le malade guéri devait continuer long-temps encore les moyens propres à prévenir la rétraction de la cicatrice, c'est-à-dire les appareils à extension, les bains, les douches, les applications huileuses ou émollientes. Sans vouloir détourner les praticiens de suivre ce précepte, je dois dire que son efficacité me paraît fort conjecturale, et j'ai bien peur que la théorie n'ait plus contribué que l'expérience à le faire établir.

4° *Adhérences anormales.*

Telles sont les cicatrices qui unissent les doigts entre eux, le pénis au scrotum ou à l'abdomen, le bras au tronc, etc. Trois procédés.

1° *Procédé ancien.* — On divise les adhérences avec soin et jusqu'au-delà de leur origine, et l'on panse à plat chacune des surfaces saignantes qui en résultent. Si l'on se bornait là, la cicatrice qui se forme d'abord à l'angle d'union des parties divisées, en se propageant et en se rétractant, aurait bientôt reproduit une adhérence presque semblable à la première. On conseille donc d'exercer sur ce point une compression méthodique et continue, qui mette obstacle à l'extension de la cicatrice.

La section réitérée de l'angle d'union pratiquée par M. Amussat, comme il a été dit dans le paragraphe précédent, a une toute autre efficacité que cette compression, le plus souvent illusoire.

2° *Procédé de Rudtorffer.* — Il consiste à percer la peau avec un trocart, au point où commence dans l'état normal la séparation des parties, à la base des doigts, par exemple, si l'on a affaire à une adhérence de ces organes. On passe dans ces trous un fil de plomb, qu'on y laisse jusqu'à ce que la cicatrisation soit complète. Alors seulement on le retire et on achève de diviser les brides; on panse ensuite à plat comme à l'ordinaire.

3° *Procédé autoplastique.* — Après avoir détruit les adhérences dans toute leur étendue, on dissèque légèrement la peau à droite et à gauche, ou d'un côté seulement, de façon à pouvoir réunir par première intention. M. Dieffenbach a employé ce procédé avec succès pour la restauration du prépuce.

Appréciation. — L'autoplastie est assurément la plus certaine de toutes nos ressources ; mais elle n'est pas toujours applicable. Disons d'abord que si l'adhérence ne consistait qu'en une mince membrane qu'on diviserait d'un coup de ciseaux, le danger de sa reproduction serait à peu près nul, et la section simple pourrait suffire. Le procédé de M. Amussat permettra d'étendre le bienfait des simples sections à diverses circonstances, où jusqu'ici elles auraient été inutiles. Quant au procédé de Rudtorffer, il exige d'abord assez de temps pour la cicatrisation des trajets qu'on veut établir ; et M. Pétréquin a essayé de l'appliquer à l'adhérence des paupières avec le globe oculaire sans beaucoup de succès.

5° *Oblitérations contre nature.*

Nous comprendrons à la fois sous ce titre, et l'oblitération complète, et le simple rétrécissement des orifices naturels, comme la vulve, la bouche, etc. On a proposé plusieurs procédés.

1° *La dilatation.* Par des moyens mécaniques, bougies, plaques de métal, éponges préparées, etc.

2° *L'incision.* Soit qu'on perfore une ouverture oblitérée, ou qu'on agrandisse une ouverture rétrécie, on se sert, selon les cas, du bistouri seul ou guidé par la sonde cannelée, des ciseaux mousses, du trocart. Puis, l'ouverture ramenée à ses dimensions normales, on y introduit des mèches ou des tubes d'ivoire façonnés exprès, d'un calibre plus gros que l'ouverture naturelle, et on les y laisse à demeure jusqu'à ce que la cicatrice soit formée, et même long-temps après, à cause de la tendance extrême qu'ont ces sortes d'orifices à se rétrécir quand on cesse toute dilatation. C'est le procédé que préférait Dupuytren. Celui de M. Amussat le remplacera avec avantage.

3° *Le procédé de Boyer*, qui unit à l'incision une compression exercée aux deux extrémités de l'orifice par deux crochets tirés en sens contraire. Ce n'est autre chose que le procédé ordinaire pour les adhérences ; il a fort bien réussi à son auteur dans un cas d'oblitération incomplète de la bouche.

4° *Le procédé de Rudtorffer*, qui exigerait ici deux trous, pour les deux commissures de l'orifice.

5° *Le procédé autoplastique de M. Dieffenbach*, qui consiste à enlever une languette des téguments et des tissus sous-jacents dans toute l'étendue que doit avoir l'orifice naturel, sans toucher à la muqueuse; à inciser ensuite la muqueuse de façon à en obtenir deux lambeaux, qu'on renverse de chaque côté de la plaie, et qu'on réunit par suture à la peau extérieure. Il sera décrit plus amplement à l'article du rétrécissement de la bouche.

Appréciation. — Pour les petites ouvertures, comme les narines, le conduit auditif, le procédé de M. Amussat, ou même la dilatation pure est seule convenable. Pour les grands orifices, le procédé de M. Dieffenbach est incontestablement bien supérieur.

Il y aurait un rapprochement curieux à faire entre tous ces procédés pour les rétrécissements extérieurs, et ceux qu'on a imaginés pour les rétrécissements internes. Mais ces considérations sortent de notre plan, et nous nous contenterons de renvoyer aux articles qui traitent de la fistule lacrymale et des rétrécissements de l'urètre; on y trouvera tous les points de comparaison.

CHAPITRE V.

OPÉRATIONS QUI SE PRATIQUENT SUR LES MUSCLES ET LEURS DÉPENDANCES.

On pratique la section en travers d'un muscle, d'un tendon, d'une aponévrose, dans les cas de rétraction permanente et rebelle à tout autre moyen.

Ces sortes d'opérations, fort rarement pratiquées jusqu'à ces dernières années, ont pris tout-à-coup une extension extraordinaire. Les sections du tendon d'Achille, du muscle sterno-mastoïdien, des brides fibreuses attribuées à l'aponévrose palmaire, sont devenues des opérations communes; et il est peu de tendons que depuis on n'ait attaqués ou conseillé d'attaquer.

A la tête, M. Bonnet a coupé le temporal et le masséter; au cou, Gooch avait coupé le peaucier dans un cas de torticolis;

M. Stromeyer a divisé le bord antérieur du trapèze ; M. Dieffenbach a été jusqu'au muscle droit du cou ; au dos, M. Dieffenbach a coupé le rhomboïde et le grand dorsal pour une déviation de l'épine ; et M. J. Guérin, allant plus loin qu'eux tous, divise les muscles des gouttières vertébrales dans les cas de déviation de l'épine qu'il attribue à leur contracture.

Sur le membre supérieur, M. Dieffenbach a coupé les muscles sus et sous-épineux, et grand dorsal, pour réduire une luxation datant de deux ans; et le biceps pour une contracture de ce muscle.

Mais c'est surtout au membre inférieur que les sections ont été multipliées. M. J. Guérin coupe presque tous les muscles qui entourent l'articulation coxo-fémorale pour favoriser la réduction des luxations congéniales.

Les tendons des muscles biceps, demi-tendineux, demi-membraneux et couturier, ont été divisés par MM. Michaelis, Stromeyer, Dieffenbach et Duval.

On a proposé de couper le quadriceps fémoral pour les fractures de la rotule ; et un auteur moderne va même jusqu'à dire qu'il est des cas où on devrait couper le ligament rotulien.

Pour le pied-bot, outre le tendon d'Achille on a coupé les tendons des extenseurs des orteils, du jambier antérieur, des péronés, des fléchisseurs, etc.; enfin pour les rétractions des orteils, on a coupé les tendons des muscles qui paraissent rétractés et l'aponévrose plantaire. Je ne dis rien des sections des muscles de l'œil et de la langne, dont il sera traité ailleurs.

Je l'avouerai, je crains qu'une sorte de vogue passagère n'ait entraîné les chirurgiens un peu plus loin qu'il n'était nécessaire, et même permis. D'abord, on a fait des sections musculaires sans indication bien démontrée, ou avec des indications réelles, mais qui auraient bien pu être remplies sans opération. Il reste aussi une autre question à éclaircir. Quand on divise un muscle, la cicatrice fibreuse qui réunit ses deux portions diminue sa force, mais ne l'annihile pas ; il en est de même pour la section des tendons enfermés dans une gaîne celluleuse, comme le tendon d'Achille. Mais que deviennent après leur section les tendons qui glissent dans des gaînes synoviales ? Se réunissent-ils de manière à conserver l'action de leurs muscles, ou celle-ci est-elle perdue? Quoi qu'il en soit, je ne voudrais toucher à des tendons de cette espèce que dans des cas de nécessité bien démontrée ; et alors il serait facile d'approprier à chaque tendon les procédés des incisions sous-cutanées et ceux que nous allons décrire.

1° *Section du muscle sterno-mastoïdien.*

La rétraction du muscle sterno-mastoïdien est la principale cause du torticolis. Toutefois, M. J. Guérin a fait voir que le plus ordinairement sa portion sternale seule y participe ; elle forme en effet comme un muscle particulier qui agit directement sur la tête, tandis que la portion claviculaire agit plutôt sur l'épaule ; et j'ai vu en effet un cas où la rétraction de cette dernière portion n'avait pour effet que d'élever fortement l'épaule correspondante.

La section de ce muscle se faisait autrefois à découvert, après une large incision horizontale ou verticale de la peau ; aujourd'hui elle ne se pratique plus que par l'incision sous-cutanée.

C'est à Dupuytren que revient l'honneur de cette opération. Sur une jeune fille atteinte de torticolis, il plongea un bistouri étroit au-dessous du bord sternal du muscle, jusqu'à ce que la pointe apparût au côté externe, et divisa le muscle d'arrière en avant, avec une seule piqûre à la peau. Plus tard, M. Stromeyer répéta l'opération, mais en coupant le muscle d'avant en arrière. Ce dernier procédé est préféré par M. J. Guérin, qui l'a modifié et décrit de la manière suivante.

Procédé de M. Guérin. — Il faut se rappeler avant tout que M. Guérin n'agit dans les cas ordinaires que sur le faisceau sternal du muscle, ou, comme il l'appelle, le *sterno-mastoïdien* proprement dit.

Le malade étant couché sur un lit dont le tiers supérieur se relève en pente, un aide lui tient la tête et tend à l'incliner en sens inverse de l'inclinaison pathologique, et à exagérer la rotation existante. Ces deux mouvements sont indispensables : le premier a pour effet de tendre le muscle à diviser ; le second, plus important encore, le fait saillir en avant, et le détache des parties sous-jacentes en transportant son insertion mastoïdienne sur un plan plus antérieur : phénomène quelquefois si prononcé, qu'on peut embrasser le muscle en totalité entre le doigt et l'index, de manière que la peau seule reste interposée entre les deux doigts qui la pressent.

Le muscle donc soulevé et tendu, on fait à la peau, à 15 ou

18 millimètres au-dessus de l'insertion sternale du muscle, un pli parallèle à la direction de celui-ci, pli dont la base répond au point de la peau qui, dans le relâchement, longe le bord externe du muscle. On plonge à la base de ce pli un bistouri mince, large de 4 millimètres, et légèrement concave sur le tranchant. Dans le premier temps, la lame de l'instrument est introduite à plat, le tranchant tourné du côté de la tête; lorsqu'elle a été enfoncée de 15 à 18 millimètres, c'est-à-dire de manière à dépasser le bord interne du muscle, sans traverser la peau du côté opposé à la ponction, on relève dans un second temps la lame du bistouri, et l'on applique son tranchant sur le muscle. Dans un troisième temps, on abandonne le pli de la peau, et l'on coupe le tendon qui est presque spontanément divisé.

Si les deux muscles étaient affectés, après avoir coupé le sterno-mastoïdien, on ferait tendre le cléido-mastoïdien, en inclinant et tournant la tête du côté opposé; et l'on introduirait le bistouri pour couper le muscle d'avant en arrière, comme il vient d'être dit. Mais une précaution essentielle ici, est de diriger la pointe de l'instrument du côté interne du muscle vers l'externe.

Appréciation. — En supposant que la contraction soit limitée à l'un des faisceaux du muscle, ce qui paraît en effet le cas le plus commun, la direction donnée au bistouri par M. Guérin est calculée pour prévenir à peu près tous les dangers de l'opération. Ainsi en le dirigeant de dehors en dedans pour le faisceau sternal, on ne court aucun risque de léser les vaisseaux; la veine jugulaire externe demeure fort loin en dehors du trajet de l'instrument; l'artère carotide primitive et la veine jugulaire interne correspondent à la base de la lame, et sont protégées d'ailleurs, ainsi que la trachée-artère, par les muscles sterno-hyoïdien et sterno-thyroïdien. Les seuls vaisseaux à craindre seraient 1° la veine jugulaire antérieure, qui n'est pas constante, et qui, étant sous-cutanée, serait toujours aisée à éviter; 2° la veine thyroïdienne inférieure; mais elle est aussi protégée par les muscles sous-jacents, et sa lésion serait d'ailleurs sans importance.

Pour le faisceau claviculaire, en dirigeant l'instrument de dedans en dehors, l'artère carotide et la veine jugulaire interne qui la recouvre répondent à la base de l'instrument; on n'aurait à craindre que de blesser la veine jugulaire externe, et la portion horizontale de la jugulaire antérieure, dans son trajet pour

se rendre à la veine sous-clavière. Mais en ne faisant la section que 18 millimètres au-dessus de la clavicule, on éviterait la jugulaire antérieure, et en plongeant le bistouri le tranchant tourné perpendiculairement à la direction des fibres musculaires, et non à plat comme pour l'autre faisceau, on laisserait la jugulaire externe entre le dos de l'instrument et la peau. Je reproduis ici les allégations de l'auteur; mais véritablement, son procédé, mieux assuré que les autres contre la lésion des gros vaisseaux, laisse subsister le péril de la piqûre de la jugulaire externe.

Une autre question est de savoir s'il vaut mieux couper le muscle d'avant en arrière que d'arrière en avant. Pour le faisceau claviculaire, les gros vaisseaux étant assez loin, et la jugulaire externe se trouvant exposée au tranchant du bistouri marchant d'arrière en avant, la section d'avant en arrière semble quelque peu préférable.

Mais pour le faisceau sternal, la section d'arrière en avant me paraît beaucoup plus sûre, sinon plus facile. M. Guérin la rejette par la raison qu'on n'est pas sûr d'embrasser avec le bistouri la totalité du muscle, et qu'une sonde cannelée se fraie difficilement passage à travers les tissus fibreux sous-jacents. La difficulté n'existe pas dans les cas où le muscle peut être tellement soulevé, que les doigts l'embrassent en entier dans un pli de la peau; et alors le ténotome pointu agira avec toute la sécurité possible. Que si au contraire le muscle restait collé aux parties profondes, peut-être y aurait-il plus à craindre que la lame marchant d'avant en arrière n'allât offenser les vaisseaux; et il serait plus prudent, à mon avis, de commencer par faire une ponction à la peau, d'y plonger un bistouri à pointe mousse, et d'opérer la section d'arrière en avant.

Reste enfin la question du lieu d'élection, sur lequel les chirurgiens ne sont pas tous d'accord. Boyer le fixait à 3 centimètres au-dessus de la clavicule; d'autres, au tiers inférieur du muscle, ou à sa partie moyenne, ou bien encore au niveau des insertions inférieures. J'avais pensé qu'il y aurait quelque avantage à la pratiquer le plus haut possible, le muscle étant moins large et les vaisseaux plus éloignés de l'instrument. Une autre considération m'avait encore confirmé dans cette opinion. M. Amussat, dans un cas de spasme de ce muscle, l'avait divisé à l'union du tiers moyen avec le tiers inférieur, mais seulement dans les quatre cinquièmes de sa largeur. Le malade guérit; mais les deux tiers supérieurs du muscle s'atrophièrent, tandis que le tiers inférieur resta hypertrophié. Le procédé que j'indiquais a été tenté en 1836 par M. Bouvier sur une jeune fille de vingt ans; mais l'indocilité de la malade fut telle, qu'il fallut suspendre l'opération après l'incision des téguments. M. J. Guérin allègue que dans ce point on rencontrerait trop de nerfs, ce qui rendrait l'opération fort douloureuse. Cette objection s'applique mieux à la section de la partie moyenne qu'à la section supérieure; et l'on gagnerait, à mon sens, à conserver celle-ci, au moins pour les cas où le muscle tout entier participe à la contracture. On pourrait alors introduire le ténotome par-dessous ou par-dessus le muscle, et le faire marcher d'arrière en avant ou d'avant en arrière sans aucun inconvénient.

2° *Section du tendon d'Achille.*

Dans quelques cas d'amputation du pied par le procédé de Chopart, il arrive que le pied se renverse en arrière par la prédominance d'action des muscles soléaires et jumeaux. On a conseillé alors la section du tendon d'Achille. Cela est arrivé à un de mes opérés, sur lequel M. H. Larrey a fait cette section avec un succès complet.

Mais elle est spécialement recommandée dans certaines variétés de pied-bot, et notamment pour le pied-équin. Pratiquée pour la première fois par Minius en 1685, tombée ensuite dans l'oubli, ressuscitée au commencement de ce siècle par Thilenius, et plus tard par Delpech, elle est devenue, de nos jours, d'une application générale.

Anatomie. — Le tendon d'Achille, très large à sa partie supérieure, se rétrécit graduellement jusqu'à ne former qu'une corde volumineuse à peu près arrondie; puis, à 27 ou 30 millimètres du talon, chez les adultes, il s'élargit de nouveau pour aller s'implanter au calcanéum, dont il est d'abord séparé par une bourse muqueuse assez étendue.

L'artère tibiale postérieure, avec les veines et le nerf du même nom, est située au côté interne du tendon, qui la recouvre même un peu en haut, mais séparée de lui par l'aponévrose profonde. D'après M. Scoutetten, dans le pied-bot prononcé, les veines, pathologiquement distendues, décrivent, aussi bien que l'artère, des flexuosités qui leur font occuper un plus grand espace que dans l'état normal. On pourrait donc craindre de les léser, surtout sur un sujet jeune et atteint d'un pied-bot considérable ; et d'autant plus qu'on attaquerait le tendon à sa partie la plus supérieure. En faisant au contraire l'incision trop bas, on risquerait d'ouvrir la bourse muqueuse. M. Scoutetten pose en conséquence la règle suivante :

Tirez une ligne transversale qui partage la malléole externe et se prolonge jusqu'au tendon, et vous aurez la hauteur exacte à laquelle la section doit être faite.

Procédés opératoires. — L'ancienne méthode consistait à diviser la peau soit par une incision transversale, ou une ou même deux incisions verticales ; mais la méthode sous-cutanée est seule restée dans la pratique. Les procédés varient surtout selon que la section se fait d'arrière en avant ou d'avant en arrière ; il est assez remarquable qu'ici M. Stromeyer préfère passer le bistouri sous le tendon, tandis qu'il adopte l'autre procédé pour le muscle sterno-mastoïdien.

Procédé de Stromeyer. — Le malade couché sur une table, tournant du côté de l'opérateur le pied malade, un aide fixe le genou, un autre embrasse le pied et le fléchit de manière à tendre fortement le tendon d'Achille ; le chirurgien prend un bistouri à fistule, courbe et très aigu, et l'enfonce à 6 ou 8 centimètres au-dessus de l'insertion du tendon, entre celui-ci et le tibia, le dos du couteau tourné vers les os, et le tranchant vers le tendon, qui, à l'aide de la flexion forcée du pied, s'offre de lui-même à l'action de l'instrument. La pointe du bistouri traverse à peine les téguments du côté opposé à son entrée ; la plaie de ce côté n'a guère que la largeur de la lame. On rapproche les bouts du tendon par l'extension du pied ; la cicatrice se fait sans suppuration, et le dixième jour on commence l'extension du tendon.

M. Duval ne fait qu'une ouverture à la peau, ce qui est plus simple.

Procédé de M. Bouvier. — Il se sert d'une lancette et d'un ténotome à pointe émoussée. Avec la lancette il pique la peau sur le côté où le tendon offre le plus de saillie ; par cette piqûre il fait glisser son ténotome entre la peau et le tendon, et le divise de la face cutanée à la face profonde.

Appréciation. — Ici le tendon est tellement écarté des couches sous-jacentes, surtout quand on le tend par la flexion du pied, que l'emploi de deux instruments est véritablement superflu, et que la section en marchant de la peau vers les parties profondes n'a nul péril, surtout en la pratiquant à la hauteur indiquée par M. Scoutetten. Le procédé opératoire est d'ailleurs grandement simplifié, en faisant faire à la peau un pli vertical qu'on traverse à la base avec le ténotome couché à plat; puis en portant le tranchant vers le tendon et fléchissant le pied; le tendon vient alors de lui-même se couper sur l'instrument. M. Scoutetten avait aussi recommandé de plonger le bistouri par le côté interne du tendon, conseil utile, sans être toutefois bien important.

3° *Section de l'aponévrose palmaire.*

La rétraction permanente des doigts, congéniale ou acquise, tient fréquemment à un état particulier de rétraction de quelques brides qui dépendent de l'aponévrose palmaire, d'autres fois de brides anormales, ou même d'une sorte de racornissement de la peau. Dans tous les cas, l'indication est de couper en travers les brides qui retiennent les doigts fléchis, et qui affectent le plus souvent les doigts annulaire et auriculaire.

Procédé de Dupuytren. — La main du malade étant solidement fixée, on pratique une incision transversale de dix lignes d'étendue à la peau, vis-à-vis la saillie la plus forte de la bride, c'est-à-dire, le plus communément, vis-à-vis l'articulation métacarpo-phalangienne de chaque doigt rétracté, ou plus haut sur la paume de la main, ou plus bas sur la première phalange, suivant le besoin. La peau étant incisée, on redresse le doigt de manière à tendre la bride aponévrotique et à la diviser complétement. Si, après cette section, le redressement était incomplet, il faudrait en faire une autre sur la même bride, à distance suffisante de la première. Chaque doigt rétracté exige une section spéciale. On panse les plaies avec la charpie sèche, et on maintient les doigts étendus à l'aide d'une palette à digitations isolées, fixée sur le dos de la main par un bandage approprié.

Procédé de M. Goyrand. — Il incise longitudinalement la peau sur chaque bride préalablement tendue, écarte les lèvres de cette incision, les détache des cordons fibreux par la dissection, et coupe en travers ces cordons ainsi isolés.

Procédé d'A. Cooper. — Il conseille de glisser sous la peau, à côté de la bride, un bistouri à lame étroite, avec lequel il va couper cette espèce de corde sans diviser la peau qui la recouvre.

Ce procédé, le premier en date, et qui a précédé aussi le procédé analogue de M. Stromeyer pour le tendon d'Achille, est le plus simple et le meilleur quand les brides sont sous-cutanées. Mais quand la peau y est confondue, soit par des cicatrices, soit par sa propre rétraction, un autre procédé est nécessaire, et l'on peut choisir, suivant les cas, entre celui de M. Goyrand et celui de Dupuytren.

4° *Cicatrices vicieuses des muscles et des tendons.*

Ces cicatrices donnent lieu à des effets bien différents, selon le mode de leur formation. A l'avant-bras, par exemple, Dupuytren a vu une cicatrice réunissant les muscles fléchisseurs après une perte de substance, entraîner le raccourcissement de ces muscles et la flexion forcée des doigts. La section de la cicatrice devrait alors être faite, et les doigts être étendus pour en obtenir une autre plus allongée.

Nous avons vu réussir de cette manière la section du tendon extenseur du doigt médius, dont le raccourcissement renversait la première phalange de ce doigt en arrière et fléchissait en avant les deux autres.

Enfin on a vu les muscles extenseurs divisés, leurs extrémités écartées par l'action des fléchisseurs, et une cicatrice se faire de manière à laisser aux muscles une trop grande longueur, et de là, la flexion forcée s'ensuivre. M. Dutertre, dans un cas de ce genre, a emporté toute la cicatrice, redressé les doigts à l'aide d'un appareil spécial, rapproché par suture les bords de la peau et les bouts des muscles mêmes : l'opération fut couronnée du plus heureux succès.

CHAPITRE VI.

OPÉRATIONS QUI SE PRATIQUENT SUR LE SYSTÈME NERVEUX ET SES DÉPENDANCES.

Nous comprendrons sous ce titre les opérations pratiquées sur l'appareil cérébro-spinal, pour l'hydrocéphale et l'hydrorachis; et les sections des nerfs dans les névralgies.

Art. Ier. — Appareil cérébro-spinal.

1° *Ponction de l'hydrocéphale.*

Opération fort douteuse, répétée toutefois assez fréquemment dans ces dernières années; et M. Conquest entre autres l'a pratiquée sur dix-neuf sujets, dont dix ont guéri et neuf sont morts. Elle mérite donc une sérieuse attention.

Le siége de la ponction n'a pas été suffisamment discuté. M. Conquest paraît préférer le trajet de la suture frontale au milieu de l'espace compris entre l'apophyse crista-galli et la fontanelle antérieure. M. Russell a choisi l'un des côtés de cette fontanelle même. Tous deux se servent d'un petit trocart; M. Russell l'enfonce à 13 millimètres de profondeur au plus; M. Conquest va à 5 centimètres. Même désaccord quant à la quantité de liquide évacué à chaque ponction. Ainsi, sur un enfant de huit mois, M. Russell tira 90 grammes de sérosité la première fois; 140 grammes un mois après; onze jours après 30 grammes; vingt jours après 45 grammes. La tête perdit 10 centimètres en circonférence. M. Conquest en a tiré jusqu'à 375 grammes à la fois; il ne dit pas de combien les têtes ont diminué.

J'ai eu l'occasion de pratiquer cette opération sur une petite fille de huit mois. L'étude du cerveau chez un hydrocéphale du même âge et sur des enfants à l'état normal m'avait conduit à préférer la partie latérale de la suture fronto-pariétale; c'est là en effet qu'on est le plus près des ventricules, et qu'on a le moins de vaisseaux à léser. Je choisis un trocart ordinaire, afin que rien ne gênât l'écoulement, et je le plongeai à 4 centimètres. Après le premier cri causé par la ponction, l'enfant s'était tue; je retirai

875 grammes de liquide sans aucun accident qu'une légère pâleur; et quatre jours après, le léger malaise qui avait suivi était complétement dissipé. Je fis une deuxième ponction d'environ 625 grammes; les accidents se dissipèrent encore; mais, comme je me disposais à une troisième, il survint inopinément des phénomènes cérébraux qui enlevèrent la malade.

Malgré l'énorme évacuation de liquide et le jeune âge de l'opérée, la tête n'avait pas subi la diminution que Russell dit avoir observée chez son malade; et une étude attentive des observations publiées jusqu'ici me font regarder la sienne comme fort suspecte. La tête de l'hydrocéphale est molle vers le sinciput, mais dure et en grande partie ossifiée à la base; et même à la voûte du crâne, comment veut-on que les membranes qui tiennent la place des os se rétractent jusqu'à perdre 10 centimètres en un seul sens? Cela est impossible. Chez ma petite malade, les pariétaux, déjà en partie osseux et solides, se rapprochaient bien l'un de l'autre; mais les membranes qui les séparaient formaient des plicatures très profondes, très difformes, et qui paraissaient fort disposées à persister si l'enfant eût vécu. En conséquence, on peut par la ponction empêcher les progrès ultérieurs de l'hydrocéphale, et quelquefois obtenir un arrêt définitif; mais c'est là tout, et le crâne demeure à très peu près aussi volumineux qu'auparavant. Dans un cas rapporté par Graefe, concernant un enfant de quatre mois, la tête avait un peu plus de 49 centimètres de circonférence avant l'opération; six mois après le sujet était guéri, dit-on; et la tête mesurée offrait une circonférence de près de 51 centimètres, c'est-à-dire exactement plus forte de 13 millimètres qu'avant le traitement.

2° *Ponction de l'hydrorachis.*

Elle a été tentée une fois avec succès à l'aide de la lancette; on avait mis dans l'incision une tente de charpie pour favoriser l'écoulement du liquide. A. Cooper a obtenu un succès remarquable par la compression, et un autre par des ponctions successives avec une aiguille, combinées avec la compression. Peut-être y joindrait-on avec avantage les injections émollientes suivant le procédé de M. Récamier (*voy*. p. 108).

Art. II. — Section des nerfs.

La section des nerfs doit toujours s'accompagner d'une excision plus ou moins étendue, pour éviter leur cicatrisation et le retour des douleurs.

Voici d'ailleurs les règles générales :

1° Mettre à découvert le tronc du nerf affecté, au-dessus de l'origine de toutes les branches douloureuses ;

2° Faire fléchir le membre pour ne pas trop tirailler le nerf en le soulevant ;

3° S'assurer, en soulevant et en irritant le nerf, que c'est bien celui-là qui est le siége de la névralgie ;

4° Couper le nerf d'un seul coup, du côté de son origine, et aussi haut que la plaie le permet : l'excision se fera après sans douleur sur le bout inférieur ;

5° Exciser le plus qu'on peut, et en général au moins 9 à 12 millimètres de la longueur du nerf.

Ces précautions ne rassurent pas encore contre la crainte d'une récidive. M. Bérard a vu revenir une névralgie sous-orbitaire chez une femme à qui il avait excisé 9 millimètes du nerf affecté ; Swan a constaté sur un cheval la réunion des deux bouts d'un nerf dont il avait emporté une longueur de 25 millimètres. Boyer a préconisé en conséquence la cautérisation, opération qu'il ne faudrait appliquer qu'après la section préalable et sur le bout inférieur du nerf ; encore n'est-on nullement assuré contre les récidives. Après avoir long-temps songé au moyen de les prévenir, je me suis demandé si l'on n'y réussirait pas mieux en disséquant la portion inférieure du nerf divisé, ou même les deux bouts au besoin, et en les repliant chacun de son côté dans les chairs, de manière à leur faire former une sorte d'anse, et à opposer les névrilemmes comme un obstacle à la transmission de l'agent nerveux, même après la réunion de la plaie. Peut-être encore pourrait-on détacher un petit lambeau des chairs saignantes, et l'interposer entre les deux bouts du nerf, pour mieux empêcher sa réunion.

§ I. NERFS DE LA FACE.

1° *Nerf frontal.*

Le nerf frontal, continuation du nerf ophthalmique, se divise dans le fond de l'orbite, quelquefois à sa partie antérieure, en deux branches, le frontal externe et le frontal interne. L'externe, plus considérable que l'autre, sort par le trou sus-orbitaire, situé à 3 centimètres environ en dehors de la racine du nez, fréquemment réduit à une simple échancrure osseuse que l'on peut quelquefois sentir sous la peau en longeant l'arcade orbitaire avec le doigt; l'interne est à 1 centimètre plus en dedans, et souvent davantage. On n'a à diviser que la peau, quelques fibres de l'orbiculaire, et les très petites artères qui côtoient les deux nerfs. On peut inciser la peau au-dessous ou au-dessus du sourcil.

Nous devons ajouter cependant que M. Bonnet de Lyon, rejetant la méthode ordinaire, a voulu essayer de la méthode sous-cutanée qui ne saurait faire qu'une simple incision du nerf: nous reproduirons ses procédés.

Premier procédé. (Velpeau.) — Le chirurgien se place derrière la tête du malade, relève le sourcil de la main gauche, tandis qu'un aide abaisse la paupière. Avec un bistouri droit, tenu comme une plume à écrire, on fait à la peau une incision de 3 centimètres, partant de l'apophyse orbitaire interne, et contournant le bord de l'arcade, à quelques millimètres au-dessus: l'incision doit aller jusqu'à l'os, et couper le nerf en travers. Puis on écarte les bords de la plaie, on saisit le bout supérieur du nerf avec des pinces à disséquer, on l'isole, et on en retranche une portion de 9 à 12 millimètres. On laisse suppurer la plaie, de peur de l'infiltration du pus dans le tissu lâche des paupières.

Deuxième procédé. — On fait l'incision immédiatement au-dessus du sourcil, ou dans la ligne du sourcil même; le chirurgien tendant la peau avec deux doigts, sans avoir besoin d'un aide. La réunion par première intention n'offre aucun inconvénient, et le voisinage des sourcils masque la cicatrice.

Si on le jugeait nécessaire, on pourrait porter la section beaucoup plus haut sur ce nerf, en décollant la périoste très lâche et très mince de la voûte orbitaire, au-dessous duquel le nerf se reconnaît à sa blancheur.

Il est à remarquer que ces procédés ont été décrits comme s'il n'y avait qu'une branche à couper. Le procédé de M. Bonnet les atteint toutes les deux.

Procédé de M. Bonnet, section sous-cutanée. — Le malade étant assis, le chirurgien avec les quatre derniers doigts de la main gauche relève le sourcil et la peau du front, en les faisant glisser sur l'os frontal, afin de tendre les branches nerveuses et de faciliter par là leur section. La ponction cutanée par un premier instrument est faite dans l'espace intersourcilier, à un centimètre de la ligne moyenne. Le ténotome est alors introduit horizontalement, le tranchant dirigé en bas et poussé en dehors, en raclant le frontal, jusqu'à ce que sa pointe ait dépassé le milieu de l'arcade sourcilière. On imprime alors à l'instrument un mouvement de bascule qui abaisse la lame en élevant le manche, en même temps qu'on la retire un peu à soi, afin de faciliter l'action du tranchant. Pendant cette manœuvre, qu'on exécute à plusieurs reprises, il faut toujours avoir soin de racler la surface de l'os. Au moment où le nerf est divisé, selon l'auteur, on en est averti par la sensation spéciale de la cessation brusque de résistance, bieu connue de tous ceux qui ont pratiqué des sections sous-cutanées.

2° *Nerf sous-orbitaire.*

On peut l'exciser à la sortie du canal sous-orbitaire, ou dans ce canal même. Dans le premier cas, l'incision se fait ou bien en dedans de la bouche, pour éviter une cicatrice à la figure, ou directement sur les téguments. Il faut se rappeler que le trou sous-orbitaire est situé à la partie supérieure de la fosse canine, à 6 ou 7 millimètres au-dessous du rebord inférieur de l'orbite, dans la direction de la première ou de la deuxième petite molaire, et assez souvent entre les deux.

Premier procédé. — La lèvre supérieure fortement relevée, on incise dans l'étendue de 4 centimètres la rainure qui joint cette lèvre à la gencive; et en rasant la surface de l'os jusqu'à la partie supérieure de la fosse canine, on arrive à la racine du nerf, qui se trouve dans la direction de la seconde dent molaire, à 6 ou 7 millimètres au-dessous du bord de l'orbite. Arrivé près du nerf, Richerand conseille de racler l'os avec le bistouri; M. Velpeau préfère recourir alors aux ciseaux droits. Mais on agit toujours à l'aveugle, et on ne peut tout au plus que couper le nerf sans l'exciser.

Deuxième procédé. — Le malade assis, le chirurgien placé en face fait au fond du sillon naso-jugal une incision de 3 à 4 centimètres, à partir de l'aile du nez; divise la peau, rencontre la veine faciale qu'il repousse en dehors, écarte avec une sonde cannelée la graisse, l'élévateur propre de la lèvre qu'il rejette en dedans, le muscle canin qu'il ramène en dehors, arrive au trou sous-orbitaire, coupe le nerf avec un bistouri, et excise autant qu'il peut de son bout inférieur.

M. Bérard aîné préfère une incision en T dont la branche transversale longe le bord orbitaire; il est bon aussi, suivant sa remarque, de diviser une portion de l'attache du muscle élévateur de la lèvre, qui cache le nerf à sa sortie du trou sous-orbitaire.

Le succès de l'opération peut dépendre beaucoup d'une circonstance sur laquelle j'ai appelé l'attention des pathologistes. Si les douleurs occupent uniquement les rameaux cutanés du nerf, sa résection au trou sous-orbitaire pourra suffire; si la douleur se répand dans toutes les dents supérieures, comme les filets dentaires postérieurs se détachent profondément du tronc dans la fosse spléno-maxillaire, il est probable que l'affection remonte jusque là, et toute opération est inutile; enfin, si les filets dentaires antérieurs participent seuls à la névralgie, on peut encore porter la section du nerf au-delà de leur origine, et j'ai pour cela proposé de couper le nerf dans son canal même. Je m'arrêterais aujourd'hui au procédé suivant :

Procédé de l'auteur. — D'abord, avec un ténotome solide, je pénètre le long du plancher de l'orbite, dans la direction du nerf qui aboutit au trou sous-orbitaire; et arrivé à 2 centimètres de profondeur, je coupe en travers le plancher de l'orbite qui est mince et oppose peu de résistance; et ainsi se trouvent coupés le canal et le nerf lui-même. Alors une simple incision transversale à un centimètre au-dessous du rebord orbitaire suffit pour mettre le nerf à nu; on le saisit avec des pinces et on l'arrache hors de son canal; ce qui se fait sans douleur, attendu la section préalable.

J'avais d'abord voulu profiter de l'incision extérieure pour décoller le périoste du plancher orbitaire et mettre le nerf à nu avant de le couper; mais sa section isolée et sous-cutanée me paraît de beaucoup préférable.

Procédé de M. Bonnet.—Il fait la ponction sous-cutanée à 2 centimètres en dehors du trou sous-orbitaire, et à 2 centimètres au-dessous du rebord de l'orbite. Avec la main gauche il faut tirer en bas et en avant la lèvre supérieure, afin de tendre le nerf et de l'éloigner de la fosse canine; de la main droite on introduit le ténotome, le tranchant regardant en haut; on le dirige en avant et un peu en bas, en ayant soin que son extrémité racle le fond de la fosse canine, et ne s'arrête que lorsque elle a dépassé le trou sous-orbitaire et qu'elle appuie contre l'éminence nasale; alors enfin retournant le tranchant un peu en avant, on opère la section en le retirant comme il a été dit.

3° *Nerf facial.*

Les névralgies de ce nerf sont excessivement rares, et ont même été niées par M. Bérard aîné; en conséquence les occasions de le réséquer doivent être fort rares aussi. On peut l'attaquer à sa sortie de la parotide; mais déjà il est subdivisé en un grand nombre de rameaux dont la position n'a rien de fixe, et l'opérateur n'aurait pour guide que la direction de la douleur. Si l'on voulait couper sa branche temporo-faciale à l'endroit où elle croise le col du condyle de la mâchoire, au-devant du lobule de l'oreille, on ferait une incision verticale ou un peu oblique d'avant en arrière, qui partirait de l'arcade zygomatique, et se terminerait sur le bord postérieur de la mâchoire au-dessus de son angle. On diviserait successivement la couche cellulo-graisseuse, une lame aponévrotique et quelques minces prolongements de la glande parotide, et enfin le nerf, qui n'est séparé de l'os que par un peu de tissu cellaire. On ne risquerait ainsi que de blesser l'artère faciale, aisée à lier ou à comprimer; mais on courrait grand risque de ne pas rencontrer la branche nerveuse cherchée.

Béclard, au rapport de M. Blandin, et après lui M. Velpeau, ont conseillé d'attaquer le nerf à sa sortie du crâne. On inciserait verticalement la peau dans l'étendue de 4 centimètres entre l'apophyse mastoïde et le lobule de l'oreille; on raserait la face antérieure de cette apophyse et le bord correspondant du sterno-mastoïdien, jusqu'à une profondeur de 12 à 22 millimètres. On attirerait fortement en avant la peau et la parotide, et au fond de la plaie, à peu près à distance égale de l'articulation temporo-maxillaire et du sommet de l'apophyse mastoïde, on trouverait le nerf, qui semble se diriger vers le bord de l'os maxillaire inférieur, en croisant obliquement la direction de la plaie. Il ne faut pas perdre de vue qu'à 5 ou 6 millimètres au plus au-delà du trou stylo-mastoïdien, qui donne passage à ce nerf, et dans la direction de la plaie, le bistouri rencontrerait la veine jugulaire interne.

Une opération de ce genre a été pratiquée en Amérique, avant 1830, sur un malade de M. Warren; la section du nerf ne fit que paralyser les muscles de la face, sans agir aucunement sur la douleur.

4° *Nerf dentaire inférieur.*

On l'attaque avant son entrée dans le canal dentaire, et après sa sortie du trou mentonnier.

Au trou mentonnier ; procédé ordinaire. — Ce trou se rencontre d'ordinaire chez les adultes au-dessous de la rainure osseuse qui sépare les alvéoles de la dent canine et de la première molaire ; mais je l'ai trouvé à quelques millimètres plus en arrière chez les vieillards. On renverse la lèvre inférieure; on incise, vis-à-vis les dents indiquées, la rainure qui joint la lèvre à la gencive ; à quelques millimètres de profondeur on rencontre le nerf que l'on coupe en rasant l'os; le bout coupé fait hors du niveau des chairs une saillie facile à reconnaître à sa blancheur, et qu'il suffit d'attirer avec des pinces pour en exciser une longueur convenable.

Avant son entrée dans le canal dentaire. Procédé de M. Warren. — Cette opération fut faite sur le même malade à qui l'on avait en vain pratiqué la section du nerf facial.

Une incision s'étendant de l'échancrure sigmoïde au bord inférieur de l'os maxillaire inférieur, mit à découvert la glande parotide; puis, en disséquant avec soin cette dernière, et incisant quelques fibres du masséter, l'opérateur arriva à l'os, sur lequel il appliqua une couronne de trépan de 20 à 25 millimètres, au-dessous de l'échancrure sigmoïde, et à égale distance des bords antérieur et postérieur de l'os. Lorsque les deux tables eurent été enlevées, l'une avec le levier et la seconde avec des pinces, le nerf se trouva à nu avec l'artère et la veine, au point où ils pénètrent dans le canal dentaire. On souleva le nerf avec une sonde, et on en enleva une longueur de 12 millimètres, comprenant l'origine de la branche myloïdienne. L'artère fut liée sans difficulté : la faciale transverse l'avait été dès le début de l'opération. La plaie fut réunie par première intention, et le malade guérit le neuvième jour.

J'ai vu essayer à M. Velpeau sur le cadavre une modification assez heureuse de ce procédé. Une incision en U, passant à 4 millimètres au-dessous et en arrière du bord inférieur et postérieur de la mâchoire, et remontant en avant du masséter, à 2 millimètres en dehors de l'artère faciale, jusqu'à 13 millimètres au-dessous de l'arcade zygomatique, permet de relever un lambeau unique sans léser la parotide. L'os mis à nu, l'on applique une moyenne couronne de trépan sur le milieu de sa branche. La couronne enlevée, on voit le nerf qu'elle entraîne avec elle, et on peut le couper au-dessus de l'orifice du canal dentaire. Il est important de s'assurer que le nerf est bien situé dans l'épaisseur de l'os; car immédiatement au fond de la plaie se voit le nerf lingual, qui est aussi gros et affecte la même direction. Mais le lingual marche sous l'os et même sous le périoste; il est aussi un peu plus rapproché de la mâchoire supérieure. Si la couronne avait été appliquée trop près du bord antérieur de l'os, on ne trouverait qu'un seul nerf, le lingual; il faudrait chercher le dentaire en arrière de la plaie circulaire de l'os, et entre ses deux lames.

Appréciation. — Les essais de M. Bonnet nous obligent d'abord à établir un parallèle entre les procédés sous-cutanés et les procédés ordinaires. Les premiers, limités à une pure section du nerf, semblent jugés par les mauvais résultats des sections simples opérées par d'autres procédés; mais M. Bonnet pense qu'après les larges incisions de la peau, les deux bouts du nerf se soudent par l'intermédiaire d'une cicatrice assez mince pour rétablir la continuité de l'innervation; tandis que dans la division sous-cutanée, le sang épanché entre les deux bouts sert de substance intermédiaire, qui peut bien rendre au nerf sa continuité matérielle, mais non rétablir sa continuité fonctionnelle. Il faut bien dire que cela est tout-à-fait hypothétique; mais parmi les observations, il en est une concernant une malade revue sans récidive au bout de sept mois, et qui semble en effet prouver que la simple section sous-cutanée a quelques chances de réussir. On pourrait donc l'essayer, surtout sur les femmes, pour les nerfs frontal et sous-orbitaire. Pour le nerf mentonnier, M. Bonnet a donné également un procédé; mais le procédé ordinaire, outre sa simplicité et sa certitude, l'emporte encore en ce sens qu'il ne laisse pas même de cicatrice visible.

En pratiquant l'an dernier la résection du nerf mentonnier,

j'eus l'idée, pour empêcher mieux encore la récidive, de mettre obstacle à la réunion en divisant à plusieurs reprises la membrane inodulaire au fond de la plaie, selon la méthode de M. Amussat. La névralgie guérie en ce point se transporta ailleurs.

Dans ce cas, les douleurs semblaient remonter si loin, que je craignais fort d'être obligé de couper le nerf dentaire avant son entrée dans le canal. J'avoue qu'alors les procédés de MM. Warren et Velpeau me parurent bien rigoureux ; et sans les rejeter absolument, c'est une ressource dont je ne voudrais user qu'à la dernière extrémité. J'avais fait en conséquence, et avant de connaître les opérations de M. Bonnet, quelques essais sur le cadavre pour voir si l'on ne pourrait pas atteindre le nerf par une ponction en dedans de la bouche ; et cela, en effet, m'avait assez bien réussi. Je n'eus pas occasion d'appliquer ce procédé sur le vivant ; il consiste à porter un bistouri étroit à pointe émoussée entre le ptérygoïdien et l'os, à quelques millimètres au-dessus du niveau de l'orifice du canal dentaire, et à couper le nerf sur l'os en sciant avec la pointe de l'instrument. Mais l'opération est trop délicate pour l'appliquer avant de s'être familiarisé sur le cadavre avec tous les détails de l'exécution.

§ II. NERFS DES MEMBRES.

Tout les nerfs accessibles à l'instrument peuvent être excisés au besoin ; nous ne rappellerons ici que l'opération la plus remarquable, à raison du volume et de l'importance du nerf.

Nerf sciatique.

Procédé de M. Malagodi. — Le patient couché sur le ventre, le chirurgien placé du côté malade tendit les téguments avec le pouce et l'indicateur gauches, et commença, à quatre travers de doigt au-dessus du creux poplité, une incision qu'il prolongea de bas en haut dans l'étendue de deux pouces et demi. La peau et l'aponévrose étant divisées, on se trouva dans l'intervalle des muscles fléchisseurs. Les muscles furent séparés en partie avec les doigts, en partie avec le manche d'un scalpel. Le nerf fut ainsi mis à découvert, puis séparé des vaisseaux ; l'index fut passé au-dessous, et la jambe fléchie pour pouvoir rapprocher le nerf de la plaie extérieure. Le nerf fut coupé avec un bistouri concave et boutonné : on en excisa environ 4 centimètres ; la plaie fut réunie par première intention, et la jambe mise dans l'extension. La guérison fut prompte. Toute douleur avait disparu ; il y avait, à la place, paralysie de la jambe et du pied, avec un sentiment de pesanteur et de fourmillement, et une sensibilité obtuse à la face interne de la jambe.

CHAPITRE VII.

OPÉRATIONS QUI SE PRATIQUENT SUR LES VEINES.

A part les divers procédés de phlébotomie déjà décrits, on opère sur les veines dans deux cas très divers : 1° afin d'en obtenir l'oblitération, soit pour la guérison d'ulcères variqueux, ou même d'autre nature, soit pour le traitement des varices ; 2° pour pratiquer la transfusion du sang.

Art. Ier. — Des varices.

Les procédés indiqués sont : la compression, la réduction, l'incision, la section, la ligature, la suture, l'excision, l'extirpation et la cautérisation. La *réduction*, conseillée par J.-L. Petit, consiste à comprimer avec les doigts les caillots de sang qui gonflent les varices, et à les repousser ainsi dans le torrent de la circulation.

I. COMPRESSION. — Long-temps exercée par de simples bandages, et regardée comme purement palliative, elle est montée au rang des méthodes les plus efficaces depuis les recherches faites dans ces dernières années, et compte même plusieurs procédés très différents.

Procédé de Delpech. — On met la veine à découvert par une incision dans l'étendue d'un pouce environ. Ce vaisseau étant disséqué et soulevé, on glisse au-dessous un morceau d'amadou d'un demi-pouce de largeur sur deux de longueur, et on l'assujettit à l'aide de deux bandelettes agglutinatives. La plaie est recouverte ensuite d'un plumasseau enduit de cérat. Sur sept cas d'emploi de ce procédé, on dit qu'il y a eu six cas de guérison complète.

Procédé de M. Davat. — On soulève la veine dans un pli de la peau, et on perce ce pli à sa base avec une aiguille, en sorte que la veine repose sur l'aiguille. On fait ensuite avec un fil ciré des 8 de chiffre sur les deux extrémités de l'aiguille, comme dans la suture entortillée.

M. Davat a tenté ce procédé sur des chiens. Au cinquième jour, l'artère n'était pas encore oblitérée. M. Velpeau l'a appliqué sur l'homme, en substituant au 8 de chiffre des tours circulaires du fil autour des extrémités de l'aiguille. Il dit avoir presque constamment réussi sur vingt-cinq individus atteints de varices des membres : la veine était oblitérée du cinquième au sixième jour.

Procédé de Sanson. — Imité du procédé de M. Breschet pour le varicocèle.

Sanson se servait d'une pince constituée par deux plaques métalliques ovalaires, garnies de peau, de 34 millimètres de longueur sur onze de hauteur ; de chaque plaque partent à angle droit deux branches de 8 à 9 millimètres de largeur, qui, après un trajet horizontal de 8 à 9 millimètres, se courbent de nouveau à angle droit pour se porter directement en haut, et ont à peu près 34 millimètres de hauteur. Au milieu de l'une de ces branches verticales se trouve soudée une tige métallique qui se porte transversalement dans une ouverture pratiquée sur le milieu de l'autre branche, et à travers laquelle elle glisse facilement ; deux vis de rappel, placées l'une à 13 millimètres au-dessus, l'autre à égale distance au-dessous de la tige transversale, et qui tournent en sens opposé, servent à rapprocher les deux plaques ovalaires destinées à saisir la veine.

On soulève le tronc veineux qu'on veut oblitérer, et on le serre entre les deux mors de la pince. On change les mors de place toutes les vingt-quatre heures, ou même plus souvent, pour éviter la mortification de la peau. La pince est restée une fois jusqu'à cinquante heures en place, sans déterminer d'escarre ; l'oblitération de la veine se fait sans qu'il soit besoin de pousser la compression jusqu'à la gangrène. Du reste, la formation d'une escarre ne nuit nullement à la guérison. M. Boinet a publié trois cas de succès par ce procédé.

II. La ligature. *Procédé adopté par Béclard.* — La peau incisée dans une étendue suffisante, on passe sous la veine un stylet armé d'une ligature ; on fait le nœud ordinaire, et on coupe le vaisseau immédiatement au-dessus.

M. Wise a constaté que le caillot était formé quarante-deux heures après l'application de la ligature. Il propose donc de ne la serrer qu'avec un nœud coulant, afin de pouvoir la retirer après vingt-quatre heures ou trente-six heures, quand le caillot sera formé. Il est probable qu'on éviterait ainsi l'inflammation et la suppuration de la veine.

III. La suture. — Cette méthode, due à M. Davat, est fondée sur ce fait de physiologie pathologique, que l'adhérence primitive de la membrane interne des veines est très difficile à obtenir, si on ne produit une légère solution de continuité dans cette membrane avant d'en mettre en contact les parois opposées.

Il a donc imaginé de faire avec une simple aiguille à coudre, droite ou courbe, un point sur la veine, c'est-à-dire de la traverser d'avant en arrière, puis d'arrière en avant, et d'assujettir l'aiguille dans cette position à l'aide d'un fil entortillé. Ainsi, sur un chien de taille moyenne, ayant soulevé la jugulaire gauche entre le pouce et l'indicateur gauches, il passa au-dessous de cette veine, à travers la peau, une aiguille qui vint ressortir du côté opposé. Après s'être assuré que la veine reposait bien sur cette première aiguille, il en prit une seconde avec laquelle il perça perpendiculairement la peau, la paroi antérieure et la paroi postérieure de la veine ; puis il inclina l'aiguille de façon à la faire sortir un peu plus haut, en traversant de nouveau les deux parois de la veine et les téguments. Les aiguilles se croisaient ainsi l'une l'autre ; on les assujettit à l'aide d'un fil. Cinq jours après le fil fut coupé, les aiguilles retirées ; les plaies furent cicatrisées en trois heures : la veine était solidement oblitérée. L'oblitération est déjà commencée après trente-huit heures ; mais alors elle n'est pas assez forte, et elle cède trop aisément à l'effort du sang.

Ce procédé n'a pas encore été essayé chez l'homme.

Procédé de Fricke. — Il consiste à traverser la veine de part en part et d'avant en arrière, puis à revenir d'arrière en avant, et à laisser le fil à demeure dans la veine comme un séton pendant deux jours ; cela suffit pour déterminer la formation d'un caillot et l'oblitération de la veine.

Fricke a écrit à M. Velpeau qu'il avait appliqué ce moyen dans trente cas avec succès. M. Velpeau l'a essayé deux fois, mais en traversant la veine plusieurs fois : les deux sujets furent atteints d'une inflammation phlegmoneuse très grave. Si l'on voulait tenter ce procédé, il faudrait donc s'en tenir à l'anse unique de Fricke.

IV. L'incision. — On place d'abord deux ligatures autour du membre, la première au-dessus, l'autre au-dessous du point où l'on veut ouvrir la veine; puis, si elle est adhérente à la peau, on fend l'une et l'autre en long, d'un seul coup, avec la lancette, faisant l'ouverture double de celle de la saignée ordinaire; si la veine est libre, on l'assujettit d'abord avec les doigts, afin que cette incision reste parallèle à celle de la peau. Il faut faire ordinairement plusieurs incisions à distance l'une de l'autre, pour parvenir à vider complétement la veine des caillots qui s'y trouvent; puis on réunit la plaie, sur laquelle on applique un bandage compressif.

V. La section. *Procédé ordinaire.* — Avec un bistouri convexe, on coupe en travers la peau et la veine; ou bien on soulève la veine dans un repli de la peau, et un bistouri droit bien tranchant, passé à travers la base de ce pli, en fait la section d'un seul coup; le résultat est le même. Tous les troncs variqueux étant ainsi coupés, on remplit la plaie de charpie; la suppuration qui suit amène l'oblitération des vaisseaux.

Procédé de Brodie. — On se sert d'un bistouri légèrement concave, à lame étroite, à pointe acérée. On l'enfonce sous les téguments, à plat d'abord, entre la peau et la veine; puis, tournant le tranchant en arrière, on le retire en pressant, de manière à diviser la veine en travers, sans augmenter la petite plaie de la peau.

On espérait ainsi éviter l'accès de l'air, cause présumée de la phlébite; mais Béclard a vu survenir la phlébite et l'érysipèle phlegmoneux après ce procédé, qui, de plus, expose à ne couper qu'incomplétement la veine, et à manquer l'oblitération. Le premier procédé lui parassait donc préférable.

Procédé de Richerand.—On incise parallèlement au membre, à travers les tortuosités et les pelotons variqueux, à l'aide d'un bistouri convexe qui pénètre jusque sur l'aponévrose; on choisit le point du membre où il y a le plus de varices réunies; les incisions ont de 11, 14, 16, jusqu'à 22 centimètres. On fait sortir les caillots par la pression, puis on remplit la plaie de charpie, soit à nu, soit sur un linge criblé de trous. Au bout de trois ou quatre jours, l'appareil levé, les orifices veineux sont oblitérés; on panse la plaie à l'ordinaire.

VI. LA RÉSECTION. — On fait faire un pli à la peau et on l'incise; la veine étant mise à nu, on passe au-dessous une sonde cannelée, sur laquelle on coupe la veine tout près de l'extrémité inférieure de la plaie. Avec des pinces à disséquer on reprend le bout supérieur qu'on attire légèrement, et on l'excise avec des ciseaux; de telle sorte que les deux bouts de la veine, en se rétractant, se cachent sous les lèvres de la plaie, et ne soient point en contact avec l'air extérieur.

Les anciens faisaient cette résection entre deux ligatures.

VII. L'EXCISION. — On ne l'emploie aujourd'hui que pour les gros pelotons variqueux des jambes, ou pour des varices que leur position rend gênantes ou difformes. Si la peau est saine, on l'incise sur un pli, et on dissèque tout le paquet variqueux qu'on veut emporter. Si elle est adhérente, on fait une incision elliptique, et on enlève avec les varices le lambeau de peau altéré.

VIII. LA CAUTÉRISATION. — Les anciens employaient le feu; M. Bonnet de Lyon applique la potasse caustique sur divers points de la veine variqueuse, afin d'en obtenir l'oblitération en plusieurs endroits. M. A. Bérard préfère la pâte de Vienne.

Appréciation. — De tous ces procédés, quatre seulement, l'incision, la section par le procédé ordinaire, le procédé de Richerand, et l'excision, se pratiquent essentiellement sur la région et sur les veines malades; les autres s'appliquent plus spécialement sur une partie saine du vaisseau, entre les varices et le cœur. Leur efficacité doit être examinée sous deux points de vue, l'oblitération du vaisseau, qui entraîne toujours l'oblitération temporaire des varices mêmes, et la cure définitive. Pour oblitérer le vaisseau, les procédés qui s'appliquent entre les varices et le cœur méritent la préférence; mais le choix entre eux est difficile; et peut-être la ligature temporaire, suivant les idées de M. Wise, serait-elle encore la moins sujette aux dangers qui sont communs à tous. Mais pour la cure radicale, aucune ne saurait la garantir; aux varices oblitérées en succèdent d'autres; ou bien le membre s'œdématie, etc. Il est bien connu, maintenant, que par la ligature, la suture, l'incision etc., on n'obtient qu'une oblitération temporaire, le sang reprenant son cours dans le vaisseau même qui avait été oblitéré. Ce phénomène a moins souvent lieu pour les varices attaquées avec le caustique : aussi lui donne-t-on la préférence.

Il faut ajouter qu'aucun de ces procédés n'est exempt de danger. La cautérisation parait encore la moins périlleuse, et cependant M. A. Bérard l'a vue une fois déterminer une phlébite mortelle.

Pour les tumeurs variqueuses on peut choisir, selon les cas, entre le procédé de Richerand et l'excision.

Art. II. — Transfusion du sang.

Accueillie avec enthousiasme au XVIIe siècle, depuis tombée dans l'oubli, elle a été depuis quelque temps réhabilitée dans certains cas de graves hémorrhagies. On transfusait autrefois le sang des animaux à l'homme ; la transfusion ne se fait plus guère aujourd'hui que d'un individu à un autre.

1° *Procédé de Lower.* — Il disséquait la carotide d'un chien ou de tout autre animal, la dégageait dans l'étendue de 3 centimètres, et appliquait à sa partie supérieure une ligature fortement serrée. A 3 centimètres au-dessous il posait une seconde ligature, mais serrée seulement avec un nœud coulant, et pouvant être relâchée à volonté. Deux fils étant passés sous l'artère dans l'intervalle de ces deux ligatures, on ouvrait le vaisseau ; dans l'ouverture on introduisait un tuyau de plume, que ces deux fils servaient à maintenir solidement uni à l'artère.

D'autre part, on mettait à découvert la veine jugulaire d'un autre chien, dans une étendue de 4 centimètres ; à chaque angle de l'incision on faisait une ligature à nœud coulant ; deux fils passés sous le vaisseau, et une ouverture y étant faite, on assujettissait deux tuyaux, l'un pour recevoir le sang transfusé, et le porter au cœur ; l'autre pour laisser écouler, du bout supérieur de la veine, le sang qui revient de la tête, et le diriger dans un vase.

Les chiens étant alors couchés l'un près de l'autre, de façon que les tuyaux puissent s'aboucher, on introduit le tuyau artériel dans le tuyau veineux, ou au besoin on les fait communiquer par d'autres tuyaux de plume intermédiaires ; alors enlevant les nœuds coulants, le sang de l'artère d'un chien passe dans les veines de l'autre ; en même temps, pour éviter le trop plein, à mesure que le second chien reçoit une quantité surabondante de sang, on lui en fait perdre une quantité équivalente par le bout supérieur de la jugulaire.

Il faut faire attention, si les tuyaux s'engorgent, de les détacher, et d'y rétablir le passage libre à l'aide d'une sonde.

On conçoit que pour appliquer ce procédé à un homme épuisé par l'hémorrhagie, on pourrait choisir une autre veine, et lier le bout capillaire du vaisseau qui n'aurait pas besoin de verser du sang. Les tuyaux de plume pourraient être remplacés par des tuyaux métalliques, comme dans le procédé suivant.

2° *Procédé de King.* — Il se servait d'un tube d'argent avec un mandrin du même métal, un peu émoussé à l'une de ses extrémités, et aplati à l'autre pour être manié plus facilement.

On applique une ligature au bras de la personne qui doit recevoir le sang, comme pour une saignée ordinaire; la veine étant gonflée, si elle est grosse et superficielle, on l'ouvre avec la lancette, sinon on fait faire un pli à la peau et on le divise d'un coup de bistouri, comme si on voulait établir un cautère; et la veine mise à découvert, on l'ouvre dans une étendue suffisante. Le doigt d'un aide ou une petite compresse doit être appliquée sur le bout inférieur du vaisseau, pour empêcher le sang de remonter. On introduit dans le bout supérieur l'extrémité du tube garni de son mandrin pour en faciliter l'entrée; lorsqu'il est en place, on le soutient en appliquant fortement la peau alentour avec le pouce et l'indicateur. On retire alors le mandrin, et on insinue dans l'extrémité libre du tuyau un autre tuyau placé suivant la même méthode dans l'artère d'un animal; on enlève enfin la ligature placée au-dessus de la veine; et le sang artériel de l'animal se rend sans obstacle dans la veine de l'homme.

On voit que ce procédé pourrait aussi bien être appliqué pour la transfusion du sang humain, en plaçant le second tuyau dans le bout inférieur d'une veine; on pourrait craindre seulement que l'air contenu dans les tuyaux ne fût chassé dans les veines du malade et n'arrivât au cœur; il ne paraît pas toutefois que King ait rencontré ce danger dans ses expériences.

3° *Procédé des modernes.* — On a préféré de nos jours recevoir le sang sorti de la veine dans une seringue plongée dans l'eau chaude, de manière à atteindre la température du sang, 32° R.

On fait gonfler les veines du pli du bras aux deux individus, en appliquant une ligature comme pour la saignée ordinaire; on met à nu la plus grosse veine sur le bras du malade; à l'aide d'une incision et d'une dissection faite avec soin; on ouvre le vaisseau par une incision longitudinale, et l'on applique une compression suffisante au-dessous, pour empêcher le sang de remonter. Dans l'ouverture faite à la veine, on introduit, soit une canule métallique, soit un bout de sonde élastique, parfaitement adapté à la canule de la seringue, et on peut alors enlever la ligature. On saigne l'individu sain; on reçoit 100 à 120 grammes de sang d'abord dans la seringue, et on commence par en injecter cette quantité, sans perdre de temps, pour éviter que le sang se coagule, mais en pressant lentement sur le piston, pour ne pas occasionner un choc inusité dans les vaisseaux et dans le cœur du malade. On aide le cours du sang en pratiquant de légères frictions de bas en haut sur la veine qui le reçoit. En général, il suffit de 100 à 120 grammes de sang injecté pour enlever toute crainte de mort par épuisement de sang; si l'on jugeait qu'il en fallût davantage, on en injecterait une seconde dose, soit avec la même seringue, soit avec une autre.

Il y a deux dangers dans cette opération : le premier est l'entrée de l'air, qui ne paraît pas s'être encore rencontrée, mais qui peut être prévue par la théorie; le second est la coagulation du sang, soit par l'excès de chaleur, soit par le refroidissement. En général, le sang des membres n'ayant pas plus de 20 à 26°, peut-être est-il bon de ne pas élever plus haut la température de la seringue. Il y a d'ailleurs beaucoup à faire encore pour donner à la transfusion toute la sécurité nécessaire.

Nous ne dirons qu'un mot de l'injection des substances médicamenteuses dans les veines; le vaisseau doit être mis à nu comme pour la transfusion du sang, et le liquide chauffé de 26 à 32°.

CHAPITRE VIII.

OPÉRATIONS QUI SE PRATIQUENT SUR LES ARTÈRES.

Nous traiterons en premier lieu des opérations comprises sous le nom générique de *Ligatures des artères ;* puis nous passerons en revue les procédés spéciaux exigés par les plaies de ces vaisseaux et les anévrysmes.

Art. Ier. — Des ligatures d'artères.

Dans ces derniers temps M. Tavignot a proposé une série de procédés pour lier les artères sans diviser la peau, ce qui constituerait les *Ligatures sous-cutanées ;* mais ce projet est resté jusqu'ici à l'état de théorie, et je doute qu'il passe dans la pratique. En conséquence, nous décrirons seulement ici les opérations ordinaires qui ont pour but de mettre à nu une portion d'artère dans sa continuité, et de l'isoler plus ou moins des tissus ambiants, pour placer une ligature. On conçoit d'ailleurs que les mêmes procédés serviront aussi bien pour pratiquer la torsion, les mâchures, etc.

§ I. DES LIGATURES D'ARTÈRES EN GÉNÉRAL.

Il faut se rappeler que les artères, composées de trois tuniques, sont en outre entourées d'une gaîne celluleuse spéciale, placées en général sous les aponévroses d'enveloppe, et enfin côtoyées par des veines et des nerfs.

Les règles générales des ligatures ont rapport à trois points spéciaux. Il s'agit en effet : 1° de découvrir l'artère ; 2° de l'isoler ; 3° de placer la ligature.

1° *Pour découvrir l'artère.*

Dans les premières éditions de ce livre, j'ai suivi spécialement les règles établies à cet égard par M. Lisfranc, et qui sont, pour la plupart, applicables aussi bien sur le cadavre que sur le vivant; je vais également commencer par les exposer, mais en y ajoutant les restrictions et les modifications que l'expérience m'a fait juger nécessaires.

1° On s'assure d'abord de la position de l'artère, sur le cadavre, par la connaissance de ses rapports anatomiques, en faisant contracter les muscles qu'elle côtoie, et en figurant des lignes qui retracent sa direction. Sur le vivant, à ces premiers moyens, on peut quelquefois en ajouter un autre qui consiste à reconnaître les pulsations du vaisseau : c'est le seul moyen de découvrir une artère déviée de sa position normale.

2° L'artère reconnue, M. Lisfranc veut que l'on détermine avec les quatre doigts de la main gauche, posés perpendiculairement sur la peau, la direction et l'étendue que l'incision doit avoir : la peau se trouve par là même convenablement tendue.

Il m'a paru que ce procédé tendait fort mal la peau, et surtout qu'il avait l'inconvénient plus grave de l'attirer assez loin du siége réel de l'artère, ce qui met l'opérateur dans le doute sur le point précis où doit porter le bistouri. En conséquence, je fais tendre la peau par les procédés ordinaires, et de telle sorte que ses rapports avec la direction du vaisseau ne soient nullement altérés.

3° Quand l'artère est superficielle et sensible au toucher, l'incision extérieure peut se faire parallèlement à sa direction; quand elle est profonde, il vaut mieux que l'incision la croise un peu obliquement : on risquera moins de tomber à côté.

4° La peau divisée, si l'artère se trouve immédiatement au-dessous de l'aponévrose, on ouvre l'aponévrose par une incision à côté du vaisseau, pour éviter de le blesser.

5° Si l'artère est profonde, on fait contracter les muscles pour mieux reconnaître leurs interstices; on les sépare avec le doigt, la sonde cannelée ou le manche du bistouri, et on les relève du côté le moins déclive de la plaie pour diminuer la profondeur de l'autre côté : pour lier l'artère fémorale à mi-cuisse, par exemple, il faut relever le bord interne du couturier. Il ne faut couper les muscles qu'au cas où l'on ne pourrait les écarter.

6° Si l'on s'est égaré dans son incision, l'anatomie bien étudiée offre des points assurés de ralliement; ainsi le couturier à mi-cuisse cache l'artère sous son bord interne; ainsi la sous-clavière est au côté externe du tubercule de la première côte.

7° Arrivé sur l'artère, le chirurgien la reconnaît sur le cadavre à sa couleur d'un blanc mat, à son épaisseur plus grande que celle des veines, et à ses rapports; sur le vivant, il peut encore la reconnaître à son aplatissement quand elle est comprimée du côté du cœur, et à ses battements quand cette compression n'existe pas.

Ces sept premières règles s'appliquent à toutes les manières d'opérer, mais ne fondent pas une méthode générale à laquelle se viendrait rattacher nécessairement chaque procédé spécial. J'ai cherché à établir quelque chose de ce genre, en vertu des considérations suivantes.

Quelque superficielle que soit une artère, il faut toujours au moins deux incisions pour la mettre à nu : incision de la peau, incision de l'aponévrose; et souvent il en faut davantage.

Si, dès la première incision, le chirurgien s'occupe de trouver l'artère, il se propose un but impossible à atteindre, puisqu'il n'arrivera dessus qu'à la dernière incision : il ira donc sans but et au hasard.

Je veux au contraire que chaque incision ait un but positif, fixe; tellement, qu'à quelque temps de l'opération que ce soit, le chirurgien sache toujours où il en est, quel chemin il a fait, quel chemin reste à faire, et la voie la plus courte à prendre.

De là le principe suivant, qui constitue ce que j'appelle *la doctrine des points de ralliement.*

Le chirurgien ne doit pas dès l'abord se préoccuper de la recherche de l'artère, mais bien de la recherche du premier point de ralliement, puis du second, puis du troisième, s'il y a lieu; et ainsi de suite jusqu'au vaisseau.

2° *Pour isoler l'artère.*

1° Si l'artère est petite ou si elle est jaunâtre, ce qui indique une altération de sa tunique, il ne faut point ouvrir sa gaîne. On s'assure de ce point en portant dans la plaie une éponge imbibée d'eau froide, et l'y laissant séjourner quelques minutes pour empêcher tout écoulement de sang.

2° Pour ouvrir la gaîne artérielle, on peut la saisir avec une pince à disséquer, et en réséquer une portion avec le bistouri porté en dédolant; mais le plus sûr moyen est de déchirer ses fibres à l'aide de la sonde cannelée ou de l'ongle; il ne faut d'ailleurs isoler l'artère que dans la moindre étendue possible.

3° On passe alors sous l'artère la sonde cannelée, tenue comme une plume à écrire, de manière que le médius borne la portion de l'instrument qui doit pénétrer; pour les artères un peu profondes, on courbera le bec de la sonde; pour celles qu'elle ne pourrait aisément atteindre, on a recours à l'aiguille de Deschamps.

4° En général, pour les vaisseaux d'un petit calibre, s'il y a un nerf collatéral, on commence par introduire la sonde entre l'artère et le nerf; s'il n'y a qu'une veine, entre la veine et l'artère : en effet, la plus grande résistance se trouve au point où doit sortir la sonde, et en négligeant le principe indiqué on risquerait, ou de heurter le nerf, ou de déchirer la veine. Mais si la veine est très volumineuse, sa lésion étant fort grave, c'est entre elle et l'artère qu'il faut passer la sonde.

5° Quand l'artère est d'un gros calibre, comme la crurale, elle fuit devant la sonde ou s'aplatit devant elle, et peut quelquefois être traversée de part en part. Pour éviter ce danger, il faut la fixer avec le pouce et l'indicateur gauches à un centimètre au-dessus et au-dessous du point où pénètre la sonde.

6° Si la sonde avait soulevé avec l'artère des parties importantes, on isolerait l'artère avec une autre sonde avant de retirer la première; mais s'il ne s'agit que de veinules ou de filets nerveux très petits, ce n'est pas la peine de les séparer.

7° L'artère saisie et mise à cheval sur la sonde, on s'assure de ses battements pour prévenir toute méprise. Dans les cas douteux, après avoir disposé la ligature, on pourrait inciser le vaisseau légèrement et lentement; on reconnaîtrait ainsi à sa texture s'il s'agit d'une artère ou d'un nerf; pour les veines, leur couleur seule empêchera toujours de les confondre.

3° *Pour placer la ligature.*

1° Pour passer d'abord la ligature sous l'artère, on conduit sur la sonde un stylet aiguillé muni d'un fil, et on dégage l'instrument en laissant le lien; si l'on se sert de l'aiguille de Deschamps qui porte son chas près de son extrémité, dès que cette extrémité apparaît de l'autre côté de l'artère, on dégage le fil, et on retire l'aiguille par le même chemin qu'elle a parcouru.

2° Il faut que la ligature comprime perpendiculairement l'artère ; si elle était disposée obliquement, elle pourrait descendre et ne plus comprimer suffisamment.

3° On place ensuite le membre de manière que le pus trouve un écoulement facile, et que les muscles soient dans un relâchement modéré, sans que les lèvres de la plaie soient trop écartées.

Quant au choix de la ligature, aux divers procédés de l'appliquer, etc., il en a été parlé au chapitre de l'hémostatique générale ; nous compléterons ce sujet à l'article des *anévrysmes*.

§ II. DES LIGATURES D'ARTÈRES EN PARTICULIER.

Nous parcourons les artères de la périphérie vers le centre, en commençant par le système aortique supérieur.

I. SYSTÈME AORTIQUE SUPÉRIEUR.

1° *Ligature de l'artère radiale.*

On peut la découvrir en trois points différents.

1° *A la face dorsale du carpe.* — En étendant fortement le pouce, on fait saillir en arrière les tendons de ses muscles grand abducteur et long extenseur ; dans la dépression qui existe entre eux, et qu'on nomme vulgairement *la tabatière*, on sent battre l'artère radiale. Le pouce étant écarté de l'indicateur, on fait dans la direction de ces tendons une incision d'environ 3 centimètres, à la peau d'abord, puis à l'aponévrose ; on écarte quelques rameaux veineux et nerveux, et on isole l'artère avec le bec d'une sonde cannelée. Pur procédé d'amphithéâtre.

2° *Au tiers inférieur de l'avant-bras.* — L'artère, sensible au toucher, n'est recouverte que par l'aponévrose et la peau ; elle est côtoyée par deux veines ; le nerf radial est beaucoup plus en dehors. Le tendon du grand palmaire, longeant le côté interne de l'artère, serait le point essentiel de ralliement, si l'on ne sentait pas les battements du vaisseau. On fait une incision longitudinale qui, partant de 13 millimètres au-dessus de l'articulation radio-carpienne, remonte dans l'étendue de 4 à 5 centimètres au côté interne du tendon du grand palmaire. La première incision doit mettre à nu l'aponévrose et la saillie de ce tendon ; la seconde divise l'aponévrose ; et au bord interne du tendon on trouve sûrement l'artère, sous laquelle on passe la sonde de dehors en dedans ou de dedans en dehors, indifféremment.

3° *Au tiers supérieur de l'avant-bras.*—L'artère marche dans un interstice qui sépare le long supinateur du rond pronateur et du grand palmaire, recouverte par le bord interne du premier, par l'aponévrose et par la peau. Elle a toujours ses deux veines satellites, et de plus, le nerf radial à son côté externe. Son trajet est exactement décrit par une ligne qui, du milieu du pli du bras, descendrait en dehors jusqu'au milieu de l'espace qui sépare l'apophyse styloïde radiale du tendon du grand palmaire.

M. Roux pratique dans la direction de cette ligne une incision longue de 6 à 7 centimètres, et éloignée de 13 millimètres au moins de l'articulation du coude. Si la veine médiane se présente, on la rejette de côté; on incise l'aponévrose sur la sonde, on écarte et on ramène en dehors le bord du long supinateur sans le diviser; l'artère est mise à nu, et l'on passe la sonde dessous, de dehors en dedans, à cause du nerf.

M. Marjolin suit l'artère de bas en haut avec les doigts, fait contracter le muscle long supinateur, et incise le long de son bord interne.

Ces procédés sont très bons chez les individus maigres, ou à saillies musculaires très prononcées. Chez les sujets chargés de graisse, on ne peut suivre ainsi l'artère; et le procédé de M. Roux expose à blesser la veine médiane et à tomber trop en dedans du long supinateur; ce qui empêche de relever commodément le bord de ce muscle en dehors. De là le procédé suivant.

M. Lisfranc reconnait le milieu du pli du bras; à 13 millimètres en dehors il marque le point de départ d'une ligne fictive qui va tomber à 8 centimètres plus bas sur le bord externe de l'avant-bras; il incise la peau sur cette ligne, et va chercher l'interstice musculaire en dedans. Mais à son tour ce procédé expose à tomber trop en dehors de l'interstice du long supinateur.

Procédé de l'auteur. — L'incision doit être faite sur le trajet d'une ligne qui, du point de départ supérieur noté par M. Lisfranc, se rend inférieurement au milieu de l'espace qui sépare l'apophyse styloïde du tendon du grand palmaire.

La première incision divise la peau, et l'opérateur doit rechercher alors si la veine médiane est en dedans ou en dehors, afin de l'éviter.

La seconde incision doit mettre à nu le long supinateur.

Arrivé là, le chirurgien relève avec le doigt ou la sonde cannelée le bord interne du muscle; il a alors sous les yeux la lame fibreuse qui constitue la partie postérieure de sa gaîne. Quelquefois cette lame est si mince que l'artère apparaît au travers; d'autres fois il est besoin de la diviser. Si alors l'artère ne se trouve pas au niveau du bord interne du long supinateur, ou à quelques millimètres plus en dehors, il faut relever en dehors le muscle, jusqu'à ce que l'on aperçoive le nerf radial, cordon blanchâtre qui ne manque jamais, et qui constitue le dernier point de ralliement. Explorez le tissu cellulaire à partir de ce nerf jusque vers la ligne médiane, vous trouverez sûrement l'artère, ou vous serez en mesure d'affirmer qu'elle est déplacée par une anomalie.

2° *Ligature de l'artère cubitale.*

Son trajet est figuré supérieurement par une ligne qui, du milieu du pli du bras, irait tomber sur le bord interne du cubitus, à l'union du tiers supérieur avec le tiers moyen; et pour le reste de son étendue, par une ligne tirée de la tubérosité interne de l'humérus au côté externe de l'os pisiforme. On peut la lier en divers points.

1° *Au poignet.* — Elle longe le côté radial de l'os pisiforme, ayant en dedans le nerf cubital et une veine de chaque côté. On fait en ce point une incision longitudinale de 4 centimètres, qui intéresse successivement la peau, le tissu adipeux et le palmaire cutané; on tombe alors sur l'artère, et on passe la sonde pardessous, de dedans en dehors. Après la première incision, une foule de pelotons adipeux s'échappent de leurs cellules fibreuses, et remplissent entièrement la plaie; il faut extirper avec des ciseaux tout ce qui empêche de poursuivre l'opération. Pur procédé d'amphithéâtre.

2° *Au tiers inférieur de l'avant-bras.* — Elle est couchée sur le fléchisseur profond, recouverte par l'aponévrose profonde fort mince, puis par le bord externe du tendon du cubital antérieur, et enfin par l'aponévrose d'enveloppe et par la peau. Le tendon du cubital est ici le point de ralliement essentiel.

On commence à 2 ou 3 centimètres au-dessus du pli cutané du poignet une incision de 5 à 6 centimètres, dans la direction de l'artère, le long du bord radial du tendon du cubital antérieur.

La première incision doit mettre à nu l'aponévrose superficielle ; la seconde, le bord externe du tendon du cubital. En écartant le tendon un peu en dedans, on aperçoit à son côté externe l'artère avec ses veines, encore recouvertes par la seconde aponévrose ; le nerf cubital est en dedans et un peu en arrière. On divise l'aponévrose, et, l'artère isolée, on passe la sonde par-dessous, de dedans en dehors.

3° *A la partie moyenne de l'avant-bras* — Jusqu'à l'union du quart supérieur du cubitus avec les trois quarts inférieurs, on trouve l'artère couchée sur le fléchisseur profond, mais recouverte par le cubital antérieur et le fléchisseur superficiel réunis.

On peut donc faire en ce point, suivant la ligne indiquée, une incision de 8 centimètres au moins, qui, dans tous les cas, ne doit pas remonter plus haut qu'à trois travers de doigt au-dessous de la tubérosité humérale. La première incision doit mettre à nu l'aponévrose d'enveloppe ; la seconde, tomber sur la ligne aponévrotique qui réunit le cubital antérieur et le fléchisseur superficiel, reconnaissable à sa couleur blanc-jaunâtre. L'incision, bien faite dans la direction indiquée, conduit toujours sur cette ligne. Si d'ailleurs on craignait de se méprendre, on aurait la ressource indiquée par M. Lisfranc, de porter en dedans la lèvre interne de la plaie, jusqu'à ce que le doigt sente le bord interne du cubitus ; le premier interstice musculaire que l'on rencontre en dehors de cet os est celui-là même qu'il fallait trouver.

On détruit cet interstice, soit avec le doigt ou la sonde cannelée, soit avec le bistouri, quand les muscles sont unis par une aponévrose commune, en commençant toujours par la partie inférieure, où ils sont moins adhérents ; puis on soulève en dehors le fléchisseur sublime ; alors on aperçoit l'aponévrose profonde, sous laquelle l'artère se découvre avec ses deux veines, et son nerf qui s'en éloigne supérieurement. Si l'artère échappait aux regards, on relèverait en dedans le cubital antérieur, pour mettre à découvert le nerf cubital ; ce dernier point de ralliement atteint, on trouverait l'artère sur le même plan, à quelques millimètres en dehors, ou il y aurait anomalie. On la soulève de dedans en dehors, soit avec une sonde cannelée recourbée, soit avec une aiguille mousse montée sur un manche. Pour l'isoler plus facilement, il faut fléchir légèrement l'avant-bras et fortement la main.

4° *A sa partie supérieure.* — Pratiquée une fois par M. Marjolin, mais généralement rejetée aujourd'hui à cause de ses difficultés.

3° *Ligature de l'artère humérale.*

Elle est partout sensible au toucher, et suit à peu près le bord interne du coraco-brachial et du biceps ; ce dernier muscle la recouvre même un peu inférieurement quand l'avant-bras est en pronation ; de là, le précepte de le mettre en supination pour la découvrir. On la lie au pli du bras, ou à sa partie moyenne et supérieure.

1° *Au pli du bras.* — Son trajet est dessiné par une ligne qui, du milieu du pli du bras, remonterait obliquement en dedans vers le bord interne du biceps ; il serait encore assez bien indiqué par la veine médiane basilique qui rampe sous la peau presque parallèlement à l'artère ; mais il vaut mieux dans tous les cas faire contracter le biceps pour faire saillir son tendon ; ce tendon est le point essentiel de ralliement, puisqu'à son côté interne on est sûr de trouver l'artère.

On fait donc le long du bord interne du tendon du biceps une incision de 5 à 6 centimètres, en dedans de la veine médiane basilique. Le premier coup de bistouri divise la peau avec précaution, pour mettre à nu cette veine et l'écarter. Le second coupe l'aponévrose, renforcée par l'expansion tendineuse du biceps, et a pour but de découvrir le tendon même. Le tendon bien reconnu, on cherche à son côté interne ; et l'on a sous les yeux l'artère, côtoyée à droite et à gauche par les deux veines satellites, et avoisinée en dedans, à 6 ou 8 millimètres de distance, par le nerf médian. On fait fléchir un peu l'avant-bras pour faciliter l'isolement de l'artère, et on passe dessous la sonde cannelée, de dedans en dehors.

Si l'on faisait l'incision un peu plus haut que le pli du bras, il faudrait se rappeler que le nerf médian passe par-dessus l'artère, à 5 centimètres environ au-dessus de l'épitrochlée, de manière à se trouver supérieurement à son côté antérieur et externe.

2° *A la partie moyenne et supérieure du bras.* — Elle se trouve, en haut, au côté interne du muscle coraco-brachial, et plus bas, au côté interne du biceps, qui la recouvre même un peu chez les sujets très musculeux. Le nerf médian longe le côté externe et antérieur de l'artère. Quatre indications servent à tracer l'incision extérieure : 1° en se dirigeant le long du bord interne du biceps, et plus haut, du coraco-brachial (Hogdson); 2° en suivant une ligne qui, du milieu du creux de l'aisselle, se rendrait à la partie moyenne et un peu interne du pli du coude (Sabatier); 3° en plaçant sur le trajet du nerf médian les quatre derniers doigts de la main gauche, et incisant à son côté interne (Lisfranc); 4° enfin en suivant la direction des battements de l'artère. La dernière sur le vivant est assurément la meilleure.

La peau doit donc être divisée le long du bord interne du biceps, dans une étendue de 6 à 7 centimètres. Le premier coup de bistouri doit arriver sur l'aponévrose; le second, découvrir le muscle biceps près de son bord interne, premier point de ralliement. Sans déranger le muscle, le long de son bord interne on incise un feuillet fibreux qui constitue une portion de sa gaîne et le sépare des nerfs et des vaisseaux. Cette incision doit mettre à nu le nerf médian, le premier cordon blanchâtre et assez gros qu'on trouve en dedans du muscle : c'est le second point de ralliement; en effet, en l'écartant légèrement en dehors, on trouve sûrement l'artère au-dessous et en dedans de lui. Elle est côtoyée par ses deux veines satellites; de plus, en dedans par le nerf cutané interne, et à 10 ou 12 millimètres en arrière, par le nerf cubital. On divise la gaîne propre de l'artère, et on passe la sonde sous le vaisseau, de dehors en dedans.

Vers le tiers supérieur du bras, l'artère est au bord interne du coraco-brachial : il faut prendre garde alors de ne pas se laisser guider par la saillie du bord interne du biceps.

4° *Ligature de l'artère axillaire.*

Nous comprenons sous ce nom la portion du tronc artériel étendue du bord inférieur de la première côte au niveau du bord antérieur de l'aisselle. On la lie en trois points différents.

1° *Dans l'aisselle. Procédé de M. Lisfranc.* — Le malade est couché sur le dos, le bras fortement relevé; dans cette position, l'artère, sensible sous la peau, est indiquée par une ligne longitudinale qui séparerait le tiers antérieur du tiers moyen de l'aisselle.

On fait dans cette direction une incision de 6 à 7 centimètres qui n'intéresse que la peau. L'aponévrose est divisée ensuite sur la sonde cannelée; si une simple incision ne procure pas un écartement suffisant, on débridera l'aponévrose à droite et à gauche. On tombe ainsi sur le faisceau des vaisseaux et des nerfs ; à ce moment on abandonne le bistouri pour la sonde cannelée, et on fait abaisser un peu le bras pour relâcher les tissus. Le premier objet qui se présente est la veine axillaire, un aide la repousse en arrière; puis les nerfs du plexus brachial; l'opérateur, relevant le bord antérieur de la plaie, reconnaît le muscle coraco-brachial, en dedans de lui le nerf médian, en dedans de celui-ci le cutané interne, et plus postérieurement, le cubital et le radial. On écarte les deux premiers, et, au-dessous du médian, on trouve l'artère, sous laquelle on passe la sonde cannelée d'arrière en avant. Comme il y a des nerfs de tous côtés, on évite du moins de heurter la veine.

Il importe beaucoup de faire l'incision extérieure comme il a été dit, ou, ce qui revient au même, à 15 ou 18 millimètres du bord antérieur de l'aisselle (Manec), et de commencer la recherche des nerfs à partir du muscle coraco-brachial; autrement on pourrait prendre pour le médian, soit le cubital, soit le radial, derrière lesquels on chercherait inutilement l'artère. En conséquence, j'ai modifié les indications précédentes, et je fais l'opération ainsi qu'il suit :

La première incision, faite dans la direction indiquée, doit mettre à nu l'aponévrose ; la seconde, le bord interne du coraco-brachial, premier point de ralliement; la troisième, en divisant la gaîne de ce muscle au niveau de son bord interne, conduit directement sur le nerf médian, deuxième point de ralliement, en dedans et au-dessous duquel on trouve inévitablement l'artère.

2° *Au-dessous du petit pectoral.* — Desault imagina d'inciser le long de l'interstice qui sépare le deltoïde du grand pectoral, de décoller ces deux muscles, et de lier l'artère sous le petit pectoral. Voici ce procédé modifié par Delpech.

Le malade couché sur le dos, le bras écarté du tronc à angle de 45°, on fait aux téguments une incision de 7 centimètres, commençant au-dessous de la clavicule, à l'union de son tiers externe avec le tiers moyen, et descendant obliquement vers l'humérus, dans la direction de l'interstice musculaire indiqué. On sépare et on écarte fortement les deux muscles; le petit pectoral est mis à nu : on le divise complétement tout près de son insertion à l'omoplate. Alors l'index gauche est porté au fond de la plaie, et suit la surface du muscle grand dentelé jusqu'à ce qu'il soit arrêté par l'omoplate; alors on ramène en devant son extrémité recourbée, en passant entre le muscle sous-scapulaire et la masse entière des vaisseaux et des nerfs qu'on amène ainsi à la surface de la plaie. On aperçoit au premier coup d'œil l'artère à nu, immédiatement avant son immersion entre les racines du nerf médian, ayant la veine à son côté interne et presque tout le plexus au côté externe; il est facile de glisser par-dessous la sonde cannelée, ou l'aiguille de Deschamps.

Dans cette opération on est exposé à léser les branches de l'artère thoracique supérieure, qui contournent le bord supérieur du petit pectoral pour se répandre à la face interne du grand pectoral et du deltoïde; mais elles sont assez faciles à reconnaître et à isoler, pour qu'on puisse les lier, même avant d'en faire la section.

3° *Au-dessous de la clavicule.* — L'artère se trouve ici placée dans un espace triangulaire, limité en haut par la clavicule, en bas et en dehors par le petit pectoral, en bas et en dedans par la portion sternale du grand pectoral.

Procédé ordinaire. — Le malade couché sur le dos, l'épaule un peu élevée, le coude légèrement écarté du tronc, afin de tendre la peau et d'agir sur un point plus élevé de l'artère, on pratique à 18 ou 20 millimètres au-dessous de la clavicule, et parallèlement à cet os, une incision de 8 à 10 centimètres, qui se termine en dehors à l'union du grand pectoral avec le deltoïde. Après la peau, on incise, couche par couche, le peaucier et le grand pectoral; puis, à l'aide de la sonde cannelée, la portion postérieure de la gaîne de ce muscle, qui prend quelquefois l'aspect d'une aponévrose, et se dédouble pour envelopper le petit pectoral. Alors on rapproche le bras du tronc, et, quittant le bistouri, avec le bout de la sonde on écarte le tissu cellulaire lâche qui recouvre les vaisseaux; on porte le doigt recourbé en crochet derrière le bord supérieur du petit pectoral pour le refouler en bas et en dehors, et l'on découvre ainsi successivement: 1° *en dedans*, la veine axillaire gonflée par le sang à chaque expiration et recouvrant en partie l'artère; 2° *en dehors et un peu en arrière*, l'artère elle-même; 3° *plus en dehors et en arrière encore*, les nerfs du plexus brachial. Il importe surtout ici de ménager la veine; il faut donc la faire porter en dedans par un aide armé d'un crochet mousse, et glisser la sonde cannelée entre elle et l'artère, de dedans en dehors.

Cette ligature est une des plus difficiles à exécuter sur le vivant. Nous avons vu Dupuytren obligé de lier douze à treize petites artères avant d'arriver au vaisseau principal; l'opération dura près de quarante minutes.

On recommande de placer la ligature au-dessus de l'origine des artères acromiale et thoraciques, dont le voisinage nuirait à la formation du caillot. Un autre soin bien important est d'éviter la veine céphalique, soit dans l'incision du muscle pectoral dont elle longe le bord externe, soit en glissant la sonde cannelée sous l'artère qu'elle croise pour se jeter dans la veine axillaire.

Procédé de M. Lisfranc. — Il consiste à donner à l'incision une direction oblique en bas et en dehors, suivant l'interstice qui sépare la portion claviculaire de la portion sternale du grand pectoral. On met le bras dans une forte abduction pour rendre la dépression qui signale cet interstice plus apparente. La peau incisée, on écarte les deux portions du muscle avec le doigt ou la sonde cannelée; on rapproche alors le bras du tronc : le reste comme dans le procédé ordinaire.

Ce procédé a l'avantage de ne point couper les fibres musculaires; on lui reproche de ne pas découvrir l'artère dans un point assez élevé, et de rendre l'opération plus difficile. Sur le vivant, il serait à craindre aussi que la contraction du muscle grand pectoral ne fermât le passage au pus, et n'occasionnât des fusées dans l'aisselle. Je donne donc la préférence au premier; seulement, comme j'ai vu plus d'une fois prendre l'un des nerfs pour l'artère, et réciproquement, voici le précepte que je pose.

Quand la paroi postérieure de la gaîne du grand pectoral est divisée, cherchez à la partie interne de la plaie; le premier organe qui s'y rencontre est la veine; c'est un point de ralliement infaillible. En la portant en dedans, on trouve l'artère en dehors et un peu en arrière; il est impossible de la confondre avec les nerfs, que l'on n'a nul besoin d'examiner.

5° *Ligature de l'artère sous-clavière.*

On peut la découvrir et la lier en trois endroits différents.

1° *Sur la première côte.* — L'artère se trouve placée ici dans le triangle omo-claviculaire, limité en haut et en dehors par l'omoplat-hyoïdien, en dedans par le scalène antérieur, en bas par la clavicule. En sortant des scalènes, elle descend sur la première côte, qui lui offre une gouttière en dehors de l'attache du muscle scalène antérieur ; en dehors et un peu en haut, elle est en contact avec le plexus brachial ; en bas et en dedans avec la veine, dont la sépare le scalène antérieur. Elle répond donc extérieurement au creux sus-claviculaire. Pour la découvrir, il faut diviser : 1° la peau et le tissu cellulaire sous cutané ; 2° une aponévrose cervicale très mince et le muscle peaucier ; 3° l'aponévrose cervicale profonde ; 4° enfin du tissu cellulaire parsemé de rameaux veineux et de ganglions lymphatiques, et dans lequel rampent deux artères importantes à connaître, la cervicale transverse placée à quelques millimètres au-dessus de la sous-clavière, et la scapulaire supérieure qui côtoie le bord postérieur de la clavicule. Quelquefois le muscle sterno-mastoïdien, s'insérant très largement sur la clavicule, a besoin d'être en partie divisé ; quelquefois aussi la veine jugulaire externe, jetée plus en dehors que de coutume, demande à être ménagée.

Chez les sujets qui ont le cou court, la première côte se trouvant située plus bas par rapport à la clavicule, l'artère est très enfoncée et difficile à découvrir; le contraire a lieu chez les sujets au cou allongé.

Mais le point anatomique le plus essentiel à connaître, c'est la présence d'un tubercule plus ou moins saillant sur la première côte, lequel donne attache au scalène antérieur; l'artère est invariablement au côté externe de ce tubercule.

Procédé de M. Lisfranc. — Le malade assis ou couché, la tête assujettie, l'épaule attirée en bas et un peu en avant, on pratique immédiatement au-dessus de la clavicule et parallèlement à son bord postérieur, une incision qui, commençant à 3 centimètres en dehors de l'extrémité sternale de cet os, s'étend jusqu'à l'insertion du trapèze. On divise ainsi la peau avec précaution, et si la veine jugulaire se présente, on la saisit avec un crochet mousse, et on la fait retirer en dedans par un aide; après quoi on coupe en travers le peaucier avec ses deux lames celluleuses, et enfin l'aponévrose cervicale, presque confondue avec la lame profonde du peaucier. Alors on quitte le bistouri. On déchire le tissu cellulaire avec l'ongle ou le bec de la sonde cannelée, et l'on porte l'indicateur dans l'angle interne de la plaie, pour reconnaître le tubercule de la première côte. Ce point obtenu, il est facile de trouver l'artère à son côté externe; l'ongle demeure appliqué contre le tubercule, et sert de guide, soit à la sonde cannelée recourbée, soit à l'aiguille de Deschamps. On engage l'instrument sous l'artère avec précaution, par son côté interne; pour le faire sortir en dehors, on soutient l'artère avec le doigt qui l'empêche de fuir, en se plaçant entre elle et le premier faisceau du plexus brachial. On rend cette manœuvre plus facile en faisant abaisser l'épaule correspondante, et tourner la tête du malade de l'autre côté.

M. Roux a proposé une incision perpendiculaire à la clavicule; M. Marjolin, une incision en T à base inférieure; Physick, uue incision en V, etc. Le procédé de M. Lisfranc est incontestablement le plus simple et le meilleur. J'ai toutefois quelques données à y ajouter. M. Lisfranc étend son incision en dedans jusqu'à 3 centimètres de l'articulation sterno-claviculaire; dès lors il tombe souvent sur la partie externe du sterno-mastoïdien, et il recommande, quand cela arrive, de diviser ce muscle dans toute l'étendue de l'incision extérieure. Il est utile en effet d'avoir une large incision externe chez un sujet gras ou musculeux pour agir librement à la profondeur où se trouve l'artère; mais chez un sujet maigre, on pourrait d'autant mieux s'arrêter au bord externe du sterno-mastoïdien que le scalène antérieur, qui s'avance pour le moins autant en dehors, n'a pas besoin d'être divisé lui-même, l'artère se trouvant à son côté externe.

Fréquemment les élèves, peu accoutumés à cette opération, éprouvent quelque difficulté à trouver le tubercule costal en suivant l'indication de M. Lisfranc; j'ai trouvé plus sûr de faire porter le doigt à l'angle externe de la plaie jusque sur la première côte, et de la longer de dehors en dedans jusqu'à la rencontre du tubercule. Sur quelques sujets il est peu marqué; on peut s'aider alors de la saillie du bord externe du scalène antérieur qui va s'y insérer. Du reste, comme il est essentiel dans une opération semblable de connaître au moins approximativement la position de l'artère, je dirai ce que j'ai trouvé à cet égard. Sur un sujet adulte et bien constitué, la clavicule ayant 16 centimètres de longueur, l'artère à son passage sur la première côte était à 6 centimètres de l'articulation sterno-claviculaire, à 7 millimètres environ plus en dehors que le tiers interne de la clavicule.

Chez quelques sujets la côte est tellement recouverte par la clavicule, et l'artère tellement enfoncée, qu'il est excessivement difficile de l'isoler et de la lier. On a alors une ressource dans le procédé suivant.

2° *Entre les scalènes. Procédé de Dupuytren.*— L'opération est commencée comme dans le procédé décrit ci-dessus : seulement la division du faisceau externe du sterno-mastoïdien est de rigueur. Le tubercule costal reconnu, on glisse derrière le muscle scalène antérieur une sonde cannelée, sur laquelle on divise l'attache inférieure du muscle. Par le fait seul de cette section, le muscle se retire en haut; on aperçoit l'artère affectant une direction oblique en haut et en dehors, ce qui, à part ses battements, la distingue des nerfs du plexus brachial dont la direction est oblique en sens contraire. On passe la sonde sous l'artère, de dehors en dedans.

Tout le monde a signalé dans cette opération le danger d'intéresser le nerf diaphragmatique qui descend le long du scalène intérieur, à son côté interne et un peu antérieur; mais je n'ai vu nulle part mentionner la présence de l'artère mammaire interne, placée précisément en dehors de ce nerf, et conséquemment encore plus exposée que lui si l'on rasait de trop près la côte. Il est essentiel, pour éviter ces deux organes, de s'écarter un peu de la côte et de diviser le muscle à petits coups, et de dehors en dedans, afin de reconnaître à chaque coup les parties que le bistouri va attaquer.

3° *En dedans des scalènes.* — A droite, cette portion de l'artère, extrêmement courte à cause du tronc innominé, fournissant six branches, recouverte par les veines jugulaire interne et vertébrale, croisée par les nerfs trisplanchnique, pneumo-gastrique et diaphragmatique, offrirait à l'opérateur des difficultés presque insurmontables.

A gauche, l'artère est plus longue, naissant de l'aorte même, mais située plus profondément, recouverte par le poumon, la veine sous-clavière, les nerfs phrénique et pneumo-gastrique, en rapport en dedans avec la carotide, en dehors avec la plèvre, en arrière avec le canal thoracique. L'opération serait aussi très redoutable, bien qu'offrant plus de chances heureuses qu'à droite, attendu la longueur du vaisseau qui permettrait au caillot de se former. Si on voulait la tenter, on pourrait suivre les procédés que nous décrirons plus bas pour la ligature du tronc brachio-céphalique. Elle a été pratiquée une fois par Colles; le malade est mort le neuvième jour.

6° Ligature du tronc brachio-céphalique.

Né de la crosse de l'aorte, son trajet est décrit par une ligne qui de l'articulation sterno-claviculaire droite descendrait vers la ligne médiane, à un pouce au-dessous du bord supérieur du sternum. On peut sentir ses battements à la fossette sus-sternale ; en renversant la tête en arrière, on le fait un peu remonter au-devant du cou.

Procédé de King. — Le malade étant couché sur le dos, la tête renversée en arrière, la face tournée à droite, le chirurgien, placé à gauche, reconnaît avec le doigt le bord interne du muscle sterno-mastoïdien droit, incise la peau parallèlement à ce bord et un peu en dedans, à sa partie inférieure, dans l'étendue de 6 centimètres, écarte avec la sonde ou les doigts la couche celluleuse qui sépare le sterno-mastoïdien des sterno-hyoïdien et sterno-thyroïdien, puis celle qui sépare ces deux muscles de la trachée-artère ; arrivé au tissu cellulaire où rampent les veines sous-thyroïdiennes, il les écarte ou les coupe après les avoir liées, décolle et repousse de chaque côté la veine sous-clavière gauche et la veine jugulaire interne droite ; alors, faisant fléchir la tête au malade, il porte jusqu'à l'artère le doigt indicateur glissé entre la trachée et le muscle sterno-hyoïdien, la reconnaît, puis, à l'aide d'une sonde mousse et recourbée, l'isole d'abord à droite, puis à gauche et en dessous, en soulevant sa face postérieure. L'artère isolée enfin dans toute sa circonférence, et la sonde passée au-dessous, il reste à placer la ligature, soit à l'aide du stylet, ou plutôt avec une aiguille à manche. Il faut surtout prendre garde de ne blesser ni les deux veines voisines, ni le nerf pneumo-gastrique, ni la plèvre.

Ce procédé, facile sur le cadavre, serait sur le vivant d'une difficulté extrême, à raison de la contraction des muscles; et M. Key, qui l'a essayé pour lier la carotide près du sternum, n'a pu venir à bout de son entreprise qu'en coupant en travers une portion du sterno-mastoïdien.

Procédé de M. Mott. — Le malade situé de même, mais la face un peu inclinée vers l'épaule gauche, le chirurgien placé à droite fait à la peau une incision horizontale, partant de la ligne médiane du col et se dirigeant en dehors, dans une étendue de 8 centimètres, environ 13 millimètres au-dessus de la clavicule.

Une autre incision de même longueur suit le bord interne du muscle sterno-mastoïdien droit, et va tomber à l'extrémité de la première. On coupe dans le même sens la portion sternale de ce muscle, et en grande partie sa portion claviculaire qu'on renverse en haut et en dehors ; on passe avec précaution une sonde cannelée sous les muscles sterno-hyoïdien et thyroïdien, et on les coupe en travers ; il ne reste plus qu'à écarter avec la sonde ou les doigts le tissu cellulaire et les veines qui cachent l'artère, à l'isoler et à la lier.

M. Manec rejette l'incision longitudinale de la peau. Toutefois Graefe, qui, après Mott, a lié cette artère sur le vivant, a cru devoir suivre le même procédé.

Des deux opérés, l'un est mort le vingt-sixième, l'autre le cinquantième jour.

Je suis peu partisan de cette opération, et si elle doit réussir un jour, je pense que ce ne sera que par l'adjonction des mâchures à la ligature. Quoi qu'il en soit, le procédé de M. King me paraît absolument à rejeter ; celui que j'ai proposé pour la ligature de la carotide près du sternum, bien que déjà plus facile, ne donnerait peut-être pas encore sur le vivant assez de liberté à l'opérateur ; et les incisions musculaires comptent ici pour fort peu de chose à côté des graves dangers de l'opération. C'est donc au procédé de M. Mott que j'accorderais la préférence.

7° *Ligature de l'artère carotide et primitive.*

Anatomie chirurgicale. — L'artère carotide primitive prend son origine, à droite, du tronc brachio-céphalique, au niveau du bord supérieur du sternum ; à gauche, de la crosse de l'aorte, c'est-à-dire à 3 ou 4 centimètres au-dessous de ce niveau. Elles montent toutes deux le long de la colonne cervicale, au côté externe de la trachée et du larynx, qui sont ici les meilleurs points de ralliement ; et enfin elles se bifurquent à une hauteur variable, mais, en général, chez l'homme, au niveau du bord supérieur du cartilage thyroïde, et chez la femme, vers la partie moyenne de ce cartilage. Elles sont plus rapprochées à leur partie inférieure, où la droite appuie même en partie sur la trachée ; plus écartées en haut, à raison de la plus grande largeur du larynx. Dans ce trajet, chacune d'elles est enfermée dans une gaîne commune avec la veine jugulaire interne, qui longe le côté externe de l'artère et la recouvre même en partie, et avec le nerf pneumo-gastrique placé entre les deux vaisseaux et un peu en arrière. Elles ne donnent aucune branche avant leur bifurcation, et on peut les lier dans tout leur trajet au-dessus du sternum.

Le procédé ancien, que je vais d'abord décrire, s'applique spécialement à leur partie moyenne et supérieure.

Procédé ordinaire. — L'artère, quand elle a été croisée par le sterno-mastoïdien, se trouve à son côté interne, et ses battements sont sensibles au toucher.

Le malade étant couché sur le dos, la poitrine un peu élevée, le cou tendu, la tête inclinée du côté sain et fixée par des aides, on pratique donc le long du bord interne du muscle une incision de 8 centimètres. On divise successivement la peau, le tissu cellulaire sous-cutané, le peaucier, (en prenant garde de léser la veine jugulaire antérieure, quelquefois assez prononcée), puis la portion de l'aponévrose cervicale qui unit le sterno-mastoïdien aux sterno-hyoïdien et thyroïdien. On fait fléchir la tête du malade, et écarter ces muscles à l'aide de crochets mousses. Alors se présente en travers le muscle omoplat-hyoïdien, que l'on écarte ou que l'on coupe au besoin; et il reste à diviser le feuillet profond de l'aponévrose, concourant à former la gaîne des vaisseaux, et enveloppant dans ses lames l'anse du nerf hypoglosse et le muscle omoplat-hyoïdien. On met ainsi à nu la veine jugulaire interne gonflée de sang, surtout pendant l'expiration. On l'écarte en dehors avec douceur et prudence ; si elle cache totalement l'artère, on la fait comprimer par le doigt d'un aide à l'angle supérieur de la plaie; et, avec le bec de la sonde cannelée, on écarte, on déchire le tissu cellulaire qui unit les vaisseaux, puis la gaîne propre de l'artère, et on glisse la sonde par-dessous, de dehors en dedans, évitant de comprendre avec l'artère le nerf pneumo-gastrique qu'il faut laisser en dehors avec la veine.

En suivant exactement ce procédé, on est obligé, d'une part, de porter en dehors le muscle sterno-mastoïdien, ce qui découvre une portion de la jugulaire et des muscles trachéaux; puis de repousser en dedans ces muscles qui recouvrent l'artère, sans compter la section presque indispensable de l'omo-hyoïdien. Il en résulte que, toutes ces parties écartées revenant à leur place, la ligature se trouve au fond d'une plaie en zigzag, ayant au moins trois directions différentes, de dedans en dehors sous le sterno-mastoïdien, de dehors en dedans sous les muscles trachéaux, et d'avant en arrière de chaque côté de la carotide. De là la difficulté pour le pus de s'écouler au dehors, et les fusées purulentes qui ont embarrassé les chirurgiens.

On obviera à cet inconvénient en divisant en travers une partie des muscles trachéaux; la crainte de gêner notablement les fonctions de ces muscles dans l'avenir n'est véritablement pas fondée.

Mais ce procédé est d'ailleurs fort vaguement décrit. En voulant tomber juste sur le bord interne du sterno-mastoïdien, j'ai vu plus d'une fois arriver sur le sterno-hyoïdien, et l'opérateur embarrassé de savoir à quel muscle il avait affaire. Si la ligature doit être placée très bas, le procédé est insuffisant; si on veut la mettre aussi haut que possible, l'incision est mal indiquée : en conséquence je le rejette.

Je distingue pour la ligature de la carotide un lieu d'élection et un lieu de nécessité.

Le lieu d'élection est immédiatement au-dessous de la bifurcation du vaisseau, c'est-à-dire au niveau du bord supérieur du thyroïde chez l'homme, et vers le milieu de ce cartilage chez la femme.

Le lieu de nécessité est toujours beaucoup plus bas, soit qu'on opère pour un anévrysme ou pour une tumeur du tronc lui-même; mais le procédé qui permet de lier l'artère le plus bas possible conviendra toujours pour la lier un peu plus haut. Tout se réduit donc à deux procédés.

1° *A la partie supérieure. Procédé nouveau.* — L'incision externe, longue de 6 à 8 centimètres, doit être disposée de telle sorte que sa partie moyenne tombe au niveau de la bifurcation de l'artère, variable dans les deux sexes, comme il a été dit. Dans ce point, l'artère, dégagée des muscles trachéaux, se trouve exactement au côté interne du muscle sterno-mastoïdien, point essentiel de ralliement; au besoin, on en trouverait d'ailleurs un second dans le larynx placé au côté interne du vaisseau.

Le malade placé comme pour le procédé ordinaire, le chirurgien fait donc son incision le long du bord interne du sterno-mastoïdien, et plutôt à quelques millimètres en dehors, de peur de manquer ce muscle. S'il ne fait pas une saillie bien apparente, on suivra la direction d'une ligne étendue de l'extrémité interne de la clavicule à l'apophyse mastoïde.

La première incision devra diviser la peau et le peaucier, de façon à mettre à nu la gaîne du muscle; la seconde mettra le muscle à découvert près de son bord interne. Au-dessous de ce bord interne est le feuillet postérieur de la gaîne musculaire, concourant en même temps à former la gaîne des vaisseaux; on la divise avec précaution, et l'on tombe sur les deux vaisseaux, l'artère en dedans, la veine en dehors. On les isole comme à l'ordinaire.

Ce procédé, outre sa facilité plus grande, réunit les avantages suivants: on est moins exposé à rencontrer la veine jugulaire antérieure; on évite l'anse du nerf hypoglosse, qui passe sur la carotide à 3 centimètres environ au-dessous de sa bifurcation; et enfin, on a une plaie peu profonde et sans sinuosités.

2° *A la partie inférieure.* — L'artère est recouverte d'abord par les muscles sterno-thyroïdien et sterno-hyoïdien; plus superficiellement par le faisceau interne du sterno-mastoïdien et par les couches sous-cutanées.

Procédé de M. Sédillot. — L'auteur établit, en opposition avec ce qui vient d'être dit, que l'artère, à partir de son origine, remonte d'abord sous l'interstice cellulaire qui sépare les deux portions du muscle sterno-mastoïdien, avant d'être croisée par la portion sternale de ce muscle. Il pratique donc une incision de 8 centimètres qui, de l'extrémité interne de la clavicule, remonte obliquement en dehors, suivant la direction de l'interstice indiqué. On divise successivement la peau, le peaucier, l'aponévrose profonde; on fait écarter avec les lèvres de la plaie les deux portions du muscle, et l'on tombe ainsi sur la veine jugulaire externe, en dedans du scalène antérieur et du nerf phrénique. On ouvre la gaîne vasculaire commune, on rejette la veine en dehors, et on cherche l'artère à son côté interne.

Mais il y aurait un tel danger sur le vivant à aller attaquer ainsi la veine jugulaire au fond d'une plaie rétrécie par la contraction des deux faisceaux du muscle, que je ne conseillerais à aucun chirurgien de tenter ce procédé.

Procédé de Key. — Il a cherché à découvrir l'artère par une simple incision parallèle au bord interne du sterno-mastoïdien; j'ai déjà dit qu'il avait été obligé d'en venir à la section transversale d'une partie de ce muscle.

Procédé nouveau. — D'après ce qui a été dit plus haut, le muscle satellite de l'artère à ce niveau n'est plus le sterno-mastoïdien, mais le muscle sterno-thyroïdien, lequel est un peu dépassé en dehors par le sterno-hyoïdien; et la trachée est toujours le dernier point de ralliement. Il faut donc mettre d'abord largement à nu le sterno-hyoïdien vers son bord externe, le relever en dedans ou le couper en partie, s'il est nécessaire, et, le sterno-thyroïdien mis à nu, chercher l'artère sous son bord externe.

Le malade doit être couché sur le dos, la tête renversée en arrière, mais sans aucune rotation à droite ou à gauche. Je fais une incision de 6 à 8 centimètres, commençant à un centimètre au-dessus de l'articulation sterno-claviculaire et dans la direction d'une ligne qui, de cette articulation, monterait à la symphyse du menton. Le premier coup de bistouri doit mettre à nu l'aponévrose cervicale; le second diviser cette aponévrose et mettre à nu les fibres du faisceau sternal du sterno-mastoïdien. Le troisième temps consiste à diviser ce faisceau dans la direction de l'incision cutanée; alors apparaissent les deux muscles trachéaux enveloppés dans une gaîne celluleuse commune, et séparés seulement par du tissu lamelleux sans consistance. On divise le feuillet antérieur de cette gaîne, ce qui met à nu le sterno-hyoïdien. S'il s'étend beaucoup en dehors, on divise en travers sa portion externe, sinon on le relève en dedans avec le sterno-thyroïdien; le feuillet postérieur de leur gaîne se confond avec la gaîne des vaisseaux; on l'ouvre le plus près possible de la trachée, et, au côté externe de la trachée, on trouve l'artère que l'on isole ainsi qu'il a été dit.

Si, sur le vivant, l'engorgement des parties, l'infiltration du sang dans le tissu cellulaire, ou toute autre cause, laissait quelque doute sur la situation de l'artère, on aurait un dernier point de ralliement dans le *tubercule carotidien* signalé par M. Chassaignac. Ce tubercule est formé par la saillie de la branche antérieure de l'apophyse transverse de la sixième vertèbre cervicale, beaucoup plus distincte que toutes les autres, et qui se trouve à 6 centimètres au-dessus de la clavicule, sous le bord interne du sterno-mastoïdien. On le sent aisément après l'incision des premières couches; il répond en avant et un peu en dedans à la carotide; et cet indice est tellement précis que, sur le cadavre, en tenant un doigt sur ce tubercule, on peut plonger à coup sûr le bistouri dans l'artère sans incision préalable des téguments. Il est seulement essentiel de tenir le cou dans une rectitude absolue, la moindre rotation suffisant pour modifier ces rapports.

8° *Ligature de l'artère linguale.*

Béclard a proposé de la lier au-dessus de l'os hyoïde ; et le procédé décrit jusqu'à présent était fondé sur ces données anatomiques, que l'artère, arrivée au niveau de l'extrémité de sa grande corne, s'engage entre le constricteur moyen du pharynx et l'hyoglosse, et se dirige de telle sorte, qu'elle se trouve à 2 millimètres au-dessus de la grande corne en arrière, et qu'elle est éloigné de 18 à 20 millimètres du corps de l'os en avant.

Procédé ancien. — Le malade couché sur le dos, le cou tendu, la face inclinée du côté sain, on fait une incision d'environ 3 centimètres, suivant la direction de l'artère indiquée par celle de l'os hyoïde. La peau et le peaucier divisés, on repousse en dehors la veine faciale, on ouvre la gaîne celluleuse de la glande sous-maxillaire, et on relève cette glande sans l'intéresser ; on relève également les muscles digastrique et stylo-hyoïdien ; le muscle hyoglosse étant ainsi mis à nu, on le divise avec précaution en soulevant ses fibres avec une pince à disséquer ou sur une sonde cannelée, et au-dessous de lui on trouve l'artère, très facile alors à isoler.

Cette ligature, ainsi décrite, était une des opérations les plus hasardeuses à tenter, même sur le cadavre. M. Mirault l'a pratiquée sur une femme atteinte d'un cancer de la langue, et il a préféré une incision partant du milieu de la grande corne de l'os hyoïde pour aller jusqu'au bord antérieur du sterno-mastoïdien, en passant à 13 millimètres au-dessous de l'angle de la mâchoire, et croisant ainsi la direction de l'artère. Il réussit pour celle du côté droit ; mais, manquant de points de ralliement, il fut obligé de renoncer à trouver l'artère du côté gauche. Je ne crains pas d'avancer que le procédé que je vais décrire fait de cette ligature l'une des plus faciles que puisse tenter le chirurgien.

Procédé nouveau. — L'artère linguale marche, comme il a été dit, parallèlement à la grande corne de l'os hyoïde ; elle change brusquement de direction dans un endroit précis et facile à reconnaître quand la peau est incisée, savoir, vis-à-vis une petite saillie osseuse négligée par les auteurs, qui occupe le bord supérieur de la grande corne hyoïdienne, à 3 ou 4 millimètres environ de la petite corne.

La grande corne de l'hyoïde préalablement reconnue, il faut faire, à 4 millimètres au-dessus et parallèlement à elle, une incision d'environ 3 centimètres, comprenant la peau et le peaucier; on tombe ainsi sur le bord inférieur de la glande sous-maxillaire : premier point de ralliement.

Cette glande un peu repoussée en haut, on trouve au-dessous le tendon du digastrique remarquable par son brillant nacré : deuxième point de ralliement.

A un millimètre au-dessous se présente un cordon blanchâtre, quelquefois caché par quelques fibres du stylo-hyoïdien ; dégagez-le au besoin avec la pointe du bistouri : c'est le nerf hypoglosse.

Ce troisième point bien reconnu, à 2 millimètres au-dessous, divisez transversalement le muscle hyoglosse, et vous tomberez exactement sur l'artère, qui n'est accompagnée d'aucune veine ni d'aucun nerf. La veine faciale est plus superficielle, elle croise obliquement l'incision de dehors en dedans et de bas en haut; il faut donc attaquer la peau et le peaucier avec précaution ; et cette veine, qui est assez considérable, étant mise à découvert, la repousser en dehors.

Je dois avertir que chez quelques femmes, l'os hyoïde remonte si haut sous la mâchoire, que la glande sous-maxillaire recouvre sa grande corne, et la dépasse même de plusieurs millimètres en bas; alors l'artère linguale est à une profondeur si considérable que l'opération exige une énorme incision extérieure, même sur le cadavre, et que, sur le vivant, elle serait probablement impossible à mettre à exécution.

On a proposé aussi des procédés pour la plupart des artères du col et de la tête, vertébrales, thyroïdiennes, carotides interne et externe, faciales, coronaires des lèvres, sous-orbitaire, temporale, occipitale. Ces procédés ne m'ayant point paru susceptibles d'application sur le vivant, je n'ai pas jugé à propos de les reproduire.

II. SYSTÈME AORTIQUE INFÉRIEUR.

1° *Ligature de l'artère pédieuse.*

Si l'on tire une ligne droite du milieu de l'espace intermalléolaire jusqu'à la partie postérieure du premier espace inter-osseux, on aura la direction et l'étendue de l'artère pédieuse, placée entre le tendon de l'extenseur propre du gros orteil en dedans et le premier faisceau du pédieux en dehors. Ce faisceau du pédieux est le point de ralliement essentiel, et c'est lui que l'opérateur doit chercher avant tout. On fait donc dans la direction indiquée une incision de 5 centimètres qui aboutit au premier espace inter-osseux; on incise successivement la peau, le tissu cellulaire, l'aponévrose, et l'on reconnaît le premier faisceau du pédieux. Ce point de ralliement trouvé, le long de son bord interne on divise le feuillet profond de la gaîne de ce muscle, et on tombe sur l'artère, côtoyée par ses deux veines collatérales, et en dehors par un filet du nerf tibial postérieur. On passe la sonde cannelée de dedans en dehors.

D'autres dirigent l'incision dans la direction du second os métacarpien; elle croise ainsi légèrement l'artère sur laquelle elle conduit également.

J'ai vu sur deux sujets la pédieuse se terminer sur la partie externe du tarse, l'anomalie n'existait que d'un côté seulement.

2° *Ligature de l'artère tibiale antérieure.*

Étendue dans la direction d'une ligne qui, du milieu de l'espace compris entre la tête du péroné et l'épine du tibia, irait aboutir au milieu de l'espace inter-malléolaire, elle est couchée sur le ligament inter-osseux dans ses deux tiers supérieurs, puis sur la face externe et antérieure du tibia, et d'autant plus profonde qu'on l'examine plus haut. On ne la lie point dans son quart inférieur, à cause du voisinage de l'articulation, ni dans son quart supérieur, à cause de sa trop grande profondeur; les procédés sont les mêmes pour tous les points de l'espace intermédiaire.

Procédé ordinaire. — Le malade couché sur le dos, la jambe étendue, on fait exécuter au pied quelques mouvements pour faire saillir le tendon du jambier antérieur, et avec la pulpe des doigts on suit la saillie de ce tendon et de son muscle jusqu'au lieu où l'on veut inciser. A ce renseignement se joint d'ailleurs la ligne qui marque le trajet de l'artère.

On fait dans cette direction une incision de 8 centimètres; la peau divisée, on incise l'aponévrose en long, puis chacun de ses bords en travers. On cherche alors, avec le doigt et l'œil, le premier tendon à partir du tibia, ou, si l'incision est faite très haut, le premier interstice musculaire. Pour le découvrir mieux, on appuie du doigt sur le muscle jambier antérieur mis à découvert; en le déprimant de dedans en dehors, on est arrêté par les autres muscles. On décolle les muscles avec l'indicateur; alors, faisant fléchir le pied et écarter les muscles à l'aide de crochets mousses, on découvre l'artère avec ses deux veines satellites et le nerf tibial; celui-ci est en dehors de tous les vaisseaux supérieurement, les croise vers la partie moyenne, et se trouve en dedans inférieurement. Pour isoler l'artère, ce qui est souvent difficile, on recourbe fortement la sonde cannelée, et on la porte très obliquement sous le vaisseau de bas en haut, et du péroné vers le tibia; on peut aussi se servir de l'aiguille de Deschamps de la même manière.

Quand on néglige les règles de l'incision, il arrive assez souvent de tomber dans le second interstice musculaire, entre l'extenseur propre du gros orteil et l'extenseur commun; et l'on ne trouve pas l'artère. Il faut explorer la surface des muscles à partir du tibia, pour retrouver l'interstice désiré.

Procédé de M. Lisfranc. — Pour éviter toute chance d'erreur, M. Lisfranc veut que l'incision, commencée sur le côté externe de la crête du tibia, remonte obliquement en dehors, de manière à s'éloigner de cette crête supérieurement d'environ 3 à 4 centimètres, selon le développement du système musculaire. Puis, avant de diviser en long l'aponévrose, il y fait une incision transversale, qui permet de reconnaître sûrement l'interstice du jambier antérieur.

Ce procédé offre plus de sûreté que l'autre; mais l'incision extérieure un peu trop oblique peut nuire aux recherches ultérieures. Le mieux serait peut-être de les combiner ensemble.

3° *Ligature de l'artère tibiale postérieure.*

Disposée à peu près dans la direction d'une ligne qui, du milieu de la racine du jarret, se terminerait entre le tendon d'Achille et la malléole interne, on peut la lier en trois endroits.

1° *Derrière la malléole interne.* — Elle est située à peu près parallèlement au bord postérieur de la malléole, en arrière de la gaîne des tendons des muscles fléchisseur profond et jambier postérieur, recouverte seulement par l'aponévrose et par la peau.

Procédé de M. Lisfranc. — On fait donc, à 4 millimètres en arrière de la malléole, une incision longitudinale qui s'étend à un centimètre et demi au-dessous, et à 4 centimètres au-dessus d'elle. La peau incisée, on divise l'aponévrose sur la sonde cannelée, et on a sous les yeux l'artère côtoyée par deux veines satellites; le nerf est en arrière et en dehors, en sorte qu'on glisse la sonde sous l'artère d'un côté ou de l'autre indifféremment.

M. Velpeau veut que l'incision s'éloigne de 7 millimètres au moins de la malléole; M. Manec la fait tomber juste au milieu de l'espace qui sépare la malléole du tendon d'Achille. La position de l'artère variant selon les sujets, cette dernière incision permet mieux que les autres de la découvrir dans toutes ses variétés.

2° *Vers le tiers moyen de la jambe.* — L'artère marche parallèlement au bord interne du tibia, à 15 ou 18 millimètres en dehors. Elle est recouverte par le feuillet aponévrotique profond, l'aponévrose d'enveloppe et la peau.

Procédé ordinaire. — On fait une incision de 6 à 8 centimètres, à 15 ou 18 millimètres en dehors du bord interne du tibia (Manec), ou à égale distance du bord de l'os et du tendon d'Achille (Velpeau); après la peau on divise l'aponévrose superficielle, puis on incise sur la sonde cannelée l'aponévrose profonde, et l'on tombe sur l'artère et ses veines satellites, le nerf demeurant toujours en dehors.

Si le muscle soléaire descendait jusqu'au niveau de l'incision, il faudrait le repousser en haut et en dehors avec le doigt, et au besoin le diviser.

Quand l'incision extérieure est trop rapprochée du tibia, on n'a qu'un seul feuillet aponévrotique à couper; mais on court risque de ne pas trouver le vaisseau.

Procédé de M. Lisfranc. — En quelque point qu'on veuille lier l'artère, dans l'étendue parcourue par le tendon d'Achille, on fait une incision de 8 centimètres qui, du bord interne de ce tendon, remonte obliquement jusqu'au bord interne du tibia, sous un angle de 35°. On coupe la peau et l'aponévrose; puis on porte l'indicateur dans la plaie, la face palmaire regardant le tendon d'Achille, et on le fait glisser de bas en haut pour décoller le muscle soléaire au besoin; le reste comme à l'ordinaire.

Ce procédé est plus sûr et plus précis que le premier.

3° *Au tiers supérieur de la jambe.* — D'autant plus éloignée du bord interne du tibia qu'on l'examine plus haut, l'artère est alors recouverte par l'aponévrose profonde, le muscle soléaire, le jumeau interne, l'aponévrose d'enveloppe et la peau.

Procédé ordinaire. — La jambe fléchie sur la cuisse et reposant sur son côté externe, on pratique à 2 centimètres du bord interne du tibia une incision longitudinale de 11 centimètres; puis on divise crucialement l'aponévrose. Avec le doigt porté dans la plaie, on reconnait et on écarte en dehors le bord interne des muscles jumeaux. Le soléaire ainsi mis à nu, on incise ses attaches au tibia, en rasant la face postérieure de l'os; un aide, armé d'un crochet mousse, retire ce muscle en dehors et en arrière; on tombe sur l'aponévrose profonde qu'on incise sur la sonde cannelée; après quoi on va à la recherche des vaisseaux.

Ce procédé, fort difficile sur le cadavre, l'est plus encore sur le vivant. M. Bouchet de Lyon fut obligé, pour arriver aux vaisseaux, de couper en travers une partie du muscle soléaire.

Procédé de M. Manec. — M. Manec pense qu'en général on ne doit tenter la ligature qu'au-dessous du quart supérieur de la jambe.

L'incision extérieure faite comme il a été dit, et le muscle soléaire mis à découvert, on divise directement ce muscle dans toute son épaisseur, à 22 millimètres au plus de distance du bord interne du tibia. On procède avec lenteur, écartant à mesure les bords de la division pour reconnaître l'aponévrose antérieure du muscle, lame fibreuse, épaisse, nacrée, sur laquelle s'insèrent les fibres charnues. On glisse la sonde cannelée par-dessous, et on l'incise aussi largement que la peau. Alors paraît à nu le feuillet aponévrotique profond qui recouvre les vaisseaux; on le divise aussi sur la sonde cannelée, et on isole l'artère à l'ordinaire ou avec l'aiguille de Deschamps.

4° *Ligature de l'artère péronière.*

Trop profondément placée en haut de la jambe, et trop peu importante en bas, on ne peut guère songer à la lier qu'à l'endroit où le soléaire s'isole des jumeaux, un peu au-dessous du milieu de la jambe. Là, elle longe la face postérieure du péroné, tantôt entre les fibres du muscle fléchisseur du gros orteil, ou entre lui et le jambier postérieur.

Procédé de M. Lisfranc. — On fait une incision de 5 à 6 centimètres, qui, du bord externe du tendon d'Achille, remonte obliquement en dehors jusqu'au niveau de la face externe du péroné. On fait écarter la saphène externe qui se présente sous la peau; on incise l'aponévrose d'enveloppe; avec le doigt indicateur on repousse en dedans le tendon d'Achille, et on détruit le tissu cellulaire qui recouvre l'aponévrose profonde; enfin celle-ci ayant été divisée sur la sonde cannelée, on cherche le premier interstice musculaire de la couche profonde à partir du péroné; on l'écarte avec le doigt, et en relevant en dehors le muscle fléchisseur propre du gros orteil, on trouve l'artère dans les rapports déjà indiqués

Ce procédé est loin d'être sûr, et l'on réussit mieux à l'aide du suivant.

Procédé nouveau. — On cherche d'abord le bord externe du péroné, point de ralliement essentiel; et, à 3 ou 4 millimètres en arrière, on fait parallèlement à l'os une incision de 7 à 8 centimètres. Sur la plupart des sujets, après l'incision de la peau et de l'aponévrose, le bord de l'os est facile à reconnaître au doigt et à l'œil; chez d'autres, il est caché par le bord externe du muscle soléaire; et, dans tous les cas, il faut décoller légèrement ce muscle, et le repousser en dedans avec le doigt. Alors seulement on aperçoit nettement le bord de l'os, qui va servir de point de départ. En dehors il est longé par le long péronier latéral; en dedans et en arrière par le fléchisseur propre du gros orteil, qui s'insère à la face postérieure de l'os. Au lieu de rejeter ce muscle en dehors, comme dans le procédé de M. Lisfranc, on le décolle de ses attaches au péroné pour le rejeter en dedans, et l'on trouve l'artère à son côté interne.

Il faut toutefois être bien averti que ce muscle présente à sa face antérieure ou profonde une aponévrose assez forte qu'il faut diviser pour arriver au vaisseau; j'ai vu des opérateurs fort embarrassés parce qu'ils s'étaient bornés à diviser les fibres charnues, et qu'ils cherchaient l'artère sur cette aponévrose, tandis qu'elle est immédiatement au-dessous.

5° *Ligature de l'artère poplitée.*

Étendue depuis le quart inférieur de la cuisse jusqu'au cinquième supérieur de la jambe, elle traverse l'espace poplité, d'abord un peu obliquement de haut en bas et de dedans en dehors, puis presque perpendiculairement sur la ligne médiane, un peu rapprochée cependant du côté interne. Supérieurement elle a la veine et le nerf poplités à son côté externe; un peu plus bas, ils la croisent en passant sur sa face postérieure, en sorte que la veine est en dedans inférieurement. On peut la lier en deux points principaux.

1° *A sa partie inférieure. Procédé de M. Lisfranc.* — Le malade couché sur le ventre, la jambe étendue, on reconnaît avec le doigt l'intervalle qui sépare les muscles jumeaux; et l'on fait, de haut en bas, en commençant à un centimètre au-dessous de l'articulation du genou, une incision longitudinale de 8 à 10 centimètres, à peu près sur la ligne médiane, un peu plus en dehors toutefois, parce que le jumeau interne est plus large que l'externe. On écarte la veine saphène externe qui se présente souvent sous la peau; on incise l'aponévrose dans la même étendue, alors on cherche avec l'indicateur l'interstice des deux muscles jumeaux que l'on sépare l'un de l'autre, sans se servir du bistouri; et, faisant fléchir modérément la jambe sur la cuisse et écarter les deux muscles, au fond de cet interstice on trouve le faisceau nervoso-vasculaire; le nerf se montre le premier; au-dessous de lui est la veine en dedans, et l'artère au côté externe. Ces rapports ne sont pas toujours exactement les mêmes. On reporte le nerf avec la veine en dedans, et l'on glisse la sonde cannelée sous l'artère, de dedans en dehors.

En prolongeant plus bas l'écartement des muscles jumeaux, et en incisant l'arcade aponévrotique du soléaire, on arriverait à la division de l'artère, et on pourrait lier, près de leur origine, les artères tibiale antérieure, péronière et tibiale postérieure.

Procédé de M. Marchal. — Pour exécuter ce procédé, il faut se rappeler que le triangle inférieur de l'espace poplité, peu ouvert, est limité de chaque côté par les muscles jumeaux, qui recouvrent seuls l'artère avant qu'elle s'engage sous l'arcade du soléaire. Au lieu de séparer les jumeaux pour trouver l'artère au-dessous et entre eux, on fait l'incision à la partie interne du jumeau interne, par-dessous lequel on va à la recherche du vaisseau.

Le sujet couché sur le dos, la cuisse dans l'abduction, la jambe modérément fléchie et reposant sur sa face externe, le chirurgien placé en dehors du membre reconnaît le côté interne de la masse musculaire qui limite en dedans et en bas le triangle supérieur du creux poplité; commence l'incision en ce point, et la continue de haut en bas, de dehors en dedans et d'arrière en avant, dans l'étendue de 8 centimètres, jusqu'à 8 à 9 millimètres du bord interne du tibia, en longeant le bord interne du jumeau interne. En terminant l'incision, il faut prendre garde d'intéresser toute l'épaisseur de la peau, pour éviter la veine saphène, qui, dans les cas ordinaires, passe immédiatement derrière la tubérosité interne du tibia, mais quelquefois se dirige davantage vers la partie postérieure de la jambe.

L'aponévrose mise à nu doit être divisée dans le même sens, mais un peu plus en arrière que la peau, afin de respecter les insertions tendineuses de la *patte d'oie;* on l'incise parallèlement au bord postérieur du tendon du couturier.

On dépose alors le bistouri, et l'on introduit le doigt indicateur de la main droite sous le bord interne du muscle jumeau, entre ce muscle et le poplité; en fléchissant la jambe sur la cuisse, on fait relâcher les muscles; on détruit le tissu cellulaire lâche qui se trouve dans l'espace inter-musculaire, et on arrive sur le paquet vasculo-nerveux, parfaitement visible au fond de cet espace; le nerf en dedans, la veine venant ensuite, et enfin l'artère; mais par le mouvement de flexion, le nerf se porte en dehors et laisse les vaisseaux à découvert et très accessibles. On sépare la veine de l'artère avec la sonde cannelée, et on la porte en dehors; et, passant cette sonde sous l'artère de dehors en dedans et de bas en haut, le plus parallèlement possible à l'axe du vaisseau, on l'amène à la surface de la plaie et on en fait la ligature.

2° *A sa partie supérieure.* — On fait une incision de 10 à 11 centimètres, qui, partant du tiers inférieur de la cuisse au niveau de l'origine de l'artère, et près du bord externe des muscles qui limitent en dedans le creux poplité, vient tomber sur le milieu de l'espace poplité, au niveau de l'articulation. Après la peau et l'aponévrose, on tombe sur une masse de tissu adipeux qu'on déchire avec les doigts et la sonde cannelée ; au fond de cette masse on trouve d'abord le nerf, plus superficiel et un peu plus en dehors que les vaisseaux, puis la veine, et en dedans et à une plus grande profondeur, l'artère, quelquefois recouverte par la veine et difficile à en isoler.

L'artère étant fort profonde, si l'incision ainsi faite ne tombe pas juste sur le vaisseau, il est difficile d'achever l'opération. M. Lisfranc conseille donc de diriger l'incision presque verticalement, depuis la base du triangle poplité, marquée par la saillie des muscles, jusqu'au sommet de ce même triangle. Cette incision croise légèrement le trajet du vaisseau, et défend de se fourvoyer. M. Jobert a proposé d'aller à la recherche de l'artère, en incisant dans la dépression qu'on remarque au-dessus du condyle fémoral interne, la jambe étant à demi fléchie, et en pénétrant entre le vaste interne et les muscles qui forment le bord interne de l'espace poplité. Mais tous ces procédés ne sont guère usités que sur le cadavre ; et, au lieu de la poplitée, on préfère lier la fémorale.

6° *Ligature de l'artère fémorale.*

Étendue depuis l'arcade crurale jusqu'au tiers inférieur de la cuisse, elle suit la direction d'une ligne qui, du milieu de cette arcade, descendrait au milieu de la région poplitée en contournant obliquement la cuisse en dedans. Le couturier la croise très obliquement, de manière qu'en haut il est tout-à-fait en dehors, tandis qu'il la recouvre dans sa partie moyenne, et qu'inférieurement l'artère est à son côté externe. Ce muscle constitue donc un point de ralliement toujours sûr à l'état normal, pour arriver sur l'artère ; et c'est lui qu'il faut chercher d'abord. Mais la direction de l'incision doit varier suivant les lieux où l'on veut lier l'artère.

1° *A sa partie inférieure.* — La cuisse légèrement fléchie sur le bassin, la jambe sur la cuisse, le membre reposant sur sa face externe, on cherche à reconnaître le bord externe du couturier ; ou, si l'on n'y peut parvenir, on fait dans la direction de l'artère une incision de 8 centimètres, qui porte moitié sur le tiers moyen et moitié sur le tiers inférieur de la cuisse. La peau incisée jusqu'à l'aponévrose, on s'assure avec le doigt de la position du couturier ; on incise l'aponévrose à quelques millimètres en dedans du bord externe de ce muscle, on le dissèque dans sa gaîne avec le doigt, et on le fait attirer en dedans par un aide. On soulève avec la sonde cannelée la partie postérieure de cette gaîne, on l'incise avec précaution, et l'on tombe entre le triceps et le grand adducteur, sur le canal que ce dernier forme à l'artère. On reconnaît le vaisseau à ses battements. On incise le canal sur la sonde cannelée, et l'on trouve l'artère avec la veine crurale en dedans et le nerf saphène en dehors. On passe la sonde cannelée de dehors en dedans : cette manœuvre est assez délicate, les vaisseaux étant unis en ce point par un tissu cellulaire fort serré.

2° *A sa partie moyenne. Procédé de Hunter modifié par M. Lisfranc.* — Une incision de 8 centimètres sera faite au tiers moyen de la cuisse, au milieu de l'espace placé entre le droit interne et le couturier ; vers sa partie inférieure, elle sera distante de 4 millimètres du bord interne de ce dernier muscle, et supérieurement de 8 à 9 millimètres. La peau et l'aponévrose étant divisées, on tombe sur le bord interne du couturier qu'on relève en dehors ; on incise le feuillet postérieur de sa gaîne sur la sonde cannelée, et l'on trouve l'artère plus facile à isoler, attendu qu'elle n'a point encore pénétré dans le canal fibreux du grand adducteur.

Si le couturier trop porté en dedans rendait difficile la découverte de l'artère, il faudrait agrandir l'incision par sa partie supérieure (S. Cooper).

On risque, par ce procédé, de léser la veine saphène. M. Roux conseille donc d'inciser le long du bord externe du couturier et de le renverser en dedans, procédé peu sûr à cette hauteur. Desault, pour éviter toute erreur, incisait sur la partie moyenne du couturier, et proposait même de couper ce muscle en travers. Quand l'intervalle des muscles peut être senti, le procédé de M. Lisfranc est certainement le plus sûr ; sinon, il est prudent de faire l'incision extérieure à la manière de Desault, puis de relever le couturier en dehors, sans le couper.

3° *Au tiers supérieur de la cuisse. Procédé de Scarpa.* — L'artère se trouve ici presque à nu dans un triangle dont la base est à l'arcade crurale, le sommet formé par la rencontre du couturier et du premier adducteur.

Le point le plus favorable à sa ligature est entre 10 et 13 centimètres au-dessous de l'arcade crurale (Hogdson). La fémorale profonde naissant à 4 ou 5 centimètres au plus au-dessous de cette arcade, le caillot aura assez d'espace pour se former.

On explore donc sa direction avec le doigt, et l'on marque avec soin le lieu où ses battements cessent d'être bien évidents, c'est-à-dire où le couturier passe par dessus l'artère. On fait, à partir de ce point, une incision de 8 centimètres qui longe le bord interne du couturier; il faut avoir grand soin de ménager la veine saphène qui se trouve à peu près dans cette direction. On glisse ensuite une sonde cannelée sous l'aponévrose pour l'inciser; l'artère se présente alors avec la veine en dedans et en arrière, le nerf au côté externe; on déchire ou l'on incise légèrement sa gaîne, et attendu que le nerf est ici de peu d'importance en comparaison de la veine, on passe la sonde cannelée de dedans en dehors.

Hogdson veut qu'on n'incise l'aponévrose que dans l'étendue de 2 centimètres et demi. Scarpa fait l'incision aussi large que celle de la peau, dans le but d'éviter l'étranglement et la formation d'abcès sous-aponévrotiques. Samuel Cooper observe très bien que c'est l'usage du rouleau qui détermine ces accidents. Il suffit donc d'inciser l'aponévrose assez pour qu'elle permette aisément l'isolement de l'artère.

M. Lisfranc commence l'incision à 13 millimètres au-dessous de la partie moyenne de l'arcade crurale, et la continue dans la longueur de 8 centimètres, dans la direction de l'artère même. Mais on ne pourrait pas ainsi lier l'artère au lieu d'élection signalé par Hogdson.

4° *Sous l'arcade crurale.* — L'artère répond, comme il a été dit, au milieu de l'espace qui sépare l'épine du pubis de l'épine iliaque supérieure; toutefois chez les femmes, qui ont le bassin plus évasé, l'artère est un peu plus rapprochée du pubis. On la sent d'ailleurs facilement sous le doigt. Elle se trouve là placée avec la veine dans un canal aponévrotique formé par l'écartement des deux lames du *fascia lata* (canal crural); les nerfs placés plus en dehors ne sont point compris dans ce canal.

Comme elle est très superficielle, à part les données acquises pour l'incision extérieure, il ne faut point chercher d'autre point de ralliement que ses battements mêmes sur le vivant

On fait donc dans sa direction une incision de 5 à 6 centimètres à partir de l'arcade crurale. La peau et le tissu cellulaire divisés, on glisse une sonde cannelée sous l'aponévrose; on l'incise, et l'on arrive sur les vaisseaux. La veine plus grosse se présente d'abord ; on l'écarte en dedans, et l'on passe de dedans en dehors la sonde sous l'artère placée à son côté externe, et, autant que possible, immédiatement au-dessus de l'origine de l'artère profonde.

7° *Ligature de l'artère iliaque externe.*

Étendue de la symphyse sacro-iliaque jusqu'à la partie moyenne de l'arcade crurale, elle parcourt ce trajet en ligne droite, le long de la saillie formée par le psoas, ayant la veine iliaque à son côté interne et postérieur, un petit nerf entre eux ou même tout-à-fait sur l'artère, un autre petit tout-à-fait en dehors. Un tissu cellulaire lâche unit ces vaisseaux entre eux et au péritoine qui les recouvre.

Il y a trois procédés principaux, connus sous les noms d'Abernethy, d'A. Cooper et de Bogros.

Procédé d'Abernethy. — Le malade couché sur le dos, un peu incliné du côté sain pour y faire tomber la masse intestinale, et les muscles abdominaux complétement relâchés, on commence au-dessus du ligament de Fallope, à 13 millimètres en dehors de l'anneau inguinal, une incision qui remonte obliquement sur l'abdomen dans une étendue de 8 centimètres et dans la direction de l'artère. On incise ainsi la peau, puis l'aponévrose du muscle grand oblique ; on porte ensuite le doigt indicateur gauche à l'angle inférieur de l'incision, sous le bord inférieur du petit oblique et du transverse, et on les divise sur ce doigt dans l'étendue de 4 centimètres, avec un bistouri concave. Alors on soulève et on repousse le péritoine en haut et en dedans sur le muscle psoas, de manière à découvrir l'artère à 4 ou 6 centimètres au-dessus du ligament de Fallope ; on la reconnaît à ses battements, et on l'isole en passant la sonde ou l'aiguille de Deschamps de dedans en dehors.

Dans un premier essai, Abernethy avait fait l'incision sur le trajet de l'artère même ; la crainte de léser l'artère épigastrique lui fit préférer le procédé que nous venons de décrire.

Procédé d'A. Cooper. — On fait une incision légèrement courbe, à convexité inférieure, dans le sens des fibres du grand oblique, et qui, commençant un peu au-dessus de l'épine iliaque, se termine un peu au-dessus du bord interne de l'anneau inguinal, et à quelques millimètres en dedans de la partie moyenne de l'arcade crurale. On divise ainsi la peau et l'aponévrose du grand oblique; et le lambeau qui en résulte étant soulevé, on aperçoit le cordon spermatique qui passe sous le bord du petit oblique et du transverse, à travers l'orifice interne du canal inguinal. Cet orifice se trouve à peu près au milieu de l'arcade crurale; l'artère épigastrique longe son bord interne; l'iliaque externe est immédiatement au-dessous. On incise donc cet orifice en dehors sur la sonde cannelée; le doigt introduit dans la plaie sent aisément l'artère, qu'il ne s'agit plus que d'isoler.

M. Roux commence l'incision à 13 millimètres au-dessus de l'épine iliaque, et la termine au niveau de la partie moyenne de l'arcade crurale.

Procédé de Bogros. — On pratique immédiatement au-dessus de l'arcade crurale une incision de 6 à 8 centimètres, dont l'extrémité externe est à la même distance de l'épine iliaque que l'extrémité interne de la symphyse des pubis. La peau et le *fascia superficialis* étant divisés, les bords de la division écartés par une dissection soignée, on met à découvert, dans toute l'étendue de la plaie, l'aponévrose du grand oblique. On fait à cette aponévrose une petite ouverture à l'angle interne de la plaie; une sonde cannelée est introduite par-dessous, et on incise sur la sonde parallèlement au ligament de Poupart. Les bords de cette seconde section écartés, les vaisseaux testiculaires et le crémaster sont relevés sous la lèvre supérieure de la plaie, et les légères adhérences du crémaster à l'arcade crurale sont détruites avec le bout de la sonde. Alors apparaît le *fascia transversalis*, percé au milieu d'une ouverture par laquelle le cordon s'introduit dans le canal inguinal. On dilate cette ouverture avec le doigt et la sonde; on met à nu l'artère épigastrique placée immédiatement derrière cette lame aponévrotique; l'opérateur suit cette artère avec le doigt vers son origine, écarte les lames celluleuses et les ganglions lymphatiques qui cachent l'artère iliaque, et met ce vaisseau à découvert.

Appréciation. — D'après mes expériences sur le cadavre, le procédé de Bogros est préférable quand l'artère iliaque n'a besoin que d'être liée dans sa partie inférieure; il expose toutefois à la section de l'artère tégumenteuse abdominale qui peut exiger une ligature; le jet de sang viendrait toujours alors de la lèvre inférieure de la plaie, ou d'un de ses angles. Pour arriver à 5 centimètres au-dessus de l'arcade crurale, Bogros conseillait de porter à l'angle externe de la plaie un bistouri boutonné, et d'agrandir l'incision en haut et en dehors, de manière à la rendre semi-lunaire ; mais cela ne suffirait pas pour tous les cas.

Le procédé d'A. Cooper ne peut pas non plus faire arriver à un point fort élevé de l'artère, et il expose à léser de petites branches de l'artère circonflexe iliaque. Dans les cas donc où il serait besoin de remonter jusqu'à la naissance de l'artère, et même jusqu'à l'iliaque primitive, je préférerais le procédé d'Abernethy, modifié toutefois d'après les données suivantes.

Il n'est pas tout-à-fait exact de dire que l'artère iliaque aboutit au milieu de l'espace compris entre la symphyse pubienne et l'épine iliaque; d'après les mesures prises par A. Cooper, elle se trouve à 7 millimètres plus en dehors chez l'homme, et à 9 chez la femme. Le bord interne de l'anneau abdominal qui est longé par l'artère épigastrique est plus en dedans que l'axe de l'artère de 3 millimètres chez l'homme, de 9 millimètres chez la femme; en incisant sur le trajet même de l'artère, on voit donc qu'on n'aurait déjà rien à risquer. Pour plus de précaution, je rejette l'incision à 7 millimètres en dehors, et je la poursuis dans la direction d'une ligne qui monterait à 3 centimètres en dehors de l'ombilic. En lui donnant 12 à 13 centimètres d'étendue, on obtient à très peu près le procédé de Stevens pour l'iliaque interne, et le meilleur à mon avis pour l'iliaque primitive. On craint que cette incision en travers des fibres aponévrotiques ne dispose plus tard l'opéré à une hernie ; je ne sais si ce danger est réellement plus grand dans ce procédé que dans les autres. Peut-être même y a-t-il quelques présomptions en faveur de l'opinion inverse ; en sorte que je ne serais pas éloigné d'adopter ce procédé comme méthode générale.

8° *Ligature de l'artère épigastrique.*

Procédé de Bogros. — On pratique à 4 millimètres au-dessus de l'arcade crurale une incision de 5 à 6 centimètres, parallèle à cette arcade, et également éloignée de l'épine iliaque et de la symphyse pubienne. La peau et le tissu cellulaire divisés, on glisse sous l'aponévrose du grand oblique une sonde cannelée sur laquelle on l'incise dans la même direction. On relève alors le cordon spermatique pour découvrir l'orifice interne du canal inguinal; on dilate cette ouverture avec le doigt ou la sonde; l'artère épigastrique est immédiatement derrière la lame aponévrotique qui constitue le bord interne de l'anneau.

9° *Ligature de l'artère iliaque interne.*

Procédé de Stevens. — Stevens de Santa-Crux lia cette artère en 1812, pour une énorme tumeur anévrysmale de la fesse.

Une incision de 12 à 13 centimètres de long fut pratiquée à 13 millimètres en dehors de l'artère épigastrique et parallèlement à cette artère. La peau et les muscles successivement divisés, on détruisit les adhérences naturelles du péritoine avec les muscles iliaque et psoas, et on le rejeta en dedans jusqu'à la bifurcation de l'iliaque primitive. On put alors sentir au fond de la plaie l'artère iliaque interne, et même la presser entre l'indicateur et le pouce, ce qui fit cesser les battements de la tumeur. L'artère parut d'ailleurs saine et bien isolée; on passa une ligature à 12 millimètres au-dessous de son origine.

Trois semaines après la malade était guérie.

M. Anderson a proposé d'appliquer à cette artère le procédé d'A. Cooper pour l'iliaque externe; le premier nous paraît plus facile et aussi avantageux.

10° *Ligature de l'artère fessière.*

L'artère fessière a été liée quatre fois, mais avec des procédés fort différents, et le plus souvent l'opérateur était dirigé par une plaie accidentelle qui avait lésé ce vaisseau. Voici le procédé que proposent Lizars et Harrison.

Le malade couché sur le ventre, la cuisse étendue et les orteils tournés en dedans, on tire une ligne idéale qui, partant de l'épine iliaque postérieure et supérieure, se termine entre la tubérosité sciatique et le grand trochanter; c'est vers l'union du tiers supérieur de cette ligne avec le tiers moyen que l'artère émerge du bassin. Afin cependant de ménager les fibres du grand fessier, on pratique une incision d'environ 8 centimètres qui, commençant à 3 centimètres environ au-dessous de l'épine iliaque postéro-supérieure, et à 3 centimètres en dehors du sacrum, descend obliquement vers le grand trochanter, en passant sur le point qui vient d'être signalé comme indiquant l'émersion de l'artère. La peau et les tissus sous-cutanés étant divisés, on sépare dans la même direction les fibres du grand fessier; on divise ou l'on déchire avec les doigts l'aponévrose assez dense qui recouvre la seconde couche musculaire, et l'on tombe sur l'artère située immédiatement au-dessous du rebord supérieur de la grande échancrure sciatique. Comme le tronc est très court, il faut prendre garde de lier en son lieu l'une de ses branches.

Sur un sujet gras et musculeux, l'épaisseur des couches à traverser, la contraction des bords de la plaie, la petitesse de l'artère cachée par l'écoulement sanguin, rendraient l'opération très difficile, et même probablement impraticable.

On a proposé aussi des procédés pour la ligature de l'artère ischiatique et de la honteuse interne; mais Harrison ne les donne lui-même que comme renseignements pour les cas de plaies récentes, où le jet de sang servirait de guide plus sûr encore pour arriver jusque sur l'artère blessée.

11° *Ligature de l'artère iliaque primitive.*

Elle a été liée en 1827 avec succès par M. Mott de New-York, et en 1828 par M. Crampton de Dublin, avec moins de bonheur. M. Mott commença son incision à 12 millimètres au-dessus de l'arcade crurale, en dehors de l'anneau inguinal, et la conduisit jusqu'au-dessus de l'épine iliaque, en lui donnant une direction demi-circulaire et une étendue de 18 à 20 centimètres. On pourrait aussi bien se servir du procédé de Stevens pour l'iliaque interne, et de celui d'Abernethy, modifié comme il a été dit.

12° *Ligature de l'aorte abdominale.*

Procédé d'A. Cooper. — Le chirurgien anglais fit le long de la ligne blanche une incision de 8 centimètres dont le milieu répondait à l'ombilic, en la dirigeant un peu à gauche en forme d'arc de cercle, pour éviter cette cicatrice. La ligne blanche divisée, il fit au péritoine une petite ouverture, propre seulement à introduire l'indicateur; puis il élargit cette ouverture avec un bistouri boutonné, dans la même étendue que l'incision extérieure. Alors, portant le doigt jusqu'à la colonne vertébrale, en refoulant à droite et à gauche les intestins, il explora les battements de l'aorte, déchira le péritoine avec l'ongle sur le côté gauche du vaisseau, et, par des mouvements ménagés de latéralité, engagea le doigt entre l'aorte et le rachis, et déchira le péritoine du côté droit, de dedans en dehors. Le doigt ainsi placé servit de conducteur à une aiguille courbe et mousse ayant son chas près de la pointe. Dès qu'elle eut dépassé l'artère, on dégagea la ligature et on enleva l'aiguille. Il fallut une précaution minutieuse pour éviter de comprendre l'intestin dans la ligature. Celle-ci convenablement serrée, on laissa les chefs sur l'abdomen du côté gauche de la plaie; l'épiploon fut porté en bas, autant que le permit la ligature, pour faciliter la réunion; et la plaie extérieure fut rapprochée par la suture et les bandelettes agglutinatives.

Art. II. — Plaies des artères.

Nous avons suffisamment traité ailleurs (*Hémostatique générale*) de la section complète des artères; il nous reste à examiner leur division incomplète à la suite de la saignée ou d'une plaie des parties molles. Or, il se présente ici trois cas: plaies avec hémorrhagie extérieure, anévrysmes faux primitifs, anévrysmes variqueux.

1° *Plaies avec hémorrhagie extérieure.*

Lorsque l'artère est d'un petit calibre, on peut employer la compression sur la plaie même, avec de la charpie et des compresses imbibées d'une liqueur styptique, ou sur le trajet du vaisseau entre la plaie et le cœur; ou enfin couper complétement l'artère pour favoriser la rétraction des deux bouts et la formation du caillot. Quand l'artère est volumineuse et la plaie étroite, on peut encore espérer la guérison à l'aide de la compression; mais quand le vaisseau est largement ouvert, il faut des moyens plus puissants.

Lambert avait proposé de réunir la plaie artérielle par la suture entortillée, afin de conserver à l'artère sa perméabilité; ce procédé, qui n'aboutit qu'à l'oblitération, est unanimement rejeté.

Reste la ligature, qui demande ici quelques règles spéciales.

1° Quand la plaie des téguments est dans la direction de la plaie artérielle, on agrandit la première pour mettre le vaisseau à découvert.

2° Si le trajet de la plaie est très oblique, on recherche, par l'introduction d'un stylet boutonné, à quelle profondeur elle pénètre, dans quelle direction, et à quel point l'artère a été probablement lésée. C'est sur ce point qu'il convient de découvrir le vaisseau, sans s'inquiéter de la plaie extérieure.

3° Jusqu'à ce qu'on soit parvenu à l'artère, il faut établir sur son trajet une compression solide; quand elle est à nu, on fait lever la compression pour s'assurer de l'endroit lésé, et l'on introduit un stylet dans l'artère pour la soulever légèrement et faciliter le placement de la ligature.

4° Pour éviter le retour de l'hémorrhagie par le bout inférieur, il faut mettre deux ligatures, l'une au-dessus, l'autre au-dessous de la plaie : on les rapproche de la plaie le plus possible.

5° Quand l'artère lésée est très profonde, quand il y a doute sur le vaisseau, comme à la partie supérieure de l'avant-bras et de la jambe, il est préférable de lier le tronc brachial ou fémoral, et d'établir une compression modérée sur la plaie.

Ces règles s'appliquent d'ailleurs à la torsion et aux mâchures, quand on juge à propos d'y recourir préférablement à la ligature simple.

2° *Anévrysmes faux primitifs.*

Les procédés sont les mêmes que pour les plaies artérielles simples : la compression ou la ligature. Seulement il est plus difficile de découvrir le vaisseau, à cause des caillots de sang qui emplissent le tissu cellulaire.

Mais dans les cas où il a été nécessaire de lier l'artère au-dessus de la plaie, doit-on donner issue au sang épanché par une ouverture spéciale? La question est grave et ne peut se résoudre généralement. Quand il y a peu de sang épanché, l'ouverture est sans danger; mais aussi elle est peu nécessaire, et il y a lieu d'espérer la résorption. Quand l'épanchement est énorme, il est difficilement résorbé; mais l'ouverture donne fréquemment lieu à des inflammations de la plus mauvaise nature (Pelletan). Si le foyer sanguin communique à l'extérieur par une plaie qui s'est maintenue ouverte, il faut agrandir l'ouverture pour laisser au sang et au pus une libre issue. Si la plaie s'est fermée d'elle-même, ou si l'on peut espérer de la fermer, il faut attendre et voir si la nature ne suffira point à la résorption. Ce n'est que dans le cas où cet espoir serait perdu, et où la suppuration prendrait place, qu'il faut ouvrir par une large ouverture, vider complétement le foyer, panser à plat, et éviter par-dessus toutes choses le croupissement du pus.

3° *Anévrysmes variqueux.*

Quatre procédés.

1° *La compression sur la tumeur*, continuée durant plusieurs mois; on peut l'employer avec succès quand la tumeur est récente, petite et superficielle.

2° *La ligature au-dessus de la tumeur.* Sur trois sujets opérés par la ligature de la brachiale, la tumeur a reparu (Dupuytren, Breschet); sur deux autres, où l'artère fémorale fut liée, il survint des escarres gangréneuses, des hémorrhagies, et enfin ils succombèrent. Ce procédé est donc à rejeter.

3° *La ligature de l'artère et de la veine*, proposée par Dupuytren, non encore essayée sur le vivant, mais qui laisse craindre la phlébite.

4° *La ligature de l'artère au-dessus et au-dessous de la communication;* procédé généralement adopté. Les règles ne diffèrent pas de celles que nous avons données pour les cas des plaies artérielles simples : seulement il faut être averti que l'irritation chronique a endurci le tissu cellulaire, changé l'aspect des organes, multiplié les adhérences, et que l'opération est longue et délicate, surtout pour isoler l'artère sans comprendre le nerf ou les veines collatérales avec elle.

Art. III. — Des anévrysmes spontanés.

A part le traitement de Valsalva, qui est purement médical, et qui seul n'a peut-être jamais procuré une guérison, on peut diviser en trois classes les moyens proposés contre les anévrysmes, selon qu'ils s'appliquent sur la tumeur même, ou bien au-dessus ou au-dessous, sur le tronc artériel.

1° *Sur la tumeur anévrysmale.*

Quatre principaux moyens.

1° *Les topiques styptiques et réfrigérants;* dans le but de coaguler le sang dans la tumeur et d'obtenir ainsi son oblitération. Uni à la méthode de Valsalva, ce moyen a obtenu quelques succès.

2° *La compression médiate*, à l'aide de compresses et de bandes. Peu utile.

3° *L'électro-puncture*, conseillée au moyen d'une aiguille qu'on plonge dans la tumeur, dans la vue de coaguler le sang; elle n'a pas encore été employée sur le vivant.

4° *L'incision.* Après avoir établi une compression sur l'artère, on ouvrait largement le sac qu'on vidait du sang qu'il contenait; alors on établissait une compression à l'aide de charpie et de compresses placées dans le sac anévrysmal même (Guattani, Sabatier); ou bien, à l'aide d'une sonde de femme introduite tour à tour dans le bout supérieur et dans le bout inférieur du vaisseau, on soulevait l'artère, et on plaçait au-dessus et au-dessous du sac une ou plusieurs ligatures.

2° *Au-dessus de la tumeur.*

1° *La compression médiate*, soit sur l'artère directement, soit sur tout le membre.

2° *La compression immédiate*, l'artère étant mise préalablement à découvert. On s'est servi à cet effet de deux plaques de bois serrées avec un fil (Desault); d'une plaque de plomb repliée (Percy); de *valets à Patin* ou pinces fixes diversement modifiées; de divers *presse-artère* (Assalini, Deschamps); d'un rouleau de linge ou de sparadrap (Scarpa), etc.

Ce dernier procédé est le seul qui compte encore quelques partisans; nous allons le décrire.

Procédé de Scarpa. — L'artère est mise à découvert comme à l'ordinaire : seulement l'incision des aponévroses et de la gaîne artérielle doit être plus étendue. Une ligature de fil plat étant glissée sous l'artère, on place sur le vaisseau un petit cylindre de toile enduit de cérat, sur lequel on fixe la ligature par deux nœuds modérément serrés. On laisse pendre au dehors les bouts du fil. Trois ou quatre jours après, si le sujet est sain, cinq à six jours, s'il est cacochyme, ou si l'artère a paru altérée, on enlève à la fois le cylindre et la ligature.

Pour retirer celle-ci, plusieurs moyens ont été proposés. Scarpa préfère le suivant : on se sert d'une sonde cannelée fendue à son extrémité, et munie sur une de ses lèvres de deux petits anneaux aplatis, l'un près de la pointe, l'autre près de la plaque. On passe dans ces anneaux l'un des bouts du lien; on dirige ainsi sûrement le bec de la sonde sur le cylindre et sous le nœud de la ligature; on la coupe sur la sonde avec un bistouri garni de linge jusqu'à 4 millimètres de son extrémité, et on la retire en se gardant de tout tiraillement qui se communiquerait à l'artère.

3° *La ligature* (méthode d'Anel). On l'éloigne le plus possible de l'anévrysme, en évitant cependant de sacrifier les collatérales. Ainsi, pour l'anévrysme poplité, Hunter liait l'artère crurale à mi-cuisse : on préfère aujourd'hui la lier, avec Scarpa, à son tiers supérieur.

Du reste, on a essayé toutes les ligatures, végétale ou animale, médiate ou immédiate, simple ou double (ligature d'attente), permanente ou temporaire; la ligature avec suture de l'artère, la double ligature avec section du vaisseau dans l'intervalle, etc.

On préfère généralement la ligature simple, dont nous avons exposé plus haut les règles.

4° *La torsion* (Thierry), qui consiste à soulever l'artère avec l'aiguille de Deschamps, dont on se sert ensuite comme d'un garrot pour la tordre plusieurs fois de suite dans le même sens, savoir : quatre tours pour une petite artère, six pour une artère moyenne, et huit ou dix pour les troncs les plus volumineux. Elle n'a point encore été essayée chez l'homme, et elle exposerait trop fortement à déchirer l'artère, fréquemment altérée au voisinage de la tumeur.

5° *Le rebroussement*, tenté une fois sans succès par M. Amussat.

6° *L'acupuncture* (Velpeau), expérimentée sur les chiens avec des avantages signalés.

7° *Les mâchures*, qui, unies à la ligature, nous paraissent mériter plus de confiance que tout autre moyen.

Nous avons suffisamment exposé ces divers procédés à l'article *Hémostatique générale*, pour n'avoir pas besoin d'y revenir.

3° *Au-dessous de la tumeur.*

On a tenté la compression et la ligature (méthode de Brasdor), quelquefois avec succès, le plus souvent avec une issue malheureuse. Tout ce qu'on peut conclure de ces faits, c'est qu'il n'est pas permis d'y songer quand on peut atteindre l'artère au-dessus; mais que, lorsque tout autre moyen est impossible, et qu'il n'y a point de collatérales entre la tumeur, et le lieu où l'on pourra placer le lien, la ligature au-dessus de la tumeur est une ressource extrême à laquelle, dans certaines circonstances, il est permis au chirurgien de recourir.

CHAPITRE IX.

OPÉRATIONS QUI SE PRATIQUENT SUR LES OS ET LEURS DÉPENDANCES.

Nous traiterons successivement : 1° des opérations qui se pratiquent sur les articulations; 2° des opérations qui intéressent la continuité des os; quant aux résections, à raison de leur caractère mixte et aussi de l'importance de la matière, nous en ferons l'objet d'un chapitre spécial.

Art Ier. — Des opérations qui se pratiquent sur les articulations.

1° *Hydropisies articulaires.*

Lorqu'on se décide à donner issue au fluide épanché, on peut choisir entre la ponction au trocart et l'incision au bistouri. La ponction expose moins à l'entrée de l'air; mais l'ouverture se bouche promptement, et le liquide est bientôt reproduit. Boyer préfère donc l'incision pratiquée de cette manière.

On choisit sur un des côtés de l'articulation le point le plus saillant et le plus déclive; on tend d'abord la peau en sens contraire du trajet que le bistouri doit parcourir; on plonge le bistouri perpendiculairement, et on le retire en agrandissant l'incision, qui cependant doit toujours être peu étendue. Le liquide s'écoule; on cesse de tendre la peau, qui, revenant sur elle-même, recouvre l'ouverture de la capsule. La plaie doit être recouverte d'un plumasseau enduit de cérat, et l'articulation entourée de compresses qu'on arrose avec une liqueur résolutive. Vingt-quatre heures après, on fait écouler de nouveau le liquide qui s'est reproduit; si les bords de l'incision sont déjà agglutinés, on les écarte avec le bout d'une sonde; si le gonflement a trop rétréci l'ouverture, on l'agrandit avec le bistouri et la sonde cannelée. On peut même, pour prévenir la réunion, mettre dans la plaie une bandelette de linge effilée, ou un peu de charpie. Des injections émollientes sont très utiles pour délayer et entraîner le pus qui séjourne dans les recoins de l'articulation; peut-être les injections à demeure, selon la méthode de M. Récamier, auraient une utile influence.

Assez souvent cette opération occasionne des abcès au voisinage de l'article; on les ouvre à l'ordinaire. Quand on a été obligé de pratiquer plusieurs ouvertures de la cavité articulaire même, Boyer conseille de recourir au séton, auquel on fait traverser l'articulation. Toutefois il cite plus loin une observation où la présence d'une canule laissée à demeure dans l'article causa des accidents très graves.

Quand on a réussi à guérir l'épanchement et à fermer les ouvertures, l'articulation est d'abord très roide, et même elle ne reprend jamais sa souplesse accoutumée.

Aussi la plupart des chirurgiens ont rejeté cette opération comme trop périlleuse. Bien peu même osaient tenter la ponction, il y a quelques années, lorsque j'avançai le premier, dans la troisième édition de ce livre, que cette opération est parfaitement innocente. J'avais eu alors occasion de la pratiquer six fois, dont deux fois sur le même sujet, et toujours pour des hydarthroses du genou; et depuis j'y ai eu également recours. Jamais il ne s'en est suivi le moindre accident : seulement le liquide reparaît promptement si l'on n'a pas recours en même temps à d'autres moyens.

2° *Corps étrangers articulaires.*

Ils peuvent se développer dans toutes les articulations; mais c'est principalement dans celle du genou qu'on les rencontre. On emploie la compression et l'extraction.

I. Compression. — Elle consiste à ramener d'abord le corps étranger dans un point de l'articulation où il ne cause aucune gêne, par exemple, pour le genou, au-dessus de la rotule, et à l'y fixer, soit avec un emplâtre agglutinatif soutenu par un bandage (Middleton), soit à l'aide d'une genouillère bien matelassée et construite exprès (Gooch). On cite quelques cas de succès, soit que le corps étranger ait contracté en ce point des adhérences, soit qu'il y ait été retenu par une sorte de juxta-position.

II. Extraction. — L'extraction s'est faite long-temps par une large incision qui, laissant pénétrer l'air dans l'article, amenait fréquemment des accidents graves et même mortels; mais la généralisation de la méthode sous-cutanée a suggéré à M. Goyrand un procédé fort ingénieux, et qui méritera assurément la préférence toutes les fois qu'il sera possible de le mettre en usage. Nous commencerons cependant par décrire l'ancien procédé.

Procédé ancien. — Le malade étant couché sur le bord du lit correspondant au genou affecté, la jambe étendue et placée sur un oreiller, le chirurgien cherche le corps étranger, et l'amène d'abord à la partie supérieure de l'articulation au-dessus de la rotule, puis à son côté interne, le plus près possible de l'attache de la capsule au condyle fémoral. Si cette manœuvre ne peut se faire, on recommande au malade de faire exécuter à la jambe les mouvements dans lesquels il a remarqué que le corps étranger se porte vers ce point; s'il est plus facile de l'attirer au côté externe, c'est de ce côté qu'on fera l'incision; si enfin on ne peut l'amener en dedans ni en dehors, il faudra remettre l'opération à une occasion plus favorable.

Le corps étranger étant donc convenablement placé, l'opérateur le fixe lui-même entre le pouce et l'indicateur gauches; puis, faisant tirer la peau en devant et en dehors par un aide, il pratique dans la direction du membre une incision de 3 à 4 centimètres, qui divise à la fois les téguments et la capsule articulaire : si l'incision de cette dernière est trop étroite, on l'agrandit assez pour que le corps étranger la traverse sans en contondre les bords. Souvent le corps étranger s'échappe de lui-même sous la pression des doigts; sinon on l'extrait avec une curette ou une spatule, en évitant de froisser les parties qui composent l'articulation ; si enfin il adhère à la capsule par un prolongement fibreux ou autre, on attire cette espèce de pédicule au dehors, et on le coupe avec des ciseaux. Quelquefois il se trouve deux corps étrangers, ou même davantage; on procède à leur extraction l'un après l'autre. Cependant, s'ils ne pouvaient être amenés vers l'incision qu'avec de grands mouvements, ou à l'aide d'instruments portés dans l'articulation, il vaudrait mieux les abandonner, pour les extraire plus tard par une seconde opération.

L'extraction achevée, on laisse revenir la peau sur elle-même; l'incision de la capsule se trouve ainsi fermée et à l'abri du contact de l'air. On réunit la plaie extérieure par des bandelettes agglutinatives, et on applique de la charpie imbibée d'eau blanche, puis des compresses et un bandage circulaire. On maintient la jambe étendue. Si l'on craignait quelques mouvements de la part du malade, on placerait une attelle derrière le jarret pour s'opposer à la flexion.

Bromfield faisait tirer les téguments en bas; B. Bell, en haut; Desault, en devant, du côté de la rotule. Le choix entre ces divers procédés est assez indifférent; la précaution même de tirer la peau n'est point aussi importante qu'on le croirait, puisque la plaie extérieure doit être réunie par première intention. Il est toutefois plus prudent de la mettre en usage.

Mais je comprends moins l'utilité de l'extension du membre après l'opération. Cette position est plus pénible et expose davantage à la roideur que la flexion modérée; et la plaie étant bien fermée, une flexion légère avec immobilité du membre me paraît de tout point préférable.

Procédé de M. Goyrand. — Le malade étant couché, le chirurgien placé à sa gauche refoula le corps étranger dans la partie externe du cul-de-sac supérieur de la rotule, où il le fixa à 4 centimètres au-dessus de cet os, en continuant de le presser de bas en haut avec le pouce et l'index gauches. Il fit ensuite soulever par un aide la peau de la cuisse, au-dessus du corps étranger, en un large pli transversal, de manière à amener au voisinage de ce corps une portion de peau fort éloignée. Alors, s'armant d'un bistouri aigu, dont la lame portait 7 centimètres de longueur, avec 4 millimètres seulement de largeur à sa base, il le plongea de haut en bas à la base de ce pli; et dirigeant la pointe vers le corps étranger, il incisa sous la peau, parallèlement à l'axe du membre, tous les tissus qui recouvraient ce corps; il fallut revenir à trois reprises sur ces tissus pour les diviser; après quoi l'opérateur sentit la concrétion fuir sous ses doigts; elle était sortie de l'articulation. Alors le bistouri fut retiré, l'aide laissa aller le pli de la peau, quelques gouttes de sang mêlées de bulles d'air sortirent par la piqûre, qui remonta à 8 centimètres au-dessus du point où la synoviale avait été divisée. Quelques bulles d'air restèrent même dans le tissu cellulaire sous-cutané, au-dessous de la piqûre.

Le corps étranger était logé entre les portions moyenne et externe du triceps, à 6 ou 7 centimètres au-dessus de l'incision de la synoviale. Une compression fut établie au-dessous, tant afin d'empêcher sa rétrocession que pour tenir en contact l'incision sous-cutanée; cette compression put être enlevée le sixième jour.

Mais quelques jours plus tard, deux autres corps étrangers s'étant montrés dans l'article, M. Goyrand répéta pour l'un d'eux la même opération, seize jours après la première, seulement en faisant son incision un peu en dedans de la première, et en incisant assez largement le triceps et l'aponévrose pour que le corps étranger pût arriver jusque sous la peau; et s'il ne réussit pas tout-à-fait comme il l'avait souhaité, du moins il le fit arriver jusque sous l'aponévrose.

Onze jours plus tard, présumant que toute communication devait être fermée entre ce dernier corps étranger et la synoviale, le chirurgien en fit l'extraction par une incision ordinaire; mais il ne voulut pas tenter la même opération pour celui qui était resté sous le muscle vaste externe; et il pense qu'il vaut mieux se borner à les déloger de l'article et à les laisser dans le tissu cellulaire, où ils s'enkystent sans donner lieu à aucun inconvénient.

3° *Des ankyloses; création d'une articulation artificielle.*

En général, l'ankylose se traite par l'exercice et les topiques, ou par les appareils, et ne réclame point d'opération proprement dite; cependant, M. Barton, de Philadelphie, a ouvert une voie toute nouvelle à l'art en pratiquant, au lieu de l'articulation ankylosée, une articulation artificielle. Voici comment il fit cette opération, pour une ankylose du fémur avec la hanche, le 22 novembre 1826.

La cuisse était fléchie à angle droit sur le bassin; le genou tourné en dedans et porté vers la cuisse saine, en sorte que la partie externe du pied était dirigée en avant.

Il fit d'abord une incision de 15 à 18 centimètres de longueur, commençant à 12 millimètres au-dessus du grand trochanter, et n'intéressant que la peau ; puis une seconde transversale de 12 à 13 centimètres d'étendue, traversant la première sur la partie la plus saillante du grand trochanter, et la convertissant en incision cruciale. Les quatre angles furent disséqués et écartés, l'aponévrose divisée, et les muscles qui recouvrent l'os au voisinage du grand trochanter détachés avec soin, en évitant de couper sans nécessité les fibres musculaires. Après avoir isolé l'os devant et derrière les deux trochanters, et obtenu ainsi un passage qui permit l'introduction des deux doigts indicateurs devant et derrière le col du fémur, jusqu'à ce qu'ils vinssent à se rencontrer en le circonscrivant, on se servit d'une scie forte et étroite pour faire, dans toute l'épaisseur de l'os, une section transversale qui, commençant en dehors et dans le milieu du grand trochanter, se terminait en dedans vers la partie inférieure du col du fémur, un peu au-dessus de son implantation sur le corps de l'os. L'opération ne dura pas plus de sept minutes; il n'y eut aucun vaisseau à lier.

La cuisse fut écartée, le genou tourné en dehors, le membre tout entier mis dans l'extension à l'aide de l'appareil de Desault, la plaie fermée à l'aide d'emplâtres agglutinatifs et de quelques compresses. Le membre malade, comparé au membre sain, parut plus court de 12 millimètres.

Dès le vingtième jour, le malade se trouvant assez bien, on commença à faire mouvoir le membre avec précaution; au soixantième jour la plaie était cicatrisée ; le malade se leva en se soutenant sur des béquilles. Quarante jours après il pouvait aller se promener : les mouvements de la nouvelle articulation étaient libres; le pied pouvait être porté à 60 centimètres en avant, à 65 en arrière, à 50 en dehors, et à 15 par la rotation en dedans. Le raccourcissement était léger, et n'occasionnait même pas de claudication.

Peut-être, dans un cas urgent, conviendrait-il mieux d'introduire par une plaie étroite un ciseau d'acier sur lequel on frapperait avec un marteau de plomb pour briser l'os sans l'exposer au contact de l'air ; cependant je n'oserais recourir à cette opération que dans une urgente nécessité.

Dans les ankyloses complètes du genou, M. Louvrier avait imaginé une machine assez puissante pour briser l'union osseuse en redressant brusquement le membre. Le dégât se trouvait alors tout-à-fait hors du contact de l'air; et cependant après quelques succès réels, il est survenu des revers si funestes, que cette machine est actuellement tombée dans un complet oubli.

4° *Luxations.*

La réduction ordinaire des luxations n'est point rangée d'ordinaire parmi les opérations chirurgicales proprement dites; nous ne voulons pas contrevenir à cet usage.

Il reste pour l'opérateur les cas de luxations anciennes où l'on a coupé les ligaments et les muscles, soit par des incisions ordinaires, soit par des incisions sous-cutanées; et les cas plus graves où une extrémité articulaire ayant déchiré les téguments, et s'étant fait jour au dehors de manière à rendre la réduction impossible, on conseille de réséquer la portion d'os saillante. Mais les sections musculaires n'ont pas donné jusqu'à présent des résultats bien positifs; et les résections osseuses sont subordonnées dans leur exécution aux circonstances de l'accident même. Je renverrai donc tout ce qui a rapport à ces opérations douteuses au *Traité des Fractures et des Luxations* que je publie en ce moment.

5° *Caries articulaires.*

C'est pour cette affection qu'ont été imaginées les résections dont nous traiterons plus bas.

Art. II. — Opérations qui se pratiquent sur la continuité des os.

Pour agir sur le tissu osseux, il est besoin d'autres instruments que pour diviser les parties molles. On peut ramener ces instruments à quatre classes, suivant leur manière d'agir.

Une règle commune à tous, c'est que les os sur lesquels on opère doivent être solidement fixés en position, et le plus souvent sur un plan solide; s'il s'agit d'un os long, il faut l'assurer par ses deux extrémités.

1. La scie. — On en distingue plusieurs espèces : 1° *selon leur épaisseur*, depuis la fine scie d'horloger, qui sert pour les dents ou les phalanges, jusqu'à la grande scie à amputations; 2° *selon leur forme*, on distingue les *scies droites*, les *scies en crête de coq* ou à dentelure convexe; la *scie versatile* de Scultet; la *scie circulaire* ou *trépan;* et enfin la *scie articulée*, les *ostéotomes* de M. Heine, de M. Lesguillon, de M. Charrière, etc.

La *scie droite* est tenue différemment, selon la forme de son manche, toutefois toujours à pleine main, de manière à ne pas vaciller. On commence par lui tracer sa voie sur l'os en faisant agir la dentelure obliquement, et en la dirigeant avec l'ongle du pouce de la main gauche; la voie étant bien assurée, on relève la scie de manière à ce qu'elle agisse perpendiculairement, ou dans le sens indiqué par la maladie. On la fait agir à grands coups dans presque toute l'étendue de la lame, en évitant toutefois de heurter l'os avec les bouts de l'arbre fixé à cette lame. On appuie sur le tranchant en poussant la scie en avant; on l'abandonne à son propre poids en la retirant. Dans ces mouvements alternatifs, on fait agir le bras même, de façon que le coude avance et recule avec la scie. A mesure que la division de l'os avance, on agit plus légèrement et à plus petits coups. Il importe beaucoup alors, quand on divise un os long, que les aides chargés de maintenir ses deux extrémités aient soin de les tenir bien parallèles; pour peu qu'elles s'inclinent d'un côté ou de l'autre, ou bien on rétrécit la voie de la scie et on l'empêche de marcher, ou bien on la fait bâiller outre mesure, et on s'expose à faire éclater la portion d'os qui reste à scier.

Plusieurs chirurgiens recommandent une autre manière d'agir qui consiste à maintenir le bras immobile ou presque immobile auprès du tronc, et à exécuter le mouvement de va-et-vient par la flexion et l'extension alternatives de l'avant-bras. La pose de l'opérateur paraît ainsi plus gracieuse et moins gênée; un avantage plus sensible est d'occuper moins de place, quand on a besoin d'aides nombreux pour contenir le malade. Il faut donc s'exercer d'après ces deux procédés.

La *scie à crête de coq* marche de la même manière; elle est moins aisée à conduire, et n'est en usage que pour les portions d'os à scier où la scie droite est inapplicable.

La *scie versatile de Scultet*, à peu près oubliée en France, pourrait toutefois offrir quelque utilité dans certains cas de résection.

Le *trépan* sera examiné spécialement plus loin.

La *scie articulée* ou *à chaîne* offre cet avantage, que sa dentelure peut prendre toutes les courbures désirées, et qu'on peut la passer sous l'os pour la scier de dedans en dehors. L'opérateur la tient par un bout, un aide habile par l'autre, et ils lui communiquent des mouvements de va-et-vient en ayant soin d'y mettre beaucoup d'accord.

II. Les Tenailles incisives. — Ce sont de véritables ciseaux dont la grosseur et la forme seules varient; elles agissent toujours par une double pression. On les nomme aussi *pinces à résection*.

III. Le Perforatif. — Pyramide aiguë à trois ou à quatre angles, qu'on fait agir comme le trépan, et qui, en creusant des trous dans divers points de l'os, le rend plus facile à attaquer par d'autres instruments.

On peut ranger parmi les perforatifs *l'aiguille trépan* de Weinhold, dont il sera parlé plus tard.

IV. Les Instruments a tranchant unique : *la rugine*, dont on ne se sert guère que pour racler le périoste, ou tout au plus quelques parties d'os extrêmement ramollies; *le couteau lenticulaire*, dont on empoigne la manche à pleine main, pour égaliser les bords d'une section par la scie; et enfin *le ciseau* et *la gouge*, qu'on fait agir seuls ou à l'aide d'un maillet de plomb. On préfère pour ce maillet le plomb au fer, parce qu'il est moins élastique, et communique moins de secousses à l'os qu'on veut diviser.

Pour que le ciseau pénètre mieux, il importe de lui donner, relativement à la surface osseuse, une inclinaison de 45°.

La scie est le seul instrument dont on puisse se servir pour couper dans sa totalité un cylindre d'os compacte; le ciseau ne serait pas assez puissant; les pinces à résection feraient éclater l'os en esquilles. Ces pinces, comme les ciseaux pour les parties molles, ne conviennent que pour des portions d'os minces et spongieux; pour le tissu spongieux en général, le ciseau est l'instrument qui coupe le plus nettement, avec le moins de contusion, et qu'il faut préférer aux autres.

1° *De la trépanation ou application du trépan.*

Les instruments nécessaires pour cette opération sont : 1° une ou plusieurs couronnes de trépan, montées sur un arbre à vilebrequin, ce qu'on appelle le *trépan français;* ou plus simplement sur une tige surmontée d'un manche transversal, ce qui constitue la *tréphine anglaise;* 2° un perforatif vissé à rebours au centre de la couronne et qui s'enlève à volonté; 3° un tire-fond, sorte de vis double très forte, en acier; 4° un couteau lenticulaire à lame très forte, garni à sa pointe d'une large lentille; 5° une rugine; 6° une petite brosse pour balayer la sciure de l'os.

La partie sur laquelle on opère doit reposer sur un plan solide, tel qu'une planche garnie d'un coussin, et être maintenue par des aides. On met l'os à découvert, et on le rugine dans le lieu où la couronne doit être appliquée. Si l'on se sert du trépan, on l'arme de sa couronne et de son perforatif; puis, de la main droite, l'opérateur le saisit comme une plume à écrire, porte la pointe du perforatif sur le centre de la pièce osseuse à enlever, embrasse la plaque en ébène qui surmonte l'arbre du trépan à l'aide du pouce et de l'indicateur de la main gauche réunis en cercle, presse sur cette plaque avec le front ou le menton; saisit de la main droite le corps de l'arbre du trépan, et fait ainsi tourner la couronne et le perforatif de droite à gauche, en appuyant modérément. Le perforatif creuse son trou d'abord, et bientôt les dents de la couronne viennent à toucher l'os et tracent aussi leur rainure circulaire. Quand leur voie est assez profonde pour empêcher la couronne de s'échapper, on ôte le perforatif; on fait pénétrer à sa place deux ou trois pas de vis du tire-fond, pour s'assurer plus tard une prise suffisante; et dès lors on continue l'opération avec la couronne seule, en précipitant le mouvement de rotation. Il faut avoir soin qu'elle agisse également sur tous les points de sa circonférence; de temps en temps on la retire pour s'en assurer; en même temps on nettoie ses dents avec la brosse, et l'on balaie la sciure qui encombre la rainure circulaire. Quand on se croit près d'avoir traversé l'os, il faut agir avec plus de lenteur, rechercher fréquemment avec le bec d'une plume si l'os ne serait pas percé en quelque point de la rainure, et, ce cas échéant, essayer d'ébranler avec le tire-fond le disque osseux. Lorsqu'enfin il se détache complétement, on entend un craquement bien distinct; on retire alors le trépan, et quelquefois la pièce d'os sort en même temps que la couronne. Sinon, on réapplique le tire-fond, ou bien encore on la fait sauter avec l'extrémité d'un élévatoire employé en levier du premier genre.

Si la section est nette, l'opération est alors terminée. Quand il reste des points d'os saillants, on les emporte avec le couteau lenticulaire.

Quelquefois une seule couronne ne suffit pas : on applique alors le trépan à quelque distance ; puis on emporte, à l'aide de la scie en crête de coq, et par deux sections parallèles, le pont osseux qui sépare les deux ouvertures. Quelques chirurgiens préfèrent rapprocher les couronnes, de telle sorte que l'une empiète légèrement sur l'autre, et qu'il ne reste entre elles que des angles osseux faciles à enlever avec le ciseau ou avec des tenailles incisives.

Avec la tréphine, l'opération est un peu plus simple. On l'applique d'abord armée du perforatif, et par des mouvements de rotation de droite à gauche et de gauche à droite, accompagnés d'une pression convenable, on fraye à la couronne une voie suffisante. On enlève le perforatif, et on continue l'opération jusqu'à la section complète de l'os; les autres règles sont les mêmes.

On applique le trépan au crâne, au sternum, sur le tibia dans les cas de séquestre; on a aussi trépané l'omoplate, l'os coxal, le maxillaire inférieur, etc. L'opération ne diffère, dans ces cas, que selon la profondeur et la plus ou moins grande densité des os; nous nous bornerons donc à traiter de la trépanation du crâne.

TRÉPANATION DES OS DU CRANE. — On peut trépaner sur tous les points du crâne accessibles à l'extérieur ; ainsi les sutures, les sinus frontaux, la présence du muscle temporal, ne sont plus un obstacle pour les praticiens modernes. Il faut cependant éviter de toucher au confluent de ces sinus, vis-à-vis la protubérance occipitale, et en général s'écarter autant que possible des points du crâne les plus épais, du trajet des sinus veineux et de l'artère méningée moyenne.

Le malade étant couché, la tête appuyée sur une planche garnie d'un oreiller, et d'ailleurs solidement maintenu par des aides, on fait aux téguments du crâne une incision en V, en T, ou en croix; on dissèque les lambeaux; on les garnit d'un linge très fin, et on les fait relever par un aide; puis on rugine le périoste et on applique le trépan à l'ordinaire. Ici l'on a prétendu qu'il était aisé de reconnaître, à la sciure rouge et imbibée de sang, quand on divisait le diploé, et plus tard à la sciure blanche et sèche, quand on touchait à la table interne. Cette distinction se fait en effet sur le cadavre; mais sur le vivant, le sang qui s'écoule sans cesse du diploé empêche d'en tirer aucun indice. C'est en vain aussi qu'on a donné comme renseignement la marche plus rapide de la scie dans le diploé; et pour juger à quelle distance on est encore de la dure-mère, l'opérateur n'a d'autre ressource que de mesurer avec un bec de plume la profondeur de la rainure, et surtout d'examiner avec soin si l'os ne serait pas perforé en quelque point plutôt que dans le reste de la circonférence.

Le disque osseux étant enlevé, et les bords de l'ouverture égalisés avec le couteau lenticulaire, on poursuit l'opération selon le but qu'on se propose. S'il s'agit de relever des pièces d'os enfoncées, on glisse un élévatoire entre le crâne et la dure-mère, sans diviser cette membrane. S'il existe un épanchement au-dessous, on la divise en long ou crucialement avec beaucoup de prudence, en portant perpendiculairement sur elle la pointe d'un bistouri. Enfin, Dupuytren n'a pas craint, dans un cas urgent, de faire pénétrer le bistouri dans la substance cérébrale même, à plus de 3 centimètres de profondeur.

Le mode de pansement varie. S'il faut entretenir l'ouverture extérieure, à cause de quelque épanchement, on porte jusqu'au foyer une très mince bandelette de linge effilé, on recouvre la plaie d'un linge criblé de trous, ainsi qu'une plaie ordinaire, et en se gardant bien de glisser ce linge entre les os et la dure-mère, comme l'indiquent quelques auteurs. De la charpie par dessus, des compresses et une bande modérément serrée complètent l'appareil.

S'il n'existe aucun épanchement, on réunit les lambeaux par première intention, à l'aide de bandelettes agglutinatives.

Quelques auteurs ont été plus loin, et ils veulent qu'on ferme l'ouverture du crâne avec une pièce d'os découpée sur la tête d'un chien à l'aide d'une couronne de trépan un peu plus large que celle dont on s'est servi pour le malade; pratique téméraire et d'une utilité fort douteuse, malgré quelques cas de succès qu'on en rapporte.

Si l'opération a été faite sur un jeune sujet, il peut arriver que la dure-mère sécrète une substance qui finit par s'ossifier et former un véritable bouchon. Mais dans le plus grand nombre des cas, il reste là une ouverture aux os, par laquelle on peut sentir quelquefois les mouvements du cerveau. On conseille, pour prévenir l'action du froid sur cet organe, ou en empêcher la hernie, de recouvrir la cicatrice d'une calotte de cuir ou de carton bouilli. Nous avons vu plusieurs individus trépanés s'en passer sans inconvénient.

Certains points du crâne, lorsque la trépanation y est nécessaire, demandent une mention spéciale.

1° Quand on trépane sur la fosse temporale, Sabatier conseille de donner à l'incision la forme d'un V à base supérieure, dans le but de ménager les fibres du muscle temporal. M. Velpeau remarque très bien qu'on n'en coupe pas moins de cette manière toutes les fibres comprises entre la base du lambeau. Pour ménager ces fibres le plus possible, nous conseillerions de diriger d'abord deux incisions suivant la direction des fibres musculaires, et de les réunir inférieurement par une incision transversale, de manière à figurer un V renversé tronqué au sommet. D'une part, la division de ces fibres et la cicatrice qui suivrait seraient moins étendues; et de plus, l'incision transversale, intéressant plus ou moins l'aponévrose profonde du muscle sur laquelle la plupart de ses fibres se terminent, on diviserait moins de fibres musculaires en réalité.

2° Quand on doit traverser les sinus frontaux, la table interne du crâne n'étant plus sur le même plan que la table externe, en faisant l'opération à l'ordinaire, on déchirerait la dure-mère en un point, avant d'avoir entamé la seconde table au point opposé. On prend donc, pour agir perpendiculairement sur la seconde table, une couronne plus petite que celle dont on s'est servi pour la première.

3° Lorsqu'on trépane sur la suture sagittale, ou, en général, vis-à-vis les sinus veineux, on s'expose beaucoup à les intéresser. L'hémorrhagie s'arrête ordinairement d'elle-même, ou cède au moindre tamponnement.

4° La lésion de l'artère méningée moyenne est plus grave : aussi on a défendu long-temps de trépaner vers l'angle antérieur et inférieur du pariétal, sous lequel elle se trouve. Si elle donnait lieu à une hémorrhagie, on pourrait la comprimer à l'aide d'un bourdonnet de charpie placé dans le crâne, et retenu par un fil à l'extérieur (Physick), ou avec une plaque de plomb recourbée qui embrasserait les deux faces de l'os, ou la boucher avec un morceau de cire si elle était renfermée dans un canal osseux complet, ou la toucher avec un stylet chauffé à blanc (Larrey) ; ou même tenter de la lier, comme M. Dorsey y a réussi une fois.

2° *Des exostoses.*

Anatomie. — A. Cooper distingue : 1° *l'exostose médullaire cartilagineuse*, dans laquelle il se développe dans l'os même une masse cartilagineuse recouverte en dehors par une lame osseuse, soit que ce soit la lame extérieure de l'os étendue et développée, soit que ce soit une lame de formation nouvelle ; 2° *l'exostose cartilagineuse périostale*, qui consiste au contraire dans une masse cartilagineuse développée entre l'os et le périoste, et où l'ossification commence du côté de l'os et à l'intérieur de la tumeur ; 3° *les exostoses fongueuses*, soit *périostales*, soit *médullaires*, ce que d'autres ont nommé ostéosarcomes ou cancers de l'os, tumeurs de la nature la plus grave.

Les exostoses périostales sont d'abord *épiphysaires*, c'est-à-dire juxta-posées sur la surface de l'os et sans adhérences solides ; plus tard, elles contractent des adhérences osseuses, et sont dites alors *cimentées* (Rognetta).

Procédés opératoires. — Quand on a affaire à une exostose cartilagineuse médullaire, on la met à nu comme une tumeur ordinaire ; on détruit sa coque osseuse avec la scie, le trépan, le perforatif ou le ciseau, et à l'aide d'un élévatoire, on chasse le noyau cartilagineux de la cavité qu'il occupait (A. Cooper).

L'exostose épiphysaire s'enlève comme une tumeur ordinaire ; lorsqu'elle est cimentée, on emploie, pour la séparer de l'os, la scie ou le ciseau aidé du maillet. Quand elle offre un pédicule étroit, il suffit d'un trait de scie horizontale ; mais si elle a une base large, un moyen propre à faciliter l'opération, c'est de l'attaquer en plusieurs points, soit en pratiquant des excavations suffisamment nombreuses et rapprochées à l'aide du perforatif; ou mieux encore en la divisant perpendiculairement par plusieurs traits de scie croisés en divers sens; il devient facile ensuite, ou de scier à la base, ou d'enlever avec la gouge et le maillet chaque portion de la tumeur. La scie convient mieux pour les exostoses du crâne, où le maillet causerait trop d'ébranlement Dans la plupart des cas on divise la peau et les chairs selon les règles ordinaires, en évitant les nerfs et les vaisseaux. Dans un cas où une exostose à base étroite siégeait sous le deltoïde, M. Roux fit deux incisions à peu près parallèles dans le sens des fibres de ce muscle, isola la tumeur au-dessous du pont qui séparait les deux incisions, et la scia à sa base, sans couper le muscle en travers.

S'il s'agit d'exostoses fongueuses, on conseille plusieurs procédés.

1° On les détruit à l'ordinaire; mais on termine l'opération en appliquant le feu sur tous les points de l'os d'où la fongosité tirait son origine. C'est le procédé ordinaire, qui est vicieux en ce que l'extirpation ne va pas jusqu'aux parties saines.

2° On laisse la tumeur intacte, et on coupe dans le tissu osseux sain, à quelque distance de sa base; c'est la méthode appliquée par M. Gensoul aux fongus du sinus maxillaire.

3° MM. Lucas et A. Cooper ont essayé la ligature de l'artère principale du membre, tentative non suivie de succès.

4° Enfin on peut avoir recours à l'extirpation de l'os même, soit en partie, soit en totalité, et, comme dernier remède, à l'amputation.

3° *Des kystes séreux et hydatiques développés dans les os.*

Nous réunissons ces deux affections, d'une part parce qu'il est impossible de les distinguer avant l'opération, et d'ailleurs parce que les indications sont les mêmes. On a tenté trois procédés.

I. *La compression.* — M. Forster a essayé la compression à l'aide de bandelettes agglutinatives : procédé purement palliatif et qui ne diminue que momentanément le volume de la tumeur.

II. *L'incision.* — M. Lucas a incisé la tumeur pour en déloger les hydatides. D'autres accidents forcèrent à l'amputation; mais Dupuytren, qui a essayé aussi l'incision pour les kystes séreux, a reconnu que l'ouverture finit par s'oblitérer et le kyste par reparaître. Ce procédé doit donc être aussi rejeté.

III. *L'excision* (Dupuytren). — On plonge un bistouri épais et solide à la partie la plus déclive de la tumeur, mise à nu préalablement par une incision des parties molles; et l'on fait à la coque osseuse une incision étendue de 3 à 5 centimètres, selon le volume de la tumeur. Puis, avec le même bistouri, ou avec de forts ciseaux, ou au besoin avec des pinces à résection, on fait deux autres incisions obliques circonscrivant un fragment triangulaire de l'os qu'on enlève. On remplit la cavité avec de la charpie pour exciter la suppuration de la paroi interne du kyste; puis plus tard on fait des injections irritantes, et on favorise la rétraction des parois de la tumeur à l'aide d'une compression appropriée.

4° *De la carie.*

Nous entendons sous ce nom la gangrène avec ramollissement du tissu osseux : on peut consulter d'ailleurs sur ce sujet un mémoire que nous avons publié dans les *Archives générales de médecine.*

On oppose à la carie les caustiques, le feu et la résection.

I. *Les caustiques.* — On commence par mettre à nu toute l'étendue de la carie, en anticipant même un peu sur les limites de l'os sain, et en enlevant toutes les végétations qui la recouvrent. Si ce premier temps de l'opération a causé beaucoup de douleur ou une hémorrhagie, on se contente de panser la carie avec la charpie sèche. Le lendemain, on observe la quantité de pus écoulé; il ne doit y en avoir tout au plus que pour imbiber la charpie; si tout l'appareil en est inondé, il est certain que cette abondance de matière vient de quelque foyer caché, soit dans les os, soit dans les parties molles, et qu'il est important de reconnaître.

Du reste si la carie est très superficielle, les cathérétiques légers suffisent, comme les teintures de myrrhe, d'aloès, la poudre d'euphorbe, etc. Si elle est plus profonde, et surtout compliquée d'un ramollissement très avancé, ce qu'on appelle *vermoulure*, il faut des caustiques énergiques. Monro préconisait la pierre à cautère. J.-L. Petit préférait le nitrate acide de mercure. Il enlevait donc avec la rugine toute la partie d'os vermoulue pour arriver près des limites du mal, puis il appliquait sur l'os un plumasseau imbibé de la liqueur caustique, garnissait de charpie le reste de la plaie, et maintenait le tout par un appareil convenable. Une seule application ne suffit pas : il faut la répéter jusqu'à ce qu'il ne coule plus de sanie des porosités de l'os carié, c'est-à-dire que le plumasseau et la surface de l'os demeurent à peu près secs ; ce qui indique qu'on a pénétré jusqu'à la partie saine de l'os. Souvent, par ce moyen, Petit a obtenu une exfoliation complète en quinze ou vingt jours.

Monro voulait qu'on cautérisât dès la première fois les parties molles de l'ulcère, afin de les rendre insensibles pour les applications suivantes. J.-L. Petit recommande de les enlever dans toute l'étendue occupée par la carie. Les modernes se contentent de disséquer les lambeaux assez loin pour les garantir de l'action des caustiques.

II. *Le cautère actuel.* — On met à nu la carie, et l'on enlève d'abord avec la rugine, ou la gouge et le maillet, tout ce qu'il est possible d'enlever, pour que l'action du feu agisse plus promptement sur la partie saine de l'os ; on s'arrête quand on reconnaît la couleur et la consistance normale du tissu osseux, ou quand quelques gouttes de sang s'échappent de ses vaisseaux qu'on divise. La plaie doit être pansée cette fois avec la charpie sèche ; le lendemain, toute hémorrhagie ayant cessé, on procède à la cautérisation.

Il faut, avant tout, garantir les chairs voisines de l'action du feu. Petit les recouvrait de compresses mouillées, ou conduisait le cautère à travers un entonnoir de fer-blanc ; mais le moyen le plus simple et le plus sûr est celui que Percy tenait de Camper. C'est du carton épais de 2 millimètres, bien battu, poli des deux faces, qu'on nomme *carton lissé*, dont on découpe des bandes plus ou moins larges, selon la profondeur à laquelle se trouve l'os carié. Moyennant des plis faits à propos, on leur donne la forme d'un carré, d'un losange, etc., selon la figure de la plaie ; quand les marges de cette plaie sont élevées, le carton s'y tient de lui-même par son propre ressort, sinon, il faut le fixer avec des pinces à pansement qu'on applique sur son bord extérieur, afin que l'autre bord appuie de plus près sur l'os ; il serait utile aussi de tailler le bord profond de telle sorte qu'il s'accommodât à la surface osseuse ; autrement il porterait à faux, et pourrait laisser passer sous lui la sanie bouillante que le cautère fait quelquefois exsuder du fond de la carie.

On applique le feu à diverses reprises. La première fois, on cautérise légèrement pour tranquilliser le malade ; il faut même éviter, s'il se peut, qu'il s'aperçoive de la chaleur. Dans les applications suivantes on appuie davantage, surtout dans les endroits où la carie est présumée plus profonde ; et quand un premier cautère est refroidi, on en prend un autre. Quand la chaleur se fait sentir profondément, c'est une marque qu'elle a atteint la partie saine de l'os. Si cette sensation subsiste quelques heures après l'opération, on juge que la cautérisation est suffisante ; mais si au contraire elle cesse presque à l'instant, il faut revenir encore une fois à l'application du feu, avec prudence toutefois, et en se hâtant de retirer le cautère dès que le malade se plaint d'une sensation de brûlure plus vive qu'il n'en a encore éprouvé.

Après cinq ou six jours de la dernière application, les bords de l'escarre osseuse s'éloignent des chairs ; du dixième au quinzième jour, si l'on appuie le doigt fortement sur le milieu de cette escarre, le malade y ressent une sensation douloureuse ; c'est une marque certaine que l'os se sépare, et que déjà des chairs grenues s'élèvent par-dessous.

On juge au contraire, quand ces signes manquent, que la cautérisation n'a point été suffisante. On attend cependant jusqu'au vingt-cinquième jour pour donner le temps d'agir à la nature ; et passé ce terme, on réapplique le feu suivant les principes indiqués. Si cependant les chairs qui bordent la carie venaient à pulluler outre mesure, on les réprimerait en pansant à sec, ou en appliquant de temps à autre l'alun calciné, la pierre infernale, ou la solution de nitrate acide de mercure affaiblie avec l'eau de plantain (J.-L. Petit).

III. *La résection.* — Elle se fait avec le trépan, les diverses espèces de scies, les rugines, le ciseau et le maillet ; il n'y a ici d'autre règle que d'enlever complétement tout ce qui est altéré. Les grandes résections seront traitées plus loin.

Appréciation. — Les caustiques et le cautère actuel ont pour effet de transformer la carie en une escarre sèche dont il faut attendre l'exfoliation ; la résection met à nu immédiatement la portion saine de l'os, de laquelle s'élèvent des bourgeons charnus de bonne qualité. Cette dernière est donc plus prompte; elle est d'ailleurs la seule à employer pour les os voisins des viscères que l'action du feu surtout pourrait offenser, et au voisinage des articulations. On a vu qu'il est souvent indispensable d'y recourir avant de mettre la cautérisation en usage. Pour celle-ci, les caustiques ne conviennent que quand la carie est légère et superficielle, et le feu a toujours plus d'efficacité.

5° *De la nécrose; extraction du séquestre.*

Anatomie. — Lorsque tout ou partie de l'épaisseur d'une diaphyse osseuse a été nécrosé, il se forme alentour un tube osseux nouveau qui enferme le premier de toutes parts, si ce n'est dans les points où l'os primitif était exposé au contact de l'air; de plus, à travers cette enveloppe se creusent bientôt des trous par où la suppuration s'échappe, et que l'on nomme *cloaques* (Weidmann). La pièce d'os ainsi enclose a reçu le nom de *séquestre*. L'os nouveau passe d'ailleurs par les degrés d'ossification ordinaires, depuis l'état fibro-cartilagineux jusqu'à l'éburnation; d'où cette conséquence importante, qu'il ne faut pas tenter trop tôt l'extraction du séquestre, de peur que l'os nouveau encore trop mou ne se déforme par l'action musculaire; ni trop tard, de peur qu'arrivé à l'état d'éburnation, il n'offre à l'opérateur une excessive résistance (Bousselin).

Procédé opératoire. —On fait choix à l'avance du lieu où les parties molles sont le moins épaisses, et où il existe de plus grandes ouvertures de communication entre le séquestre et l'extérieur; s'il y a plusieurs de ces cloaques rangés sur une ligne verticale, il suffira d'enlever un ou plusieurs des espèces de ponts osseux qui les séparent; sinon on choisit celle des ouvertures qui est la plus grande, qui se rapproche le plus de l'une des extrémités du séquestre, et de l'inférieure de préférence.

Le malade doit être couché, le membre reposant dans toute son étendue sur une planche garnie d'un drap en plusieurs doubles, et offrant d'ailleurs à découvert la partie sur laquelle on doit opérer. Après s'être assuré de nouveau de la disposition et de la mobilité du séquestre, on pratique sur les côtés de l'ouverture préférée deux incisions semi-elliptiques, d'une étendue convenable, et qui, se rejoignant à chaque extrémité, circonscrivent un lambeau de peau qu'on enlève. S'il s'écoule trop de sang à la suite de cette dissection, on panse la plaie à sec, et on remet la suite au lendemain ou à un autre jour.

On s'occupe ensuite d'agrandir le cloaque, de manière à se rapprocher de l'une des extrémités du séquestre; si l'os est encore tendre, on peut se servir d'un fort bistouri; sinon on a recours au trépan ou à la gouge. On fait donc avec le trépan autant d'ouvertures qu'on le juge convenable, et on détruit avec la scie en crête de coq les intervalles osseux qui les séparent. Ce moyen est plus doux que la gouge, et doit être préféré pour peu que l'os ait acquis une certaine dureté. L'extrémité du séquestre étant donc mise à nu, on la saisit avec de fortes pinces; on l'incline de côté et d'autre pour la détacher, et on l'extrait ainsi sans employer de violence, de peur de déchirer la membrane qui revêt l'intérieur du nouvel os; quelquefois même on est forcé de mettre le séquestre à nu dans toute sa longueur. Dans tous les cas, il faut user de ménagement, pour ne pas s'exposer à rompre ou à courber le nouvel os.

Le séquestre enlevé, on garnit mollement la plaie avec de la charpie, et on la traite comme une plaie qui doit suppurer. Quand la cicatrice sera terminée, il faudra encore, avant de permettre au malade l'usage de son membre, attendre que l'os nouveau soit assez solide, et la perte de substance qu'il a subie assez bien réparée pour n'avoir à craindre ni une incurvation ni une fracture. Cette recommandation est surtout importante quand il s'agit d'un os des membres inférieurs.

6° *Des fractures compliquées.*

Elles ne présentent que quelques circonstances qui aient un rapport immédiat avec la médecine opératoire, telles que des esquilles à extraire, ou des fragments à réséquer, lorsqu'ils sont trop aigus et qu'ils font à travers les chairs une saillie qui s'oppose à la réduction. Mais ces opérations ne demandent point de règles particulières.

7° *Des fractures non consolidées, ou des articulations contre nature.*

Anatomie. — Le plus souvent on trouve les fragments réunis par le tissu fibreux intermédiaire ; quelquefois il existe une capsule articulaire et une synoviale de nouvelle formation ; d'autres fois enfin, les fragments très écartés sont séparés par des portions musculaires.

On a conseillé une foule de moyens.

I. Le frottement. — Celse veut qu'on frotte les deux bouts de l'os l'un contre l'autre pour irriter les surfaces, et qu'on les mette ensuite dans un appareil contentif.

II. La compression (White). — On applique autour du membre une forte enveloppe formant étui, formée de cuir fort, mollement rembourrée, et serrée fortement à l'aide de boucles et de courroies; et on recommande au malade d'exercer le membre ainsi comprimé le plus qu'il lui sera possible. M. Briot cite quelques cas de succès par ce moyen; et Amesbury en a obtenu un assez grand nombre.

La compression simple à l'aide d'un appareil à fracture ordinaire et du repos au lit a également réussi une fois à Boyer.

III. Les vésicatoires. — Souvent renouvelés sur le lieu de la fracture, ils ont obtenu, au rapport de Wardrop, des succès remarquables.

IV. La résection. — Elle comprend trois procédés.

Dans tous les cas, il faut d'abord mettre la fracture à découvert, à l'aide d'une incision longitudinale pratiquée sur le côté du membre le moins garni de chairs et le plus éloigné des vaisseaux: ainsi, pour la cuisse et le bras, au côté externe; pour les os de l'avant-bras et de la jambe, à leur côté le plus voisin des téguments. On met la fracture à découvert, on divise les moyens d'union des fragments, puis on les luxe en dehors. Alors, ou bien on se borne à racler l'enveloppe cartilagineuse qui revêt leur extrémité, procédé ancien qui paraît de l'invention des Arabes; ou on résèque les extrémités osseuses mêmes (White); ou l'on se contente de réséquer seulement le bout d'un des fragments (Dupuytren). On place ensuite le membre dans un appareil, et on le traite comme une fracture compliquée.

Tout récemment, après une résection de ce genre pratiquée sur l'humérus, M. Flaubert de Rouen, ne pouvant maintenir les fragments en contact, a imaginé de les réunir par une véritable suture, en faisant passer un fil métallique à travers les fragments eux-mêmes. Cette idée me paraît très ingénieuse et susceptible de plusieurs autres applications; du reste, le résultat de l'opération a été des plus satisfaisants, et la consolidation s'est régulièrement faite.

Quant à la résection en elle-même, elle a eu quelques succès balancés par un assez grand nombre de revers.

V. Le séton. — Imaginé presque en même temps par Percy en Europe, et par Physick en Amérique.

Procédé de Physick. — On fait faire l'extension et la contre-extension par deux aides, afin d'écarter les fragments l'un de l'autre, et d'obtenir entre eux un passage suffisant pour l'aiguille. On enfile d'une bandelette de soie une aiguille à séton ordinaire, ou, si l'on veut, recourbée; on traverse le membre avec cette aiguille de part en part, en ayant soin de s'écarter du trajet des vaisseaux, et de choisir pour les points d'entrée et de sortie les endroits le moins garnis de chairs. Il est essentiel que le séton traverse bien l'intervalle des deux fragments. On le panse d'abord comme un séton ordinaire; puis, quand la suppuration est bien régulière, on place le membre dans un appareil à extension. Dans l'observation de Physick, il s'agissait d'une fracture de l'humérus : ce ne fut qu'après douze semaines que la consolidation commença à se faire. Quand le cal fut assez solide pour que tous les mouvements du bras pussent s'exécuter, on supprima le séton, et le malade sortit complétement guéri après cinq mois et demi de traitement.

Procédé de Wardrop. — L'articulation avait lieu à la cuisse, à 10 centimètres au-dessous du grand trochanter. Le chirurgien, après avoir reconnu le bout du fragment supérieur, pratiqua directement au-dessus et suivant le bord externe du muscle droit une incision de 4 centimètres de longueur, intéressant la peau et les chairs jusqu'à l'os. Le doigt fut porté au fond de la plaie, et servit de guide à un bistouri boutonné pour couper les parties molles restantes et mettre à nu le tissu fibreux qui unissait les fragments. On poussa jusqu'à ce point une gaîne renfermant dans son intérieur une aiguille à séton; puis, le lieu de la ponction bien déterminé, on poussa l'aiguille à travers le cal fibreux, en la dirigeant en bas et en dehors, de manière à la faire sortir vers le bord du muscle vaste externe. Le séton étant placé, le reste se fait comme dans le procédé de Physick.

VI. La potasse caustique. *Procédé de M. Green.* — L'articulation mise à nu par une incision suffisante, on divise le tissu fibreux d'union, et on frotte chaque fragment avec un cylindre de potasse caustique, en évitant que le caustique porte sur les tissus voisins. La cautérisation est suffisante quand les extrémités de l'os ont pris une couleur noirâtre.

Dans un autre cas, M. Earle enleva d'abord en grattant la substance fibro-cartilagineuse qui recouvrait les fragments, afin d'agir sur le tissu osseux lui-même.

Appréciation. — Toutes ces méthodes comptent autant et peut-être plus de revers que de succès. C'est une indication pour le chirurgien qu'il y a à la non-consolidation une cause première qu'il importe de rechercher et de détruire, avant de recourir à des opérations qui ne sont pas sans danger : c'était peut-être aussi une invitation, quand la compression ne suffit pas, de chercher une méthode nouvelle, qui, avec autant de chances de succès que les autres, entraînerait cependant moins de dangers.

Nouveau procédé; les aiguilles. — J'ai essayé en 1837, à la Maison royale de santé, d'introduire des aiguilles à acupuncture entre les fragments non réunis d'une fracture du quart inférieur du fémur; mais, bien que mobiles, les fragments étaient tellement rapprochés, que de trente-six aiguilles enfoncées en différents points, je ne pus réussir à en faire pénétrer une seule. J'ai rencontré depuis, à l'hôpital des Enfants, une fracture non consolidée des condyles de l'humérus sur une petite fille de deux ans; mais les fragments étaient si mobiles et l'enfant si indocile, que l'acupuncture ne me parut avoir aucune chance. Voilà donc déjà deux contre-indications spéciales, et pour lesquelles il faudrait recourir à d'autres moyens; mais, dans des cas plus favorables, je pense que les aiguilles doivent être tentées avec d'autant plus de faveur, que l'opération en elle-même n'entraîne aucun inconvénient.

8° *Cal vicieux ou difforme.*

Anatomie. — Il arrive trop souvent, à la suite d'un traitement mal combiné, que les os se consolident avec divers déplacements ou chevauchements; que les deux os de l'avant-bras se réunissent ensemble; que le cal est d'un volume et d'une difformité extraordinaires. Il faut se rappeler que le cal a plusieurs périodes, qu'il est successivement fibro-cartilagineux et osseux, et que, même parvenu à ce dernier état, il passe encore de l'état de cal provisoire à l'état de cal définitif. La durée de ces périodes n'est pas la même pour tous les os; mais ce qu'il importe de savoir, c'est que, passé soixante ou quatre-vingt-dix jours, selon l'os fracturé et la nature de la fracture, le cal définitif commence, et qu'enfin, plus on est loin de l'époque de la fracture, plus le cal est difficile à réformer.

On a proposé cinq principales méthodes.

I. L'extension permanente. — Elle se fait avec des appareils ordinaires, ou préférablement à l'aide des machines à extension graduée de l'orthopédie. Quand il y a chevauchement, et que le cal est encore provisoire, c'est assurément le moyen le plus rationnel.

II. La compression. — C'est principalement pour les déplacements anguleux qu'on l'emploie; elle se fait à l'aide des attelles ordinaires, ou bien avec la planchette hyponarthécique et les liens de M. Mayor, ou à l'aide de divers compresseurs mécaniques qu'il n'est pas de notre objet de décrire. Son utilité est également bornée aux premières périodes du cal.

III. La rupture du cal. — On avait proposé de redresser le cal anguleux ou difforme en le rompant sur le genou comme on ferait d'un bâton, ou en portant sur le lieu de la consolidation un coup brusque et d'une force suffisante. Ces moyens violents sont généralement réprouvés; et mieux vaudrait au besoin l'emploi d'un ciseau et d'un maillet de plomb, comme je l'ai indiqué à l'occasion des ankyloses.

IV. La section du cal. — Elle consiste à mettre le cal à découvert et à le diviser, soit avec la scie ordinaire, soit avec la scie en chaîne, ou le ciseau et le maillet; c'est le seul moyen possible de remédier à la consolidation confuse des os de l'avant-bras.

Procédé de Wasserfuhr. — Il s'agissait d'une fracture du fémur à quatre travers de doigt du grand trochanter, chez un enfant de cinq ans, consolidée de telle manière que les deux bouts de l'os, portés en haut et en dehors, formaient un angle droit, et que le membre était raccourci de *douze travers de doigt.* Le cal était gros et solide, et trois semaines s'étaient passées depuis l'accident. L'opérateur ayant tendu fortement la peau au-dessous avec sa main gauche, pour faire saillir plus encore l'angle du cal, il fit sur cette saillie une incision transversale, comprenant le quart de la circonférence de la cuisse; d'un second coup les muscles furent divisés jusqu'à l'os. La rétraction qui suivit mit l'angle du cal à découvert; avec une scie fine on commença à le diviser jusqu'au tiers de son épaisseur; les parties molles ne permirent pas d'aller plus loin. Comme il entrait dans les vues de l'opérateur d'achever la division de l'os par fracture, comptant que les fragments ainsi brisés prêteraient mieux au travail de la consolidation, il essaya donc de casser l'os en plaçant sous l'angle de la cuisse une pyramide en bois à sommet tronqué, suffisamment garnie de peaux de daim, et dont la base était clouée sur la table qui servait à l'opération. Mais, malgré un effort assez violent exercé sur les deux extrémités de l'os, le cal résista. Il fallut inciser davantage les parties molles, et scier l'os encore plus avant. Alors une seconde tentative réussit à le fracturer; et l'opération, achevée ainsi très aisément en quelques minutes, ne coûta pas plus de 30 grammes de sang. L'extension permanente fut mise en usage, et couronnée par un succès complet.

V. LE SÉTON. *Procédé de Weinhold.* — Dans un cas de fracture du fémur consolidée depuis trois mois avec raccourcissement de 54 millimètres et un cal énorme, Weinhold imagina de monter sur un vilebrequin une aiguille qu'il nomme *aiguille-trépan.* Il perça les parties molles à 3 centimètres environ en dehors de l'artère fémorale; arrivé sur le cal, il fit pénétrer l'aiguille en lui communiquant un mouvement de rotation ménagé; quand le cal fut traversé, la pointe de l'instrument fut poussée à travers les chairs et traversa complétement le membre : on passa alors le séton. Il ne s'écoula pas plus de 30 grammes de sang. Vers la septième semaine, le cal commença à céder : on mit un appareil à extension, et bientôt le membre s'allongea tellement, qu'il ne resta que de 4 millimètres plus court que l'autre.

CHAPITRE X.

DES RÉSECTIONS.

Art. Ier. — Des résections en général.

Nous comprendrons sous ce titre non seulement l'ablation des extrémités articulaires des os, mais aussi la résection des os longs dans leur continuité, et enfin l'extirpation de certains os tout entiers, sans amputation des parties molles.

Établissons d'abord quelques règles générales.

1° Il faut, avant de commencer l'opération, se représenter nettement les désordres anatomiques qui la rendront trois fois plus difficile sur le vivant que sur le cadavre : le gonflement des os, quelquefois leur soudure; l'induration et l'engorgement des parties molles; la difficulté de reconnaître les nerfs et les vaisseaux qu'il faut néanmoins éviter. Que l'opérateur, dit Moreau fils, s'attache à avoir besoin de tout son sang-froid : cette chirurgie veut de la prudence et exclut toute timidité.

2° Outre l'appareil ordinaire, il faut préparer à l'avance des pinces à résection, une gouge et un maillet, et des scies de diverses grandeurs et de diverses formes, pour n'être pas pris au dépourvu, si l'on est obligé d'en changer pendant l'opération.

3° Il faut qu'un aide désigné exprès soit toujours muni d'eau et d'éponges fines, pour absterger le sang et reconnaître la couleur des os.

4° Dans le tracé des incisions extérieures, il faut chercher ce double but, de s'ouvrir une voie suffisante et commode jusqu'à l'os, et de mettre à nu le moins possible de muscles et de tendons.

Quand on veut enlever un os long en totalité, si une simple incision longitudinale ne suffit pas, j'ai proposé, comme méthode générale, *d'ajouter deux petites incisions perpendiculaires à chaque extrémité de la première, afin d'avoir un lambeau quadrilatéral.*

5° Il ne faut jamais diviser les troncs nerveux, veineux ou artériels.

6° L'os étant mis à découvert, on examine jusqu'à quelle hauteur il est altéré; on le sonde même avec la gouge ou avec un stylet pointu pour s'assurer de la profondeur de la carie.

7° Avant d'employer la scie, il faut toujours mettre à l'abri les parties molles, à l'aide de compresses, de plaques plus ou moins solides, ou même, plus simplement, en passant par derrière le manche d'un bistouri.

8° La première loi est d'emporter complétement tout ce qui est atteint de carie. Toutes les autres sont subordonnées à celle-là.

9° La seconde est de ménager autant que possible les tendons utiles et les attaches musculaires. Pour cela, si la carie s'étend trop loin, on la poursuit avec la gouge jusqu'à la substance saine : il suffit de laisser pour l'attache musculaire la plus mince couche de substance compacte.

10° Quand une surface articulaire est formée de plusieurs os, il faut en général réséquer les os à la même hauteur, de peur qu'après la guérison l'obliquité de la section ne fasse dévier le membre dans un sens ou dans l'autre. Cette règle est surtout importante pour les articulations du poignet et du cou-de-pied.

11° Si la résection s'opère dans la continuité d'un os long, ou même si l'on extrait l'os tout entier, il faut, autant que la maladie le permet, conserver le périoste. Chez les enfants, il peut fournir la matière d'un os nouveau ; et, chez les adultes, il sert encore de base à un tissu fibreux, qui remplace, jusqu'à un certain point, l'os ancien.

12° L'opération faite, on réunit la plaie avec les bandelettes agglutinatives, et, au besoin, par la suture entrecoupée.

13° Quand on a opéré sur les membres inférieurs, on rapproche les os, et on met le membre dans l'extension : pour les membres supérieurs, on place le membre dans la demi-flexion, et on laisse les os légèrement écartés, afin d'obtenir, s'il se peut, une articulation artificielle.

Art. II. — Des résections en particulier.

Nous traiterons successivement des résections partielles ou complètes des os du membre supérieur, puis du membre inférieur, et enfin des os du tronc.

§ I. RÉSECTION DES OS DU MEMBRE SUPÉRIEUR.

1° *Résection de l'articulation métacarpo-phalangienne.*

On ne résèque point les articulations des phalanges entre elles ; l'ankylose qui suivrait inévitablement l'opération rendrait le doigt tout-à-fait inutile ; mais on peut enlever, selon les cas, ou la tête de l'os métacarpien, ou l'extrémité de la phalange, ou toutes deux à la fois. Si l'ankylose se fait au-delà de l'articulation ankylosée, il reste encore deux jointures mobiles.

On fait partir du milieu de la face dorsale de l'os métacarpien une incision oblique qui, commençant à 13 millimètres au-delà du point où l'on veut porter la scie, vient aboutir à la commissure du doigt ; une seconde incision, allant à l'autre commissure, circonscrit ainsi un lambeau en V à base inférieure. On dissèque ce lambeau, et on le renverse ; on écarte le tendon extenseur ; on détache latéralement les muscles inter-osseux de l'os ; puis on ouvre l'articulation, et on incise ses ligaments latéraux et antérieur avec précaution, pour ne pas léser les tendons fléchisseurs ; on luxe alors la phalange en arrière, et, après avoir bien isolé des parties molles toute la portion altérée, on glisse une plaque de bois ou de carton par-dessous, et on la scie ; puis on opère de la même façon sur la tête de l'os du métacarpe.

Si l'on voulait exciser l'articulation de l'index, du pouce ou du petit doigt, il serait plus facile de tracer le lambeau sur le côté libre du doigt, et l'on pourrait, selon l'état des parties, lui donner une base inférieure ou supérieure. De cette manière, on n'aurait pas à écarter si loin le tendon extenseur pour faire de l'espace à la scie.

M. Bobe a réséqué la tête de la première phalange du pouce dans un cas de luxation irréductible : cette circonstance ôte beaucoup aux difficultés de l'opération.

2° *Extraction de la première phalange.*

Cette opération, qui n'a été encore ni tentée ni même proposée, peut paraître quelquefois indiquée, surtout au pouce. M. Velpeau a vu la phalangette de ce doigt conserver ses mouvements après l'extraction faite par fragments de la phalange nécrosée. Il suffirait d'ailleurs d'une incision sur le côté radial du pouce : on disséquerait, en conservant autant que possible du périoste, et on commencerait par détruire l'articulation métacarpienne, plus lâche que l'autre. L'os luxé en dehors et complétement disséqué, le reste serait facile.

M. Velpeau a proposé récemment de réséquer la partie moyenne d'une phalange. Pour cela, il passe un bistouri à plat entre la face antérieure de la phalange, qu'il isole des tendons fléchisseurs ; il en fait autant à la face dorsale, et, à l'aide d'une petite scie cultellaire qui n'a pas plus d'épaisseur que le bistouri, il sépare la portion d'os à enlever.

3° *Extraction du premier os métacarpien.*

Proposée par M. Troccon en 1816, exécutée depuis avec succès par MM. Roux et Blandin. Nous renverrons, pour les données anatomiques, à l'amputation du pouce.

On fait le long du bord radial de l'os une incision qui dépasse ses deux articulations de 12 millimètres en avant et en arrière ; puis on détache avec précaution la peau et le tendon extenseur de sa face dorsale, et successivement de sa face palmaire les muscles de l'éminence thénar. Un aide écarte fortement les lèvres de la plaie; alors le chirurgien porte la pointe du bistouri sur le côté externe de l'articulation carpienne, divise le tendon du long abducteur qui s'attache à l'os du métacarpe, et enfin traverse l'articulation. Il essaie alors de luxer l'os en dehors et de glisser le bistouri le long de sa face interne, pour en séparer complétement les chairs. Enfin on détruit son articulation avec la phalange, en attaquant successivement le ligament latéral interne, puis l'externe, et enfin l'antérieur.

On peut très bien éviter l'artère radiale, dont la ligature serait au reste chose facile. On réunit la plaie par première intention; les chairs sont maintenues rapprochées d'avant en arrière à l'aide de charpie ou de compresses graduées, et la paume de la main est assez bien garnie pour que le pouce puisse être maintenu dans sa position naturelle. Après la guérison, le doigt est raccourci et d'abord incapable d'aucun usage: il reprend peu à peu presque tous ses mouvements naturels.

Au cas où la première incision ne suffirait pas, on en ajouterait deux autres à ses extrémités, selon la méthode générale indiquée.

Si l'on voulait réséquer seulement la diaphyse de l'os, après l'incision des parties molles faite comme il a été dit, on passerait sous l'os une scie cultellaire ou la scie à chaîne, ou bien encore on couperait l'os près de ses épiphyses avec la gouge et le maillet.

4° *Extraction des autres os du métacarpe.*

On enlèverait assez aisément l'os métacarpien de l'index, moyennant une incision sur son côté externe, et celui du petit doigt à l'aide d'une incision sur son côté interne ; mais le raccourcissement probable de ces doigts laisserait une difformité aussi grande peut-être que leur amputation, et nuirait sans doute davantage à la force de la main.

Il n'en serait pas de même pour les deux os métacarpiens du médius et de l'annulaire. Ces deux doigts pourraient bien être retenus par leurs liaisons avec les doigts voisins, et la main garder sa force normale. On ferait alors une incision le long de la face dorsale de ces os, à côté du tendon extenseur, qu'il faudrait ménager à tout prix, et on commencerait la désarticulation par l'article de la phalange.

5° *Extirpation des os du carpe.*

A. Cooper a extrait avec succès le scaphoïde, dans un cas de luxation de cet os occasionnée par la pression d'une machine à carder la laine. Il pose en principe que quand, par l'effet d'une cause analogue, un ou deux os du carpe sont déplacés, on peut les enlever ; si le dégât est plus grand, l'amputation est nécessaire.

M. Velpeau a été obligé, dans un même cas, d'enlever l'os crochu avec les deux métacarpiens. Après avoir coupé leurs attaches dorsales aux os voisins, il glissa une spatule dans les intervalles articulaires, et, s'en servant comme d'un levier pour écarter les os, il put ainsi introduire un bistouri avec plus de facilité, et achever la section des ligaments palmaires. La dissection de l'apophyse unciforme, sous laquelle passent l'artère et le nerf cubital, exige un surcroît de précaution pour ne pas les blesser.

6° *Résection de l'articulation du poignet.*

Procédé de M. Roux.—On pratique le long du bord externe du radius et du bord externe du cubitus, le plus près possible de leur côté antérieur, sans intéresser les vaisseaux et les nerfs qui leur correspondent, deux incisions longitudinales terminées inférieurement au niveau de l'articulation, et deux autres transversales, étendues en arrière depuis la partie inférieure des premières jusque sur le côté du paquet des tendons extenseurs qui recouvrent en partie la face postérieure de l'articulation. On obtient ainsi deux lambeaux en V, qu'on dissèque, en ménageant avec soin les tendons qui glissent dans les gouttières dorsales des os. On isole ensuite ceux-ci de tous côtés dans une étendue suffisante pour passer par derrière une compresse, une spatule, ou une plaque de carton. On commence par scier le cubitus; puis un aide renverse fortement la main en dehors, pour aider l'opérateur à séparer le fragment osseux de ses attaches avec le radius et le carpe. Enfin l'aide renverse la main en dedans, et il est facile alors, ou de scier le radius comme on a fait pour le cubitus, ou de désarticuler d'abord, pour le luxer et le réséquer ensuite. La plaie qui en résulte est assez large pour que les os du carpe puissent être amenés à sa surface : on en emporte, selon le besoin, un ou plusieurs, ou même deux rangées. Il convient d'ajouter qu'on ne s'occupera du lambeau radial qu'après avoir terminé la résection du cubitus.

M. Dubled se contente d'une seule incision longitudinale sur le côté de chaque os, en commençant toujours par le cubitus. Il fait porter la main en dehors, détruit l'articulation cubitale, et luxe l'os avant de le réséquer. Puis il passe au radius, qu'il excise de la même manière.

M. Velpeau, au contraire, réunit complétement les incisions longitudinales par une incision transversale sur le dos du poignet, de manière à avoir un lambeau quadrilatère à base inférieure, qu'on dissèque et qu'on renverse sur la main. Les tendons écartés autant que possible, il détache les chairs de la face palmaire des os, passe sous ces derniers une plaque protectrice, et scie les deux os à la fois; puis on les renverse et on les détache des os du carpe.

Appréciation. — Ces trois procédés ont entre eux ce point de contact, qu'on peut très aisément transformer l'un dans l'autre durant l'opération même. Il paraît donc rationnel de commencer par les incisions simples de M. Dubled, qui donnent certainement le plus beau résultat; si l'opération est ainsi trop difficile, on y joindra les petites incisions transversales de M. Roux, et ce n'est qu'en cas de difficultés énormes qu'il sera permis de réunir par une incision complète les deux petits lambeaux en un seul.

M. Bonnet de Lyon a proposé récemment un procédé très heureusement raisonné, qui peut se combiner avec tous les autres, et qui rend l'opération beaucoup plus facile. Après la résection du poignet, on ne saurait s'attendre à conserver les mouvements de ses articulations; en conséquence, il n'y a nul intérêt à conserver les tendons qui leur sont spécialement destinés. Ainsi, le tendon du grand palmaire et du cubital antérieur en avant, ceux des deux radiaux externes et du cubital postérieur en arrière, peuvent être divisés sans inconvénient, ce qui permet au couteau d'entrer à plein tranchant, pour ainsi dire, dans l'articulation par le côté interne comme par l'externe.

On a réséqué l'extrémité du cubitus dans quelques cas de fractures du radius si graves que le cubitus était luxé à travers les téguments. L'opération est alors très facilitée par le déplacement; mais il faut prendre garde de conserver au cubitus la même longueur que la fracture laissera au radius, autrement on s'exposerait à voir la main s'incliner outre mesure du côté de l'os le plus court.

7° *Extirpation du radius.*

Elle a été pratiquée avec succès en 1825 par Butt, de Virginie.

L'avant-bras mis dans la demi-flexion, on pratique sur le côté externe et antérieur du radius une incision longitudinale qui le met à découvert. On dissèque les téguments qui le recouvrent un peu au-dessous de la partie moyenne; on écarte les chairs; on passe derrière l'os une sonde cannelée ou le manche d'un scalpel, et on le scie en travers avec la scie ordinaire ou la scie à chaîne.

Il ne reste plus qu'à isoler des chairs chacun des fragments, et à les séparer de leurs articulations, en évitant les artères et les nerfs.

C'est ici surtout que nos deux incisions terminales, telles que M. Roux en conseille une pour le poignet, et M. Moreau une autre pour le coude, seraient d'une évidente utilité.

8° *Résection de l'articulation du coude.*

Nous ne ferons que mentionner le procédé de Park, qui se bornait à faire une incision longitudinale au milieu de la face postérieure du bras; ou, en cas de besoin, à la transformer en incision cruciale. Il est complétement abandonné.

Procédé de M. Moreau. — On dispose vis-à-vis d'une croisée très éclairée une table haute de 1 mètre 30 centimètres, recouverte d'un matelas, et le malade est couché sur le ventre, en sorte que le bras se trouve sur un des bords de la table, et présente à l'opérateur la partie postérieure et interne de l'articulation. On peut aussi opérer le malade assis; mais la position est bien moins favorable. Le garrot doit être appliqué à l'avance sur le tiers supérieur du bras, et confié à un aide intelligent.

Le bras étant à demi fléchi, le chirurgien plonge un scalpel à dos ou un bistouri sur la crête du condyle interne, à 5 ou 6 centimètres au-dessus de sa tubérosité, et prolonge l'incision longitudinalement jusqu'à l'articulation; il en fait autant pour l'autre côté; puis il réunit les deux plaies par une section transversale, qui divise la peau et le triceps brachial immédiatement au dessus de l'olécrâne. Il en résulte un lambeau quadrilatère qu'on détache de bas en haut, et qu'on fait maintenir renversé par un aide. Alors, avec la pointe du bistouri dirigée sur l'indicateur gauche, on détache les chairs de la partie antérieure de l'os, vis-à-vis le point où l'on veut porter la scie; dès qu'il y a jour, on passe sous l'os le manche d'un scalpel, et on scie par-dessus. On renverse en arrière le fragment réséqué, et on le détache aisément de l'articulation qu'on peut attaquer ainsi d'avant en arrière; puis on passe aux os de l'avant-bras.

On prolonge l'incision latérale externe le long du radius, aussi loin qu'il est nécessaire; on sépare la tête de cet os des parties voisines et du cubitus; on passe une compresse par-dessous, et on le résèque, en tâchant de conserver, autant que possible, tout ou partie de l'attache du muscle biceps; puis on découvre le cubitus en prolongeant en bas l'incision interne; et renversant en bas le lambeau quadrilatère qui en résulte, on isole la portion à réséquer; on l'écarte des chairs à l'aide d'une compresse ou d'une plaque protectrice, et on la scie en respectant, si l'on peut, l'attache du brachial antérieur.

On relâche alors le tourniquet, on lave la plaie, on lie deux ou trois artérioles qui donnent du sang; puis on rapproche les lambeaux à l'aide de deux sutures pour chaque incision latérale, et de deux autres pour l'incision transversale. Le membre est mis en demi-flexion.

Il reste ordinairement après cette opération un intervalle entre les os réséqués, et l'opéré conserve plusieurs mouvements précieux de l'avant-bras et de la main.

Dupuytren recommande avec raison, dès que le premier lambeau est disséqué, d'inciser avec précaution la gaîne qui enveloppe le nerf cubital derrière la tubérosité interne, de dégager ce nerf et de le faire porter en dedans et en avant par un aide, durant la section de l'humérus. Mais il conseille d'enlever préalablement l'olécrâne, ce qui nous paraît compliquer inutilement l'opération.

D'autres ont proposé de disséquer d'abord les deux lambeaux, et même de réséquer les os de l'avant-bras sans désarticuler le fragment de l'humérus. Il est préférable d'agir comme il a été dit, afin de pouvoir constater d'abord, à l'inspection des surfaces articulaires, s'il est besoin de réséquer ces deux os, et dans quelle étendue il faut le faire.

9° *Résection de l'articulation scapulo-humérale.*

Plusieurs procédés ont été proposés ; ils peuvent se réduire à deux méthodes principales, l'incision simple et la formation d'un lambeau.

La méthode à un lambeau compte plusieurs procédés. M. Moreau le fait quadrilatère à base inférieure ; Manne, quadrilatère à base supérieure ; Sabatier, triangulaire à base supérieure, et de plus, il veut qu'on l'excise ; M. Morel taille un lambeau semilunaire à base supérieure ; M. Syme fait d'abord une incision longitudinale de 10 centimètres sur la partie moyenne du deltoïde, et de son extrémité inférieure en fait partir une autre plus courte qui remonte en arrière vers le bord postérieur de l'aisselle, etc. Tous les procédés d'amputation dans l'article peuvent être appliqués ici, pourvu qu'on se borne à faire un seul lambeau, et, sous tous les rapports, le lambeau latéral et postérieur exécuté d'après le procédé de M. Lisfranc est incontestablement supérieur à tous les autres. On trouvera ce procédé décrit à l'amputation dans l'articulation scapulo-humérale.

Rien de plus simple d'ailleurs que l'opération, une fois le lambeau terminé. On coupe la capsule synoviale ; on rase l'autre côté de l'os ; on porte la tête en dehors, et on la scie après avoir garni les chairs avec une compresse. Il importe d'enlever toute la capsule synoviale dont les lambeaux flottants nuiraient à la réunion.

Si l'omoplate est cariée, on poursuit la carie avec la gouge seule, ou en aidant son action par celle du maillet.

C'était à cette méthode que j'avais donné la préférence dans les précédentes éditions; l'incision simple me paraissait devoir rendre la désarticulation extrêmement difficile, à moins qu'il ne s'agît d'extraire seulement la tête humérale nécrosée et déjà séparée des parties molles, ou réduite en esquilles par un coup de feu. Mais M. Baudens a imaginé un procédé à incision simple qui échappe à presque tous les inconvénients redoutés.

Procédé de M. Baudens. — Il pratique une incision verticale presque au-dessous de l'apophyse coracoïde, fait une petite incision transversale à chacun des bords de la plaie du deltoïde, sans toucher à celle de la peau; et, par cette espèce de débridement bilatéral, parvient très facilement sur la capsule, qu'il divise sans rencontrer aucun obstacle.

On peut alléguer contre ce procédé que l'incision est réellement multiple pour les fibres musculaires, et il m'a paru qu'on pouvait encore obtenir un meilleur résultat.

Procédé nouveau. — Je fais l'incision verticale plus en dehors que M. Baudens, vis-à-vis le sommet du triangle coraco-claviculaire, en la faisant remonter jusqu'à ce sommet. D'un seul coup de bistouri on divise la peau, le deltoïde et la capsule; l'articulation est mise à nu non seulement en avant, mais encore par sa partie supérieure, jusque près de la cavité glénoïde; les bords de la plaie s'écartent d'eux-mêmes pour ainsi dire, et laissent la place libre à toutes les manœuvres du couteau. Je regarde donc ce procédé, et par sa simplicité, et par sa facilité, comme de beaucoup supérieur à tous les autres.

10° *Résection de la clavicule.*

I. RÉSECTION DE L'EXTRÉMITÉ SCAPULAIRE. — Pratiquée par M. Velpeau pour une nécrose du tiers externe de l'os. Il fit une incision cruciale dont les deux branches avaient 11 centimètres de longueur, disséqua les lambeaux, divisa les ligaments acromio-claviculaires et quelques faisceaux d'origine du deltoïde et du trapèze; et, à l'aide d'une plaque de bois enfoncée dans l'articulation comme un levier, il parvint à soulever l'os malade et à le détacher des parties saines.

Il pense qu'on réussirait mieux encore à l'aide d'une incision parallèle à la clavicule et pratiquée à quelques millimètres au-dessous d'elle, qui se terminerait à l'acromion ; et d'une autre plus petite tombant à angle droit sur cette extrémité et circonscrivant un lambeau triangulaire. La scie ordinaire ou la scie à chaîne peuvent également servir ; dans tous les cas, l'opération est d'autant plus périlleuse, que la scie se rapproche plus du milieu de l'os, et par conséquent des vaisseaux axillaires.

II. Résection de l'extrémité sternale. — Cette opération a été pratiquée en Angleterre par le docteur Davie, dans un cas tout particulier qui augmentait encore les difficultés. Elle pourrait l'être dans des cas de dégénérescence ou de carie de cette extrémité.

Une demoiselle était affectée d'une distorsion de la colonne vertébrale telle, que l'omoplate gauche fut déjetée en dedans et en avant, et que la clavicule, obéissant graduellement à cette impulsion, quitta la cavité du sternum et se porta en arrière sur l'œsophage. La compression exercée par l'os sur ce conduit devint enfin si forte, que la déglutition ne se faisait qu'avec beaucoup de difficulté ; et la maigreur croissait de jour en jour, et menaçait la vie de la malade.

Tout étant disposé pour l'opération, M. Davie fit sur l'extrémité de l'os déplacé, et suivant l'axe de la clavicule, une incision de 6 à 7 centimètres de long ; divisa les ligaments aussi loin que le bistouri put atteindre ; glissa au-dessous de l'os un morceau de semelle de cuir bien battu ; puis, avec la scie versatile de Scultet, divisa l'os à 25 millimètres de sa surface articulaire. La section achevée, l'os restait néanmoins encore attaché au sternum par le ligament inter-articulaire ; il fallut déchirer ce ligament à l'aide du manche du bistouri introduit entre les deux os en guise de levier ; et ainsi le fragment fut enlevé.

La plaie guérit sans accidents, la déglutition fut rétablie. La malade recouvra bientôt son embonpoint, et vécut encore six ans après l'opération.

III. Extraction complète de l'os. — Pratiquée avec un plein succès par M. Mott de New-York, dans un cas d'ostéosarcome. La tumeur avait le volume des deux poings réunis, et s'étendait en haut jusque près de l'os hyoïde et de l'angle de la mâchoire.

Le chirurgien commença par une incision en demi-lune à convexité inférieure, étendue d'une articulation à l'autre, au-dessous de la tumeur; il en fit une autre supérieure étendue de l'acromion au bord externe de la jugulaire externe, coupa le peaucier et une portion du trapèze, passa une sonde cannelée sous l'os, près de l'acromion, puis une scie à chaîne, et fit une première section en cet endroit. Ne pouvant néanmoins renverser encore la tumeur, il réunit en dedans la première incision avec la seconde, lia la jugulaire externe sur deux points, et en fit la section dans l'intervalle, coupa encore la portion externe du muscle mastoïdien, fut obligé de lier et de diviser la jugulaire interne, de séparer avec le manche du scalpel la veine sous-clavière et même le canal thoracique, des tissus dégénérés; revint en bas diviser le muscle grand pectoral, le ligament costo-claviculaire, le muscle sous-clavier, et termina enfin la désarticulation de l'os près du sternum. Plus de quarante ligatures furent faites. La plaie était à peu près guérie un mois et demi après, et, moyennant une machine appropriée remplaçant la clavicule, l'opéré conservait presque tous les mouvements du bras.

Il nous semble que la méthode par trois incisions, circonscrivant un lambeau quadrilatère, serait ici bien préférable, même quand on devrait retrancher une portion de téguments après.

11° *Résection de l'omoplate.*

M. Janson a enlevé une grande partie de cet os pour une tumeur qui l'occupait.

Il commença par circonscrire la tumeur par deux incisions semi-elliptiques, en ménageant autant que possible les téguments, disséqua les lèvres de la plaie, détacha la tumeur et l'os dans tous les sens, jusqu'à la fosse sous-scapulaire, coupa les attaches des muscles trapèze, sus et sous-épineux, et reconnaissant que la portion sous-épineuse de l'os était saine, il sépara d'un trait de scie toute la portion altérée, conservant ainsi l'articulation du bras. Il fallut encore une autre incision pour achever de mettre à nu et d'emporter la tumeur. La plaie avait 16 centimètres de largeur sur 24 de hauteur. Le malade conserva les mouvements du bras sur la cavité glénoïde.

§ II. RÉSECTION DES OS DU MEMBRE INFÉRIEUR.

1° *Résection de l'extrémité antérieure du premier os du métatarse.*

On n'enlève au pied ni les os des phalanges, ni les têtes des os métatarsiens pour les quatre derniers orteils ; l'amputation est ici à bon droit préférée. Mais pour le premier, quand la phalange peut être conservée, M. Blandin remarque avec raison que le pied garde un point d'appui beaucoup plus solide.

L'opération est calquée d'ailleurs sur l'amputation de cet os. On taille un lambeau en dedans à base postérieure : on dénude l'os au point qu'on veut couper, et on le scie, mais *perpendiculairement* à son axe, puis on le détache des chairs en procédant d'arrière en avant, et on finit par le séparer de la phalange.

On obtiendrait certainement une plaie plus simple à l'aide d'une incision longitudinale, avec deux autres perpendiculaires à chaque extrémité.

On a proposé aussi l'extirpation complète. Déjà Monro avait détruit l'os dans un cas de carie ; je l'ai enlevé presque tout entier, en laissant seulement la calotte articulaire qui soutient le gros orteil ; M. Barbier du Val-de-Grâce l'a extrait à la suite d'une luxation. Ces opérations ont parfaitement réussi.

2° *Extraction et résection des os du tarse.*

Comme il est difficile de juger jusqu'où devra s'étendre l'opération, on ne peut tracer de règles précises. Voici comment s'y prit Moreau père, dans un cas de carie assez étendue.

Il y avait vis-à-vis le cuboïde un ulcère de 3 centimètres de diamètre, et un autre entre le troisième et le quatrième os du métatarse, provenant d'une incision faite quelques jours auparavant à l'occasion d'un abcès ; la sonde pénétrait dans l'intérieur du cuboïde. L'opérateur fit une incision du côté externe du pied, depuis le tiers postérieur du cinquième métatarsien jusqu'au-dessus de l'apophyse antérieure du calcanéum, en traversant l'ulcère ; et l'incision précédemment faite pour l'ouverture de l'abcès se trouvant suffisante, il ne s'agit plus que de les réunir par une autre transversale, pour avoir un lambeau quadrilatère qu'on disséqua et qu'on fit maintenir relevé par un aide.

Les os altérés furent ainsi mis à nu ; il fallut enlever le cuboïde, le troisième cunéiforme, l'extrémité postérieure du quatrième métatarsien, le côté interne de l'extrémité du cinquième, et enfin la surface articulaire par laquelle le calcanéum s'unit au cuboïde. Le tendon du long péronier fut conservé et resta à nu au fond de la plaie. On rabaissa ensuite le lambeau, et on réunit par deux points de suture.

Le malade était jeune ; il guérit parfaitement. Le vide laissé par les os extirpés se remplit d'une substance qui s'ossifia par la suite ; le malade, forcé d'abord d'user de béquilles, finit par marcher librement ; le pied avait recouvré sa forme naturelle, et jusqu'à tous ses mouvements.

Ces opérations sont peu difficiles ; on découvre aisément les os ; l'embarras principal est de les dégager des os voisins. On y parvient en employant concurremment la gouge et le bistouri.

La carie du calcanéum est plus grave. Si on enlève sa face inférieure, le poids du corps ne trouve plus où s'appuyer, et le malade est obligé de marcher sur la pointe du pied jusqu'à ce qu'il se soit accoutumé à un haut talon artificiel. Si on devait détruire l'attache du tendon d'Achille, l'inconvénient serait encore plus grave ; cependant le malade pourrait marcher encore, et cela vaudrait mieux que de couper le membre.

M. Moreau fils a eu à exciser une partie du calcanéum. Il creusa toute la face inférieure de l'os, et conserva l'insertion du tendon d'Achille ; le malade guérit fort bien, et en fut quitte pour marcher d'abord sur la pointe du pied.

On a enfin pratiqué l'extirpation de l'astragale à la suite de la luxation de cet os à travers les téguments : ici l'état des parties peut seul guider le chirurgien. A la suite de l'opération, le pied se soude ordinairement avec la jambe. On cite cependant un cas où le mouvement a été conservé.

3° *Résection de l'articulation tibio-tarsienne.*

Procédé de Moreau père. — On commence par la résection du péroné. On pratique donc une incision longitudinale qui, commençant à la partie inférieure et postérieure de la malléole externe, s'étend jusqu'à 8 ou 10 centimètres au-dessus. De l'extrémité inférieure de cette incision en part une autre transversale, qui s'étend en avant jusqu'au tendon du muscle péronier antérieur. L'incision longitudinale pénètre jusqu'au bord postérieur du péroné; la transversale n'intéresse que la peau. On dissèque le lambeau produit par ces incisions, puis on dégage le péroné des tendons qui l'avoisinent ; et comme l'espace inter-osseux manque là où il faut faire la section de cet os, et qu'on ne pourrait pas engager le manche d'un scalpel, ni tout autre corps, pour garantir les parties molles de l'action de la scie, on coupe le péroné avec le ciseau et le maillet; après quoi la malléole externe est séparée du tibia et des os du tarse.

Pour réséquer le tibia, on fait, de la même manière, une incision longitudinale de 8 à 10 centimètres, qui pénètre jusqu'au bord postérieur de cet os, et une autre transversale, qui s'étend en avant jusqu'au tendon du jambier antérieur. On dissèque cet autre lambeau ; on isole l'os en devant et en arrière, des muscles et des vaisseaux qui l'avoisinent ; on passe sous sa face postérieure le manche d'un scalpel, et l'on introduit sous les chairs antérieures une lame étroite de scie qu'on fixe ensuite à un arbre, et avec laquelle on scie l'os d'avant en arrière. Il ne s'agit plus que de séparer du tarse le fragment réséqué; pour cela, on renverse le pied en dehors, ce qui facilite également l'ablation de l'astragale quand cet os est carié. On réunit par deux points de suture, appliqués au sommet de chaque lambeau triangulaire. Pendant le traitement consécutif, le pied est maintenu immobile, au moyen d'une semelle fixée à deux attelles appliquées sur les côtés de la jambe.

4° *Extraction du péroné.*

Proposée par Desault, exécutée plus tard, dit-on, par un malade sur lui-même, elle a été pratiquée avec succès par M. Seutin.

Ignorant jusqu'où s'étendait la maladie qu'il présumait être une nécrose, il fit le long de la partie inférieure de l'os une incision de 8 centimètres, comprenant un ulcère développé sur cette partie. L'os mis à nu, il s'aperçut que le mal remontait plus haut, et prolongea successivement l'incision jusqu'à l'extrémité supérieure du péroné; là, l'os parut sain. L'extraction à l'instant décidée, on détacha, non sans peine, les chairs qui s'étaient engrenées dans les aspérités de l'os, et, après les avoir suffisamment écartées, on appliqua une couronne de trépan qui sépara la tête saine de la diaphyse altérée. Cela fait, on interposa entre celle-ci et les chairs un ruban étroit qu'on fit glisser jusqu'en bas, en disséquant au fur et à mesure les parties charnues; arrivé en bas, on sépara avec une scie courbe toute la diaphyse de l'os de la malléole externe; la gouge aida à compléter la section. Il fallut lier nombre d'artères, entre autres la tibiale postérieure, couper le nerf poplité externe, et enfin appliquer le cautère sur le tibia qui participait légèrement à la maladie.

Au bout de deux mois la cautérisation fut complète; on prescrivit quelques mouvements pour éviter l'ankylose, et, après quatre mois, le malade s'appuyait à peu près aussi solidement sur cette jambe que sur l'autre.

J'ai eu occasion en 1838 d'enlever le tiers supérieur du péroné, en le désarticulant à sa jointure supérieure, ce qui offre peu de difficulté. Mais il est difficile de ne pas couper alors le nerf tibial antérieur qui contourne le col du péroné.

5° *Résection de l'articulation fémoro-tibiale.*

On a proposé quatre procédés principaux.

Procédé de Park. — Il faisait une incision cruciale dont la branche transversale passait au-dessus de la rotule : procédé généralement rejeté.

Procédé de Moreau. — Il applique au genou les mêmes incisions qu'au coude. Ainsi deux incisions latérales, remontant sur la cuisse à une hauteur convenable, sont réunies au-dessous de la rotule par une incision transversale; on dissèque le lambeau, et on enlève la rotule. L'articulation est ainsi très aisément ouverte; le fémur luxé en avant, isolé et réséqué. Si le tibia est malade, on prolonge sur la jambe les incisions latérales, on dissèque le lambeau, et rien de plus aisé que d'isoler le tibia en arrière; il suffit de raser sa face postérieure avec un couteau étroit. On le résèque avec la scie.

Procédé de MM. Sanson et Bégin. — Ils commencent par pénétrer dans l'articulation par une incision transversale au-dessous de la rotule; puis ils passent aux incisions latérales. Le résultat est le même que par le procédé de Moreau.

Procédé de Syme. — La jambe fléchie à angle droit sur la cuisse, l'opérateur fait sous la rotule une incision transversale, légèrement courbe, à convexité inférieure, qui s'étend jusqu'aux ligaments latéraux, et ouvre du même coup l'articulation ; une autre incision à convexité supérieure, rejoignant la première à ses deux extrémités, passe par-dessus la rotule, et circonscrit cet os dans un lambeau elliptique qu'on enlève. On détruit ensuite les ligaments latéraux, puis les ligaments postérieurs ; on détache la peau et les chairs du fémur d'abord, puis du tibia ; on passe une compresse fendue, et on résèque à l'aide de la scie.

C'est assurément le procédé le plus expéditif et le plus simple ; c'est celui que M. Lisfranc exposait dans ses cours.

Après l'opération, on met les os en contact pour obtenir leur consolidation ; on réunit par suture ; et le membre est mis dans un appareil à fracture. Moreau père se contentait de le placer sur une planche horizontale convenablement garnie, et pourvue sur les côtés de montants également munis de coussins. C'est une image de la planchette hyponarthécique de Sauter.

6° *Résection de l'articulation coxo-fémorale.*

Vermandois le premier osa proposer de réséquer l'extrémité supérieure du fémur ; mais la première tentative sur l'homme appartient à White, qui opéra sur un jeune homme de quatorze ans la résection de 10 centimètres de l'os, et l'opéré vécut encore huit ans après. Récemment M. Seutin a enlevé 16 centimètres du fémur chez un soldat pour un fracas de l'os en cette partie ; il n'avait employé, comme White, qu'une incision longitudinale, étendue de la crête iliaque jusqu'à 8 centimètres au-dessous du grand trochanter ; il est vrai que la plaie avait déjà été débridée en dehors ; le malade mourut le neuvième jour.

D'après les résultats fournis par l'incision simple pour la résection de la tête humérale, j'inclinerais volontiers à croire que ce procédé serait le plus convenable. Si l'on préférait la méthode à lambeau, on pourrait tailler au côté externe de l'article un lambeau triangulaire (Rossi), ou un lambeau semi-lunaire à convexité inférieure, étendu de l'épine iliaque à la tubérosité sciatique (Velpeau), ou un lambeau semi-lunaire à convexité supérieure, et embrassant le grand trochanter (Sédillot), ou enfin toutes les variétés de lambeau externe proposées pour la désarticulation coxo-fémorale.

§ III. RÉSECTION DES OS DU TRONC.

1° *Résection des os du crâne.*

On cite des cas où l'on a été obligé de réséquer presque toute la calotte osseuse du crâne; les règles ne sont pas autres que celles de la trépanation, aidée par l'action de la scie.

2° *Résection de l'os maxillaire supérieur, et ablation de cet os en totalité.*

Plusieurs chirurgiens avaient tenté des résections plus ou moins étendues de cet os; mais la maladie seule traçait les règles de l'opération, comme nous le verrons en traitant des opérations qui se pratiquent sur le sinus maxillaire; la régularisation du procédé opératoire appartient à M. Gensoul de Lyon.

Anatomie. — En examinant attentivement la face d'un squelette, on voit que l'os maxillaire supérieur n'est fixé aux autres que par trois points principaux : 1° par son apophyse montante et ses articulations avec l'unguis et l'ethmoïde; 2° par le rebord orbitaire du malaire jusqu'à la fente sphéno-maxillaire; 3° par l'articulation des maxillaires et des palatins entre eux. Il y a un quatrième point de contact en arrière avec l'apophyse ptérygoïde et l'os palatin, mais qui cède facilement par le simple abaissement du maxillaire dans l'intérieur de la bouche. En attaquant ces divers points, on n'affronte aucun vaisseau volumineux : le tronc de la maxillaire interne peut être aisément ménagé, et dans tous les cas lié après l'ablation de l'os; d'ailleurs, en cas d'hémorrhagie imprévue dans le cours de l'opération, on aurait la ressource de comprimer l'artère carotide. Quant aux nerfs, un seul tronc important, le maxillaire supérieur, doit être divisé; mais il est facile d'en faire la section avant de luxer l'os, et de prévenir ainsi tout tiraillement.

Procédé opératoire (Gensoul.) — Le malade assis sur une chaise peu élevée, la tête légèrement renversée en arrière et appuyée contre la poitrine d'un aide, l'opérateur fait d'abord une incision verticale étendue depuis le grand angle de l'œil jusqu'à la lèvre supérieure, qu'il divise au niveau de la dent canine; du milieu de cette incision, ou plutôt à peu près à la hauteur de la base du nez, il en trace une seconde qui se prolonge jusqu'à 9 millimètres au-devant du lobule de l'oreille, et une troisième qui descend d'environ 11 à 13 millimètres en dehors de l'angle externe de l'orbite, jusqu'au point de terminaison de la seconde. Il en résulte un lambeau quadrilatère, qu'on dissèque et qu'on renverse sur le front.

L'os étant ainsi découvert, on commence, à l'aide du ciseau et du maillet, la section de l'arcade orbitaire externe près de la suture qui unit l'os malaire à l'apophyse orbitaire externe du frontal, puis on coupe l'apophyse zygomatique de l'os malaire. On attaque ensuite l'attache interne et supérieure : pour cela, on applique un ciseau très large au-dessous de l'angle interne de l'œil, et on lui fait traverser la partie inférieure de l'os unguis et de la face orbitaire de l'ethmoïde. L'apophyse montante est séparée de la même manière de l'os du nez qui lui correspond : alors on détache avec un bistouri toutes les parties molles qui unissent l'aile du nez à la mâchoire supérieure. On arrache la première dent incisive de l'os qu'on veut enlever, et glissant entre les deux maxillaires un ciseau, non pas directement d'avant en arrière, mais par la bouche et en dédolant, on opère très aisément et très promptement la diduction des deux os. Enfin, pour détruire les adhérences à l'apophyse ptérygoïde, et couper avant tout le nerf maxillaire supérieur, on porte le ciseau à plat entre les parties molles et le plancher de l'orbite ; puis on le fait pénétrer obliquement de haut en bas et d'avant en arrière dans ce plancher, assez loin pour que le nerf soit complétement divisé, et que l'instrument trouve un point d'appui pour faire basculer l'os maxillaire dans la bouche. Il ne reste plus dès lors qu'à diviser, soit avec des ciseaux courbes, soit avec le bistouri, toutes les parties molles qui tiennent encore à l'os, et spécialement les attaches du voile du palais à l'os palatin, de manière à laisser la portion molle de ce voile tendue entre l'apophyse ptérygoïde et l'autre côté de la bouche.

La cavité résultant de l'opération est formée en dedans par la cloison des fosses nasales ; en dehors, par le tissu cellulaire qui se trouve en si grande quantité sous le muscle buccinateur ; en haut, par le muscle abaisseur de l'œil et le tissu adipeux de l'orbite ; en arrière, on aperçoit l'arrière-gorge par-dessus le voile du palais. Avec le maxillaire on a enlevé partie du malaire, de l'unguis, de l'ethmoïde, du palatin, et le cornet inférieur. L'opération est assez prompte ; dans un cas, elle n'a duré que deux minutes et demie. Elle est aussi bien moins grave qu'on ne croirait ; M. Gensoul l'a faite huit fois sans perdre un seul de ses malades. Il est rare qu'on soit obligé de lier une ou au plus deux petites branches artérielles.

On laisse suinter la plaie une demi-heure ou une heure, et on réunit les lambeaux par la suture entortillée.

Le seul accident de l'opération est la chute du sang dans la gorge ; c'est pour cela qu'on opère le malade assis et qu'on commence par détacher l'os malaire.

Le lambeau des téguments laisse une triple cicatrice, encore quelquefois n'est-il pas suffisant. Ne pourrait-on pas, comme l'a indiqué M. Velpeau, commencer l'incision à la commissure labiale, et la diriger en dehors, puis en haut jusqu'à la fosse temporale ? Tout au plus serait-il nécessaire, pour mieux découvrir l'os, d'inciser verticalement la lèvre supérieure jusqu'à l'orifice nasal de ce côté ; et les cicatrices seraient encore bien moins désagréables qu'avec les incisions de M. Gensoul.

3° *Résection et ablation complète de l'os maxillaire inférieur.*

La résection de l'os maxillaire inférieur, pratiquée pour la première fois par Dupuytren, ne date que de 1812. Depuis, on a été beaucoup plus loin, et Walther a enlevé avec succès cet os dans sa totalité. On conçoit d'ailleurs que les progrès de la maladie doivent apporter une foule de nuances dans la manière de faire l'opération ; nous les rallierons, avec M. Lisfranc, aux cinq méthodes qui suivent.

I. RÉSECTION BORNÉE AU CENTRE DU CORPS DE L'OS. *Procédé de Dupuytren.* — Le malade assis en face du jour, les jambes étendues sur un tabouret, afin qu'il ne puisse prendre de point d'appui sur le sol ; un aide, placé derrière, lui embrasse la tête avec les deux mains, et la tient appliquée contre sa poitrine ; et peut aussi, au cas de besoin, comprimer les artères maxillaires externes sur la base de la mâchoire. Cet aide se tient debout, à demi fendu, pour que la station soit plus solide.

Le chirurgien, placé au-devant du malade et à droite, saisit avec la main gauche la partie droite de la lèvre inférieure, tandis qu'un aide en saisit la partie gauche pour la tendre et l'éloigner de la supérieure. A l'aide d'un bistouri convexe, il divise de haut en bas, sur la ligne médiane, toute l'épaisseur de cette lèvre, d'abord jusqu'à la base de la mâchoire ; puis, après s'être assuré avec l'indicateur gauche de la saillie de l'os hyoïde, il prolonge jusque là son incision, qui ne doit plus diviser que la peau et le tissu cellulaire. De là résultent deux lambeaux que l'on dissèque de chaque côté jusqu'aux limites du mal, en rasant l'os pour éviter les artères labiales. Ces lambeaux sont renversés en dehors et confiés à des aides ; on incise le périoste sur l'os, dans les points où la scie doit porter, et ce n'est qu'après avoir bien reconnu les limites de la résection, qu'on arrache de chaque côté la dent correspondante pour faciliter l'action de la scie. A ce moment, l'opérateur armé d'une scie à main très fine, ou d'une scie en crête de coq, passe derrière le sujet : dans cette position la section de l'os est plus facile ; tandis que si l'on demeure en avant, l'extrémité de la scie entre dans la bouche, et heurte contre la voûte palatine, ce qui double la difficulté de l'opération. On garantit d'ailleurs le nez et la lèvre supérieure avec une lame de plomb, une feuille de carton ou une compresse épaisse. La portion d'os malade étant sciée, le chirurgien se reporte en avant, la saisit de la main gauche, plonge un bistouri droit de bas en haut, derrière l'os, et incise les chairs qui s'y rattachent en rasant l'os de gauche à droite ; tandis qu'un aide écarte la langue, soit avec une spatule, soit avec le pavillon d'une sonde cannelée. L'opération est faite ; on lie les vaisseaux ; on rapproche les os et les lambeaux de peau, qu'on réunit par suture, en laissant toutefois à l'angle inférieur un espace suffisant pour y placer une petite mèche de charpie, et favoriser au besoin l'écoulement de la suppuration.

Quand l'étendue de la résection osseuse oblige à retrancher une partie de la partie, on circonscrit le lambeau à enlever entre deux incisions qui figurent un V, de manière à rapprocher toujours les bords sur la ligne médiane.

Si l'incision longitudinale ne suffisait pas à raison de l'étendue du mal, on la ferait cruciale, en longeant la base de l'os maxillaire.

Quand on n'enlève qu'une petite largeur de l'os, on peut le scier perpendiculairement ; mais quand l'ablation est très étendue, pour rapprocher les fragments, il est bon que la section soit plus ou moins oblique, selon l'épaisseur. Alors on commence par tracer la voie par quatre ou cinq petits coups de scie perpendiculaires; puis on incline la scie de manière à avoir l'obliquité désirée. Dans tous les cas, on obtient un point d'appui fort solide en appliquant la mâchoire inférieure contre l'autre, au moins dans le premier temps de la section.

Les artères sous-mentales, labiales, linguales, donnent en général peu de sang; on applique dessus les doigts d'un aide, ou on les lie à mesure qu'on les coupe. Mais quelquefois, développées par la maladie, leur section amène une hémorrhagie trop abondante; on y oppose le cautère actuel, qu'il faut prendre garde de faire agir sur l'os. Si l'artère dentaire donnait, on la boucherait avec un petit bouchon de cire molle.

Un des accidents les plus graves qui puissent arriver est la rétraction de la langue en arrière, après la division de ses attaches à l'os maxillaire; elle se renverse alors dans le pharynx, abaisse l'épiglotte sur le larynx; de là une suffocation imminente. Nous avons vu un cas de ce genre où il fallut ramener la langue en avant avec une érigne. M. Lallemand fut même obligé, pour sauver un de ses opérés, de pratiquer la laryngotomie. De là le procédé suivant.

Procédé de Delpech. — Avant de scier l'os, il plonge un bistouri en arrière, et fait passer par cette incision un gorgeret de bois qui garantit les chairs; un autre gorgeret protège la langue et la lèvre supérieure. La section de l'os pratiquée, il fait saisir la langue à sa pointe avec une érigne double confiée à un aide; alors seulement il divise ses attaches. Puis, en pratiquant la suture, il a soin de faire passer une anse de fil à travers le frein de la langue, ou même à travers les muscles sus-hyoïdiens; cette anse de fil embrasse également les lambeaux cutanés si l'on fait la suture entrecoupée, ou elle s'attache à l'une des épingles, si on préfère l'entortillée. Dans un cas, Delpech traversa la pointe de la langue avec un fil d'or qu'il fixa aux dents voisines; peu à peu le fil coupa la portion de tissu lingual embrassée, mais l'adhésion était déjà suffisante.

Enfin, c'est encore à Delpech qu'est dû ce précepte important de respecter l'une des tables de l'os, quand elle est saine, et de borner la résection à l'autre table, en se servant au besoin de la rugine, de la gouge ou de la scie. La table osseuse conservée, si mince qu'elle soit, offre aux chairs un point d'appui solide, et conserve au moins à la mâchoire inférieure toute l'étendue possible. M. Roux de Saint-Maximin a montré aussi tout l'avantage qu'il y avait à n'enlever que moitié de la hauteur de l'os, quand l'autre moitié était encore saine. On conçoit aisément les nuances que ces indications apportent au manuel opératoire.

Appréciation. — La rétraction de la langue étant toujours probable, quoique non constante, il sera toujours rationnel de suivre à cet égard le procédé de Delpech. Quant à l'incision postérieure avant la section de l'os, M. Lisfranc remarque très bien que les tissus adjacents à l'os participant d'ordinaire à la maladie, peu importe qu'ils soient touchés par la scie, puisqu'il faudra les emporter; et d'ailleurs, en sciant avec précaution, on risque peu de les déchirer. Nous ajouterons que cette déchirure est bien moins redoutable qu'on ne l'a cru, et que celle du nerf dentaire inférieur, qui est inévitable, n'amène cependant pas d'accidents. En ce point, le procédé de Dupuytren est plus simple et nous paraît préférable. A plus forte raison faut-il rejeter un autre procédé que rien ne justifie, et qui consiste à diviser complétement les attaches de la langue, avant la section de l'os.

On préfère en général la suture entortillée; toutefois la suture entrecoupée a très bien réussi à Delpech. On pourrait aussi, sans doute, fixer l'un à l'autre les deux fragments, en liant avec un fil d'or les dents correspondantes; mais en général il n'en est pas besoin.

Voilà pour ce qui regarde les procédés essentiels, ceux qui enseignent à retrancher toute la portion d'os malade, et à ménager le plus possible les portions saines. Mais on a cherché aussi à accomplir la résection avec le moins de dommage pour les parties molles.

Ainsi M. Gensoul reproche aux procédés ordinaires l'inconvénient de placer la cicatrice sur la ligne moyenne; et quand les os ne soutiennent plus la peau du menton, il en résulte une ligne de tissu fibreux inodulaire étendue directement de la lèvre à l'os hyoïde, qui tend à se rétracter toujours, à attirer la lèvre en bas, et à aplatir le menton de formation nouvelle. En conséquence, M. Gensoul dispose son incision de telle sorte que la réunion et la cicatrice se fassent sur l'un des côtés du menton, et laissent celui-ci à l'abri de la rétraction consécutive.

Je ne sais quelle serait la valeur réelle de cette précaution, dont on peut néanmoins user sans inconvénient; mais, avec le procédé de M. Gensoul, il n'en reste pas moins une cicatrice fort désagréable à la lèvre, au bas de la figure. Déjà M. Roux a songé à éviter, au moins en partie, cette difformité; et dans un cas qui ne lui permettait pas de faire davantage, le mal s'étendant des incisives droites au voisinage de la dernière molaire gauche, il réussit à laisser intact le bord libre de la lèvre par une incision courbe qui, partant de la fossette sus-mentonnière, descendait vers la région hyoïde pour remonter au-dessous de l'éminence molaire gauche, et circonscrivait ainsi un lambeau qui devait être relevé de bas en haut. M. Velpeau donne ce procédé comme pouvant être appliqué aux lésions du centre de la mâchoire; mais en l'essayant sur le cadavre, on s'assure bien vite que pour mettre à nu le mal et appliquer commodément la scie, il faudrait faire remonter assez haut sur la figure les deux cornes de l'incision, et remplacer une difformité par une autre tout aussi désagréable.

J'ai essayé sur le cadavre un procédé qui échapperait à toutes ces objections. Il consiste à détacher la lèvre inférieure de haut en bas, en incisant au fond de la gouttière qui la sépare des gencives, et rasant l'os jusqu'au menton et à quelques lignes audessous, dans une étendue égale à la longueur de la lèvre ellemême. Cette dissection faite, on rabat le lambeau par-dessous le menton, où il est retenu par la saillie du menton même; on a l'os sous les yeux, et on peut procéder à la section, soit avec la scie ordinaire, ou, ce qui me paraît plus facile, avec la scie à chaîne passée en arrière de l'os. En ramenant alors le lambeau à sa place, on n'a besoin d'appareil d'aucune espèce; et la difformité est mieux masquée que par aucun des procédés connus.

On conçoit que l'on peut agir de même dans les cas où l'on ne voudrait reséquer que la face antérieure ou le bord inférieur de l'os. Si le pus s'accumulait derrière le lambeau, tout au plus deviendrait-il nécessaire de lui donner issue par une petite incision au-dessous du menton; mais les résultats obtenus par le procédé de chéiloplastie de M. Roux de Brignolles permettent de présumer que fréquemment il n'y aura nul besoin de recourir à cette incision.

Lorsque la résection porte sur une certaine étendue du corps de l'os maxillaire, le rapprochement des deux portions latérales a quelquefois pour effet de rétrécir excessivement le plancher buccal, et de refouler la langue en arrière; cause imminente d'asphyxie, à laquelle les opérateurs n'ont échappé qu'en fixant la langue aux parties molles extérieures par un point de suture spécial. M. Rigal de Gaillac, l'un de nos plus habiles confrères, à qui je communiquais mon nouveau procédé, demanda s'il ne serait pas possible de tenir écartées les deux portions de l'os par un corps étranger intermédiaire, comme une plaque ou un coin de plomb ou d'ivoire, afin de conserver à la bouche son ampleur primitive, d'abord pour le moins dans les premiers jours qui suivront l'opération; et plus tard peut-être d'une façon définitive, en permettant à un tissu fibreux de formation nouvelle de combler le vide produit par la résection? Cette idée est assurément très ingénieuse, et vaut la peine d'être mise à exécution. Le corps étranger, en supposant qu'on n'en retirât pas tout le succès possible, ne présenterait dans aucun cas de notable inconvénient.

II. RÉSECTION DE TOUTE LA PORTION HORIZONTALE. *Premier procédé; un lambeau supérieur.* — On promène le long de la base de l'os maxillaire une incision qui dépasse de 3 à 4 millimètres les angles de cet os; on dissèque de bas en haut un large lambeau qu'on renverse sur la face; on scie l'os de chaque côté au-delà des limites du mal, puis on le sépare des chairs qui s'y insèrent en arrière, suivant les principes indiqués plus haut.

Si le mal s'étendait assez haut sur les branches, on pratiquerait le long de leur bord postérieur deux incisions qui tomberaient sur les extrémités de la première.

Deuxième procédé; deux lambeaux latéraux. — L'incision horizontale faite, on la convertit en T, par une incision verticale divisant toute la lèvre inférieure sur la ligne médiane, et on dissèque deux lambeaux latéraux. Ce procédé est plus facile que le premier.

III. RÉSECTION DE LA MOITIÉ DE LA PORTION HORIZONTALE. *Premier procédé; un lambeau inférieur* (J. Cloquet). — On pratique avec le bistouri ou les ciseaux de Dubois une incision horizontale qui, partant de la commissure labiale, vient finir à 3 ou 4 millimètres au-delà de la branche de la mâchoire. A cette première incision s'en rattachent deux autres verticales, l'une descendant du bord libre de la lèvre à la base de l'os maxillaire; l'autre, parallèle, descendant derrière la branche de l'os, jusqu'à quelques millimètres au-dessous de l'angle. On dissèque le lambeau de haut en bas, on sépare les chairs de la face interne avant d'opérer la section de l'os, et on pratique cette section avec la scie à phalange, la scie en crête de coq, ou la scie à chaîne.

Deuxième procédé; deux lambeaux (V. Mott). — Le chirurgien conduit une première incision courbe à convexité inférieure et postérieure, depuis le devant de l'oreille au niveau du condyle jusque près du menton, au-dessous de la commissure labiale. On dissèque le lambeau supérieur qu'on renverse sur la face. Une seconde incision descendant de l'extrémité supérieure de la première à l'angle de la mâchoire, permet de disséquer un lambeau inférieur. On scie l'os d'abord en avant, puis en arrière, aussi haut qu'il est nécessaire, et on enlève tout ce qui est malade. Quand on va à une certaine hauteur, M. Mott prescrit de diviser le nerf maxillaire inférieur, avant d'exercer aucune traction sur la pièce d'os séparée, et de se rappeler le voisinage du nerf lingual pour éviter de le léser.

Avant son opération, le chirurgien américain avait cru devoir lier l'artère carotide.

Troisième procédé; un lambeau supérieur externe (Lisfranc). — On fait d'abord une incision verticale qui, du bord libre de la lèvre, descend sous le menton, puis une incision horizontale qui s'étend de la première, en suivant la base de l'os, jusqu'à 4 millimètres au-delà de son angle. On dissèque le lambeau de bas en haut sur la tumeur, et on le renverse sur la face. On scie une branche de l'os avec la scie en crête de coq; on fait la seconde section près du menton avec une scie fine ordinaire, et, la tumeur enlevée, on réapplique le lambeau qu'on réunit par la suture.

Ce procédé est plus simple que les deux autres, n'expose pas à des collections de pus à la base du lambeau, et enfin ne laisse qu'une légère cicatrice à la figure.

Quatrième procédé; un lambeau supérieur interne. — J'avais proposé, si le mal s'étendait beaucoup en arrière et moins en avant, une incision semi-lunaire, suivant la branche et la base de l'os, de l'oreille au menton, afin d'avoir un lambeau supérieur et interne unique, et nulle cicatrice à la figure après la guérison. M. Velpeau a mis ce procédé en usage avec un complet succès.

Dans toutes ces dissections, il ne faut comprendre avec la peau que les muscles cutanés. Le masséter doit être enlevé à la même hauteur que l'os. On rencontre l'artère maxillaire externe, mais il est facile de la lier avant de la diviser,

IV. Résection dans l'article d'une moitié de l'os maxillaire. — Tentée avec plus ou moins de bonheur, dans la plupart des cas les chirurgiens ont cru devoir lier préalablement le tronc carotidien. On a à diviser les artères maxillaires externe et interne, dentaire, faciale transverse, massétérine, temporale, etc.; et on risque de toucher la carotide externe. Cependant M. Lisfranc et d'autres ont accompli l'opération sans ligature.

Procédé opératoire. — Sur une incision horizontale qui longe la base de la mâchoire, on fait tomber une incision verticale qui divise la lèvre inférieure, et une autre qui s'étend jusqu'à l'arcade zygomatique, et passe derrière la branche de l'os. On dissèque et on relève le lambeau quadrilatère circonscrit par ces incisions, et on commence par scier l'os en avant. Alors on détache avec un bistouri boutonné toutes les chairs de la face interne de cette moitié de l'os; on glisse derrière l'apophyse coronoïde un bistouri boutonné à tranchant concave avec lequel on coupe de dedans en dehors le tendon du temporal, et il ne reste à détacher que le condyle. On divise d'abord le ligament externe de l'articulation, et, tandis qu'on fait exécuter à l'os des mouvements de torsion pour tendre tour à tour tous les points de la capsule, on la divise avec des ciseaux; le condyle détaché et luxé en dehors, il est facile de porter derrière lui un bistouri boutonné pour couper enfin le ptérygoïdien externe.

L'opération est longue et difficile, il faut donc lier au fur et à mesure toutes les artères qu'on divise; et, si la ligature du tronc carotidien a été omise, faire repousser par les doigts d'un aide la carotide externe qui vient s'offrir au bistouri.

Du reste, après cette amputation comme après la précédente, la déviation de la moitié d'os restée en place vers le côté opposé est presque inévitable.

V. Ablation complète de l'os. — Tentée une fois par Walther de Bonn, et couronnée de succès.

Procédé opératoire. — Sur une incision horizontale à la base de la mâchoire, on fait tomber de chaque arcade zygomatique une incision perpendiculaire; on dissèque et on renverse sur la face l'immense lambeau qui en résulte, et on poursuit l'opération d'un côté d'abord, puis de l'autre, en suivant la marche que nous venons de décrire.

Il est évident qu'on aurait bien plus de facilité si l'on sciait d'abord l'os dans sa partie moyenne, ce qui réduirait l'opération à deux amputations de chaque côté dans l'article. Il ne serait nullement besoin pour cela d'inciser sur la ligne moyenne le lambeau cutané.

4° Résection des côtes.

Opération pratiquée par Aymar de Grenoble dès le XVIIe siècle, et répétée de nos jours par Richerand.

On met les portions d'os altérés à nu, soit à l'aide d'une incision droite ou courbe, soit par une incision cruciale, ou bien enfin en taillant un lambeau quadrilatère. On divise ensuite au-dessus et au-dessous de la côte les muscles intercostaux qui s'y attachent, soit de dehors en dedans, soit de dedans en dehors en glissant par-dessous une sonde cannelée. La côte est ensuite détachée de la plèvre avec le manche d'un scalpel, et on la resèque avec une scie en crête de coq, ou en glissant par-derrière la scie articulée.

Ordinairement la plèvre est épaissie en dessous, et, de plus, adhérente au feuillet pulmonaire, en sorte que l'introduction de l'air est peu à craindre; cependant quelquefois elle est à peu près saine, ou bien même son épaississement est d'une telle nature que l'excision en devient nécessaire. On se sert pour cela de ciseaux courbes sur leur tranchant; l'air qui s'introduit brusquement dans la cavité thoracique cause des phénomènes de suffocation imminente; on se hâte, pour les faire cesser, ou de rabattre le lambeau sur la plaie, ou de la recouvrir complétement avec une large compresse enduite de cérat, en suivant d'ailleurs les règles établies à ce sujet pour l'opération de l'empyème.

Richerand indiquait encore, comme fort à craindre, une *hémorrhagie foudroyante* par l'artère intercostale au moment de sa division : cette artère est d'un très mince calibre à partir du tiers postérieur de la côte, et cette crainte est à peu près sans fondement.

5° Résection du sternum.

Galien dit avoir enlevé une grande partie du sternum : plusieurs opérations du même genre ont été tentées avec succès par les modernes. On se sert ordinairement du trépan et du couteau circulaire; si cela ne suffit point, la scie en crête de coq, la gouge et le maillet, la scie articulée même pour diviser les cartilages costaux, termineront facilement l'opération.

6° *Résection des apophyses épineuses des vertèbres.*

Cette opération a été faite en 1829 par le docteur Alban Smith, du Kentucky. A la suite d'une chute de cheval, un jeune homme avait eu l'apophyse épineuse d'une vertèbre lombaire déjetée à droite, à 6 millimètres environ de sa place naturelle. On crut à une luxation; toutefois le malade vécut, et, deux ans après, étant affecté d'une paralysie des membres inférieurs, et prêt à tout souffrir pour être guéri, le docteur Dudley lui fit une incision jusqu'à l'os, et conclut de l'examen des parties qu'il y avait eu fracture de l'une des lames de la vertèbre, qui depuis avait comprimé la moelle épinière. M. Smith se décida alors à l'opération.

Une incision de 12 à 15 centimètres fut faite le long des saillies épineuses des vertèbres, et à chacune de ses extrémités on en fit une autre transversale et longue de 8 centimètres, comprenant toutes les parties molles jusqu'aux os. On détacha les muscles de dedans en dehors, dans les deux gouttières vertébrales, jusqu'au tubercule raboteux des apophyses transverses, et l'on mit à nu le cal difforme tel que l'avait indiqué le docteur Dudley. Quatre vertèbres avaient eu part à la fracture; on se servit de la petite scie de Hey pour faire des deux côtés la section des lames vertébrales, près de la base des apophyses transverses, de manière à enlever les apophyses épineuses; puis on réunit les lambeaux. Le malade, quelque temps après, semblait en voie de guérison : la paralysie avait diminué.

7° *Résection des os du bassin.*

On a enlevé, dans des cas de carie ou d'ostéosarcome, des portions plus ou moins étendues de la crête iliaque, de la branche ascendante de l'ischion, et le coccyx en totalité. Mais on ne peut ici se diriger que d'après l'étendue du mal, et suivre les règles générales indiquées pour le traitement de la carie.

CHAPITRE XI.

DES AMPUTATIONS.

On distingue les amputations en deux grandes classes, suivant qu'elles portent sur la continuité des os des membres, ou sur leur contiguïté.

Art. Ier. — Amputations dans la continuité.

§ I. MÉTHODES ET PROCÉDÉS GÉNÉRAUX.

Il y a quatre méthodes générales qui se distinguent par la forme des incisions des parties molles, savoir : la méthode circulaire, la méthode à un lambeau, la méthode à deux lambeaux, et la méthode oblique ou ovalaire.

Ce qu'on se propose avant tout, c'est d'obtenir au-delà de la section de l'os une assez grande étendue de parties molles pour recouvrir l'os complétement, prévenir dans tous les cas sa saillie, arriver le plus promptement possible à une cicatrice solide, et enfin avoir un moignon suffisamment garni de chairs pour qu'il ne soit pas exposé, au moindre frottement, à s'excorier. Or le problème est bien loin d'être aisé à résoudre. L'os, une fois scié, ne perd jamais rien de sa longueur ; mais la peau subit déjà une forte rétraction, les muscles une plus forte encore. Bien plus, cette rétraction s'accroît tellement par l'effet des convulsions nerveuses du moignon, ou d'une inflammation violente, ou d'une suppuration prolongée, que souvent dans ces cas, quoiqu'on ait conservé le plus de peau et de muscles possible, il survient une saillie de l'os; tandis que d'autres fois, quoiqu'on ait coupé l'os presque au même niveau que les chairs, le moignon, à l'abri de ces accidents, se recouvre d'une bonne et heureuse cicatrice. Il résulte donc de là d'abord, que le choix du procédé ne suffit pas pour assurer le succès de l'amputation, et que le traitement consécutif a une influence immense.

Il s'est ensuivi naturellement une autre discussion ayant pour objet de décider s'il fallait réunir par première intention ou laisser suppurer la plaie, ou enfin prendre un parti moyen, et, après quelques jours de suppuration, réunir les bords de la plaie comme par une sorte de seconde intention. On peut dire en général que, pour empêcher la peau de se rétracter, la réunion immédiate est préférable aux autres manières d'agir ; mais quand elle échoue, on craint que la rétention du pus ne favorise la résorption purulente ; et le procès n'est pas encore vidé.

Enfin, plus récemment, on s'est demandé si la conservation des muscles dans les lambeaux qui doivent recouvrir le moignon ne favorisait pas l'inflammation, la suppuration, sans procurer aucun avantage, et si l'on n'obtiendrait pas une réunion plus prompte et moins sujette à ces accidents en ne se servant que de la peau seule, munie de sa couche adipeuse, pour recouvrir complétement le moignon. La chose mérite d'être examinée avec soin ; mais nous pouvons établir d'abord, et pour tous les cas, que la peau étant l'enveloppe la plus extérieure, et devant conséquemment recouvrir un plus grand espace que les couches plus profondes, il convient de conserver plus de peau que de muscles.

Nous allons maintenant exposer les diverses méthodes, les règles générales, et les accidents qui suivent les amputations.

1° *Méthode circulaire.*

Son nom indique suffisamment qu'on parvient à l'os à l'aide d'une incision circulaire des parties molles. Dans les XVIe et XVIIe siècles, on relevait la peau autant que possible, on appliquait une bande serrée au-dessus et au-dessous du lieu de l'incision pour assujettir les chairs, et on coupait l'os au niveau de l'incision des parties molles ; il n'y avait qu'une seule incision pour tout le membre. Au XVIIIe siècle commencèrent les perfectionnements.

1° *Procédé de Louis. Double incision musculaire.* — Louis appliquait d'abord les deux bandes, et divisait d'un seul coup la peau et les muscles ensemble jusqu'à l'os ; mais alors il enlevait la bande supérieure pour permettre aux muscles superficiels de se rétracter ; il aidait même cette rétraction par l'application d'une compresse fendue. Sous cette compresse il incisait les muscles adhérant à l'os, et sciait l'os enfin au niveau de cette seconde incision. C'est d'ailleurs à peu près le procédé décrit par Celse, comme Louis en convient lui-même.

2° *Procédé de J.-L. Petit. Double incision de la peau et des muscles.* — Petit commençait l'incision un pouce plus bas que l'endroit où il voulait scier l'os, en n'intéressant que la peau et la graisse jusqu'à l'aponévrose ; puis il faisait tirer en haut les téguments, de sorte que les chairs se trouvaient découvertes d'environ 3 centimètres. Alors il les coupait circulairement au niveau de la peau, les relevait avec la compresse fendue, et sciait l'os au niveau de la seconde incision.

3° *Procédé d'Alanson. Double incision en cône.* — Alanson rejette toute ligature du membre. Il fait la première incision de la peau comme J.-L. Petit ; mais pour favoriser la rétraction de la peau, il coupe avec la pointe du couteau les adhérences des téguments à l'aponévrose, dans une étendue suffisante pour qu'ils puissent recouvrir la plaie aisément. Alors il divise tous les muscles obliquement jusqu'à l'os, du côté opposé à l'opérateur, le tranchant du couteau en haut et plongé sous les téguments, de manière à atteindre l'os à trois ou quatre travers de doigt plus haut que dans l'incision perpendiculaire des muscles. Quand la pointe du couteau est ainsi arrivée sur l'os, on divise le reste des muscles en faisant tourner le tranchant autour du membre, en suivant le rebord des téguments qu'un aide garantit contre l'instrument. Ce n'est pas avec le plein de la lame qu'on agit, mais principalement avec la pointe, qui ne quitte jamais la circonférence de l'os. On obtient ainsi un moignon creusé en forme de cône, dont la base répond aux téguments, et le sommet à l'os ; enfin on scie celui-ci au point où finit la seconde incision.

4° *Procédé de B. Bell. Triple incision.* — Il incise la peau et la dissèque, comme Alanson ; puis il divise les muscles jusqu'à l'os, comme J.-L. Petit ; mais, arrivé là, il les détache de l'os dans la longueur de 25 millimètres, ce qui s'exécute aisément en insinuant entre eux et l'os la pointe du couteau à amputation que l'on fait passer tout autour du membre. C'est à cette hauteur qu'on scie l'os, ce qui constitue la troisième section, dont le niveau diffère de celui de la seconde.

Outre l'avantage d'obtenir un cône creux, M. Baudens, qui s'est cru l'auteur de ce procédé, ajoute que, le moignon se trouvant matelassé avec les muscles, on n'aura pas à craindre, après la cicatrisation, que les renflements nerveux soient comprimés entre les os et la cicatrice; circonstance à laquelle il attribue les douleurs produites chez beaucoup d'amputés par les changements de temps. C'est une assertion à vérifier.

5° *Procédé de Desault. Triple incision des parties molles.* — Desault faisait l'incision de la peau comme J.-L. Petit; la double incision des muscles comme Louis; puis il sciait l'os au niveau de la dernière.

6° *Procédé de Portal. Sections musculaires en diverses positions du membre.* — Portal crut trouver la cause de la rétraction des muscles dans l'habitude de les diviser tous dans la même position du membre. Il faut bien avouer que si on divise un muscle distendu, la rétraction sera plus forte, outre qu'on laisse dans le moignon une moins grande longueur de ce muscle que s'il avait été relâché lors de l'incision. La section de la peau étant donc faite, pour inciser les muscles extenseurs, le chirurgien doit mettre le membre dans l'extension, et diviser de même les fléchisseurs dans la flexion, les adducteurs dans l'adduction, etc. Il est digne de remarque que tous les écrivains ont admis le principe comme fondé, et que la plupart ont rejeté le procédé.

7° *Procédé de Valentin.* — Valentin, partant du même principe que Portal, était arrivé à cette conclusion absurde, qu'il fallait couper chaque muscle après l'avoir mis au préalable dans sa plus grande extension. On arriverait ainsi à un but tout opposé à celui que se proposait l'auteur lui-même.

8° *Procédé de Hey. Incision oblique des muscles.* — C'est encore une modification du procédé de Portal, et qui tend au même but par une voie plus simple. A la cuisse, par exemple, l'amputation se faisant d'ordinaire quand le membre est dans une légère flexion sur le bassin, les muscles postérieurs se rétractent plus que les antérieurs. Hey veut donc qu'on les divise à 12 millimètres seulement au-dessus de l'incision des téguments, tandis qu'on divisera les muscles antérieurs à 18 millimètres.

9° *Procédé de Brunninghausen. Dissection de la peau.* — Brunninghausen pense qu'il vaut mieux recouvrir l'os avec la peau qu'avec les muscles qui, au bout de quelque temps, se réduisent à rien; en conséquence, il coupe les muscles perpendiculairement jusqu'à l'os, et scie l'os à leur niveau. Mais il a pris soin de conserver par la dissection la quantité de peau nécessaire; si, par exemple, la circonférence du membre est de 24 centimètres, le diamètre est de huit; on doit donc disséquer 4 centimètres des téguments. Pour faciliter cette dissection, on retourne la peau sur elle-même dans toute sa circonférence.

Appréciation. — Tels sont les principaux procédés connus. On voit qu'ils se rattachent la plupart à des principes généraux communs. Ainsi le procédé de Desault résume ceux de Louis et de Petit; Alanson et Bell se sont proposé le même but par des voies différentes; Portal et Hey ont fait valoir une idée qui ne doit pas être perdue; et Brunninghausen, tout en conservant plus de peau, n'a guère fait que renouveler le procédé de Petit, et s'expose encore à voir proéminer l'os au-delà des muscles, en le sciant à leur niveau.

J.-L. Petit a posé le premier principe des amputations: garder le plus de parties molles, et le moins d'os possible. Alanson l'a mieux formulé: creuser le moignon en un cône creux dont le sommet est à l'os. La difficulté de son procédé l'a fait négliger; n'y pouvait-on mieux atteindre? La triple incision de Desault, adoptée généralement en France, ne place pas tout-à-fait l'os au sommet du cône; car les fibres musculaires coupées à son niveau se rétracteront toujours un peu sur lui. Nous proposerions donc d'y joindre l'incision de Bell, ce qui constituerait un procédé nouveau par une *quadruple incision;* savoir: la peau, les muscles superficiels, les muscles profonds, et l'os enfin, après l'avoir détaché à la hauteur convenable. Il ne manquerait rien à cette manière d'agir, si l'on dirigeait l'incision des muscles obliquement, selon le procédé de Hey.

Après ces différences capitales dans les procédés, il n'y a plus guère que de légères nuances dans le manuel opératoire: ainsi Desault divisait la peau en deux temps, divisant chaque fois la moitié de sa circonférence, et faisait de même pour les muscles. D'autres observent bien les deux temps, mais en comprenant dans le premier temps les trois quarts de la circonférence du membre. M. Larrey accomplit le tour du membre par quatre incisions réunies par leurs extrémités: l'une en dehors, l'autre en dessous, la troisième en dedans, et la dernière en haut. Enfin M. Lisfranc pose le genou en terre, contourne le membre avec un couteau, de telle sorte que l'incision commence par le côté interne; et, en se relevant peu à peu, il parvient à compléter en un seul temps l'incision circulaire. Le second procédé nous paraît le plus simple et le meilleur.

Les parties molles divisées, on a généralement reconnu l'utilité de la compresse fendue pour les relever. L'incision du périoste est plus sujette à discussion, les uns le raclant de bas en haut, les autres de haut en bas, la plupart se bornant à l'inciser avec soin. Enfin, Guthrie a scié l'os sans prendre ces précautions, après avoir seulement divisé les fibres musculaires, et la guérison a été aussi prompte : il y a dès lors quelque avantage à l'imiter.

L'os étant scié, il y a eu aussi des débats sur la question de savoir comment on réunirait la plaie, à part même la question de la première ou de la seconde intention. A. Paré faisait deux points de suture croisés à angles droits. Delpech a ressuscité en France l'usage des sutures ; mais il les applique sur une seule direction, de manière à avoir une plaie linéaire. En général, on se borne aux bandelettes agglutinatives, plus simples, moins douloureuses et plus aisées à enlever, et on réunit la plaie dans une direction linéaire.

Mais faut-il que la direction de la plaie soit transversale, ou oblique, ou perpendiculaire à l'horizon ? Ces questions ne peuvent se résoudre en général ; nous y reviendrons pour chaque amputation en particulier.

Enfin, Kirkland conseille d'emporter un morceau de peau à chaque angle de la plaie, pour empêcher les téguments de se froncer. M. Larrey incise ces angles pour le même but dans l'étendue de 18 millimètres. Cela peut être utile quand la peau est très gonflée, et que ses bords ne pourraient se toucher autrement ; mais il ne faut pas en faire une règle générale.

2° *Méthode à un lambeau.*

Proposée d'abord uniquement pour la jambe, puis appliquée aux autres membres, elle est souvent la seule méthode praticable sur le champ de bataille, quand tout un côté du membre a été enlevé ou désorganisé par le boulet.

Procédé de Verduin. — On saisit de la main gauche toutes les parties molles dont on veut composer le lambeau ; de l'autre, on traverse les chairs de part en part avec un couteau à double tranchant, en rasant l'os le plus possible, et on taille le lambeau de haut en bas et de dedans en dehors. Le lambeau relevé, on divise par une incision demi-circulaire ce qui reste de téguments et de chairs au côté opposé du membre; on isole les chairs de l'os, et on le scie à l'ordinaire.

Garengeot faisait l'incision demi-circulaire avant de tailler le lambeau ; ce qui n'offre pas grand avantage, et ne constitue pas réellement un procédé différent.

3° *Méthode à deux lambeaux.*

Imaginée presque en même temps par Vermale et par Ravaton, elle ne compte que peu de procédés.

1° *Procédé de Vermale.* — On embrasse avec la main gauche les chairs de toute une moitié du membre, et on les traverse à leur base pour tailler de dedans en dehors un premier lambeau demi-circulaire, en ayant soin de raser les os le plus près possible. On reporte ensuite de l'autre côté tout ce qui reste des chairs, et, passant le couteau entre elles et l'os, on taille le second lambeau comme on a fait pour le premier.

2° *Procédé de Ravaton.* — On incise les parties molles circulairement jusqu'aux os, à une distance convenable du lieu où on veut les scier, et on fait descendre deux incisions latérales sur l'incision circulaire, de manière à obtenir par la dissection deux lambeaux quadrilatères d'égale largeur et de suffisante longueur.

3° *Procédé de Langenbeck.* — On embrasse de la main gauche les chairs de tout un côté du membre, et, avec un long couteau, on les incise obliquement de bas en haut et de dehors en dedans, de manière à n'arriver à l'os qu'après avoir formé un lambeau d'une étendue convenable. Le lambeau opposé se fait de même; puis on divise circulairement le périoste, et on scie l'os.

Nous préférons le procédé de Vermale, comme le plus prompt et le plus sûr.

Quand on ampute un membre par la méthode à un ou à deux lambeaux, on réunit en général par première intention : nous ne voyons aucun avantage dans la pratique d'O'Halloran, qui laissait suppurer quelque temps le lambeau à part avant de le ramener sur la plaie.

4° *Méthode oblique ou ovalaire.*

Conseillée jusqu'à présent pour quelques amputations particulières, plutôt qu'érigée en méthode générale, elle ne diffère de la méthode circulaire que parce qu'on fait remonter l'incision des téguments plus haut d'un côté que de l'autre. Nous examinerons en leur lieu la valeur des procédés spéciaux proposés.

5° *Règles générales des amputations.*

La plupart des règles suivantes s'appliquent à toutes les méthodes, et même aux amputations dans la contiguïté.

1° Il faut que la partie soit à l'avance soigneusement nettoyée et rasée, et qu'on ait préparé aussi à l'avance tout ce qui est nécessaire à l'opération. Il faut donc avoir : 1° sur un premier plateau, les couteaux, les bistouris, la compresse fendue, la scie, les pinces à ligatures ou le ténaculum, et des ligatures cirées en nombre suffisant ; 2° sur un second plateau, les aiguilles à suture armées de fil, les bandelettes agglutinatives toutes découpées ou même roulées, la charpie, les compresses, les bandes et une pelote d'épingles ; 3° de l'eau froide ou chaude dans un réservoir, avec plusieurs éponges pour en changer à volonté ; 4° dans certains cas un tourniquet ou un compresseur, et une ou plusieurs chandelles allumées.

2° Le malade, pour les amputations du membre supérieur, est bien mieux assis sur une chaise ; toutefois on peut, en cas de besoin, l'opérer couché sur un lit ou sur une table. Cette position est indispensable pour les amputations du membre inférieur.

3° Pour les petites amputations des doigts, des orteils, de la main, du pied, il n'est besoin que d'un aide qui écarte les doigts ou qui maintienne le membre dans la position voulue, et qui relève la peau ou les lambeaux. Le chirurgien se place directement devant la partie à amputer, et la tient lui-même de sa main gauche.

4° Pour les grandes amputations du bras, de l'avant-bras, de la cuisse, de la jambe, il faut au moins deux aides : l'un, placé en haut du membre, qui l'embrasse des deux mains, relève la peau ou les lambeaux, tient la compresse fendue, et soutient le membre en position au moment de scier l'os ; l'autre en bas, qui embrasse la partie malade, prend soin de fixer l'os durant sa section, et, après la séparation du membre, aide l'opérateur à faire les ligatures d'artères. Ces deux aides doivent être au courant du manuel opératoire.

Il en faut d'autres pour maintenir le membre opposé, maintenir le tronc et les autres membres du malade, essuyer la sueur qui lui coule du front, lui donner à boire durant l'opération : ils peuvent être choisis parmi les personnes étrangères à l'art.

Il est à désirer qu'il y ait d'autres aides intelligents, l'un pour présenter tour à tour les instruments, les vases remplis d'eau, les pièces d'appareil; l'autre pour tenir la chandelle, emploi d'une grande importance quand on ne peut opérer à la lumière naturelle; enfin un autre, le plus habile et le plus important de tous, pour opérer la compression sur l'artère, quand on ne peut se servir du tourniquet.

5° On entoure en général d'une compresse et d'une bande la partie qui doit être amputée, pour que le pus ou l'odeur qui s'en échappe ne souille ni les mains de l'aide, ni l'odorat de l'opérateur.

6° L'opérateur dispose d'abord tous les aides, assure lui-même la compression avant de la confier à un aide, ou bien place un tourniquet.

7° Le tourniquet ou le garrot sont préférables quand on opère au-dessous de la cuisse ou du bras; pour ces deux parties, ils auraient l'inconvénient de mettre obstacle à la rétraction des muscles; il faut les remplacer par un aide.

8° L'opérateur se place ensuite, tantôt en dedans, tantôt en dehors du membre. L'usage a réglé beaucoup de ces positions; une règle plus sûre, à moins qu'on ne soit ambidextre, est de se placer de manière que la main gauche puisse toujours embrasser la partie supérieure du membre.

9° Soit qu'on forme des lambeaux ou qu'on emploie la méthode circulaire, il faut calculer le diamètre du membre pour donner d'abord à la peau, de chaque côté, la moitié au moins de ce diamètre. Cette étendue des lambeaux devra même être un peu augmentée à raison de la rétractilité de la peau. Ce n'est qu'après avoir bien déterminé la longueur à donner aux lambeaux et le lieu où l'os devra être scié, qu'il faut commencer l'opération

10° Après la section de la peau, lorsqu'on veut la disséquer, il est plus expéditif d'échanger le couteau contre un bistouri.

Si l'on se borne à faire retirer la peau à mesure qu'on divise ses adhérences, il importe que l'aide chargé de ce soin embrasse du plat des doigts une assez grande surface des téguments, et qu'il les tire en haut par un double mouvement de pression et d'élévation ; autrement on n'obtient pas tout l'effet désiré.

11° Le membre amputé, on l'enveloppe d'un drap ou d'une large compresse, et on le place loin des yeux du malade.

12° Il n'est pas bon que le malade s'épuise en cris et en efforts durant l'opération, mais il est bien plus dangereux qu'il se contraigne. On devra donc l'inviter à se plaindre librement, si l'on s'apercevait d'efforts violents de sa part pour se taire.

13° Si, dans la ligature des vaisseaux, on est gêné par une hémorrhagie en nappe suintant de la surface de l'os, un procédé très simple pour s'en débarrasser est d'appuyer sur l'os avec une compresse.

14° L'opération faite et les vaisseaux liés, on rassemble les ligatures en un faisceau qu'on place à l'angle inférieur de la plaie, et l'on attend en général une demi-heure avant de panser la plaie.

15° Après le pansement, l'opéré doit être disposé dans son lit de sorte que le membre soit demi-fléchi, le moignon élevé, et que la plaie offre au pus une issue à sa partie la plus déclive. Quelques chirurgiens sont même dans l'habitude de mettre une bandelette de linge ou une tente de charpie dans l'angle inférieur de la plaie.

16° Ces règles, aussi bien que celles des procédés spéciaux, ne peuvent pas toujours être appliquées dans la chirurgie militaire : le manque d'aides, les lésions des parties, forcent à modifier tous les procédés ; c'est ainsi qu'une fois nous avons fait avec une seul aide un amputation de la cuisse. Le garrot est alors d'un secours précieux.

6° *Des accidents qui suivent les amputations.*

Nous ne dirons rien ici des accidents propres à toutes les grandes opérations : la syncope, l'hémorrhagie primitive et consécutive, la pourriture d'hôpital, la phlébite, la cystite, etc.; mais nous insisterons sur trois circonstances spéciales : le spasme, l'inflammation, et la conicité du moignon avec saillie de l'os.

1° *Spasmes du moignon.* — L'une des causes les plus puissantes de la conicité du moignon. On les combat en mettant le membre dans une position demi-fléchie, en le fixant au coussin et au lit, en comprimant les muscles avec un bandage étendu sur tout le membre, et en prescrivant l'opium et le camphre à larges doses.

2° *Inflammation du moignon.* — Elle arrive plus fréquemment après la réunion par première intention. Dès le début, il faut enlever l'appareil et même les bandelettes agglutinatives, recourir aux antiphlogistiques, et surtout aux réfrigérants. Le camphre pulvérisé et appliqué entre deux linges mouillés, est à cet égard le meilleur topique que nous connaissions. Quand l'inflammation est plus avancée, ou bien elle affecte la forme d'un érysipèle à teinte grisâtre, prompt à passer à la gangrène; M. Larrey emploie alors avec un grand avantage le cautère actuel appliqué sur les points enflammés avec une certaine force, de manière à simuler des branches de fougère ou les nervures d'une feuille de laurier; ou bien le moignon est pris d'un phlegmon érysipélateux; on ne connaît rien de plus efficace alors que des taillades profondes et multipliées sur les points les plus enflammés.

3° *Conicité du moignon.* — Elle a lieu à plusieurs degrés : ou bien le moignon est en pain de sucre, mais la cicatrice est achevée et l'os recouvert, et alors il n'y a rien à faire; ou bien l'os fait saillie au-dehors et finit par se nécroser.

Plusieurs moyens ont été recommandés pour éviter cette saillie. Pouteau veut qu'on s'applique surtout à prévenir l'inflammation du moignon, cause unique, selon lui, de la rétraction des muscles, et proscrit tout bandage compressif. Louis recommande un bandage roulé partant de la partie supérieure du membre, qui comprime les muscles d'une part, et, de plus, fixe dans ses doloires des compresses longitudinales qui se croisent sur le moignon à la manière du bandage des plaies en travers, et ramènent ainsi les téguments sur l'os.

M. Foullioy de Brest a indiqué un procédé sujet à moins d'inconvénients. Il applique sur la peau de longues bandelettes agglutinatives qui forment une anse libre au-devant du moignon; dans cette anse on passe un lien qui se réfléchit au pied du lit et porte un poids qui exerce une traction continuelle sur les parties molles, et les ramène ainsi par degrés au niveau, puis au-devant de l'os fracturé.

Quand l'os saillant est nécrosé, on a conseillé de favoriser la séparation en attaquant la portion saillante avec le nitrate acide de mercure ou d'autres caustiques (Louis), ou de tenter la résection en incisant circulairement les parties molles jusqu'à la hauteur nécessaire. Pour scier l'os alors avec facilité et sécurité, Bertrandi a imaginé une petite fourche en bois sur laquelle on appuie l'extrémité saillante. Enfin M. Larrey proscrit tous ces moyens comme inutiles ou dangereux, et s'en remet à la nature du soin de séparer le fragment nécrosé.

Cette pratique est plus sûre que les autres ; mais elle est souvent d'une telle lenteur que le malade lui-même réclame d'autres moyens. On ne voit pas ce que peuvent produire les caustiques, à moins qu'ils n'agissent très près des parties vives de l'os ; et la résection se présente comme le procédé le plus expéditif. Les uns la donnent comme une opération peu grave, les autres la déclarent plus dangereuse que l'amputation même. C'est un point de doctrine qui demande à être mieux éclairé.

§ II. AMPUTATIONS DANS LA CONTINUITÉ DES MEMBRES SUPÉRIEURS.

1° *Amputation des phalanges.*

La plupart des modernes n'admettent pour les phalanges que l'amputation dans l'article ; précepte trop exclusif, et que nous rejetons surtout complétement, dans les cas où la phalange a encore assez de longueur pour conserver ses mouvements.

On peut appliquer ici la méthode circulaire ou la méthode à deux lambeaux. La première est préférable et donne un plus beau résultat. On incise donc circulairement la peau ; on la retire ; et on la dissèque au besoin jusqu'à 6 millimètres au-dessus du point de l'incision. On scie l'os avec une scie d'horloger très fine, et on réunit les téguments de manière à avoir une cicatrice transversale.

2° *Amputation des os métacarpiens.*

On peut amputer isolément un des os du métacarpe avec le doigt qu'il supporte, ou amputer les quatre derniers os du métacarpe ensemble.

Dans le premier cas, on pourrait choisir entre la méthode à

lambeaux et la méthode ovalaire, en modifiant très peu les procédés que nous décrirons pour l'amputation de ces os dans la contiguïté. Seulement l'os étant mis à nu et isolé des chairs jusqu'à l'endroit où on veut le scier, on passe derrière lui une compresse ou une lame de carton, et on le scie obliquement, de manière que la cicatrice et le moignon fassent le moins de saillie possible. Ainsi on sciera obliquement en bas et en dehors le cinquième métacarpien ; obliquement en bas et en dedans le deuxième ; indifféremment en dedans ou en dehors le troisième et le quatrième, afin de mieux permettre aux doigts voisins de se rapprocher. Les mêmes motifs n'existent pas pour l'os métacarpien du pouce ; aussi devrait-on le scier perpendiculairement à son axe. Dans toutes ces amputations isolées, la méthode ovalaire, par sa simplicité plus grande et la beauté de ses résultats, mérite la préférence.

Pour amputer les quatre derniers métacarpiens à la fois, on peut opter entre la méthode à un lambeau, pris sur la face palmaire, ou à deux lambeaux dorsal et palmaire, ou enfin circulaire. Celle-ci nous semble préférable. Comme ici tous les muscles adhèrent aux os, on ne ferait qu'une triple incision : à la peau d'abord qu'on relèverait et qu'on disséquerait même au besoin ; aux muscles dans tous les espaces interosseux ; et enfin aux os après en avoir détaché les muscles circulairement à une hauteur de quelques millimètres. On scierait chaque os l'un après l'autre, perpendiculairement à son axe, en garantissant soigneusement les chairs à l'aide d'une compresse fendue.

3° *Amputation de l'avant-bras.*

L'avant-bras est recouvert de muscles dont la plupart dégénèrent en tendons vers sa partie inférieure. M. Larrey, dans le but d'éviter l'inflammation des gaînes tendineuses, et d'avoir un moignon plus charnu, enseigne donc qu'il ne faut amputer l'avant-bras que vers son tiers supérieur ; mais cette idée a eu peu d'approbation, et il est de règle d'amputer le plus bas possible. On a employé ici les quatre méthodes.

MÉTHODE CIRCULAIRE. *Procédé généralement adopté.* — Le malade assis sur une chaise, l'avant-bras fixé entre la pronation et la supination, et maintenu par des aides, l'opérateur, armé d'un couteau à deux tranchants, se place en dedans du membre s'il opère sur l'avant-bras gauche, en dehors pour l'avant-bras droit, et embrasse le membre de la main gauche au-dessus du lieu de l'incision. Alors, 1° il fait à la peau une incision circulaire qui pénètre jusqu'à l'aponévrose. Un aide retire en haut la peau divisée; le chirurgien favorise la rétraction en incisant rapidement les brides celluleuses qui y font obstacle.

2° Il incise également les muscles dans toute la circonférence du membre, ayant soin d'agir en sciant, et de n'abandonner un côté du membre que quand il est sûr d'avoir touché l'os, afin d'éviter que les chairs s'affaissent et fuient devant l'instrument; à la suite de cette incision, les muscles superficiels se rétractent légèrement.

3° Il reporte le couteau sur la face dorsale du cubitus, la pointe en bas; incise les muscles non encore divisés et le périoste; arrive avec la pointe sur l'espace interosseux, divise les chairs qui s'y trouvent et le ligament interosseux aussi complétement que possible, contourne le radius, revient avec la pointe du couteau dans l'espace interosseux palmaire, et termine cette espèce d'incision en forme de 8 sur le cubitus, au point même où elle a commencé.

4° On place une compresse fendue à trois chefs autour des os, le chef moyen passé dans l'espace interosseux; et l'aide chargé de relever les chairs s'en empare, en croisant en arrière les deux chefs latéraux. Le chirurgien applique la scie, lui trace sa voie, d'abord sur le radius, puis sur le cubitus, et scie alors à grands traits, de façon cependant que le cubitus, plus solidement articulé avec l'humérus, ne soit divisé que le dernier, et serve conséquemment d'appui jusqu'à la fin au radius.

On retire alors la compresse fendue, et l'on cherche les artères, ordinairement au nombre de quatre. Ce sont de haut en bas, 1° la *radiale,* située en avant du radius entre le long supinateur, le radial antérieur et le fléchisseur du pouce; le nerf est assez éloigné pour qu'on n'ait à ce sujet aucune inquiétude; 2° l'*interosseuse antérieure,* située à peu près sur le milieu de la face palmaire du ligament interosseux; elle est côtoyée par un filet nerveux qu'il est bon d'éviter; 3° l'*interosseuse postérieure,* située en arrière de ce ligament, et aussi à peu près sur la ligne moyenne; mais, passé le milieu de l'avant-bras, elle est divisée en ramuscules qui n'exigent plus la ligature; 4° la *cubitale*, placée en avant du cubitus, entre le cubital antérieur et les deux fléchisseurs.

On réunit d'avant en arrière, de façon à avoir une plaie transversale linéaire, dont les angles recouvrent les os.

En résumé, on fait ainsi les trois incisions de Desault; mais la plupart des muscles étant adhérents aux os, la double incision musculaire n'équivaut qu'à une incision simple, et l'on est exposé à voir les os faire saillie au-delà du moignon. Plusieurs chirurgiens, qui ont senti ce danger, ont même proposé d'inciser à quelques millimètres de hauteur les attaches du ligament inter-osseux aux os, pour favoriser la rétraction des muscles; ressource d'une utilité équivoque. Nous avons adopté deux moyens très simples d'obtenir un moignon bien recouvert. Pour la moitié supérieure de l'avant-bras, c'est de faire la quadruple incision comme nous l'avons décrite; pour la moitié inférieure, comme il y a trop peu de chairs et trop de tendons, c'est de disséquer la peau dans une étendue suffisante pour recouvrir largement le moignon, suivant le procédé de Brunninghausen. Dans ce cas aussi, la difficulté de couper les tendons de dehors en dedans a fait imaginer de glisser à plat le couteau entre les os et les chairs, et, en retournant le tranchant en dehors, de couper transversalement de dehors en dedans toutes les parties molles au niveau des téguments relevés.

Il reste à dire pourquoi l'avant-bras doit être mis en position moyenne : c'est afin de diviser les chairs et les os à un niveau à peu près semblable. Si on sciait les os en pronation, par exemple, le radius dépasserait le cubitus dans la supination, et *vice versâ*. D'un autre côté, c'est dans la position moyenne que l'avant-bras sera tenu jusqu'à la cicatrisation, et il importe, pour ne pas la retarder, que les chairs présentent une surface égale. C'est pour avoir oublié ou méconnu ce fait que quelques auteurs ont recommandé de scier les os en parfaite pronation.

MÉTHODE A UN LAMBEAU. *Procédé de Graefe.* — On taille un lambeau demi-elliptique à la partie antérieure de l'avant-bras; les téguments et les muscles de la partie postérieure sont divisés par une incision demi-circulaire. On relève ensuite le lambeau et les téguments ; on isole les os autant que possible, et on les scie à l'ordinaire.

MÉTHODE A DEUX LAMBEAUX. — On la pratique par le procédé

de Vermale ; seulement l'avant-bras doit être mis en position moyenne, et l'on taille le lambeau palmaire le premier.

M. Velpeau remarque très bien que par cette méthode les os sont exposés à faire saillie aux angles de la plaie, où il y a une réelle déperdition des téguments. Guthrie, qui la conseille, mais seulement pour la moitié inférieure du membre, avoue qu'en faisant le lambeau palmaire, on court risque de blesser les artères radiale et cubitale au-dessus du point où elles sont coupées entièrement; ce qui peut donner lieu à divers accidents.

MÉTHODE OBLIQUE OU OVALAIRE. *Procédé de M. Baudens.* — Voici comment l'auteur le décrit lui-même :

« *Premier temps.* — Inciser en forme d'ovale le tissu cutané, et le relever à la hauteur d'un pouce et demi (4 centimètres).

» *Deuxième temps.* Couper les muscles de dedans en dehors en enfonçant le couteau, le tranchant dirigé en haut près de la peau rétractée, et prolonger son action à douze lignes (27 millimètres) au-delà de celle-ci, en lui faisant raser les os; relever brusquement l'instrument vers les parties superficielles, mais au niveau même des téguments.

» *Troisième temps.* Écarter les deux lambeaux charnus, faire le 8 de chiffre, et scier les os. »

Nous ajouterons à cette description un peu obscure que, d'après la comparaison d'autres procédés du même auteur, il paraît que l'incision ovale est tracée de manière à laisser la peau plus longue d'un travers de doigt sur le radius que sur le cubitus. M. Baudens se propose par là de laisser une moindre quantité de peau à l'angle inférieur de la plaie, et, par suite, un écoulement facile aux humidités qu'elle doit fournir. Cet objet est rempli à la vérité, mais l'avantage obtenu est trop peu de chose pour l'acheter par la déperdition de peau qui résulte clairement de ce procédé. Le reste appartient au procédé de Bell et au nôtre, et ne touche en rien à la méthode ovalaire.

En résumé, la méthode circulaire nous paraît ici devoir être préférée comme méthode générale; les autres ne conviennent que dans des cas purement exceptionnels.

4° *Amputation du bras.*

Anatomie. — L'humérus, dans ses quatre cinquièmes inférieurs, est entouré de muscles qui lui adhèrent dans toute sa longueur ; le biceps seul fait exception et représente ici les muscles superficiels. Vers l'aisselle, la masse musculaire qui l'entoure provenant principalement des muscles grand pectoral, grand rond et grand dorsal, qui s'insèrent à lui perpendiculairement, il faut s'attendre, quand on les a divisés, à les voir se rétracter vers la poitrine, et laisser à peu près l'os à nu. De là l'idée d'appliquer à cette hauteur la méthode à lambeau unique ; de là aussi la préférence donnée par M. Larrey à la désarticulation sur l'amputation pratiquée au-dessus de ces muscles, surtout parce que les muscles sus et sous-épineux agissant presque seuls sur le moignon, le tiennent dans un état d'élévation et d'*érection* permanente, et causent un tiraillement douloureux des nerfs. Mais ce fait n'est pas constant ; et le moignon de l'épaule, quand on ampute dans la continuité, demeurant plus épais et plus propre à maintenir les bretelles, on a généralement rejeté la doctrine de M. Larrey sur ce point.

MÉTHODE CIRCULAIRE. *Procédé ordinaire.* — Le malade assis ou couché, le membre écarté du tronc et relevé presque à angle droit, le chirurgien se place en dehors du membre ; toutefois, quand il s'agit du bras gauche, il y a quelque avantage à se mettre en dedans. On incise d'abord les téguments jusqu'à l'aponévrose ; la laxité de leurs attaches leur permet ici de remonter très haut par la seule traction exercée par un aide ; une seconde incision coupe les muscles jusqu'à l'os ; une troisième incise les fibres les plus profondes ; il faut avoir grand soin alors de diviser complétement le nerf radial logé dans une gouttière au côté postérieur et externe de l'os. On place enfin la compresse fendue, et l'on scie l'os à l'ordinaire.

La seule artère notable est l'artère humérale qu'on trouve en dedans, entre le biceps et la portion interne du triceps ; les branches qu'elle fournit, et qui ne réclament la ligature que quand on ampute à une certaine hauteur, se révèlent par le jet du sang. On réunit d'un côté à l'autre, ou d'arrière en avant ; le mieux serait peut-être de faire la réunion oblique, de manière que l'opéré étant couché, l'un des angles de la plaie se trouvât à la partie la plus déclive.

Il faut ajouter quelque chose à ce procédé. Le peu de rétraction des muscles rend nécessaire la dissection de la peau, pour peu que le bras ait d'épaisseur. Le second temps, ou l'incision des muscles superficiels, peut très bien se borner, comme l'indique S. Cooper, à l'incision de l'aponévrose et du muscle biceps. Enfin, après l'incision des muscles profonds, il y a un avantage signalé à les détacher de l'os à la hauteur nécessaire, et à faire ainsi la quadruple incision.

MÉTHODE A UN LAMBEAU. *Procédé de Sabatier.* — Pour amputer le bras au niveau de l'aisselle, Sabatier voulait qu'on fît un lambeau carré avec le deltoïde, à l'aide de deux incisions latérales parallèles réunies par une incision transversale. Il détachait le lambeau, incisait circulairement à sa base le reste de l'épaisseur du membre, et sciait l'os au niveau de cette incision.

C'est une imitation du lambeau de Lafaye pour la désarticulation scapulo-humérale ; il vaudrait mieux le tailler à la manière de Vermale appliquée à cette désarticulation par Dupuytren.

Les éditeurs de Sabatier indiquent encore pour tous les points du membre la formation d'un lambeau unique, ou postérieur, ou antérieur.

MÉTHODE A DEUX LAMBEAUX. — On peut, à la manière de Vermale, tailler un lambeau postérieur et un autre antérieur (Klein). M. Langenbeck applique ici son procédé général déjà décrit. M. Velpeau semble préférer deux lambeaux latéraux. Leur direction est assez indifférente, et l'on pourrait aussi bien les tailler obliquement.

MÉTHODE OVALAIRE. — Guthrie a appliqué à l'amputation de l'os au niveau de l'aisselle son procédé ovalaire pour la désarticulation scapulo-humérale ; seulement le sommet du V, au lieu de toucher l'acromion, se trouve à un ou deux travers de doigt plus bas.

Dans les cas de nécessité, toutes ces méthodes trouvent leur application ; mais quand on peut conserver assez de peau, la méthode circulaire est de beaucoup préférable.

§ III. AMPUTATIONS DANS LA CONTINUITÉ DES MEMBRES INFÉRIEURS.

On n'ampute point les phalanges des orteils dans la continuité ; tout au plus pourrait-on le tenter sur la phalange du gros orteil, et le procédé serait le même que pour les phalanges des doigts.

1° *Amputation des cinq os métatarsiens.*

On peut, à volonté, tracer un petit lambeau dorsal; puis, plongeant le couteau à sa base au-dessous des os, tailler de dedans en dehors un large lambeau plantaire; ou bien tailler d'abord le lambeau plantaire (Lisfranc), et, après l'avoir relevé, pratiquer une incision circulaire qui rase inférieurement la base du lambeau, et qui, sur le dos du pied, passe à 13 millimètres au-devant de sa base; ou bien enfin diviser les téguments par l'incision circulaire. Le reste de l'opération se fait comme pour les os du métacarpe.

Tout récemment M. Baudens a proposé de combiner la section des quatre derniers os par la scie avec la désarticulation du premier métatarsien.

M. Lisfranc a fait à l'amputation du métatarse dans la continuité plusieurs objections qui tendent à la faire rejeter et remplacer par la désarticulation tarso-métatarsienne. Si l'on opère près de l'articulation, 1° l'inflammation s'y propagera presque infailliblement; 2° la scie devra agir sur les ligaments interosseux qu'on ne pourrait diviser sans intéresser l'articulation. Nous avouerons que le premier inconvénient nous touche peu, et M. Lisfranc lui-même y a fait moins attention quand il a conseillé d'amputer dans les épiphyses cartilagineuses des jeunes sujets; le second est aussi peu grave. Quiconque a vu pratiquer un certain nombre d'amputations a pu s'assurer que l'action de la scie est moins grave qu'on ne le dit, même sur des parties plus sensibles que les ligaments.

Si l'on opère sur la partie moyenne des os, ajoute M. Lisfranc, 1° la convexité du pied empêche de les scier tous ensemble, et l'action de la scie leur imprime des ébranlements qui doivent produire des phlegmasies articulaires; 2° les corps des os sciés demeurant écartés et sans union, seront soumis à la pression de la chaussure qui mettra leur mobilité en jeu, circonstance qui, jointe au peu de surface de ces extrémités, tendra à irriter et à déchirer la cicatrice. On peut répondre que l'ébranlement causé par la scie ne sera pas plus grand dans cette amputation que dans toutes les autres; qu'il vaut mieux scier les os isolément qu'ensemble; que les extrémités des os finiront par s'arrondir, et adhèreront ensemble à l'aide de la cicatrice; et enfin que la cicatrice, se trouvant en haut dans le procédé à lambeau plantaire, n'a rien à craindre de la pression des os. D'ailleurs, quelques faits déjà recueillis sur cette opération ne montrent en aucune façon ces inconvénients. Nous pensons donc qu'elle mérite d'être tentée, quand on n'a à enlever qu'une petite partie des os du métatarse.

A l'occasion de cette amputation, il est peu d'auteurs qui n'aient traité d'horrible le procédé de Botal, qui coupait les os à l'aide d'une espèce de guillotine, et le procédé plus ancien, qui se pratiquait avec une sorte de couperet. Quand on agit sur le milieu des os longs, sans doute ces instruments devaient faire éclater les os en esquilles; mais sur les épiphyses et le tissu spongieux en général, on ne saurait nier l'infériorité et la barbarie de la section par la scie, et l'on préfère avec raison de nos jours l'emploi de la gouge et du maillet, qui n'offrent pas même autant de célérité et de netteté dans la section qu'en devait avoir la machine de Botal. On peut lire d'ailleurs dans Verduc l'histoire d'une amputation par ce procédé, qui a été suivie de la plus rapide guérison.

2° *Amputation du premier et du cinquième métatarsiens.*

Les procédés sont les mêmes que pour la désarticulation de ces os, et seront décrits plus tard. Seulement on ne dépouille l'os des chairs que jusqu'au point où l'on veut le scier, et on le scie obliquement, de manière à ne pas laisser dans la plaie un cul-de-sac où s'accumulerait le pus.

3° *Amputation du tarse.*

Dans un cas où l'articulation de Chopart était malade, M. Mayor a scié la partie antérieure de l'astragale et du calcanéum, et le malade a fort bien guéri, conservant la faculté de marcher en s'appuyant sur le talon de ce côté. Le procédé opératoire n'a pas besoin d'être décrit; on peut le faire à lambeau comme la désarticulation de Chopart, ou selon la méthode circulaire.

4° *Amputation de la jambe.*

Anatomie. — La jambe est formée de deux os, dont le plus

gros n'est recouvert que par les téguments en dedans, et dont les masses musculaires diminuent de bas en haut. Mais c'est surtout la nécessité de soutenir le poids du corps sur le genou fléchi après l'amputation, et de tenir le moignon tourné en arrière, qui a fait choisir le lieu d'élection à deux ou trois travers de doigt au-dessous de la tubérosité du tibia ; plus bas, le moignon déborderait trop en arrière et serait trop exposé aux chocs extérieurs; plus haut, on détruirait l'attache des fléchisseurs de la jambe, connue sous le nom de *patte d'oie*, et l'on diviserait le tibia dans sa portion la plus spongieuse et la plus épaisse.

Cependant plusieurs chirurgiens ont essayé, non sans succès, d'amputer la jambe beaucoup plus bas, et de faire porter le poids du corps sur le moignon même, pour conserver au membre les mouvements du genou; et M. Larrey, dans les cas d'urgence, a osé diviser le tibia beaucoup plus haut que le lieu indiqué. De là trois points principaux où l'opération peut être tentée.

Amputation au lieu d'élection.

On a conseillé les quatre méthodes suivantes.

MÉTHODE CIRCULAIRE. *Procédé ordinaire.* — Le malade doit être couché, le bassin avancé près du bord du lit, les jambes écartées, et chacune d'elles maintenue par un nombre suffisant d'aides. L'opérateur se place en dedans du membre; mais il y a peu d'inconvénient, surtout pour la jambe droite, à se placer en dehors, afin d'embrasser toujours de la main gauche la partie supérieure du membre. 1° Il divise circulairement la peau, et la fait retirer par un aide, en coupant les brides; ou, ce qui vaut mieux, il la dissèque dans l'étendue convenable, et la retourne en forme de manchette; 2° au niveau de la peau relevée, il incise d'un seul coup les muscles jusqu'aux os; 3° il isole les os en portant le couteau alentour en 8 de chiffre; place la compresse fendue à trois chefs; 4° et enfin il passe à la section des os, en traçant d'abord la voie de la scie sur le tibia, en sciant ensuite totalement le péroné, et finissant par le tibia même.

Les artères à lier sont de devant en arrière : 1° la *tibiale antérieure*, accolée au nerf et placée au-devant du ligament interosseux; 2° la *tibiale postérieure;* 3° la *péronière*, toutes deux disposées en arrière entre le soléaire et la couche musculaire profonde; 4° quelquefois des rameaux des jumelles et l'artère nutricière du tibia. Assez souvent la tibiale antérieure se retire assez loin dans les chairs pour qu'on ne puisse la saisir sans diviser les muscles qui la découvrent. M. Ribes attribue ce phénomène à la triple courbure que l'artère subit pour se placer au-devant du ligament inter-osseux; M. Gensoul, à la rétraction de l'artère plus forte que celle des muscles, ceux-ci adhérant aux os; M. Sédillot, aux procédés suivis pour la section des chairs inter-osseuses.

Voici en effet comme on pratique ce temps de l'opération. Le tranchant du couteau porté d'abord sur la face externe du péroné, la pointe en bas, est ramené en avant, en divisant jusqu'à l'os les chairs de la partie externe; traverse le ligament inter-osseux, et finit par inciser les chairs de la face externe du tibia. On le reporte immédiatement sur le membre, la pointe en haut, sur la face externe du péroné, et on le conduit de la même manière jusqu'au bord interne du tibia. D'autres commencent par l'incision postérieure, sans rien changer du reste au procédé. Enfin M. Lisfranc se sert d'un couteau étroit à deux tranchants, contourne le membre de manière à porter le couteau la pointe en bas, sur la face antérieure du tibia, puis sur l'espace inter-osseux antérieur qu'il traverse; alors, faisant agir successivement les deux tranchants, il divise les chairs antérieures contre le tibia et contre le péroné, retire le couteau, continue la section sur la face externe du péroné, puis sur la face postérieure de cet os et dans l'espace inter-osseux postérieur, où il se comporte comme il l'a fait antérieurement. Le 8 de chiffre est ainsi décrit d'un seul coup de couteau.

M. Sédillot prétend qu'en agissant ainsi, l'artère et les chairs sont mâchées par le couteau, et que les intervalles musculaires, impossibles à reconnaître dans ce gâchis, rendent la recherche de l'artère longue et difficile. Il propose en conséquence de ne jamais commencer la section des chairs inter-osseuses avant d'avoir déterminé le point où les os doivent être divisés. On fait donc une incision transversale sur le périoste de la face interne du tibia; puis, l'opérateur, que nous supposons en dedans du membre, porte le tranchant du couteau, la pointe en bas, à la même hauteur sur le bord externe du péroné, et, ramenant l'instrument à lui, coupe les fibres des muscles long péronier latéral, extenseur commun des orteils, jambier antérieur, en même temps que l'artère tibiale antérieure et le ligament inter-osseux, et traverse même les chairs restées intactes à la partie postérieure. Il suffit de tirer un peu en bas les parties divisées pour agrandir leur intervalle ; et il devient facile d'engager en arrière la pointe de l'instrument dans l'espace vide qui est produit, et d'achever de ce côté la section complète des chairs, en tournant successivement le tranchant de l'instrument vers le tibia et vers le péroné. La première incision ne diffère pas de celle du procédé ordinaire ; c'est dans la seconde que réside toute la différence.

Quel que soit le procédé qu'on préfère pour cette section des chairs, il faut y ajouter une modification pour la section des os ; car en sciant muscles et os au même niveau, il est trop évident que les muscles se rétracteront toujours un peu et laisseront les os faire saillie. M. Velpeau conseille donc, avant d'appliquer la scie, de détacher de chaque os la membrane inter-osseuse : nous préférons de beaucoup le procédé de Bell.

Plusieurs chirurgiens ont pensé que la saillie fréquente des os venait de la forme des os eux-mêmes. En conséquence, M. Roux veut qu'on scie le péroné plus haut que le tibia, modification d'une utilité équivoque ; mais on s'accorde généralement en France à retrancher l'angle antérieur du tibia. Béclard, après l'incision des chairs, portait d'abord un trait de scie oblique à une profondeur suffisante sur la crête du tibia ; puis il retirait la scie pour la reporter perpendiculairement sur l'os, et accomplir la section ordinaire. Mais de cette manière on substitue à l'angle antérieur du tibia un angle interne presque aussi défavorable, qui résulte de l'obliquité du trait de scie sur la face interne de l'os. Sanson a heureusement corrigé cet inconvénient, en plaçant obliquement la scie, non sur la crête, mais sur la face interne de l'os.

On a conseillé d'unir la plaie de façon à avoir une cicatrice transversale (Guthrie), antéro-postérieure (Hutchinson), et enfin oblique, selon la direction du plus grand diamètre osseux du membre (Richerand). Ce procédé est généralement préféré en France.

Méthode a un lambeau. — C'est pour la jambe que Verduin avait imaginé son procédé qui a été suffisamment décrit. M. Hey l'a modifié en traçant d'abord avec des lignes le point où le lambeau doit finir, puis, à 7 centimètres et demi au-dessus, le lieu où seront divisés les téguments antérieurs ; et enfin, à 25 millimètres plus haut, le lieu où le lambeau doit commencer et où les os seront sciés. Ce qui se réduit à donner au lambeau 10 centimètres de longueur, et à laisser 25 millimètres aux téguments antérieurs.

Lorsqu'on se place en dedans du membre pour tailler le lambeau par ponction, il faut s'assurer avec soin de la position du péroné, et marquer avec les doigts de la main gauche les deux points de l'entrée et de la sortie du couteau : sans cette précaution, on risque de plonger le couteau entre les deux os. Aussi plusieurs chirurgiens ont prescrit de se placer en dehors du membre, et Langenbeck, rejetant absolument la ponction, veut qu'on taille le lambeau par deux incisions longitudinales et une transversale, à la manière de Ravaton.

MÉTHODE A DEUX LAMBEAUX. — On compte plusieurs procédés, principalement par la ponction ; mais la face interne du tibia mettant obstacle à ce que le couteau parte, pour chaque lambeau, du sommet du même angle, il faudrait préférer le procédé de Ravaton, appliqué à la jambe par Dupuytren.

Une incision longue de 8 centimètres serait faite en avant, le long du tibia ; une autre semblable en arrière ; et une section circulaire, réunissant les extrémités des deux premières, achèverait de former deux lambeaux, qu'on disséquerait jusqu'à leur base.

MÉTHODE OBLIQUE OU OVALAIRE. — Sabatier ayant observé que quand on incise la peau dans l'extension du membre elle remonte beaucoup antérieurement, et ne recouvre qu'imparfaitement le moignon en ce point, proposait de fléchir la jambe pour faire l'incision des téguments en avant, et de l'étendre pour achever cette incision en arrière. C'est de cette idée qu'on est parti pour arriver aux procédés suivants.

Procédé de M. Sédillot. — Le couteau, porté obliquement d'avant en arrière et de bas en haut sur le côté externe de la jambe, divise les téguments, puis contourne la partie postérieure du membre, pour être ramené sur son côté interne, d'arrière en avant et de haut en bas. Une incision transversale complète en avant la section de la peau, qui figure ainsi une plaie ovalaire à angle antérieur tronqué.

Procédé de M. Baudens. — M. Baudens, dans l'unique but de laisser moins de téguments à l'angle inférieur de la plaie, arrive au même résultat que M. Sédillot, par un procédé plus simple, qui consiste à couper en ovale les téguments, en abaissant la partie antérieure de l'incision à un travers de doigt au-dessous de la postérieure.

Une autre raison, qui n'a été indiquée par aucun auteur, nous fait préférer la méthode ovalaire, même à la méthode circulaire. En effet, dans celle-ci, le principe est que les téguments doivent être assez longs de tous côtés pour recouvrir la moitié de la surface du moignon. Or les téguments postérieurs, en refoulant les muscles qu'ils recouvrent, arrivent au centre de la plaie par un chemin beaucoup plus court que les téguments antérieurs, qui sont forcés de se couder sur l'extrémité du tibia. Le but n'est donc pas atteint, et ne peut l'être qu'en donnant plus de longueur aux téguments antérieurs.

En résumé, voici le procédé que nous préférons pour l'amputation de la jambe ; c'est aussi celui qu'adopte à peu près M. Baudens. Il se divise en cinq temps :

1° Incision ovalaire des téguments, qu'on dissèque et qu'on relève à la hauteur de 5 à 6 centimètres ;

2° Division circulaire des muscles jusqu'aux os ;

3° Séparation des muscles à 10 ou 12 millimètres de hauteur, selon le procédé de Bell, en rasant avec le couteau le tibia, le péroné et le ligament inter-osseux ;

4° Section des chairs et du ligament inter-osseux par le 8 de chiffre : application de la compresse fendue ;

5° Section des os par le procédé de Sanson.

Amputation au-dessous du lieu d'élection.

On lui a appliqué toutes les méthodes de l'amputation au lieu d'élection. M. Velpeau voudrait qu'on divisât les téguments, de manière que la cicatrice se trouvât en arrière plutôt qu'au centre du moignon. Ceci importe assez peu, attendu que l'extrémité du moignon ne doit nullement porter dans la bottine ; mais M. Lenoir a cru remarquer que l'incision circulaire et même l'incision à deux lambeaux avec dissection des téguments exposait ceux-ci à la gangrène ; et, en outre, que l'amputation en elle-même, quel que fût le procédé employé, se compliquait fréquemment de fusées purulentes dans le tissu cellulaire qui sépare les deux couches des muscles postérieurs de la jambe. En vue de remédier à ces deux périls, il a proposé le procédé suivant.

Procédé de M. Lenoir. — L'opérateur placé en dedans du membre (position qui rend plus facile la section simultanée des deux os), la main droite armée d'un couteau inter-osseux étroit et de moyenne grandeur, fait, à 4 centimètres environ au-dessous du lieu où il se propose de scier les os, une incision circulaire qui ne doit pas dépasser en profondeur le plan de l'aponévrose d'enveloppe du membre. Cela fait, il pratique de suite, avec la pointe de son instrument, une incision verticale d'environ 4 centimètres, qu'il abaisse sur la première en longeant la face interne du tibia, près de la crête de cet os. Il dissèque les deux angles qui résultent de cette incision, et les renverse sur leur base, en prenant soin de leur conserver le plus possible d'épaisseur, et de ne pas les prolonger au-delà du tiers antérieur de la jambe; et en conséquence il se borne, en arrière et sur les côtés, à diviser les brides celluleuses qui unissent la peau aux parties sous-jacentes. On obtient ainsi une sorte de manchette fendue en avant, dont la partie antérieure est seule renversée sur les deux côtés du tibia, ce qui donne à l'incision une forme ovalaire que le couteau devra suivre pour la première section des muscles.

Le chirurgien reporte donc le tranchant du couteau sur le bord externe du tibia, et le faisant agir largement, le ramène à son bord interne en suivant exactement la direction oblique de la manchette des téguments. Un aide retire en haut à la fois la peau et les muscles divisés; l'opérateur coupe transversalement les muscles de la couche profonde, pénètre à l'ordinaire dans l'intervalle inter-osseux, passe la compresse fendue, et finit en sciant les deux os à la fois et sur le même plan.

Pour le pansement, on réunit à l'aide d'un point de suture les deux lèvres de l'incision verticale; et pour favoriser le libre écoulement du pus, on maintient la plaie légèrement béante en introduisant jusque dans son fond une bandelette de linge fin.

Ce procédé paraît en effet sagement raisonné pour le but qu'il se propose, et nous lui donnons volontiers la préférence. Au total, l'amputation inférieure de la jambe compromet un peu moins la vie des opérés que l'amputation au lieu d'élection; mais ce qui s'opposera long-temps peut-être à ce qu'elle soit généralement adoptée, c'est la difficulté d'avoir une bottine légère et qui ne blesse pas dans la marche. Celle de M. Martin est jusqu'à présent la meilleure que nous connaissions ; et cependant je dois dire que quelques amputés, après s'en être servis, en sont revenus à la jambe de bois ordinaire ; et j'ai déjà cité une jeune personne qui en fait usage et qui la trouve plus lourde et plus pénible à porter que la jambe de bois ordinaire, dit que la marche est moins assurée, et enfin m'a déclaré que, sans un motif de vanité bien concevable pour son sexe et son âge, elle préférerait la jambe de bois.

Amputation au-dessus du lieu d'élection.

Procédé de M. Larrey. — La section des os ne doit pas dépasser la tubérosité du tibia, de peur de priver le ligament rotulien de ses attaches, d'ouvrir la bourse synoviale placée derrière, et même d'entamer l'articulation.

On s'assure donc à l'avance du siége précis de cette tubérosité ; elle présente une surface triangulaire dont le sommet inférieur se confond avec la crête du tibia. Le ligament rotulien s'insère à toute cette surface ; mais on peut hardiment l'inciser jusque près de sa base ; il suffit qu'il conserve une petite portion de ses attaches.

On divise la peau à l'ordinaire, en en conservant le plus possible. Si la section des os doit se faire très haut, la peau étant relevée, on fait une incision longitudinale sur le péroné ; on dissèque de côté et d'autre les muscles qui s'y attachent ; en le faisant mouvoir, on reconnaît son articulation, qui se compose de surfaces planes et faciles à séparer, et on désarticule. L'opération se rapproche alors de l'amputation du bras ou de la cuisse, le tibia demeurant seul ; on incise les chairs et on scie l'os. A cette hauteur, il n'existe plus d'angle osseux, et la scie doit agir perpendiculairement à l'axe du membre.

Si la dissection de la peau n'a pas mis à nu l'articulation du péroné, on se contente de le scier : l'opération est ici plus aisée qu'au lieu d'élection, l'espace inter-osseux n'existant plus pour ainsi dire. Un autre avantage, c'est qu'il n'y a à lier que l'artère poplitée, qui ne se divise que plus bas. Enfin, si l'os se trouvait affecté plus haut encore, on pourrait le scier obliquement en haut et en arrière, en conservant en avant l'attache du ligament rotulien.

Il est essentiel cependant de savoir qu'en désarticulant le péroné, on peut ouvrir à l'air l'entrée dans l'articulation du genou même. Sur quarante sujets, M. Lenoir a vu quatre fois une large communication exister entre les synoviales des deux articulations, et vingt fois la synoviale du genou envoyer jusque sur la tête du péroné un diverticulum qu'il serait bien difficile de ne pas intéresser. On peut ajouter que la désarticulation du péroné enlève leur insertion au ligament externe de l'articulation fémoro-tibiale et au biceps. Mais, malgré ces inconvénients, l'avantage du procédé de M. Larrey sur la désarticulation du genou est tellement important, qu'il me paraît devoir être dans tous les cas préféré.

5° *Amputation de la cuisse.*

Anatomie. — Le fémur est recouvert de tous côtés par des muscles épais dont la masse va en décroissant de haut en bas, de manière à donner à la cuisse une forme conique. Ces muscles forment deux couches, l'une superficielle, comprenant le droit antérieur, le couturier, le grêle interne, le demi-tendineux, le demi-membraneux et la longue portion du biceps : aussi tout ce qui a été dit en général sur les diverses incisions des muscles s'applique parfaitement à l'amputation de la cuisse, que tous les auteurs ont eue en vue en traçant leurs règles générales.

Les muscles superficiels naissant tous du bassin pour aller à la jambe, plus on les divise bas, plus ils se rétractent, *et vice versâ.* De là résulte qu'il faut mettre à peu près la même distance entre l'incision de la peau et la section de l'os, soit qu'on ampute plus haut ou plus bas, pour conserver au moignon assez de muscles ; dans le premier cas à cause de la largeur de la plaie, dans le second à cause de la rétraction musculaire. De plus, la partie postérieure du fémur étant presque absolument dégarnie de muscles profonds, la rétraction y est plus forte que des autres côtés ; d'autant plus que la position un peu fléchie de la cuisse, quand on l'ampute, en tendant les muscles postérieurs, favorise encore leur rétraction, et leur laisse, quand ils sont coupés, moins de longueur réelle qu'aux autres. La même chose a lieu, quoiqu'à un moindre degré, pour le côté interne comparé au côté externe, celui-ci n'offrant que des muscles adhérents à l'os, et les muscles du côté interne étant encore tendus par l'abduction. Ceci explique pourquoi, après l'amputation circulaire, la cicatrice se porte à peu près constamment en arrière et en dedans, et nous mettra sur la voie d'un procédé plus rationnel.

MÉTHODE CIRCULAIRE. *Procédé ordinaire.* — Le malade couché sur un lit ou sur une table, la cuisse libre jusqu'à sa racine, suffisamment écartée de l'autre, et un peu fléchie sur le bassin; le chirurgien, placé en dehors, incise circulairement la peau aussi bas qu'il est possible, la fait retirer par un aide, divise circulairement les muscles superficiels, soit en s'arrêtant à la couche profonde, soit en pénétrant jusqu'à l'os; ceux-ci rétractés, il fait la section des muscles profonds, applique la compresse fendue, et termine en sciant l'os.

Il y a plusieurs points à noter ici. Il est à peu près impossible, à moins qu'on ne fasse l'amputation très bas, que le chirurgien se place en dedans du membre pour opérer sur le côté gauche; les Anglais se placent dans tous les cas à la droite du malade, de manière à opérer par-dessus la cuisse saine. La position n'est guère plus commode qu'en dehors du membre gauche : on peut opter.

Si l'on se borne à faire relever la peau en divisant les brides celluleuses qui la retiennent, il faut se rappeler qu'au-devant des bords du jarret elle adhère plus fortement à l'aponévrose que partout ailleurs. Mais alors il arrive souvent qu'on ne peut recouvrir en entier la large surface du moignon; et M. Velpeau conseille à bon droit de disséquer les téguments dans une étendue de 5 à 6 centimètres, en les renversant sur leur face externe. Après cette dissection et les deux incisions musculaires, nous détachons encore les muscles de l'os à la manière de Bell, en sorte que l'os soit scié à 11 centimètres environ du lieu de l'incision cutanée. Il faut se rappeler que le fémur offre à sa partie postérieure une crête qui, faisant suite à un cylindre assez régulier, éclate facilement sous la scie et demande quelque ménagement.

Quelquefois, après la séparation complète du membre, le grand nerf sciatique fait saillie en arrière, au dessous des muscles rétractés. Quand cette saillie est telle qu'elle pourrait rendre les pansements douloureux, il faut en faire immédiatement la résection.

On trouve à lier : 1° l'*artère fémorale* placée en dedans sous le couturier, et avec laquelle il faut se garder de comprendre le nerf saphène situé à son côté externe et antérieur; 2° les *musculaires superficielle et profonde*, les *perforantes*, etc., dont le nombre et la position varient selon la hauteur à laquelle on ampute, et qui se révèlent par le jet du sang.

Quant à la manière de réunir les bords de la plaie, les uns font la réunion transversale, les autres directement d'avant en arrière; les inconvénients sont égaux des deux parts. Avec une plaie transversale, on a un cul-de-sac inférieur où séjourne le pus; avec une plaie antéro-postérieure, il y a un angle de la plaie qui appuie sur le coussin qui soutient le moignon, et dans tous les cas la section transversale de l'os laisse en avant un angle aigu qui irrite les chairs. Récemment M. Lesauvage a proposé d'enlever cet angle en donnant à la section de l'os une direction oblique d'avant en arrière. C'est un procédé qui peût être utile, à la condition cependant de réséquer aussi l'angle très aigu qu'une pareille section laisserait en arrière. Peut-être enfin la réunion oblique de la plaie mériterait-elle la préférence.

MÉTHODE A UN LAMBEAU. — M. Foullioy, au rapport de M. Velpeau, a fait avec succès cette amputation en taillant un lambeau antérieur. Il n'y a rien à ajouter ici aux procédés généraux.

MÉTHODE A DEUX LAMBEAUX. — Vermale, Ravaton et M. Langenbeck n'ont guère décrit leurs procédés que comme applicables à l'amputation de la cuisse; nous renvoyons donc à la description générale.

MÉTHODE OBLIQUE OU OVALAIRE. — Cette méthode n'a pas encore, à notre connaissance, été pratiquée, ni même conseillée; c'est d'après les faits anatomiques exposés plus haut que nous la proposons pour remplacer la méthode circulaire.

Les muscles et même les téguments des côtés interne et postérieur de la cuisse étant plus soumis à la rétraction que ceux des autres côtés, il est nécessaire, pour avoir une surface égale, de les couper un peu plus bas. Il faut donc que l'incision de la peau figure un ovale, ou plutôt une ellipse, dont une extrémité réponde à la partie externe et antérieure de la cuisse, et l'autre descendant à 3 centimètres plus bas, se trouve au côté postérieur et interne. La double section musculaire aura lieu dans le même sens; puis on détachera les muscles de l'os, et on achèvera comme dans la méthode circulaire. Après la rétraction, on obtiendra réellement une surface égale et circulaire, qu'on réunira obliquement, de façon à laisser écouler le pus par l'angle externe et postérieur de la plaie.

On disséquera d'ailleurs la peau antérieurement aussi haut que dans le procédé ordinaire ; car ce n'est pas une déperdition de substance qu'il s'agit d'opérer de ce côté, mais bien un allongement que nous voulons obtenir de l'autre.

Art. II. — Amputations dans la contiguïté.

§ I. DES AMPUTATIONS DANS LA CONTIGUÏTÉ EN GÉNÉRAL.

Employées par les anciens, et plus tard par les chirurgiens du XVIe siècle, elles étaient tombées dans l'oubli, lorsque les travaux de Morand, Ledran, Heister, Brasdor, Hoin, au XVIIIe siècle ; de MM. Larrey, Dupuytren, Lisfranc, Velpeau, au XIXe, leur ont rendu toute leur popularité.

On emploie, selon les circonstances, la méthode circulaire, la méthode ovalaire, les méthodes à un ou à deux lambeaux. Dans tous les cas, il suffit d'un couteau de forme variable ; les couteaux de M. Lisfranc sont étroits, pour tourner plus facilement dans les articulations, et ont le dos épais pour assurer leur solidité. L'appareil à ligature et à pansement est le même que pour les autres amputations.

L'opérateur a ici spécialement trois objets en vue : 1° de bien reconnaître l'articulation avant de commencer ; 2° les chairs divisées, de traverser sans hésitation l'articulation en détruisant tous ses moyens d'attache ; 3° de ménager des chairs et des téguments en quantité suffisante. De là les règles suivantes.

1° *Pour reconnaître l'articulation.*

1° Le chirurgien doit avoir tellement présente à l'esprit la disposition de l'articulation, qu'il puisse, sans l'avoir sous les yeux, en tracer un dessin exact. De cette manière, il suffit de reconnaître un point de l'articulation pour être sûr des autres ; ni le sang ni les parties molles ne font dévier le couteau. Il faut aussi bien savoir la direction des ligaments pour les attaquer plus sûrement ; leur longueur, pour les couper entre leurs attaches ; leur largeur, pour les diviser complétement.

2° Le guide le plus sûr pour trouver l'articulation, ce sont les tubérosités osseuses ; c'est d'elles qu'il faut s'occuper d'abord. Pour les trouver, on peut : 1° placer le membre dans une position qui les fasse saillir davantage ; 2° les chercher du côté où elles proéminent le plus ; 3° éloigner par des pressions ménagées les parties molles, la graisse ou l'œdème qui masquent les saillies osseuses ; 4° enfin les chercher en partant d'un point connu, par exemple, en longeant avec le doigt la diaphyse d'un os long jusqu'à son extrémité.

3° Le second moyen consiste dans les plicatures de la peau, placées tantôt immédiatement sur l'article, et tantôt à quelque distance.

4° On peut, pour troisième ressource, faire saillir à la vue et surtout au toucher les tendons qui s'insèrent près de l'article. Pour cela, on fait contracter les muscles, ce qui suffit d'ordinaire, et l'on peut rendre leur saillie plus forte en s'opposant avec la main au mouvement du membre que leur contraction tend à exécuter.

5° Si toutes ces données manquent, on peut s'aider des tubérosités voisines, qu'elles soient ou non sur la même ligne, pourvu que leur distance et leurs rapports soient bien déterminés d'avance. On objecte que ces rapports, surtout de distance, variant selon les sujets, ne sauraient fournir que des données approximatives : mais évidemment la différence n'ira jamais au-delà de quelques millimètres ; et il vaut mieux avoir des données aussi approximatives que de n'en avoir aucune.

6° Que si ces moyens ne suffisent pas encore, de la main droite on saisit le membre ; de la gauche on cherche la jointure en lui imprimant de légers mouvements, et l'on tâche de marquer ainsi les deux diamètres de l'article, ou, en d'autres termes, le point de départ et le point d'arrivée du couteau.

7° Enfin, en supposant que toutes ces données ne puissent conduire à un résultat certain, on incise la peau dans la direction présumée la plus convenable, et, après l'avoir fait relever, on s'assure par le toucher du siége précis de l'interligne articulaire. Et si le toucher n'indique rien, on place le couteau dans l'angle de la plaie le plus rapproché de soi, le talon perpendiculaire à l'horizon, le tranchant perpendiculaire à l'os ; on le fait ainsi marcher le long de l'os en raclant et en sciant, sans faire de saut ; une fois arrivé sur l'article, le couteau pressé y pénétrera de lui-même.

2° *Pour traverser l'articulation.*

1° L'articulation reconnue, ou du moins présumée, comme il a été dit, l'index et le pouce doivent rester appliqués sur les deux extrémités du diamètre articulaire, jusqu'à ce que le couteau les remplace. Si cette recherche avait été faite avec la main droite, on lui substituerait la main gauche avant de saisir le couteau. De la sorte, on marque à l'instrument le point de départ et le point d'arrivée.

2° Si l'on attaque un article par sa face dorsale, on met le membre en demi-flexion pour tendre les parties et élargir l'interligne articulaire; sans cette précaution, on tombe souvent dans l'articulation voisine, comme il arrive au pied et à la main.

3° Il ne faut pas, en général, porter de champ le couteau dans l'article, sans en avoir coupé les principaux moyens d'union; et ceux-ci doivent être divisés de dehors en dedans.

4° Dans les articulations à engrenages multipliés, commencez par le côté interne ou externe; à mesure que le couteau entr'ouvrant un point de l'article y pénètre, gardez-vous de l'y enfoncer; mais retirez-le pour le porter plus loin. Ainsi les ligaments ne seront pas mis à l'abri du couteau par les saillies osseuses.

5° Règle importante : une articulation qui offre 1 de surface à l'anatomiste, en présente au moins 4 à l'opérateur. Ce sont les ligaments qu'il s'agit de couper, et pourvu qu'ils le soient entre leurs points d'attache, peu importe que, pendant cette incision, le couteau tombe sur l'interligne articulaire ou seulement à côté.

6° Les ligaments dorsaux et latéraux coupés, d'ordinaire on peut engager le couteau à pleine lame entre les surfaces articulaires et passer facilement; mais s'il y a des ligaments interosseux, il faut d'abord les détruire. On porte directement sur eux la pointe du couteau; à mesure qu'il les divise, l'articulation s'écarte.

7° Pour détruire ces ligaments, il faut connaître les interstices osseux par où on peut le mieux les attaquer. En général, à la main et au pied, les os très serrés du côté de la face dorsale laissent entre eux aux faces palmaire et plantaire des intervalles qui logent ces ligaments; portez le couteau sous ces intervalles, en inclinant le manche vers vous et lui faisant former un angle à sinus antérieur de 45°; relevez-le ensuite à angle droit; les ligaments incisés par ce mouvement laissent s'écarter l'articulation assez pour que le couteau puisse la traverser.

8° Il est inutile de luxer; cela tiraille douloureusement; et si d'un côté on écarte beaucoup les surfaces articulaires, de l'autre on les applique d'autant plus l'une contre l'autre. Si dans quelques cas difficiles on recourt à ce moyen, il faut luxer en bas jusqu'à ce qu'on soit arrivé à moitié du diamètre dorso-palmaire de l'article, et luxer en sens opposé pour traverser le reste. Mais il vaut mieux séparer les surfaces par de légères tractions parallèles à l'axe du moignon; elles suffiront d'ordinaire. Le talon et la pointe de la lame doivent toujours marcher sur la même ligne. Si en sortant de l'article on craignait d'échancrer les téguments, on les éloignerait par de légères tractions pratiquées avec le pouce et le doigt index gauches.

3° *Pour ménager des lambeaux suffisants.*

1° Les procédés varient ici selon les méthodes, et même encore souvent dans chaque méthode.

2° Pour la méthode circulaire, il faut ne compter en général que sur la peau pour recouvrir la surface de la plaie, faire l'incision des téguments à distance suffisante de l'article, et disséquer et relever la peau comme une manchette. S'il y a des muscles par dessous, on peut à volonté ou les couper obliquement à la méthode d'Alanson, ou les diviser perpendiculairement au niveau de l'article.

3° La méthode ovalaire se pratique d'ordinaire en traçant sur la face dorsale une incision en V renversé, dont on réunit les branches à l'autre face, par une incision demi-circulaire. Quand il y a de gros vaisseaux, on les laisse dans la portion des chairs à diviser la dernière, comme dans les méthodes à lambeaux, afin de pouvoir faire comprimer l'artère entre les doigts d'un aide avant de la diviser au-dessous du point comprimé.

4° Dans la plupart des procédés ovalaires, on fait remonter la seconde incision qui complète le V jusqu'à la naissance de la première. Il en résulte une perte de substance des téguments fâcheuse, ou bien, si le V se termine au niveau de l'article, une difficulté notable pour faire agir le couteau et désarticuler.

Je pose donc ici comme règle générale *de mettre à nu l'ar-*

ticle à détruire par une incision longitudinale qui le dépasse de 12 millimètres au moins en dessus et de 3 centimètres en dessous; les deux branches du V venant tomber sur la partie inférieure de cette incision, il reste à la partie supérieure comme deux petits lambeaux qui n'empêchent pas la réunion immédiate et linéaire, et qui recouvrent parfaitement les saillies osseuses laissées par la désarticulation.

5° Les méthodes à un ou deux lambeaux s'exécutent de deux manières. Tantôt on fait les lambeaux à l'avance, avant d'attaquer l'article; mais plus généralement on fait d'abord une simple incision, ou le lambeau le moins important, et l'on ne procède au second qu'après la désarticulation opérée.

6° Le couteau ayant donc parcouru toute l'articulation, lorsque les surfaces osseuses sont larges et inégales, comme au pied et à la main, il faut retirer l'instrument, engager la pointe horizontalement dans l'extrémité de l'article la plus voisine de la main qui opère, frayer la voie à la lame en pressant de droite à gauche, et la placer ainsi sous toute la largeur des os qu'on veut enlever.

7° Pour éviter que le lambeau soit terminé en pointe, il faut que le talon et la pointe du couteau marchent de niveau, largement et non à petits coups, parallèlement aux os qu'on maintient dans une position horizontale; quand on a détaché assez de chairs, on tourne le tranchant directement en dehors, et on divise la peau nettement et sans biseau.

8° Il est bon, avant de terminer le lambeau, de le rapprocher de la surface qu'il doit recouvrir, pour s'assurer qu'il a une longueur suffisante.

9° S'il reste des tendons qui dépassent la surface saignante du lambeau, on les resèque avec des ciseaux.

10° Si l'on craint une trop grande rétraction de la peau, il faut, avant de la diviser, attendre que les muscles se soient rétractés après leur propre incision.

11° On peut tracer des lambeaux sur des tissus engorgés, lardacés même, pourvu que l'engorgement ne soit pas de nature maligne; l'inflammation suppurative bien dirigée les ramène à l'état normal.

12° Enfin on peut encore opérer quand il n'y a pas de téguments suffisants pour faire les lambeaux; la cicatrice s'établit sur les surfaces articulaires.

§ II. AMPUTATIONS DANS LES ARTICULATIONS DES MEMBRES SUPÉRIEURS.

1° *Amputation des deux dernières phalanges des doigts.*

Anatomie. — Les articulations de ces phalanges sont maintenues assez lâchement par le ligament antérieur, et en arrière par le tendon extenseur, mais d'une façon beaucoup plus serrée par les ligaments latéraux. C'est donc ceux-ci qu'il faut détruire pour ouvrir largement l'articulation. La direction de l'interligne articulaire est à peu près transversale; il se trouve au niveau du pli cutané de la face palmaire pour l'articulation de la première avec la seconde phalange, et à un millimètre au-dessous de ce pli pour l'articulation de la seconde avec la troisième.

MÉTHODE CIRCULAIRE. — C'est le procédé le plus ancien. Le doigt étant mis dans l'extension, on fait une incision circulaire à trois ou quatre lignes au-dessous de l'interligne articulaire, reconnu par la position des plis cutanés palmaires. On relève la peau, on la dissèque au besoin; puis on attaque l'articulation en avant ou en arrière, comme dans les procédés suivants.

MÉTHODES A LAMBEAUX. — Garangeot taillait deux lambeaux d'égale longueur, l'un dorsal, l'autre palmaire, en divisant l'incision circulaire par deux incisions longitudinales; d'autres ont fait ces deux lambeaux semi-lunaires. Ledran pratiquait des lambeaux latéraux, etc. La méthode à un lambeau, appliquée à ces articulations par M. Lisfranc, nous paraît réunir plus de facilité et autant d'avantages.

Premier procédé de M. Lisfranc. — On attaque l'articulation par sa face dorsale. Si l'on veut emporter la dernière phalange, on met la main en pronation; un aide écarte les doigts sains, en même temps qu'il relève la peau du doigt malade et le maintient en position. L'opérateur saisit la phalange avec le pouce et l'indicateur de la main gauche placés en travers sur sa face palmaire et sa face dorsale, et la fléchit à angle de 45°. On a alors trois données pour reconnaître l'interligne articulaire : 1° il y a à la face dorsale une ride assez marquée de la peau; l'interligne se trouve à un millimètre au-dessous; 2° si elle manque, assurez-vous de la saillie dorsale formée par la flexion, et incisez un millimètre au-dessous encore; 3° enfin cherchez de chaque côté la terminaison du pli de la face palmaire; c'est également à un millimètre au-dessous que vous trouverez l'articulation.

On prend donc un bistouri droit en troisième position, et, appliquant son talon perpendiculairement à la peau sur l'extrémité reconnue de l'interligne articulaire, on taille de gauche à droite un très petit lambeau demi-circulaire qui finit à l'autre extrémité; du même coup on doit avoir divisé la capsule articulaire, sinon il faut la chercher en se servant des données indiquées; puis, sans essayer d'entrer dans l'articulation, on va à la recherche des ligaments latéraux.

Pour le ligament situé à la gauche du chirurgien, on porte le bistouri de ce côté, perpendiculairement à l'axe de la dernière phalange, en sorte que le manche soit plus près de l'opérateur que la lame, et le tranchant légèrement tourné aussi vers l'opérateur. De cette manière l'incision est parfaitement accommodée à la disposition des surfaces articulaires, et le ligament est tranché du premier coup.

On ramène le bistouri de l'autre côté, et l'on attaque le second ligament latéral dans la même direction; seulement alors le manche du bistouri est tourné en bas, et plus éloigné de l'opérateur que la lame.

Quand le chirurgien est bien exercé, ces trois temps se confondent en un seul; et, du même coup, on divise la peau, le ligament latéral gauche, le ligament dorsal et le ligament latéral droit.

De quelque façon qu'on soit arrivé à ce point, l'articulation se trouvant largement ouverte, on saisit alors la phalange par ses côtés, et on la ramène peu à peu dans l'extension; tandis que le bistouri, entrant dans l'articulation par le talon, divise le ligament palmaire, contourne la tête de la phalange, glisse parallèlement par-dessous, et, du même coup, taille un lambeau demi-circulaire assez grand pour couvrir toute la solution de continuité.

Si l'on veut enlever les deux dernières phalanges, le procédé est le même; seulement l'incision dorsale doit aboutir de chaque côté au niveau même de la terminaison du pli cutané palmaire.

Ce procédé permet assez souvent aux opérateurs peu exercés de s'égarer. Il est un autre inconvénient auquel une main mal habile est exposée, c'est de diviser et de taillader la base du lambeau palmaire, en attaquant les ligaments latéraux; un peu d'habitude suffit pour acquérir toute la précision nécessaire à cet égard.

Deuxième procédé de M. Lisfranc. — On attaque l'articulation par sa face palmaire. La main étant donc portée dans une forte supination, tous les doigts maintenus fléchis, à l'exception de celui qu'on va amputer, le chirurgien saisit la phalange par ses faces dorsale et palmaire avec le pouce et l'indicateur de la main gauche, en renversant fortement cette main en dedans, de manière que l'axe de ses doigts soit parallèle à l'axe du doigt de l'opéré, précaution indispensable pour ne pas se blesser. De plus, l'indicateur doit avancer à quelques millimètres au-delà de l'articulation à détruire, le pouce au contraire rester assez loin en-deçà, pour laisser au bistouri toute la liberté de tailler le lambeau.

Les choses ainsi disposées, on saisit un bistouri droit, à pointe bien aiguë, en troisième position; la lame tournée à plat, le tranchant du côté de l'opérateur; on en applique la pointe à un millimètre en avant du pli cutané palmaire, si l'on ampute la troisième phalange, et à la base même de ce pli, si c'est la deuxième; on l'enfonce ainsi directement de l'autre côté du doigt, en rasant les faces latérale et antérieure de l'os, et soulevant autant de tissus qu'il est possible. Pour cela, il est recommandé, quand on pointe le bistouri, de tenir le manche un peu moins relevé que la pointe; à mesure qu'il avance, on lui rend la position horizontale; et quand la pointe est près de sortir, on élève à son tour le manche un peu plus que la lame.

On fait pénétrer alors l'instrument jusqu'au talon; et le retirant, on longe la face antérieure de l'os dans l'étendue de 12 millimètres; puis on relève le tranchant pour achever de découper un lambeau semi-lunaire. On reporte ensuite le tranchant perpendiculairement à la base du lambeau pour diviser le ligament antérieur; à peine est-il besoin, dans ce procédé, d'attaquer séparément les ligaments latéraux : d'ordinaire un seul coup les divise à la fois, et permet au bistouri de traverser tout l'article. On termine en coupant les tissus de la face dorsale, sans faire de lambeau postérieur.

Pratiqué sur des tissus sains, ce procédé fait un lambeau plus régulier, plus nourri que le premier, et offre plus de certitude dans le manuel opératoire : seulement il conserve dans le lambeau une assez grande longueur du tendon extenseur, que l'on a conseillé de réséquer avec de bons et solides ciseaux : précaution qui n'est pas suffisamment justifiée.

Ordinairement il n'y a aucun vaisseau à lier : on réunit à l'aide de bandelettes agglutinatives.

2° *Amputation d'un doigt entier.*

Anatomie. — Les articulations métacarpo-phalangiennes sont des énarthroses maintenues par des ligaments lâches : il importe de se rappeler que la tête articulaire appartient à l'os du métacarpe, et que, dans la flexion du doigt, c'est elle seule qui fait saillie, la phalange roulant sur sa face antérieure. Dans l'état sain, l'article se trouve aussi communément à 24 ou 27 millimètres au-dessus de la commissure digitale.

Une donnée qui nous est propre et qu'on peut employer avec succès quand les parties molles sont peu altérées, consiste à mettre le doigt dans l'extension et à le tirer en avant, tandis qu'on retient le métacarpe en arrière. Les surfaces articulaires s'écartent alors de 2 à 3 millimètres, et une dépression sensible à la vue et surtout au toucher sur la face dorsale indique cet écartement.

On applique à cette opération la méthode à deux lambeaux, la méthode ovalaire, et la méthode circulaire.

MÉTHODE A DEUX LAMBEAUX. *Procédé de M. Lisfranc.*—La main étant mise en pronation, les doigts voisins écartés par un aide, l'opérateur saisit la première phalange par ses faces dorsale et palmaire, et lui fait exécuter les mouvements nécessaires pour que l'indicateur de la main droite, suivant les données établies, puisse sentir et reconnaître l'articulation. Ces préliminaires accomplis, 1° on fléchit la phalange à angle de 45°, on tend la peau par en bas, tandis qu'elle est retirée en haut par un aide, et l'on porte le bistouri tenu en troisième position, à 6 millimètres au-delà de l'articulation sur la tête de l'os du métacarpe. On fait ainsi, à plein tranchant, une incision qui, partant de l'union des deux tiers internes de l'article avec son tiers externe, si l'on opère sur la main gauche, *et vice versâ* pour la main droite, et divisant autant que possible le tendon extenseur, descend du côté droit avec une obliquité telle, qu'elle tombe sur la face latérale du doigt au niveau de la commissure digitale. On ramène alors presque subitement le tranchant à la perpendiculaire pour tailler transversalement l'extrémité du lambeau; et, quand l'incision est arrivée à la commissure digitale même, on abaisse la main en portant le manche de l'instrument vers le poignet du malade, pour faire à la face palmaire la même incision oblique qu'à la face dorsale.

2° On détache ce premier lambeau de la phalange; puis, agissant en sciant sur l'os sans trop appuyer, on file vers l'articulation, jusqu'à ce qu'on rencontre un obstacle; cet obstacle est la tête de la phalange; en continuant à scier, et en ayant soin de tenir le tranchant bien perpendiculaire, on tombe à coup sûr dans l'articulation, et on la traverse d'un côté à l'autre.

3° Enfin, luxant le doigt légèrement, et écartant devant le bistouri les téguments encore intacts, on engage la lame entre eux et l'os, et l'on taille un second lambeau qui finit, comme le premier, à la commissure digitale.

Quand on pratique cette opération sur l'indicateur ou le petit doigt, il faut avoir soin de donner plus d'étendue au lambeau externe du premier et au lambeau interne du second; il est prudent alors de mesurer l'étendue que chacun d'eux doit avoir en le rapprochant avant sa division de la surface articulaire.

Il est rare qu'on soit obligé de lier les artères collatérales; on réunit par première intention, en rapprochant les doigts voisins.

Quand on ampute la dernière phalange du pouce, le procédé et les données sont les mêmes que pour la seconde phalange des autres doigts.

Après l'ablation de la dernière phalange, le tendon du fléchisseur profond demeure inséré à la seconde, et assure la flexion; mais la seconde enlevée, on a craint que les tendons fléchisseurs manquant d'insertion, la flexion fût impossible. M. Lisfranc avait donc conseillé de pratiquer sur la face palmaire de la première phalange une ou deux incisions longitudinales pénétrant jusqu'à l'os, pour déterminer une inflammation qui fît adhérer les tendons fléchisseurs à la phalange, et d'attendre pour amputer que la cicatrice de cette première opération fût achevée. On a répondu qu'il y avait une bride fibreuse naturelle qui fixait l'un des tendons fléchisseurs à la première phalange; mais surtout, et M. Lisfranc s'en est assuré dans des cas analogues, les tendons fléchisseurs et autres sont toujours fixés, après la guérison, soit à la cicatrice, soit à l'os lui-même, et tous les mouvements sont conservés. Rien ne justifie donc ces incisions préliminaires auxquelles M. Lisfranc lui-même a renoncé.

MÉTHODE OVALAIRE. — Toutes choses étant disposées comme pour la méthode précédente, 1° l'opérateur commence, à 6 millimètres au-delà de l'articulation, une incision oblique qui vient aboutir en droite ligne à la commissure digitale; puis il relève le doigt dans l'extension, et continue son incision sur la face palmaire, en suivant exactement la rainure cutanée qui sépare le doigt de la main. Arrivé à la commissure digitale opposée, il fléchit le doigt de nouveau, et reprend son incision pour lui faire rejoindre son autre extrémité à 4 millimètres au-dessous du point où elle a commencé.

2° Il fait alors écarter fortement les doigts, dissèque légèrement les lèvres de la plaie, ouvre l'articulation par la face dorsale, divise ensuite l'un après l'autre les ligaments latéraux, et termine en détachant le doigt à sa partie antérieure.

On a conseillé de faire l'opération en trois temps : 1° faire une incision oblique d'un côté et une incision oblique de l'autre, figurant un V renversé; 2° détruire l'articulation d'arrière en avant; 3° finir par diviser la peau en avant, vis-à-vis la rainure cutanée, et terminer seulement alors l'incision ovalaire.

Dans le premier temps, quelques uns ont voulu que le bistouri changeât de main pour chaque incision oblique; c'est compliquer la difficulté, et l'on peut très bien les faire toutes deux avec la main droite.

Le résultat de cette méthode est une cicatrice linéaire qui n'empiète nullement sur la paume de la main. La seule chose à craindre est de n'avoir pas assez de peau pour recouvrir la tête de l'os; cela arrive quand on a fait remonter trop haut le sommet du V, et qu'on a trop écarté ses branches. On y obvie sûrement de cette manière, savoir : en fléchissant le doigt le plus possible, commençant l'incision oblique un peu plus à gauche que la ligne médiane, et en faisant tomber l'autre sur elle à 4 ou 6 millimètres au-dessous de son commencement.

Le procédé est le même pour amputer la première phalange du pouce; mais il faut être averti, tant pour la formation des lambeaux que pour l'incision ovalaire, qu'il y a deux rainures palmaires qui correspondent à cette phalange, et que c'est à la rainure inférieure qu'il faut s'attacher pour appliquer nos indications.

C'est dans l'amputation du pouce surtout qu'il est essentiel de ne pas laisser du côté palmaire une cicatrice qui, venant à frotter contre tous les objets que le malade veut saisir, lui cause sans cesse de vives douleurs, et lui laisse peu de reconnaissance pour le chirurgien qui l'a opéré. J'ai été témoin d'un fait de ce genre; et je pense que la supériorité du procédé ovalaire sur le premier ne saurait être mise en doute un seul instant.

MÉTHODE CIRCULAIRE. *Procédé de M. Cornuau.* — La main étant mise en supination, les doigts sains écartés, l'opérateur porte le talon d'un bistouri sur la rainure de la face palmaire, et coupe circulairement les téguments à ce niveau. Un aide les relève; d'un second coup on divise jusqu'à l'os toutes les parties molles : enfin on attaque l'articulation par le ligament antérieur; on luxe la tête de la phalange, et on termine en divisant les ligaments latéraux.

Ce procédé est plus difficile que le procédé ovalaire, qui l'égale encore par la beauté des résultats.

3° *Amputation des quatre derniers doigts ensemble.*

Anatomie. — Nous avons vu à l'article précédent à quelles données ces articulations peuvent se reconnaître; il suffira d'ajouter que les têtes articulaires du second et du quatrième métacarpien sont à peu près au même niveau; celle du troisième qui soutient le médius les dépasse de près d'un millimètre; celle du cinquième, destinée au petit doigt, est au contraire plus en arrière d'un millimètre.

MÉTHODE A UN LAMBEAU. *Procédé de M. Lisfranc.* — En supposant qu'on opère sur la main droite, on la met en pronation : l'opérateur embrasse les quatre doigts dans la paume de sa main gauche, le pouce appliqué sur l'articulation du petit doigt, l'indicateur sur celle du doigt du même nom; alors, 1° il pratique avec un couteau étroit une incision demi-circulaire à convexité inférieure, qui, partant du côté interne de la tête du cinquième métacarpien, longe les points où les doigts se détachent de la main, et finit au côté externe de la tête du deuxième métacarpien. Un aide retire la peau, ou au besoin l'opérateur la dissèque légèrement.

2° On promène la pointe du couteau sur les quatre articles pour détruire les ligaments dorsaux; puis on attaque tour à tour les ligaments latéraux de chaque articulation, et enfin les ligaments palmaires.

3° Enfin, on glisse le couteau sous la face inférieure des phalanges, et on taille le lambeau palmaire, d'abord du côté du petit doigt, en suivant exactement la rainure de la face palmaire; on relève ainsi successivement chaque doigt pour suivre la marche du couteau, un aide soutenant les doigts à mesure qu'ils sont détachés et que le chirurgien fait fuir sa main vers le côté radial.

Le procédé est le même pour la main gauche, le couteau marchant seulement en sens contraire, c'est-à-dire de l'indicateur au petit doigt.

Quand on a la main exercée, du même coup qui entr'ouvre l'article on détruit les ligaments latéraux; le second temps est ainsi très abrégé. L'opération terminée, on lie les artères, s'il y a lieu; on réunit la plaie avec des bandelettes agglutinatives, et on met le bras en écharpe, la main en position moyenne, et une petite mèche insérée dans l'angle cubital ou inférieur de la plaie.

Ce procédé servirait aussi bien à l'amputation de deux ou de trois doigts; seulement il faudrait faire écarter les doigts sains par un aide, agir surtout de la pointe du bistouri pour former le lambeau dorsal, et commencer et finir l'incision au niveau des articulations qu'on veut ouvrir. On faciliterait encore l'opération en mettant la main en supination, et incisant d'abord à la face palmaire, suivant la rainure directrice; puis on retournerait la main en pronation pour tailler le lambeau dorsal, et il ne resterait qu'à détruire les articulations mêmes.

Avant l'âge de quinze à vingt ans, l'ossification des têtes des os métacarpiens est ordinairement incomplète, et elles se laissent aisément diviser par le couteau. On pourrait donc, au lieu de suivre l'interligne articulaire, couper dans les cartilages d'ossification à 5 ou 6 millimètres plus en arrière, et gagner autant en étendue sur chaque lambeau.

MÉTHODE CIRCULAIRE. *Procédé de M. Cornuau.* — L'opération est divisée en trois temps : 1° la main étant placée en supination, l'opérateur saisit les quatre doigts avec sa main gauche, et fait sur la rainure digito-palmaire une incision demi-circulaire qui intéresse successivement la peau, les vaisseaux, les nerfs, et les tendons fléchisseurs jusqu'à l'articulation.

2° La main est retournée en pronation ; l'opérateur complète l'incision circulaire à la face dorsale, au niveau de la commissure des doigts ; divise toutes les parties molles, et pénètre dans les articulations.

3° On luxe les têtes des phalanges, et on termine en coupant les ligaments latéraux et le ligament antérieur.

Ce procédé nous paraît plus précis et plus avantageux que le précédent ; il peut servir d'ailleurs aussi bien pour l'ablation de deux ou de trois doigts.

4° *Désarticulation de l'os métacarpien du pouce.*

Anatomie. — L'os métacarpien du pouce, largement recouvert de chairs à sa face palmaire, est presque à nu sous la peau à sa face dorsale. Il s'articule par une sorte de ginglyme arthrodial à ligaments lâches, avec le trapèze, dont la surface articulaire est légèrement concave de dedans en dehors. En dehors, on peut faire saillir aisément la tête du métacarpien en le rapprochant de l'indicateur ; en dedans, l'articulation est séparée de celle de l'indicateur par une saillie osseuse de 2 millimètres de largeur appartenant au trapèze. Enfin la direction de l'articulation est oblique, suivant une ligne qui, de son côté externe, se porterait à la racine du petit doigt.

MÉTHODE A UN LAMBEAU. *Procédé ordinaire.* — Si l'on veut désarticuler le pouce gauche, la main est placée en supination ; un aide écarte les quatre derniers doigts, et l'opérateur porte dans l'abduction le pouce malade. Alors, 1° il applique le talon du bistouri tenu perpendiculairement, la pointe en haut, sur le milieu de la commissure, et incise hardiment à plein tranchant, en se rapprochant du premier métacarpien, jusqu'à ce que la lame soit arrêtée par l'os trapèze.

2° Alors il incline le tranchant vers l'articulation dans la direction indiquée, et y pénètre à pleine lame, en luxant légèrement l'os vers son côté cubital, et écartant les parties molles de l'éminence thénar qui se trouvent devant le bistouri.

3° L'article ainsi traversé, on ramène le tranchant contre soi ; on rase ainsi le bord radial de l'os métacarpien, et l'on taille un lambeau externe qui doit comprendre le plus de chairs qu'il est possible, et se terminer à quelques millimètres plus bas que l'articulation métacarpo-phalangienne.

Si l'on veut donner plus de largeur et d'épaisseur au lambeau, il suffit, pendant la première incision, d'incliner un peu le manche du bistouri vers le côté cubital de la main.

Quand on arrive sur le trapèze, quelquefois le bistouri s'engage dans une articulation dont il ne peut sortir : c'est qu'on a incisé trop près du deuxième métacarpien ; en reportant l'incision à 2 millimètres en dehors, on retrouve l'article désiré.

Une main peu exercée est fort exposée, en traversant l'article à pleine lame, à diviser et à échancrer la base du lambeau. On conseille, pour éviter cet inconvénient, de retirer le bistouri après la première incision, de prolonger de 10 à 12 millimètres l'incision de la peau vers le poignet, sur la face dorsale et sur la face palmaire, et de diviser l'article avec la pointe plutôt qu'avec le tranchant du bistouri.

Quelques uns ont voulu renverser les temps de l'opération, tailler d'abord le lambeau externe en traversant les parties molles à sa base, d'un coup de pointe, et divisant l'article de dehors en dedans; modification malheureuse qui expose à pénétrer entre les deux rangées du carpe. On pourrait tout au plus y recourir pour amputer le pouce du côté droit; alors, en effet, pour le procédé ordinaire, il faut placer la main en supination, à moins qu'on ne soit ambidextre ; et l'opération est moins facile, parce que l'on suit moins bien la marche du bistouri à travers une grande épaisseur de chairs. Dans tous les cas, il faut se rappeler la direction de l'articulation, et, si l'on craint de se perdre, la chercher d'avant en arrière, en sciant avec le bistouri le long de l'os métacarpien.

L'opération terminée, on n'a que l'artère radiale à lier, vers l'extrémité supérieure du second métacarpien. Encore on peut éviter de la blesser en rasant exactement avec le bistouri l'extrémité du premier os du métacarpe, et s'éloignant avec soin du second. Alors il n'y a de lésées que de petites branches de l'artère dorsale du pouce, qui, le plus souvent, n'ont pas besoin de ligature. On réunit avec les bandelettes agglutinatives.

Procédé de M. Velpeau. — On pratique à la face dorsale une incision qui s'étend de l'apophyse styloïde du radius à la commissure du pouce et de l'index, en divisant la peau, le tendon du long extenseur et une partie du premier muscle inter-osseux, et qui met l'articulation à découvert. Un aide écarte les lèvres de cette incision ; l'opérateur divise la capsule articulaire, luxe l'os métacarpien, et l'enlève, en conservant autant de chairs qu'il en faut pour fermer immédiatement la plaie. C'est une sorte de lambeau à base palmaire.

MÉTHODE OVALAIRE. *Procédé de M. Scoutetten.* — Si l'on a affaire à la main gauche, la main étant d'abord mise en supination, on pratique une incision longitudinale qui, commençant à 2 millimètres au-dessus de l'articulation du trapèze, vient aboutir à la commissure digitale au côté interne de la première phalange du pouce, et divise toutes les parties molles jusqu'à l'os. Puis on retourne la main en pronation, et, reprenant la première incision, on la ramène sur la face dorsale, en suivant exactement la direction de la rainure supérieure de la face palmaire jusqu'au point où elle a commencé, de manière à former par la réunion de ses branches un angle d'environ 30°. On divise ensuite les muscles adhérents à l'os, savoir, dans toute l'étendue de l'os pour sa face dorsale, mais dans la moitié supérieure seulement à sa face palmaire. On attaque alors l'articulation par sa face dorsale : quand on l'a complétement traversée, on luxe l'os métacarpien en dehors, et, rasant avec le bistouri sa face interne, on achève de le détacher des chairs.

Pour le pouce du côté droit, la première incision doit être faite sur le côté radial.

Procédé de l'auteur. — Le procédé qu'on vient de lire ne met pas suffisamment à nu l'article pour le détruire promptement et facilement ; et quand l'opération est faite, la perte de substance du sommet du V laisse saillir à travers la plaie l'os trapèze. Je commence par une incision verticale qui remonte à 12 millimètres au-dessus de l'orteil et descend à 3 centimètres au-dessous ; l'incision ovalaire vient tomber sur le tiers inférieur de celle-ci.

Appréciation. — Le plus facile de ces procédés est sans contredit le procédé ordinaire ; mais la méthode ovalaire donne de bien plus beaux résultats, et doit être préférée comme méthode générale. Le procédé de M. Velpeau, plus difficile que les procédés ovalaires, puisqu'il n'y a qu'une incision, ne saurait donner de résultat meilleur, et ne convient que dans des cas exceptionnels.

5° *Désarticulation de l'os métacarpien du petit doigt.*

Anatomie. — Cette articulation est une simple arthrodie, continue d'ailleurs avec l'articulation du quatrième os métacarpien avec le carpe, et des deux derniers métacarpiens entre eux. Il en résulte qu'elle n'a de ligaments propres qu'en devant, en arrière et en dedans. En dehors, le ligament inter-osseux appartient à la jonction des deux métacarpiens, et il est détruit par la simple introduction du bistouri entre ces deux os.

La surface de l'os crochu qui reçoit le cinquième métacarpien est concave d'arrière en avant, et aussi un peu de dedans en dehors. On ne peut donc traverser l'article à pleine lame; mais on y pénètre très bien à moitié de dedans en dehors, en suivant la direction d'une ligne qui aboutirait à la partie moyenne du second os du métacarpe.

MÉTHODE A LAMBEAU. *Procédé de M. Lisfranc.* — La main étant mise en pronation, on commence par s'assurer de la position de l'article; il suffit pour cela de remonter le long du bord interne de l'os métacarpien avec le doigt indicateur, jusqu'à ce qu'on rencontre une éminence qui se prolonge en saillie à la face palmaire; c'est l'apophyse unciforme de l'os crochu : immédiatement au-dessous on trouve l'article. On peut sentir aussi l'interligne articulaire à la face dorsale, et on achève de s'en assurer en faisant exécuter à l'os quelques mouvements.

Alors, 1° l'opérateur saisissant et écartant avec la main gauche le plus de chairs qu'il est possible, enfonce perpendiculairement, de la face dorsale à la face palmaire, un bistouri bien aigu à travers la peau et les muscles, vis-à-vis le côté interne de l'articulation, rase l'os de haut en bas avec le tranchant du bistouri, et taille ainsi un lambeau semi-elliptique qu'il termine un peu au-delà de la tête de la phalange.

2° Un aide relève ce lambeau; le chirurgien dissèque la peau de la face dorsale de l'os, sans y comprendre le tendon extenseur; puis, saisissant à la fois cette peau et les chairs de l'éminence hypothénar, et les ramenant en dehors, il enfonce son bistouri toujours d'arrière en avant et un peu de dehors en dedans, de manière à raser la face externe de l'os sans intéresser les téguments d'aucun côté, et incise à plein tranchant, de haut en bas, tout ce qu'il rencontre jusqu'à la commissure digitale.

3° Il porte ensuite le tranchant de la lame au côté interne de l'article, y pénètre à moitié en suivant la ligne indiquée, en ressort pour inciser avec la pointe le ligament dorsal; puis, pour couper le ligament des deux métacarpiens, enfonce obliquement la pointe du bistouri entre les deux os, le tranchant tourné vers le poignet, et faisant pénétrer la lame par un mouvement d'élévation du manche; alors l'article est ouvert par trois côtés; il ne reste qu'à écarter les os, pour achever avec la pointe du bistouri la section des muscles et des ligaments palmaires.

On a proposé de commencer l'opération par le second temps, en incisant à pleine lame l'espace inter-osseux, depuis la commissure digitale jusqu'à l'os unciforme; on divise du même coup le ligament inter-osseux. On peut ensuite, ou détruire l'articulation, ou préalablement former le lambeau interne.

MÉTHODE OVALAIRE. *Procédé de M. Scoutetten.*—Si l'on opère sur le membre gauche, la main étant fortement tournée en pronation, on commence à 2 millimètres au-dessus de l'articulation une incision qui se dirige en droite ligne vers le bord interne de la première phalange, jusqu'à l'extrémité interne de la rainure digito-palmaire, et contourne la base du doigt en suivant exactement cette rainure. Abandonnant cette première incision, l'opérateur saisit le petit doigt, porte la lame du bistouri entre lui et le doigt annulaire, achève de contourner la base du doigt, remonte sur la face dorsale du métacarpe, et vient rejoindre à angle très aigu le commencement de la première incision : puis il isole l'os des chairs, et détruit les ligaments articulaires avec le tranchant ou la pointe du bistouri, de la façon qui a été indiquée.

Pour la main droite, on fait l'excision externe la première : c'est tout ce qui est changé au manuel opératoire.

Ce procédé mérite les mêmes reproches que celui de la désarticulation du pouce; je l'ai modifié de la même manière.

L'opération est moins facile par cette méthode que par la première; mais le résultat en est un peu plus avantageux, en ce qu'on n'a qu'une cicatrice linéaire.

6° *Désarticulation carpo-métacarpienne du doigt indicateur, du médius et de l'annulaire.*

Ces opérations se font rarement pour n'enlever qu'un seul doigt; il conviendrait dans ce cas d'étudier spécialement sur le squelette la direction de l'articulation à détruire. Les moyens d'union sont toujours les ligaments dorsaux et palmaires, et de chaque côté les ligaments inter-osseux qui tiennent unis les os métacarpiens.

On a proposé d'inciser à plein tranchant l'espace inter-osseux d'un côté de l'os, depuis la commissure digitale, de prolonger de 12 millimètres en avant et en arrière la plaie des téguments, de détruire les ligaments, et, quand l'os serait désarticulé, de ramener le bistouri en rasant l'autre côté de l'os jusqu'à l'autre commissure digitale. Le métacarpe serait ainsi divisé dans toute sa longueur et son épaisseur à la fois, par une perte de substance en forme de V.

Nous préférons de beaucoup la méthode ovalaire, appliquée ici par Langenbeck. Une incision qui part de quelques millimètres au-delà de l'articulation, en arrière, vient tomber obliquement, en suivant la face dorsale de la main, sur l'une des commissures du doigt malade, contourne la base de ce doigt en suivant exactement la rainure palmaire, divise l'autre commissure, et revient aboutir au point d'où elle est partie. Il reste à diviser les ligaments dorsaux avec la pointe du bistouri, les ligaments inter-osseux de la manière qui a été décrite, et les ligaments palmaires en entr'ouvrant et en luxant l'articulation. Il n'y a ainsi qu'une plaie linéaire à la face dorsale.

Ce procédé doit encore être modifié comme ceux des désarticulations du pouce et du petit doigt.

7° *Désarticulation carpo-métacarpienne des quatre derniers doitgs ensemble.*

Anatomie. — Nous avons dit que ces articulations n'avaient que des ligaments dorsaux et plantaires, à l'exception du ligament interne du cinquième métacarpien et du ligament externe du second. La seule chose importante est donc de savoir distinguer les côtés interne et externe de l'article, et la direction des surfaces articulaires.

Or nous avons dit comment on trouvait l'articulation du petit doigt. Pour avoir celle de l'index, il suffit de chercher à la face dorsale le point où les deux premiers métacarpiens se rapprochent : la direction générale de l'articulation est à très peu près transversale. Le deuxième métacarpien s'articule à la fois avec le trapèze, le trapézoïde et le grand os ; l'interligne figure un zigzag composé d'un angle droit saillant en haut, d'un angle droit saillant en bas, et d'un second angle droit saillant en haut. Le troisième métacarpien s'articule transversalement avec le grand os, le quatrième presque transversalement avec l'os crochu; enfin l'articulation du cinquième est un peu oblique en haut suivant la ligne déjà indiquée. Les synoviales des deux premières articulations communiquent avec celle du carpe, ce qui fait craindre que l'inflammation ne s'y étende après l'opération.

Procédé opératoire. — La main est tournée en pronation; le chirurgien l'embrasse de sa main gauche, appuyant avec le pouce et l'index sur les deux côtés de l'article. On fait à la face dorsale un lambeau semi-lunaire, aboutissant à ces deux côtés. Une autre incision à plein tranchant divise dans toute sa longueur l'espace qui est entre l'indicateur et le pouce, et aboutit au côté externe de la première. Avec la pointe du bistouri on divise alors tous les ligaments dorsaux, en suivant une direction transversale, sauf le zigzag du deuxième métacarpien, et en se rappelant cette règle générale, de ne pas chercher à pénétrer dans l'articulation. Tous ces ligaments divisés, et avec eux les ligaments interne et externe, on abaisse le métacarpe pour luxer les os; on achève de couper les brides fibreuses qui retiennent l'article, puis les ligaments palmaires, et enfin, glissant le couteau sous la face palmaire des os, on taille un lambeau d'étendue convenable.

On aurait à la fois une opération plus simple et un résultat plus avantageux, en divisant les téguments par une incision circulaire qui, du bord interne du métacarpe, viendrait se rendre à la commissure de l'index et du pouce.

Il serait facile d'enlever en même temps le pouce, ou au contraire de ménager l'indicateur (A. Cooper), ou le petit doigt (Larrey), en appliquant les règles indiquées.

Ces doigts, même isolés, sont d'une ressource singulièrement précieuse pour l'opéré.

8° *Amputation dans l'articulation radio-carpienne.*

Anatomie. — Le scaphoïde, le semi-lunaire, le pyramidal, forment une éminence convexe en tous sens, mais surtout dans le sens de sa largeur, et presque entièrement reçue dans la concavité du radius; le cubitus ne participant à cette articulation que par l'intermédiaire d'un fibro-cartilage, et dans une étendue de 9 millimètres. Il est facile de trouver les apophyses styloïdes de ces deux os, au-dessous desquelles commence l'article; mais il est moins aisé de juger de sa direction. Si l'on met la main dans l'extension directe et qu'on lui fasse exécuter des mouvements de flexion en avant, ces mouvements se passeront dans l'article médio-carpien, et c'est là que tombera le couteau.

Voici quelques données pour éviter cette erreur.

1° Il faut fléchir fortement la main en arrière : le sommet de l'angle qu'elle forme avec l'avant-bras indiquera l'article radio-carpien.

2° On peut encore sentir en avant la saillie transversale du radius; l'article est à 2 millimètres au-dessous, à 12 millimètres environ au-dessus du pli cutané qui sépare la paume de la main de l'avant-bras.

3° Quand on a bien déterminé le sommet des apophyses styloïdes, si l'on tire entre elles une ligne transversale, le milieu de l'article sera à 5 millimètres au-dessus de cette ligne fictive.

4° Enfin l'apophyse styloïde du radius étant seule reconnue, on saura que l'apophyse styloïde du cubitus descend 4 millimètres moins bas, et le milieu de l'articulation se trouve à 8 ou 9 millimètres plus haut qu'elle. Ces faits anatomiques m'appartiennent. On trouvera des données plus précises encore sur cette articulation, mais sous un autre point de vue, dans mon *Mémoire sur les luxations du poignet.*

On emploie la méthode circulaire ou la méthode à deux lambeaux.

MÉTHODE CIRCULAIRE. — Un aide retirant fortement la peau en arrière, on fait une incision circulaire qui rase la racine des éminences thénar et hypothénar, et ne comprend que les téguments. On dissèque et on relève la peau; au niveau de l'articulation, on fait une seconde section qui divise les tendons; et on pénètre dans l'article soit d'avant en arrière, soit d'arrière en avant, ou d'un côté à l'autre à volonté.

M. Velpeau conseille de porter la main dans la flexion en avant pour inciser la peau en arrière; dans la flexion en arrière pour inciser la peau en avant, etc. Ces précautions tendent mieux les téguments à la vérité, mais aussi elles font qu'on en conserve moins, à cause de la rétraction qui est plus forte, et de la tension même de la peau qui ne permet pas à l'aide de la retirer suffisamment en haut. Il semble donc qu'on devrait suivre des préceptes tout contraires ; mais ceux-là mêmes seront inutiles si l'on suit la ligne que nous avons tracée ; et enfin, si l'aide a suffisamment retiré la peau en arrière, l'incision laissera en avant le pisiforme, qui, sans cela, embarrasse souvent l'opérateur.

MÉTHODE A DEUX LAMBEAUX. *Procédé ancien.* — La main en pronation, on commence par faire un lambeau dorsal à l'aide d'une incision semi-lunaire. On dissèque et on fait relever ce lambeau ; on pénètre dans l'articulation en divisant successivement les ligaments dorsaux et latéraux ; on luxe ; on coupe les ligaments palmaires, et, glissant le couteau à plat sous les os du carpe, on taille un lambeau antérieur d'étendue convenable, en ayant soin de relever la lame du côté du pisiforme pour ne pas le comprendre dans le lambeau.

Procédé de M. Lisfranc. — 1° Il embrasse la main à l'ordinaire, la met dans une pronation moyenne, et, s'armant d'un couteau étroit à double tranchant, il en plonge la pointe à plat dans les parties molles, et lui fait traverser tout l'espace compris en avant entre l'apophyse styloïde du cubitus et celle du radius ; ensuite il taille son lambeau antérieur.

2° Il met la main en pronation forcée, et taille un lambeau dorsal semi-lunaire, qu'il dissèque et fait relever par un aide.

3° Enfin il remet la main en pronation moyenne ; et, pénétrant à plein tranchant sous l'apophyse styloïde du radius, d'un seul coup de couteau dirigé en demi-cercle, selon la direction de l'articulation, il coupe tous les ligaments et sépare le poignet de l'avant-bras.

Ce procédé est plus brillant de beaucoup ; il est aussi facile, et il donne le même résultat que le précédent. Mais les résultats de la méthode circulaire sont réellement plus avantageux et doivent la faire préférer.

9° *Amputation dans l'articulation du coude.*

Anatomie. — Il n'est pas aussi facile qu'on le croirait au premier abord de reconnaître les deux côtés de cette articulation. Les deux saillies formées par l'épicondyle et l'épitrochlée, qu'on sent d'abord sous la peau, se trouvent à très peu près sur le même plan horizontal, l'axe de l'humérus formant la perpendiculaire ; mais l'interligne articulaire n'a pas la même direction à beaucoup près. Sur un adulte bien constitué, je trouve que le bord interne de la poulie humérale est à 18 millimètres au-dessous du point le plus inférieur de l'épitrochlée ; tandis que le bord externe de la jointure radio-humérale n'est éloigné que de 7 millimètres du point le plus inférieur de l'épicondyle. Il résulte de là deux choses, premièrement, que l'interligne articulaire est fortement oblique de dehors en dedans et de haut en bas; deuxièmement, qu'il se trouve beaucoup au-dessous des tubérosités humérales. Si donc en taillant un lambeau antérieur, on fait remonter sa base jusqu'au niveau de ces deux tubérosités, presque toujours il sera trop court pour recouvrir l'os, qui fera une forte saillie, surtout en dedans et en bas : c'est ce qui est arrivé plusieurs fois à Dupuytren, qui enfonçait le couteau transversalement au côté interne et antérieur de l'épitrochlée pour aller sortir sur le bord antérieur de l'épicondyle. Il faut au contraire plonger le couteau obliquement à 25 millimètres, terme moyen, au-dessous de la saillie moyenne de l'épitrochlée, pour le faire ressortir à 12 millimètres environ au-dessous de la saillie de l'épicondyle. Mais le côté externe de l'interligne articulaire est plus facile à reconnaître encore par la proéminence de la tête radiale, laissant entre elle et le condyle huméral un léger angle rentrant sensible à l'extérieur.

Du reste l'articulation du radius avec l'humérus, en dehors, est à très peu près transversale et sans aspérités; celle du cubitus au contraire, fort inégale, et descendant obliquement en dedans, comme il a été dit, offre en avant la saillie anguleuse du bec coronoïde, en dedans une autre saillie osseuse appartenant également au cubitus, en arrière l'apophyse olécrâne. D'où il résulte qu'on peut entrer à pleine lame dans l'articulation par le côté externe, tandis que par l'autre cela est complétement impossible.

On emploie la méthode à un lambeau et la méthode circulaire.

Méthode a un lambeau. — 1° L'avant-bras étant au tiers fléchi, et d'ailleurs en supination complète, l'opérateur, placé en dedans, marque avec la main gauche les côtés de l'articulation, en même temps qu'il soulève le plus de chairs qu'il peut à la face antérieure. Alors, armé d'un couteau à deux tranchants, il l'enfonce transversalement au côté interne de l'articulation en suivant les indications que nous avons établies, pour aller sortir au côté externe; et dirigeant le tranchant en bas et rasant la face antérieure des os, il taille un lambeau antérieur d'environ 8 centimètres, qu'il fait aussitôt relever par un aide.

2° Il revient à la base du lambeau, et divise par une incision transversale qui comprend la demi-circonférence du membre tout ce qui reste de téguments à la partie postérieure.

3° Alors il pénètre à pleine lame dans l'article, entre le radius et l'humérus; arrivé au cubitus, il retire le couteau, divise tous les ligaments huméro-cubitaux avec la pointe, luxe l'articulation, de manière à y faire passer une scie, et scie d'avant en arrière l'apophyse olécrâne qui reste fixée au tendon du triceps.

Quand on a quelque habitude, en même temps qu'on fait l'incision des téguments en arrière, on entre à pleine lame entre le radius et l'humérus.

Quelques uns préfèrent enlever l'olécrâne; en conséquence, l'articulation étant luxée, on porte la pointe du couteau en arrière pour diviser les ligaments latéraux de cette apophyse; elle ne tient plus alors que par le tendon du triceps qu'on finit par couper en travers. Dupuytren suivait ces deux procédés indifféremment, sans voir de motifs réels de préférence pour l'un ou pour l'autre.

MÉTHODE CIRCULAIRE. *Procédé de M. Cornuau.* — L'opérateur se place en dehors du membre, et fait une incision circulaire bornée aux téguments à trois travers de doigt de l'articulation. La peau est relevée par un aide; une seconde incision coupe les muscles jusqu'aux os : c'est là le premier temps; 2° on porte le couteau à la partie antérieure de l'articulation, et l'on coupe successivement les tendons des muscles biceps et brachial antérieur, les ligaments antérieur et latéraux; 3° enfin on luxe l'articulation par un mouvement de traction en bas de l'avant-bras; et le couteau, glissant à la partie postérieure de l'olécrâne, achève promptement la désarticulation en coupant le tendon du triceps.

M. Velpeau, après avoir divisé la peau, la dissèque jusqu'au niveau de l'article; là seulement il divise les muscles, tout en procédant à la désarticulation. Cette modification a ce double avantage de n'avoir qu'un lambeau peu épais et sans muscles, ce qui favorise la réunion immédiate, et de n'avoir à lier que l'artère humérale, tandis qu'avec le lambeau musculaire on divise l'artère après sa bifurcation. Elle me paraît donc préférable.

10° *Amputation dans l'articulation scapulo-humérale.*

Anatomie. — La surface articulaire de l'humérus représente à peu près une demi-sphère dont la cavité glénoïde reçoit à peine le tiers ; le reste est contenu par la capsule articulaire extrêmement lâche. Les surfaces osseuses sont maintenues en contact principalement par les muscles deltoïde, sus et sous-épineux, petit rond et sous-scapulaire, et en outre par un tissu lamelleux et fibreux qui attache la tête de l'humérus à l'acromion. Au-dessus de l'articulation proprement dite s'étend une voûte osséo-fibreuse, formée par l'acromion, l'apophyse coracoïde et le ligament qui les unit, qui s'élève à 7 millimètres au-dessus de la tête de l'humérus, fait au-devant de la cavité glénoïde une saillie de 3 centimètres, et descend sur les côtés, un peu plus en arrière qu'en avant, de manière à avoir environ 27 millimètres de hauteur. On peut chercher des indications plus précises dans mon mémoire sur les luxations scapulo-humérales, inséré dans le *Journal des Progrès*, année 1830.

Il suit de ces considérations que la saillie de cette voûte fait le principal obstacle à la désarticulation ; que le second obstacle vient des muscles et du tissu fibreux qui retiennent au-dessous la tête humérale.

On a proposé ici la méthode à un lambeau, à deux lambeaux, la méthode ovalaire et la méthode circulaire : les procédés ont été multipliés outre mesure. Nous donnerons dans chaque méthode ceux qui ont obtenu le plus de suffrages.

MÉTHODE A UN LAMBEAU. *Procédé de Dupuytren.* — Le bras étant écarté du tronc, on saisit de la main gauche toute la longueur et toute l'épaisseur du deltoïde ; de l'autre main, armée d'un couteau à double tranchant, on traverse le muscle à sa base, immédiatement au-dessous de l'acromion, et en rasant la face externe de l'humérus, on taille un lambeau externe et supérieur d'une étendue convenable. On le fait relever par un aide ; et rapprochant le bras du tronc, on amène en dehors les tendons qui se fixent à la tête humérale. On les coupe, en commençant par ceux de la partie postérieure, plus aisés à diviser à cause de l'intervalle plus grand entre l'acromion et la tête humérale qu'entre celle-ci et l'apophyse coracoïde ; et en terminant par les tendons antérieurs. A une main exercée il suffit d'une incision en demi-cercle pratiquée sur le col anatomique de l'humérus, avec le tranchant bien perpendiculaire et suffisamment appuyé. Le tissu fibreux qui l'unit à l'acromion est également divisé ; alors l'opérateur, embrassant le bras de la main gauche, luxe la tête de l'os en dehors, fait passer le couteau en dedans et détache les chairs qui le recouvrent, et dans lesquelles les nerfs et les vaisseaux se trouvent compris. A ce moment, l'aide, qui relève déjà le lambeau externe, pince ces chairs entre le pouce de la main droite appuyé sur leur surface saignante, et les quatre autres doigts placés sous l'aisselle, de manière à comprimer l'artère ; et l'opérateur, assuré contre l'hémorrhagie, achève de les diviser au niveau de l'attache inférieure des muscles grand pectoral et grand dorsal à l'humérus.

On rabat le lambeau sur la plaie, et on réunit par première intention. On arrive ainsi au même résultat qu'obtenaient Ravaton et Lafaye, par un procédé plus compliqué ; on peut même, en dirigeant le tranchant du couteau en dedans, ouvrir du premier coup la capsule articulaire.

MÉTHODE A DEUX LAMBEAUX. *Procédé de M. Lisfranc.* — Ajoutez aux données anatomiques déjà établies qu'il y a entre l'acromion et l'apophyse coracoïde un espace triangulaire borné en arrière par la clavicule, et où la voûte de l'articulation est simplement fibreuse.

Si donc on veut amputer le bras gauche, on le relève en dehors, presque à angle droit ; le chirurgien se place derrière le malade et embrasse le moignon de l'épaule avec la main gauche ; savoir, le pouce appliqué sur la face postérieure de l'humérus, les doigts indicateur et médius placés sur le triangle indiqué. Alors, 1° l'opérateur, armé d'un couteau à deux tranchants et long de 22 centimètres, le plonge parallèlement à l'humérus, au côté externe du bord postérieur de l'aisselle, au-devant des tendons des muscles grand dorsal et grand rond ; la lame étant disposée de manière que son plat forme avec l'axe de l'épaule un angle de 35°, et que le tranchant supérieur soit un peu porté en avant. Le couteau longe la face postérieure et externe de l'humérus, et arrive sous l'acromion ; là, on lui fait exécuter un mouvement de bascule tel que la pointe s'abaisse, et que le manche se relève et s'écarte du bras de 6 à 8 centimètres, jusqu'à ce qu'il forme avec l'axe de l'articulation un angle de 30 à 35°. Alors le chirurgien presse directement sur la pointe, qui, traversant l'article, va sortir au-devant de la clavicule, au côté interne de l'acromion, dans le triangle indiqué. Puis, tandis que le manche reste à peu près immobile, on fait marcher le bout de la lame de dedans en dehors et un peu de bas en haut, en contournant la tête de l'os; une fois dégagé d'entre elle et l'acromion, le couteau descend à pleine lame sur le côté externe du bras, et taille un lambeau postérieur d'environ 8 centimètres, qu'un aide s'empresse de relever.

2° L'opérateur tenant la main basse, et incisant du talon à la pointe du couteau, le glisse d'arrière en avant au côté interne de la tête humérale, abaisse le manche jusqu'à ce qu'il devienne perpendiculaire à l'horizon, longe le côté interne de l'os, fait comprimer l'artère par un aide, et achève le lambeau antérieur.

Quand on ampute le bras droit, on peut exécuter le premier temps de deux manières, en se servant toujours de la main droite : ou bien on enfonce le couteau dans le triangle indiqué, pour faire sortir la pointe en avant du bord postérieur de l'aisselle; ou bien l'opérateur se place d'abord derrière le malade pour faire le premier lambeau, puis il se reporte rapidement sur le côté pour terminer le lambeau antérieur.

Rien de si rapide que cette opération. Dans le premier temps, on divise à la fois les tendons des muscles grand dorsal, grand et petit ronds, sus et sous-épineux, etc.; une portion du deltoïde, la moitié de la capsule articulaire, le tissu fibreux sous-acromien, en un mot presque toutes les attaches de l'humérus : aussi la tête humérale s'éloigne-t-elle à l'instant de la cavité glénoïde; et le second temps des autres procédés, qui consiste à détruire l'article, est ici confondu avec le premier. Aucun autre procédé à deux lambeaux n'offre de tels avantages.

Quand le sujet n'a pas quinze ans, le sommet de l'acromion étant cartilagineux, M. Lisfranc propose un procédé particulier, également à deux lambeaux, et dans lequel le couteau emporterait l'extrémité de ce cartilage. Nous croyons que, dès qu'on aura choisi la méthode à deux lambeaux, le procédé ci-dessus décrit méritera toujours la préférence sur tout autre, et qu'il y a moins d'avantage que d'inconvénient à enlever une portion de l'acromion, ce qui diminuerait encore la saillie de l'épaule de ce côté, et ajouterait à la difformité.

MÉTHODE OVALAIRE. *Procédé de M. Larrey.* — Il commence par

une incision qui, partant du bord de l'acromion, et descendant à 3 centimètres au-dessous du niveau du col de l'humérus, outre les téguments, divise le deltoïde jusqu'à l'os en deux portions égales. Un aide retire la peau du bras vers l'épaule; l'opérateur fait ensuite deux incisions obliques qui partent de la première à 3 centimètres au-dessous de l'acromion; la première aboutissant au bord antérieur de l'aisselle, la seconde au bord postérieur, et toutes deux prolongées de manière que les tendons du grand pectoral et du grand dorsal soient coupés très près de leur insertion humérale. On divise les adhérences celluleuses qui retiennent ces deux lambeaux à l'os, et on les fait relever par un aide, qui applique en même temps l'extrémité de deux doigts sur l'artère circonflexe interne et sur l'externe, pour obvier à toute hémorrhagie. L'article est mis à nu; un coup de couteau porté sur la demi-circonférence supérieure de la tête humérale divise la capsule et les tendons; on luxe cette tête en dehors; on passe le couteau en dedans de l'humérus qu'on isole des chairs; et l'aide comprimant l'artère axillaire de la manière qui a été décrite, on termine l'opération en coupant transversalement la peau et les chairs restantes, au niveau des extrémités inférieures des deux incisions obliques.

Les artères liées, on rapproche les chairs; alors il n'y a pas à vrai dire de lambeaux; il ne reste qu'une seule plaie rectiligne comme après toutes les amputations ovalaires.

M. Larrey commence par l'incision oblique antérieure, parce que l'artère circonflexe de ce côté est moins volumineuse que l'autre; il laisse d'ailleurs ceci au choix de l'opérateur.

Le chirurgien étant obligé d'être en dehors du membre, il est difficile de faire les deux incisions obliques avec la main droite. M. Larrey change le couteau de main; mais il indique lui-même qu'on peut faire ces incisions de dedans en dehors, en traversant les chairs avec la pointe du bistouri, et se servant ainsi toujours de la main droite. On pourrait d'ailleurs encore faire l'incision du côté gauche de bas en haut, et celle du côté droit de haut en bas.

Ce procédé semble un peu long dans la description; il est rapide sur le cadavre. Nul autre, dans cette méthode, ne donne d'aussi bons résultats, et nous le préférons de beaucoup aux incisions ovalaires de Guthrie, de Dupuytren, etc., qui portent le sommet du V immédiatement sous l'acromion; il est à craindre alors, comme nous l'avons vu arriver, que les muscles et la peau des deux côtés de la plaie, se rétractant outre mesure, ne laissent exposée à l'air la cavité glénoïde, ce qui retarde beaucoup la cicatrisation.

MÉTHODE CIRCULAIRE. — Le procédé de Ledran, mal compris par la plupart des auteurs, donnait le résultat d'une amputation circulaire. Garengeot indiqua l'incision tout autour du membre; Alanson la proposa de nouveau, et plus récemment M. Graefe en Allemagne, Sanson et M. Cornuau en France, ont rappelé l'attention sur cette méthode qu'ils croyaient nouvelle. Le procédé d'Alanson étant le plus complet et comprenant à peu près tous les autres, c'est celui-là que nous décrirons.

Procédé d'Alanson.—On pratique, à quatre travers de doigt, au-dessous de l'acromion, une incision circulaire qui n'intéresse que les téguments. Un aide retire la peau; on divise alors obliquement de bas en haut le deltoïde, de manière à parvenir à l'articulation, et d'un autre coup de couteau on coupe le tendon du biceps et la partie supérieure de la capsule; on luxe la tête de l'humérus, on passe le couteau en dedans de l'os qu'on détache des chairs; et faisant comprimer l'artère par un aide, on divise les chairs restantes au niveau de celles du côté opposé.

Alanson ne connaissait pas cette manière de comprimer l'artère; il remplaça les doigts de l'aide par une ligature en masse qu'il ôta après avoir placé une ligature ordinaire; il réunit la plaie en travers; le malade guérit très bien. Mais l'opérateur ne cache pas la difficulté qu'il éprouva à désarticuler la tête humérale; il conseille même, pour surmonter cette difficulté, de faire une incision qui rémonterait directement jusqu'à l'acromion, ce qui rapprocherait son procédé de celui de M. Larrey.

Sanson faisait son incision à un travers de doigt de l'acromion, et réunissait la plaie d'avant en arrière; c'est en résultat le procédé de M. Larrey sans l'incision supérieure, mais avec plus de difficultés dans l'exécution.

Appréciation. — En résumé, le procédé de M. Lisfranc est le plus facile, le plus rapide, le plus brillant; les procédés d'Alanson et de Sanson donnent le plus beau résultat, mais aux dépens de la facilité de l'opération; le procédé de M. Larrey réunit autant que possible les deux avantages, et mérite en général la préférence. Quant à la méthode à un lambeau, elle doit être réservée pour les cas d'exception, où il ne reste de peau que d'un côté ; on peut même, au besoin, prendre alors son lambeau en avant, en bas ou en arrière ; c'est la nécessité qui fait loi.

§ III. AMPUTATION DANS LA CONTIGUÏTÉ DES MEMBRES INFÉRIEURS.

1° *Amputation des phalanges d'orteils.*

La phalangette du gros orteil s'enlève comme la phalangette du pouce ; l'articulation est la même, à part la largeur des surfaces, et elle a les mêmes rapports avec le pli de la peau qui se voit à sa face plantaire.

On peut de même désarticuler les phalanges des autres orteils, en suivant à peu près les mêmes règles que pour les phalanges des doigts.

2° *Amputation d'un seul orteil.*

Les articulations des orteils avec les os du métatarse sont de même nature que celles des doigts avec les métacarpiens ; notons seulement qu'il y a d'ordinaire trois os sésamoïdes pour le gros orteil, deux inférieurs et un interne, et quelquefois un autre pour le second, et un pour le cinquième orteil.

Les procédés sont d'ailleurs les mêmes qu'à la main, et la méthode ovalaire l'emporte surtout ici. L'amputation du premier orteil a seule donné lieu a quelques discussions.

Après cette désarticulation, la tête du premier os métacarpien fait une saillie considérable, difficile à recouvrir, qui frotte douloureusement contre les chaussures, et laisse une difformité désagréable à la vue : aussi la plupart des chirurgiens, depuis Ledran, préfèrent amputer le premier métatarsien dans sa continuité. M. Blandin a objecté que cette tête de l'os servait de point d'appui essentiel au pied pour la station, et que son ablation avait pour effet inévitable de renverser le pied en dedans. Si le fait était constant, sans aucun doute la désarticulation du gros orteil serait préférable : mais Dupuytren, qui a vu et fait plusieurs de ces amputations de l'os du métatarse, n'a jamais vu ce renversement du pied. On voit donc qu'il y a des raisons pour et contre ; mais la raison décisive est que la désarticulation est moins grave que la section du métatarsien, et doit être conséquemment préférée.

3° *Amputation des cinq orteils ensemble.*

Anatomie. — La nature de ces articulations, ainsi que leurs os sésamoïdes, ont été indiqués à l'article précédent. Il est seulement nécessaire d'ajouter que le second os métatarsien dépasse de près d'un millimètre le premier, qui est situé à peu près sur le même plan que le troisième. Le quatrième est à un millimètre en arrière de celui-ci; le cinquième est plus reculé encore; en sorte qu'une ligne transversale, partant de son articulation, tomberait sur l'origine de la partie articulaire du premier. Il y a quelques variétés: quelquefois le deuxième et le troisième de ces os sont plus longs, ce qu'on reconnaît au prolongement de la face dorsale du pied sur les orteils correspondants plus loin qu'à l'ordinaire; quelquefois le quatrième os est à 2 ou 4 millimètres plus en arrière.

MÉTHODE A LAMBEAUX. *Procédé de M. Lisfranc.* — C'est le même que nous avons décrit pour l'amputation des doigts. Si donc on opère sur le pied gauche, le pied bien tendu par un aide, l'opérateur embrassant les orteils de sa main gauche, le pouce appliqué sur la face interne de l'articulation du gros orteil, l'indicateur sur l'extrémité antérieure du cinquième métatarsien : 1° la main droite armée d'un couteau étroit pratique une incision demi-circulaire, qui, partant du côté interne de la tête du premier métatarsien, longe les points où les orteils se détachent du pied, et aboutit au côté externe du cinquième os du métatarse. On dissèque le lambeau.

2° On promène de dedans en dehors la pointe du couteau sur les articles qu'on ne fait qu'entr'ouvrir; puis on revient couper successivement les ligaments latéraux.

3° On glisse le couteau sous la face inférieure des phalanges du gros et du petit orteil, et successivement sous toutes les phalanges à la fois; on fait relever la plante du pied en dedans, de manière à l'avoir sous les yeux; la main gauche embrassant les orteils et les relevant vers le dos du pied, sans bouger le talon du couteau, on fait marcher sa pointe et son tranchant de dedans en dehors, suivant la rainure qui termine en avant la face plantaire; l'aide soutient les orteils à mesure qu'ils sont détachés et que le chirurgien fait fuir sa main vers le côté externe de leur articulation.

S'il s'agit du pied droit, on commence l'opération par le côté externe, et l'on suit en ce sens les préceptes indiqués. Les artères liées, la plaie réunie, on place la jambe demi-fléchie sur son côté externe; ainsi le pus s'écoulera très facilement.

MÉTHODE CIRCULAIRE. — Les règles du procédé opératoire sont absolument les mêmes qu'à la main.

Ces procédés peuvent aussi servir à l'ablation de deux ou de trois orteils, en suivant les précautions indiquées pour l'amputation des doigts.

D'ailleurs les têtes des os métacarpiens ne s'ossifient pas avant celles des os du métacarpe; on peut tirer profit de cette remarque au pied comme à la main.

4° *Amputation du premier os du métatarse.*

Anatomie. — Cet os, extrêmement renflé à ses deux extrémités, offre à son extrémité postérieure une surface articulaire très étendue de haut en bas, légèrement concave et articulée uniquement avec le grand cunéiforme. Cette articulation est maintenue par quatre ligaments, un interne, un dorsal, un plantaire, et un inter-osseux entre les deux métatarsiens. Quant aux données pour la découvrir, nous renverrons à l'article de l'amputation complète du métatarse.

MÉTHODE OVALAIRE. *Procédé de M. Scoutetten.* — Si l'on opère sur le pied gauche, le chirurgien, après avoir reconnu l'articulation, y place l'extrémité du doigt indicateur gauche : les autres doigts de la même main, le pouce excepté, servent à soutenir la plante du pied. Il commence à 4 millimètres en arrière de l'article une incision qui se dirige obliquement de dedans en dehors jusqu'à la commissure des orteils, et contourne la base de la première phalange en suivant la rainure de la face plantaire. Il retire alors le bistouri pour le reporter au côté interne de la phalange, le place dans l'angle inférieur de l'incision, remonte sur le côté interne de la phalange et du métatarsien, et par une ligne légèrement oblique de dedans en dehors, va rejoindre le point de départ.

La peau étant coupée, on divise successivement dans toute

l'étendue de l'incision les tendons extenseurs du pouce, les fibres du muscle inter-osseux dorsal; on dissèque la peau de la plante du pied, en ayant soin de laisser adhérer à l'articulation phalangienne les os sésamoïdes, et de mettre à nu tout le côté interne de l'os.

Arrivé à ce temps de l'opération, le chirurgien cherche de nouveau l'article, divise le ligament interne en tenant la pointe de l'instrument perpendiculaire à l'horizon, et le tranchant un peu oblique de dedans en dehors et d'arrière en avant, pour suivre la direction de l'interligne articulaire. Il passe ensuite à la section du ligament supérieur; aussitôt après, il dirige en haut le tranchant du bistouri, et enfonce obliquement la pointe sous un angle de 45°, dans l'espace inter-osseux formé par la face externe du premier cunéiforme et la face interne de l'extrémité du second métatarsien; quand la pointe a pénétré jusqu'à la couche plantaire, on relève la lame à angle droit, et par l'effet de ce mouvement, le ligament inter-osseux se trouve divisé. Il ne reste plus que quelques fibres ligamenteuses et musculaires aisées à détacher, pour compléter la désarticulation.

Pour le pied droit, on indique l'articulation avec le pouce de la main gauche, les autres doigts embrassant le pied par son bord externe. La première incision est faite à la partie interne.

MÉTHODE A UN LAMBEAU. *Procédé de M. Lisfranc.* — Le pied étant placé sur une table et fixé par un aide, l'opérateur saisit les téguments et les muscles du côté interne de l'os avec le pouce et les premiers doigts de la main gauche, et les porte en dedans autant qu'il est possible, pour avoir un lambeau d'une épaisseur convenable. Alors il plonge de haut en bas la pointe d'un bistouri tenu en troisième position entre le côté interne de l'os et les parties molles, à 4 millimètres en arrière de l'article, taille un lambeau le long de cet os, et le termine un peu au-delà de l'articulation métatarso-phalangienne. De la base de ce lambeau qu'un aide relève, on fait partir une autre incision qui croise l'os un peu obliquement en dehors par sa face supérieure, et qui vient aboutir au côté interne et supérieur de l'articulation métatarso-phalangienne. Puis on porte le tranchant du bistouri entre les deux métatarsiens, le plus près possible de leur extrémité postérieure, pour sortir obliquement au côté externe et plantaire, sans toucher la peau en aucun point; et l'on coupe directement jusqu'à la commissure des orteils tout ce que le bistouri rencontre. Il reste à désarticuler l'os, ce qui ne se fait pas autrement que dans le procédé précédent.

Au lieu de faire une seconde incision après la confection du lambeau, on peut disséquer la peau depuis la base du lambeau jusqu'à l'articulation métatarso-phalangienne, et la faire porter en dehors par un aide ; l'essentiel est de pouvoir introduire le bistouri entre les deux métatarsiens, sans mâcher ni couper les téguments.

5° *Amputation des quatre derniers métatarsiens en particulier.*

On peut amputer le cinquième métatarsien par les deux méthodes, et en suivant les règles indiquées pour le premier.

Pour chacun des autres, on peut très bien employer le procédé ovalaire, en suivant une marche analogue ; pour la désarticulation, on commence par inciser les ligaments dorsaux, puis on attaque à droite et à gauche les ligaments inter-osseux.

6° *Amputation des deux métatarsiens.*

Procédé de Béclard. — Pour amputer les deux premiers métatarsiens, on fait partir du premier espace inter-osseux, à 12 millimètres en avant de l'articulation, une incision qui se dirige obliquement jusqu'à la commissure du deuxième et du troisième orteil, passe sous la rainure du second et du premier, et revient obliquement rejoindre son point de départ. C'est une véritable incision ovalaire.

Puis, du sommet de l'angle de cette incision, on en fait partir deux autres de 30 à 34 millimètres de longueur ; l'une se dirigeant en dedans et en arrière, et formant avec le diamètre transversal du pied un angle de 30° ; l'autre inclinée en dehors et en arrière, pour faire avec le même diamètre un angle de 45°.

On dissèque les téguments de chaque côté, et l'on isole les os à l'ordinaire ; puis, pour arriver sur les articulations, on dissèque le lambeau postérieur circonscrit par les deux dernières incisions ; on désarticule suivant les règles déjà indiquées, et en rabattant le lambeau, on réunit la plaie presque comme une plaie simple ovalaire.

On conçoit que le même procédé serait applicable à la désarticulation des quatrième et cinquième métatarsiens, et que rien ne serait plus facile que de le modifier suivant l'état des chairs et le progrès de la maladie.

7° *Amputation du métatarse en totalité.*

Proposée dès 1720, pratiquée par Percy en 1789, perfectionnée par MM. Hey, Villermé, et enfin par M. Lisfranc, dont le procédé est resté à peu près seul dans la science.

Anatomie. — Constituée d'une part par les trois os cunéiformes et le cuboïde, d'autre part par les cinq os métatarsiens, cette articulation a une direction oblique telle, que son côté interne est de 2 centimètres plus antérieur que son côté externe.

Ce côté externe est aisé à découvrir ; l'indicateur n'a qu'à longer d'avant en arrière le bord du cinquième métatarsien ; la première tubérosité qu'il rencontre est située immédiatement au-devant d'un enfoncement qui répond à l'articulation. En portant le pied dans l'abduction, on pourrait encore voir ou sentir le tendon du court péronier latéral qui s'attache à la tubérosité indiquée.

Cinq indications servent à trouver le côté interne : les voici d'après l'ordre de leur importance.

1° En faisant partir de la tubérosité du cinquième métatarsien une ligne transversale qui aboutit au bord interne du pied : l'article est à 2 centimètres en avant de cette ligne.

2° En longeant avec l'indicateur, d'avant en arrière, le côté interne et inférieur du premier métatarsien, on sent d'abord une tubérosité, puis un enfoncement, et enfin une seconde saillie : l'article est entre ces deux éminences.

3° En suivant avec le doigt le bord interne du pied, d'arrière en avant, on trouve, à 3 centimètres en avant de la malléole, la saillie du scaphoïde : l'article est à 3 centimètres en avant.

4° Si l'on fait fléchir le pied sur la jambe, on peut suivre le tendon du jambier antérieur qui s'attache à la fois au grand cunéiforme et au premier métatarsien.

5° Enfin, le point du cou-de-pied qui est le plus saillant au-devant du scaphoïde étant reconnu, l'article est de 6 millimètres plus rapproché des orteils.

Ces règles sont généralement sûres ; toutefois, dans quelques cas, la tubérosité du cinquième métatarsien se prolonge extrêmement en arrière, et même s'articule avec le côté externe du cuboïde ; il suffit d'en être prévenu pour ne point s'y laisser tromper.

La direction des surfaces articulaires est aussi importante à connaître.

1° Le côté externe de l'article, quant à l'union du cinquième métatarsien avec le cuboïde, suit une double obliquité : d'abord dans la direction d'une ligne qui de ce point viendrait se rendre sur la face interne de la première articulation du gros orteil ; puis, dans le sens d'une autre ligne qui du même point irait aboutir à la partie moyenne du premier os du métatarse.

2° L'articulation du quatrième métatarsien se trouve dans la direction d'une ligne courbe de 3 centimètres de longueur, commencée en dehors suivant les deux inflexions précitées, terminée en dedans à 9 millimètres au-devant de son extrémité externe.

3° L'articulation du troisième métatarsien déborde ordinairement d'un millimètre en avant l'articulation précédente ; elle est à peu près transversale.

4° Le deuxième métatarsien, plus prolongé en arrière, est logé dans une espèce de mortaise formée par les trois cunéiformes, dont la paroi interne, profonde de 9 millimètres, oblique en arrière et en dehors, forme avec l'axe du pied un angle de 5 à 6° ; la paroi externe, profonde de 4 millimètres, oblique en arrière et en dedans, fait avec cet axe un angle de 7 à 8° ; la paroi postérieure, large de 12 à 15 millimètres, est à peu près plane et transversale. Ces données sont peu sujettes à varier.

5° L'articulation du premier métatarsien dépasse de 7 millimètres en avant l'articulation du troisième ; elle est oblique dans le sens d'une ligne qui de son côté interne irait se rendre sur la partie moyenne du cinquième os du métatarse.

Reste à étudier les *ligaments*.

A la face dorsale, il n'y a qu'un ligament pour chaque os métatarsien, à part le second, qui est retenu par trois ligaments dans sa mortaise. Les ligaments plantaires sont peu importants à connaître ; il n'en est pas de même des ligaments inter-osseux.

Ceux-ci sont au nombre de trois. Le premier ou l'interne est le plus fort, et a été justement nommé *la clef de l'articulation*. Il part du côté externe du premier cunéiforme et du côté interne du deuxième, pour s'insérer sur les faces correspondantes des premier et deuxième métatarsiens. Le second ou moyen s'attache sur la face externe du deuxième cunéiforme et sur la face interne du troisième; il va sur le côté externe du deuxième métatarsien et sur le côté interne du troisième. Enfin, le dernier s'implante, d'une part, sur la surface externe du troisième cunéiforme et sur la face interne du cuboïde, et, d'autre part, sur le côté externe du troisième, et le côté interne du quatrième os du métatarse.

D'après cette disposition, on voit que les parois latérales de la mortaise ne sont immédiatement appliquées sur le second os métatarsien que du côté de la face dorsale; à la face plantaire existent des intervalles qui logent les ligaments inter-osseux, et permettent à la pointe du couteau de pénétrer.

Telle est l'articulation dans l'état normal. On peut trouver quelques articulations soudées; assez souvent aussi l'on rencontre vers le point de jonction du grand cunéiforme et des deux premiers métatarsiens une petite exostose, chez les individus qui ont porté des bottes étroites : le couteau suffit presque toujours à surmonter ces obstacles.

Procédé opératoire (Lisfranc). — On se sert d'un petit couteau à dos solide et à un seul tranchant. Si l'on agit *sur le pied droit*, le malade est couché en supination, la jambe demi-fléchie et dépassant le bord du lit; un aide la soutient, en même temps qu'il fixe dans la rotation en dedans le pied, dont le bout est enveloppé d'un linge. Le chirurgien, après s'être assuré du siége des deux côtés de l'article, suivant les indications données, applique la paume de sa main gauche sur la plante du pied, le pouce sur la tubérosité du cinquième métatarsien, l'indicateur ou le médius 12 millimètres au-devant du côté interne de l'articulation. Il pratique alors sur la face dorsale du pied, de dehors en dedans, une incision semi-lunaire, étendue à toute l'épaisseur des parties molles, et située à 12 millimètres au-devant de l'article. On fait retirer la peau par l'aide; si les tissus ne se rétractent pas, on les dissèque; puis on attaque l'articulation, sans déplacer les doigts de la main gauche, qui servent de guide.

L'opérateur pose donc la pointe du couteau sur le côté externe de l'article; et portant le tranchant dans les directions indiquées plus haut, il entre dans l'articulation et la parcourt jusqu'au troisième métatarsien. Arrivé là, il porte le couteau à un millimètre en avant, incise à peu près transversalement, et arrive ainsi au second métatarsien. Il faut ici surtout se rappeler cette règle générale, de ne point engager le couteau dans l'article, mais d'agir avec la pointe, et de se borner à diviser les ligaments.

Quand l'instrument est parvenu au second os métatarsien, il quitte ce côté de l'articulation pour attaquer le côté interne. L'indicateur gauche indique sa position.

On peut aussi appliquer la donnée suivante : l'instrument étant tenu perpendiculaire à l'horizon, le tranchant de la lame regardant vers le tarse, rase la face interne du premier métatarsien ; et dès qu'on le sent arrêté par la tête de l'os en arrière, on le rend perpendiculaire à l'axe du pied, et on continue en sciant à le faire marcher vers l'article ; le défaut de résistance indique qu'il est arrivé.

Le couteau y pénètre donc en suivant la direction indiquée d'une ligne qui irait tomber au milieu du cinquième métatarsien ; ajoutez que le manche du couteau doit être un peu plus en arrière que la lame. Toutes ces données semblent difficiles à retenir ; mais elles sont essentielles, et au fond très aisées à appliquer sur le cadavre.

Reste à détruire la mortaise. L'opérateur plante la pointe du couteau entre le premier cunéiforme et le second métatarsien, de telle sorte que le tranchant de l'instrument tourné vers la jambe soit incliné sur les orteils, à angle de 45° ; lorsque l'instrument est engagé à une profondeur égale à celle de l'articulation, on le relève à angle droit et on lui fait parcourir tout le côté interne de la mortaise, sans oublier sa légère obliquité en dedans ; on évite ainsi de pénétrer dans l'articulation du premier et du second cunéiforme, et l'on divise complétement le ligament inter-osseux interne. Alors on retire l'instrument, et on porte sa pointe transversalement sur le ligament dorsal de la partie postérieure de la mortaise, puis d'arrière en avant sur le ligament dorsal de son côté externe. Toute la face dorsale de l'articulation est alors ouverte ; on appuie légèrement sur le bout du pied avec la main gauche pour écarter les surfaces articulaires ; et avec la pointe du couteau on attaque de haut en bas et successivement le ligament inter-osseux externe, et enfin le moyen.

Pour terminer l'opération, le chirurgien met le pied dans une position parfaitement horizontale ; puis il promène largement la pointe du couteau sur les ligaments plantaires; ceux-ci divisés, il détache les tissus qui adhèrent à l'extrémité postérieure du métatarse, évite les tubérosités du premier et du cinquième métatarsien ; et, glissant l'instrument sous la rangée de ces os, il rase leur face inférieure, avec la précaution de relever légèrement le talon du couteau pour suivre plus exactement la concavité du métatarse. On taille ainsi un lambeau proportionné à l'étendue de la plaie à recouvrir, en donnant 5 centimètres et demi de longueur à son bord interne et 3 centimètres à l'externe. Son extrémité antérieure sera à peu près demi-circulaire, et d'ailleurs taillée en biseau, de manière à conserver plus de peau que de muscles. Si de gros tendons se trouvaient à nu sur ce lambeau, il faudrait les emporter avec des ciseaux.

C'est ce lambeau qui doit recouvrir toute la plaie ; le petit lambeau supérieur n'a pour objet que d'éviter la dénudation de la face supérieure des os. On ne doit faire de lambeau supérieur que quand il n'y a pas assez de tissus pour que l'autre soit complet ; mais alors la cicatrice sera placée en avant et sujette à heurter contre les aspérités du terrain.

Pour le pied gauche, on commence l'incision dorsale sur le côté interne du pied ; on commence d'ailleurs la désarticulation par le côté externe de l'article, comme à l'ordinaire.

Si le premier cunéiforme faisait une telle saillie que le lambeau ne fût pas suffisant pour le recouvrir, ou qu'il restât un cul-de-sac trop considérable à son côté interne, on pourrait le réséquer suivant le procédé de Hey, adopté en France par Béclard. M. Baudens, au contraire, a proposé de conserver l'os cunéiforme, et de scier à son niveau les os métatarsiens.

Chez les jeunes sujets, jusqu'à l'âge de quatorze à quinze ans, les extrémités articulaires des os métatarsiens sont cartilagineuses; on pourrait donc amputer à une ligne ou deux au-devant de l'articulation, sans avoir besoin de recourir à la scie.

Les artères tordues ou liées, on rapproche les lambeaux à l'aide de bandelettes agglutinatives ; la jambe demi-fléchie demeure couchée sur son côté externe ; par là, l'extrémité externe de la plaie se trouve à la partie la plus déclive, et le pus a une issue facile.

M. Baudens préfère tailler un lambeau unique à la face dorsale du pied, afin que le propre poids de ce lambeau suffise à l'appliquer sur les os dénudés. Il y a là un avantage réel, mais qui est plus que compensé, à mon sens, par l'inconvénient de laisser la cicatrice en bas et en avant.

8° *Amputation dans l'articulation médio-tarsienne.*

Pratiquée pour la première fois par Chopart, dont elle a retenu le nom, nous la décrirons telle qu'elle a été perfectionnée par les chirurgiens modernes.

Anatomie chirurgicale. — Cette articulation, formée par l'astragale et le calcanéum en arrière, par le scaphoïde et le cuboïde en avant, est tellement disposée en général que, si l'on met le pied dans l'extension, on trouvera son côté externe à 30 ou 34 millimètres au-devant de l'extrémité du péroné ; son côté interne, 22 à 25 millimètres au-devant de la malléole tibiale ; sa partie moyenne, à 3 centimètres environ de l'articulation tibio-tarsienne.

Voici d'ailleurs des données plus précises encore.

Pour trouver son côté interne, on suit avec le doigt le bord interne du pied ; à partir de la malléole, la première tubérosité qu'on rencontre est le scaphoïde ; l'articulation est immédiatement derrière (Richerand).

Pour le côté externe, en longeant le bord externe du pied à partir de la malléole, la première tubérosité qu'on rencontre appartient au calcanéum ; l'articulation est au-devant. On peut aussi reconnaître la position de la tubérosité du cinquième métatarsien ; l'articulation désirée est à 12 millimètres en arrière (Lisfranc).

Pour sa partie moyenne et supérieure, on étend le pied et on le met dans l'abduction ; si, alors, appliquant le doigt à l'union du tiers externe avec le tiers moyen de l'espace inter-malléolaire, on suit directement la face dorsale du pied, la première éminence qu'on trouve est la tête de l'astragale, qui fait partie de l'articulation même (Dupuytren). D'ailleurs, au côté externe de cette saillie est un enfoncement aisé à sentir par la pression, qui est borné en arrière par l'astragale et le calcanéum, en dehors par le cuboïde, en dedans par le scaphoïde.

Quant à la direction des surfaces articulaires, 1° il importe de savoir qu'elle change selon que le pied est fléchi ou tendu. Quand le pied est fléchi, l'astragale et le calcanéum sont à peu près sur la même ligne; quand il est tendu, le calcanéum déborde l'astragale en avant au moins de 7 millimètres.

2° Le scaphoïde se prolonge tellement vers la malléole interne que, pour pénétrer entre lui et l'astragale, il faut que le manche du couteau soit porté vers les orteils, de manière à former avec l'axe du pied un angle de 45°, et qu'il suive ainsi la direction d'une ligne qui, de la face interne et postérieure du scaphoïde, viendrait se rendre à l'union du tiers postérieur avec le tiers moyen du cinquième os du métatarse.

3° Dans son tiers moyen, l'articulation s'incline très légèrement en arrière vers la malléole externe, puis elle ondule un peu en avant, et enfin encore un peu en arrière; en sorte que, pour pénétrer par le côté externe, le tranchant du couteau devrait être légèrement oblique en avant.

Les ligaments dorsaux ou plantaires sont peu serrés, et n'offrent pas d'intérêt. Mais il importe de bien connaître le ligament inter-osseux, véritable *clef de l'articulation*, attaché d'une part au calcanéum et à l'astragale, d'autre part au scaphoïde et au cuboïde Il correspond à l'enfoncement signalé au côté externe et inférieur de la tête de l'astragale, et c'est là qu'il faut l'attaquer.

Procédé ordinaire. — Nous supposerons qu'on agit sur le pied droit. On reconnaît donc d'abord les trois points capitaux de l'articulation; puis, tenant le pied comme pour l'amputation précédente, on place le pouce gauche sur le côté externe de l'articulation, et l'indicateur ou le médius sur la tubérosité du scaphoïde. On pratique entre ces deux points une incision semi-lunaire, dont la partie moyenne dépasse l'article de 12 millimètres; puis, glissant le talon du couteau sur l'ongle du pouce gauche demeuré en place, le manche de l'instrument ayant l'inclinaison indiquée plus haut, on ouvre l'articulation selon la direction également indiquée. Dès que l'article est entr'ouvert, on porte le couteau au-devant de la tête de l'astragale; on incise les ligaments dorsaux sans pénétrer entre les surfaces osseuses; et enfin, reportant au bord externe du pied le tranchant de l'instrument, le talon de la lame incliné vers les orteils à angle de 95°, on achève d'ouvrir le côté externe de l'articulation signalée par le doigt indicateur.

Tous les ligaments dorsaux étant ainsi divisés, on enfonce la pointe de l'instrument sous le côté externe et antérieur de la tête de l'astragale, le tranchant dirigé en avant, et on coupe le ligament inter-osseux dans la direction de la surface articulaire du calcanéum.

L'article est alors largement ouvert. On porte le couteau sur les ligaments plantaires, puis on le promène sous les os en les rasant pour découper un lambeau convenable, en évitant les protubérances du scaphoïde et du cuboïde, et, plus loin, du premier et du cinquième métatarsien. Le pied, durant ce temps, est maintenu horizontal, et on relève un peu le manche du couteau, pour suivre plus exactement la concavité du tarse et du métatarse.

Quand le pied est très tuméfié, il est difficile de reconnaître à l'avance les saillies osseuses; on est surtout sujet à tomber dans l'articulation scaphoïdo-cunéenne. La présence des trois facettes articulaires avertit de l'erreur; il faut reporter l'incision à 12 millimètres en arrière.

Chez les vieillards, le ligament inter-osseux se trouve assez fréquemment ossifié; d'ordinaire le couteau suffit pour le rompre; sinon il faut avoir recours à la scie.

Chez les jeunes enfants, au contraire, jusqu'à douze ou quinze ans et même plus tard, les os de la rangée antérieure du tarse et les extrémités du calcanéum et de l'astragale sont cartilagineuses; on pourrait donc les couper avec le couteau, et même dans ce cas aussi loin de l'articulation que la maladie le permettrait.

Le pansement est le même qu'après l'amputation précédente.

M. Baudens a proposé comme pour l'amputation tarso-métatarsienne, de faire un seul lambeau dorsal; mais l'inconvénient d'une cicatrice inférieure se présente ici avec encore plus de gravité. Il y a peut-être quelque avantage à adopter le procédé suivant.

Procédé de M. Sédillot. — Le malade couché ou assis, la jambe fléchie sur la cuisse, le chirurgien reconnaît l'articulation; après quoi il embrasse de la main gauche le pied à sa face dorsale, et en place le talon sur le bord d'une table, afin d'avoir un point d'appui suffisant pour tendre les ligaments et écarter les surfaces articulaires après les ligaments divisés.

Alors, s'il s'agit du pied droit, de la main droite armée d'un petit couteau à amputation, on pratique une incision transversale, qui, commençant à quelques millimètres en avant de l'articulation calcanéo-cuboïdienne, vient se terminer sur le milieu de la face dorsale du pied, et en dehors par conséquent du tendon du muscle jambier antérieur. De ce point on fait partir une deuxième incision oblique d'arrière en avant et de dehors en dedans, qui contourne le côté interne du pied à deux travers de doigt en arrière de l'articulation métatarso-phalangienne du gros orteil, et que l'on ramène d'avant en arrière, de dedans en dehors et de haut en bas sur la face plantaire du pied, au point de départ de la première incision à laquelle on la réunit. On a soin de diviser obliquement en biseau, de bas en haut et d'avant en arrière les téguments plantaires externes, de manière à les dégager le plus possible du tissu cellulo-graisseux dont ils sont doublés, et à favoriser ainsi la réunion immédiate.

On dissèque le lambeau interne jusqu'au tubercule du scaphoïde sur lequel on se guide pour ouvrir l'articulation ; puis on coupe le ligament inter-osseux, et, glissant le couteau entre les surfaces osseuses, on termine l'opération en divisant les chairs profondes au niveau de l'incision plantaire.

Pour le pied gauche, on pourrait après la première incision attaquer l'article par son côté externe, et désarticuler avant de tailler l'espèce de lambeau interne qui fait le caractère essentiel de ce procédé; mais M. Sédillot préfère achever toutes les incisions avant de commencer la désarticulation proprement dite.

Appréciation des deux amputations tarsiennes. — Il est avant tout évident qu'il n'y a nulle comparaison à établir quand la maladie ne permet pas l'amputation tarso-métatarsienne. Mais quand elle est possible, M. Blandin veut qu'on lui préfère encore l'amputation de Chopart, par ce double motif, que la plaie de l'amputation tarso-métatarsienne est plus étendue, et qu'elle communique avec la synoviale de l'articulation scaphoïdo-cunéenne. Mais on pourrait aisément soutenir que l'étendue de la plaie, et surtout celle du lambeau, sont plus grandes dans l'amputation de Chopart, même par le procédé ordinaire; et le procédé de M. Sédillot ruine encore mieux cette objection. Quant aux inflammations que la communication des synoviales laisse craindre, on ne les a encore jamais observées. D'ailleurs les avantages de la première opération sont palpables : le tarse tout entier est conservé, le levier antérieur du pied demeure plus grand que le postérieur, et les tendons des extenseurs des orteils adhérant à la cicatrice, aidés par celui du jambier antérieur qui demeure inséré au scaphoïde, ne permettent pas au talon de se renverser en arrière, accident assez fâcheux qui se voit quelquefois dans l'amputation de Chopart. L'amputation tarso-métatarsienne, toutes les fois qu'on peut la pratiquer, est donc de beaucoup préférable, et il importe d'ajouter qu'on a vu la cicatrice se faire sur les surfaces articulaires, quoiqu'elles ne fussent recouvertes par aucun lambeau (Lisfranc) : on pourrait donc la tenter encore, même lorsque les parties molles ne seraient pas suffisantes pour recouvrir les os.

On peut enlever le cuboïde avec les métacarpiens qui s'y attachent, et laisser les autres; M. Key, en Angleterre, a même enlevé avec succès les quatre derniers orteils, le cuboïde et les deux cunéiformes externes.

9° *Amputation dans l'articulation tibio-tarsienne.*

Généralement rejetée de nos jours, plusieurs chirurgiens renommés, M. Lisfranc, M. Velpeau, et même avant eux le prudent Sabatier, n'en parlaient cependant pas sans témoigner quelque regret de l'oubli dans lequel elle était plongée.

M. Velpeau proposait de faire deux incisions en demi-lune, à 30 ou 34 millimètres en avant et en arrière de l'article, se réunissant pour former une autre demi-lune de chaque côté, à 3 centimètres environ au-dessous des malléoles. La peau retirée, on aurait procédé à la division des autres parties molles et à la désarticulation; puis on aurait réuni la plaie d'avant en arrière.

Si les malléoles eussent fait trop obstacle à la réunion, on ne voyait aucun inconvénient à les retrancher.

M. Lisfranc disait dans ses cours qu'il avait pu examiner un homme amputé dans cette articulation qui avait conservé la flexion de la jambe, et qui pouvait sans inconvénient faire quatre à cinq lieues par jour. Moi-même j'avais d'abord recherché un procédé propre à cette opération; mais un examen plus approfondi de l'anatomie de l'articulation, et la difficulté de procurer au malade une bottine convenable, m'avait conduit à cette conclusion, que la somme des inconvénients était bien au-dessus des avantages qu'on peut s'en promettre, et qu'elle était absolument à rejeter.

M. Baudens a rappelé de cette décision, et voici le procédé qu'il a mis déjà deux fois en usage sur le vivant.

Procédé de M. Baudens. — Le sujet couché sur une table, comme pour l'amputation de la jambe; le chirurgien placé à la droite, tenant de la main droite un petit couteau à amputation, en applique le tranchant avec force derrière le talon sur l'insertion du tendon d'Achille au calcanéum, coupe les parties molles jusqu'aux os, et le ramène ainsi d'arrière en avant sur la limite des faces plantaire et dorsale du pied, jusqu'à quelques millimètres de la commissure des orteils, sur l'un et sur l'autre bord du pied, et réunit ces deux incisions par une section transversale demi-circulaire, de manière à découper en forme de guêtre toute la face dorsale du pied. Toutefois sur le bord interne du pied, l'incision devra tomber un peu moins bas que sur le bord externe, pour éviter de comprendre dans le lambeau un petit trousseau de fibres musculaires appartenant à la face plantaire.

Le lambeau ainsi figuré, on le saisit de la main gauche par son sommet, et on le soulève avec assez de force pour le disséquer à grands traits et l'isoler de ses adhérences avec le tissu osseux. Il importe ici de raser les os d'assez près pour que le lambeau soit doublé et par les tendons et par le muscle pédieux tout entier, et surtout pour lui conserver l'artère pédieuse dans toute son étendue. On le détache ainsi jusqu'au niveau de l'articulation, immédiatement au-dessus des saillies malléolaires. Cela fait, on divise les fibres minces et transparentes du ligament articulaire antérieur, et l'on met à nu l'interligne articulaire.

Sans pénétrer davantage dans l'article, on applique la scie sur cet interligne même, et on la fait agir transversalement d'avant en arrière, de manière à enlever non seulement les saillies des malléoles, mais encore le rebord postérieur de la mortaise tibiale, afin d'égaliser les surfaces, et de telle sorte qu'en réalité la surface cartilagineuse conservée seulement en avant et au centre, ne forme guère que le tiers de toute la surface osseuse.

Enfin dans un dernier temps, on reprend le couteau, on coupe d'avant en arrière les ligaments et les parties molles respectées par la scie, et on termine par la section du tendon d'Achille, en ayant bien soin de raser la surface postérieure du calcanéum, afin de conserver à ce tendon la plus grande longueur possible.

Il n'y a que deux artères à lier, la pédieuse et la tibiale postérieure. Outre que la compression est faite au pli de l'aine sur la crurale, il est facile aux aides de saisir ces deux artères durant l'opération, de manière qu'elles n'entravent pas le chirurgien.

Le lambeau s'applique par son propre poids sur la plaie ; on le réunit par suture ; M. Baudens veut même qu'on réunisse par un point de suture le tendon d'Achille aux tendons de l'extenseur commun. Cette suture a manqué sur son premier opéré, et il ne dit pas ce qu'elle avait produit sur le deuxième.

On voit que c'est là une amputation plutôt dans la continuité que dans la contiguïté ; mais elle diffère des autres amputations de la jambe, en ce que l'amputé peut appuyer la jambe sur son moignon. Des deux amputés l'un est mort, mais par des circonstances qui paraissent étrangères à l'opération ; l'autre marche assez bien, au dire de M. Baudens, à l'aide d'une bottine mécanique. En définitive, ce qui me paraît résulter de plus net de cette tentative, c'est la possibilité de couper la jambe plus bas encore qu'on n'avait fait jusqu'à présent, et de conserver avec moins de péril peut-être, mais bien certainement d'abord à moins de frais, le libre jeu de l'articulation fémoro-tibiale.

10° *Amputation dans l'articulation fémoro-tibiale.*

Encore une de ces opérations trop légèrement condamnées, et qui, lorsqu'on a le choix, mérite toute préférence sur l'amputation de la cuisse dans la continuité. On la pratique suivant trois méthodes.

MÉTHODE A LAMBEAU. *Procédé de Hoin.* — La jambe étant étendue, on fait au-devant de l'articulation et au-dessous de la rotule une incision demi-circulaire qui aboutit en arrière près du bord postérieur des condyles du fémur ; puis on fléchit la jambe ; d'un second coup on entre en plein dans l'articulation ; avec la pointe du couteau, on achève de diviser les ligaments latéraux et les ligaments croisés, et, rasant la partie postérieure du tibia et du péroné, on taille avec les muscles du mollet un lambeau capable de recouvrir toute la plaie.

Petit cite un cas où la rotule ayant été laissée devint si gênante qu'on délibéra si on l'emporterait après coup ; et il conseille de l'emporter durant l'opération. M. Velpeau, qui l'a conservée, assure qu'il n'y a pas d'inconvénient. C'est un point qui ne nous paraît pas assez éclairci, et qui demande de nouveaux faits. Mais, dans tous les cas, il faut avoir soin d'emporter les cartilages inter-articulaires.

MÉTHODE CIRCULAIRE. *Procédé de M. Velpeau.* — On incise la peau circulairement, à trois ou quatre travers de doigt au-dessous de la rotule, sans intéresser les muscles. On la dissèque et on la relève en lui conservant tout le tissu adipeux qui la double; puis on attaque successivement le ligament rotulien, les ligaments latéraux, les ligaments croisés, et l'on termine en coupant d'un seul trait toutes les chairs du jarret au niveau des téguments relevés.

M. Cornuau fait aussi une section demi-circulaire, mais dans laquelle il comprend tous les muscles. La question entre ces deux manières d'agir n'est pas encore décidée.

MÉTHODE OVALAIRE. *Procédé de M. Baudens.* — On tire avec la plume, à partir de la crête du tibia, et à trois travers de doigt au-dessous du ligament rotulien, un trait qui doit être ramené obliquement en arrière, de bas en haut, vers l'espace poplité, et terminé à deux travers de doigt seulement au-dessous d'une ligne correspondante au ligament rotulien. Un aide tire en haut les téguments du genou, et le chirurgien fait la section en suivant avec le couteau l'ovale qu'il vient de tracer. La peau est relevée alors jusqu'au niveau de l'articulation, et l'on coupe au même niveau l'aponévrose, les muscles et les ligaments. On ramène alors la portion antérieure des téguments en arrière; de telle sorte que les surfaces articulaires en sont complétement recouvertes, et que la cicatrice, se trouvant en arrière et au-dessus du niveau des condyles du fémur, sera tout-à-fait à l'abri de la pression de la jambe de bois.

Le résultat donné par ce procédé est véritablement admirable sur le cadavre, et tout indique que sur le vivant il doit avoir également sur tous les autres de notables avantages. Je lui donne donc une préférence absolue; peut-être seulement le tracé à la plume est-il une précaution superflue, et qui ne fait qu'allonger l'opération.

L'immense avantage qui suit cette désarticulation de l'amputation dans la continuité, c'est qu'elle conserve aux amputés le libre jeu de l'articulation coxo-fémorale. Dans les cas où une maladie du genou ne permettrait pas de recourir à la désarticulation, peut-être obtiendrait-on un résultat pareil en coupant la cuisse le plus près possible des condyles, et recouvrant les surfaces osseuses par un large lambeau antérieur. Cette idée fort simple est d'accord d'ailleurs avec la règle la plus utile des amputations, celle qui veut que l'on s'éloigne du tronc le plus possible, et je comprends à peine qu'elle ait échappé jusqu'à présent aux chirurgiens.

11° *Amputation dans l'articulation coxo-fémorale.*

Anatomie. — Cette articulation très profondément située, et partout entourée de muscles, ne peut guère être sentie et reconnue qu'à sa partie antérieure. M. Lisfranc a donné pour cela quatre indications.

1° De l'épine iliaque supérieure faites descendre un trait perpendiculaire, long de 34 millimètres ; à 12 millimètres en dedans de son extrémité inférieure se trouve la face externe et antérieure de l'article.

2° De l'épine iliaque antérieure et inférieure, si l'on fait descendre un trait perpendiculaire d'environ 12 millimètres de longueur, son extrémité répondra à la partie supérieure de l'article.

3° De l'épine du pubis si l'on conduit transversalement en dehors un trait long de 6 centimètres, une autre ligne de 7 millimètres descendant à angle droit de l'extrémité de la première, tombera encore sur l'articulation.

4° Enfin si, du côté externe, antérieur et supérieur du grand trochanter, on fait remonter perpendiculairement une ligne de 12 millimètres de longueur, et qu'une autre ligne soit tirée à angle droit de l'extrémité de la première et dirigée en dedans à 3 centimètres de distance, celle-ci aboutira au côté externe de la tête du fémur. Mais cette donnée varie selon la longueur et l'inclinaison du col.

Au total, M. Lisfranc présente lui-même ces données comme fort éloignées de la précision mathématique ; mais il ajoute avec raison que mieux vaut avoir des données approximatives que de n'en pas avoir du tout.

Pour parvenir à l'article sans être arrêté par les diverses apophyses qui l'avoisinent, il est bon de connaître les données qui suivent.

1° Le grand trochanter se dirige en haut et en arrière, se recourbe un peu de dehors en dedans, et forme au-dessus du col du fémur une saillie de 16 à 18 millimètres.

2° Le petit trochanter fait à la face interne de l'os une saillie de 12 millimètres environ; son bord supérieur, long de 12 millimètres également, forme un angle à peu près droit avec l'axe de l'os; son bord inférieur, ordinairement de la longueur de 3 centimètres, forme avec ce même axe un angle ouvert en haut de 50°.

3° Le malade étant couché en supination, la tubérosité sciatique déborde en bas, de 34 millimètres, la cavité cotyloïde.

D'autres données sont nécessaires pour opérer la désarticulation.

1° La cavité cotyloïde est trop peu profonde pour embrasser complétement la tête du fémur. Celle-ci formant plus d'une demi-sphère, est tellement enveloppée dans sa capsule fibreuse, qu'elle y reste comme étranglée, si la section de la capsule n'est pas très rapprochée du rebord cotyloïdien. Dans cette partie de l'opération, il faut se rappeler que la circonférence de son plan transversal sur lequel tombe le col du fémur est oblique en dehors, en bas et un peu en arrière, pour que le couteau suive exactement cette direction.

2° Le ligament interne est tellement disposé, que si la cuisse est portée dans l'abduction, il est tendu par la tête du fémur et se présente de lui-même au tranchant du couteau. Si, au contraire, on commence par diviser la capsule en dehors, la cuisse doit être portée dans l'adduction : le ligament se trouve relâché; mais il ne gêne en rien la luxation, et peut être aisément divisé en dernier lieu.

Enfin, quant à la formation des lambeaux dans les divers procédés, il importe d'observer :

1° Que l'articulation, plus superficielle en avant que partout ailleurs, n'est recouverte en ce sens que par la fin des muscles psoas et iliaque, un peu par le droit antérieur en dehors, par le pectiné et les vaisseaux en dedans.

2° Qu'en arrière et en dedans elle est séparée de la peau par une masse de muscles énormes.

3° Qu'en dehors, quoique assez éloignée de la peau, elle n'a cependant, après l'ablation de l'os, qu'une très mince couche de peau pour la recouvrir, tout l'espace intermédiaire étant occupé par le col du fémur et le grand trochanter.

4° En conséquence, pour avoir deux lambeaux d'égale épaisseur, il faudrait les séparer par une ligne qui du sommet du trochanter irait aboutir en dedans, à l'autre extrémité du diamètre du membre.

5° Enfin, remarque importante, l'artère crurale répondant supérieurement à l'union du tiers moyen de la tête du fémur avec son tiers interne, et ne devenant parallèle à l'os qu'à 8 ou 10 centimètres au-dessous, il reste entre elle et le col du fémur, dans une grande partie de cet intervalle, une distance de 34 millimètres, qui permet dans plusieurs procédés de contourner le col de l'os sans blesser l'artère, et de la faire comprimer ensuite avant que le lambeau soit achevé. L'artère profonde suivant exactement le trajet de la crurale jusqu'à 5 centimètres au moins au-dessous du petit trochanter, est également à l'abri du couteau.

On a conseillé ici toutes les méthodes, variées par une foule de procédés. Nous n'indiquerons que les plus saillants.

MÉTHODE A UN LAMBEAU. *Procédé de Lalouette.* — Le malade placé sur le côté sain, l'opérateur fait une incision demi-circulaire qui, de la partie supérieure et externe du grand trochanter, va se rendre à la tubérosité de l'ischion, en divisant toutes les parties molles extérieures jusqu'à l'articulation. Le siége de celle-ci r connu, un aide porte le membre dans la rotation en dedans, divise la partie postérieure et externe de la capsule et le ligament rond avec un bistouri boutonné; puis la cuisse est fléchie sur l'abdomen, afin de luxer la tête du fémur. Alors on traverse l'articulation, et le couteau longeant le côté interne du membre fait un lambeau antérieur et interne de quatre à cinq travers de doigt.

Lalouette faisait comprimer l'artère par un tourniquet; M. Lenoir, qui a reproduit ce procédé, se borne à la faire comprimer par la main d'un aide dans l'épaisseur du lambeau; d'autres la lient auparavant par une incision spéciale.

La plupart des procédés à un lambeau ne sont que des imitations de celui-là : M. Plantade le fait par trois incisions, à la manière de Ravaton; M. Manec le taille de dedans en dehors, en plongeant le couteau du milieu de l'espace qui sépare le trochanter de l'épine iliaque jusqu'un peu au-devant de l'ischion; et le lambeau se trouve un peu moins large et un peu plus antérieur. M. Baudens, qui a adopté ce procédé, recommande d'entamer la capsule avec le tranchant du couteau, du même coup qu'on taille ce lambeau antérieur et interne. Delpech faisait le lambeau tout-à-fait interne, après avoir lié l'artère. Le lambeau détaché, on peut à volonté désarticuler d'abord et diviser ensuite le reste des parties molles, ou commencer par cette division et finir par désarticuler.

MÉTHODE A DEUX LAMBEAUX. — Elle se pratique suivant deux principaux procédés, dont les autres ne sont que des nuances, et qui consistent à faire un lambeau antérieur et un postérieur, ou deux lambeaux latéraux.

Procédé de Béclard. Lambeaux antérieur et postérieur. — Le malade couché en supination, la cuisse dans une demi-abduction, les bourses soigneusement relevées, et l'artère comprimée au pli de l'aine, le chirurgien placé au côté externe du membre s'assure de la position du grand trochanter, et plonge un long couteau inter-osseux à 3 centimètres au-dessus du sommet de cette apophyse. L'instrument, rasant l'os autant que possible, va sortir au côté interne du membre, au point diamétralement opposé à celui de son entrée; ensuite le couteau longe de haut en bas la face antérieure du fémur jusqu'à 8 centimètres environ au-dessous de l'article, où il termine le lambeau antérieur. On porte ensuite le couteau transversalement sur la capsule et sur quelques autres parties molles qui peuvent encore recouvrir l'article; les surfaces articulaires s'écartent, le ligament triangulaire est divisé : le couteau, contournant d'avant en arrière la tête du fémur, passe à sa partie postérieure, descend en rasant l'os jusqu'à 8 centimètres au-dessous de l'article, et termine là le lambeau postérieur.

M. Velpeau décrit autrement ce procédé. Selon lui, Béclard formait d'abord le lambeau postérieur, puis l'antérieur, et finissait par désarticuler. Le résultat demeure toujours le même.

Procédé de M. Lisfranc. Deux lambeaux latéraux. — Si l'on opère sur le membre gauche, le chirurgien se place au côté externe et un peu au-dessous de l'article, le malade étant couché en supination, les tubérosités sciatiques débordant légèrement le plan incliné sur lequel il repose, et un aide maintenant le membre dans l'extension et dans une attitude moyenne entre l'adduction et l'abduction, s'il est possible. Les points essentiels de l'articulation bien reconnus, selon les données indiquées, et spécialement celui qui répond à la face externe et antérieure de l'article, c'est en ce point qu'on plonge perpendiculairement un long couteau inter-osseux à lame étroite et épaisse, en tournant son tranchant inférieur vis-à-vis le sommet du grand trochanter. La pointe de l'instrument arrive sur la tête du fémur; elle en contourne la face externe; mais il est *indispensable* que, à mesure qu'elle s'enfonce davantage, le manche du couteau s'incline en dehors et en haut, de manière à former avec l'horizon et l'axe du tronc un angle de 50 à 55°, et à faire sortir la pointe à quelques millimètres au-dessous de la tubérosité sciatique. Pour y mieux parvenir, un aide ou le chirurgien lui-même saisit et fait saillir au côté externe les tissus de la région postérieure de la cuisse. La ponction faite, le couteau, gardant toujours l'inclinaison indiquée, et son tranchant inférieur regardant le sommet du trochanter, descend, contourne le grand trochanter, plutôt en sciant qu'en pressant, longe ensuite le fémur dans l'espace de 5 à 6 centimètres, et termine le lambeau externe. On le relève aussitôt; les aides appliquent leurs doigts sur toutes les artères qui donnent du sang, et on les lie avant d'aller plus loin. C'est le premier temps de l'opération.

Dans le second temps, l'opérateur refoule avec la main gauche toutes les parties molles en dedans, plonge la pointe du couteau au-dessous de la tête du fémur, au côté interne de son col, l'un des tranchants dirigé en haut, l'autre directement en bas, mais en prenant soin que l'instrument un peu incliné sur le ventre forme avec l'horizon un angle d'environ 60°. Alors le couteau contournera le col de l'os, et ira sortir, sans heurter les os du bassin, dans l'angle postérieur et supérieur de la solution de continuité; puis l'instrument, devenu perpendiculaire à l'horizon, longera le fémur dans l'étendue de 5 à 6 centimètres environ, évitera le petit trochanter en se portant légèrement en dedans; aussitôt que l'incision le permettra, il fera comprimer l'artère dans le lambeau par un aide, et enfin il achèvera le lambeau interne, en lui donnant la même longueur qu'à l'externe.

Dans un troisième temps, le fémur est saisi de la main gauche; le tranchant du couteau est porté perpendiculairement sur le côté interne de la tête de l'os, qu'il circonscrit autant que possible; et l'on coupe le ligament capsulaire, sans chercher à pénétrer dans l'article, *et comme si l'on voulait laisser la moitié de la tête du fémur dans la cavité cotyloïde.* Alors l'article est assez largement ouvert pour que la pointe du couteau puisse couper sur la tête de l'os le ligament rond. Enfin on reporte l'instrument, la pointe perpendiculaire à l'horizon, au côté interne de l'article, et on coupe de dedans en dehors le reste de la capsule et quelques faisceaux des muscles qui, dans les cas où la cuisse est volumineuse, n'ont pu être embrassés par le couteau.

Si l'on opère sur la cuisse droite, il faut, pour se servir de la main droite, que le chirurgien soit placé contre le tronc, du côté de l'article qu'il va attaquer.

Dupuytren avait décrit en 1813 un procédé tout pareil pour le résultat; mais il taillait les lambeaux de dehors en dedans, ce qui rendait l'opération beaucoup plus longue.

MÉTHODE OVALAIRE. — Elle a donné lieu à deux procédés principaux, distingués, comme dans la méthode précédente, par la disposition de la plaie.

Procédé de M. Larrey. — Il se rapproche beaucoup de celui de Dupuytren et de M. Lisfranc : voici comment l'auteur le décrit lui-même.

Le chirurgien, placé au côté interne de la cuisse, commence par lier l'artère crurale. Il fait donc, à l'aide d'un bistouri convexe, une incision parallèle à ce vaisseau, qui commence immédiatement sous l'arcade crurale pour descendre à 8 centimètres plus bas. Il isole des nerfs l'artère et la veine crurales, passe sous ces vaisseaux une forte ligature qu'il serre sur un petit rouleau de sparadrap jusqu'à ce que la constriction soit complète; l'extrémité de cette ligature est retenue sur le basventre au moyen d'un emplâtre agglutinatif, et confiée aux soins d'un aide.

Cette première indication remplie, on divise la peau de tout le membre par une coupe circulaire qui commence en arrière immédiatement au-dessous du grand trochanter, et se continue en ligne droite vers le pli de la fesse pour revenir en dedans, puis en avant, et enfin au lieu où elle a commencé. Ensuite on taille le lambeau interne, en réunissant à l'incision circulaire l'incision longitudinale qui a servi à la ligature, et en faisant agir le couteau de dehors en dedans et de dedans en dehors, selon que les parties sont plus ou moins intactes. On découvre le côté interne de l'articulation; on coupe la capsule et le ligament rond; puis on luxe la tête du fémur en dedans; et traversant l'articulation, et ramenant le couteau sur la face externe de l'os, on achève la division des parties molles en tombant dans la division préliminaire de la peau. Dans cette section se trouvent comprises les artères ischiatique et fessière qu'on lie immédiatement, et dont on réunit les ligatures à l'angle inférieur de la plaie.

M. Larrey réunit par des points de suture, soutenus de bandelettes agglutinatives, avec la précaution de placer dans l'angle inférieur une petite bandelette imbibée d'huile d'amandes douces, qui plonge jusque dans la cavité cotyloïde pour empêcher le pus de s'y accumuler.

Procédé de M. Cornuau. — Le sujet couché sur la hanche saine, à l'extrémité de son lit, le chirurgien se tient vis-à-vis l'articulation, et applique d'abord les trois premiers doigts de sa main gauche s'il opère à droite, et *vice versâ*, sur le sommet du grand trochanter, dont il reconnaît ainsi la position. Un aide soutient le membre incliné dans l'adduction. On commence avec un couteau droit ordinaire, à 3 centimètres au-dessus du grand trochanter, une première incision qui descend obliquement vers la région antérieure de la cuisse, jusqu'à l'angle droit qui résulterait de la rencontre de deux lignes dont l'une s'étendrait horizontalement de la tubérosité sciatique, et l'autre descendrait perpendiculairement de l'épine iliaque supérieure. Dans cette incision qui, chez l'homme adulte, a 16 à 20 centimètres de longueur, on coupe de haut en bas la peau, le tissu cellulaire, le bord antérieur des trois muscles fessiers, le bord externe du muscle droit antérieur, et des rameaux nerveux et vasculaires peu importants.

On fait ensuite en arrière une seconde incision d'égale étendue, formant avec la première un angle aigu qui répond au sommet du grand trochanter, et s'étendant en bas et en arrière jusqu'au prolongement de la ligne transversale ci-dessus indiquée; elle comprend le reste du grand fessier, les artères fessières, le nerf sciatique, et tous les muscles qui s'insèrent dans la cavité digitale du grand trochanter.

Au moyen de ces deux incisions, la jointure est largement mise à nu de trois côtés : on divise la capsule, on luxe le fémur en dehors. on traverse l'article, et le couteau est porté au côté interne du col fémoral. A ce moment, un aide, placé en dehors, comprime l'artère dans le lambeau antérieur; un autre soutient les téguments de la région interne, et les retire vers le bassin;

tandis que l'opérateur, saisissant la cuisse de la main gauche, rase l'os avec le couteau jusqu'à la terminaison des deux premières incisions, et achève la section des chairs et de la peau d'un seul coup, à 5 ou 6 centimètres au-dessous de la tubérosité sciatique.

Un procédé presque semblable a été décrit par Guthrie et par M. Scoutetten, qui dit le tenir de M. Belmas; mais Guthrie rapproche davantage le sommet de l'incision de l'épine iliaque supérieure, et M. Scoutetten divise complétement les parties molles avant de désarticuler.

Toutefois, quoique le procédé de M. Cornuau l'emporte, à notre avis, sur ceux du même genre, nous lui reprocherons de ne pas conserver, dans tous les cas, assez de peau pour bien recouvrir la plaie; et si cet inconvénient lui est arrivé sur le cadavre, comme nous l'avons vu, que serait-ce sur le vivant? L'auteur avait même proposé, pour y obvier, une incision préliminaire de la peau à la partie interne du membre, un peu plus bas que l'incision musculaire; ce qui allonge l'opération sans produire un résultat satisfaisant.

J'applique donc ici encore la modification que j'ai signalée pour la plupart des procédés de la méthode ovalaire : c'est d'ailleurs à peu près le procédé indiqué par Ravaton, critiqué à juste titre pour les détails par M. Lisfranc, mais dont l'idée essentielle ne méritait pas d'être enveloppée dans le même blâme.

Ainsi, je fais descendre de 12 millimètres au-dessus du grand trochanter une incision longitudinale d'environ 8 centimètres, divisant les parties molles jusqu'à l'os. Du milieu ou de l'extrémité inférieure de cette incision, selon l'étendue de peau à conserver, je fais partir en avant et arrière les deux incisions obliques qui forment la partie supérieure de l'ovale; le reste de l'opération se fait ensuite comme M. Cornuau l'a indiqué.

MÉTHODE CIRCULAIRE. *Procédé d'Abernethy.* — Il suit à peu près le manuel de l'amputation dans la continuité, c'est-à-dire qu'il incise circulairement la peau à quelques travers de doigt au-dessous de l'articulation, puis les muscles, et enfin détache les tendons voisins de l'article, et procède à la désarticulation. Il réunit la plaie d'avant en arrière avec des bandelettes agglutinatives.

Le procédé de Graefe ne diffère de celui-ci que par l'incision des muscles, qu'il creuse en cône, à la manière d'Alanson.

Appréciation. — Quelle que soit la méthode préférée, il nous paraît d'abord, comme conséquence des faits anatomiques exposés, que la réunion des chairs et des téguments doit se faire dans la direction d'un diamètre qui aboutirait en dehors à l'extrémité du trochanter. Ainsi nous préférons le procédé de Lalouette à celui de Delpech, le procédé de Béclard à celui de M. Lisfranc, le procédé de M. Cornuau à celui de M. Larrey. Quant aux méthodes elles-mêmes, la circulaire donne un aussi beau résultat que la méthode ovalaire; mais elle offre plus de difficultés. J'avais donné, dans les premières éditions de ce livre, une préférence absolue à la méthode ovalaire modifiée comme il a été dit; mais, depuis lors, un examen plus attentif m'a forcé de reconnaître que la méthode à un seul lambeau, avec les modifications de MM. Lenoir, Manec et Baudens, rend l'opération plus facile et plus prompte, et le résultat au moins aussi satisfaisant.

SECTION TROISIÈME.

OPÉRATIONS SPÉCIALES.

—

CHAPITRE PREMIER.

OPÉRATIONS QUI SE PRATIQUENT SUR LES YEUX, OU ART DE L'OCULISTE.

Nous traiterons successivement, sous ce titre, des opérations qui se pratiquent sur l'appareil lacrymal, sur les paupières, sur les muscles de l'œil, et enfin des opérations qui intéressent le globe oculaire lui-même.

La plupart ont ceci de commun que, quand on opère sur l'œil gauche, on se sert à merveille de la main droite; mais, pour l'œil droit, on recommande de tenir les instruments de la main gauche, chose souvent imprudente et toujours fort difficile. Quelques chirurgiens, pour échapper à cet inconvénient, ont fait fabriquer des instruments coudés, pour agir avec la main droite par-dessus la saillie du nez. J'ai depuis long-temps rejeté l'une et l'autre manière d'agir, et j'ai établi ce principe nouveau, qui me paraît d'une haute importance :

Dans tous les cas où il est conseillé de se servir de la main gauche, le chirurgien devra se placer en arrière ou à côté du malade, et agir toujours de la main droite.

Art. Ier. — Opérations qui se pratiquent sur l'appareil lacrymal.

1° *Cathétérisme des voies lacrymales.*

On sonde les voies lacrymales pour divers objets, savoir : pour y pousser des injections, pour détruire immédiatement une obstruction momentanée, pour opérer une dilatation graduée et permanente en y laissant à demeure un corps étranger. On introduit la sonde, selon les cas, par le point lacrymal inférieur, par le point lacrymal supérieur, et par le canal nasal.

1° *Par le point lacrymal inférieur.* — Le point lacrymal inférieur est l'orifice du canal du même nom qui, après s'être enfoncé perpendiculairement dans l'étendue de 2 millimètres environ, se coude en dedans à angle presque droit, pour aller gagner le sac lacrymal. On peut aisément redresser sa direction en tirant fortement en dehors et un peu en bas la paupière inférieure; mais il forme un autre angle droit avec le sac lacrymal et le canal nasal, qui empêche la sonde de pénétrer plus loin : aussi on ne tente le cathétérisme par cette voie que pour faire des injections.

Le malade est assis en face du jour : s'il s'agit de l'œil gauche, le chirurgien se place devant lui, et, avec le pouce ou les autres doigts de sa main gauche, attire la paupière inférieure en dehors et un peu en bas, de manière à ramener en avant et en dehors le point lacrymal. La main droite, tenant la seringue d'Anel comme une plume à écrire, prend un point d'appui sur la pommette, et introduit avec ménagement le siphon d'or de la canule dans le point lacrymal, d'abord obliquement en dedans et en bas; puis, après 2 millimètres de trajet, directement en dedans. A 7 millimètres de profondeur on peut s'arrêter; mais il vaut mieux aller jusqu'à 9 millimètres pour arriver dans le sac lacrymal. On fait alors l'injection.

Quant à l'œil droit, pour éviter de se servir de la main gauche comme tous les chirurgiens l'ont prescrit, il suffit que le chirurgien se place derrière le malade, et prenne son point d'appui sur l'apophyse orbitaire externe de l'os frontal.

2° *Par le point lacrymal supérieur.* — A partir du point lacrymal supérieur, le conduit du même nom remonte perpendiculairement dans l'étendue de 2 millimètres environ, puis se recourbe en dedans pour aller gagner le sac lacrymal. Il affecte alors, quand les paupières sont fermées, une direction transversale, qui devient oblique en bas et en dedans quand elles sont ouvertes.

Il n'est pas besoin pour cette opération de changer de main selon les côtés. Le malade assis en face du jour, la tête un peu renversée en arrière, le chirurgien placé en face relève la paupière en la tirant un peu en dedans avec le pouce ou l'indicateur de la main gauche; la main droite appuyée sur le front, et tenant le stylet de Méjean comme une plume à écrire, il introduit son extrémité ovalaire par le point lacrymal, d'abord de bas en haut; puis, après 2 millimètres de trajet, obliquement de dehors en dedans et de haut en bas, suivant la direction qu'affecte le bord libre de la paupière depuis le point lacrymal jusqu'à la commissure. Quand on est arrivé dans le sac, on cesse de tendre la paupière ; on ramène le stylet en dedans sur la ligne perpendiculaire, et on l'enfonce de haut en bas jusqu'à ce qu'il ait pénétré dans la fosse nasale, où sa présence est annoncée par un léger chatouillement, ou même par l'effusion de quelques gouttes de sang.

3° *Par le canal nasal* (*Méthode dite de Laforest*). — Le canal nasal est la continuation inférieure, sans démarcation bien sensible, du sac lacrymal. C'est un tuyau membraneux qui tapisse le canal osseux de l'os maxillaire, se rétrécit à mesure qu'il descend, et se continue avec la muqueuse des fosses nasales. A son orifice inférieur, il est coupé en biseau sur le côté interne, et présente communément un petit repli qui simule une valvule, laquelle est souvent assez étendue pour clore cette ouverture en se relevant.

La situation du canal osseux est surtout importante à connaître. Commençant immédiatement en arrière du rebord osseux qui forme le côté interne et antérieur de la base de l'orbite, son extrémité inférieure aboutit au-dessous du bord supérieur du cornet nasal, à peu près à 15 millimètres du bord de l'apophyse montante. Sa longueur varie de 7 à 13 millimètres, et s'arrête d'ordinaire à 9, tandis que l'espace compris entre son orifice supérieur et le plancher des fosses nasales est de 22 à 30 millimètres d'étendue; le canal n'occupe donc que les trois septièmes de cet espace. Sa largeur, mesurée à son extrémité supérieure sur toutes les têtes sèches du Musée des hôpitaux, varie de 3 à 5 millimètres pour le diamètre transversal; le diamètre antéro-postérieur a toujours un millimètre de plus, en sorte que cet orifice est réellement ovalaire. La partie moyenne est un peu rétrécie, et donne une coupe circulaire. L'orifice inférieur est évasé en forme d'entonnoir, et dirigé un peu en arrière.

Dans son trajet, ce canal présente ordinairement une convexité antérieure et externe à peine sensible; mais sa direction essentielle est oblique de haut en bas et de dedans en dehors, suivant une ligne qui, partant de l'orifice supérieur, irait croiser la ligne médiane à 3 centimètres environ au-dessus des bosses nasales, en formant par cette réunion un angle de 10 à 12° (Vésigné).

La sonde dont on se sert est un tube d'argent un peu conique, long de 8 centimètres, muni à sa grosse extrémité d'un pavillon et d'un anneau, ouvert à l'autre, et n'offrant qu'un diamètre d'un demi-millimètre ou de deux tiers de millimètre au plus. A 9 millimètres de la grosse extrémité commence la courbure, qui représente un peu plus d'un demi-cercle de 4 centimètres de diamètre (Vésigné). M. Gensoul a imaginé de mouler la sonde sur le canal même, pour obtenir une courbe plus exacte. Pour l'introduire, on l'adapte à un manche en forme de porte-crayon.

Le malade assis, la tête droite, le chirurgien placé en arrière pour le côté droit, en avant pour le côté gauche, tient la sonde par son manche comme une plume à écrire, et fixe la tête avec la main gauche. Il porte le bec de la sonde sur le plancher des fosses nasales et contre la paroi externe, de telle sorte que la concavité de l'instrument regarde la commissure labiale correspondante. Quand les trois quarts de la courbure ont pénétré dans la narine, on fait pivoter la sonde sur son bec, et exécuter à la main un quart de cercle, jusqu'à ce que le manche soit situé verticalement vis-à-vis l'angle interne de l'œil. Alors la sonde est arrivée sous le cornet inférieur; sa partie convexe repose sur le plancher des fosses nasales, tandis que son bec est au sommet du méat inférieur. On s'en assure, en essayant de relever la sonde par un mouvement de bascule ou de totalité, à la résistance qu'on éprouve; sinon il faudrait recommencer ce premier temps de l'opération.

On cherche ensuite l'orifice du canal nasal, en faisant exécuter à la sonde des mouvements en avant et en arrière, jusqu'à ce que l'on sente son bec engagé dans le canal; ce qui a lieu quand il ne peut plus vaciller. Pour le faire pénétrer plus avant, on abaisse le manche lentement et sans effort, en le portant vers le lobe du nez, et en le ramenant au côté opposé, dans la direction d'une ligne qui de l'angle interne de l'œil malade viendrait se rendre à la première dent incisive supérieure du côté sain. Si le canal est libre, la sonde arrive avec une extrême facilité jusque dans le sac lacrymal, ce dont on s'assure par le toucher;

alors le manche est parallèle à l'horizon ou à peu près, et répond à la première dent incisive. Si l'on veut laisser la sonde à demeure, on dégage le manche, et l'on passe dans l'anneau du pavillon un fil qu'on arrête sur la joue avec une mouche de taffetas.

Le temps le plus difficile de l'opération est celui de la bascule. Il importe de bien suivre la direction indiquée : en abaissant directement le manche, on courrait risque de rompre le cornet inférieur ou les parois du canal. Il faut agir doucement ; et si quelque obstacle se présente, imprimer à la sonde des mouvements de friction, de petites secousses, ou même la retirer légèrement pour l'enfoncer de nouveau.

Une exagération quelconque dans l'abaissement, ou l'élévation, ou la courbure du cornet inférieur, ou encore une déviation très marquée de la cloison nasale, empêchent quelquefois de trouver l'orifice inférieur. Il suffit d'être averti de l'obstacle pour le surmonter facilement. A l'orifice supérieur aussi, la sonde est quelquefois arrêtée par un petit bourrelet osseux qui existe du côté externe ou antérieur, principalement chez les individus qui ont la racine du nez étroite. Quand on suppose que le bec de l'instrument arcboute contre cette saillie, pour le dégager, on relève le manche légèrement, et on cherche à lui imprimer un mouvement de rotation qui en dirige le bec vers la gouttière lacrymale. On a prétendu que la petite valvule de l'orifice inférieur pouvait rendre l'introduction de la sonde impossible. M. Vésigné assure qu'elle ne lui a jamais fait obstacle. La sonde serait plutôt arrêtée à cet orifice par un rétrécissement, soit du canal osseux, soit des parties molles ; encore ce dernier obstacle pourrait être surmonté, à moins que l'oblitération ne fût complète.

2° *De la fistule lacrymale.*

Cette affection se présente dans la première période sous la forme d'une tumeur saillante au grand angle de l'œil, formée par l'accumulation d'un liquide dans le sac lacrymal ; dans la seconde, la tumeur est ulcérée, il y a réellement fistule ; dans la troisième, les os mêmes, et en particulier l'os unguis, sont affectés et cariés. Il importe de fixer son attention sur ce point que, dans la presque totalité des cas, la tumeur et la fistule lacrymales viennent d'un engorgement chronique des parois molles du canal nasal, quelquefois d'une inflammation aiguë ou chronique du sac lacrymal même. Dans quelques circonstances rares, le canal nasal est obturé par une exostose. Telles sont les circonstances principales qui doivent diriger le chirurgien dans le choix des méthodes et des procédés.

On connaît un grand nombre de méthodes opératoires; les principales sont : la compression, la dilatation, le stylet à demeure, la canule à demeure, la cautérisation, l'adhésion intime de ses parois muqueuses; ou encore la formation d'un canal artificiel, qui comprend elle-même trois méthodes spéciales; enfin l'oblitération des voies lacrymales.

I. La compression. — Elle s'exerce sur la tumeur et même sur la fistule simple, à l'aide d'un ressort d'acier terminé par une petite pelote et fixé à un ressort métallique qui entoure le front et la tête. On a nié à tort qu'elle pût avoir quelque efficacité, et nous savons aujourd'hui quelle influence a la compression sur les inflammations chroniques. Toutefois la pelote n'agissant que sur le sac lacrymal et non sur le canal, qui est le plus souvent obstrué, on conçoit que ses succès doivent être très limités.

II. La dilatation du canal nasal. — C'est une autre espèce de compression, mais plus efficace, attendu qu'elle agit à la fois sur l'engorgement qui est cause, et sur le rétrécissement qui est effet. Les procédés ont varié, surtout selon qu'il y a fistule ou seulement tumeur lacrymale.

Procédé de Méjean. — Quand la tumeur n'est pas ulcérée, il conseille d'introduire par le point lacrymal supérieur un stylet aiguillé armé d'un fil qu'on fait sortir par la narine; à l'extrémité inférieure du fil il attachait un séton dont la grosseur augmentait progressivement, et qu'il était aisé de tirer à l'aide du fil dans le canal nasal. Ce procédé et toutes les modifications qu'on y a apportées auront toujours le grave inconvénient d'exposer à l'ulcération, et par suite à l'oblitération du point lacrymal supérieur.

Procédé de Laforest. — Bien préférable au premier, il consiste à placer dans le canal nasal une sonde pleine qu'on y laisse quelques jours pour frayer le chemin. Elle ne tarde pas à devenir mobile; alors on la retire et on la remplace par l'algalie creuse qui doit y séjourner jusqu'à la fin de la cure, et au moyen de laquelle on fait plusieurs fois par jour des injections appropriées. M. Vésigné a presque toujours réussi à porter dans le canal une sonde de gomme élastique n° 2, recourbée d'une manière convenable, et dont il retirait ensuite le mandrin sans difficulté.

Mais ce n'est pas encore là la dilatation progressive telle qu'on la pratique sur l'urètre: aussi les auteurs ne paraissent guère compter que sur les injections. Voici, selon nous, ce qui serait le plus rationnel dans cette méthode : la sonde en argent ou en gomme élastique une fois en place, on la laisserait jusqu'à ce qu'elle fût devenue mobile. Alors, pour éviter les difficultés de l'introduction d'une sonde plus grosse, on passerait dans la première un mandrin qu'on laisserait dans le canal en retirant la sonde, et qui servirait de conducteur à une autre. On en introduirait ainsi successivement jusqu'à 3 millimètres de diamètre. On pourrait encore, à l'exemple de Cabanis, se servir du stylet de Méjean pour diriger la sonde de Laforest, si les règles que nous avons indiquées ne suffisaient pas pour l'introduire.

J.-L. Petit incisait la tumeur pour y faire passer de haut en bas une bougie conique; Lecat, une corde à boyau; Scarpa, une tige de plomb; d'autres, une bougie de gomme élastique, un séton.

Pellier père employait, pour passer ce séton, le procédé suivant. Il prenait un petit morceau de plomb ressemblant au bout d'une sonde à vessie d'un enfant de sept à huit ans, et de la longueur de 7 à 9 millimètres, après lequel il attachait un bout de crin ou de soie bien forte; et, après avoir frayé la route du conduit nasal avec une sonde, il y portait le morceau de plomb et le poussait avec la sonde jusqu'à ce qu'il fût tombé dans la fosse nasale; alors, retirant la sonde, il faisait pencher la tête au malade et le faisait moucher : le morceau de plomb tombait dans le mouchoir, et le crin ou la soie servait de fil conducteur pour attirer le séton de bas en haut.

Pouteau remarquant que ces corps étrangers introduits par la plaie finissaient par la transformer en un ulcère à bords renversés en dedans et laissant à sa suite une cicatrice déprimée, faisait l'incision en dedans de la paupière inférieure, entre le bord palpébral et la caroncule lacrymale. Tous ces procédés sont lents dans leur action, excessivement désagréables pour le malade, et n'ont pas même l'efficacité de ceux qui nous restent à décrire.

Du reste, quand la tumeur est ulcérée, on conçoit qu'il suffit de l'agrandir pour introduire les bougies.

III. Stylet a demeure ou *méthode de Ware.* — Le hasard ayant montré à Ware qu'un stylet métallique placé dans le canal faisait presque immédiatement cesser le larmoiement, il en conclut que les larmes passaient entre le stylet et la muqueuse, et établit sur ce fait sa méthode. Son stylet est un fil métallique d'environ 30 à 34 millimètres de longueur, droit dans presque toute son étendue, recourbé en haut à angle obtus; la branche inférieure très longue est destinée à occuper le canal; la supérieure n'a que 4 millimètres de longueur, et se termine par une tête aplatie, circulaire, de 4 millimètres environ de diamètre. Quand le stylet est placé, sa branche supérieure reste dans le trajet de l'incision faite au sac lacrymal, et sa tête aplatie recouvre et masque la plaie extérieure. On la colore avec un vernis noir pour simuler une mouche; d'autres ont proposé de lui donner une couleur de chair analogue à celle de la figure. Le malade garde le stylet toute sa vie.

La manière de l'introduire est à peu près la même que pour la canule, et sera décrite à l'article suivant. Cette méthode est beaucoup vantée en Angleterre et en Amérique; toutefois M. Jameson a déclaré il y a quelques années qu'il ne l'avait jamais vue dissiper complétement les inconvénients de la fistule lacrymale.

IV. Canule a demeure. — On rapporte généralement à Foubert l'idée de placer dans le canal une canule métallique à perpétuité pour éviter de nouvelles oblitérations. Cette méthode ayant prévalu de nos jours par les succès et l'autorité de Dupuytren, nous la décrirons avec tout le développement convenable.

Il importe avant tout de bien reconnaître l'orifice supérieur du canal nasal. Sa position varie sur divers sujets, selon que la racine du nez est large ou étroite, que la commissure des paupière est plus ou moins éloignée; le tendon du muscle palpébral n'est lui-même qu'un guide infidèle, attendu qu'il s'attache quelquefois plus en dedans qu'à l'ordinaire, et jusque sur la partie antérieure de l'apophyse montante de l'os maxillaire. Une donnée fixe est fournie par le rebord osseux qui limite antérieurement la gouttière lacrymale.

Pour reconnaître cette saillie, on porte le doigt sur le bord orbitaire inférieur, et on le fait filer vers l'angle interne de l'œil, où il est arrêté par la lèvre antérieure de la gouttière lacrymale. Si l'on plonge le bistouri perpendiculairement derrière ce rebord, on pénètre à coup sûr dans le canal nasal. Il se présente là trois variétés de rapports bien remarquables : tantôt le doigt est arrêté, et la ponction doit être faite en dehors de la commissure palpébrale ; ou bien c'est au niveau de la commissure et immédiatement au-dessous; ou enfin en dedans de la commissure et au-dessous du tendon du muscle orbiculaire. Dans tous ces cas, si l'œil est très saillant, il faut le refouler en arrière pour éviter que le bistouri pénètre dans la joue ; quand l'œil, au contraire, est retiré au fond de l'orbite, l'opération n'offre pas cette difficulté.

Nous avons indiqué la direction oblique du canal en bas et en dehors, suivant une ligne qui, partant de l'orifice supérieur, irait croiser la ligne médiane à 3 centimètres environ au-dessus des bosses nasales, en formant par cette réunion un angle à sinus inférieur de 10 à 12°. Ajoutons que l'axe du canal a des rapports différents avec l'arcade sourcilière, et répond, tantôt en avant, tantôt au niveau, tantôt en arrière de cette arcade, selon le développement des sinus frontaux.

Procédé de Dupuytren. — Les instruments nécessaires sont, 1° une canule d'or ou d'argent longue de 20 à 25 millimètres, plus large en haut qu'en bas, garnie à son extrémité supérieure d'un bourrelet circulaire, légèrement recourbée suivant sa longueur, pour s'adapter à la forme du canal, et taillée en biseau à son autre extrémité, de manière que son ouverture se trouve du côté de la concavité de la courbure. Pour l'avoir d'une longueur convenable, M. Grenier a imaginé de mesurer en droite ligne l'intervalle qui sépare l'orifice supérieur du canal de la dépression supérieure de l'aile du nez ; on obtient assez bien par là la longueur approximative du canal et celle qu'il faut donner à la canule. 2° Un mandrin, tige d'acier recourbée à angle droit, dont la petite extrémité est assez ténue pour entrer dans la canule et en sortir à volonté, assez longue pour que le bec de la canule ne la dépasse pas, et garnie d'un bourrelet qui sert à appuyer sur la canule. L'autre extrémité, plus longue, sert de manche au chirurgien pour introduire la canule dans le canal nasal ; mais, en outre, elle se termine par un pas de vis en relief qui s'adapte parfaitement à un pas de vis creusé dans l'intérieur de la canule près de son bourrelet, en sorte qu'on peut la saisir solidement et la retirer du canal au besoin. 3° Un bistouri droit, étroit, à pointe très aiguë.

Le malade est assis en face du jour, la tête maintenue sur la poitrine d'un aide, qui place sur le front la main opposée au côté sur lequel on opère, et de l'autre tire en dehors la commissure externe des paupières pour faire saillir le tendon de l'orbiculaire. Le chirurgien, assis devant le malade, tient le bistouri comme une plume à écrire, de la main droite pour les deux côtés, en changeant seulement le point d'appui.

On commence par chercher l'orifice supérieur du canal : si l'état morbide des parties empêchait d'appliquer les données signalées, on pourrait le reconnaître du côté sain. On place le doigt indicateur gauche dans l'angle rentrant que forme la crête antérieure de la gouttière lacrymale et le bord orbitaire inférieur, la pulpe tournée en arrière et déprimant l'œil et la paupière ; et au-devant de ce doigt, en arrière de la saillie osseuse qu'il met en relief, on enfonce le bistouri, le dos du côté du nez, le tranchant en dehors, dans une direction verticale, de manière à engager la lame dans le canal ; puis on ramène légèrement le manche de l'instrument vers la racine du nez jusqu'à l'inclinaison que nous avons indiquée, et l'on continue d'enfoncer l'instrument jusqu'à ce qu'il ne puisse aller plus avant.

Ce premier temps achevé, on reconnaît qu'il a été bien exécuté si l'instrument ne peut vaciller en aucun sens, et si sa pointe ne soulève pas les parties molles de la joue, en faisant basculer le manche en arrière. Un instant suffit à cette épreuve, qu'il ne faut pas négliger. Si l'on avait enfoncé malheureusement le bistouri dans les parties molles de la joue, il faudrait, sans le retirer complétement de la plaie, le relever et le porter en arrière du rebord orbitaire, où l'on chercherait le canal nasal suivant les précautions voulues.

Sûr d'avoir pénétré dans le canal, l'opérateur prend le bistouri de la main gauche, et retire légèrement la lame en haut, en appuyant un peu en arrière de manière à faire bâiller la plaie extérieure. On introduit par cette ouverture, en suivant la lame du bistouri, le mandrin muni de sa canule ; dès qu'il est dans le canal, on retire le bistouri tout-à-fait ; et à l'aide d'une pression médiocre, on enfonce le mandrin jusqu'à ce que le bourrelet de la canule se trouve caché dans le sac lacrymal et assez loin de la plaie extérieure pour n'en pas gêner la cicatrisation. Le mandrin est retiré à son tour. On applique le pouce sur la plaie, et on fait moucher le malade avec force. Si quelques gouttes de sang s'échappent par la narine correspondante, et s'il sort par la plaie un peu de sang mêlé d'air, c'est un signe certain que la canule est parfaitement placée. Il suffit alors d'une mouche de taffetas gommé pour recouvrir la petite plaie, qui souvent est fermée après vingt-quatre heures. Si au contraire ces phénomènes ne s'observaient pas, c'est qu'on aurait fait fausse route, ou que la canule serait trop peu enfoncée : il faut alors la retirer un peu, et chercher à la placer d'une manière plus convenable.

Ce procédé est admirable pour la rapidité d'exécution, et la promptitude des résultats. L'opéré peut à l'instant vaquer à ses affaires ; la plupart ne se doutent point qu'ils gardent la canule à l'intérieur. Toutefois, telle que Dupuytren l'employait, elle est sujette à beaucoup d'objections. Ainsi, elle remonte quelquefois sous la peau ; d'autres fois elle tombe dans les fosses nasales ; Delpech l'a vue une fois traverser la voûte palatine ; M. Darcet rapporte vingt-sept cas où il a fallu en faire l'extraction ; le mucus ou la poudre de tabac peuvent la remplir et l'oblitérer, ou bien l'argent s'oxide dans le canal, et la canule se trouve également obturée ; enfin, elle cause des maux de tête, des irritations locales, etc.

J'ai largement agité cette question dans ma thèse de concours sur le *Traitement de la fistule lacrymale*. Une partie de ces accidents sont dus à l'étroitesse de la canule, à son excès de longueur, à sa forme, à la nature du métal, et enfin au procédé opératoire. J'ai donc proposé une canule de 18 millimètres de longueur, de 3 de diamètre, ayant comme celle de Pellier un bourrelet supérieur et un bourrelet moyen, sans bec de flûte inférieur, et construite en or ou en platine. De même, avant de la placer dans le canal, il me paraît plus convenable d'inciser d'abord la tumeur comme un simple abcès, puis de forcer le rétrécissement et d'élargir le canal par l'introduction de sondes graduées, continuées deux ou trois jours, et alors seulement de placer la canule. De cette manière, on ne s'expose pas à faire fausse route, on ne déchire pas la muqueuse, et on accoutume peu à peu le canal à la présence du corps étranger. La forme et la composition de la canule répondent aux autres inconvénients.

Pour l'extraire on a proposé divers moyens. Le plus simple

est le double pas de vis du mandrin et de la canule, ou le crochet de M. J. Cloquet. Ajoutons avant de finir que, quand même quelques accidents viendraient à rendre cette extraction nécessaire, le malade demeure encore aussi avancé que ceux qui ont été traités par les autres méthodes dilatantes, et qu'il a eu l'ennui et les douleurs du traitement de moins.

V. Cautérisation. — Harveng, en 1822, a proposé de cautériser le canal nasal par une ouverture faite au sac lacrymal, procédé dont on retrouve les premières indications dans Heister. Un peu plus tard, M. Gensoul de Lyon a imaginé d'introduire le porte-caustique par la narine, à la manière de Laforest. De quelque manière qu'on s'y prenne, la préférence devra toujours être accordée à un porte-caustique fabriqué sur le modèle de celui de Ducamp pour l'urètre, à part la sonde protectrice. Rien n'est donc plus facile que de concevoir cette opération, en combinant les procédés de cathétérisme décrits plus haut avec les précautions qui règlent l'emploi des caustiques, et dont nous parlerons à l'article des rétrécissements de l'urètre.

VI. Formation d'un canal artificiel. — C'est une ressource extrême à laquelle il ne faut recourir que quand le canal naturel n'existe pas, ou quand il est oblitéré par une exostose. Alors il y a trois procédés, selon la direction qu'on donne au canal nouveau.

1° *Procédé de Wathen.* — Wathen a proposé de pratiquer un conduit artificiel dans la direction même du canal naturel qui n'existe pas, à l'aide d'un foret, et de le maintenir ouvert en y plaçant une canule à demeure. Cette opération paraît avoir été pratiquée une fois par Dupuytren.

2° *Procédé de M. Laugier.* — Il consiste à pratiquer une ouverture de communication entre le sac lacrymal et le sinus maxillaire.

Le sac ouvert d'un coup de bistouri, sur la lame de cet instrument on fait glisser un petit trocart dont la tige est coudée à 12 millimètres de la pointe, la pointe tournée en bas, la saillie de l'angle en haut et en dedans. A peine est-il entré dans la partie supérieure du canal nasal, qu'élevant le manche et tournant la saillie de l'angle vers la racine du nez, on incline sa pointe vers la paroi externe du canal nasal, et on la fait pénétrer par un très léger effort dans le sinus maxillaire. On tourne d'arrière en avant et d'avant en arrière et sur elle-même la tige du trocart pour arrondir l'ouverture, et on la retire.

Comme l'ouverture osseuse est exposée à se rétrécir, M. Laugier pense que, si cet accident était constaté par l'expérience, on pourrait enfoncer toute la paroi qui sépare le canal nasal du sinus. Il semble beaucoup plus simple de maintenir l'ouverture, soit à l'aide d'une canule à double rebord, ou même d'un double bouton pareil à celui dont Dupuytren se servait pour la grenouillette.

3° *Procédé de Woolhouse.* — Woolhouse perforait l'os unguis, et plaçait dans l'orifice une canule en or, en argent ou en plomb de 12 à 18 millimètres de longueur; mais, ce qu'ont omis la plupart des écrivains, il enlevait d'abord toute la muqueuse du sac lacrymal. Cette première partie de l'opération a été rejetée depuis.

Les moyens de perforation ont beaucoup varié. Woolhouse traversait l'os unguis avec un poinçon. Saint-Yves préférait le cautère actuel. Hunter imagina dans le même but un emporte-pièce; enfin Nicod a proposé de réunir la perforation à l'aide du trocart et la cautérisation.

Pour bien apprécier ces procédés, il faut se souvenir d'abord que toutes ces perforations osseuses tendent sans cesse à se rétrécir et à se fermer, et qu'il est nécessaire de les maintenir ouvertes en y plaçant une canule à demeure. Dès lors doivent être rejetés les deux derniers, qui ne faisant qu'une ouverture sans profondeur, ne sauraient retenir la canule. Quant au procédé de Wathen, on peut dire qu'il se propose un but impossible. Supposez que le canal soit obstrué par une colonne osseuse qui en occupe toute l'épaisseur, comment espérer que le foret agira sur cette colonne compacte sans dévier de côté ou d'autre, chose d'autant plus facile que sur le côté du canal il ne rencontrera aucune résistance? Si le canal est détruit, au contraire, par le rapprochement de ses parois, comme cela a lieu pour les alvéoles vides, comment en creuser un nouveau dans le même sens, puisque les parois y manqueront? Et enfin si le canal est simplement oblitéré par l'adhésion de ses parois muqueuses, à quoi bon un foret pour percer des parties molles? et enfin, dans tous les cas, qui peut dire que l'instrument ne s'égarera pas?

J'ai rencontré, il y a quelques années, un cas d'oblitération du canal sur un garçon de douze ans; du moins, après avoir mis à nu par une large incision le sac lacrymal, ni moi ni mes aides nous ne pûmes trouver la moindre trace du canal. J'imaginai, et je mis immédiatement en pratique le procédé qui suit :

Nouveau procédé. — J'enfonçai dans la direction qui me parut être la plus rapprochée de celle du canal le mandrin de la canule, lequel est assez pointu pour pénétrer aisément. L'instrument arrivé dans les fosses nasales, ce qui fut reconnu à quelques gouttelettes de sang qui sortirent par la narine, et à la sensation éprouvée par le malade, je le retirai ; j'y ajustai une canule à double bourrelet, et l'enfonçai de vive force dans le trou que je venais de faire. L'opération est fort simple, et se termine en quelques secondes.

VII. Oblitération des voies lacrymales. — Ou bien c'est le sac lacrymal qu'on détruit, ou on se contente d'oblitérer les points lacrymaux.

Procédé de A. Nannoni. — Il ouvrait le sac avec le bistouri, le remplissait de charpie douce, et quand la douleur était passée, le détruisait avec un narcotique composé d'alun et de précipité. Son fils, L. Nannoni, dans les cas rebelles, recourait au cautère actuel.

Procédé de Bosche. — Il recommande simplement de cautériser les points lacrymaux avec un crayon très ténu de nitrate d'argent.

Ces deux procédés sont sans doute la dernière ressource du chirurgien ; mais quand l'opiniâtreté du mal force à y recourir, nul doute que le dernier ne doive être préféré à l'autre.

Appréciation. — Cette multiplicité de méthodes et de procédés semble un témoignage assuré des richesses et des ressources de l'art ; elle ne révèle que sa pauvreté. Des observations plus complètes ont fait fortement révoquer en doute les succès de la canule, même dans les cas où elle avait le mieux réussi d'abord. Moi-même sur le jeune sujet dont j'ai parlé plus haut, j'ai vu un succès complet d'abord faire place au bout de quatre mois à une récidive entière, sans que la canule fût remontée. L'incommodité redevint telle qu'il fallut songer à retirer la canule, en faisant à l'angle lacrymal une incision nouvelle. La canule était en platine, et ne parut nullement altérée ; elle ne contenait qu'un peu de mucus demi-concret dans son intérieur. M. Sichel a déjà rassemblé un assez bon nombre de cas analogues ; et ces récidives inattendues doivent engager le chirurgien à être très sévère dans son pronostic.

En méditant sur ce sujet, j'en étais venu à penser qu'un stylet comme celui de Ware, mais dont la tête ronde serait enfermée dans le sac lacrymal, atteindrait parfaitement le but, sans avoir l'inconvénient de laisser une fistule permanente à l'extérieur.

Ce fut en effet la méthode dont je me servis en dernier lieu sur mon jeune malade. La fistule s'est refermée d'abord, et la guérison a paru complète; mais tout récemment il est revenu me voir avec un léger pertuis au niveau du sac lacrymal, qui tantôt se ferme et tantôt se rouvre, avec un larmoiement également intermittent. De plus, il est survenu sous le côté correspondant de la mâchoire plusieurs ganglions très volumineux, bien que la constitution ne soit nullement scrofuleuse; et je ne sais pas encore à quelle ressources je pourrai recourir.

3° *Oblitération des conduits lacrymaux.*

Heister ne regarde comme curable que l'oblitération causée par une légère pellicule à l'ouverture des points lacrymaux; il veut alors qu'on perce cette pellicule avec une aiguille, et qu'on introduise de temps en temps un fil d'argent ou une soie de porc pour maintenir le passage libre.

J.-L. Petit, le premier, traita avec succès une oblitération complète des conduits lacrymaux, en passant dans le conduit inférieur un fil d'or très mince qu'il laissa à demeure quelque temps; et bien que le conduit supérieur restât bouché, le malade guérit sans larmoiement. On pourrait, en pareille circonstance, pratiquer le conduit artificiel en traversant la paupière de dehors en dedans, ou, comme le voulait Monro, inciser le sac et perforer les tissus avec une aiguille de dedans en dehors. G. Pellier suivit la première méthode, et réussit à maintenir le passage ouvert à l'aide de simples injections. Il serait peut-être préférable de passer l'aiguille de dedans en dehors, mais sans incision, et en se servant de la sonde nasale armée d'un dard, imaginée par M. Manec pour faciliter le passage du séton.

4° *Extirpation de la glande lacrymale.*

La glande lacrymale devenue squirrheuse peut exiger l'extirpation. A part les règles générales des dissections, il est ici deux procédés opératoires.

Procédé d'Acrel. — On divise toute l'épaisseur des paupières parallèlement à leurs plis tégumentaires, et sur le point le plus saillant de la tumeur. Celle-ci mise à nu, on la saisit avec une érigne et on la dissèque, en commençant par le côté qui regarde l'œil pour ménager plus sûrement cet organe.

Procédé de M. Velpeau. — On prolonge la commissure externe vers la tempe par une incision horizontale; de cette manière on met à nu très facilement les deux tiers externes de la circonférence orbitaire. On arrive ensuite à la tumeur, soit en divisant le tissu cellulaire intéressé par la première incision, soit en la circonscrivant par une incision en demi-lune du côté de la cornée transparente.

Dans ces opérations, les tissus étant déchirés plutôt qu'incisés, il faut s'attendre à la suppuration, et mettre une petite mèche dans la plaie pour lui donner issue.

Art. II. — Opérations qui se pratiquent sur les paupières.

1° *De l'ectropion.*

L'ectropion provient de deux causes très différentes : ou bien la conjonctive est tuméfiée, boursouflée; ou bien la peau extérieure est raccourcie par une cicatrice.

Dans le premier cas, on peut cautériser la conjonctive avec le nitrate d'argent, ou simplement y appliquer des collyres secs et résolutifs; en cas d'insuccès, on a recours à l'excision partielle de cette membrane. Dans le second cas, on peut employer l'excision de la conjonctive, l'excision du cartilage tarse, l'excision en V de la paupière, la tarsoraphie, la blépharoplastique, et enfin la méthode de M. Dieffenbach.

I. Excision de la conjonctive. — Le malade étant assis, la tête inclinée en arrière, le chirurgien saisit la paupière renversée avec l'index et le pouce de la main gauche; fait saillir au-dehors la conjonctive autant que possible; et avec des ciseaux courbes sur le plat, il enlève complétement toute la partie fongueuse, en ayant soin de diriger son incision parallèlement au bord libre de la paupière.

Si la conjonctive ne peut être aisément embrassée par les ciseaux, on la saisit avec une pince ou une double érigne; on l'élève autant que possible, et avec un petit bistouri à tranchant convexe on l'incise assez profondément le long du cartilage tarse, en évitant les points lacrymaux. On élève ensuite avec des pinces le lambeau supérieur qu'on veut enlever, et on le détache avec le bistouri de la face interne de la paupière, jusqu'au point où la conjonctive se replie sur le globe oculaire. Alors on résèque le lambeau à sa base avec des ciseaux. Les anciens taillaient le lambeau en V dans toute l'épaisseur de la paupière, la peau seule exceptée, et réunissaient les deux branches du V près du bord libre de la paupière avec un point de suture.

II. Excision du cartilage tarse (Weller). — Dans les ectropions très anciens, Weller a remarqué qu'il survient un véritable prolongement du bord palpébral du tarse, qu'il attribue à la distension des ligaments inter-palpébraux. Alors, après l'excision ordinaire de la conjonctive, à l'aide d'un bistouri, il fait au milieu de la paupière la résection d'une portion du cartilage tarse de la longueur d'environ 4 millimètres, en ayant soin de ne pas intéresser l'arête externe du bord de la paupière. La guérison a suivi dans tous les cas; il n'en résulte qu'un petit sillon du bord palpébral dans le lieu de l'excision.

III. Excision du cartilage tarse (W. Adams). — On coupe avec des ciseaux droits un lambeau en V dans toute l'épaisseur de la paupière, à 6 millimètres de distance de la commissure externe. La base du triangle est au bord libre de la paupière, le sommet regarde le globe oculaire; les côtés ont d'ordinaire 12 millimètres de long; toutefois leur longueur dépend de l'étendue de l'ectropion. Les deux bords de la plaie sont ensuite réunis exactement par un point de suture entrecoupée (Adams), ou par la suture entortillée (Roux). Travers, Guthrie, Dieffenbach, MM. Roux et Velpeau ont pratiqué cette opération avec succès. La base du lambeau ne doit pas avoir plus de 5 ou 6 millimètres de large. M. Velpeau regarde comme inutile d'en prolonger l'étendue au-delà du cartilage tarse.

IV. La tarsoraphie (Walther). — Procédé d'exception et qui ne saurait être appliqué généralement. Un individu avait à la tempe gauche une cicatrice avec perte de substance qui tiraillait en dehors la commissure palpébrale, et lui imprimait une forme ronde et irrégulière; les paupières étaient recourbées en dehors et la conjonctive enflammée. Walther comprit la cicatrice dans deux incisions réunies vers la tempe, et qui comprenaient le tiers externe du cartilage tarse de chaque paupière. Deux points de suture réunirent la plaie, et le double ectropion fut complétement guéri.

V. La blépharoplastique (Graefe). — Le malade placé à l'ordinaire, on circonscrit la cicatrice entre deux incisions, et on l'emporte par la dissection. La première incision doit être faite parallèlement au tarse, et autant que possible à quelques millimètres de distance, pour se ménager près du bord palpébral assez de peau pour y fixer le lambeau. La cicatrice enlevée ou détruite, on fait écarter les bords de la plaie de manière à rendre à la paupière sa longueur naturelle, condition indispensable, et pour laquelle on peut même diviser le muscle orbiculaire jusqu'à la conjonctive.

Ce premier temps achevé, on procède à la formation du lambeau. Pour la paupière supérieure, on le taille aux dépens de cette partie de la peau du front qui se trouve un peu en dehors et à 4 millimètres au-dessus du bord orbitaire. On en prend la mesure sur la plaie elle-même, en donnant toutefois au lambeau 2 millimètres de plus en longueur et en largeur. Il doit être taillé de telle sorte que sa partie supérieure devienne la partie interne de la paupière nouvelle ; son bord interne doit se continuer avec le bord externe de la plaie de la paupière, afin qu'après la dissection il puisse être aisément réuni au bord inférieur de cette plaie ; et son bord externe doit être prolongé par l'incision assez loin, en bas et en dehors, pour pouvoir s'accoler au bord supérieur de la plaie palpébrale. Cette incision doit permettre au lambeau de recouvrir la plaie, sans que la peau soit plissée ou tiraillée ; sinon, il faut la prolonger un peu plus en dehors.

On dissèque donc le lambeau ainsi circonscrit, et on l'applique sur la plaie, en retranchant les brides de téguments qui s'opposeraient à la coaptation exacte. On étanche le sang par des lotions d'eau froide ; et lorsqu'il a complétement cessé de suinter, on réunit par la suture entrecoupée. Les points de suture ne doivent pas être trop ménagés : pour une paupière complète, il en faut toujours de huit à dix au bord supérieur, et de six à huit à l'inférieur.

Pour la paupière inférieure, on taille le lambeau la pointe en bas sur la région malaire, au côté externe de la paupière, à la même distance du bord de l'orbite, et suivant les principes que nous venons d'établir.

Après quarante-huit heures, il convient d'enlever les fils et de les remplacer par des bandelettes agglutinatives. La guérison est achevée du dixième au dix-huitième jour.

Quand la conjonctive est fortement endurcie et dégénérée, et qu'on n'a pas jugé à propos de l'enlever avant l'opération, il devient nécessaire de l'enlever après, selon le procédé décrit.

VI. Méthode de M. Dieffenbach. — Nous la décrirons comme si on voulait la pratiquer sur la paupière inférieure.

Avec un bistouri droit à lame étroite, on commence par faire aux téguments, à quelques millimètres au-dessus du bord inférieur de l'orbite, et parallèlement à ce bord, une incision semi-lunaire qui ait en étendue environ les deux tiers de la longueur de la paupière, et qui en occupe parfaitement le milieu. Cette incision peut toujours se faire de droite à gauche et avec la main droite, en prenant son point de départ au-dessous de la commissure interne pour l'œil gauche, et de la commissure externe pour l'œil droit. Quand l'incision a complétement divisé la peau, on détache celle-ci inférieurement du cartilage tarse dans une certaine étendue; et dans le point où l'on arrête cette dissection, on divise le muscle orbiculaire et la conjonctive parallèlement à l'incision cutanée et dans la même étendue. On attire alors avec des pinces le bord supérieur de la plaie de la conjonctive, avec le tarse qui adhère à cette membrane, dans la plaie des téguments; et après avoir retranché une petite portion de la conjonctive, on rapproche les lèvres de la plaie extérieure, ayant entre elles la conjonctive et le cartilage tarse. La réunion doit s'en faire avec des aiguilles à insectes et par la suture entortillée; après quoi on replie les bouts des aiguilles, et on les excise près des fils.

On fait sur l'œil opéré des applications froides, et au besoin on recourt à toutes les ressources antiphlogistiques. Les aiguilles peuvent s'enlever du troisième au sixième jour.

On excise un léger lambeau de la conjonctive, tant pour rendre toutes les surfaces saignantes et faciliter la réunion, que pour ne rien laisser qui dépasse le niveau commun des téguments.

L'opération est la même pour la paupière supérieure.

2° *Blépharoptose, ou chute de la paupière supérieure.*

La blépharoptose peut provenir de deux causes principales : ou d'un allongement considérable de la peau de la paupière, avec diminution de la contractilité du muscle élévateur ; ou d'une paralysie complète et irrémédiable de ce muscle lui-même.

Dans le premier cas, on a employé pour resserrer les téguments la cautérisation par le feu, l'acide sulfurique, etc. Il vaut mieux enlever le superflu des téguments relâchés.

Procédé ordinaire. — On saisit avec une pince ordinaire, ou même avec les doigts, un repli transversal des téguments assez large à la base pour que le malade puisse ouvrir et fermer l'œil avec facilité, et on l'excise d'un seul coup avec des ciseaux courbes sur le plat. Il faut enlever plutôt un peu plus que moins. On arrête l'hémorrhagie, et on applique deux points de suture qu'on enlève après douze heures (Langenbeck) ; au plus tard, après dix-sept à dix-huit heures (Weller) : si on laisse les fils plus long-temps, les points suppurent, et souvent les paupières se tuméfient. Scarpa ne fait aucune suture ; et j'ai trouvé en effet que la cicatrisation n'en est pas plus longue à obtenir : seulement je prends soin alors de tenir le sourcil abaissé à l'aide d'une compresse et d'une bande circulaire.

Quand il y a perte absolue d'action du muscle releveur, Hunt, de Manchester, conseille, après Morand et Acrel, de le remplacer par l'occipito-frontal, qui contribue en effet à l'ouverture des paupières en relevant la peau des sourcils. Il y a d'ailleurs entre ces deux muscles un tel accord, qu'il est à peu près impossible de relever le sourcil quand l'œil est fermé avec effort, et d'abaisser le sourcil quand l'œil est largement ouvert.

Procédé de Hunt. — Il fait une incision semi-elliptique à convexité supérieure, immédiatement au-dessous de la ligne arquée du sourcil, et l'étend de chaque côté jusque vis-à-vis les commissures des paupières. Une incision inférieure rejoint la première à ses deux extrémités, et circonscrit un lambeau de peau qu'on enlève : on réunit immédiatement la plaie par trois sutures. Quand la cicatrisation est achevée, il résulte que la peau de la paupière s'insère sans replis intermédiaires à la peau du sourcil; celle-ci, s'élevant sous l'influence du muscle occipito-frontal, entraînera nécessairement la paupière après elle.

L'incision inférieure doit s'approcher plus ou moins près du bord libre de la paupière, selon le degré de relâchement. L'ablation du lambeau n'entraîne aucune difformité.

3° *De l'entropion, ou introversion des paupières.*

L'entropion ne présente de gravité qu'à cause du renversement des cils, qui entretiennent sur la conjonctive une irritation continuelle. C'est à les ramener en dehors ou à les détruire que tendent tous les efforts de l'art. On a conseillé de nombreux moyens.

I. LES BANDELETTES AGGLUTINATIVES. — Demours assure avoir guéri en vingt jours des entropions dépendants d'une extrême laxité de la peau, et survenus à la suite d'œdème du tissu cellulaire, en relevant la paupière au moyen de deux ou trois bandelettes de taffetas gommé. M. Velpeau en a retiré le même succès dans un cas où l'excision des téguments avait échoué.

II. LES CAUSTIQUES. *Procédé de Quadri.* — Après avoir essuyé exactement les paupières et placé une bandelette agglutinative de manière à empêcher le caustique de pénétrer dans l'œil, on étend sur la peau de la paupière, au moyen d'un petit morceau de bois, une goutte d'acide sulfurique concentré, de manière à recouvrir une surface ovale de 6 à 7 millimètres, et un peu plus longue que la ligne des cils tournés en dedans. Après dix secondes environ, on essuie la paupière avec précaution ; et l'on applique au même endroit une seconde gouttelette, en l'étendant un peu au-delà de la première ; puis on essuie de nouveau. Si alors, par suite de la rétraction de la peau de la paupière, les cils se reportent en dehors, on les noue en trois ou quatre faisceaux, au moyen de fils de soie qu'on fixe au front pour maintenir la paupière convenablement élevée. Si au contraire les cils ne bougent pas après la seconde cautérisation, on en fait une troisième et même une quatrième.

Weller a remarqué que les cils se dégagent des fils de soie au moindre clignotement. Il me paraîtrait beaucoup plus sûr et plus simple de les maintenir relevés contre la face externe de la paupière à l'aide d'un peu de poix ou de glu.

Le fer rouge a été également essayé. Nous avons donné les règles générales de son emploi ; il faudrait ici l'appliquer bien légèrement, pour ne pas étendre les effets de la cautérisation à l'œil même. Ware dit avoir réussi en touchant avec le fer rouge le muscle élévateur mis préalablement à découvert.

III. L'EXCISION DE LA PEAU. — On a donné plusieurs procédés ; le plus simple n'est autre que celui que nous avons décrit pour la blépharoptose.

IV. L'EXCISION DU CARTILAGE TARSE. *Procédé de Saunders.* — Après avoir introduit entre la paupière et le globe de l'œil une plaque mince de corne ou d'argent, sur laquelle on tend la paupière malade, on incise les téguments et le muscle orbiculaire dans la direction du cartilage tarse, immédiatement au-dessus des racines des cils ; on dissèque ensuite avec précaution la surface externe de ce cartilage, jusqu'à ce que son bord orbitaire soit mis à nu ; on le sépare de la conjonctive en arrière ; et enfin on le détache sur les côtés, en se gardant d'intéresser le point lacrymal.

Ce procédé est fondé sur ce fait anatomique, que l'élévateur de la paupière s'insérant aux téguments et à la conjonctive, l'ablation du cartilage ne lui ôte point ses attaches. La cicatrisation se fait avec rapidité ; mais toujours Saunders a vu se développer sur la plaie extérieure un fongus assez considérable, qu'il détruisait facilement par les caustiques, et mieux encore avec le bistouri.

Procédé de Guthrie. — On introduit la lame d'un petit bistouri mousse ou celle d'une paire de ciseaux également mousses à l'angle externe de l'œil, et l'on fait à la paupière une incision perpendiculaire comprenant toute son épaisseur, et de 6 à 12 millimètres de longueur ; une autre incision de même étendue est pratiquée à l'angle interne en dehors du point lacrymal. Ces deux incisions doivent être prolongées de telle sorte que la portion de la paupière qui contient le cartilage tarse soit parfaitement libre, et n'obéisse plus à l'action du muscle orbiculaire. On la renverse alors complétement sur le front, où l'opérateur la maintient avec le doigt indicateur de la main gauche, tandis qu'il achève de couper les adhérences, s'il en existe, qui la laisseraient encore soumise à ce muscle. On la laisse ensuite retomber sur l'œil, et on fait relever naturellement la paupière au malade. Si l'on s'aperçoit que le cartilage tarse garde dans ces mouvements une courbure anormale, on enlève, par une incision transversale, une portion de la peau comprise entre les deux incisions, et l'on retranche une portion de ce cartilage suffisante pour que cette ablation détruise la courbure. C'est surtout près de l'angle interne que se remarque cette exagération de courbure du cartilage, et conséquemment que l'excision doit être la plus considérable. On passe ensuite dans les bords de la plaie transversale quatre ligatures dont les extrémités, ramenées sur le front, y sont collées par une bandelette agglutinative, et empêchent la portion détachée de la paupière de se réunir dans les mêmes rapports qu'auparavant. M. Guthrie fait traverser toute l'épaisseur de la paupière à la ligature placée près de la commissure interne.

V. Destruction des bulbes ciliaires. — Les méthodes précédentes se proposent de redresser les cils; celle-ci a pour effet de les détruire et d'en empêcher la reproduction. On emploie la cautérisation et le bistouri.

Procédé de M. Champesme. — On commence par arracher les cils déviés avec des pinces; puis renversant la paupière en dehors, et garantissant avec soin le globe de l'œil, on cautérise chaque bulbe en particulier à l'aide d'un cautère actuel terminé par une pointe longue de quelques millimètres, que supporte un renflement sphérique assez volumineux pour conserver la chaleur nécessaire à l'opération.

Procédé de Vacca-Berlinghieri. — On commence par tracer avec de l'encre sur la peau de la paupière une ligne qui indique exactement dans quelle étendue les cils sont détournés de leur direction normale. Une lame de métal ou de corne est glissée entre l'œil et la paupière pour soutenir l'une et garantir l'autre; le chirurgien pratique alors deux incisions verticales qui commencent à 3 millimètres du bord palpébral, et s'y terminent; puis on les réunit par une incision transversale qui, comme les deux premières, ne pénètre pas plus loin que la peau. On saisit le lambeau circonscrit par ces trois incisions avec l'ongle ou avec une pince, et on le dissèque de manière à mettre à nu les bulbes des cils situés les uns près des autres, immédiatement sous les téguments. On doit enlever les cils un à un, ou si le sang empêche de les distinguer, détacher et emporter le tissu cellulaire dans lequel ils sont renfermés.

On peut aussi faire usage d'un cure-dent de bois garni d'un fil de coton imbibé d'acide nitrique, pour cautériser isolément les bulbes des poils.

VI. Excision du bord palpébral (Schréger). — Le bord malade

de la paupière étant saisi et renversé, l'opération, fort simple, consiste à retrancher avec des ciseaux courbes, dans un lambeau semi-elliptique, toute la portion altérée avec les cils qu'elle contient.

Appréciation. — Nous avons passé sous silence l'arrachement des cils, préconisé encore par Beer. On en a obtenu, dit-on, quelque succès; mais il est trop évident qu'ils doivent repousser presque inévitablement, et que ce moyen ne promet qu'une cure palliative.

Parmi les autres procédés, on voit qu'il en est peu qui s'excluent, et que tous conviennent plus ou moins dans les divers degrés de la maladie. Ainsi, après les bandelettes, la cautérisation ou l'excision de la peau; puis l'excision du cartilage tarse, qui, en cas de succès, laisse moins de difformité que la destruction des bulbes et la perte complète des cils. L'excision du bord palpébral laisse une perte de substance outre la perte des cils: c'est le dernier moyen auquel nous voudrions recourir.

4° *Du trichiasis.*

Le trichiasis n'est que la rétroversion d'un ou de plusieurs cils; il offre donc les mêmes indications que l'ectropion, modifiées toutefois par le peu d'étendue de la maladie. Outre les divers procédés que nous avons décrits, on pourrait encore y appliquer avec succès l'excision en V de la paupière ou du cartilage tarse, quand le petit nombre des cils déviés permet de les comprendre tous dans le lambeau.

5° *Adhérences vicieuses des paupières.*

L'union des paupières l'une à l'autre, soit congéniale, soit acquise, se traite suivant les règles exposées pour les oblitérations anormales. Si l'union est complète, on pratique d'abord près de la tempe une petite ouverture par laquelle on introduit une sonde cannelée; et sur cette sonde on fait couler le bistouri de dedans en dehors. Si elle est incomplète, on introduit la sonde sans incision préalable. Mais la difficulté est d'empêcher le rétablissement des adhérences. Le procédé autoplastique de M. Dieffenbach ne peut guère être mis en usage. Il resterait ceux de M. Serres, de Boyer ou de Rudtorffer. Ajoutons toutefois un procédé de Duddell, qui consiste à diviser l'oblitération à l'aide d'une ligature métallique, et qui ne mérite pas peut-être le mépris qu'en fait M. Velpeau.

Il faut toutefois convenir que jusqu'à présent nous ne connaissons pas un seul cas de succès obtenu par quelque moyen que ce soit. La méthode de M. Amussat pour prévenir le rétablissement des cicatrices vicieuses permet de concevoir pour l'avenir de meilleures espérances : mais elle n'a pas encore été appliquée au cas actuel.

6° *Tumeurs des paupières.*

Ces tumeurs sont de trois espèces principales : enkystées, cellulaires, cancéreuses.

I. Tumeurs enkystées. — On les traite par l'excision seule ou aidée de la cautérisation.

L'*excision* a deux procédés. Tantôt on dissèque la tumeur par l'extérieur ; on tend la paupière avec les doigts de la main gauche ; on fait une incision transversale, plus longue d'un tiers que le diamètre de la tumeur, et on procède, soit à la dissection, soit à l'énucléation du kyste. Il faut se servir d'instruments fins et légers, et se garder de traverser toute la paupière et d'ouvrir le kyste avant son entière dissection.

En général, on préfère attaquer la tumeur par la face interne de la paupière pour éviter une cicatrice. Il faut préalablement renverser la paupière. Le meilleur moyen consiste à la saisir par les cils et le rebord du cartilage tarse, et à la renverser sur une sonde placée horizontalement au-dessus du cartilage. On fait l'incision transversale, et on dissèque la tumeur saisie et soulevée avec une érigne, en évitant de l'ouvrir.

La *cautérisation* est préférée par Dupuytren. La paupière retournée, d'un coup de bistouri on incise la conjonctive et le kyste à la fois ; on le vide, et avec un crayon de nitrate d'argent promené au fond de la plaie, on en cautérise toute la surface. Le kyste s'exfolie et la plaie se ferme rapidement.

II. Tumeurs cellulaires. — M. Lisfranc a trouvé que plusieurs tumeurs confondues avec les kystes étaient le résultat d'une hypertrophie du tissu cellulaire, suite le plus souvent d'orgeolets non suppurés. Dans beaucoup de cas, un trajet fistuleux part du centre de la tumeur et s'ouvre sur la conjonctive, principalement vers le rebord interne du tarse.

C'est sans doute contre des tumeurs de ce genre qu'ont réussi les fondants, l'acupuncture (Demours), l'emploi d'une aiguille fixée comme un séton à travers leur épaisseur (Jacquemin), etc. M. Lisfranc a retiré des succès remarquables de la cautérisation du trajet fistuleux avec un crayon de nitrate d'argent à pointe très aiguë. M. Carron du Villards a modifié ce procédé.

Il reconnaît le trajet fistuleux en y introduisant le stylet de Méjan, la paupière étant préalablement renversée. Si l'orifice est plus étroit que le trajet, on le dilate avec le bistouri; puis on porte jusqu'au fond une sonde cannelée en platine, très fine, affilée à la pointe, et chargée de nitrate d'argent à la manière d'un porte-caustique. On la retire après une minute; puis on lave l'œil à l'eau froide. La tumeur s'enflamme, suppure et se résout à la fin. Quand une cautérisation ne suffit pas, on recommence.

III. Tumeurs cancéreuses.—L'excision est ici seule employée, à l'aide des ciseaux plutôt que du bistouri. Tantôt on cerne la tumeur par une incision en V, dont on réunit les bords au moyen de la suture entortillée; ou si elle s'étend en largeur, on excise le bord palpébral sous forme de demi-lune, et on laisse cicatriser.

Art. III.—Des Opérations qui se pratiquent sur les muscles de l'œil.

Ces opérations, pratiquées d'abord uniquement pour remédier au strabisme, ont été appliquées depuis à la thérapeutique de la myopie et de certaines amauroses. Proposées en 1838 par Stromeyer, mises à exécution en 1839 par divers chirurgiens, c'est à Dieffenbach qu'elles doivent surtout leur généralisation et leur triomphe. Après Dieffenbach, il est peu de chirurgiens qui ne s'en soient occupés; et, si l'on excepte l'opération de la taille, il n'est pas d'opérations qui comptent déjà autant de mémoires et de traités spéciaux, et autant de procédés. Je me bornerai, ici comme ailleurs, à décrire les procédés les plus importants, et qui me paraissent devoir rester dans la pratique.

1° *Section du muscle droit interne.*

Anatomie chirurgicale. — Ce muscle longe la face interne du globe oculaire, et vient s'insérer sur la sclérotique à 7 millimètres de la circonférence de la cornée (J. Guérin). Cette donnée a déjà son importance pour fixer le lieu de l'incision de la conjonctive; mais quant aux couches à traverser, il importe de savoir que sous la conjonctive se trouve une membrane fibreuse oubliée par les anatomistes modernes, signalée pour la première fois, mais d'une façon incomplète, par Ténon, et qu'après Ténon j'ai le premier démontrée dans mes cours et décrite dans mon *Anatomie chirurgicale*. Depuis lors, elle a été inventée par une foule de chirurgiens, qui auraient pu très facilement la prendre dans mon livre.

C'est donc une membrane blanche, élastique, doublant partout la conjonctive oculaire, confondue vers la base de l'orbite avec le ligament palpébral et le périoste, allant d'autre part jusqu'à la cornée, et se repliant alors en arrière pour former à la sclérotique une enveloppe complète, jusqu'à ce qu'enfin elle gagne le nerf optique, avec le névrilemme duquel elle semble se continuer. Sur la sclérotique, elle est très mobile, et une couche de tissu cellulaire séreux sépare ces deux membranes. Dans les points d'insertion des tendons au globe de l'œil, elle n'est point interrompue, mais se replie autour de ces tendons de manière à leur former une sorte de fourreau fibreux qui dégénère en tissu cellulaire sur les fibres charnues.

C'est là l'idée la plus exacte que l'on puisse se former de cette membrane, que j'avais appelée *albuginée*, dénomination qui ne pourrait convenir, comme on le pense bien, aux inventeurs modernes. Quelques uns l'ont appelée *capsule fibreuse de l'œil*, d'autres *fascia sous-conjonctival*; on a appelé *premier feuillet* celui qui tapisse la conjonctive, *deuxième feuillet* celui qui se replie sur la sclérotique; et M. J. Guérin a donné spécialement le nom de *toge musculaire* à l'endroit où les fourreaux fibreux, se réfléchissant sur les muscles, laissent pourtant entre le tendon et la sclérotique un petit espace libre où ils ne suivent point le tendon. Pour résumer l'application de ces données anatomiques, on voit qu'on ne peut arriver au muscle sans avoir divisé la conjonctive, sa doublure fibreuse et la portion antérieure de la gaîne musculeuse; — que si on coupe le tendon très près de la sclérotique, on ne divise que la portion antérieure de la gaîne; et que, pour la diviser tout entière, il faut porter l'instrument plus en arrière, et sur le corps charnu même du muscle.

Il y a deux méthodes générales, par incision de la conjonctive ou par ponction ; cette dernière a reçu aussi le nom de *sous-conjonctivale.*

MÉTHODE PAR INCISION. *Procédé de M. Phillips.* — Les instruments nécessaires sont : — un élévateur et un abaisseur des paupières, — deux petites érignes simples, — des ciseaux courbés sur le plat, — un crochet mousse pour soulever le muscle, — des pinces fermées et tenant de petits morceaux d'éponge pour étancher le sang.

Le malade assis sur une chaise, à une lumière suffisante, un aide debout en arrière est chargé de lui tenir la tête, et en même temps de relever la paupière supérieure ; un autre se tient en avant pour abaisser la paupière inférieure ; il en faut un troisième, bien habitué à la manœuvre, pour tenir l'une des érignes, et un quatrième pour donner les instruments. Au besoin cependant on pourrait agir avec trois aides, et même avec deux ; l'aide chargé de relever la paupière supérieure pouvant aussi tenir une érigne, et le chirurgien lui-même étant plus sûr de ses instruments en les plaçant dans la poche de son gilet.

L'opérateur commence par appliquer l'élévateur et l'abaisseur des paupières en les glissant sous la conjonctive, et après les avoir convenablement disposés, il les confie aux deux aides. Il commande ensuite au patient de tourner l'œil en dehors, en lui fermant momentanément l'œil sain pour faciliter ce mouvement ; et immédiatement il implante une érigne dans la conjonctive, à quelques millimètres de la caroncule lacrymale. Si l'œil restait convulsivement tourné dans l'angle interne, ce qui arrive assez souvent, l'opérateur glisserait l'érigne à plat sur le globe oculaire, et après l'avoir suffisamment engagée dans l'angle interne, il inclinerait la pointe de l'érigne en arrière de façon à saisir la conjonctive et à ramener l'œil en dehors.

Cette première érigne est confiée à un aide ; le chirurgien enfonce la seconde à 3 millimètres environ de la cornée, et la saisit lui-même de la main gauche. Il est bon d'observer que la pointe de chaque érigne doit être enfoncée de haut en bas, de telle sorte qu'en les soulevant ensemble on fasse former à la conjonctive un pli transversal. L'opérateur prend alors les ciseaux de la main droite, divise ce pli par une section verticale ; et les érignes étant tirées dans des directions opposées, il en résulte une espèce de sac formé par le soulèvement de la muqueuse et de la membrane albuginée, dans le fond duquel on distingue déjà la sclérotique avec une sorte de bandelette blanche qui la déprime d'avant en arrière, et qui n'est autre que le tendon du muscle. L'ouverture de ce sac est agrandie au besoin avec les ciseaux. Avec le même instrument on dissèque rapidement le tissu cellulaire et les lames fibreuses qui recouvrent le muscle, de manière à mettre les fibres charnues largement à découvert. Alors on quitte les ciseaux pour le crochet mousse ; on engage celui-ci de haut en bas entre le muscle et la sclérotique, et quand le muscle est bien soulevé, et, comme on le dit, *chargé*, l'opérateur retire l'érigne qu'il tenait de la main gauche, et saisit le crochet à la place. Le muscle ainsi tendu et soulevé est disséqué avec soin et de tous côtés à l'aide des ciseaux, de façon à ne laisser aucune bride fibreuse qui le rattacherait à la sclérotique. Pour s'assurer de son complet isolement, on fait jouer les ciseaux fermés entre lui et la sclérotique, et enfin on le coupe en travers le plus près possible de la sclérotique. En général, l'œil se replace aussitôt au centre des paupières; d'un dernier coup de ciseaux, on enlève la légère saillie du tendon laissée sur la sclérotique ; on lave l'œil avec un peu d'eau froide, et l'opération est terminée. Toutefois il faut, quelques instants après, faire rouvrir les paupières au malade, afin de juger si l'œil a bien repris sa direction normale ; la persistance du strabisme obligerait à reporter aussitôt le crochet mousse sur le muscle ou sur la gaîne fibreuse, afin de reconnaître si quelque bride n'a pas été oubliée, et d'en faire aussitôt justice.

Procédé de M. L. Boyer. — L'appareil est le même que celui de M. Phillips, à l'exception des érignes, qui sont remplacées ici par des pinces à dents de rat ; et de plus l'opérateur, pour la dissection, a besoin d'une troisième pince.

On commence par faire ouvrir l'œil au malade, en l'engageant à regarder en dehors, et avec une des pinces on saisit la muqueuse à peu près à égale distance de la cornée et de la caroncule lacrymale ; alors seulement on place l'abaisseur et l'élévateur sur les paupières. L'œil ainsi largement ouvert, on s'occupe de placer la seconde pince pour former le pli transversal de la conjonctive. Ces deux pinces sont confiées à un aide unique, mais dont on est sûr ; en effet, on peut dire qu'il tient le sort de l'opération en ses mains. Cependant le chirurgien incise le pli avec les ciseaux ; aussitôt l'aide lâche le lambeau interne de la conjonctive, et avec la pince devenue libre, saisit l'insertion oculaire du muscle, ce qui assure bien mieux la fixité de l'œil et permet de retirer encore la seconde pince. Ces choses faites, le chirurgien saisit avec ses pinces la couche celluleuse sous-jacente à la conjonctive, y fait avec les ciseaux une petite ouverture, soit au-dessus, soit au-dessous du muscle, et par cette ouverture engage le crochet mousse; s'assure par des mouvements de va-et-vient que le muscle est chargé en totalité et qu'il est suffisamment isolé, et le coupe d'un coup de ciseaux. Souvent il arrive que le muscle n'est pas coupé en entier, ce que l'on présume par la persistance du strabisme; on replonge en conséquence le crochet mousse dans la plaie, et même M. Boyer conseille de débrider plus ou moins en haut et en bas, suivant l'intensité du strabisme, l'expansion de la tunique celluleuse du muscle qui se porte aux muscles voisins, en d'autres termes, la capsule fournie par l'albuginée à la sclérotique. Enfin on termine l'opération en réséquant les lambeaux de muscle et de membrane muqueuse qui débordent la surface de la plaie.

Afin d'éloigner davantage le muscle de la sclérotique pendant la section avec les ciseaux, M. Boyer se sert de préférence d'un crochet double qui, après avoir été introduit les branches rapprochées, les écarte à l'aide d'un ressort, et permet aux ciseaux d'agir entre ses deux branches.

Il convient maintenant d'indiquer les résultats ordinaires de l'opération pratiquée par cette première méthode.

Quand le strabisme est peu prononcé, la plaie de la conjonctive est petite, et ne demande guère que quatre à cinq jours pour se cicatriser. Si l'œil était fortement attiré en dedans, la plaie est très grande, le globe oculaire est disséqué sur la moitié de son étendue; l'écoulement de sang est alors assez abondant, et l'inflammation consécutive débute avec quelque violence, et doit être énergiquement combattue. Dans les cas ordinaires, au contraire, il suffit, pour l'apaiser, de fermer les paupières avec une petite bandelette de diachylon, et d'appliquer des compresses froides; et l'opéré n'est pas même obligé de garder le lit.

Après les trois ou quatre premiers jours, principalement lorsque la plaie est grande, il commence à pousser du fond de la plaie des bourgeons blancs, quelquefois rosés, qui grandissent avec rapidité. Tantôt ils demeurent séparés; plus souvent ils se réunissent en un bourgeon unique qui s'arrondit, devient lisse et brillant, et finit par offrir la teinte opale et la forme d'une perle fine. On le voit surtout se rétrécir à sa base, étranglé par les progrès de la cicatrice, et ne plus tenir à la plaie que par un pédicule mince et court.

C'est là le moment le plus favorable pour le détruire. On a essayé la cautérisation : ce mode de traitement est long, douloureux, et laisse une cicatrice plus dense; l'extirpation réussit mieux. On fait asseoir le malade et écarter les paupières à l'ordinaire : l'opérateur passe à travers le bourgeon une très fine érigne, glisse en arrière de petits ciseaux recourbés sur le plat, et d'un seul coup emporte le bourgeon tout entier : à peine s'écoule-t-il une goutte de sang.

Il faut être bien averti, dans cette petite opération, de ne pas tirer sur l'érigne; le moindre tiraillement déchirerait le tissu du bourgeon, et cette extrême délicatesse de son tissu fait qu'on ne saurait le saisir avec des pinces, qui l'inciseraient sans le retenir. En général, le bourgeon une fois coupé ne reparaît plus; toutefois, quand l'inflammation a été forte, il est sujet à revenir deux ou trois fois, et il faut les enlever à mesure qu'ils reparaissent.

Lorsqu'enfin la cicatrice est parfaite, on a observé plusieurs fois, surtout quand la division de la conjonctive avait été fort étendue, que l'œil faisait une saillie exagérée en avant, et nous décrirons plus tard une petite opération destinée à remédier à cette saillie. L'inflammation, la formation des bourgeons et la saillie consécutive de l'œil, tels sont les trois graves reproches que l'on peut adresser à la méthode par incision. M. Boyer a voulu éluder le dernier en incisant la conjonctive horizontalement, ce qui rend l'opération plus difficile et moins sûre. M. Guérin obvie à la fois à ces trois inconvénients par la méthode sous-conjonctivale.

MÉTHODE SOUS-CONJONCTIVALE. — L'auteur a attribué à cette méthode deux procédés, dont l'un rentre trop évidemment dans la méthode ordinaire. Le procédé unique est celui qui se fait par ponction; et du reste c'est à celui-ci que M. Guérin donne aussi la préférence.

Les instruments sont : — deux *refouleurs* des paupières, qui ne sont autre chose qu'un éleveur et un abaisseur; — trois érignes doubles; — un perforateur de la conjonctive, instrument pointu en fer de lance, à double tranchant, légèrement courbé sur le plat, de 15 millimètres de longueur, et de 4 dans sa plus grande largeur; — un myotome, offrant une lame à tranchant convexe et à dos concave, se continuant à angle avec une tige coudée, et au total représentant assez bien une baïonnette dont la portion aiguisée correspondrait à la lame du myotome.

Le malade est couché, la tête appuyée sur un sommier résistant, légèrement renversée en arrière et tournée de façon à présenter l'œil qu'on doit opérer du côté de la lumière. L'aide chargé d'écarter la paupière supérieure se tient au chevet du lit; l'autre du côté de l'œil qu'on doit opérer. Au lieu de glisser les refouleurs sur la face interne des paupières, M. Guérin préfère, pour l'une et pour l'autre, les appliquer sur la face cutanée le plus près possible de leur bord libre, et les refouler ainsi sans toucher la muqueuse. Il recommande aussi de placer le bord interne des refouleurs en regard des points lacrymaux, pour éviter que la commissure palpébrale ne vienne se tendre comme un pont au-devant de l'œil, et masquer le point sur lequel on doit opérer.

Les choses ainsi disposées, l'opérateur implante une érigne dans la conjonctive, tout près de la cornée, pour attirer l'œil en dehors; cette première érigne n'a d'autre but que de fixer l'œil, pour faciliter l'implantation d'une seconde dans un point bien déterminé de la sclérotique, savoir, à 6 ou 7 millimètres du bord de la cornée, sur le trajet du muscle, en traversant à la fois et la muqueuse et la sclérotique. La première érigne est alors retirée, et l'on exerce avec l'autre une traction directe d'arrière en avant, assez forte pour tendre le muscle entre ses deux points d'insertion, pour le détacher autant que possible du globe oculaire, et faciliter le glissement du myotome entre le corps du muscle et la sclérotique. Un aide applique la troisième érigne à environ 5 millimètres en dedans de la précédente, et non tout-à-fait sur le même plan, mais à 5 ou 6 millimètres au-dessus s'il s'agit de l'œil gauche, et au-dessous s'il s'agit de l'œil droit. Elle est destinée à soulever la conjonctive avec sa doublure fibreuse au niveau de la paroi latérale de la gaîne musculaire, et le pli ainsi formé doit présenter sa base au niveau du point où se fait la ponction.

Le chirurgien plonge alors à la base de ce pli le perforateur, la convexité tournée du côté de l'œil, en le dirigeant tangentiellement au globe oculaire suivant une ligne intermédiaire à l'horizontale et à la verticale, afin de traverser sûrement les deux feuillets du fascia, ce dont on est averti par la sensation d'une résistance vaincue. Quand on s'est bien assuré qu'on a traversé les deux feuillets, on fait décrire à la pointe de l'instrument un petit mouvement de déviation latérale dans les deux sens, afin de détruire le cloisonnement correspondant de la loge musculaire, et d'agrandir ainsi l'espace sous-conjonctival dans lequel le myotome doit être engagé.

Après ce premier temps, on introduit le myotome coudé; l'instrument est tenu entre le pouce et les deux premiers doigts, comme pour faire une ponction verticale, le tranchant en dehors et le dos de la lame correspondant au bord du muscle à diviser; dans cette position, le premier coude de l'instrument (celui de la lame avec la tige) répond au globe de l'œil, et le second coude au rebord orbitaire. Lorsque la lame a ainsi pénétré verticalement aux trois quarts environ de sa longueur, on lui fait décrire un petit mouvement de déviation en dehors du muscle, de manière à porter son extrémité à quelque distance du bord de ce dernier. Alors on glisse l'instrument sous le muscle à 3 ou 4 millimètres de la plaie extérieure, ce qui se fait en abaissant le manche de l'instrument, et en portant en même temps d'une petite quantité l'extrémité de la lame vers le globe oculaire. Ce dernier mouvement est indispensable pour éviter de passer au-devant du muscle, ou d'engager l'instrument entre ses fibres. On s'assure d'ailleurs que le muscle est en entier soulevé et dépassé par l'instrument, en faisant exécuter à la lame de petits mouvements de glissement sur le globe de l'œil dans le sens vertical; et enfin, sa lame étant ainsi complétement abaissée et en contact immédiat avec la sclérotique, on fait décrire au manche un mouvement de révolution sur son axe, qui a pour effet de présenter le tranchant de la lame au muscle; et en exécutant des mouvements de scie, on en opère la section instantanée, qui s'annonce presque toujours par un bruit de craquement et la sensation d'une résistance vaincue. Une précaution bien importante consiste dans ce moment à tirer l'érigne implantée dans la sclérotique assez fortement pour tendre les parties à diviser; le moindre relâchement des tissus amortirait l'action de l'instrument. Dans tous les cas, afin de s'assurer que la section est bien complète, on fait repasser la lame du myotome par le chemin déjà parcouru, en résumant en quelque façon tous les temps de l'opération; et s'il reste quelques brides musculaires ou aponérotiques non atteintes, elles se trouvent ainsi immédiatement divisées.

L'instrument est alors retiré, et M. Guérin donne pour preuve que la division des obstacles a été complète, la déviation de l'œil en sens inverse, et l'impossibilité de le ramener dans le sens du muscle divisé. Toutefois il remarque lui-même que, quelque complète qu'ait été la section du muscle et du fascia, le mouvement d'adduction n'est jamais entièrement aboli; ce qui s'explique très bien par l'action des fibres les plus internes des muscles droit supérieur et inférieur; en conséquence, si ce mouvement était trop considérable, *et avec des caractères révélant la persistance d'action du muscle qu'on a voulu diviser*, il ne faudrait pas hésiter à réintroduire le ténotome.

Appréciation. — Le débat se présente d'abord entre la méthode sous-conjonctivale et la méthode ordinaire, et il est évident que la première devrait l'emporter toujours, si l'on était aussi sûr d'arriver au but que par la seconde. Mais la manœuvre est plus difficile; elle expose davantage une main mal assurée à léser la sclérotique, et enfin elle ne permet pas dans les cas difficiles de s'assurer si le muscle a été entièrement coupé. M. Guérin reconnaît lui-même la nécessité, dans certains cas, de reporter l'instrument dans la voie qu'il a déjà parcourue. Mais si après deux ou trois essais de ce genre le strabisme persiste encore, comment saura-t-on si cela tient à une section incomplète ou à toute autre cause? Or, j'ai vu et la plupart des opérateurs ont cité des cas dans lesquels le strabisme résistait à la section bien complète du muscle, et ne cédait que plusieurs jours après l'opération. Il en est d'autres où la section du droit interne ne suffisant pas, on a dû recourir à des divisions plus étendues. J'ai disséqué un œil sur lequel la section du droit interne ne permettait pas à l'érigne d'attirer l'œil en dehors, tant les muscles droits supérieur et inférieur avaient été portés en dedans par l'intensité de la rétraction du droit interne. La méthode ordinaire a donc cet avantage, que l'opérateur peut s'assurer par ses yeux de la section parfaite et complète du muscle, et cela explique pourquoi elle est généralement préférée.

Il faut bien dire aussi que les accidents de cette méthode, l'inflammation, la saillie de l'œil, la récidive des bourgeons à extirper, ne se montrent que dans les cas les plus graves, et où il a fallu débrider largement la plaie de la conjonctive; et que ces cas graves sont précisément ceux où il importe le plus d'être bien assuré de la section entière du muscle. Dans les cas légers, qui laissent l'œil revenir à sa place dès qu'on a coupé le muscle, la méthode par ponction n'a plus contre elle que la difficulté et les périls du procédé ; mais la méthode ordinaire n'a besoin aussi que d'une incision peu étendue, qui n'expose ni à l'inflammation ni à la saillie consécutive de l'œil ; et l'inconvénient du petit bourgeon à extirper est peu de chose en comparaison de cet immense avantage de suivre de l'œil son instrument, et d'être sûr de ce qu'on fait.

Reste à comparer entre eux les deux procédés décrits, qui résument assez bien tous les autres. Et d'abord, vaut-il mieux saisir la conjonctive avant de placer l'élévateur et l'abaisseur des paupières ? M. Boyer a remarqué que quand on place les instruments avant de saisir la conjonctive, l'œil entre immédiatement dans un mouvement comme convulsif de rotation qui rend fort difficile le placement des pinces ; et du reste il n'a fait que suivre l'exemple de Dieffenbach. Mais d'une part cette difficulté doit être bien rare, car je ne l'ai jamais vue, et d'autre part il n'est rien moins que facile de pincer la conjonctive quand les paupières ne sont pas bien maintenues. D'abord on ne saurait aussi bien choisir le lieu d'implantation des érignes ou des pinces ; et puis, si l'on ne réussit pas tout de suite à saisir la muqueuse, les muscles de l'œil se contractent avec violence, le globe est mis en mouvement dans tous les sens, les paupières se ferment ; et Dieffenbach et M. Phillips, qui lui aussi avait suivi cette pratique, confessaient qu'il vaut mieux alors ajourner l'opération que s'obstiner à lutter contre ces obstacles.

Les pinces valent-elles mieux que les érignes ? M. Boyer reproche aux érignes d'exposer à piquer les paupières, à rayer la cornée, à déchirer la conjonctive dans les mouvements désordonnés de certains malades. M. Phillips répond que les pinces armées de trois crochets font trois piqûres au lieu d'une. Il est certain que les érignes ont dans la pratique moins d'inconvénients qu'on n'a dit ; mais les pinces sont incontestablement plus sûres encore.

Vaut-il mieux confier les pinces à un aide, ou le chirurgien doit-il tenir lui-même la pince ou l'érigne principale ? Je me range à ce dernier avis ; et il est périlleux de laisser entre les mains d'un aide, comme le dit M. Boyer lui-même, tout le sort d'une opération aussi délicate.

Quant à la différence du crochet simple au crochet double, on dit que déjà Dieffenbach avait imaginé et répudié le crochet double. C'est un instrument moins simple que l'autre, et qui ne me paraît nullement nécessaire.

Enfin M. Phillips enlève d'un dernier coup de ciseaux ce qui reste du tendon adhérent à la sclérotique. Cela n'influe en rien sur le résultat; c'est donc un coup de ciseaux inutile.

J'ai parlé aussi de l'incision horizontale imaginée par M. Boyer pour éviter la saillie consécutive du globe oculaire. Toutes les fois qu'on croira pouvoir renoncer au bénéfice de l'incision verticale, aucun procédé, à mon sens, ne saurait lutter contre la ponction de M. J. Guérin.

2° *Section du muscle grand oblique.*

Pratiquée quelquefois pour la cure du strabisme en haut et en dedans, mais toujours après la section du droit interne; et jamais jusqu'ici on n'a tenté de couper seul et de prime abord le grand oblique. La cause en est fort simple: on ne sait pas au juste quelle est l'action de ce muscle dans le strabisme, et M. Bonnet affirme qu'il n'y est pour rien, et que cette section est toujours au moins inutile.

M. Gairal avait songé à diviser les insertions de la poulie de renvoi de ce muscle, qui se trouve, comme on sait, vers l'angle interne et supérieur du rebord orbitaire. Le procédé serait assez simple, et ne demanderait qu'une ponction à la peau avec un ténotome; mais l'opération étant jusqu'ici sans objet, il est inutile de la décrire.

Lorsqu'après la section du droit interne, le strabisme a paru persister, surtout quand l'œil était tourné à la fois en dedans et en haut, on a poursuivi l'opération en découvrant et coupant la portion réfléchie du grand oblique. Il ne s'agit pas ici d'aller chercher son insertion scléroticale, qui se trouve au moins à 23 millimètres en arrière du bord de la cornée; on s'est contenté d'agrandir par en haut l'incision de la conjonctive et de l'albuginée; on coupe le tissu adipeux directement en haut et un peu en arrière jusqu'à ce que le muscle apparaisse; quelques uns passent alors par derrière un crochet mousse, assez fortement recourbé, la concavité tournée en haut ; d'autres le coupent simplement avec des ciseaux.

Comme on le voit, le procédé n'est rien moins que réglé, et l'on va quelque peu au hasard. On fait dans l'orbite un assez grand dégât ; l'écoulement de sang est plus considérable que dans la section du droit interne ; et si l'on se sert du crochet, la traction exercée sur le muscle est assez douloureuse. Quelques opérateurs, dit-on, faute de soin, ont coupé le muscle avant de l'avoir mis à nu, conséquemment sans le savoir ; après quoi ils se sont livrés, pour le trouver, à des recherches dont le moindre danger était la douleur et l'inutilité.

Au total, j'ai peur que l'opération n'ait été pratiquée sans indication bien positive ; et les expériences les plus exactes qui aient été faites jusqu'à présent sur les fonctions de ce muscle tendent à prouver qu'au lieu d'attirer l'œil en haut et en dedans, il le porte en bas et en dehors. M. Bonnet, à qui appartient cette conclusion, pense donc que si la section de ce muscle a paru réussir, c'est que pour l'atteindre on était obligé d'isoler l'œil de sa capsule fibreuse dans une grande étendue, et qu'on détruisait ainsi tous les liens fibreux qui maintenaient le strabisme en dedans. L'explication peut paraître hypothétique ; mais l'indication de la section du grand oblique est plus incertaine encore ; et jusqu'à ce qu'elle ait été mieux établie, le plus sage est de s'abstenir.

3° *Section du muscle droit externe.*

Parfaitement indiquée dans le strabisme divergent, qui d'ailleurs est fort rare, l'opération ne se fait pas autrement que pour le droit interne : seulement deux points essentiels sont à relater : 1° le muscle s'insère à 9 millimètres de la cornée, conséquemment un peu plus en arrière que le droit interne, et l'incision doit être faite en conséquence ; 2° il se trouve immédiatement au-dessus de l'angle palpébral externe ; et conséquemment c'est au-dessus de cet angle qu'il faut le chercher.

On a aussi, plus rarement encore, coupé le droit supérieur et le droit inférieur. Le premier s'insère à 8 centimètres, le second à 7 centimètres de la cornée. A peine est-il besoin de dire qu'il ne faudrait pas confondre l'un ou l'autre avec les muscles obliques correspondants.

Plusieurs chirurgiens ont coupé à la fois plusieurs de ces muscles. On agrandit pour cela l'incision de la conjonctive, et l'on va à la recherche de tous les muscles que l'on veut couper.

4° *Section du petit oblique.*

Elle a été pratiquée par une incision de la conjonctive; et M. Bonnet dit s'être bien trouvé dans le strabisme externe d'associer quelquefois cette section à celle du droit externe. Mais quand il y a lieu de la pratiquer isolément, comme dans certains cas de myopie, de fatigue des yeux, de tremblement convulsif, et même dans certaines amauroses, alors il est beaucoup plus simple et plus facile de diviser le muscle à son insertion à l'orbite, par une incision sous-cutanée.

Le petit oblique s'insère sur le bord inférieur de l'orbite, de 6 à 12 millimètres en dehors du sac lacrymal. Autour de cette insertion il n'existe ni nerf, ni artère, ni aucun organe important; et un instrument tranchant glissé entre la paroi inférieure de l'orbite et le muscle ne peut être ramené en avant sans accrocher son insertion et le diviser.

Procédé de M. Bonnet.—L'instrument de ce chirurgien est un ténotome assez pointu pour traverser la paupière, assez émoussé à la pointe pour ne pas être arrêté en glissant sur le plancher de l'orbite. La lame doit avoir 4 centimètres de long sur 3 millimètres de large, et couper seulement dans l'étendue de 3 centimètres, de telle sorte que lorsqu'il a pénétré à la profondeur convenable, le tranchant se trouve entièrement caché dans les chairs.

Le malade assis, la tête renversée en arrière; si l'on agit sur l'œil gauche, l'opérateur se place à droite, fait descendre l'indicateur gauche sur le milieu de la paupière inférieure, de manière que l'angle appuie immédiatement au-dessus du rebord orbitaire; avec ce doigt il repousse en arrière l'œil et la paupière, et met ainsi en relief le milieu du bord orbitaire inférieur. Au-devant de l'angle et immédiatement en arrière du rebord orbitaire, il plonge le ténotome tenu de la main droite comme une plume à écrire, le pousse d'abord en bas jusqu'à ce qu'il ait touché le plancher de l'orbite, et l'enfonce ensuite en rasant ce plancher, dans une direction oblique en arrière et en dedans, à une profondeur de 2 à 3 centimètres. Lorsque la pointe, qui ne doit jamais abandonner le plancher osseux, est arrivée près de l'ethmoïde, l'instrument, qui est descendu peu à peu à la direction horizontale, est ramené en avant, le tranchant dirigé dans le même sens. La pointe arrive ainsi sous la peau, un peu en dehors du sac lacrymal : de cette façon on a nécessairement accroché le petit oblique, mais on peut ne pas l'avoir coupé. Pour en assurer la section, on tourne la lame d'abord en bas, puis contre la partie antérieure de l'os maxillaire, de manière que le muscle, s'il n'est pas encore coupé, soit compris entre l'os et le tranchant de l'instrument, et qu'en retirant celui-ci, on ne puisse manquer de compléter la section.

S'il s'agit de l'œil droit, le chirurgien se place à droite et derrière le malade pour opérer de la main droite, suivant le principe général que j'ai posé.

A l'instant de la section, la paupière inférieure se gonfle de sang épanché. Ce gonflement, qui est sans douleur, ne dure jamais plus de vingt-quatre à quarante-huit heures ; au bout de ce temps il est entièrement dissipé, et ne laisse plus qu'une ecchymose dont toutes les traces disparaissent ordinairement du quinzième au vingtième jour. Il n'y a ni inflammation ni suppuration.

J'ai eu l'occasion de pratiquer cette opération chez un sujet dont la vue s'était perdue peu à peu, en même temps que les deux yeux faisaient une saillie de plus en plus considérable. Je me servis tout simplement d'une lame ordinaire de canif à tranchant concave, dont j'avais émoussé la pointe. Le résultat fut que la proéminence de l'œil opéré diminua beaucoup, et que cet œil semblait s'être enfoncé dans l'orbite. Quant à la vision, elle revint d'abord à l'œil non opéré, puis à l'autre, et, chose étrange, à un moindre degré ; mais l'amélioration fut assez satisfaisante pour que le sujet ne voulût pas se soumettre à la section du petit oblique de l'autre côté.

Art. IV. — Des Opérations qui se pratiquent sur le globe oculaire.

Je rallie à ces opérations celles qui intéressent exclusivement la conjonctive oculaire ; et d'abord je traiterai de deux opérations qui se rattachent au strabisme, et qui compléteront ainsi ce qui a été dit à l'article précédent.

1° *De la cure du strabisme léger par l'excision de la conjonctive.*

Dans les cas de strabisme léger, il est à craindre que la section d'un muscle laisse entraîner l'œil en sens inverse par le muscle antagoniste, et qu'un strabisme interne, par exemple, soit transformé en un strabisme externe. M. Dieffenbach a recours alors à une opération beaucoup plus simple, qui consiste, pour le strabisme interne, à saisir la conjonctive au côté externe de la cornée, à lui faire former un pli vertical de plusieurs millimètres de largeur, et à exciser tout à la fois une portion de la conjonctive et de l'albuginée, tout près de l'insertion du muscle droit externe. Il suffit pour cela d'une érigne et de ciseaux courbes sur le plat.

Pour le strabisme externe, on enlève un lambeau de la portion interne de la conjonctive : seulement il faut, dit-on, que l'excision soit plus considérable. Il suffit ensuite de laver l'œil avec de l'eau froide, et les suites de l'opération sont des plus légères.

M. Cunier voudrait que l'on combinât la suture avec l'excision, en appliquant une opération proposée dans un autre but, et dont nous allons parler.

2° *De la suture de la conjonctive pour remédier à quelques conséquences des opérations du strabisme.*

Après la section du muscle droit interne, comme il a été dit, fréquemment l'œil fait en avant une proéminence anormale et fâcheuse ; et quelquefois aussi il est un peu dévié de l'autre côté. De là les deux procédés suivants.

Procédé de M. Cunier. — A l'aide de deux érignes, on forme entre la cicatrice de la conjonctive et la caroncule lacrymale un pli vertical comprenant la conjonctive et l'albuginée, et on l'excise avec des ciseaux courbes sur le plat. Jusque là c'est à peu près l'opération de Dieffenbach pour le strabisme léger ; mais M. Cunier rapproche les bords de la plaie à l'aide de deux points de suture.

Il est important d'ailleurs, si l'albuginée n'avait pu être comprise dans le pli, de la soulever avec des pinces et de l'exciser à son tour.

Procédé de M. Guérin. — Celui-ci est plus compliqué, et ne s'adresse pas seulement à la conjonctive.

Une jeune personne avait eu d'abord le muscle droit interne coupé pour un strabisme interne; puis l'œil s'étant dévié en dehors, on avait fait la section et ensuite la résection du droit externe, mais inutilement. M. Guérin commença par rechercher et détruire les nouvelles adhérences du droit externe; puis il mit à nu le bout du droit interne qu'il voulait rattacher un peu plus en avant à la sclérotique. Pour cela il fallait maintenir l'œil en dedans. En conséquence, un fil ciré fut passé à l'aide d'une aiguille à coudre dans l'épaisseur de la membrane albuginée, tout près du bord externe de la cornée; l'œil ainsi accroché fut attiré en dedans d'environ un centimètre, et maintenu dans cette position en attachant les deux bouts de l'anse de fil au dos du nez à l'aide d'une mouche de diachylon. Nul accident ne survint; le lendemain, dans l'après-midi, le fil s'était détaché de lui-même; et, chose presque incroyable, le mouvement de l'œil était rétabli en dedans, mais nul encore en dehors. Mais à mesure que la cicatrisation se fit, le mouvement se rétablit, et en moins de huit jours l'œil avait recouvré sa forme, sa position, et presque toute sa mobilité normales.

Sur l'autre œil, le droit externe n'avait pas été coupé; il suffit donc d'aller chercher le droit interne et de le ramener en avant, à l'aide de l'anse de fil appliquée de la même manière.

C'est là une opération qui paraîtra sans doute très chanceuse. Si cependant l'on jugeait à propos d'y recourir, peut-être vaudrait-il mieux réunir simplement le bout du tendon du droit interne avec la portion de l'albuginée qui avoisine le bord interne de la cornée.

3° *Du ptérygion.*

Des trois méthodes opératoires proposées contre le ptérygion, l'incision, la ligature, l'excision, cette dernière seule est restée dans la pratique.

On saisit le ptérygion avec des pinces à dents de souris à 3 ou 4 millimètres de sa pointe, et on l'attire à soi comme pour le détacher; puis on l'incise et on le dissèque de la pointe à la base avec le bistouri ou des ciseaux courbes sur le plat. Il serait plus expéditif encore de le soulever avec une des érignes usitées pour le strabisme, et de l'exciser d'un coup de ciseaux.

Scarpa conseille, quand il est peu épais, d'en exciser seulement un lambeau semi-lunaire vis-à-vis le point d'union de la sclérotique et de la cornée. Ce procédé est moins sûr que l'autre.

Dans quelques cas, j'ai reconnu que la tache de la cornée est entretenue non seulement par le ptérygion, mais encore par des vaisseaux variqueux plus profonds accolés à la membrane albuginée. Il faut exciser ces vaisseaux eux-mêmes, si l'on ne veut voir le but de l'opération manqué.

4° *Des corps étrangers dans l'œil.*

Bien que des corps étrangers puissent pénétrer véritablement dans l'intérieur du globe oculaire, on dit généralement qu'ils ont sauté dans l'œil quand ils se sont arrêtés à la surface de la cornée ou de la conjonctive. Ce sont généralement de très petites parcelles de fer, d'acier, de pierre, etc., qui s'incrustent dans la surface antérieure de la cornée, où ils apparaissent comme un point. Rarement ils ont assez de volume pour présenter quelque prise aux pinces.

Fabrice de Hilden dit que l'aimant réussit à attirer au-dehors les particules de fer. J'ai essayé une fois ce moyen sans succès.

Le plus sûr est d'en venir tout d'abord à l'extraction mécanique. On a conseillé de se servir à cet effet d'un anneau poli, d'une tête d'épingle, d'un rouleau de papier, d'un cure-oreille, en promenant ces objets à la surface de la cornée, et raclant pour ainsi dire le corps étranger. Si l'on échoue, on propose de le déraciner à l'aide d'une plume taillée en cure-dent, ou d'une aiguille à cataracte. Je me bornerai à dire qu'avec des instruments piquants ou tranchants, on s'expose presque inévitablement à rayer, à couper, à érailler la mince pellicule qui recouvre la cornée; et, bien que je n'aie vu jusqu'ici aucun accident suivre ces éraillures, il est plus sûr de les éviter. C'est donc à des instruments à pointe ou à tranchant mousse et poli qu'il faut d'abord avoir recours; et un cure-dent d'ivoire est peut-être ce qui est le plus convenable.

Je n'ai vu qu'une seule fois une parcelle de fer s'engager sous la paupière supérieure. Je renversai la paupière, et raclant la conjonctive avec le bord mousse et convexe de l'élévateur de Pellier, je ramenai le corps étranger avec la plus grande facilité.

5° *De la cataracte.*

Anatomie. — On distingue de nombreuses espèces de caractes; celles qu'il importe de connaître pour le manuel opératoire sont : la *cataracte membraneuse*, extrêmement rare sur la capsule antérieure, plus rare encore sur la postérieure, et presque toujours compliquée d'adhérences à l'iris ou d'autres lésions organiques; la *cataracte cristalline*, qui occupe le cristallin, et deux variétés de celle-ci, savoir, la *cataracte dure* et la *cataracte molle;* dans cette dernière, le cristallin se laisse traverser par l'aiguille sans offrir aucune résistance.

La cataracte est appelée *mûre* quand l'opacité est complète. C'est cette période qu'on attend d'ordinaire chez les adultes pour faire l'opération : ce qui ne me paraît pas suffisamment motivé.

La cataracte congéniale commence d'ordinaire par être molle et bornée au cristallin. Après quelques années, l'absorption commence à s'emparer du cristallin; les deux lames de la capsule deviennent opaques. Plus tard enfin, le cristallin disparaît tout entier; les deux parois de la capsule se confondent en une seule; l'œil privé d'action n'acquiert pas son volume accoutumé, et la faculté visuelle finit aussi par diminuer et se perdre. De 12 à 15 ans, l'opération ne restitue guère aux malades que la sensation confuse de la lumière (Saunders). De là l'urgence d'opérer les enfants en bas âge; du 1er au 2e mois après la naissance (Lawrence), du 6e au 18e mois (Middlemore).

On opère la cataracte par diverses méthodes, qui sont : l'abaissement, l'extraction, la kératonyxis, et la *méthode mixte* proposée par Quadri. Avant de les décrire en particulier, il convient d'indiquer quelques préliminaires communs à toutes les méthodes.

I. Préliminaires généraux de l'opération. — Ces préliminaires concernent la position respective du malade et du chirurgien, et la manière de fixer l'œil.

Tantôt on opère le malade assis sur un siége peu élevé, en face du jour, la tête appuyée contre la poitrine d'un aide, et l'œil sain caché par un bandage. Le chirurgien s'assied devant lui sur un siége un peu plus élevé, afin de n'avoir pas trop à élever la main.

Scarpa veut que le pied pose sur un tabouret, de manière que le genou prête un point d'appui au coude.

D'autres opèrent debout, le malade étant placé sur une chaise suffisamment élevée. Enfin Dupuytren laisse le malade au lit dans une position presque horizontale ; le chirurgien est debout, courbé vers l'œil malade, et le coude appuyant à l'aise sur le lit.

On opère de la main droite sur l'œil gauche, de la main gauche sur l'œil droit. Pour ma part j'opère toujours de la main droite, en me plaçant, selon le besoin, devant ou derrière le malade.

Il y a de nombreux procédés pour fixer l'œil. Quelques chirurgiens écartent eux-mêmes avec les doigts les deux paupières, et cela surtout est facile quand on opère sur l'œil droit en se plaçant en arrière. M. Roux fait relever la supérieure par les doigts d'un aide. Quand j'opère sur l'œil gauche, ou quelquefois sur l'œil droit quand les paupières sont flasques et enfoncées, je préfère le procédé de Pellier, que voici :

Le chirurgien abaisse la paupière inférieure avec l'index et le médius de la main qui ne tient point l'instrument, et presse en même temps un peu sur le globe oculaire.

L'aide placé derrière le malade lui applique une main sous le menton; l'autre main, armée de l'élévateur de Pellier, en glisse la courbure immédiatement au-dessus du tarse de la paupière supérieure, et pressant doucement et par degrés, fait rentrer presque entièrement cette paupière sous l'orbite.

Dans la cataracte congéniale, l'œil étant extraordinairement mobile, il faut appliquer l'index et le médius par-dessus le bord libre de la paupière inférieure, l'un de ces doigts pressant fortement sur le globe oculaire du côté du nez, et l'autre du côté de la tempe (Middlemore).

Il y a cependant ici quelque chose à ajouter. L'expérience ayant démontré la presque innocuité des piqûres de la conjonctive dans l'opération du strabisme, il était tout naturel de proposer, pour les cas difficiles, de fixer l'œil soit avec une érigne, soit avec des pinces Cette précaution me paraît surtout fort utile, et quelquefois même indispensable, quand on veut pratiquer l'extraction.

II. Abaissement de la cataracte. — La forme de l'aiguille dont on se sert pour l'abaissement a varié. Celle que l'on préfère généralement en France est l'aiguille de Scarpa, tige fine de 4 centimètres de long, montée sur un manche d'ivoire à pans, et terminée par une pointe élargie, aplatie, courbée en arc de cercle, plane sur sa convexité, taillée en dos d'âne sur sa concavité; ou celle de Dupuytren, qui ne diffère de la première que parce qu'elle est plane sur la concavité, et que la tige est un peu conique. Pour ma part, je tiens à ce que la lame ait un peu plus de largeur. Le manche est marqué d'une tache noire du côté qui répond à la convexité.

Procédé ordinaire.—Le malade situé et l'œil convenablement fixé, le chirurgien saisit son aiguille comme une plume à écrire, prend avec les deux derniers doigts un point d'appui sur la pommette, et présente l'aiguille à l'œil de manière que le manche soit incliné en bas et en avant, la pointe horizontale, la convexité regardant en haut, l'un des tranchants vers la cornée, et l'autre vers l'orbite. Il enfonce ainsi perpendiculairement l'instrument dans la sclérotique, à 3 ou 4 millimètres de la cornée transparente, et un peu au-dessous du niveau de son diamètre transverse. Lorsque toute la courbure de l'instrument a pénétré, on lui fait exécuter un demi-tour sur son axe, de façon que la convexité regarde directement en avant, ce que l'on reconnaît à la tache noire du manche; on relève celui-ci et on le porte un peu en arrière, afin que l'aiguille puisse glisser sans risque entre l'iris et la capsule lenticulaire, jusqu'à ce que sa pointe apparaisse distinctement à travers la pupille. Alors on la fait remonter au-dessus de la cataracte; on applique en plein la concavité de l'instrument sur le sommet du cristallin, et on l'enfonce par un mouvement de bascule, en bas, en dehors et en arrière, au-dessous de la prunelle et du corps vitré. On le tient là fixé une demi-minute pour l'empêcher de remonter; puis on dégage l'aiguille sans secousses par de légers mouvements de rotation; on la ramène à la position horizontale en inclinant le manche; enfin on tourne sa convexité en haut, et on l'extrait de l'œil par la même voie qu'on l'y a introduite.

Si, avant de retirer l'aiguille, on voyait le cristallin remonter, on le saisirait de nouveau pour l'abaisser un peu plus profondément. Si le cristallin trop mou se rompt sous l'instrument, on tâche d'abaisser les fragments l'un après l'autre; sinon, il faut les diviser autant que possible, et les pousser dans la chambre antérieure où ils seront tôt ou tard absorbés.

Enfin si dans l'opération le cristallin venait à s'échapper dans la chambre antérieure, on peut, ou l'aller reprendre avec l'aiguille, le ramener en arrière et le déprimer, ou en faire l'extraction par une incision de la cornée.

Quelques chirurgiens ont proposé un procédé particulier, qui consiste, après la section de la capsule antérieure, à appliquer l'aiguille près du bord supérieur du cristallin, et, en pressant dessus, à le renverser par une véritable bascule, qui place la face antérieure en haut et le bord supérieur en arrière : c'est ce qu'on a nommé *réclinaison*. Mais il est toujours nécessaire de le déprimer après, pour rendre libre le passage de la lumière. La réclinaison n'est donc qu'un mode particulier d'abaissement ; mais je dois ajouter qu'il est réellement préférable, quand on croit avoir affaire à un cristallin mou, et qu'on veut abaisser le cristallin et sa capsule tout ensemble.

Procédé de M. Bretonneau. — M. Bretonneau craignant, par la dépression ordinaire, de refouler le cristallin entre l'hyaloïde et la rétine et de léser celle-ci, commence par ouvrir largement les cellules hyaloïdiennes en y faisant pénétrer son aiguille d'avant en arrière, en bas et en dehors ; après quoi il revient devant le cristallin et poursuit l'opération à l'ordinaire.

Nouveau procédé. — Ce procédé est fondé sur trois faits capitaux : le premier, que le cristallin ne remonte que quand on l'a abaissé avec sa capsule, attendu que les attaches de cette dernière sont rarement détruites en totalité ; le second est que le cristallin abaissé avec sa capsule résiste singulièrement à l'absorption, en sorte qu'il peut remonter très long-temps même après l'opération ; le troisième enfin est qu'il est inutile d'abaisser la capsule, puisque dans l'extraction on la laisse en place sans nul inconvénient.

En conséquence, le malade couché ou assis, le chirurgien placé en avant pour l'œil gauche, en arrière pour l'œil droit, afin d'agir toujours de la main droite, enfonce l'aiguille à 4 millimètres de la cornée, un millimètre environ au-dessous du diamètre transversal de l'œil, la concavité de la lame tournée en haut, et la pointe dirigée de telle sorte qu'elle pénètre dans la partie postérieure et inférieure du cristallin. Arrivé là, on porte légèrement l'aiguille en arrière, afin de diviser la capsule, qui donne la sensation très nette d'une résistance vaincue ; puis, par un demi-tour de cercle exécuté dans l'humeur vitrée, on ramène l'aiguille en haut, au-dessus du cristallin, de sorte que sa concavité regarde cette fois en bas ; un simple mouvement de pression suffit alors pour faire descendre le cristallin, qui ne saurait remonter, attendu que les deux parois de sa capsule s'accolent immédiatement l'une contre l'autre; on peut donc retirer l'aiguille aussitôt, et l'opération est ainsi à la fois plus sûre et plus rapide.

C'est là le procédé que je préfère, pour peu que le cristallin ait de consistance; mais quand il paraît très mou et hors d'état d'offrir quelque résistance à l'aiguille, j'abaisse la capsule et le cristallin en masse, comme je l'ai dit, par la réclinaison.

III. DE L'EXTRACTION DE LA CATARACTE. — Les instruments nécessaires à cette opération sont : 1° un *couteau à cataracte*; on préfère généralement celui de Wenzel, en forme de lancette, dont le bord supérieur est mousse jusque près de la pointe; ou celui de Richter, dont la lame triangulaire va en s'élargissant de la pointe jusqu'au manche; 2° une curette en argent, dite de Daviel; 3° de petites pinces et de très fins ciseaux; 4° enfin un kystitome, ou plus simplement une aiguille à cataracte. Le couteau suffit dans la majorité des cas.

Procédé ordinaire. Incision inférieure. — L'opération se fait en trois temps.

Premier temps. L'œil convenablement fixé, le chirurgien saisit le couteau comme une plume à écrire, prend un point d'appui comme pour l'abaissement sur l'os de la pommette, et présente l'instrument à la cornée, la pointe horizontale, le tranchant en bas. Il l'enfonce sans hésiter à travers la cornée, perpendiculairement à son axe, et un peu au-dessus de son diamètre transversal, à 1 ou 2 millimètres au-devant de la sclérotique. Arrivé dans la chambre antérieure, il incline aussitôt le manche en arrière pour ne pas blesser l'iris, pousse la lame horizontalement, avec fermeté, sans secousses, jusqu'au point diamétralement opposé de la cornée, qu'il traverse de nouveau, mais de dedans en dehors, et pousse l'instrument dans ce sens, la lame bien parallèle à l'iris, jusqu'à ce que la demi-circonférence inférieure de la cornée soit naturellement coupée par les progrès du couteau. Cette section doit se faire partout à 1 ou 2 millimètres de la sclérotique; au moment de l'achever, on peut, pour lui donner moins d'obliquité, tourner légèrement le tranchant en avant; mais il importe d'éviter une pression trop forte, et au même moment l'aide doit lâcher la paupière, qui s'abaisse doucement sur l'œil.

Second temps. Après quelques secondes laissées au malade

pour se remettre de son émotion, on essuie mollement les téguments : le chirurgien fait relever de nouveau la paupière en recommandant de ne point appuyer sur l'œil, ou la relève lui-même ; de l'autre main il présente le dos du kystitome au point le plus déclive de la plaie, pénètre ainsi jusqu'au haut de la pupille, et, tournant la pointe de l'instrument en arrière et sa concavité en bas, parcourt d'un côté à l'autre la demi-circonférence supérieure de cette ouverture, de manière à diviser largement la capsule cristalline.

Troisième temps. Si le cristallin ne s'est pas engagé de lui-même dans la chambre antérieure, on en détermine la sortie par de douces pressions bien combinées. Ainsi on appuie de l'indicateur gauche contre la partie inférieure de l'œil, tandis qu'avec la main droite on place en travers sur la paupière supérieure le manche du couteau ou la tige de la curette, et qu'on exécute avec cette tige de légers mouvements de *va-et-vient* qui portent sur le globe oculaire, un peu en arrière du cristallin. Bientôt celui-ci traverse la pupille et se présente par son bord à la plaie extérieure; on l'enlève avec l'aiguille ou la curette, et l'opération est ordinairement terminée.

S'il restait des lambeaux opaques de la capsule, on irait les saisir avec les pinces, et au besoin les détacher avec les ciseaux. Les fragments du cristallin s'extraient avec la curette. S'ils sont petits et logés dans la chambre antérieure, il vaut mieux les abandonner à l'absorption que de risquer d'irriter l'œil par des manœuvres trop répétées.

Procédé de Wenzel. Incision oblique. — Au lieu de traverser horizontalement la cornée, on porte le couteau sur le milieu du quart externe et supérieur de cette membrane, pour le faire sortir au point diamétralement opposé. Le lambeau n'est plus inférieur, mais il est inférieur et externe; et la paupière inférieure risque moins de s'engager entre les lèvres de la plaie.

Lorsque le couteau a pénétré vis-à-vis la pupille, on engage sa pointe à travers la pupille dans la capsule cristalline, et poussant l'instrument, on fait à cette membrane une incision toute semblable à celle de la cornée, c'est-à-dire représentant un segment de cercle à convexité inférieure; puis on achève l'incision de la cornée à l'ordinaire.

Cette manœuvre, qu'on appelle *le tour de maître*, réduit

l'opération à deux temps, et doit être tentée chaque fois que la mobilité de l'œil ne la rend pas impossible.

Troisième procédé. Incision supérieure. — Proposée et exécutée par Wenzel, Richter, Bell, etc., elle se fait en introduisant le couteau horizontalement, le tranchant en haut; puis on taille en lambeau la demi-circonférence supérieure de la cornée, en donnant d'ailleurs à l'opération deux ou trois temps au choix du chirurgien.

Ce procédé expose moins à la sortie du corps vitré, au décollement de la plaie par les paupières; mais il est plus difficile, surtout quand l'œil se tient convulsivement relevé sous la paupière supérieure. Il semble donc qu'il ne convienne que dans des cas exceptionnels, comme lorsque la cornée très petite exige une incision des deux tiers de sa circonférence, ou quand la moitié inférieure de cette membrane est opaque ou altérée.

Toutefois les succès de Jaeger et de Graefe sont un fort argument en sa faveur. Nous pensons qu'il pourrait être adopté pour l'œil droit, et qu'il offrirait moins de difficultés, le chirurgien étant placé, comme nous le conseillons, derrière le malade. Quant au relèvement de l'œil sous la paupière, il est rare, et peut être combattu en appuyant l'élévatoire de Pellier sur le repli inférieur de la conjonctive, entre l'œil et la paupière inférieure, et surtout en le retirant en bas à l'aide d'une pince à dents de souris ou d'une érigne.

La section de la sclérotique a été aussi proposée et même tentée pour l'extraction du cristallin; les dangers peut-être exagérés de cette opération l'ont fait généralement rejeter.

IV. De la kératonixis. — Elle n'exige pas d'autre instrument que l'aiguille ordinaire, ni d'autre main que la main droite. On instille quelques heures à l'avance entre les paupières quelques gouttes de teinture de belladone pour dilater la pupille.

Procédé opératoire. — Tout étant disposé pour l'opération, le chirurgien placé à l'ordinaire prend son aiguille comme une plume à écrire, la convexité tournée en bas et soutenue par le doigt indicateur de la main gauche; la concavité dirigée en haut et en avant, de telle sorte que la pointe agisse dans une direction perpendiculaire à la surface de l'œil. On la plonge au niveau du bord inférieur de la pupille dilatée, et, arrivée dans la chambre antérieure, on la dirige obliquement en haut à travers la pupille jusque sur le cristallin.

On enfonce alors la pointe de l'aiguille dans sa partie centrale, et, au moyen de mouvements circulaires imprimés à l'instrument, on réduit l'organe en parcelles qui se perdent dans l'humeur aqueuse. On peut encore couper la cataracte avec les bords de l'aiguille, et disperser ses fragments dans les chambres de l'œil, en laissant libre, autant que possible, l'axe de la vision. Il est surtout nécessaire de ne pas laisser l'instrument dans la substance du cristallin, mais de l'en retirer complétement à chaque coup, et ensuite de l'y plonger de nouveau dans une direction différente.

L'opération finie, on retourne la concavité de l'aiguille en haut, et on la retire par le même chemin qu'elle a suivi pour entrer.

Beer préfère une aiguille droite à fer de lance, comme plus commode pour traverser la pupille et pour broyer le cristallin. Il l'enfonce dans la cornée, soit à la partie inférieure, soit à la partie externe, mais toujours à 3 millimètres environ de sa circonférence.

Si le cristallin est trop dur pour être divisé, on l'abaisse. Il faut pour cela faire exécuter à l'aiguille courbe un mouvement de rotation qui porte sa convexité en haut; sa pointe, après avoir déchiré la capsule, est dirigée sur la partie supérieure du cristallin et l'embrasse dans sa concavité, et un mouvement d'élévation du manche bien dirigé suffit pour abaisser l'autre extrémité et le cristallin avec elle.

V. MÉTHODE MIXTE (*Quadri*). — La pupille ayant été préalablement dilatée par l'application de la belladone, on traverse la sclérotique avec l'aiguille ordinaire, et l'on procède à l'abaissement du cristallin. En même temps on fait pénétrer par la cornée une autre aiguille à laquelle sont jointes de petites pinces avec lesquelles on saisit la capsule cristalline. Si elle est molle, on la détruit complétement; si elle résiste, on la tire au-dehors, et on l'extrait par la petite plaie de la cornée. La cicatrice qui en résulte est imperceptible.

VI. APPRÉCIATION. — On n'a guère à alléguer pour l'une ou l'autre méthode que des arguments théoriques; l'une et l'autre dans la pratique réussissent également bien. Toutefois l'abaissement comme le pratique étant plus facile, plus rapide, n'exposant plus à la réascension du cristallin; et, d'un autre côté, l'extraction présentant une assez grande difficulté pour bien tailler le lambeau et un grave danger, celui de l'évacuation de l'humeur vitrée, c'est l'abaissement que j'adopte comme méthode générale.

Quelques circonstances peuvent ensuite rendre l'une ou l'autre absolument préférable. Pour la cataracte congéniale chez un sujet encore jeune, l'introduction de l'aiguille par la sclérotique et le broiement sont préférables; et en général dans l'enfance, la cornée étant plus lâche, plus épaisse, plus rapprochée de l'iris, doit être respectée autant que possible. Passé l'âge de douze ans, la cataracte congéniale étant devenue membraneuse, il faut faire une incision à la cornée, et extraire cette membrane avec des pinces ou un crochet; ou même, si elle est trop dure, pratiquer à son centre avec de très fins ciseaux une ouverture circulaire, aussi près que possible de la circonférence de la pupille, et extraire le lambeau détaché.

Quand à l'opacité de la capsule se joint celle du cristallin, on peut abaisser le tout ensemble ou recourir à la méthode mixte. En général, quand les yeux sont petits et enfoncés dans l'orbite, l'extraction offre plus de difficultés, et il convient de recourir à l'une des trois autres méthodes.

Chez les adultes ou les vieillards, le broiement par la cornée ou la sclérotique convient quand on suppose la cataracte molle; la cataracte dure veut l'abaissement ou l'extraction. Du reste, quelle que soit la méthode qu'on préfère, il est prudent de n'opérer qu'un seul œil à la fois, et d'attendre la guérison avant de passer à l'autre opération.

Les individus même heureusement opérés de la cataracte ont besoin en général de porter des verres convexes qui leur tiennent lieu du cristallin absent. Chez les aveugles de naissance, Dupytren employait avec succès, pour l'éducation de la vue, une ressource fort simple : il fixait les mains des opérés derrière le dos; de cette manière, ils sont privés du tâtonnement et réduits aux yeux pour se diriger.

VII. Appendice. — Des moyens de produire artificiellement la cataracte. — On a cherché à produire artificiellement l'opacité du cristallin chez les animaux ou sur le cadavre, pour faciliter aux élèves l'exercice des diverses opérations.

Troja avait proposé de le mettre en contact avec un acide étendu; M. Leroy d'Étiolles a recours aux décharges électriques; M. Neuner de Darmstadt se sert d'une solution de 30 centigrammes de sublimé corrosif dans 8 grammes d'alcool pur.

On remplit de cette solution une petite seringue en verre garnie d'une platine terminée par un siphon très fin, et que traverse, de manière à en dépasser les deux extrémités, un stylet très aigu. Une ouverture préalable étant faite au côté externe de l'œil, on y plonge le siphon de la seringue jusqu'à la face postérieure du cristallin, dans laquelle on enfonce le stylet, qui fait jour au siphon lui-même. Puis le stylet est retiré; on pousse l'injection, et le cristallin ne tarde pas à blanchir.

Il serait plus simple de se servir de la canule de la seringue d'Anel, assez forte pour traverser la capsule cristalline, ou encore d'un tube de verre affilé à la lampe, dans lequel on pousserait le liquide en soufflant, ou enfin de l'instrument de M. Turck, que nous avons décrit pour la cautérisation des dents.

6° *Formation d'une pupille artificielle.*

On a recours à cette opération, soit qu'il y ait oblitération congéniale ou accidentelle de la pupille, soit quand l'opacité centrale de la cornée ne permet plus à la lumière de traverser la pupille naturelle. On procède alors par incision (*corétomie*), ou par excision (*corectomie*), ou par décollement de l'iris (*corédialyse*).

Anatomie chirurgicale. — L'iris, tendu comme un voile entre la cornée et le cristallin, est éloigné de 2 millimètres environ de la première vers son centre, et s'en rapproche jusqu'au contact à sa circonférence. En arrière, il est contigu à la capsule cristalline, en sorte qu'il est difficile de ne pas léser celle-ci, même en agissant sur l'iris par sa face antérieure, et que la lésion en est inévitable quand on agit par la face postérieure. Enfin l'iris est continu par sa grande circonférence au cercle ciliaire et aux procès ciliaires.

La texture de l'iris est peu connue. Une apparence de fibres rayonnées à sa grande circonférence, et circulaires près de la pupille, a fait croire depuis long-temps à l'existence de deux muscles antagonistes. Des faits nombreux démentent cette hypothèse : tantôt on a vu une pupille artificielle créée au milieu des fibres radiées offrir des mouvements de dilatation et de resserrement (Janin); plus souvent la section de ces fibres ne produit aucun écartement de la plaie; en sorte que ces vues anatomiques sont de nulle valeur pour fonder une méthode opératoire : seulement il importe d'ajouter que quand l'iris est parfaitement sain, ou quand l'oblitération de la pupille, soit congéniale, soit accidentelle, est de date peu ancienne, on peut jusqu'à un certain point compter sur cette faculté de dilatation et de resserrement. Mais quand l'oblitération est très ancienne ou provient d'une inflammation chronique, ces propriétés sont ordinairement perdues, et plus sûrement encore si l'inflammation a amené des adhérences entre l'iris et la capsule du cristallin.

L'application de la belladone produit une forte dilatation de l'iris, circonstance dont Ch. Bell a conseillé de profiter pour favoriser la formation de la pupille par incision.

I. Méthode par incision. — Elle comprend plusieurs procédés.

Procédé de Cheselden. — Il se servait d'une espèce d'aiguille plus large et moins pointue que celle à cataracte, et n'ayant de tranchant que d'un côté. Il la plongeait au travers de la sclérotique, à un millimètre du rebord de la cornée transparente, lui faisait traverser presque toute la chambre postérieure; arrivé aux deux tiers et à la partie postérieure de l'iris, il retournait la pointe contre cette membrane, de façon à la couper en travers et en entamer assez en retirant l'instrument pour faire une incision horizontale, de laquelle il devait résulter une prunelle oblongue plus ouverte dans le milieu qu'aux deux pointes, à peu près figurée, mais à contre-sens, comme celle des chats (Morand).

Sharp et W. Adams ont modifié le procédé de Chéselden, en enfonçant l'instrument d'arrière en avant dans la chambre antérieure, pour inciser l'iris d'avant en arrière.

Procédé de Janin. — Il ouvrait les deux tiers de la cornée avec le couteau de Wenzel, comme pour l'extraction de la cataracte; puis soulevant le lambeau, il traversait l'iris avec la pointe d'une branche de ciseaux courbes et fins, et incisait d'un coup cette membrane dans une direction verticale.

Procédé de Maunoir. — On fait à la cornée une incision demi-circulaire qui comprend au moins le tiers de sa circonférence; puis introduisant des ciseaux dont une pointe est mousse et l'autre aiguë, on traverse l'iris avec la pointe aiguë, et on fait une première incision verticale, à laquelle on en ajoute une oblique, en sorte que l'incision représente un V.

Procédé de M. Velpeau. — A l'aide d'un couteau un peu plus étroit que celui de Wenzel et tranchant des deux côtés, on pénètre dans la chambre antérieure ; on traverse l'iris avec précaution, et après un trajet de 5 à 6 millimètres dans la chambre postérieure, on ramène la pointe du couteau dans la chambre antérieure en traversant de nouveau l'iris d'arrière en avant. Puis on achève la section de la cornée comme pour l'extraction de la cataracte : seulement l'incision de cette membrane est accompagnée d'une incision semi-circulaire de même forme que l'iris.

II. MÉTHODE PAR EXCISION. — Tous les procédés peuvent se rallier aux trois suivants.

Procédé de Guérin. — Une incision semi-lunaire étant faite à la cornée, comme à l'ordinaire, on coupe l'iris transversalement ; puis on divise les deux lèvres de la plaie, de manière à avoir une incision cruciale ; et enfin on excise les quatre angles avec des ciseaux.

Procédé de Wenzel. — On pratique un lambeau semi-circulaire à l'iris en même temps qu'à la cornée, comme dans le procédé de M. Velpeau, qui n'est vraiment que le premier temps du procédé de Wenzel. Puis soulevant le lambeau de la cornée, on saisit celui de l'iris avec des pinces, et on l'excise avec des ciseaux courbes, de manière à avoir une ouverture circulaire.

Physick avait imaginé, pour achever l'excision du lambeau, des pinces terminées par des plaques ovalaires, à peu près semblables, en petit, aux pinces de cheminée, et offrant au bord interne de leur circonférence une arête tranchante avec laquelle le lambeau est saisi et excisé du même coup.

Procédé de Gibson. — Il ouvre la cornée avec un couteau à cataracte, à 2 millimètres de la sclérotique et dans l'étendue de 6 millimètres. L'humeur aqueuse s'écoule à l'instant ; et il en résulte que l'iris se trouve en contact avec la plaie de la cornée qu'il bouche comme une valvule. Il faut alors exercer supérieurement et près du nez, avec l'index et le médius, une pression graduée sur le globe oculaire, jusqu'à ce que l'iris faisant hernie par la plaie présente au-dehors un petit sac du volume d'une grosse tête d'épingle. Cette portion sera excisée avec des ciseaux courbes, et la pression devra cesser immédiatement. L'iris se retire alors en dedans, et la section aura produit une pupille plus ou moins circulaire.

Quand l'iris adhère à la cornée, la hernie n'a point lieu ; il faut alors attirer une portion non adhérente de cette membrane au-dehors avec un petit crochet, et l'excision s'en fait à l'ordinaire.

Quand la totalité ou la plus grande partie de la circonférence de l'iris adhère à la cornée, l'opération est plus délicate encore ; il faut, après la section de la cornée, détruire ces adhérences avec le couteau à cataracte, et seulement alors attirer l'iris au-dehors avec le crochet.

Le procédé de Beer ne diffère pas de celui-ci : seulement, dans le cas d'adhérence au centre de l'iris, Beer se contente de faire la pupille en un autre point.

III. MÉTHODE PAR DÉCOLLEMENT. — Pratiquée par Assalini dès 1786, c'est à Scarpa que l'on doit de l'avoir érigée en méthode.

Procédé de Scarpa. — On plonge l'aiguille à cataracte à travers la sclérotique, comme pour l'abaissement, et on la conduit jusqu'à la partie supérieure et interne de la circonférence de l'iris, près du ligament ciliaire. Alors on tourne la pointe de l'instrument en avant ; on traverse le bord de l'iris, de manière que la pointe paraisse à peine dans la chambre antérieure de peur d'intéresser la cornée ; et l'on presse sur l'iris de haut en bas et de dedans en dehors, parallèlement à sa surface antérieure. On détache ainsi l'iris de ses connexions ciliaires dans l'étendue qu'on juge convenable, depuis 6 millimètres jusqu'au tiers de sa circonférence. Après ce décollement, si le cristallin est transparent, on retire l'aiguille ; sinon on procède au broiement ou à l'abaissement de tout ce qui paraît opaque.

Si l'on n'obtient pas ainsi un décollement suffisant, on accroche l'iris aux extrémités de la scission déjà obtenue, pour l'agrandir avec plus de facilité.

Quand la cornée est saine, Schmidt recommande de faire pénétrer l'aiguille à travers cette membrane. On a appliqué à ce procédé une foule d'instruments ingénieux, qui se réduisent tous à faire l'office de crochets ou de pinces.

Mais l'expérience ayant montré qu'à la suite du procédé de Scarpa ou de Schmidt, l'iris est sujet à reprendre sa position et ses attaches et à oblitérer la pupille, de là les procédés suivants.

Procédé de Donegana. — C'est une combinaison du décollement et de l'incision. Il pratiquait donc le décollement à la manière de Scarpa, mais avec une aiguille tranchante du côté de la concavité, afin d'inciser l'iris après l'avoir décollé.

Procédé de Langenbeck. — Il fait à la cornée une très petite ouverture, qui ne permette pas à l'iris de se retirer une fois qu'il a été attiré au-dehors. Par cette ouverture il introduit un petit crochet renfermé dans un tube d'or, et qu'on peut très bien suppléer avec un petit crochet simple ou double. Il perce avec son crochet la circonférence de l'iris, et le décolle doucement dans l'étendue convenable, en attirant le lambeau dans la plaie de la cornée. Quand ce lambeau est assez engagé et assez fortement pincé par la cornée pour qu'on n'ait pas à craindre qu'il se retire, on ôte l'instrument, et l'opération est finie. L'iris contracte des adhérences solides avec la cornée, et la pupille ne saurait s'oblitérer. Comme le danger de déchirer l'iris est d'autant plus à craindre qu'on attire une plus grande portion de cette membrane au-dehors, l'ouverture de la cornée doit être aussi rapprochée que possible du lieu du décollement, assez loin toutefois pour que l'opacité qui surviendra ne nuise point au passage des rayons lumineux à travers la nouvelle pupille.

On conçoit qu'il serait facile, à l'aide d'une incision un peu plus étendue de la cornée, d'unir l'excision au décollement.

IV. Méthode par extension de la pupille naturelle. — Quand l'iris est à l'état normal, mais que la cornée est devenue opaque au centre, Langenbeck a imaginé une opération nouvelle à laquelle on n'a pas fait jusqu'à présent assez attention. Il fait une petite incision à la cornée, très près de la sclérotique; va saisir avec son crochet le bord pupillaire de l'iris, et l'attire entre les lèvres de la plaie, qui la retiennent d'abord par étranglement, et plus tard par de solides adhérences.

Appréciation. — On voit au premier coup d'œil que la plupart de ces procédés ne sauraient se suppléer, et qu'il n'en est pas un seul qui puisse toujours remplacer tous les autres.

De quelque manière que soit faite l'incision, elle laisse toujours craindre la réunion des lèvres de la plaie. C'est donc, en général, une opération à proscrire.

Quand la pupille est oblitérée, mais la cornée saine, l'excision est certainement la méthode la plus rationnelle. Le procédé de Guérin est trop compliqué; celui de Gibson paraît au premier abord le plus simple, mais il offre un grave inconvénient: ou bien en effet la section de la cornée sera très rapprochée de la pupille, et l'opacité de la cicatrice nuira à la netteté de la vision; ou elle en sera éloignée, et alors l'emploi du crochet deviendra nécessaire, et on risquera de déchirer l'iris en le tiraillant outre mesure. C'est donc le procédé de Wenzel qui semble mériter la préférence.

Si la cornée est obscurcie au centre, la méthode par extension de la pupille naturelle mérite d'être essayée. Si la pupille était oblitérée elle-même, ou si l'étendue de l'opacité ne permettait ni de risquer de l'accroître par une plaie de la cornée, ni peut-être de tirailler assez loin la pupille naturelle, on pourrait encore tenter l'excision, et, comme dernière ressource, le décollement avec hernie ou excision. Le procédé de Scarpa, comme tous les procédés qui agissent à travers la sclérotique, lèse presque inévitablement le cristallin ou sa capsule, et la théorie ferait craindre une cataracte consécutive. Heureusement l'expérience vient démentir ces craintes, et je dois dire que j'ai obtenu un très beau succès à l'aide d'une simple déchirure par l'aiguille. Peut-être cependant le procédé de Langenbeck est plus sûr. On ne risque rien, en s'y conformant, de pratiquer l'incision de la cornée dans la partie opaque. MM. Faure et Lusardi ont montré que la cicatrisation ne s'y fait pas moins bien.

7° *Formation d'une cornée artificielle.*

Quand les deux cornées, par suite d'un staphylôme ou de toute autre affection, sont complétement opaques, on a songé à restituer au malade au moins la perception de la lumière, et même la perception des objets. C'est en Allemagne surtout que des procédés plus ou moins bizarres ont été proposés pour cet objet; nous en dirons quelques mots, soit à raison de l'intérêt qui s'attache à ces tentatives à peu près complétement ignorées en France, soit parce que certains essais tentés dans cette voie peuvent éclairer d'autres questions, et servent de réponse, par exemple, à la plus forte objection adressée à l'extraction de la cataracte par la sclérotique.

Pellier le premier a proposé d'exciser la cornée naturelle, et d'enchâsser dans sa circonférence une cornée de cristal. Cette idée bizarre n'a encore été et ne sera sans doute jamais appliquée sur l'homme; elle n'a pas même été essayée sur les animaux.

Ammon, dans un cas d'adhérence de l'iris à la cornée, essaya de détacher l'iris de la portion la moins opaque de la cornée pour laisser du moins passer la lumière. L'opération ne réussit qu'à rendre la cornée plus opaque qu'auparavant.

D'autres ont songé à transplanter sur l'œil humain la cornée d'un animal; ou bien encore à détacher une pellicule de la cornée en forme de lambeau pédiculé, et de l'appliquer sur une ouverture faite à la sclérotique. Et, chose étonnante, des noms justement célèbres en chirurgie sont attachés à ces magnifiques projets.

Mais le procédé le plus important, parce qu'il a été le plus essayé sur l'homme, est celui d'Autenrieth. Il consiste à détacher d'abord un lambeau de la conjonctive et de l'albuginée pour mettre la sclérotique à nu ; le sang étanché, on détache un morceau circulaire de cette autre membrane et de la choroïde, en sorte que la membrane hyaloïde est à jour. On espérait obtenir une cicatrice transparente ; et pendant les premiers jours en effet, le malade perçoit la lumière et même les mouvements de la main. Mais plus tard la cicatrice se fait aussi opaque que la sclérotique même ; cependant, dans un cas, le malade a continué à percevoir confusément la lumière ; avantage assez grand pour qu'il désirât qu'on lui fît l'opération sur l'autre œil.

8° *De l'hypopion.*

On conseillait autrefois la ponction de la cornée avec un petit trocart, ou l'incision avec le couteau à cataracte. Aujourd'hui on craint, quand l'abcès est aigu, d'accroître l'inflammation et de produire l'opacité de la cornée ; quand il est chronique, la matière secrétée adhère à l'iris ou à la cornée ; et enfin, l'absorption finissant par s'en emparer, on a renoncé à toute opération.

9° *De l'hydrophthalmie.*

On a proposé le trocart et l'incision à travers la cornée ou à travers la sclérotique. Une incision de quelques millimètres à la cornée est moins périlleuse ; l'humeur aqueuse s'écoule ; un soulagement immédiat suit. Après quelques jours, s'il est nécessaire, on recommence. M. Basedow a obtenu ainsi quatre cas de succès.

Dans les cas les plus graves, on a recours à l'excision de la cornée, dans le but de procurer l'évacuation complète des humeurs de l'œil, et de transformer cet organe en un petit moignon mobile capable de supporter un œil artificiel.

Le procédé est simple et facile. On divise la moitié inférieure de la cornée comme dans l'extraction de la cataracte ; puis, saisissant le lambeau avec de bonnes pinces ou avec une érigne, on le détache du reste de la circonférence avec un bistouri boutonné ou des ciseaux courbés sur la lame. M. Blandin recommande de pratiquer en même temps l'excision de l'iris.

10° *Extirpation du globe de l'œil.*

Procédé ordinaire. — L'opération varie selon que les paupières participent ou non à la maladie.

Quand le globe oculaire est seul affecté, le malade étant assis ou couché, le chirurgien fixe la tumeur avec les doigts, ou mieux encore avec des pinces de Museux qu'il donne à tenir à un aide. Il prolonge, d'un coup de bistouri, l'angle palpébral externe d'environ 3 centimètres vers la tempe ; dissèque ensuite chaque paupière par sa face interne, et les renverse en dehors : c'est le premier temps.

Dans le second temps, l'opérateur plonge son bistouri, tenu comme une plume à écrire, vers la commissure interne des paupières ; pénètre en rasant l'ethmoïde jusqu'aux environs du trou optique, et rase de dedans en dehors la demi-circonférence inférieure de l'orbite, en prenant soin de diviser l'attache du muscle petit oblique. Arrivé près de l'angle externe, il reporte son bistouri à l'angle interne, et rase la demi-circonférence orbitaire supérieure, comprenant dans les parties à enlever la glande lacrymale.

L'œil ne tient plus dès lors que par un pédicule formé des quatre muscles droits et du nerf optique. On les excise, soit avec le bistouri, soit avec des ciseaux courbés sur la lame. Quel que soit l'instrument qu'on adopte, on a conseillé de le porter au fond de l'orbite en suivant sa paroi interne, sans doute de peur de léser l'ethmoïde. Desault préférait avec raison suivre la paroi externe, qui est plus courte, plus oblique, et de tout point plus commode à l'opérateur.

La tumeur enlevée, on recherche avec le doigt si l'on n'a pas laissé quelques parties altérées ; on les enlève alors avec le bistouri, ou les ciseaux, ou la rugine. L'artère la plus volumineuse est l'ophthalmique ; des boulettes de charpie, saupoudrées de colophane, suffisent au besoin pour arrêter le sang.

Quand les paupières sont affectées, on commence par les cerner à l'aide de deux incisions en demi-lune, qui comprennent à la fois toute leur épaisseur et toutes les parties altérées. Le reste de l'opération se fait comme il a été dit.

Procédé de Dupuytren. — Il commence par détacher l'œil de la paroi supérieure de l'orbite, coupe son pédicule, renverse la tumeur sur la joue, et achève de la disséquer inférieurement et de dedans en dehors. L'opération est ainsi réduite à deux temps.

11° *Pose d'un œil artificiel.*

En général, il faut attendre pour placer un œil d'émail que la surface du moignon soit cicatrisée, ce qui n'a guère lieu que vers le quatrième mois, et tarde quelquefois jusqu'au huitième. Wenzel recommande cependant de l'introduire immédiatement après l'opération, pour éviter la réunion des paupières avec le moignon ou le fond de l'orbite. Ce conseil ne nous paraît applicable que quand il n'y a pas d'autre moyen d'empêcher cette coalition.

Nous suivrons pour les procédés d'introduction et d'extraction la description de M. Hazard-Mirault.

Procédé d'introduction. — On commence par choisir un œil d'émail de 9 à 10 millimètres de longueur au plus, sur 7 à 8 millimètres de largeur. Le chirurgien prend cette pièce avec le pouce et l'index de la main droite, la trempe dans un verre d'eau, relève avec le pouce gauche la paupière supérieure, et glisse sous cette paupière ainsi relevée la partie la plus bombée de l'œil artificiel. Quand elle y est introduite, il la dirige un peu vers l'angle externe, laisse alors descendre doucement la paupière supérieure, abaisse vivement avec le doigt médius gauche la paupière inférieure qui se trouve encore cachée sous la plus faible partie de l'œil artificiel, toujours soutenu par les doigts de la main droite dont le pouce appuie légèrement, et l'œil est introduit.

Cet œil ne doit d'abord rester en place que huit ou dix heures, ou du matin au soir. On juge, d'après ce premier essai, quelle forme convient le mieux à un nouvel émail; et après quelque temps de l'usage du premier, l'affaissement gradué de la conjonctive permet d'en placer un second un peu plus gros. On augmente ainsi progressivement sa grosseur; toutefois il n'est pas nécessaire d'arriver à un volume aussi considérable que celui de l'œil sain. Il est bon que l'émail flotte dans l'orbite derrière les paupières, et recouvre le bulbe de l'œil sans fatiguer ni presser fortement aucune de ces parties.

Procédé d'extraction. — Il faut avoir une longue épingle à tête un peu forte, ou mieux une aiguille d'or ou d'argent longue de 8 centimètres environ, de la grosseur d'une aiguille à tricoter, et terminée à chaque extrémité par un petit crochet à tête arrondie. L'oculiste tient cette aiguille comme une plume à écrire; avec les doigts de la main gauche il abaisse délicatement la paupière inférieure, et fait passer entre elle et l'œil artificiel l'un des crochets de son aiguille, qu'il glisse sur l'émail jusqu'à ce qu'il en rencontre le bord inférieur. Alors il rabaisse la main droite vers la joue; et sans tirer à lui, mais en se servant de l'aiguille comme d'un levier, il soulève l'œil artificiel, qui, n'étant plus soutenu par la paupière inférieure, glisse le long de l'aiguille et tombe dans la main gauche qui a vivement quitté la paupière pour le retenir.

Aussitôt après l'extraction, il faut mettre l'émail dans de l'eau fraîche, pour qu'il y dépose le mucus épais dont il est enduit.

CHAPITRE II.

OPÉRATIONS QUI SE PRATIQUENT SUR L'OREILLE ET SES DÉPENDANCES.

1° *Perforation du lobule de l'oreille.*

Cette petite opération peut se faire à l'aide d'un poinçon ordinaire, ou d'un trocart à hydrocèle; mais on se sert plus généralement d'un trocart à tige conique et décroissant jusqu'à la pointe. On en fait en or ou en platine; l'acier est évidemment préférable.

On engourdit d'abord la sensibilité du lobule de l'oreille au moyen de légères pressions; puis on l'applique à plat sur un bouchon de liége tendre qui lui sert de point d'appui, et on le traverse d'un seul temps, avec assez d'effort pour que la tige et la canule pénètrent à une certaine profondeur dans le liége. On retire la tige et le bouchon ; par la canule restée en place, on fait pénétrer un fil de plomb, puis la canule est retirée à son tour, et le fil de plomb, réuni en anneau par ses deux extrémités, est maintenu ainsi jusqu'à ce que la plaie soit convertie en une ouverture permanente.

2° *Excision du lobule.*

Boyer a vu cette partie démesurément longue et offrant une forme tellement irrégulière qu'il en résultait une difformité réelle. Il marqua d'une ligne d'encre la limite de ce qu'il voulait enlever, et en fit l'excision avec les ciseaux. La plaie guérit promptement, et la difformité fut détruite.

3° *Otoplastique.*

La perte du lobule, ou même d'une partie du pavillon, peut se réparer par les procédés autoplastiques. M. Dieffenbach l'a tenté avec succès.

Procédé de M. Dieffenbach. — Le bord altéré de l'oreille étant régularisé et partout rafraîchi, on taille, selon le besoin, un lambeau de peau, soit en avant sur la tempe, ou à la partie supérieure de la conque, ou en arrière sur l'apophyse mastoïde, ou enfin au-dessous de cette apophyse. On le dissèque à la méthode de Celse, de telle sorte qu'il suffise de le tirailler un peu, sans tordre aucunement le pédicule, pour rapprocher son bord libre du bord mutilé de l'oreille; et on les réunit par des points de suture entrecoupée qui comprennent toute l'épaisseur de l'oreille aussi bien que du lambeau. On passe ensuite, derrière l'espèce de pont qui résulte de cette réunion, une bandelette enduite de cérat, pour prévenir le recollement de la peau disséquée, et l'on recouvre le tout de compresses imbibées d'eau de guimauve tiède.

Lorsque l'agglutination est bien faite, c'est-à-dire après trois ou cinq jours, ou même plus tard, on peut ôter les aiguilles. Mais ce n'est que du quinzième au trentième jour que la cicatrice est assez solide pour permettre, sans crainte de gangrène, de séparer totalement le lambeau du crâne. On a soin, en opérant cette division, de lui donner la forme convenable, d'en régulariser les angles, et de lui donner une largeur au moins de moitié plus considérable que ne l'est la perte de substance; puis on le panse à part de la plaie qu'il laisse à la tête, avec des émollients.

On voit que sa face cutanée répond à la face externe du pavillon, et la surface saignante ou suppurante reste postérieure. Il finit par se rétracter, s'épaissir, se durcir, prendre la forme d'un bourrelet; après avoir pâli d'abord, il acquiert une teinte rouge, et demeure long-temps plus coloré que le reste du pavillon.

4° *Oblitération du conduit auditif.*

Cette oblitération est complète ou incomplète, congéniale ou acquise; elle provient, soit du rapprochement des parois osseuses, et alors l'art n'a rien à faire; ou du rapprochement anormal des parties molles dans toute l'étendue du canal; ou enfin d'une membrane plus ou moins profondément placée, et qui fait l'office d'un diaphragme.

Quand le conduit auditif est fermé dès la naissance, il est difficile de juger s'il n'existe qu'une simple membrane, ou s'il y a absence complète du conduit. Dans le doute, on pratique avec la pointe du bistouri une incision qui peut pénétrer jusqu'à la profondeur de quelques millimètres; si alors on ne trouve point de vide, c'est que le conduit n'existe pas. Si au contraire on le rencontre, il faut agrandir l'incision extérieure, et y placer une tente, une bougie, une canule, ou un corps dilatant quelconque, qu'on renouvellera et qu'on laissera même quelque temps après la cicatrisation. On se conduirait de même si l'oblitération était accidentelle.

Lorsqu'il n'y a qu'une simple membrane, si elle est peu profonde, on l'incise crucialement avec un bistouri très aigu enveloppé de linge jusqu'à 4 millimètres de sa pointe, et l'on emporte les lambeaux s'il est possible. Si elle est très profondément située, on peut se servir avec précaution d'un trocart dont la pointe dépasse très peu la canule; mais la cautérisation avec le nitrate d'argent, proposée par Leschevin, est préférable.

Dans tous ces cas, et de même dans ceux où l'oblitération est incomplète, on ne parvient à maintenir le conduit ouvert qu'en y plaçant d'abord des corps dilatants, puis une canule en ivoire ou en métal qu'on laisse en permanence, ou dont on renouvelle par intervalles l'application.

5° *Des corps étrangers dans l'oreille.*

Anatomie. — Le conduit auditif externe, plus long chez l'adulte que chez l'enfant, atteint chez le premier une longueur de 22 à 27 millimètres; il est dirigé obliquement en dedans et en avant, et offre un trajet courbe tel que sa paroi inférieure est convexe, la supérieure concave. Son extrémité interne est bouchée par la membrane du tympan, tendue obliquement de haut en bas, et de dehors en dedans, en sorte qu'elle semble faire suite à la concavité de la paroi supérieure, qui est conséquemment plus courte que l'inférieure. Le conduit est plus large à ses extrémités qu'à sa partie moyenne, et présente une coupe transversale elliptique, dont la disposition est d'une haute importance à connaître pour l'extraction des corps étrangers.

D'une part, la forme elliptique du conduit est d'autant plus prononcée, qu'on l'observe chez des sujets plus jeunes: en outre, chez les enfants le grand diamètre de l'ellipse a constamment une direction presque parallèle à celle de l'apophyse zygomatique, et conséquemment presque horizontale. A mesure qu'on avance en âge, le développement de l'apophyse mastoïde semble relever l'extrémité postérieure de ce diamètre; en sorte qu'à la puberté, ce diamètre est oblique de haut en bas, et d'arrière en avant; chez l'adulte il se rapproche de la perpendiculaire, qu'il atteint presque complétement chez le vieillard (Lenoir).

Procédés opératoires. — Les corps étrangers qui s'introduisent dans ce canal sont de diverse nature, et donnent lieu à des indications diverses. On peut les ramener à quatre classes, savoir :

1° *Le cérumen durci*, qu'on tâche de ramollir d'abord, soit avec l'huile, ou l'eau de savon tiède, ou l'eau salée, ou même l'eau pure en injections, et qu'on extrait ensuite avec un cure-oreille.

2° *Les insectes vivants*, tels qu'une puce, une punaise, un perce-oreille. Si l'on ne peut les enchevêtrer dans un flocon de laine ou de coton, les engluer avec un stylet enduit de glu ou de poix, ou enfin les saisir avec des pinces, il faut les tuer en versant dessus de l'huile, de l'eau chaude, ou des liquides encore plus actifs.

3° *Les corps mous :* coton, papier, insectes morts, graines de légumes. On glisse entre eux et les parois du conduit un cure-oreille, un petit crochet, dont on se sert ensuite, quand on est arrivé au-delà du corps étranger, comme d'un levier du premier genre. S'ils sont trop volumineux, on les divise avec une feuille de myrte étroite et pointue, ou tout instrument étroit et un peu tranchant, et on les extrait par morceaux.

4° *Les corps durs*, tels que de petits cailloux, des grains de plomb, de verre, des noyaux de cerise, etc. Ici les difficultés sont grandes, et nous avons vu plusieurs fois Dupuytren lui-même échouer dans ses tentatives.

Le chirurgien étant assis fait placer le malade à genoux entre ses jambes, et lui maintient la tête renversée sur sa cuisse, de telle sorte que l'oreille affectée soit exposée à la fois au jour et à la vue de l'opérateur. Des aides maintiennent le patient et préviennent tous ses mouvements.

On commence par lubrifier le conduit avec de l'huile; puis le chirurgien attirant le pavillon en haut et en arrière avec la main gauche, saisit de la main droite une curette mince qu'il engage le long de la paroi inférieure du conduit jusqu'au-delà du corps étranger, ou du moins jusqu'au-dessous, et essaie de le repousser en haut et en dehors, en se servant de la curette comme d'un levier du premier genre. On fait suivre à la curette la paroi inférieure, et ce précepte s'étend à l'introduction de tout autre instrument, pour les raisons suivantes : 1° la membrane du tympan étant oblique de haut en bas et de dehors en dedans, on peut pousser plus profondément l'instrument à la paroi inférieure, sans craindre de léser cette membrane; 2° le diamètre vertical du conduit étant plus grand que le transversal, il y a plus de chances, surtout quand on a affaire à un corps arrondi, de trouver là un vide par lequel l'instrument peut pénétrer (Boyer).

Comme on le voit, ce procédé ne tient compte que de la disposition anatomique du conduit chez l'adulte; chez l'enfant il faudrait porter la curette le long de la paroi antérieure du conduit, et, selon les âges, varier le point de l'introduction. Il ne paraît pas bien démontré non plus que la paroi inférieure, même chez l'adulte, soit le meilleur chemin pour arriver derrière le corps étranger sans léser la membrane du tympan. Cette paroi est plus longue, à la vérité; mais sa convexité ne permet pas aux instruments de la suivre dans toute sa longueur, et comme elle les force à se diriger directement en dedans, ils vont tout droit heurter la membrane tympanique; tandis que cette membrane faisant suite, pour ainsi dire, à la paroi supérieure, les instruments glissent presque parallèlement à sa face externe, et risquent moins de la blesser. Je suis habituellement ce chemin, et n'ai jamais eu à m'en repentir.

Paul d'Égine recommande, en cas d'insuccès, de faire une incision en demi-lune derrière la conque, pour pénétrer au fond du conduit et au-delà du corps étranger; opération depuis longtemps mise en oubli, et qui en réalité n'offrirait d'avantages que si le corps étranger était seulement à l'orifice du conduit.

Procédé de M. Mayor. — M. Mayor a publié plusieurs cas de succès obtenus à l'aide des injections d'eau forcées dans le conduit auditif, à l'aide d'une seringue ordinaire. Le jet de liquide pénètre par derrière le corps étranger, et s'accumulant entre lui et la membrane du tympan, tend à le repousser en avant avec une force d'impulsion quelquefois très considérable. Ce procédé peut être essayé sans doute; je dois dire cependant qu'il ne m'a point réussi dans un cas où j'ai obtenu l'extraction avec un fil de fer recourbé imitant la curette.

6° *Des polypes du conduit auditif.*

Ils sont de deux ordres : les uns, simples excroissances aisées à extirper; les autres, dépendant d'une affection plus grave, végétations de mauvaise nature qui repullulent aussitôt après leur ablation.

On a proposé la *cautérisation*, la *ligature*, l'*excision* et l'*arrachement*. Les trois premiers procédés ne conviennent que quand le polype est peu profond, et n'ont pas besoin de préceptes spéciaux; cependant il faut quelquefois, pour la ligature et l'excision, attirer le polype au-dehors avec une érigne.

L'*arrachement* convient dans tous les cas. Dupuytren le pratiquait avec de très petites tenettes d'acier portant un léger crochet à leur extrémité. On les porte le plus profondément possible sur le polype; on enfonce les deux crochets dans sa substance, et on lui fait opérer un mouvement de rotation sur son axe pour rompre sa racine, ou bien on l'arrache par traction. Le sang qui s'échappe aussitôt masque tellement les parties, que le plus souvent on est obligé de remettre au lendemain la fin de l'opération.

7° *Perforation de la membrane du tympan.*

Tentée pour la première fois par Chéselden, reproduite par A. Cooper, elle se pratique par la ponction, le caustique ou l'excision.

I. Ponction. *Procédé d'A. Cooper.* — Il se sert d'un petit trocart courbe, dont la pointe ne dépasse que de 3 millimètres tout au plus l'extrémité de la canule. On place le malade de manière que la lumière solaire tombe directement sur le conduit auditif; le chirurgien, assis, retire d'une main le pavillon en haut et en arrière pour effacer autant que possible la courbure de ce conduit; puis, tenant son trocart comme une plume à écrire, la pointe tout-à-fait rentrée dans la canule, il le porte vers la partie inférieure et antérieure de la membrane du tympan; quand il est au contact, il pousse la pointe du trocart et traverse ainsi la membrane. Les vaisseaux intéressés dans cette opération sont si petits qu'ils ne donnent que très peu de sang; s'il en sort une certaine quantité, c'est qu'on a atteint d'autres parties. Quand l'opération réussit, le malade recouvre l'ouïe immédiatement.

Cette ponction ne produit qu'une petite ouverture, sujette à s'oblitérer; de là les procédés suivants:

Procédé de Buchanan. — Il se sert d'un trocart quadrangulaire, qu'il porte sur la membrane au milieu environ de l'espace compris entre son centre et son bord inférieur; il en fait pénétrer la pointe de 2 millimètres environ, en imprimant en même temps à la tige des mouvements de rotation en sens opposés. Son but est d'inciser largement et en travers les fibres de la membrane, et d'écarter par la rotation les lèvres de l'incision.

II. Cautérisation. *Procédé de Richerand.* — Il conseille de pratiquer cette ouverture à l'aide de caustiques pour obtenir une perte de substance. Ce procédé compte peu de partisans.

III. Excision. — Himly le premier imagina un emporte-pièce fort imparfait, perfectionné depuis par Fabrizi de Modène et par M. Deleau. L'instrument de ce dernier consiste dans une canule à extrémité tranchante, renfermant une tige évidée en tire-bouchon, et terminée par un petit disque mince dont la circonférence offre également un tranchant qui regarde celui de la canule. L'instrument porté jusque sur la membrane du tympan, on fait marcher la tige par un mouvement de rotation ; elle pénètre à la façon d'un tire-bouchon à travers la membrane, et lorsqu'elle est arrivée à 2 ou 3 millimètres au-delà, un ressort qui se détend ramène avec force le disque tranchant contre la canule, et découpe ainsi un morceau circulaire de la membrane du tympan.

Ce procédé est bien supérieur aux autres ; mais encore il ne réussit pas toujours.

8° *Perforation des cellules mastoïdiennes.*

Indiquée par Riolan, pratiquée ensuite par Jasser et quelques autres, et peut-être trop légèrement abandonnée. On pourrait y avoir recours dans certaines surdités, et surtout pour évacuer un abcès dans les cellules mastoïdiennes. Il faut se rappeler que ces cellules n'existent pas dans le jeune âge, et que les plus larges se trouvent un peu en avant de l'apophyse mastoïde, à 15 ou 18 millimètres au-dessus de son sommet.

On met à nu la face externe de cette apophyse comme pour l'opération du trépan, et on applique sur l'os une petite couronne de trépan ou un perforatif dans la direction indiquée ; quelquefois même il a suffi d'un simple trocart. S'il y avait carie, on se servirait avec avantage de la gouge et du maillet.

9° *Cathétérisme de la trompe d'Eustache.*

Anatomie. — La trompe d'Eustache est un conduit demi-osseux, demi-cartilagineux et membraneux, long d'environ 5 centimètres et demi, faisant communiquer la caisse du tympan avec le pharynx. Elle descend obliquement en dedans et en avant, sans aucune courbure, en sorte que le bec d'un cathéter courbe ne saurait s'y engager au-delà de quelques millimètres sans arc-bouter contre ses parois, et que les sondes flexibles présentent conséquemment un grand avantage. La position de son orifice pharyngien avait été fort mal précisée. On avait bien dit qu'il se trouvait à deux pouces et quelques lignes (6 centimètres environ) de l'orifice antérieur des narines ; mais les uns l'élevaient au niveau du méat moyen, les autres au moins vis-à-vis l'attache du cornet inférieur. J'ai constaté qu'il répond directement à la paroi externe du méat inférieur, à distance à peu près égale et du plancher et de l'insertion du cornet; et si le cornet n'y faisait un obstacle, on y arriverait directement en faisant filer le bec de la sonde contre la paroi externe du méat. Il regarde en bas, en dedans et en avant; il est entouré en haut et en arrière d'un bourrelet assez sensible, en sorte que le bec de la sonde arrivant le long du plancher des fosses nasales, au-delà du méat inférieur, n'a besoin que d'être relevé par un mouvement de rotation d'un quart de cercle en dehors, sans abandonner la paroi externe de la narine, pour glisser de lui-même dans cet orifice.

On pratique le cathétérisme de la trompe d'Eustache par trois voies différentes : par la bouche, par la narine correspondante, et par la narine opposée. On n'y recourt d'ailleurs que dans le but de faire des injections.

PREMIÈRE MÉTHODE. — Imaginée par Guyot, maître de poste à Versailles, en 1724, elle n'a eu que peu de partisans, et est généralement abandonnée.

DEUXIÈME MÉTHODE. — Inventée par Cléland en 1741, elle se pratique suivant trois principaux procédés.

Procédé ordinaire.— On se sert d'une algalie courbée comme une sonde de femme, mais plus petite, sans yeux latéraux, mais ouverte à ses deux extrémités, et qu'on a soin d'huiler avant de l'introduire.

Le malade assis sur une chaise, la tête légèrement renversée et appuyant contre un dossier, le chirurgien placé devant lui et un peu de côté saisit la sonde comme une plume à écrire, en présente le bec à l'orifice de la narine du même côté que la trompe obstruée, et la fait glisser rapidement sur le plancher des fosses nasales, la convexité regardant en dedans et un peu en haut, la concavité en bas et en dehors. A 6 ou 7 centimètres de profondeur, on arrive sur le voile du palais, ce qu'annonce un mouvement soudain de déglutition involontaire. On relève aussitôt le bec en dehors et en haut par un mouvement de rotation imprimé à la tige, sans quitter la paroi externe de la narine, de manière à arriver à la partie supérieure du méat maxillaire, et en continuant de pousser dans cette direction, on tombe dans le pavillon de la trompe, qui de là se porte obliquement en dehors, en arrière et en haut. On y enfonce la sonde suffisamment, en usant toutefois d'une pression modérée.

Pour faire les injections, il suffit d'adapter une seringue au pavillon de la sonde. Si cependant l'injection était arrêtée dans la trompe, on ôterait la seringue pour glisser jusqu'à l'obstacle un stylet boutonné et essayer de le détruire.

Procédé de M. Deleau. — Il substitue à la sonde d'argent une sonde en gomme élastique de même forme, soutenue par un mandrin en argent de 12 à 16 centimètres de longueur, de 1 à 3 millimètres de diamètre, offrant une courbure assez forte à une extrémité et un anneau à l'autre. La sonde est portée à l'ordinaire jusqu'au pavillon de la trompe, puis le mandrin s'y engage seul ; et quand il est suffisamment avancé, on le maintient immobile d'une main, et de l'autre on pousse la sonde dessus jusqu'à ce qu'elle soit introduite elle-même assez avant dans la trompe. Puis le mandrin est retiré ; un pavillon en argent est vissé à l'ouverture externe de la sonde, et celle-ci fixée à l'aile du nez correspondante, à l'aide d'un fil métallique contourné en forme de pince.

M. Deleau préfère aussi les injections d'air aux injections liquides. Il insère donc à la sonde le bec d'une seringue ou d'une bouteille de caoutchouc, ou le tuyau d'un réservoir à pompe ; il reconnaît, en appliquant son oreille sur l'oreille du malade, si l'air pénètre dans la caisse du tympan, et s'il peut ressortir entre la sonde et les parois de la trompe ; et dans ce cas, il établit un double courant d'air arrivant à l'oreille par la sonde, et retournant par la trompe dans le pharynx.

Procédé de M. Gairal. — Lorsque le bec de la sonde est arrivé à l'orifice postérieur des fosses nasales, en d'autres termes, à l'extrémité du plancher osseux, M. Gairal lui fait décrire *un quart de cercle* par un léger mouvement de rotation en dehors ; en avançant alors de quelques millimètres, on arrive droit à l'orifice. Cette rotation, limitée à un quart de cercle, est complétement d'accord avec les données anatomiques que j'ai posées ; elle est tellement essentielle, que M. Gairal a fait graver sur les diverses faces du pavillon de sa sonde des chiffres qui indiquent à l'opérateur quand le mouvement est complet. S'il n'était pas assez étendu, on descendrait dans le pharynx ; s'il l'était trop, on irait heurter le côté interne de la base de l'apophyse ptérygoïde. L'orifice occupé par le bec de la sonde, il s'agit de pénétrer dans le canal ; M. Gairal indique, comme troisième temps de l'opération, de continuer le mouvement de rotation pour relever le bec en haut et en dehors en enfonçant en même temps la sonde. La courbure de l'instrument doit être déterminée d'après la direction composée de la fosse nasale et de la trompe. Boyer se servait d'une sonde à courbure de 136°, M. Gairal la préfère de 145.

Troisième méthode (Deleau). — Quand la narine correspondante est oblitérée par une déviation ou une altération quelconque, on peut pénétrer par l'autre avec un instrument un peu plus courbé et ayant le bec légèrement renversé du côté de la convexité. On le fait cheminer alors, la concavité tournée en bas et en dedans, le long du bord inférieur de la cloison. Une fois arrivé au voile du palais, on lui imprime un mouvement de rotation suffisant pour relever son extrémité derrière le vomer et arriver à la trompe; le reste se fait à l'ordinaire.

Quand la sonde est mal placée, le malade l'indique lui-même lorsqu'il a déjà subi l'opération antérieurement. On le reconnaît d'ailleurs à la position de la sonde, et au besoin, en faisant une injection d'air ou d'eau. Si la sonde est bien placée, l'injection pénètre dans la caisse du tympan, ou ne pénètre pas du tout; si elle est mal placée, l'injection tombe dans le pharynx.

Du reste, au lieu de tâtonner lentement, il vaut mieux pousser la sonde brusquement, quoique avec douceur; on cause ainsi sensiblement moins de gêne et de fatigue.

Au lieu d'injections pour désobstruer la trompe, M. Velpeau demande si l'on ne pourrait point employer la cautérisation.

Appréciation. — Le procédé de M. Gairal est certainement le mieux raisonné, et doit être suivi de préférence quand les fosses nasales ne sont pas obstruées; peut-être cependant la portion recourbée de la sonde a-t-elle trop de 5 centimètres et demi de longueur, ce qui rend la rotation d'un quart de cercle assez difficile dans un espace aussi rétréci. Quand il y a resserrement de la fosse nasale du côté qui répond à la trompe d'Eustache affectée, il ne reste que ces deux ressources, le dernier procédé de M. Deleau et le procédé primitif de Guyon. Je pense que celui-ci pourrait être appliqué avec succès, en y joignant la précaution de porter l'index au fond de la bouche et jusque dans l'arrière-narine, pour reconnaître la saillie formée par le bourrelet supérieur de l'orifice et diriger l'instrument. Sans doute sur le vivant on aurait à lutter contre les contractions du voile du palais et du pharynx; mais, ces difficultés mises à part, le doigt arrive très aisément sur l'orifice et le reconnaît au premier abord.

CHAPITRE III.

OPÉRATIONS QUI SE PRATIQUENT SUR LE NEZ ET L'APPAREIL DE L'OLFACTION.

1° *De la rhinoplastique.*

Toutes les méthodes d'autoplastique ont été appliquées à cette opération ; on pourrait même y en ajouter deux autres encore, usitées dans l'Inde, si l'état de notre civilisation européenne ne les rejetait d'une manière absolue, savoir : 1° *la transplantation d'un nez étranger,* opération dont quelques faits très rares permettent à peine de concevoir la possibilité ; 2° *la formation d'un nez nouveau à l'aide de téguments pris sur une personne étrangère.* M. Dutrochet rapporte qu'on emprunte à cet effet un lambeau de la fesse d'un esclave. D'autres détails sur ces opérations insolites seraient superflus ici ; il suffit de les avoir mentionnées.

I. MÉTHODE DE CELSE. — Employée avec succès par MM. Larrey et Dieffenbach, elle s'applique à deux cas différents : tantôt il y a une perte de substance réelle comprenant toute l'épaisseur des parois du nez ; alors on dissèque et on ramène en avant la peau des joues pour former les côtés et le dos du nez nouveau, et on taille la cloison au dépens de la lèvre supérieure. Tous ces lambeaux doivent être réunis par suture, et soutenus convenablement pour éviter leur affaissement.

Il est bien plus fréquent de voir, à la suite de maladies syphilitiques ou scrofuleuses, le nez déprimé que complétement détruit ; de là le procédé particulier que nous allons décrire.

Procédé de M. Dieffenbach. — Une jeune fille avait perdu les os propres du nez, le vomer, la plus grande partie de l'apophyse nasale, l'os malaire et les lames de l'ethmoïde. Les téguments du nez étaient repliés dans les fosses nasales, et offraient, au lieu de la saillie naturelle de cet organe, un sillon tortueux et irrégulier qui donnait à la figure l'aspect d'une tête de mort.

La malade assise sur une table, le dos soutenu par des coussins, M. Dieffenbach fit sur les côtés du nez enfoncé et dans toute sa longueur, deux incisions pénétrant jusqu'aux os ; il en résulta une bande de peau isolée ne tenant plus aux téguments qu'en haut et en bas, et plus large dans ce dernier sens que dans l'autre. Une incision verticale pratiquée sur la ligne moyenne divisa en deux cette portion de peau. Les incisions latérales furent continuées inférieurement par deux incisions semi-lunaires, qui dégagèrent les ailes du nez de leurs adhérences extérieures. On disséqua alors les deux lambeaux de bas en haut, et on les dégagea complétement des fosses nasales où ils s'étaient repliés. On détacha également des os, dans l'étendue de quelques millimètres, les bords limitrophes de la joue; le tissu ferme et solide des lambeaux fit bien augurer du succès. Toutes ces dissections achevées, on commença par rapprocher les bords de l'incision médiane, après avoir taillé en biseau leur face interne, pour les empêcher de se replier de nouveau en dedans; et on les réunit par six points de suture. Huit autres points de suture servirent à maintenir en contact les lèvres des incisions latérales, dont la face interne fut de même taillée en biseau, et alors le nez parut avoir repris sa forme et sa saillie naturelles. Une bande de peau qui restait de la cloison était trop courte et attirait en dedans la pointe du nez; on l'allongea au moyen de deux petites incisions dans la lèvre supérieure.

Alors le chirurgien plaça dans chaque narine un tuyau de plume enveloppé de charpie huilée; et enfin, comme dernier temps de l'opération, il traversa d'un côté à l'autre les téguments disséqués de la joue, en passant par dessous le nez nouveau, avec une aiguille longue et mince, garnie à sa tête d'un morceau de cuir arrondi, et dont il roula la pointe en forme de spirale avec une tenette. Cette aiguille tendait à rapprocher l'une de l'autre les faces latérales du nez avec les bords correspondants des joues, et à augmenter la saillie de l'organe.

Le nez ainsi reconstruit était pâle et froid; on le couvrit de compresses imbibées d'un mélange de vin tiède et d'eau. Le soir, la rougeur et la chaleur reparurent; le troisième jour, on put déjà enlever la plupart des points de suture; le dixième, on enleva la grande aiguille. Durant les dix jours suivants, on eut soin de cautériser la face interne du nez et d'y faire de fréquentes injections d'eau blanche; elle finit par se revêtir d'une couche cutanée de nouvelle formation. La cloison seule, trop étroite, s'était gangrenée dès le quatrième jour; elle avait été retranchée avec des ciseaux. M. Dieffenbach en fit une autre avec une bandelette de téguments empruntée à la lèvre supérieure.

II. Méthode italienne. — Parmi les modernes, Graefe est le seul qui l'ait employée sous le nom de *Méthode allemande.*

Procédé de Graefe. — On commence par faire porter au malade, quelque temps, pendant la nuit, une camisole lacée, surmontée d'un capuchon qui embrasse solidement la tête, et auquel viennent s'attacher quatre ou six courroies fixées d'autre part à la manche du bras qui doit fournir le lambeau ; de sorte que le sujet contracte autant que possible l'habitude de conserver le bras appliqué sur le nez. La position bien arrêtée, on taille avec un morceau de cuir un modèle du lambeau nécessaire pour la confection du nez. Graefe lui donnait toujours, à cause de la rétraction qui doit suivre, 16 centimètres de long sur 11 de large. Ce modèle est appliqué sur le nez d'abord, puis sur le bras rapproché du nez, afin d'établir exactement les rapports qu'ils devront garder ensemble. On taille le lambeau sur la face antérieure et interne du bras, la pointe en haut ; on le dissèque de haut en bas, en sorte qu'il reste adhérent par la base ; on rafraîchit immédiatement les bords cicatrisés de l'ouverture des narines, et on en rapproche le lambeau qu'on réunit par des points de suture entrecoupée. Le serre-nœud est ici fort utile pour donner à la suture le degré de striction convenable. On place d'ailleurs dans les narines de la charpie pour tenir le lambeau suffisamment soulevé, et le bras est fixé à la tête à l'aide du capuchon et des courroies.

Quand la réunion est opérée, ce qui varie du quatrième au trentième jour, on coupe le lambeau à sa base, et le bras désormais reste libre. On découpe sur cette base, avec un bistouri étroit ou des ciseaux, les ailes du nez, les ouvertures des narines et la cloison ; on enlève la charpie placée dans les fosses nasales ; on réunit par suture ce qui reste à réunir, et on maintient ouvertes les narines à l'aide de tuyaux de plume ou de gomme élastique.

III. Méthode indienne. *Procédé ordinaire.* — On fait avec du papier ou de la cire un modèle du lambeau nécessaire, que l'on applique sur le front, la pointe en bas et répondant à la racine du nez naturel; et l'on trace les contours du lambeau avec de l'encre, ou plutôt avec le nitrate d'argent, afin que le sang ne les efface point (Lisfranc). Il faut avoir soin de donner en tous sens au lambeau 4 millimètres de plus que la largeur nécessaire en apparence, afin d'obvier aux effets de la rétraction.

Ces préliminaires accomplis, on avive les bords de l'ouverture du nez; puis on taille et on dissèque avec le bistouri le lambeau du front en le détachant partout, excepté près de la racine du nez. On le renverse sur la face; et comme le côté saignant se trouverait ainsi extérieur, on fait exécuter au pédicule un mouvement de torsion qui ramène en dehors le côté épidermique. On l'applique alors exactement par ses bords sur les bords rafraîchis de l'ouverture, et on les réunit dans tous les points par la suture, excepté dans le lieu où doivent exister les narines. On introduit par ces orifices de la charpie enduite d'onguent rosat, pour les maintenir ouverts, et pour soutenir en même temps le nez nouveau.

Quand l'agglutination est bien solide, on enlève les points de suture; on passe sous le pédicule du lambeau une sonde cannelée sur laquelle on le divise; il en résulte un petit lambeau qu'on réunit par un point de suture à la racine du nez ancien.

Pour donner aux narines et au nez une forme convenable, Graefe y introduisait alors des canules; et dans ces canules un éducteur fixé à une machine de compression qui tendait à les porter en devant, et à rendre ainsi plus saillante la pointe du nez.

Procédé de Delpech. — Au lieu de tailler sur le front un modèle parfait du nez nouveau, ce qui forme par en haut une plaie à bords arrondis difficile à cicatriser, Delpech taillait la base du lambeau à trois pointes; en sorte qu'il restait sur le front deux pointes de téguments séparant trois plaies en Λ renversé, dont la réunion était par là même plus facile. Il découpait ensuite à sa convenance les trois pointes du lambeau destinées à former les deux ailes et la cloison du nez.

Procédé de M. Lisfranc. — La principale modification de M. Lisfranc a pour objet d'éviter la torsion du pédicule du lambeau, qui gêne la circulation, et expose à la gangrène. Cette torsion provient surtout, dans le procédé ordinaire, de ce qu'on fait descendre au même niveau les deux incisions qui limitent de chaque côté ce pédicule. M. Lisfranc prolonge son incision à gauche, 7 millimètres plus bas qu'à droite, et dissèque ensuite de manière qu'une ligne qui partirait de ce dernier point pour se rendre directement au premier, forme avec l'axe de la face un angle à sinus inférieur de 45°.

Les autres innovations sont moins heureuses; ainsi M. Lisfranc soutient le nez nouveau avec un tampon de charpie établi à demeure avant la réunion du lambeau, et qu'il extrait plus tard par l'orifice des narines ; il en résulte que, pour conserver cet orifice assez large, il ne peut pas réunir d'abord la sous-cloison. Enfin, après la cicatrisation complète, il ne fait pas la section du pédicule.

Procédé de M. Blandin. — Il suit dans tous les points le procédé ordinaire jusqu'à parfaite agglutination. Mais alors, au lieu de couper le pédicule du lambeau, il enlève la peau de la racine du nez qui se trouve au-dessous, et applique ainsi le pédicule sur les os propres du nez, quand toutefois ils existent.

Appréciation. — La méthode de Celse n'est applicable qu'aux pertes de substance peu considérables ; et le procédé particulier de Dieffenbach a aussi une indication toute spéciale. Quand la perte de substance est plus considérable, voici le jugement que porte un illustre chirurgien allemand sur les diverses méthodes. La méthode indienne convient surtout quand les os du nez manquent, et quand le front est d'ailleurs élevé et recouvert d'une peau saine ; hors ces circonstances, on n'y doit recourir que quand les autres sont impraticables. La méthode italienne mérite toujours la préférence quand les circonstances sont favorables à son exécution, à raison de cet avantage immense de ne laisser sur le front aucune cicatrice. La réunion par première intention, ou *méthode allemande*, n'est applicable qu'aux personnes saines et robustes ; la seconde intention, ou méthode italienne proprement dite, peut être adoptée lorsque les deux autres sont interdites par la *vulnérabilité* générale de la peau (Graefe).

Cette appréciation nous paraît sage ; toutefois la méthode indienne a généralement prévalu. Dans celle-ci, le procédé de Delpech est évidemment plus favorable à la cicatrisation de la peau du front ; celui de M. Lisfranc offre un avantage considérable en réduisant presque à rien la torsion du pédicule. Mais nous n'adoptons pas l'introduction d'un tampon de charpie dans les narines, qui met obstacle à la réunion de la sous-cloison. De simples mèches de charpie suffisent, et n'ont pas cet inconvénient : on pourrait au besoin y joindre l'aiguille transversale de M. Dieffenbach. Quant aux modifications de M. Lisfranc et de M. Blandin, tendant à éviter la section du pédicule, il nous semble que leur résultat le plus palpable est d'accroître la difformité. En vain prétendrait-on éviter par là la gangrène ; la gangrène n'est plus à craindre quand la réunion est solide : témoin les succès que Graefe a obtenus de la méthode italienne ; et le procédé ordinaire, qui coupe ce pédicule et le réunit par suture en ne laissant qu'une plaie linéaire et sans saillie, nous paraît en ce point préférable.

2° *Restauration de l'aile du nez.*

On peut restaurer l'aile du nez enlevée, avec un lambeau emprunté à la joue ou à la lèvre supérieure ; mais quand la perte de substance est légère, il est une autre méthode beaucoup plus ingénieuse, et qui consiste à masquer la difformité en opérant une nouvelle perte de substance au lieu de réparer l'ancienne. Elle a été mise une fois en usage avec succès par M. Dieffenbach.

Méthode de M. Dieffenbach. — On introduit un bistouri dans la narine du côté où manque l'aile du nez, en longeant avec l'instrument la cloison nasale, et l'on divise de dedans en dehors, et longitudinalement, la partie moyenne du dos du nez jusqu'au bord libre de l'os nasal de ce côté.

Ceci étant fait, à la partie supérieure de l'incision on applique le tranchant du bistouri transversalement sur la moitié du nez du côté sain, et on la divise depuis le dos du nez jusqu'au point où il se confond avec la joue, en donnant à cette incision une direction un peu oblique en bas et en arrière, à peu près parallèle au bord libre des os du nez.

On réapplique le bistouri à quelques millimètres au-dessous de cette section, de manière à diviser de nouveau cette moitié du nez dans toute son épaisseur, et, en rejoignant la première section à la base, d'emporter une tranche du nez de la forme d'un coin. Ceci a pour but de donner aux deux moitiés latérales du nez la même longueur ; et en conséquence l'épaisseur de la tranche à enlever doit être réglée d'après l'étendue de la perte de substance qui constitue la difformité.

Il ne reste maintenant qu'à réunir les parties, savoir la partie inférieure de la moitié saine du nez à sa partie supérieure, et ensuite cette moitié latérale ainsi recousue à la moitié lésée. M. Dieffenbach pratique cette réunion à l'aide d'épingles à insectes, qu'il passe d'un bord de la plaie à l'autre, comme pour la suture entortillée ; mais il lui suffit de recourber de chaque côté les extrémités des épingles pour maintenir les parties en place, sans qu'il soit besoin de fil entortillé. On coupe les extrémités des épingles le plus près possible des téguments, et on rapproche d'ailleurs jusqu'à 2 ou 3 millimètres au plus les points de suture. Évidemment on pourrait aussi bien se servir de la suture entrecoupée.

Le résultat de cette méthode est de diminuer la longueur du nez, et d'en relever le bout de manière à laisser à l'opéré, au lieu d'un nez grec ou aquilin, un nez retroussé ou à la Roxelane. On conçoit que si le nez était déjà retroussé naturellement, le procédé serait difficilement applicable, et qu'il en serait de même si une perte de substance trop considérable forçait à diminuer à l'excès la longueur du nez.

3° *Restauration de la sous-cloison du nez.*

Cette opération a été tentée dans trois cas différents : 1° après une opération de rhinoplastique où la portion destinée à former la sous-cloison avait été gangrenée, M. Dieffenbach emprunta un lambeau à la lèvre supérieure ; mais nous ignorons les détails de son procédé ; 2° dans certains cas de bec-de-lièvre compliqué : nous en traiterons plus tard ; 3° dans un cas de destruction complète par suite d'ulcère de la peau de la cloison avec destruction du cartilage même, à 15 ou 18 millimètres de hauteur. Voici le procédé suivi en cette occasion par Dupuytren.

Procédé opératoire. — Le chirurgien, armé d'un bistouri à lame très étroite, commença par rafraîchir ce qui restait de la cloison ; puis il tailla, après avoir exactement pris ses dimensions, le lambeau nécessaire sur la lèvre supérieure, sur la ligne médiane, sans aller toutefois jusqu'au bord libre de la lèvre, et en ne comprenant que la moitié de son épaisseur. Il eut soin aussi de faire remonter l'incision latérale du côté gauche un peu plus que celle du côté droit. Le lambeau disséqué suivant ces données, fut retourné en tordant son pédicule de gauche à droite, et fixé à la pointe du nez à l'aide de deux aiguilles. Deux autres aiguilles réunirent par première intention la plaie faite à la lèvre ; deux tampons de charpie enduits de cérat furent placés dans les narines pour les maintenir ouvertes, et le tout fut maintenu par des bandelettes agglutinatives dont le plein appliqué sur la cloison servait à la soutenir, et dont les extrémités allaient se fixer sur les joues, le front et les tempes.

L'opération réussit; mais la torsion du pédicule laissait une saillie désagréable, et la sous-cloison offrait également une largeur difforme; enfin le bout du nez tiraillé par la cicatrice donnait à cet organe une forme aplatie. M. Gensoul de Lyon y remédia par l'opération suivante.

La base du lambeau fut cernée par une incision en V, et la perte de substance qui en résulta pour la lèvre fut facilement réunie par une aiguille. Puis le chirurgien enleva à l'aide de deux incisions une bandelette médiane dans toute l'étendue de la sous-cloison, et réunit les deux portions latérales à l'aide d'un point de suture entrecoupée. L'opération eut un plein succès.

4° *Tumeurs développées sur le nez.*

Le traitement ne diffère pas de celui des autres tumeurs : seulement une disposition anatomique spéciale a donné lieu de modifier le procédé d'extirpation.

Procédé de M. Rigal. — Il est fondé sur ce fait, que les cartilages des ailes du nez, en s'adossant sur la ligne médiane, laissent entre eux une rainure sensible au toucher chez la plupart des sujets, et qui permet de les écarter et de pénétrer jusqu'à la cloison des narines sans ouvrir ces cavités.

Une tumeur cancéreuse s'étant développée sous l'épine antérieure, et étendue en avant, en bas et de côté jusqu'aux ailes du nez sans altérer les téguments, M. Rigal la cerna latéralement par deux incisions réunies en avant, écartées en arrière et en dehors en forme d'Y renversé; une incision transversale les réunit par en bas, les téguments furent disséqués; on arriva ainsi au cartilage de la cloison, dont il fallut enlever le bord antérieur avec le reste de la tumeur. La guérison se fit très bien : seulement la cicatrice, entraînant les tissus en arrière, a fini par aplatir un peu les ailes et la pointe du nez.

5° *Occlusion des narines.*

Qu'elle soit complète ou incomplète, on peut y remédier par tous les moyens exposés pour les occlusions en général : seulement ici la conformation des parties se prête mieux qu'ailleurs à la dilatation, qu'on peut pratiquer avec des canules de plomb ou d'ivoire.

6° *Polypes des fosses nasales.*

Anatomie. — On en distingue quatre espèces principales : 1° *les polypes muqueux ou vésiculaires*, formés d'une membrane extérieure et d'un tissu cellulaire très mou, gorgé de sérosité, et renfermant quelquefois des vésicules très distinctes; 2° *les polypes fibreux*, formés de tissu fibreux accidentel recouvert d'une membrane ; 3° *les polypes charnus*, qui sont rouges, mous, sensibles, mais non douloureux; 4° *les polypes fongueux ou carcinomateux*, tantôt mous, rouges, saignant au moindre contact; tantôt durs, squirrheux, offrant des douleurs lancinantes : ce sont *les polypes malins* des auteurs, que John Bell prétend n'être jamais que la dégénérescence des autres.

Les polypes muqueux naissent le plus souvent entre les cornets supérieur et moyen, et près du sinus maxillaire; quelquefois à la paroi supérieure. A. Cooper n'en a jamais vu sur la cloison moyenne des fosses nasales. Les autres se fixent à peu près indifféremment en haut ou sur les côtés. L'implantation sur le plancher des fosses nasales est excessivement rare. Ils se dirigent tantôt vers l'orifice antérieur, tantôt vers l'orifice postérieur de la narine. Les polypes qui acquièrent le plus de volume, et vont jusqu'à écarter, disjoindre ou perforer les os et les cavités, sont les polypes fibreux; ils sont sujets à dégénérer; mais alors, chose importante, la dégénérescence commence toujours par les parties les plus éloignées du pédicule, lequel garde presque constamment son caractère fibreux (Dupuytren).

Outre ces diverses espèces de polypes, A. Cooper a observé chez les enfants une sorte de tuméfaction de la membrane pituitaire, qui prend l'aspect de fongosités.

On a employé contre les polypes un grand nombre de procédés. *L'exsiccation*, *le séton*, *la compression* au moyen du tamponnement sont généralement rejetés. Restent *la cautérisation*, *la torsion*, *l'arrachement*, *l'excision* et *la ligature*.

I. Cautérisation. — On peut se servir du nitrate d'argent fondu, du nitrate de mercure liquide, du beurre d'antimoine. Déjà A. Paré employait pour le même objet l'eau-forte et l'huile de vitriol. M. Saint-Amand touche les polypes muqueux avec la pierre infernale. A. Cooper se sert aussi de ce moyen contre les fongosités qui se développent chez les enfants.

Procédé de Jensch. — Il emploie un mélange d'acide sulfurique, de beurre d'antimoine et de nitrate d'argent ; son conducteur est une tige métallique, en forme de longue épingle, surmontée d'une tête aussi volumineuse qu'un gros pois. On charge ce renflement d'une couche plus ou moins épaisse de caustique ; on la conduit sur la portion saillante du polype, et l'on répète de deux à cinq fois cet attouchement. Une heure avant et une heure après la cautérisation, on fait dans la narine une injection alumineuse.

L'opération se répète ainsi tous les jours jusqu'à ce que la tumeur soit détruite. Quand il n'en reste que le pédicule, on se contente de le toucher avec la pierre infernale. On continue ensuite les injections durant deux mois ; et pour rendre à l'odorat sa vivacité, on prescrit au malade la poudre de *napeta* (*teucrium verum*), en guise de tabac.

M. Wagner dit avoir essayé ce procédé avec beaucoup de succès sur les polypes les plus rebelles.

II. Torsion. — Le malade assis en face du jour, la tête renversée en arrière et soutenue par un aide, le chirurgien écarte l'aile du nez avec les doigts de la main gauche, et de l'autre main introduit les tenettes à polype bien fermées ; il les ouvre dès qu'il est arrivé sur la tumeur, et les fait pénétrer aussi loin que possible. Quand le polype est bien saisi, on ferme solidement les tenettes, et on les fait tourner sur elles-mêmes, toujours dans le même sens, sans aucune traction d'abord ; puis quand on juge que la torsion de la portion saisie est suffisante, on retire les tenettes à soi, et l'on recommence ainsi jusqu'à ce que la totalité du polype soit extraite.

III. Arrachement. — Il se pratique par la partie antérieure des narines ou par la partie postérieure.

1° *Par la partie antérieure.* On saisit le polype comme pour la torsion, et on l'attire au-dehors en imprimant à l'instrument un léger mouvement de rotation sur lui-même. Si le polype cède et s'avance vers l'orifice des narines, on prend une seconde tenette semblable à la première, avec laquelle on le saisit près de sa racine ; et on continue les mêmes manœuvres jusqu'à ce qu'on soit parvenu à rompre cette racine ou à l'attirer entièrement au-dehors. Il est souvent fort utile alors d'introduire par la bouche les doigts indicateur et médius de la main gauche, la pulpe regardant en haut, assez profondément pour appuyer sur la partie postérieure du polype, l'engager pour ainsi dire entre les mors des tenettes, et le pousser directement en avant.

Quelquefois le polype se déchire, et il faut recommencer l'opération à plusieurs reprises; ou bien encore l'effusion du sang est si forte qu'elle masque les objets, et force de remettre l'opération à un autre jour.

Quand la tumeur est considérable et dure, il se présente deux difficultés; on ne peut la saisir avec les tenettes ordinaires, auxquelles l'étroitesse des fosses nasales ne permet pas de s'écarter suffisamment; et l'on ne peut lui faire franchir l'orifice aussi trop étroit des narines. On remédie au premier inconvénient en se servant de tenettes désarticulées qu'on applique comme le forceps (Richter); et au second, en incisant l'aile du nez en dehors, à son union avec la lèvre supérieure (Dupuytren).

2° *Par la partie postérieure.* On se sert de tenettes courbes qu'on introduit par la bouche, et qu'on guide à l'aide du doigt indicateur gauche jusque sur la tumeur. On conçoit que la forme des tenettes doit varier, les unes étant courbées sur le plat, les autres sur le côté, et que leur courbure empêche d'exercer aucune torsion sur la racine du polype, ce qui rend l'opération moins assurée.

Dans un cas où un polype très volumineux ne pouvait passer des narines dans la bouche par l'ouverture postérieure, Manne incisa d'arrière en avant le voile du palais qui faisait obstacle à sa sortie. Ce procédé réussit, et a été plusieurs fois imité depuis avec un égal succès.

IV. L'Excision. — On se sert pour l'excision d'un bistouri boutonné, étroit, garni de linge jusque près de sa pointe, ou de ciseaux courbes de diverses longueurs. Le polype doit être saisi aussi avant que possible, soit avec des tenettes, soit avec des pinces à érigne, et amené à la vue, afin que l'instrument agisse sur son pédicule. On pratique d'ailleurs l'excision, selon les cas, par la partie antérieure des narines, ou par leur partie postérieure; mais, dans ce dernier cas, les ciseaux courbes sont seuls applicables.

Procédé de Wathely. Dans un cas de polype très volumineux et à pédicule très large, Wathely plaça préalablement une ligature alentour, et introduisit par la narine un bistouri caché dans une gaîne, et muni près de sa pointe d'une ouverture par où il fit passer un bout de la ligature. Un aide maintenait l'autre bout; l'instrument fut ainsi dirigé sûrement et immédiatement sur le pédicule, qui n'avait pas moins de 55 millimètres de diamètre en un sens, et de 37 millimètres dans l'autre; et l'excision en fut faite peu à peu avec succès.

V. La ligature. — La ligature consiste en une anse de fil introduite par les narines dans l'arrière-gorge, qui, lorsqu'on la retire, embrasse le pédicule du polype, et qu'on serre ensuite à l'aide d'un serre-nœud. La difficulté capitale est ici de diriger l'anse sur le pédicule du polype; de tous les procédés imaginés pour la vaincre, les suivants nous paraissent les meilleurs.

Procédé de A. Dubois. — On dispose une anse de fil fort et suffisamment long, maintenue ouverte par un segment de sonde élastique, dont la longueur peut varier de 12 à 25 millimètres et plus. A ce segment, qui coule librement sur l'anse, est attaché un fil de couleur; un autre fil est noué à la partie moyenne de l'anse elle-même.

Cet appareil préparé, on introduit par la narine où siége le polype une sonde de gomme élastique qui se replie contre la paroi postérieure du pharynx, et qu'on va chercher avec le doigt indicateur pour en ramener l'extrémité par la bouche. On attache aux yeux de cette sonde le fil de couleur et les deux extrémités de l'anse, et l'on retire le tout par la narine. On a alors trois fils pendants par la narine, qui servent à tirer l'anse de ce côté, et, au besoin, à la débarrasser du segment de sonde; et un quatrième fil sortant par la bouche, et servant à retirer l'anse en bas, au cas échéant. On enlève alors la sonde conductrice, qui n'a plus d'utilité.

Le chirurgien plonge alors l'indicateur gauche, et quelquefois le médius ensemble, au fond de la bouche, les recourbe pour arriver à la partie postérieure des narines, reconnaît le polype, dont la position a dû être préalablement étudiée, et tâche de diriger l'anse de manière à l'embrasser complétement. Quand il croit avoir réussi, il commande à un aide de tirer à la fois sur les deux bouts de l'anse et sur le fil de couleur. Si cette traction rencontre un obstacle, c'est un signe que l'anse est bien placée; si au contraire l'anse se laisse entraîner sans résistance, c'est que le but est manqué; alors on retire l'anse en arrière au moyen du fil resté dans la bouche. On réitère les tentatives; et, autant que possible, on ne retire pas les doigts avant d'avoir réussi, à moins que l'état du malade ne le demande.

Lorsqu'enfin le polype est solidement embrassé par l'anse, on retire le segment de sonde tenu par le fil de couleur; on passe les deux bouts de l'anse dans un serre-nœud, et l'on étreint le polype au degré convenable. Le serre-nœud est laissé à demeure; le fil de la bouche, resté aussi en permanence, est rattaché à l'extrémité externe de l'instrument. Tous les deux ou trois jours, on augmente la striction de la ligature; du huitième au dixième, le pédicule est coupé, et un mouvement de traction un peu fort ramène le polype avec le serre-nœud.

Dupuytren remplaçait le segment de sonde par un ressort à boudin en laiton, comme ceux que l'on emploie pour les bretelles.

Procédé de M. Félix Hatin.— M. Hatin a imaginé un instrument qui maintient à la fois l'anse de fil ouverte et la dirige sur le pédicule. C'est une lame d'acier longue de 21 centimètres et large de 3, recourbée à angle droit à une de ses extrémités, et parcourue dans sa partie moyenne par une tige qui supporte la ligature.

La ligature étant passée par la narine et ramenée par la bouche à la méthode ordinaire, on attache le milieu de l'anse à la tige; les deux côtés de l'anse sont maintenus écartés par la lame. On introduit l'instrument au fond de la bouche, la partie recourbée en haut, et l'on atteint ainsi la voûte du pharynx. En poussant la tige qui supporte l'anse, on fait donc monter celle-ci jusqu'au sommet de la lame; et quand elle dépasse ce sommet, un aide tirant sur ses deux extrémités, elle embrasse nécessairement le pédicule du polype, si ce pédicule s'attache à la voûte des fosses nasales.

Il résulte de ce mécanisme, d'ailleurs très simple et d'un effet très sûr, que l'instrument ne peut convenir pour les polypes qui s'insèrent sur les parois latérales des fosses nasales. Pour ceux-ci, M. Hatin est obligé d'avoir des instruments spéciaux, qui ne consistent d'ailleurs que dans des modifications de courbure de la lame fondamentale.

Procédé de M. Rigaud. — C'est un autre instrument consistant en trois tiges d'acier, courbées à leur extrémité, réunies dans une canule, et pouvant s'écarter et se rapprocher à volonté. Chacune d'elles porte à son extrémité un œil d'oiseau, c'est-à-dire une ouverture continuée par une petite fente qui s'entr'ouvre sous un certain effort. La ligature attirée dans la bouche est placée dans ces ouvertures; les trois tiges sont portées ensuite au haut du pharynx; là on leur donne un degré d'écartement suffisant; et, en tirant sur les extrémités de l'anse, on la fait échapper des yeux des tiges et embrasser le polype, comme avec l'instrument de M. Hatin.

Appréciation. — La cautérisation a besoin de faits nouveaux pour prendre rang parmi les méthodes ordinaires. La torsion simple convient surtout aux polypes muqueux qui se déchireraient trop aisément sous des efforts de traction simple; et en général il est utile de la combiner avec l'arrachement. Le plus grand reproche qu'on fasse à l'excision est la difficulté de diriger le couteau. A. Cooper prétend aussi qu'elle favorise plus que l'arrachement la repullulation des polypes. Mais en général l'arrachement et la ligature suffisent à tous les cas, l'arrachement pour les polypes voisins de l'orifice antérieur, la ligature pour ceux qui se tournent vers le pharynx.

Le procédé de M. Hatin l'emporte sur celui de A. Dubois, à raison de sa facilité et de sa promptitude. Les manœuvres du doigt dans le pharynx excitent presque inévitablement des efforts de toux, des nausées, des mouvements de déglutition, des menaces de suffocation qui troublent l'opérateur et dérangent les doigts dans leurs recherches. Nous avons vu Dupuytren échouer à plusieurs reprises par l'effet de semblables causes.

Le choix d'un serre-nœud est beaucoup plus indifférent; le meilleur à notre avis est celui de Graefe modifié par Dupuytren.

Après toutes ces opérations, il faut avoir soin de faire renifler le malade, pour s'assurer si le passage de l'air est libre; et se souvenir, avant de garantir une guérison certaine, que les polypes peuvent être multiples, et qu'ils sont très sujets à repulluler.

7° *Tamponnement des fosses nasales.*

On n'y a recours que pour arrêter une hémorrhagie incoercible par tout autre moyen.

Procédé opératoire. — On fabrique d'abord un bourdonnet de charpie assez gros pour fermer l'ouverture postérieure de la narine, et solidement lié par un double fil ciré dont on laisse les deux extrémités suffisamment longues. Un autre fil simple, de même longueur, doit être également fixé au bourdonnet. Le reste de l'appareil consiste dans de la charpie brute et une sonde de gomme élastique.

On fait pénétrer dans la narine affectée la sonde élastique, et l'on va chercher au fond du pharynx son extrémité qu'on ramène par la bouche. On attache aux yeux de cette sonde le double fil attaché au bourdonnet ; et en retirant la sonde, on attire ce bourdonnet jusqu'à l'ouverture postérieure de la narine, où on l'engage avec force. On écarte alors les deux chefs de la ligature qui pendent par le nez ; on fait glisser entre eux, dans la cavité nasale, autant de charpie qu'il en faut pour remplir exactement son ouverture antérieure : les deux orifices ainsi bouchés opposent à l'hémorrhagie une digue insurmontable. On fait avec les deux fils un double nœud fortement serré sur le bouchon de charpie antérieur, après quoi on coupe les bouts qui en restent. Le fil simple, qui demeure pendant par la bouche, est maintenu relevé sur la joue par une bandelette agglutinative, ou est attaché au bonnet du malade.

Après deux ou trois jours, quand on juge que l'hémorrhagie est arrêtée, on coupe le nœud qui retient le bouchon antérieur, et on retire la charpie avec des pinces. Il ne reste que le bourdonnet postérieur ; on le chasse en arrière à l'aide d'une sonde, tandis qu'avec le fil buccal on l'empêche de tomber dans la gorge, et l'on en fait l'extraction par la bouche.

8° *Perforation des sinus frontaux.*

L'occasion de perforer ces sinus est très rare, et ne s'offre guère que dans les cas d'abcès qui ne se sont pas fait jour dans les narines, ou de polypes développés dans ces sinus. On emploie alors une petite couronne de trépan ou le perforatif.

M. Velpeau conseille, pour faire l'ouverture au point le plus déclive, d'appliquer l'instrument au-dessous du sourcil, entre l'échancrure sus-orbitaire et la racine du nez : on le dirigerait d'ailleu s en arrière, en haut et en dedans.

Il est assez souvent difficile de fermer cette ouverture, soit naturelle, soit artificielle, à cause du passage de l'air. On aurait recours, au besoin, aux procédés généraux décrits pour l'oblitération des fistules.

9° *Cathétérisme du sinus maxillaire.*

Proposé et pratiqué avec succès par Jourdain, dans un cas de rétention de mucus dans le sinus maxillaire, chez une femme qui n'avait plus de dents, et chez qui diverses perforations avaient été tentées sans succès à cause des vives douleurs qu'elles déterminaient.

La malade assise dans un fauteuil, la tête renversée en arrière, l'opérateur introduisit dans la narine du côté affecté une sonde creuse du calibre de celles qui servent à sonder le canal nasal, mais moins recourbée, ayant 5 centimètres de plus de longueur. Il porta la partie la plus déliée de cette sonde sous la voûte du cornet ethmoïdal, et ayant reconnu une espèce de repli ou gouttière formée par le repli de la membrane pituitaire et située à environ 4 millimètres de cette voûte en descendant sur la convexité du cornet inférieur, il leva un peu le poignet en se jetant sur la paroi du sinus, dans lequel il entra en pesant un peu plus sur son ouverture, qui se trouvait oblitérée, ainsi qu'il arrive presque toujours dans la vraie rétention.

La sonde ainsi introduite, il fit des injections, et la laissa à demeure jusqu'au lendemain. Alors il l'ôta, fit moucher la malade, qui rendit une grande quantité de mucus, et continua à sonder le sinus pour y porter des injections jusqu'à la guérison complète, qui eut lieu au bout de six semaines.

Il est utile au préalable de faire moucher les malades, et même de pratiquer des injections dans les narines, surtout chez les sujets qui prennent beaucoup de tabac. Jourdain veut que l'on reconnaisse d'abord l'entrée du sinus avec une sonde pleine, ce qui ne paraît pas bien nécessaire. Mais il y a ici quelques données anatomiques assez importantes à rappeler. D'abord l'entrée de ce sinus est au-dessus du cornet inférieur, à peu près à la partie moyenne du méat moyen; pour y introduire une sonde, il faudrait donc la diriger obliquement en haut, en arrière et en dehors, de manière à pénétrer à 4 centimètres environ de profondeur et au niveau du pli supérieur de l'aile du nez. On glisserait doucement le bec de la sonde sous le cornet moyen; il arriverait ainsi naturellement à l'orifice, et un mouvement de rotation achèverait de l'enfoncer dans le sinus. Quelquefois l'ouverture est plus en arrière que de coutume; le cornet moyen la cache absolument, ou bien la cloison est fortement déjetée de ce côté, ou enfin l'ouverture même se trouve oblitérée. Dans tous les cas où il serait impossible par une cause ou par une autre de trouver l'orifice naturel, il n'y aurait aucun inconvénient à en faire de vive force un artificiel, en poussant la sonde soit à travers la muqueuse, soit même à travers la fine lame osseuse qui forme la paroi interne du sinus.

10° *Perforation du sinus maxillaire.*

Anatomie. — Le sinus maxillaire représente une sorte de pyramide triangulaire, dont la base répond à la paroi externe des fosses nasales, et les trois côtés à la base de l'orbite, à la joue, et à l'arcade alvéolaire. On peut, à la rigueur, l'attaquer par ces quatre points. 1° La base située verticalement d'avant en arrière, parallèlement à la cloison des narines, ne commence qu'à 12 millimètres environ en arrière du rebord osseux de l'orifice nasal antérieur, immédiatement derrière l'apophyse montante et le canal nasal. Elle est partagée en deux portions par le cornet inférieur; la portion inférieure sert à former le méat du même nom; la supérieure, cachée par le cornet ethmoïdal, forme avec lui le méat moyen. C'est au milieu de ce méat, immédiatement au-dessus du cornet inférieur, que se trouve l'orifice nasal du sinus maxillaire, simple ouverture à bords minces, plus ou moins large, selon les sujets. 2° La paroi orbitaire, constituée par le plancher de l'orbite, commence à 5 ou 6 millimètres en arrière du bord orbitaire, dont elle est séparée par le trou sous-orbitaire et l'orifice du canal lacrymal. 3° La paroi génienne est séparée en deux portions par l'apophyse zygomatique; la portion postérieure est trop enfoncée pour être accessible aux instruments; la portion antérieure offre le moins d'épaisseur dans la fosse canine, à 12 millimètres environ au-dessus des deux petites molaires. 4° La paroi inférieure, la plus étroite de toutes, répond aux alvéoles de toutes les dents molaires et à leur paroi interne; mais les deux alvéoles qui touchent de plus près au sinus, dont elles ne sont quelquefois séparées à leur sommet que par la muqueuse, sont celles de la première et de la seconde grosse molaire.

Tels sont les rapports du sinus dans l'état naturel; mais quand il est distendu par un kyste, un polype, un corps fongueux, toutes ses parois s'étendent et s'amincissent; la paroi inférieure occupe la voûte palatine ; la paroi interne repousse la cloison nasale de l'autre côté ; mais la paroi antérieure est celle qui s'accroît le plus.

On perfore le sinus maxillaire pour vider un abcès, un kyste, ou extraire un polype, un corps fongueux ou quelque corps étranger venu du dehors.

Nous ne ferons que mentionner la perforation de la paroi orbitaire, indiquée à l'article de la fistule lacrymale ; et la perforation de la paroi nasale, tentée par Gooch, dit-on, avec succès, mais que la disposition anatomique rend trop difficile pour être adoptée.

1° *Perforation des alvéoles.* — Le procédé consiste à arracher la dent désignée, et à percer le fond de cette alvéole, soit avec un stylet (Heuerman), ou un trocart (Richter), ou un trépan perforatif (Desault). Pour maintenir ensuite l'ouverture béante, Bell veut qu'on y place un bouchon de bois dans la vue d'éviter l'introduction de parcelles d'aliments dans le sinus ; d'autres recommandent d'y mettre une canule à demeure.

Quant au choix de la dent à extraire, nous avons vu que toutes les molaires répondent au sinus ; ainsi Juncker conseillait d'arracher la première ou la deuxième, Chéselden la troisième ou la quatrième. J'ai donc posé ce principe général : ***quand il n'y a qu'une seule dent molaire cariée, c'est celle-là, quelle qu'elle soit, qu'il faut arracher de préférence.*** Seulement, tandis que le perforateur doit agir directement de bas en haut pour les quatre dernières molaires, il faudra l'incliner un peu en haut et en arrière pour la première. Si au contraire on a le choix, c'est la seconde petite molaire que je préférerais, comme plus près du sinus que la première, et servant moins à la mastication que les deux autres.

2° *Perforation de la paroi externe.* — On conçoit qu'on peut arriver sur cette paroi par une incision faite à la joue ; mais ce procédé est justement rejeté, et il est plus facile et plus avantageux à la fois d'attaquer le sinus par la bouche. Un aide, à l'aide d'un crochet mousse, ou plus simplement avec le doigt, tire l'angle labial en dehors et en haut, de manière à relever fortement la lèvre supérieure et à la renverser sur la joue ; et il suffit d'inciser la gencive à 15 ou 18 millimètres au-dessus de son bord libre pour arriver sur la paroi osseuse du sinus.

Lamorier pratiquait la perforation immédiatement au-dessous

de l'apophyse zygomatique, au-dessus de la troisième molaire. Desault préfère avec raison la fosse canine, où la paroi est plus mince. On se sert au reste d'un trocart, du perforatif, de la tréphine, ou plus simplement d'un fort scalpel fixé sur son manche, qu'on tourne quatre ou cinq fois sur son axe pour agrandir la perforation. On y place ensuite une tente de charpie.

3° *Perforation de la voûte palatine.* — Cette méthode ne pourrait guère être appliquée dans l'état normal : aussi Callisen ne la recommande que quand on y sent la fluctuation ; et, dans la plupart des cas où on l'a pratiquée, il y avait une fistule buccale qu'il suffisait d'agrandir.

Ainsi Ruffel introduisit un trocart par une fistule pour le faire sortir en dessus de la gencive, et passer un séton par cette double ouverture. Nessi a conseillé, dit-on, de passer le séton de cette manière, même dans les cas ordinaires. Weinhold, au contraire, ouvrait d'abord le sinus par la fosse canine, et faisait la contre-ouverture de dedans en dehors à la voûte palatine.

Appréciation. — Quand le sinus n'a point changé ses rapports, et qu'il suffit d'une simple ouverture, la perforation des alvéoles et celle de la fosse canine se disputent la préférence. La première doit toujours être adoptée quand il y a une dent arrachée ou cariée ; mais quand l'arcade dentaire est saine, la seconde est beaucoup plus simple, puisque la perforation de l'os est à peu près la même, et que l'incision de la gencive n'a pas les mêmes inconvénients que l'arrachement d'une dent.

Lorsqu'il y a un kyste à produits liquides, le sinus est en général dilaté, et ses parois plus minces et plus faciles à diviser avec un fort scalpel. Il faut alors faire une large ouverture dirigée d'avant en arrière, avec perte de substance, et suivre d'ailleurs les règles générales que nous avons établies pour les kystes osseux. C'est encore la paroi antérieure qu'il faut attaquer de préférence. Il en sera de même pour les corps étrangers et pour les polypes ou les fongus du sinus maxillaire ; mais alors souvent l'incision horizontale, même avec perte de substance, ne suffit pas ; et Dupuytren conseille d'y joindre une incision verticale, étendue de l'extrémité interne de la première jusque vers la base de l'orbite, en longeant l'apophyse montante de l'os maxillaire. On conçoit d'ailleurs que le développement énorme du sinus, la présence des fistules, ou d'autres circonstances qu'on ne peut prévoir forceraient à modifier l'opération.

CHAPITRE IV.

OPÉRATIONS QUI SE PRATIQUENT SUR LA BOUCHE ET SES DÉPENDANCES, OU L'APPAREIL DE LA GUSTATION.

1° *Bourrelet muqueux de la lèvre.*

Anatomie.—On observe quelquefois à la face interne du bord libre de la lèvre supérieure, plus rarement à la lèvre inférieure, une sorte de bourrelet rougeâtre congénial, tantôt sous la forme d'un ou de plusieurs petits tubercules, tantôt avec l'aspect d'une saillie transversale qui tend à renverser la lèvre en dehors dès que le malade veut rire ou parler. C'est une sorte d'hypertrophie bornée à la muqueuse labiale.

Procédé opératoire. — Un aide renverse la lèvre en dehors, de manière à mettre sa face interne en évidence; le chirurgien, armé de bonnes pinces, saisit le bourrelet transversalement et aussi largement que possible, le soulève un peu, et, avec des ciseaux courbes sur le plat ou un bistouri ordinaire, en pratique l'excision complète. La plaie régulière qui en résulte n'a besoin d'aucun pansement, et en général se cicatrise très promptement.

2° *Gonflement de la lèvre supérieure.*

Anatomie. — Le gonflement de la lèvre supérieure, signe de scrofules en général, peut aussi survenir chez des sujets exempts de maladie. A la dissection on trouve généralement le tissu cellulaire très épais, infiltré plus ou moins de sérosité; les muscles pâles, décolorés, tantôt aussi minces que ceux d'un vieillard, plus rarement épaissis par l'interposition de tissu cellulaire entre leurs fibres. La membrane muqueuse participe aussi quelquefois à cette hypertrophie.

Procédé opératoire. (Paillard.) — Le malade est assis sur une chaise basse, la tête appuyée sur la poitrine du chirurgien debout derrière lui; un aide saisit avec le pouce et l'indicateur la commissure labiale du côté droit et la tire en avant; le chirurgien saisit de la main gauche celle du côté opposé, et, avec un bistouri droit, il fait une incision qui s'étend de l'une à l'autre en commençant sur le bord libre de la lèvre, à une distance de la face antérieure qui varie selon l'épaisseur des tissus qu'il faut enlever. Il dissèque de bas en haut jusqu'à quelques millimètres du frein de la lèvre, et lorsque le lambeau ainsi disséqué ne tient plus que par sa base, il le coupe avec le bistouri ou avec des ciseaux. Ordinairement il y a un grand écoulement de sang, mais qui s'arrête assez promptement de lui-même.

Par ce procédé on a pour ainsi dire dédoublé la lèvre, et produit une plaie avec perte de substance, dont les bords en se rapprochant ne laisseront à la lèvre que l'étendue naturelle. Aucun pansement n'est nécessaire : seulement on peut établir au bout de quelques jours un appareil légèrement compressif sur la face antérieure de la lèvre pour aider au succès de l'opération.

3° *Coarctation de l'orifice buccal.*

On peut recourir à tous les procédés généraux que nous avons indiqués, et c'est pour la bouche spécialement que le procédé de Boyer a été imaginé et a réussi. Mais il n'en est aucun qui ne soit de beaucoup inférieur à celui de M. Dieffenbach, que nous allons décrire avec tous les détails nécessaires.

Procédé de M. Dieffenbach. — Le malade assis sur une chaise et la tête tenue par un aide, le chirurgien introduit d'abord le doigt indicateur gauche dans la bouche, soulève et tend avec ce doigt la joue droite ; de l'autre main il porte une lame de ciseaux bien pointue sur le bord de l'ouverture contractée, un peu au-dessus de la commissure, l'enfonce avec précaution d'avant en arrière, entre la muqueuse et les autres tissus, jusqu'au niveau du point où il veut placer la commissure labiale, et coupe d'un seul trait et carrément tout ce qui se trouve compris entre les lames de l'instrument. Il fait un peu plus bas et parallèlement à la première une seconde incision toute semblable, les réunit ensuite par une petite incision en demi-lune à leur extrémité postérieure, isole la bandelette ainsi taillée, et l'excise sans toucher à la muqueuse. La même excision est pratiquée sur la joue gauche par le même procédé. Alors le malade est à même d'abaisser la mâchoire, et par conséquent d'écarter considérablement les bords des deux plaies, de manière à tendre le plus possible la portion de muqueuse mise à découvert. On isole encore cette muqueuse des autres tissus à tout leur pourtour et jusqu'à plusieurs millimètres de distance; cela fait on la divise horizontalement des deux côtés en deux portions égales, jusqu'à 7 millimètres des commissures nouvelles.

On s'occupe alors de déterger parfaitement la plaie; et quand le sang ne coule plus, on saisit l'un des lambeaux de la muqueuse, on l'attire fortement en dehors jusqu'à ce qu'elle soit en contact avec les téguments extérieurs, et on l'y réunit par des points très déliés de suture entrecoupée ou entortillée. La même chose est faite pour les autres lambeaux, et enfin pour les portions de muqueuse qui n'ont pas été incisées près des commissures. Les points de suture sont assez multipliés pour que partout le bord de la muqueuse soit en contact avec le bord de la peau, et que la plaie soit recouverte par la muqueuse, comme le bord d'un soulier par sa bordure.

Le traitement consiste en applications froides sans cesse renouvelées. La réunion a ordinairement lieu presque partout par première intention; et les fils et les aiguilles peuvent être enlevés du deuxième au quatrième jour.

M. Campbell a légèrement modifié ce procédé: au lieu de pratiquer les incisions transversales avec les ciseaux, il se sert d'un bistouri étroit et bien aigu qu'il enfonce à plat dans la direction indiquée; quand il est arrivé assez loin, il retourne le tranchant du côté de la peau, et la divise de dedans en dehors en faisant sortir la pointe la première.

M. Serres de Montpellier, cherchant encore à simplifier l'opération, se contente de diviser au même niveau la peau et la muqueuse, et de les réunir ensuite par suture.

4° *Du bec-de-lièvre.*

Anatomie. — Le bec-de-lièvre se présente dans trois états différents, qui modifient singulièrement les procédés opératoires. On distingue donc: 1° *le bec-de-lièvre simple*, consistant en une scissure congéniale de la lèvre supérieure à 1 centimètre environ de la ligne médiane, plus fréquemment à gauche qu'à droite, et dont les bords cicatrisés séparément présentent une petite portion rougeâtre qu'il faut enlever dans l'opération; 2° *le bec-de-lièvre double*, dans lequel il y a deux scissures séparées par un lambeau médian, dit *tubercule labial*, et dont la forme et la largeur peuvent beaucoup varier ; 3° *le bec-de-lièvre compliqué*, dans lequel les deux scissures occupent même la voûte palatine dans sa partie antérieure, et se réunissent en arrière en une fente médiane qui divise d'ordinaire toute la voûte et le voile du palais. Alors le plus souvent la portion moyenne des os maxillaires ou *tubercule osseux*, beaucoup plus développée que le reste de l'os, fait une forte saillie en bas et en avant, saillie rendue plus sensible encore par la présence des dents incisives qui sont sorties au moment de la naissance ; quelquefois il s'y joint une déviation qui porte le bord alvéolaire et les dents directement en avant. Par suite de cette saillie, le tubercule labial est repoussé lui-même fortement en avant, et va jusqu'à s'attacher directement à la pointe du nez.

Louis a cherché à démontrer que dans le bec-de-lièvre il n'y a aucune perte de substance. C'est, à notre avis, un jeu de mots ; il y a évidemment un défaut de développement sur la scissure ; et il ne faut jamais s'attendre, après l'opération, à avoir la lèvre aussi bien conformée qu'elle le serait, par exemple, après la réunion d'une simple plaie récente. Ainsi, pour le bec-de-lièvre le plus léger, il est toujours à craindre que le bord libre de la lèvre ne présente une petite échancrure après l'opération la mieux faite, et c'est surtout la petite saillie médiane de la lèvre qu'il est presque impossible de restituer, quand la scissure occupe la ligne moyenne.

I. Bec-de-lièvre simple. *Procédé ordinaire.* — Le malade est assis en face du jour, la tête appuyée contre la poitrine d'un aide ; celui-ci embrasse les deux côtés de la mâchoire de manière à pouvoir comprimer les artères maxillaires externes, pousser les joues vers la ligne médiane, et tenir la lèvre, s'il est nécessaire, tandis que le chirurgien en avive les bords. Le chirurgien placé devant le malade saisit d'abord l'angle inférieur gauche de la division, soit avec une érigne (Roux), ou des pinces à disséquer, ou bien avec l'indicateur et le pouce de la main gauche. Des ciseaux forts et bien tranchants, conduits par l'autre main, sont aussitôt portés jusqu'à 5 ou 6 millimètres plus haut que l'angle supérieur de la fente, et séparent d'un seul coup, autant que possible, tout le rebord rougeâtre de ce côté, en empiétant même très légèrement sur les tissus sains, de manière à avoir une plaie fraîche, droite, régulière et taillée à pic. Pour le côté droit, on tend la lèvre elle-même en l'embrassant et la tirant avec le pouce et l'indicateur gauches placés en dehors du bord à réséquer ; puis les ciseaux sont dirigés comme précédemment : seulement ils doivent tomber un peu au-dessous de l'extrémité supérieure de la première plaie, afin d'avoir un angle de division bien net, et suivant les règles générales de toute incision en V. La double incision représente donc un V renversé, dont les bords, pour se prêter mieux à la réunion, doivent être libres de toute adhérence. Si le frein de la lèvre offrait le moindre obstacle à cet égard, il faudrait le couper sans hésiter.

Ce premier temps achevé, on arrête l'écoulement du sang avec des lotions d'eau froide, puis on réunit par la suture entortillée. Le chirurgien saisit donc l'angle gauche de la division avec le pouce et l'indicateur. De la main droite il porte la pointe d'une première aiguille sur la peau, à 6 millimètres en dehors de la plaie, à 1 millimètre au-dessus du bord rosé de la lèvre ; l'enfonce un peu obliquement de bas en haut et d'avant en arrière, pour la faire sortir à l'union des deux tiers antérieurs avec le tiers postérieur de la surface saignante ; saisit alors l'autre côté de la lèvre, le rapproche du premier de manière que leurs angles se trouvent exactement en rapport, et le traverse avec l'aiguille de dedans en dehors en suivant la direction inverse. Cette première aiguille parcourt donc à travers les tissus une légère courbe à concavité inférieure. Le but de cette disposition est de faire saillir en bas les deux angles de la division, pour effacer, autant que possible, l'échancrure que laisse la réunion sur le bord libre de la lèvre, et qui est rendue plus sensible encore par le retrait consécutif de la cicatrice. La première aiguille placée et arrêtée par une anse de fil, on affronte exactement le reste de la division avec les doigts de la main gauche, et on passe la seconde aiguille directement à travers les deux bords à la fois, à égale distance de la première et de l'angle supérieur de la plaie. Le reste se fait suivant les règles générales de cette espèce de suture. On recouvre le tout d'un plumasseau de charpie ; et on ajoute des bandelettes agglutinatives et un bandage, qui ont pour effet de ramener les joues en avant, et d'éviter les tiraillements musculaires qui pourraient déchirer les tissus compris par les points de suture.

Le malade est ensuite replacé dans son lit, la tête élevée ; il ne doit, durant les premiers jours, ni parler ni remuer les mâchoires ; un accès d'éternument ou de rire a souvent fait déchirer la suture. On ne lui donne que des aliments liquides. Au bout de trois ou quatre jours, si tout va bien, on peut ôter d'abord l'aiguille d'en bas, et un jour après celle d'en haut. On laisse en place les fils collés à la peau encore quelques jours. Vers le neuvième ou le dixième, la guérison est ordinairement assurée.

On a proposé une foule de modifications à cette opération. Nous ne parlerons pas du ravivement des bords à l'aide du vésicatoire ; mais le bistouri a eu plus de partisans. Il est nécessaire, pour s'en servir avec sécurité, de placer sous la lèvre une plaque de bois ou de carton solide, et de faire en conséquence la section préalable du frein de la lèvre supérieure. Mais les ciseaux, avec plus de facilité et de promptitude d'exécution, donnent aussi une section plus nette, et l'on a adopté généralement en France les ciseaux d'A. Dubois.

Il n'y a qu'un procédé où le bistouri soit indispensable : c'est lorsqu'on veut donner à chaque plaie une forme légèrement concave, en sorte que, quand la réunion est opérée, il reste à la partie inférieure une saillie qui imite la saillie naturelle mieux que par le procédé ordinaire. Cette modification n'a pas fait fortune ; peut-être ne faut-il pas la rejeter tout-à-fait.

Enfin les moyens d'union ont beaucoup varié. Le bandage, les bandelettes agglutinatives, les agrafes, les sutures entrecoupées, emplumées, etc., sont aujourd'hui généralement remplacées par la suture entortillée. Seulement j'approuve les chirurgiens qui, au lieu de deux aiguilles, en mettent trois ; la première est placée alors un peu plus bas, et dans la portion rosée même du bord libre de la lèvre. Et j'ajouterai aussi que les bandelettes agglutinatives, à la manière de M. Rigal, me paraissent concourir puissamment au succès de l'opération.

Après l'incision, de quelque manière qu'elle soit pratiquée, les surfaces avivées présentent des inégalités qui tiennent à la différente rétraction des tissus de la lèvre. Il faut être prévenu de cette circonstance, et ne pas chercher à égaliser la plaie par une nouvelle section inutile.

Procédé de M. Mayor. — M. Mayor applique au bec-de-lièvre une nouvelle sorte de suture que les matelassiers appellent *le point piqué*. Il se sert d'une aiguille enfilée d'un fil double, au bout duquel, en place du nœud simple et ordinaire des couturières, il attache d'avance un tampon de coton, de charpie ou d'éponge du volume d'un gros pois ; pour cela on fait d'abord un nœud simple avec l'extrémité du double fil, on y place ensuite le petit tampon et on le serre par un double nœud.

L'aiguille ainsi armée, on la plonge d'abord perpendiculairement et *d'avant en arrière* près de l'angle gauche de la solution de continuité, au niveau de son extrémité inférieure et à un ou 2 millimètres de son bord antérieur ; et on lui fait traverser la face interne ou buccale de la lèvre à la même distance de l'angle et du bord libre. On tire ensuite le fil jusqu'à ce que le tampon qui fait ici l'office de nœud appuie exactement contre le petit trou que l'aiguille a fait en entrant.

Avec la même aiguille on prend l'angle de la division de droite, mais cette fois *d'arrière en avant* et aux mêmes distances respectives que pour le côté gauche; l'aiguille ayant ainsi traversé la lèvre droite, on coupe l'anse de fil qui la retient; et l'on a ainsi deux fils séparés passant par la même plaie, du reste comme dans la suture enchevillée. On tire d'abord sur ces fils, afin de bien affronter les bords de la division; puis faisant placer entre eux un tampon pareil à celui de l'autre côté, on forme par-dessus un nœud simple, lequel, à mesure qu'il est serré, pousse devant lui le tampon, et le presse contre la lèvre au degré nécessaire pour le rapprochement des surfaces saignantes; on l'arrête alors au moyen d'un double nœud.

L'angle inférieur du bec-de-lièvre ainsi réuni, on peut, pour le reste de la plaie, employer une à deux épingles à insectes, ou bien un ou deux points de suture entrecoupée, ou plus simplement quelques bandelettes d'emplâtre agglutinatif, sans aucune autre pièce d'appareil.

Si cependant les lèvres de la division n'étaient pas parfaitement réunies par leur face externe, on pourrait, au lieu de couper le fil près des nœuds, en garder de chaque côté un bout de longueur suffisante ; on n'aurait alors qu'à croiser et nouer ces deux fils au-devant de la plaie, sur laquelle on pourrait étendre au besoin un peu de coton ou de charpie molle, afin de produire une pression plus délicate et plus douce.

Enfin, aux praticiens qui craindraient de traverser ainsi les deux lèvres de part en part, M. Mayor conseille de substituer au moins le fil aux aiguilles du procédé ordinaire, et de le fixer avec les deux tampons indiqués.

Appréciation. — Le procédé ordinaire atteint parfaitement son but; en sorte qu'il y a peu à espérer ou à craindre qu'il soit de long-temps remplacé par le procédé de M. Mayor. Celui-ci, sous une apparence de nouveauté, n'est autre chose que la suture enchevillée assez heureusement modifiée, et appliquée à une opération pour laquelle elle avait été jusqu'ici rejetée. On la reconnaît surtout dans le deuxième procédé indiqué par M. Mayor; et, dans tous les deux, elle apparaît avec tous ses avantages, mais aussi avec son inconvénient bien connu, de faire bâiller la plaie à sa face externe. La comparaison que l'auteur en fait avec le point piqué des matelassiers pèche d'ailleurs en ceci, que le point piqué sert à réunir dans les matelas les surfaces qu'il traverse perpendiculairement, tandis que dans le bec-de-lièvre il est employé à une tout autre fin, savoir, à réunir des surfaces qu'il ne traverse pas. Il en est de même des boulons, des clous à deux têtes des serruriers, allégués aussi par M. Mayor. Dans tous ces cas, le lien intermédiaire des deux tampons, des deux têtes, décrit une ligne droite; dans le bec-de-lièvre, M. Mayor lui fait décrire une ligne courbe : il n'y a pas de comparaison à établir.

II. Bec-de-lièvre double. — On se conduit différemment selon que le tubercule est étroit et peu saillant ou qu'il a une largeur notable. Dans le premier cas, son excision est sans inconvénients; dans le second, sa conservation est indispensable.

On rafraîchit alors ses bords en même temps que ceux des scissures latérales; en sorte que s'il descend jusqu'au bord libre de la lèvre, on a deux plaies séparées en V renversé, sinon la plaie unique représente assez bien un M. On place ensuite les aiguilles dans l'ordre ordinaire, en rapprochant parfaitement le lambeau moyen des lambeaux latéraux, et les traversant tous trois ensemble. On obtient ainsi deux plaies linéaires parallèles, ou une plaie en Y, maintenues par une seule rangée d'aiguilles. Cependant si les plaies parallèles, ou même si les branches de l'Y étaient trop écartées, on pourrait appliquer à chacune d'elles des points séparés de suture entortillée (Gensoul).

III. Bec-de-lièvre compliqué. — Quelques différences dans la difformité doivent sans doute influer sur le manuel opératoire; ainsi les dents trop déviées doivent être arrachées, et la saillie du tubercule osseux dans divers sens demande aussi des moyens de réduction différents quand on juge à propos de les conserver; mais en général tous les procédés peuvent être ramenés à trois, que nous allons décrire.

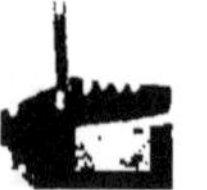

Procédé ancien. — Avec de forts ciseaux ou des pinces à résection, on enlève toute la portion du tubercule osseux qui fait saillie; puis, soit immédiatement, soit quelques jours plus tard, on procède à l'opération comme pour le bec-de-lièvre ordinaire.

Ce procédé laisse un vide plus ou moins considérable à la partie antérieure de la mâchoire, et prive irrévocablement le malade de ses dents incisives. Après quelques mois suit une autre difformité signalée par Desault. Les os maxillaires se rapprochent et finissent par oblitérer la fente de la voûte palatine ; mais le diamètre de la mâchoire supérieure, diminué de toute la largeur du tubercule osseux, ne correspond plus à celui de la mâchoire inférieure; et il survient ce que l'on observe souvent chez les vieillards, l'emboîtement, très incommode pour la mastication, de la première dans la seconde mâchoire. La considération de cet inconvénient et la facilité de ces os à se rapprocher, amena Desault au procédé suivant.

Procédé de Desault. — Il commençait par appliquer sur la portion saillante une simple bande retirée fortement en arrière, où on la fixait de chaque côté. La compression exercée par cette bande était prolongée plus ou moins, jusqu'à ce que les parties osseuses fussent parfaitement de niveau ; dix-huit jours lui suffirent, dans un cas, pour arriver à ce résultat; alors il procédait, comme à l'ordinaire, à la réunion des parties molles. On conçoit qu'on pourrait appliquer à cette réduction des moyens plus puissants, une pelote, un bandage à ressort, etc. Chez un enfant de treize ans, où le tubercule osseux présentait en avant son bord alvéolaire, M. Gensoul le saisit avec de fortes pinces, comme pour le rompre et le ramener de vive force à la direction perpendiculaire : cette tentative hasardeuse réussit parfaitement.

Mais ce procédé a un autre inconvénient très grave. Lorsque le tubercule labial s'insère très près de la pointe du nez, sa réunion aux parties latérales attire en haut la lèvre supérieure, laisse à découvert les dents et les gencives; d'autre part, le nez, également attiré en bas, aplati, écrasé, pareil à un muffle de veau (Dupuytren), constitue une difformité qui n'est guère moindre que la précédente ; de là l'idée de faire servir le tubercule labial à former la sous-cloison du nez, et de réunir immédiatement les portions latérales de la lèvre.

Procédé de Dupuytren. — Le malade placé à l'ordinaire, le

chirurgien divise avec un bistouri le repli muqueux qui unit le tubercule labial au tubercule osseux, et, avec des pinces incisives bien tranchantes, excise de ce dernier tout ce qui dépasse le plan antérieur des os maxillaires. Ce premier temps terminé, avec un bistouri pointu il rafraîchit les bords latéraux du tubercule cutané, puis son rebord inférieur ; puis enfin, avec de forts ciseaux, il fait à l'ordinaire la rescision des bords verticaux de chaque portion latérale de la scissure.

On rapproche alors les deux portions latérales, et on les réunit immédiatement par deux aiguilles disposées à l'ordinaire ; puis on replie le tubercule médian saignant de tous côtés, hors à sa face antérieure, et on l'applique sur la cloison osseuse des narines dont il doit former la sous-cloison. Une troisième aiguille est placée, comprenant à la fois l'extrémité supérieure de chaque portion de la lèvre, et l'extrémité libre du tubercule replié ; et enfin deux points de suture entrecoupée achèvent d'unir les angles de ce tubercule aux portions latérales de la lèvre.

Toutes ces sutures sont soutenues par des bandelettes agglutinatives et par une bande qui appuie sur le bout du nez pour éviter le tiraillement du lambeau ; une œillère pratiquée au centre des tours de bande embrasse le bout du nez et les empêche de glisser.

Nous avons vu cette opération couronnée d'un plein succès. La cloison s'étant trouvée trop large, Dupuytren la rétrécit en enlevant deux petits lambeaux de chaque côté à l'aide d'un bistouri et de pinces ordinaires. On sait que M. Gensoul, dans un cas analogue, établit la déperdition de substance au centre de la sous-cloison. La lèvre est moins rétrécie qu'on ne l'aurait présumé ; mais malgré les précautions prises pour restituer à son bord libre sa saillie médiane, celle-ci est remplacée par un angle rentrant très marqué.

Appréciation. — Le procédé ancien réunit tous les inconvénients ensemble, et doit être définitivement rejeté ; mais chacun des deux autres a également le sien, et ne saurait, à notre avis, être érigé en méthode générale et rationnelle. Nous pensons qu'il est indispensable de combiner ce qu'ils ont d'avantageux, savoir, de ramener d'abord les os de niveau par la compression lente ou instantanée, et plus tard de tirer parti du tubercule médian selon les vues de Dupuytren. Si les dents sont mal disposées, on peut les ramener aussi à une position meilleure par la compression ; si elles appartiennent à la première dentition, on peut les extraire sans inconvénient pour faciliter le manuel opératoire ; mais lorsqu'elles sont de la seconde dentition, on ne doit se décider à les perdre que quand la nécessité de ce sacrifice est absolument démontré, sous peine de laisser au malade, non seulement une difformité, mais une gène considérable pour la mastication, comme elle existait chez la jeune fille opérée par Dupuytren.

5° *Cancer de la lèvre.*

Le cancer de la lèvre peut être borné à une petite tumeur, ou bien envahir la lèvre entière, et même les tissus voisins : quelquefois enfin il peut s'étendre à l'os maxillaire. Dans le premier cas, on emploie la cautérisation et l'excision ; dans le second, les divers procédés de chéiloplastique, auxquels il faut joindre dans le troisième la résection de l'os maxillaire. Il ne s'agira ici que de la cautérisation et de l'excision.

I. Cautérisation. — On emploie la pâte de Canquoin ou la pâte arsenicale. Nous avons donné ailleurs les règles générales de leur application : il convient seulement de mentionner ici les préparations que Dupuytren a substituées à la composition ordinaire. Sa *poudre arsenicale* est un mélange de quatre à six parties d'acide arsénieux sur quatre-vingt-seize ou quatre-vingt-quatorze parties de calomel ; sa *pâte arsenicale* résulte du mélange suivant : eau distillée, 30 grammes ; gomme en poudre, 8 grammes ; calomel, 4 grammes ; acide arsénieux, de 30 à 60 centigrammes, rarement davantage, une plus forte dose pouvant amener des inconvénients.

II. Excision. *Procédé d'A. Paré.* — Le chirurgien passe une aiguille enfilée au travers du cancer, afin de pouvoir soulever la tumeur avec cette anse de fil tenue de la main gauche, tandis qu'avec des ciseaux tenus de la main droite on l'enlève en entier jusqu'à la chair vive.

Au lieu de l'aiguille enfilée, on peut très bien se servir des pinces de Museux, ou même d'une érigne simple. D'autres saisissent la lèvre malade avec le pouce et l'indicateur gauches, la renversent, et lui donnent le degré de tension convenable ; puis, avec les ciseaux de Dubois, ils comprennent le bouton cancéreux dans une incision en V, dont la base répond au bord libre de la lèvre. Enfin on accole les deux côtés de la plaie, et on les réunit à l'aide d'aiguilles, comme dans l'opération du bec-de-lièvre.

Procédé de Richerand. — Il consiste à enlever la portion affectée par une incision en demi-lune qu'on pratique sur le bord labial à l'aide du bistouri ou de ciseaux courbés sur le plat, et qui ne laisse à la suite qu'une échancrure peu profonde; la plaie est pansée à plat, et se recouvre d'une cicatrice qui en diminue de beaucoup l'étendue primitive.

Appréciation. — Le procédé de Richerand n'est applicable qu'au cancer superficiel, diffus, et siégeant sur le bord labial même. L'autre convient mieux aux tumeurs cancéreuses circonscrites et ayant des racines profondes, surtout quand elles occupent les commissures labiales. Dans ces cas mêmes, lorsque le cancer envoie des prolongements dans la joue dans diverses directions, on peut l'enlever en entier en combinant ensemble plusieurs incisions en V, de telle sorte que leurs bords puissent toujours être réunis par la suture, et la plaie se fermer par première intention. Quand la perte de substance est trop considérable pour se déguiser par ce moyen, on la répare à l'aide des procédés de chéiloplastique, qui varient pour la lèvre inférieure et pour la lèvre supérieure.

6° *Chéiloplastique pour la lèvre inférieure.*

C'est principalement pour la lèvre inférieure, plus sujette au cancer que la supérieure, qu'ont été imaginés les procédés que nous allons décrire, et qui se rapportent aux procédés généraux d'autoplastique. Les méthodes indienne et italienne ne sont pas usitées ici, et ne méritent pas de l'être. Reste donc la méthode de Celse, qui consiste à réparer la perte de substance en allongeant les téguments voisins, sans les renverser ni les tordre, et qui constitue ici deux méthodes diverses, selon qu'on met en œuvre les téguments restants de la lèvre ou ceux des joues, ou qu'on emprunte ceux du menton et du cou; procédé qui a reçu le nom de *méthode française.*

I. Méthode ancienne. — Le procédé le plus anciennement employé n'est autre que l'incision en V appliquée soit à l'ablation du cancer, soit au rafraîchissement de la perte de substance. On dissèque ensuite les deux portions de la plaie, et on les détache de l'os sous-jacent assez loin pour qu'elles puissent prêter et se rejoindre sur la ligne médiane, où on les réunit par la suture.

II. Méthode française. *Procédé de Chopart.* — S'il s'agit d'un cancer, le chirurgien commence par faire en dehors et de chaque côté du mal une incision qui descend verticalement du bord libre de la lèvre au-dessous de la mâchoire, plus ou moins loin, selon l'étendue du mal et la perte de substance à réparer. On peut ainsi descendre jusqu'au niveau de l'os hyoïde. On saisit par son bord supérieur le lambeau quadrangulaire tracé par ces deux plaies, et on le détache de l'os de haut en bas, en lui conservant toute l'épaisseur possible, et en évitant toutefois de racler de trop près le périoste. La dissection achevée, on coupe en travers et carrément tout ce qui est altéré. On relève aussitôt le reste du lambeau en même temps qu'on fait baisser la tête au malade, et, par ces deux actions simultanées, on amène le bord supérieur du lambeau jusqu'au niveau des portions restantes de la lèvre, ou au niveau des commissures labiales, et on les réunit aux bords externes des incisions par trois ou quatre points de suture entortillée, ou davantage s'il est besoin.

Procédé de M. Roux de Saint-Maximin. — Il commence par enlever le cancer au moyen d'une incision semi-lunaire à concavité supérieure. Si le mal s'étend au-delà des commissures, il prolonge celles-ci sur les côtés aussi loin qu'il est nécessaire, par des incisions transversales qui passent au-dessus du cancer ; et c'est aux extrémités de ces incisions qu'il fait aboutir alors l'incision semi-lunaire indiquée, qui doit dans tous les cas embrasser toutes les parties altérées. L'ablation étant achevée, le chirurgien saisit le bord de son incision semi-lunaire, et dissèque de haut en bas toutes les parties molles qui recouvrent l'os maxillaire inférieur, en faisant agir le bistouri transversalement, mais plus profondément sur la ligne médiane que sur les côtés. On obtient ainsi un lambeau de téguments en forme de tablier, avec un seul bord libre, et on le détache des parties sous-jacentes, plus ou moins bas, et selon le besoin jusque vers la région hyoïdienne. Puis on fait pencher la tête au malade, et l'on attire le bord libre du lambeau jusqu'au niveau des commissures labiales. Si l'on a été obligé de les prolonger par des incisions, on réunit les bords correspondants de ces incisions par des sutures; le reste doit former le bord de la lèvre nouvelle. Des bandelettes agglutinatives et un bandage approprié maintiennent le tout en place jusqu'à parfaite réunion.

Procédé de M. Lisfranc. — Il enlève les parties dégénérées par une incision semi-lunaire comme dans le procédé précédent; mais du milieu de cette incision il en fait partir une autre verticale qui s'étend aussi bas que l'on veut porter la dissection. Il dissèque alors les deux lambeaux, de manière à pouvoir les relever au niveau des commissures labiales : et là, il les réunit par des sutures, soit entre eux, soit avec les incisions transversales si on a été obligé d'en pratiquer. En un mot, c'est le procédé de M. Roux de Saint-Maximin, auquel on ajoute une incision verticale qui partage le lambeau unique de celle-ci en deux.

Appréciation. — La méthode ancienne l'emporte certainement beaucoup sur les autres par ses résultats. En effet, la lèvre est formée des mêmes tissus musculaires, susceptibles conséquemment des mêmes mouvements que l'ancienne; elle est doublée de la même muqueuse et offre un bord libre naturellement conformé. Il n'y a donc pas à hésiter toutes les fois qu'on peut y recourir. Mais quand le cancer occupe toute la lèvre et s'étend même au-delà des commissures, elle est absolument impraticable, du moins par le procédé ordinaire. C'est pour ces cas qu'on a inventé la méthode française, qui ne donne qu'une lèvre mince, difforme, immobile, mais qui du moins répare la perte de substance et empêche la salive de s'écouler. Le choix des procédés est assez indifférent : celui de M. Roux est plus difficile, mais ne laisse point de cicatrice médiane; la difficulté diminue dans celui de M. Lisfranc et plus encore dans celui de Chopart, mais le nombre des cicatrices augmente dans la même proportion.

Il me paraît qu'on parviendrait à réunir les avantages des deux méthodes, savoir, combler les pertes de substance les plus larges et obtenir une lèvre mobile, par le procédé suivant qui se rattache à la méthode ancienne, et que j'ai décrit le premier.

Nouveau procédé. — Toutes les parties dégénérées doivent être enlevées d'abord, soit par une incision en V comme dans le procédé ancien, soit par deux incisions verticales descendant jusqu'à la base de l'os maxillaire, et réunies là par une incision transversale.

Dans le premier cas, on aura une perte de substance triangulaire ; il convient alors de prolonger les angles de la bouche de chaque côté par une incision transversale, et de disséquer de façon à obtenir deux lambeaux triangulaires. On en réunira les bords verticaux sur la ligne moyenne à l'aide de points de suture ; quant au bord supérieur, tout ce qui dépassera l'étendue qu'on veut donner à la lèvre sera également recousu à l'autre bord de l'incision horizontale.

Dans le second cas, la perte de substance est quadrilatère. Aux deux incisions qui prolongent les commissures, il faut en ajouter deux autres parallèles qui longent la base de la mâchoire. On pourra ainsi détacher par la dissection deux lambeaux latéraux quadrilatères qu'on réunira l'un à l'autre sur la ligne moyenne, et aux autres incisions partout où besoin sera.

Cette dernière manière de faire n'est, en définitive, que le procédé de Celse, mal compris par tous ses traducteurs ; ce qui montrerait, s'il en était besoin, que, pour traduire un chirurgien, ce n'est pas assez de connaître l'idiome dont il se sert, mais qu'il faut connaître encore la science dont il traite.

Il résulte de ce procédé que les joues seules contribuent à former la lèvre, dont le bord libre est constitué par le bord saignant de l'incision horizontale. De cette manière, la lèvre nouvelle contient des fibres musculaires appartenant à l'orbiculaire et à ses antagonistes ; elle est recouverte en arrière par une muqueuse naturelle ; et même on peut recouvrir son bord libre par la muqueuse, en se servant du procédé de M. Dieffenbach.

Ce procédé, que j'avais décrit dès 1834, a été mis en usage avec succès par M. Bonnet de Lyon : seulement il croit qu'on peut se dispenser de recoudre la muqueuse, que les progrès de la cicatrisation réuniront spontanément à la peau.

Si les portions disséquées ne pouvaient s'allonger suffisamment, on aurait recours à l'incision semi-lunaire de Celse, au moyen de laquelle la base du lambeau du côté de l'oreille serait séparée des téguments postérieurs. Dans un cas où l'os maxillaire inférieur faisait une saillie excessive, M. Roux prit le parti de réséquer près de 3 centimètres de cet os. C'est une ressource désespérée, et qu'il ne faudrait tenter qu'après avoir épuisé toutes les autres.

7° *Chéiloplastique de la lèvre supérieure.*

Le cancer est infiniment moins fréquent à cette lèvre qu'à l'autre ; de là, la rareté des opérations à pratiquer sur ce point, et la lacune qu'on trouve à cet égard dans tous les livres de médecine opératoire. Ledran ayant à enlever une lèvre supérieure cancéreuse, ne trouva d'autre moyen de masquer la difformité, qu'en faisant remonter la lèvre inférieure jusqu'au-dessous de la base du nez. Dans la première édition de ce livre, j'avais signalé comme bien préférable le dernier procédé décrit pour la lèvre supérieure ; depuis lors trois belles opérations de ce genre, pratiquées suivant ce procédé par MM. Lisfranc, Bérard jeune et Thomas, ont donné à ce procédé une importance réelle. Il a été suffisamment décrit pour ne pas y revenir.

8° *Génoplastique.*

Toutes les méthodes d'autoplastique ont été appliquées à la restauration des joues. Mais les procédés adoptés de préférence sont ceux de M. Lallemand, qui se rapporte à la méthode indienne, et de M. Roux de Saint-Maximin, qui n'est à proprement parler que la méthode de Celse.

La déperdition de substance peut n'affecter que la joue ou empiéter sur une partie des lèvres ; les procédés varient peu dans les deux cas.

Procédé de M. Lallemand. — Les bords de la perte de substance étant avivés, le chirurgien trace sur le cou la figure du lambeau dont il a besoin, en lui donnant un tiers de plus en largeur que la plaie à recouvrir. Ce lambeau doit être pris sur le côté du cou, au-dessous de la mâchoire et au-devant du muscle sterno-mastoïdien ; il est donc oblique de haut en bas et d'arrière en avant, et son pédicule, large de 3 centimètres, doit être situé près de la plaie, avec laquelle il se continue par son bord antérieur et supérieur. On le dissèque avec soin en lui laissant toute l'épaisseur possible, sans intéresser cependant la veine jugulaire externe, ni les rameaux du plexus cervical. La dissection achevée, on le conduit doucement, par un mouvement d'arc de cercle, et sans tordre son pédicule, jusque sur la plaie qu'il doit complétement recouvrir, et aux bords de laquelle on le fixe par des points de suture entrecoupée. Les bords de la perte de substance faite au cou sont autant que possible rapprochés de la même manière.

Dupuytren a appliqué la méthode indienne dans toute sa pureté, en laissant le pédicule complétement isolé de la plaie et en le tordant sur lui-même. Peut-être risque-t-on davantage de voir le lambeau se gangrener ; et d'ailleurs la nécessité de diviser plus tard le pédicule tordu et d'en procurer secondairement l'agglutination, est un inconvénient qui doit faire préférer le procédé de M. Lallemand.

Procédé de M. Roux de Saint-Maximin. — On avive la perte de substance à l'aide de deux incisions en demi-lune qui se touchent à leurs extrémités et se regardent par leur concavité, de manière à former une plaie elliptique à peu près transversale. On dissèque ensuite d'une part le bord inférieur de la plaie, d'autre part le bord supérieur, dans une étendue suffisante pour les rapprocher sans tiraillement, et on les réunit par la position, la suture et les bandelettes agglutinatives.

Ce procédé, déjà employé par Franco, n'expose nullement à la gangrène, ne laisse qu'une cicatrice, et forme la joue nouvelle à peu près avec les mêmes tissus que l'ancienne ; à tous ces titres il mérite la préférence sur le premier, à moins d'une perte de substance telle qu'il faille indispensablement un lambeau pour y pourvoir.

9° *Immobilité de la mâchoire inférieure.*

Cette affection se présente sous trois formes principales : ou bien elle est due à une véritable ankylose, et alors l'art ne peut autre chose que pratiquer une voie aux aliments par l'extraction d'une ou plusieurs dents ; ou bien elle provient de cicatrices placées à l'intérieur de la bouche, par suite d'ulcérations mal dirigées ; ou enfin, quelle qu'en soit la cause, elle s'accompagne de perte de substance de la joue ; et alors il faut unir aux procédés que nous allons décrire les procédés de génoplastique, et de préférence celui de M. Lallemand.

On a essayé la section des brides inodulaires, et l'introduction d'un coin de bois entre les deux mâchoires pour les écarter ; mais on n'obtient ainsi qu'un écartement peu considérable, et qui se perd à mesure que la plaie vient à se cicatriser. Valentine Mott a mieux réussi en divisant complétement en travers la joue avec la cicatrice. Enfin Mighels a modifié ce procédé de la manière suivante.

Procédé de Mighels. — Le malade assis sur une chaise en face du jour, les lèvres écartées et solidement tenues par des aides, le chirurgien prend un bistouri très aigu à deux tranchants, le glisse à plat dans la direction de l'arcade dentaire jusque derrière l'angle de la mâchoire, et détache avec soin des gencives toutes les brides anormales; puis il tourne un des tranchants directement en dehors, pour couper en travers la masse de la cicatrice aussi loin en arrière qu'il est possible. Cette section suffit pour écarter un peu les mâchoires, et placer entre les dents molaires un petit étau au moyen duquel on porte cet écartement jusqu'au degré qu'il peut acquérir dans l'état naturel. On tient les mâchoires écartées durant tout le traitement, à l'aide d'un coin de bois placé entre les dents en permanence, et les joues éloignées des gencives à l'aide d'éponges.

L'opération ainsi tentée sur un sujet chez lequel cinq sections de la cicatrice avait été auparavant faites sans succès, a enfin réussi. En se servant de l'étau après les incisions indiquées, Mighels pensait n'avoir besoin que d'un effort léger pour écarter les mâchoires; la force qu'il lui fallut employer peut être regardée comme équivalant à un poids de 50 kilogrammes.

Dans un cas où le resserrement des mâchoires paraissait avoir pour cause la contraction des muscles élévateurs, M. Bonnet a coupé le masséter et le temporal par la méthode sous-cutanée, mais avec fort peu d'amélioration.

10° *Fistules salivaires.*

On distingue deux espèces très distinctes de fistules salivaires: celles du canal excréteur de la parotide ou conduit de Sténon, et celles de la glande parotide même. Les premières ont surtout attiré l'attention des chirurgiens.

Anatomie. — Le conduit de Sténon, sortant de la parotide vers l'extrémité supérieure de son tiers moyen et vers son bord antérieur, marche d'arrière en avant, d'abord sur le muscle masséter; et à 9 ou 10 millimètres en avant de ce muscle, se recourbe profondément en dedans, à travers le tissu adipeux de la joue, perce le buccinateur, et se termine sans valvule à la muqueuse buccale, vis-à-vis la première ou la seconde grosse molaire, à 7 ou 8 millimètres au-dessous du point où la muqueuse buccale s'unit aux gencives. En dehors, son trajet est dessiné par un trait parallèle au bord inférieur de l'os de la pommette, et éloigné de ce bord aussi de 9 à 10 millimètres. Il a des parois assez épaisses, et il est longé ordinairement par l'artère faciale transverse et par un rameau volumineux du nerf facial.

La fistule du conduit de Sténon offre d'importantes variétés quant au choix du procédé opératoire, selon que son orifice externe est situé en avant ou en arrière du bord antérieur du masséter, qu'elle est ancienne ou récente, large ou étroite, avec ou sans oblitération de l'orifice naturel.

Les procédés employés peuvent se rattacher à quatre méthodes : dans la première, on s'occupe uniquement de fermer l'ouverture fistuleuse ; dans la seconde, on dilate le conduit naturel ; 3° on établit un conduit nouveau, ou plutôt un nouvel orifice buccal ; 4° enfin, on cherche à atrophier la glande parotide elle-même.

Première méthode. — Elle suppose que l'orifice naturel est perméable comme à l'ordinaire, et compte plusieurs procédés.

1° *La suture entortillée*, qui exige que les bords de l'orifice fistuleux soient rafraîchis, et réussit très bien dans les cas où le conduit vient d'être divisé par un coup de sabre, par exemple.

2° *La cautérisation*, soit avec le fer rouge, pour produire une escarre qui bouche l'ouverture jusqu'à ce que l'oblitération s'en fasse, et force la salive à couler par les voies naturelles ; soit avec le nitrate d'argent, quand la fistule est étroite, pour favoriser la formation et la coarctation du tissu inodulaire.

3° *La compression*, établie soit sur la fistule même, soit sur un trajet du canal entre la fistule et la glande (Maisonneuve), soit sur la glande parotide même, pour empêcher le passage de la salive durant tout le temps que l'ouverture fistuleuse met à s'oblitérer.

Deuxième méthode (Morand). — On commence par sonder la fistule avec le stylet d'Anel, en le dirigeant obliquement en dedans et en avant, afin de trouver le bout antérieur du canal et de pénétrer ainsi dans la bouche ; on passe par cette voie un séton composé de trois brins de fil déroulés pour faire mèche, et l'on noue sur la joue le bout du séton sorti par la bouche avec le bout extérieur. L'ouverture de la fistule est rafraîchie au moyen du caustique, et recouverte d'un emplâtre ordinaire. Quand on suppose le canal suffisamment dilaté, on attire le séton dans le canal de manière à n'en laisser au fond de la fistule qu'un bout très court, et qui ne traverse point la plaie extérieure; dans le cas rapporté par Morand, il suffit de vingt-quatre heures pour oblitérer celle-ci, et la cure entière ne dura que neuf jours.

Louis a remarqué qu'en tirant le séton sans autre précaution, on plisse le canal, et les fils ont de la difficulté à passer ; il conseille, pour éviter ce petit inconvénient, d'appuyer doucement deux doigts de la main droite sur la joue, suivant la direction du canal, l'un au-dessus et l'autre au-dessous, afin de l'étendre en tirant la joue de la commissure des lèvres vers l'oreille.

TROISIÈME MÉTHODE. — Elle a donné lieu à des procédés nombreux, soit pour pratiquer l'ouverture artificielle, soit pour l'empêcher de se fermer. Deroy traversait la joue avec un fer rougi au feu. Monro se servait d'une alène; Duphénix, d'un bistouri; Flajani, d'une aiguille ; Desault, d'un trocart à hydrocèle; Percy, d'un carrelet à angles bien tranchants. Dans le procédé de Deroy, la chute de l'escarre devait laisser une ouverture suffisante; Monro y plaçait un séton; Duphénix, une canule; Percy, un fil de plomb; Latta, une corde à boyau, etc. Mais tous ces corps étrangers sont difficilement maintenus en place, à moins qu'on ne leur fasse traverser la plaie extérieure, ce qui nuit à la cicatrisation. Langenbeck a proposé de disséquer et d'isoler la portion postérieure du canal même, et de la conduire à l'intérieur de la bouche par une ouverture artificielle. Cette idée est fort ingénieuse; mais la dissection serait trop longue, trop difficile, trop douloureuse pour que l'on puisse adopter ce procédé.

Procédé de M. Deguise. — On porte un petit trocart au fond de la fistule, et on en dirige la pointe obliquement en arrière, et autant que possible dans le canal de Sténon même, le plus avant possible vers son origine; et on perce la joue dans cette direction, soit en la soutenant à l'aide de deux doigts introduits dans la bouche et entre lesquels sortira le trocart, soit en recevant la pointe de l'instrument dans un bouchon de liége (Richter). Le poinçon retiré, on glisse par la canule un fil de plomb qu'on retient dans la bouche avec les deux doigts, tandis qu'on retire la canule. Cela fait, on reporte le trocart dans la fistule, mais dans une direction opposée, et on perce une seconde fois la joue d'arrière en avant et de dehors en dedans. Le poinçon est retiré comme il a été dit, en conservant la canule, afin d'introduire dans la bouche un fil ciré double, après quoi on la retire elle-même. Ce fil ciré sert à conduire dans la bouche l'extrémité du fil de plomb restée au-dehors. Il en résulte une anse qui embrasse les parties molles du fond de la fistule, et dont les deux extrémités saillantes dans la bouche sont recourbées sur elles-mêmes pour prévenir le déplacement. On réunit la plaie extérieure par la suture entortillée, et quand elle est parfaitement cicatrisée, on retire par la bouche le fil de plomb, qui laisse deux ouvertures internes pour le passage de la salive : ou bien on attend qu'il tombe de lui-même, après avoir détruit le pont qui sépare ces deux ouvertures et les avoir confondues en une seule.

Ce fil de plomb est un véritable séton métallique, que M. Mirault et M. Roux ont remplacé avantageusement par un séton de fil ou de soie, dont les deux bouts peuvent se nouer dans la bouche. Comme il y a quelque difficulté à faire passer le séton par la seconde ouverture, M. Grosscrio a proposé un trocart armé d'une canule sans pavillon et qu'on pourrait retirer par la bouche. Il nous paraît beaucoup plus simple, dès qu'on adopte le séton de fil, de passer ses deux extrémités de dehors en dedans avec deux aiguilles ordinaires. Enfin, nous ne voyons pas pourquoi, quand la fistule est fermée, on attendrait que le séton tombât de lui-même ; les deux ouvertures par lesquelles coule la salive n'ont pas le moindre inconvénient.

QUATRIÈME MÉTHODE. — Desault croyait pouvoir atrophier la glande parotide par la compression. Viborg a proposé, dans le même but, d'appliquer une ligature sur le canal de Sténon, entre la glande et la fistule. Plusieurs expériences faites sur des chevaux semblent prouver que cette opération remédie efficacement à la fistule, sans avoir les inconvénients que la physiologie ferait présumer. C'est un point assez important pour être de nouveau vérifié.

Appréciation. — On peut essayer la cautérisation par le nitrate d'argent quand la fistule est très étroite et ne donne passage qu'à une petite quantité du liquide salivaire. La compression sur la plaie a peu de valeur ; entre la plaie et la glande, et sur la glande même, elle peut déterminer un engorgement douloureux dont Duphénix et Louis ont rencontré des exemples.

Peut-être un moyen bien simple et bien efficace consisterait à recouvrir l'orifice fistuleux d'une mince feuille d'or assujettie par de la poix; la salive, arrêtée par cette barrière impénétrable, reprendrait de nécessité son cours naturel, et la guérison pourrait même être attendue sans la moindre incommodité, une simple mouche suffisant pour recouvrir tout ce petit appareil. C'est à l'expérience à dire quelle sera la valeur réelle de ce moyen.

La seconde méthode exige aussi que le bout antérieur du canal soit ouvert; encore ses fréquents insuccès font un loi de ne l'essayer que chez les personnes qui redoutent et rejettent absolument la ponction de la joue. Mais à part ces deux exceptions, le procédé du séton de fil étant le plus simple, le plus prompt, le plus sûr, mérite d'être adopté comme règle générale. Nous n'en exceptons pas même les cas où la fistule siège derrière le bord antérieur du masséter; il serait facile en effet de diriger les aiguilles assez obliquement en avant pour ne pas traverser ce muscle. Si d'ailleurs l'orifice naturel était perméable, rien n'empêcherait d'y passer un bout du séton, en faisant passer l'autre par une ouverture artificielle.

Durant tout le temps que la fistule n'est pas cicatrisée, il importe que les mâchoires restent immobiles, pour ne pas déterminer l'écoulement de la salive; le malade doit donc garder un silence complet, et ne prendre que des aliments liquides.

Quant aux fistules de la glande parotide même, on a employé, avec des résultats à peu près égaux, la *cautérisation*, la *compression*, les *injections irritantes*, et enfin l'*excision*, qui consiste à comprendre l'ulcère entre deux incisions semi-elliptiques, qu'on réunit ensuite à l'aide de la suture entortillée. L'*extirpation* est une ressource extrême, à laquelle il ne faudrait recourir qu'en cas d'absolue nécessité.

Les mêmes moyens sont applicables aux fistules de la glande sous-maxillaire; mais ici l'extirpation n'offre ni les mêmes difficultés ni les mêmes dangers.

11° *Extirpation de la glande parotide.*

Anatomie chirurgicale. — La parotide offre dans sa totalité en quelque façon la forme d'une pyramide irrégulière, dont la base ovalaire regarderait en dehors et le sommet en dedans. Recouverte par la peau et du tissu cellulo-graisseux plus ou moins abondant, en haut elle est exactement limitée par l'apophyse mastoïde, la portion postérieure de la cavité glénoïde et l'articulation temporo-maxillaire ; en arrière, elle est longée par le muscle sterno-mastoïdien, dont elle est séparée par un tissu fibreux très dense qui sert à la fois de gaîne d'enveloppe au muscle et de capsule à la glande ; en bas elle descend à quelques millimètres au-dessous du niveau de l'angle de la mâchoire, et elle est exactement cernée par une capsule fibreuse, qui en ce point lui appartient en propre et la sépare de la région sus-hyoïdienne. En avant, elle est moins régulièrement disposée ; elle envoie d'abord sur le masséter des prolongements assez minces, fort adhérents à la capsule du côté de la peau, faciles à détacher du muscle par leur face profonde. Elle se resserre ensuite entre le sterno-mastoïdien et le bord de l'os maxillaire ; mais au-dessous, elle plonge sous cet os et le ptérygoïdien interne qui s'y insère, et se porte en avant à peu près dans la même étendue qu'au-dessus du masséter, séparée d'ailleurs des muscles ptérygoïdiens par sa capsule, à laquelle elle adhère très peu. Enfin en dedans ou par sa face profonde, elle repose sur les organes suivants : 1° en arrière le muscle digastrique appuyé sur l'apophyse transverse de l'atlas qui le soulève ; 2° plus en avant et plus profondément aussi, l'apophyse styloïde et les tendons qui s'y attachent ; 3° plus en avant enfin l'artère carotide interne. Mais il faut se rappeler que la glande est séparée de toutes ces parties par de fortes aponévroses qui concourent à compléter sa capsule ; ainsi, d'abord du digastrique par l'aponévrose d'enveloppe de ce muscle, laquelle aponévrose va se rattacher au-dessus de lui à l'apophyse transverse de l'axis ; de cette saillie osseuse à l'apophyse styloïde est tendue une lame fibreuse des plus fortes, qui sépare la parotide de la veine jugulaire interne ; et de l'apophyse styloïde, la capsule, également très forte, s'étend en avant sous le ptérygoïdien interne, en bas va s'insérer à l'angle de la mâchoire, et sépare la glande de l'artère carotide interne, qui en est bien plus éloignée encore inférieurement par les muscles styloïdiens. Je noterai enfin que la carotide interne est séparée à ce niveau de la veine jugulaire interne, par une lame fibreuse très forte qui descend du bord postérieur du trou carotidien.

Outre ces rapports de voisinage si importants, la parotide est traversée de bas en haut par l'artère carotide externe et la veine jugulaire externe ; ces deux vaisseaux sont plus rapprochés de la face profonde que de la surface de la glande ; mais il est toujours impossible d'enlever celle-ci en totalité sans les léser. La première se divise en haut de cette région en ses deux branches terminales : la temporale superficielle et la maxillaire interne. La veine est formée au même niveau par la réunion des deux veines correspondantes; mais de plus, dans l'intérieur même de la parotide, elle envoie une branche grosse et courte qui traverse la capsule en arrière et aboutit à la veine jugulaire interne. On trouve encore dans l'épaisseur de la glande l'origine de l'artère auriculaire postérieure née de la carotide même, et l'artère transverse de la face fournie par la temporale. D'un autre côté, le nerf facial parcourt la glande transversalement, sans parler de quelques autres filets sans importance qu'elle reçoit du nerf maxillaire inférieur et du plexus cervical. Enfin elle renferme constamment dans son intérieur un ou deux ganglions très petits.

On comprend par là quels doivent être les difficultés et les périls de son extirpation; rarement d'ailleurs on enlève la glande parotide conservant son volume ordinaire; le plus souvent la dégénérescence qui nécessite l'opération a hypertrophié son tissu en même temps, et accru ses adhérences avec toutes les parties voisines.

Procédé opératoire. — Plusieurs chirurgiens ont commencé par lier l'artère carotide primitive; d'autres, par placer sur ce vaisseau une ligature d'attente. Si l'on omet ces précautions, du moins est-il nécessaire de disposer un aide prêt à la comprimer au besoin. D'autres aides maintiennent le malade couché sur le côté sain, et placé de manière à pouvoir respirer et cracher librement.

La forme de l'incision cutanée varie selon l'aspect et le volume de la tumeur; en général, il vaut mieux que sa direction soit verticale que transversale, eu égard au grand diamètre de la glande. Les téguments disséqués à l'ordinaire, on détache la masse altérée en commençant par sa partie supérieure, puis par son bord postérieur. Outre que la parotide est nettement limitée dans ces deux points par l'articulation temporo-maxillaire, la paroi inférieure du conduit auditif et l'apophyse mastoïde, on évite aussi, en s'y prenant de ce côté, de tomber dès le principe de l'opération sur l'artère carotide. A mesure que le bistouri plonge profondément, il faut en tourner le tranchant vers la glande plutôt que vers les parties voisines qu'on veut conserver, et lui substituer même autant que possible le manche du scalpel avec lequel on déchire les adhérences. On peut faci-

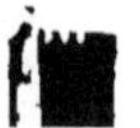

liter cette partie de l'opération en faisant largement ouvrir la mâchoire ; ce mouvement écarte le condyle maxillaire du conduit auditif, et élargit d'autant l'espace dans lequel manœuvrent les instruments. On arrive ainsi derrière la branche de la mâchoire, où il faut redoubler de précaution, à cause du voisinage de la carotide externe et de l'origine de la temporale et de la maxillaire interne. Si dans ce point ou plus profondément encore, il existe quelques prolongements de l'altération que le manche du scalpel ne puisse détacher, on les étreint avec un lien du côté des parties saines, avant de les exciser avec le bistouri ou les ciseaux. En disséquant toujours de haut en bas, on parvient enfin à renverser la tumeur sur le cou, et on achève de la détacher soit par déchirement, soit par excision, soit en unissant à l'excision la ligature en masse de ce qui reste à séparer.

Dans cette dissection longue et pénible, il faut lier au fur et à mesure toutes les artères qu'on ouvre, ou si elles sont peu volumineuses, les faire comprimer par les doigts d'un aide. Les artères susceptibles d'être lésées sont, outre les carotides, la faciale transverse, la temporale, l'auriculaire, la mastoïdienne, la stylo-mastoïdienne, l'occipitale, la maxillaire interne, la pharyngienne inférieure, la linguale même et la faciale. Si la carotide externe vient à être lésée ou risque de l'être, avant d'aller plus loin, on la découvre du côté de son origine, et on en opère la ligature. Le nerf facial sera coupé hardiment en travers dès qu'on l'apercevra. Les muscles doivent être respectés autant que possible, à part le cas où ils seraient eux-mêmes altérés.

Toutes les artères liées, il reste souvent encore une hémorrhagie veineuse qu'on arrête par le tamponnement. Il est dangereux ici de réunir par première intention, à moins que l'excision ne soit peu étendue ; autrement on s'expose à des fusées purulentes, à l'érysipèle simple ou phlegmoneux, et à toutes leurs suites.

Après la cicatrisation, souvent les sections des muscles styloïdiens et autres laissent de la gêne dans les mouvements du pharynx, du larynx, de la langue, et même de la mâchoire. Mais la section du facial paralyse presque inévitablement les paupières, l'aile du nez, la commissure labiale et toute la moitié correspondante du visage.

M. Mayor conseille, après avoir mis la glande à nu, et avoir isolé toute sa portion saillante à l'extérieur, de la traverser profondément avec un ou plusieurs fils, pour en lier en masse les diverses portions ; ou bien d'attirer toute la tumeur au dehors avec une pince-érigne, pour placer à sa racine une ligature unique, qu'on serre à l'aide d'un serre-nœud, comme il a été dit quand nous avons traité de la ligature en masse. M. Velpeau objecte que si le mal est profond, ce procédé expose à en laisser une partie ; et s'il est superficiel, l'emploi du bistouri offrant moins de danger, la ligature perd beaucoup de son importance. Il reconnaît toutefois, et nous adoptons pleinement cet avis, qu'on peut retirer de grands avantages de ce moyen combiné à la dissection ordinaire.

Quant aux caustiques proposés par Desault et Chopart, ils agiraient trop près des gros vaisseaux pour qu'il soit prudent de les employer.

12° *Extirpation de la glande sous-maxillaire.*

Anatomie chirurgicale. — Séparée des téguments par la veine faciale et le muscle peaucier, cette glande répond en haut à la face interne de l'os maxillaire, en bas au muscle digastrique, en dedans aux muscles hyo-glosse et mylo-hyoïdien. L'artère faciale longe son côté inférieur et interne ; le nerf hypo-glosse et l'artère linguale passent au-dessous ; tout-à-fait en haut elle reçoit le plexus du nerf myloïdien.

Procédé opératoire. — Il n'offre rien qui le distingue de la dissection ordinaire des tumeurs : il suffit de connaître la position des vaisseaux et des nerfs pour les éviter et pour les lier avant d'en faire la section. On se trouve bien d'attirer la glande en avant et en bas avec une érigne ; la ligature en masse peut d'ailleurs très bien se combiner à la dissection. La réunion immédiate offre moins de danger ici que pour la parotide.

13° *De la grenouillette.*

Anatomie chirurgicale. — On désigne sous ce nom une tumeur placée sous la langue et saillant à l'intérieur de la bouche, quelquefois aussi à l'extérieur. On l'attribue généralement à la dilatation du conduit de Wharton, quoique aucun fait anatomique ne soit allégué à l'appui de cette opinion, et que l'opiniâtreté de la tumeur à récidiver lui soit directement contraire. Nous croyons donc avec Dupuytren que le plus souvent ces tumeurs ne sont que des kystes séreux ou séro-muqueux développés sous la muqueuse buccale.

Nous ne ferons qu'indiquer l'*incision*, la *ponction simple ou avec un fer rouge*, l'*introduction de tentes* ou de bougies dans la plaie, qui sont presque inévitablement suivies de récidive ; et même le *séton*, dont Physick paraît avoir retiré un meilleur succès. Les deux procédés le plus généralement adoptés en France sont le bouton à demeure et l'excision.

I. Bouton a demeure. *Procédé de Dupuytren.* — Cet instrument se compose de deux plaques métalliques elliptiques, de 10 à 12 millimètres de largeur dans leur plus grand diamètre, convexes par leurs faces extérieures, concaves par leurs faces correspondantes, et réunies au centre par un pédicule solide, long de 5 à 6 millimètres. Le malade assis en face du jour, la bouche largement ouverte, le chirurgien soulève avec des pinces à disséquer une portion de la tumeur, à 3 centimètres de la pointe de la langue, très près de l'endroit où la muqueuse buccale se replie sur la face inférieure de cet organe ; et avec un bistouri ou des ciseaux courbes sur le plat, il fait une incision longue de 4 millimètres. On vide la tumeur du liquide qu'elle contient ; à l'aide des pinces, on porte sur l'incision le bouton métallique ; et l'on engage une de ses plaques dans l'intérieur de la tumeur, l'autre plaque restant libre dans la bouche. Si l'on avait fait l'incision trop grande, on attendrait au lendemain pour le placer ; alors la plaie a subi une rétraction suffisante pour retenir solidement le bouton en place.

Ce bouton, gardé à perpétuité, n'incommode point sensiblement le malade ; à mesure que le liquide est sécrété dans le kyste, il s'échappe entre la tige et les bords de l'incision, et la tumeur ne saurait se reproduire.

II. Excision. — La tumeur étant soulevée avec des pinces à disséquer ou avec une érigne, on commence par faire avec un bistouri droit une incision en demi-lune, à convexité externe, sur presque toute la face gengivale de la tumeur, et saisissant le lambeau ainsi taillé, on le détache à coups de ciseaux, de telle sorte que le plancher de la bouche soit de niveau avec le fond du kyste. A peine y a-t-il de la douleur et quelques gouttes de sang qui s'écoulent ; la plaie guérit d'elle-même et sans aucun pansement.

Appréciation. — Il convient de remarquer que Dupuytren a

imaginé son bouton à demeure dans un temps où il regardait encore la grenouillette comme une tumeur salivaire : aussi le comparait-il, pour le résultat, avec sa canule lacrymale. L'excision nous paraît plus rationnelle : pratiquée de la manière que nous avons décrite, elle équivaut à l'extirpation, qui est sans aucun doute le moyen le plus sûr pour la guérison des kystes extérieurs. Toutefois, quand la grenouillette s'est étendue fort en arrière, il peut arriver que les bords de l'excision se rétractent plus que le fond du kyste et menacent de se réunir. Dans un cas de ce genre, j'ai fortement cautérisé le fond du kyste avec un crayon de nitrate d'argent, et la rétraction se faisant sur toute son étendue, j'ai obtenu une bonne et solide guérison.

14° *Section du filet de la langue.*

Anatomie chirurgicale. — Le frein de la langue, qu'on nomme filet lorsqu'il s'étend trop loin sur la face inférieure de cet organe, ou qu'il est trop étroit de haut en bas, n'est formé que d'un simple repli de la muqueuse. Mais au point où il s'insère à la langue, immédiatement au-dessus de lui, se rencontrent les veines ranines, recouvertes seulement par la muqueuse, et suivant la direction de la langue même.

Procédé opératoire. — L'enfant assis, la tête renversée sur sa nourrice, un aide lui pince le nez pour le forcer à ouvrir la bouche. Le chirurgien lui soulève la langue avec le pouce et l'indicateur de la main gauche, en tournant la paume de la main du côté du nez de l'enfant, tandis qu'avec la main droite armée de ciseaux mousses, il divise le frein d'un seul coup, en ayant soin de diriger la pointe de l'instrument en bas, et le plus loin possible de la langue.

Si les doigts ne peuvent être introduits sans masquer les objets, on a recours à la sonde cannelée. On engage le filet dans la rainure de la plaque de cette sonde ; on relève fortement la langue, et la section se fait à l'ordinaire. La plaie n'exige aucune précaution, et les mouvements de l'organe en préviennent la réunion.

Les accidents qui peuvent survenir sont : 1° le renversement de la langue dans le pharynx, observé trois fois par Petit, et qui étoufferait l'enfant si on ne ramenait avec le doigt l'organe à sa position normale, mais ce cas est très rare ; 2° l'hémorrhagie, quand on a lésé les veines ranines. Il importe d'autant plus de la reconnaître et de la réprimer, que l'enfant excité par la présence du sang dans la bouche, opère des mouvements de succion et de déglutition continuels, qui entretiennent l'écoulement. On y remédie, soit en portant du vitriol au fond de la plaie, soit en touchant la veine lésée avec un stylet chauffé à blanc, ou enfin, en se servant du bandage de J.-L. Petit. C'est une fourche de bois, longue de 3 centimètres, garnie de linge, prenant son point d'appui contre la face interne de la symphyse maxillaire, et embrassant de l'autre le sommet de la plaie; pendant qu'une petite bande passée en travers dans la bouche, croisée sous la mâchoire, puis ramenée au-dessus des oreilles pour être fixée au bonnet de l'enfant, empêche la langue de se mouvoir.

15° *Tumeur sublinguale.*

On nomme ainsi une sorte de bourrelet charnu, brun et assez ferme, développé sous la langue, et quelquefois offrant un volume égal et empêchant la succion.

On soulève la langue comme dans l'opération du filet, avec assez de force pour allonger le bourrelet en question, et on l'excise avec des ciseaux mousses, en évitant toujours les veines ranines.

16° *Adhérences anormales de la langue.*

Congéniales ou acquises, elles se présentent tantôt sous la forme de simples brides qu'on divise aisément avec des ciseaux; ou bien ce sont des adhérences intimes, celluleuses, et occupant une grande étendue. Il faut alors procéder à la dissection avec le plus grand soin, surtout dans le voisinage des veines ranines et de l'artère même placée un peu au-dessus; et en général tourner le tranchant de l'instrument plutôt vers les parois buccales que vers la langue. On arrête l'hémorrhagie par des gargarismes astringents ou par la cautérisation. Mais le plus difficile est d'empêcher cette plaie vive de se réunir, et les adhérences de renaître comme auparavant. Des mouvements fréquents de la langue, des gargarismes adoucissants, le soin de glisser souvent le bout du doigt entre les surfaces divisées, l'application durant la nuit du bandage de Petit contre l'hémorrhagie des veines ranines, sont les seuls moyens que possède la science. Si les bords de la plaie, soit à la langue, soit à la paroi buccale, n'étaient pas trop écartés l'un de l'autre, on trouverait une ressource infiniment plus puissante dans des points de suture qui les réuniraient par première intention.

J'ai laissé cet article tel qu'il se trouvait dans les premières éditions de ce livre, comme l'expression d'une opération depuis long-temps connue, mais dont les indications étaient restées oubliées. On verra dans le suivant comment, après un long détour, la chirurgie moderne est revenue à cet antique point de départ.

17° *Opérations du bégaiement.*

On sait combien, depuis deux ans que la médecine opératoire s'est occupée du bégaiement, on a multiplié les procédés et les méthodes : résection de la base de la langue, résection à la pointe ; division simple par le bistouri, par la ligature ; excision des amygdales, division des piliers du palais, etc., etc. ; on a tout tenté, et, ce qui est plus surprenant, presque toutes ces tentatives ont été produites au grand jour avec d'éclatants succès. Les revers sont venus ensuite, et ont fait penser à quelques chirurgiens qu'il ne serait peut-être pas inutile, avant d'opérer, de chercher à savoir ce que l'on faisait et ce que l'on voulait faire ; car, malgré quelques travaux sérieux dirigés en ce sens, il faut bien avouer que nous ne connaissons pas encore la véritable cause du bégaiement ni de ses différences, et que la chirurgie est restée à cet égard presque absolument empirique. Il paraît cependant que certaines variétés de bégaiement sont dues au peu de longueur des attaches de la langue à l'os maxillaire, soit musculeuses, soit fibreuses ; et c'est pourquoi nous décrirons les opérations qui ont pour but de détruire ces attaches, et qui semblent seules devoir rester dans la pratique.

Anatomie. — La langue tient à l'os maxillaire par le génio-glosse, par l'aponévrose du génio-glosse, et par sa propre membrane fibreuse.

Les muscles génio-glosses, insérés par leur sommet aux apophyses géni supérieures, se portent en arrière en s'élargissant à la façon d'un éventail, et s'épanouissent de la base à la pointe de la langue. Ils sont aplatis latéralement de manière à présenter en haut un bord presque tranchant, accolé sur la ligne médiane au bord correspondant du muscle opposé; cependant plus rapprochés en avant qu'en arrière, où ils laissent entre eux un intervalle celluleux. On voit donc que plus on les attaque en arrière, plus on les trouve épanouis en hauteur et écartés en largeur; d'où l'indication de les diviser le plus près possible de leurs insertions géniennes. Du reste, en partant du plancher de la bouche, on n'a à diviser, pour mettre à nu ces deux muscles, que la muqueuse et l'aponévrose sur la ligne médiane, et sur les côtés les deux glandes sublinguales. En bas, ils sont en rapport avec la réunion des deux génio-hyoïdiens, séparés de la peau du cou par le mylo-hyoïdien et le peaucier, et un peu sur le côté par les ventres antérieurs du digastrique.

L'aponévrose des génio-glosses est une gaîne cellulo-fibreuse qui les enveloppe, comme toutes les gaînes musculeuses, qui a conséquemment les mêmes attaches, et qui suffirait donc à retenir la langue en avant, même après la section du corps du muscle.

Quant à la membrane fibreuse de la langue, elle est constituée par un tissu fibreux fort résistant placé au-dessous de la muqueuse. Pour la bien voir, M. Bonnet a indiqué la préparation suivante : on enlève successivement la peau du cou, le peaucier, la glande sous-maxillaire; les muscles digastriques, mylo-hyoïdiens, génio-hyoïdiens, génio-glosses, hyo-glosses, stylo-glosses, les glandes sublinguales, et enfin le muscle lingual, en laissant par précaution quelques fibres charnues encore adhérentes à la membrane fibreuse. Alors, sans que la cavité buccale soit ouverte, on a sous les yeux la membrane fibreuse, qui s'insère à la mâchoire inférieure au-dessous du rebord alvéolaire, et au ligament qui unit l'angle rentrant de la mâchoire et l'extrémité de l'apophyse ptérygoïde, desquelles insertions elle part pour tapisser la langue. Au total, ce n'est autre chose que la doublure fibreuse de la muqueuse linguale et buccale, qui se confond par conséquent en avant avec la portion sous-muqueuse de la gaîne des génio-glosses.

Il est remarquable du reste que M. Amussat, qui d'abord divisait la muqueuse, l'aponévrose supérieure des génio-glosses, et enfin ces muscles eux-mêmes, se borne aujourd'hui presque constamment à la section de la muqueuse et de l'aponévrose; et que

M. Bonnet, qui avait commencé par diviser le muscle et son aponévrose inférieure, se soit vu contraint d'arriver à l'aponévrose supérieure, et même aux portions latérales, qu'il appelle la membrane fibreuse de la langue.

Lorsque l'on opère par l'intérieur de la bouche, il faut se rappeler qu'à partir du filet, en longeant les attaches latérales de la langue au plancher buccal, se voient sous la membrane fibreuse le nerf lingual, l'artère et la veine du même nom; un peu plus bas, le nerf hypo-glosse; qu'en avant du filet sont les orifices des conduits de Warthon, presque accolés sur la ligne médiane; plus en avant, les deux glandes sublinguales.

I. SECTION DU FREIN ET DE LA MUQUEUSE. *Procédé de M. Amussat.* — Le malade assis, la tête renversée en arrière et solidement appuyée, on lui fait ouvrir largement la bouche et relever la langue, et, avec des pinces à dents de souris, on saisit fortement le filet en arrière des orifices de Warthon. On pourrait croire qu'il est nécessaire de tenir les dents écartées à l'aide d'un coin ou de tout autre moyen analogue; cela est inutile. Quand le sujet a la langue relevée et se sent ainsi saisi par-dessous, l'instinct l'oblige suffisamment à tenir la bouche ouverte, de peur de se blesser lui-même.

Le filet ainsi pris et soulevé, on le coupe en travers avec des ciseaux courbes sur le plat, analogues à ceux dont on se sert pour l'opération du strabisme. Un seul coup suffit pour diviser la muqueuse et la fibreuse, et mettre à nu les muscles génio-glosses. Si la section n'est pas assez grande, on l'élargit d'un côté et de l'autre en évitant les attaches de la langue, et dirigeant l'incision du côté du plancher buccal.

C'est là, comme on voit, l'opération recommandée dès l'antiquité pour les adhérences anormales de la langue, auxquelles se rattachaient certaines variétés de bégaiement. Mais ce qui sans doute avait fait tomber cette opération dans l'oubli, c'était la difficulté de prévenir le retour d'adhérences semblables, ou même plus fortes, et c'est ici que le procédé revient tout entier à M. Amussat. Il s'agit, comme il a été dit ailleurs à l'occasion des cicatrices en général, d'empêcher la rétraction de la cicatrice en faisant cicatriser isolément chacune des faces de la plaie; et pour cela il faut, dès que la membrane inodulaire commence à s'organiser, détruire chaque jour avec un instrument tranchant la commissure que forme cette membrane entre les deux faces de la plaie dans l'angle qui les réunit, jusqu'à ce que la cicatrisation soit complète.

Au reste, si cette section ne déliait pas suffisamment la langue, et que l'on voulût couper les muscles génio-glosses, on diviserait la lèvre antérieure de la section sur la ligne médiane d'arrière en avant, rejetant de chaque côté les conduits de Warthon et les glandes sublinguales, sans attacher cependant beaucoup d'importance à éviter leur lésion ; le bord et les deux faces des muscles bien dégagés, l'opérateur, avec une pince à dents très fortes, embrasserait les deux muscles ensemble, en plongeant sa pince aussi profondément et aussi en avant que possible, et avec des ciseaux très longs, très forts et courbés sur le plat, on diviserait les deux muscles en travers. Cette opération a été beaucoup pratiquée ; elle donne lieu à une hémorrhagie souvent alarmante, et qui a même été déjà une fois au moins suivie de mort ; on lui reproche justement de ne pas offrir à l'instrument des données certaines, de façon qu'on ne sait jamais au juste ce qu'on a coupé ; et enfin les indications surtout n'en sont rien moins que précises, et le succès est toujours livré au hasard. Si l'on voulait couper les génio-glosses du côté de la bouche, le procédé suivant paraît plus simple et moins périlleux.

II. Section des génio-glosses. *Procédé de M. Baudens.* — Le malade placé comme il a été dit, la bouche largement ouverte, et l'aide qui soutient la tête plaçant ses deux petits doigts dans les commissures des lèvres pour les tirer en arrière, l'opérateur saisit une érigne de la main gauche, l'implante dans la membrane muqueuse sur la ligne médiane, et au-dessus du bord des génio-glosses, afin de tendre ces derniers ; et ayant reconnu la corde qu'ils dessinent, il prend des ciseaux fortement coudés sur le plat, plonge leurs lames entr'ouvertes en rasant la mâchoire à trois centimètres de profondeur, de manière à embrasser les attaches des deux muscles, et les coupe brusquement d'un seul coup. On entend un craquement, et l'opération est terminée. Elle ne demande que quelques secondes.

L'hémorrhagie est moindre ici, parce que l'on coupe les muscles dans un point où ils ont moins de fibres charnues, et plus à l'écart des vaisseaux. En engageant le doigt dans l'ouverture faite à la muqueuse, on rencontre une excavation formée par le retrait des muscles ; on reconnaît les apophyses géni, et l'on peut ainsi constater directement s'il reste encore des fibres intactes, qu'il faudrait sans désemparer détruire avec le bistouri boutonné. On tamponne ensuite la cavité avec un morceau d'éponge roulé et trempé dans du vinaigre.

Un des phénomènes les plus remarquables de la section des muscles génio-glosses est une vive douleur dans l'oreille et quelquefois dans la gorge, dont l'explication est difficile à donner. Au reste, quand toute crainte d'hémorrhagie est passée, le reste marche à souhait; la plaie guérit sans inflammation, sans accident, avec une merveilleuse rapidité, même sans ce bourgeonnement qui succède aux opérations de strabisme; ce qui enlève véritablement beaucoup au prestige de la section sous-cutanée qui nous reste à examiner.

III. Section sous-cutanée des génio-glosses. *Procédé de M. Bonnet.*—Après avoir constaté que le bégaiement résiste souvent à la section simple des génio-glosses à leur insertion aux apophyses géni, et même à la section des génio-glosses et de leur aponévrose, M. Bonnet s'est enfin arrêté à un procédé qui consiste dans la section successive, 1° des génio-glosses près des apophyses géni; 2° de leur aponévrose latérale; 3° de la membrane fibreuse de la langue à son insertion à la mâchoire; 4° enfin dans le refoulement des muscles coupés en arrière.

Il se sert de deux instruments, l'un pointu, l'autre mousse à son extrémité. Le malade étant assis, la tête renversée en arrière, l'opérateur, placé en avant, commence par porter l'indicateur gauche dans la bouche, au-dessus des apophyses géni. Avec le ténotome aigu, porté immédiatement sous le menton et sur la ligne médiane, il traverse la peau, le peaucier et l'intervalle qui sépare les digastriques et les mylo-hyoïdiens; ensuite, par cette piqûre, il enfonce le ténotome mousse, le tranchant tourné en avant, jusqu'à ce que le doigt placé dans la bouche le sente distinctement au-dessous de la muqueuse; on tourne alors son tranchant en dehors et en avant, de manière à couper le génio-glosse du côté gauche, par exemple; après quoi on le retourne à droite pour couper le génio-glosse droit. Chacun de ces temps demande des précautions particulières. D'abord, pour pénétrer sûrement sur la ligne moyenne et à la distance convenable du menton, on se guide d'une part sur l'intervalle qui sépare les deux incisives moyennes, de l'autre sur le lieu où l'on sent le bord postérieur de la concavité de la mâchoire; un guide plus sûr encore est le doigt indicateur gauche introduit dans la bouche, à l'aide duquel on sent distinctement l'apophyse géni. Ce doigt placé sur cette apophyse, et l'ongle du pouche gauche appuyant sur la face postérieure de la concavité de la mâchoire, on peut fixer avec précision le lieu de la ponction.

La profondeur à laquelle le ténotome mousse doit pénétrer n'est pas moins importante à préciser. Ce n'est pas assez de dire qu'il doit venir sous la muqueuse à la rencontre du doigt : car le doigt pourrait déprimer la muqueuse jusqu'au-dessous des apophyses géni, et le ténotome trop peu enfoncé n'agirait pas sûrement sur les fibres supérieures du muscle, dont la section est la plus importante. Pour éviter toute erreur, on pousse le ténotome jusqu'au-dessous de la muqueuse, à l'endroit où elle se détache de la mâchoire pour aller former le filet de la langue ; et l'indicateur doit en reconnaître l'extrémité dans tout l'espace qui sépare l'une de l'autre les dents incisives externes.

Lorsque le ténotome a pénétré assez profondément, on doit rechercher quelle est sa position relativement aux apophyses géni. Dans ce but, on lui fait exécuter des mouvements de latéralité, son tranchant toujours appuyé contre la mâchoire : si on le sent arrêté à droite et à gauche, il est bien placé entre ces deux apophyses ; s'il est arrêté seulement à droite, c'est qu'il est à gauche des deux apophyses, et *vice versâ*.

Lorsqu'on a bien reconnu de la sorte la position du muscle à diviser, on incline contre lui le tranchant de l'instrument, qui regarde alors en avant et sur l'un des côtés. Un bruit particulier et le sentiment d'une résistance vaincue annoncent que le muscle est coupé. Mais pour que la section soit complète, il faut, après avoir fait agir l'instrument le manche dirigé un peu en avant, couper en tenant le manche dirigé autant que possible en arrière et contre le cou. Ce n'est que par cette manœuvre que la lame peut suivre la convexité que présente la mâchoire de haut en bas.

Pour s'assurer si la section est bien complète, on fait passer d'un côté à l'autre des apophyses le tranchant de l'instrument, jusqu'à ce qu'on sente celles-ci parfaitement dénudées ; et comme l'expérience cadavérique démontre qu'on peut ainsi promener l'instrument d'un côté à l'autre de ces apophyses, bien que les fibres externes des génio-glosses soient conservées, il importe de prolonger ce mouvement du ténotome à 3 millimètres en dehors de chacune de ces apophyses.

Après avoir coupé les génio-glosses, on commande au malade

de tirer la langue hors de la bouche. S'il ne peut lui faire dépasser les dents, on regarde l'opération comme terminée ; mais s'il la tire hors de la bouche, il faut couper l'aponévrose des génio-glosses à son insertion à la mâchoire, contre laquelle on tient toujours appuyé le tranchant de l'instrument ; et avec le plat de celui-ci on refoule les muscles en arrière. On fait derechef tirer la langue ; et dans le cas où sa pointe peut encore dépasser les dents, ce qui prouve que le but immédiat de l'opération n'est pas atteint, on procède au décollement du tissu fibreux de la mâchoire. Une précaution spéciale est ici nécessaire pour ne pas léser la muqueuse et faire pénétrer le ténotome dans la bouche, ce qui amène une effusion de sang qui oblige d'interrompre l'opération ; mais la muqueuse demeurant intacte, on continue le décollement jusqu'à ce que le malade cesse de pouvoir tirer la langue.

Au total, on voit que l'impossibilité de tirer la langue hors de la bouche est pour M. Bonnet le but immédiat de l'opération, et la preuve de son succès. C'est pourquoi il s'arrête après la section des muscles si ce but est atteint, et pourquoi il porte les sections plus loin dans le cas contraire ; toutefois il est des sujets, surtout dans un âge avancé, chez lesquels toutes les sections sont impuissantes à amener ce résultat. Dans ces cas, on peut prédire que l'opération est à peu près ou même absolument inutile.

Voyons maintenant les suites de l'opération en elle-même. La plus importante est la formation d'un épanchement sanguin au-dessous de la muqueuse buccale, entre la langue et la mâchoire, formant de chaque côté du frein de la langue une tumeur noirâtre du volume de la dernière phalange du pouce. A ce degré, aucun accident n'est à craindre, et les malades peuvent se promener le soir même de l'opération. Dans quelques rares circonstances, le corps de la langue est lui-même soulevé, il y a un peu de gêne dans la respiration ; mais une saignée suffit pour diminuer cette gêne, dont le lendemain il ne reste plus de traces.

Trois fois cependant M. Bonnet a observé un état plus grave ; la langue soulevée tout entière, sa pointe refoulée vers la partie supérieure de la voûte du palais, et une difficulté extrême de la déglutition, avec menaces de suffocation. Tout cela est le résultat d'un épanchement sanguin plus considérable ; et pour l'éviter, il est essentiel de tenir toujours le tranchant de l'instrument appliqué contre la mâchoire, qu'il ne doit pas abandonner. Du reste, une saignée produit toujours une amélioration prompte; et quand cette amélioration n'est pas suffisante, M. Bonnet accroche avec un fil la pointe de la langue, qu'il perce sur la ligne moyenne, à 2 centimètres de son extrémité; et en ramenant avec ce fil l'extrémité de la langue en avant, il a toujours vu les accidents diminuer le premier jour et cesser complétement le second. Néanmoins il n'opère jamais un bègue sans le faire surveiller dans les cinq ou six heures qui suivent l'opération; s'il ne survient pas d'accidents durant cet intervalle de temps, il n'y a plus rien à craindre.

On ne saurait compter comme accident la difficulté de la déglutition, qui persiste deux ou trois jours, et qui tient à la section elle-même. Quelquefois il se montre une salivation abondante, qui cesse au plus tard vers le huitième jour. En général, du troisième au quatrième jour, les opérés peuvent reprendre leurs travaux; dès le huitième jour, la langue commence à pouvoir sortir de 1 à 2 centimètres hors de la bouche; et après un mois, tous les mouvements sont revenus à l'état normal.

18° *Cancer de la langue.*

Le cancer de la langue se présente sous diverses formes :

1° Tantôt c'est une tumeur pédiculée, et la section du pédicule avec des ciseaux se fait ici comme partout ailleurs;

2° Ou bien c'est une tumeur enkystée, siégeant dans l'épaisseur de l'organe, n'y adhérant que par un tissu cellulaire lâche, et qu'on extrait fort bien, après une incision suffisante, par énucléation (Dupuytren);

3° Ou le cancer est tout extérieur, borné à la couche tégumentaire, ce qui n'est nullement rare; et alors il faut n'enlever que les parties altérées, et procéder à une dissection minutieuse pour isoler ce qui est sain de ce qui ne l'est pas (Lisfranc);

4° Ou bien l'ulcère cancéreux n'occupe qu'une petite portion de la langue; et alors on le cerne par deux incisions semi-elliptiques, la première en dessous, la seconde en dessus, et on l'extirpe; on peut aussi, selon le besoin, ajouter à l'excision la cautérisation par le fer rouge, pour mieux prévenir la récidive;

5° Ou bien, enfin, la désorganisation est plus profonde, et exige l'ablation d'un tiers, d'une moitié, et même de la totalité de l'organe. C'est pour ces cas qu'ont été proposés les procédés suivants.

I. Excision. *Procédé de Louis.* — Quand la maladie n'occupe que la partie antérieure de la langue, Louis conseille d'accrocher la portion altérée avec des pinces-érignes, et de faire, dans la partie saine, la section complète en travers avec le bistouri.

Procédé de Boyer. — Le malade assis sur une chaise, la tête appuyée contre la poitrine d'un aide, et un bouchon de liége placé entre les dents molaires pour tenir les mâchoires écartées, le chirurgien placé en face fait tirer la langue au dehors, et la fixe à l'aide d'une érigne simple placée dans la partie malade. Il saisit le bord droit de cet organe entre le pouce et l'indicateur gauche, et avec des ciseaux droits le fend d'un seul coup jusqu'au-delà de la tumeur, en dirigeant l'incision de telle sorte qu'elle tombe en arrière à peu près sur l'axe de la langue. On laisse un peu cracher le malade, puis on reprend la tumeur de nouveau avec les doigts, et avec les ciseaux on fait une seconde incision qui se réunit à la première sur la ligne médiane, comprenant ainsi toute la portion altérée dans un lambeau triangulaire à sommet postérieur. Ce lambeau enlevé, il reste à la langue une incision en V qu'on réunit par des points de suture entrecoupée. La réunion suffit pour arrêter l'hémorrhagie. Nul autre pansement n'est nécessaire. Dans un cas rapporté par M. Boyer, la guérison était parfaite le huitième jour.

Procédé de M. Lisfranc. — Dans un cas où un ulcère cancéreux occupait le côté droit de la langue près du pilier antérieur du voile du palais, lequel pilier était pris lui-même dans l'ulcération, le malade étant accoutumé à tirer sa langue en dehors et à gauche avec un linge, ce fut à lui que l'on confia ce soin. M. Lisfranc voulait se servir d'érignes doubles tenues par une chaîne ; mais il lui parut, ainsi qu'à moi, que les pinces de Museux étaient bien préférables. Tout le mal fut en effet ainsi saisi ; avec de forts ciseaux droits on entama la langue, et en se servant ensuite de ciseaux courbes, on termina une excision semi-elliptique, comprenant le pilier antérieur du palais. Le doigt passé sur la plaie y sentit encore un point dur au centre ; les pinces de Museux et les ciseaux en firent justice. La plaie semblait énorme, mais elle fut réduite à très peu de chose quand la langue fut rentrée dans la bouche. Le malade parlait très facilement, et disait n'avoir senti aucune douleur. Deux artères assez fortes avaient donné; mais lorsqu'on voulut faire ressortir la langue pour les chercher, on ne les trouva plus; il n'y avait pas même d'écoulement de sang. L'excision avait plus de 3 centimètres d'étendue d'avant en arrière, et paraissait bien plus grande quand la langue était tirée en dehors et à gauche.

II. Ligature. *Procédé de M. Mayor.* — Il consiste à isoler les parties malades de l'organe, au moyen d'une ligature passée avec une ou plusieurs aiguilles à travers l'organe. Ainsi, dans un cas où la moitié de la langue devait être emportée, on l'attira au-dehors à l'aide d'une érigne; un bistouri la traversa de haut en bas sur la ligne médiane et du frein jusqu'à la base, et, en le ramenant en avant, la langue se trouva divisée en deux portions latérales, et la moitié malade fut embrassée par une ligature serrée avec le tourniquet à cabestan de M. Mayor.

Procédé de M. J. Cloquet. — Voulant également détruire une moitié latérale de la langue, M. Cloquet fit une petite incision au-dessus de l'os hyoïde; par cette incision il plongea une aiguille courbe montée sur un manche, laquelle vint sortir sur la ligne moyenne de la langue près de sa base; la courbure de l'aiguille fit que la pointe se rapprocha naturellement des dents. Cette pointe était munie d'un chas par lequel on passa deux ligatures; on retira alors l'aiguille avec les deux liens, en sorte que l'une des extrémités de ceux-ci sortait par la plaie et l'autre par la bouche. L'aiguille fut enfoncée de nouveau par la plaie et vint cette fois sortir sous le frein de la langue; on passa dans son chas les deux chefs restés dans la bouche, qui furent à leur tour ramenés par la plaie du cou. Les quatre chefs ainsi pendant au-dehors, il y avait donc dans la bouche deux anses de fil; l'opérateur en serra une sur la ligne moyenne de la langue, après avoir fait à sa pointe une incision d'avant en arrière, pour y engager le fil; avec l'autre il embrassa le côté externe de la langue, et ainsi la portion malade se trouva totalement étreinte et isolée des portions saines.

Procédé de M. Mirault d'Angers. — Il fait sur la ligne moyenne du cou une incision qui descend depuis un travers de doigt au-dessous du menton jusqu'à l'os hyoïde, et pénètre dans l'intervalle des muscles génio-hyoïdiens. Faisant alors tirer fortement hors de la bouche la langue saisie avec une pince garnie d'agaric, à l'aide d'une grande aiguille courbe portée dans la plaie il traverse l'organe à sa base sur la ligne médiane, fait sortir l'aiguille par la bouche, et la replonge de haut en bas par la bouche même sur l'un des bords de la langue, pour la faire ressortir par la plaie du cou. Ainsi une moitié de la langue se trouve étreinte à sa base dans une anse de fil dont les deux chefs pendant par la plaie sont serrés au moyen d'un serre-nœud. Dans un cas où toute la largeur de la langue était compromise, M. Mirault fit d'abord ainsi la ligature de la moitié gauche, et le neuvième jour, quand la ligature fut tombée après avoir divisé les parties qu'elle embrassait, il appliqua une seconde ligature de la même manière sur l'autre côté.

Enfin M. Maingault propose de passer l'aiguille sous la langue et de bas en haut à travers sa base dans la bouche même, ce qui évite la plaie du cou.

Appréciation. — On voit que ces procédés ne peuvent guère être admis l'un à l'exclusion des autres, et que les progrès du mal font varier les manœuvres de l'opération. Quant à la ligature, les procédés de MM. Mayor et Cloquet ont pour but et pour résultat de sphacéler la portion malade ; ceux de MM. Mirault et Maingault ne l'étreignant qu'à la base, laissent le sang y aborder par les adhérences de la langue au plancher buccal et par les vaisseaux de la moitié saine ; en sorte que la gangrène n'a pas lieu, et cependant la nutrition est diminuée et modifiée suffisamment pour faire rétrograder et même disparaître le mal. Au moins dans un cas rapporté à l'Académie, M. Mirault a pleinement réussi.

19° *Excision des amygdales.*

On a conseillé, contre le gonflement des amygdales, la cautérisation, la ligature et l'excision ; cette dernière seule mérite d'être décrite. Il faut se rappeler que les amygdales sont en contact par leur face externe avec la carotide interne ; mais l'instrument en restera toujours assez éloigné pour prévenir toute crainte, pourvu que la lame agisse parallèlement à la paroi externe de la bouche.

Procédé opératoire. — Le malade est assis en face du jour, la bouche maintenue ouverte par un bouchon taillé en forme de coin, et porté aussi profondément que possible entre les dents molaires du côté sain ; un aide abaisse la langue avec une spatule si elle gêne, et retire la commissure des lèvres en dehors.

Le chirurgien accroche l'amygdale avec des pinces de Museux par sa partie postérieure ; la dégage d'entre les piliers par un mouvement de traction modéré ; et tenant lui-même ces pinces de la main gauche, prend de l'autre main un bistouri droit, étroit, boutonné et garni de linge jusqu'à 25 à 30 millimètres de son extrémité. Il conduit ce bistouri entre l'érigne et la langue sous la base de l'amygdale jusqu'au-delà de sa face postérieure, tourne alors le tranchant en haut, et coupe en plein dans la glande par de mouvements de scie, en agissant parallèlement à la paroi externe de la bouche, et de manière à détacher d'un seul temps toute la portion excédante de la tumeur. On retire ensemble le bistouri et les pinces de Museux avec la masse excisée entre leurs griffes ; puis on enlève le bouchon, et on administre un gargarisme acidulé pour arrêter le sang. Cela suffit d'ordinaire ; mais dans les cas d'hémorrhagie opiniâtre et alarmante, il faudrait recourir au cautère actuel.

On peut substituer aux pinces de Museux une érigne ordinaire simple ou double. La glande est alors moins solidement saisie, et l'on court risque de blesser quelques parties molles de la bouche, soit en introduisant l'érigne, soit en la retirant. On prétend en revanche que si l'on est obligé de discontinuer l'opération, il est plus aisé de retirer l'érigne simple. Dupuytren préférait les pinces de Museux.

Quelques chirurgiens veulent que l'incision soit faite de haut en bas pour éviter de blesser le voile du palais. Richter, craignant d'autre part pour la langue, incisait d'abord de haut en bas, puis de bas en haut, et finissait par la partie moyenne. Louis préconisait l'incision de bas en haut, surtout pour empêcher la portion détachée de tomber dans l'arrière-gorge et sur le larynx, danger tout-à-fait nul quand on se sert des pinces de Museux. En définitive, l'incision de bas en haut n'a d'autre avantage que de ne pas masquer les parties avec le sang qui s'écoule, et l'incision de haut en bas peut aussi bien être appliquée si le chirurgien la juge pour lui plus commode. L'incision combinée de Richter ne nous paraît propre qu'à allonger inutilement l'opération.

On a conseillé aussi, au lieu du bistouri, les ciseaux et même des instruments plus compliqués. L'opération est si facile avec le bistouri, que nous ne voyons aucune raison pour le changer.

20° *Abcès des amygdales.*

Procédé opératoire. — L'ouverture de ces abcès se fait avec un bistouri droit aigu, enveloppé de linge jusqu'à 12 millimètres de sa pointe. La bouche maintenue ouverte et la langue déprimée comme pour l'excision des amygdales, on dirige le bistouri avec la main droite sur l'ongle de l'indicateur gauche, et on enfonce la pointe jusqu'au foyer, en prenant soin de la diriger directement d'avant en arrière, ou parallèlement à la paroi buccale.

21° *Excision de la luette.*

Procédé opératoire. — Le malade est assis en face du jour; on place un bouchon entre les dents molaires s'il est indocile; sinon, il suffit de lui faire ouvrir largement la bouche. On saisit l'extrémité de la luette avec des pinces à polype; on l'attire en avant de manière à la tendre autant que possible; et on l'excise d'un seul coup avec des ciseaux à pointes mousses et courbes sur le plat; des ciseaux droits la laisseraient plus facilement échapper d'entre leurs branches.

M. Lisfranc conseille, après avoir attiré la luette en avant, de la porter vers le côté droit de la bouche, afin, dit-il, que les ciseaux soient placés presque transversalement dans cette cavité, et que la partie à exciser, engagée entre leurs branches jusque près de leur articulation, soit à coup sûr immédiatement et complétement coupée. Il y a sans doute une erreur dans le texte; les ciseaux étant tenus par la main droite de l'opérateur, pour engager la luette jusque près de leur articulation, c'est au côté gauche de la bouche de l'opéré qu'il faut la porter.

22° *Division du voile du palais.*

Anatomie chirurgicale. — La division congéniale du voile du palais se présente sous trois formes: 1° *à l'état simple*, c'est-à-dire que le voile du palais est divisé par une scissure médiane, sans perte de substance et sans division de la voûte du palais; et dans les mouvements de déglutition, on voit les deux portions séparées se rapprocher jusqu'au contact parfait, par une action musculaire dont il est difficile de se rendre compte. Quelquefois la division n'occupe même qu'une partie du voile palatin, et c'est toujours alors la partie inférieure. 2° *Avec division incomplète de la voûte palatine*, soit que cette division ne comprenne que les os palatins, ou qu'elle s'étende en partie sur les os maxillaires; toujours alors il n'y a qu'une simple fente terminée en avant par un angle arrondi. 3° *Avec division complète de la voûte palatine;* et alors il y a un écartement plus ou moins considérable des deux moitiés de cette voûte; presque toujours aussi il s'y joint une division double de l'arcade alvéolaire et de la lèvre, comme nous l'avons décrite à l'article du bec-de-lièvre.

De là trois sortes d'opérations, qui se combinent au besoin l'une avec l'autre : quand il n'y a qu'une étroite fente du voile du palais, la *staphyloraphie* proprement dite; quand cette fente très écartée simule une perte de substance, la *staphyloplastique;* et quand enfin il y a aussi perte de substance réelle ou apparente de la voûte palatine, une opération à laquelle, pour accorder les désinences, on peut donner le nom d'*uranoplastique*, déjà proposé par quelques chirurgiens allemands.

I. STAPHYLORAPHIE. — *Procédé de M. Roux.* — L'appareil se compose : 1° de trois ligatures un peu larges, aplaties, formées de trois ou quatre brins de fil un peu fort; 2° de six petites aiguilles courbes et plates dans toute leur longueur, enfilées à deux pour chaque ligature; 3° d'un porte-aiguille; 4° de pinces à pansement; 5° d'un bistouri boutonné; 6° de ciseaux à branches très longues, et dont les lames, assez courtes, sont coudées à angle obtus sur l'un des côtés.

Le sujet assis en face du jour, la bouche naturellement ouverte ou écartée à l'aide d'un coin de liége, selon qu'on peut ou non se fier à sa docilité, le chirurgien saisit avec les pinces le bord droit de la division, prend les pinces de la main gauche, et de la droite conduit dans le pharynx le porte-aiguille armé d'une aiguille dont la pointe regarde par conséquent en avant. On ramène la pointe de cette aiguille sur la face postérieure du voile du palais, de manière à le traverser d'arrière en avant près de son extrémité inférieure, et à 8 à 9 millimètres environ du bord de la division. Pour enfoncer l'aiguille, on attend que les parties soient en repos; puis la perforation étant faite, on fait saillir le plus possible la pointe de l'aiguille en avant; on la saisit là avec les pinces, et faisant lâcher prise au porte-aiguille, on ramène dans l'intérieur de la bouche l'aiguille, entraînant avec elle le bout de la ligature dont elle est enfilée. Cette manœuvre est longue et fatigante ; et il convient de laisser après au malade quelques instants de relâche, durant lesquels il puisse fermer la bouche, cracher et respirer à son aise. On passe ensuite de la même manière l'autre bout de la ligature à travers le côté gauche du voile du palais, et on en laisse pendre les deux extrémités en dehors des commissures labiales. Puis on place une seconde ligature en haut, à peu près au niveau de l'angle d'union des deux moitiés du voile palatin, et une troisième précisément au milieu de l'intervalle qui sépare les deux autres.

Les ligatures étant placées, on en abaisse la partie moyenne vers le pharynx pour ne pas être exposé à les couper en excisant les bords de la division ; et l'on procède à ce second temps de l'opération.

On saisit donc le bord gauche de la fente tout-à-fait en bas avec les pinces à anneaux, et on le met dans un état de tension favorable au jeu de l'instrument. On commence l'avivement de ce bord avec les ciseaux coudés ; puis avec le bistouri droit boutonné placé en dehors des pinces, le dos tourné vers la base de la langue, et qu'on fait agir en sciant de bas en haut, on détache un lambeau également épais d'un millimètre environ dans tous les points de son étendue. On a bien soin de prolonger ce lambeau jusqu'un peu au-dessus de l'angle d'union de la scissure, en le tenant fixé avec les pinces jusqu'à la fin de cette division. On en fait autant du côté opposé, en joignant les deux plaies l'une à l'autre sous un angle très aigu, au-dessus de l'angle d'union indiqué.

Il ne reste plus qu'à serrer les ligatures. On commence par la plus inférieure, avec laquelle on fait d'abord un premier nœud simple ; après l'avoir serré suffisamment à l'aide des doigts indicateurs, on le fait saisir avec les pinces à anneaux pour qu'il ne se relâche point, jusqu'au moment où l'on aura serré l'autre. On opère de même sur les deux ligatures supérieures, en portant à dessein la constriction tant soit peu au-delà du degré rigoureusement nécessaire pour mettre en contact immédiat les bords de la division. Enfin avec les ciseaux on retranche près du nœud les deux bouts de chaque ligature désormais inutiles.

Il n'y a nul pansement à faire ; mais le malade doit garder le silence le plus absolu, ne prendre ni aliments ni boissons ; s'abstenir même, autant que possible, d'avaler sa salive, qu'il faut rejeter dans un vase ou sur un mouchoir à mesure qu'elle est produite; éviter soigneusement tout ce qui pourrait provoquer la toux, le rire, l'éternument, en un mot tout ce qui tend à ébranler le pharynx et le voile du palais. Du troisième au quatrième jour, on peut ôter une ou deux des ligatures supérieures; l'inférieure doit rester en place un ou deux jours de plus. Si la réunion avait manqué par en haut, ce qui arrive fréquemment lorsque la fente se prolonge sur la voûte palatine, on pourrait, ou bien attendre l'oblitération de l'ouverture des bienfaits du temps, ou la favoriser en touchant les bords avec la pierre infernale (Roux), ou le nitrate de mercure (J. Cloquet).

Ce procédé offre quelques inconvénients qu'il importe de signaler et d'éviter.

Le premier temps exige trois conditions essentielles au succès: 1° que les points de suture soient placés à la même hauteur sur chaque côté de la division; 2° que les intervalles qui les séparent soient à peu près égaux; 3° qu'ils soient à une distance convenable de la fente palatine. On conçoit en effet que si la première condition est omise, l'un des côtés de la fente sera inégal et plissé, tandis que l'autre sera tendu. Si d'autre part on éloigne trop les points de suture, les bords de la division bâilleront dans l'intervalle, et la réunion par première intention sera compromise; enfin, si les fils sont placés trop loin des bords de la division, on ne pourra les serrer assez pour opérer le parfait contact sans causer un tiraillement excessif du voile du palais, une douleur et une inflammation qui pourront nuire au travail d'adhésion; trop près, au contraire, ils déchireront les parties molles enfermées dans l'anse avant que la réunion soit complète; accident grave, et qui constitue l'une des causes les plus fréquentes d'insuccès de la staphyloraphie.

On voit donc de quelle importance il est de passer les aiguilles dans un point bien déterminé du voile du palais. Or, cela est presque impossible par le procédé ordinaire, qui, enfonçant les aiguilles d'arrière en avant, en cache la pointe à l'opérateur.

Les ligatures posées, il faut aviver les bords de la division, manœuvre fort difficile dans le procédé de M. Roux. En effet, quelque soin que l'on prenne de tendre et de porter en bas et en dedans chaque moitié du voile du palais, on éprouve toujours beaucoup de peine à faire une section nette et égale, quand on commence par le bord libre du voile; les parties molles que rien ne retient en bas fuient devant le tranchant. Quelquefois la partie inférieure du lambeau se déchire ou est entièrement coupée, avant que la section ait atteint l'angle de la division. Si au lieu du bistouri on emploie les ciseaux, on est exposé à couper les fils, accident qui est arrivé aux plus habiles opérateurs. De là le procédé suivant.

Procédé de M. A. Bérard. — Son appareil, très simple, se compose d'une pince à pansement ordinaire, d'une pince à dents de souris semblable à celle de Graefe, d'un bistouri droit pointu, d'aiguilles de 12 à 15 millimètres de long sur 2 de large, épaisses d'un demi-millimètre vers le talon pour être plus facilement saisies, et percées en ce point d'un chas assez large pour admettre un gros cordon plat; elles offrent sur le plat une courbure peu prononcée, qui commence à la pointe et occupe les trois cinquièmes de l'aiguille; le reste du côté du talon est parfaitement rectiligne; enfin de cordonnet plat, ou de fils cirés réunis de manière à former un ruban d'un millimètre de largeur.

Le malade situé convenablement, le chirurgien saisit et tend le bord gauche de la division avec la pince à dents de souris tenue de la main gauche; de la main droite il prend l'aiguille avec la pince à pansement, le talon dirigé parallèlement à la longueur des pinces, et la concavité regardant le bord libre de la fente. L'aiguille est enfoncée d'avant en arrière au niveau de l'angle supérieur de la division, à 7 millimètres à peu près en dehors de son bord libre, jusqu'à ce que toute la courbure ait traversé l'épaisseur du voile. Cette courbure de l'aiguille permet à sa pointe de se diriger en arrière et en dedans, en sorte qu'on l'aperçoit à travers la fente palatine. L'opérateur abandonne alors le bord libre du voile, et avec la même pince qui lui servait à le tendre, il saisit la partie de l'aiguille qui fait saillie en arrière. Une traction légère en arrière et du côté opposé à son entrée suffit pour en dégager le talon; puis on ramène l'aiguille d'arrière en avant, à travers la fente, et enfin hors de la bouche, avec le fil qui la traverse.

On fait passer de la même manière à la même hauteur une autre aiguille dans la lèvre droite de la division; cette seconde aiguille entraîne après elle une anse de fil que l'on détache de l'aiguille, et dans laquelle on passe le chef profond de la ligature. En retirant l'anse du fil, on ramène donc ce chef de la ligature d'arrière en avant à travers le côté droit du voile palatin; de sorte que ces deux chefs sortant par la bouche, le milieu forme une anse en arrière du voile du palais, comme dans les procédés ordinaires. On place suivant le même procédé une seconde et une troisième anse de ligature, selon l'étendue de la division, en ayant soin de piquer chaque aiguille à 7 millimètres environ du bord libre de la fente.

Les ligatures passées et leurs anses abaissées comme à l'ordinaire, pour rendre les fils à peu près parallèles au bord de la division et les préserver de l'action du bistouri, on procède à l'avivement. Le bord gauche de la fente est de nouveau saisi avec la pince à dents de souris; puis on porte au fond de la bouche le bistouri pointu tenu comme une plume à écrire, et on le plonge à travers le voile du palais, à 2 millimètres au-dessus de l'angle de la division, le dos tourné en haut; il suffit alors d'une pression légère sur le tranchant, pour diviser nettement les parties molles, et tailler un lambeau d'un millimètre d'épaisseur, qui occupe toute l'étendue de la solution de continuité. L'avivement se pratique de la même manière sur le côté droit du voile du palais, en tenant la pince de la main droite et le bistouri de la main gauche, et en faisant une ponction distincte pour tailler le second lambeau. Il en résulte que les deux lambeaux taillés sont encore réunis par leur pointe supérieure et appendus à l'angle de la division. Il faut donc les enlever en reportant le tranchant du bistouri vers cet angle, et en coupant obliquement d'une plaie à l'autre, tandis qu'on saisit les lambeaux avec les pinces, de peur qu'ils ne tombent dans les voies aériennes ou dans l'œsophage. Il ne reste plus qu'à serrer les ligatures, comme il a été dit.

Procédé de Smith. — N.-R. Smith trouve que l'appareil instrumental est trop compliqué, et il l'a modifié de cette manière.

Le seul instrument indispensable est une aiguille fort simple, consistant en une tige d'acier, montée sur un manche fixe, terminée par une pointe un peu plus large que les aiguilles ordinaires, et courbée, à partir de la pointe, en un demi-cercle d'environ 12 millimètres de rayon. Au lieu d'être percée d'un chas, elle porte seulement à 5 ou 6 millimètres de la pointe une échancrure qui entame un de ses bords jusqu'au milieu de la lame, et se dirige obliquement en dedans et en arrière ou du côté du manche. La lame est plus large en avant qu'en arrière de cette échancrure ; en sorte que, quand l'aiguille traverse les parties molles, l'angle postérieur de l'échancrure ne lui oppose aucun obstacle. On engage dans cette échancrure le bout d'un fil d'une longueur convenable, et ciré de manière à pouvoir y adhérer légèrement.

Le malade, placé dans une position convenable, et les mâchoires maintenues largement écartées, le chirurgien introduit l'aiguille dans la bouche, et porte sa portion recourbée au-delà de la fissure palatine, en dirigeant sa pointe derrière le milieu de la luette. Il ramène alors l'instrument en avant de manière à traverser la luette d'arrière en avant avec la pointe. Si la luette n'offre point assez de résistance pour permettre à l'aiguille de la traverser avec facilité, on peut l'assujettir en saisissant son extrémité avec de fines pinces à pansement. Aussitôt que la pointe de l'aiguille fait suffisamment saillie en avant, c'est-à-dire dès qu'on aperçoit le bout du fil engagé dans son échancrure, l'opérateur peut retirer l'aiguille avec un léger mouvement, et le fil s'échappe en général facilement de l'échancrure et demeure dans la plaie ; mais, pour plus de certitude, on peut le saisir avec des pinces ou un petit crochet, et le dégager ainsi de l'échancrure.

La première ligature ainsi posée d'un seul côté, on en place une seconde à 12 millimètres au-dessus ; et dans quelques cas on peut en ajouter une troisième à égale distance de la seconde. Mais M. Smith conseille de s'en abstenir, quand il est évident que cette troisième ligature exercerait une action trop forte pour mettre en contact les deux lèvres de la division. Il en résulterait beaucoup d'irritation ; et non seulement on n'atteindrait pas le but qu'on se proposerait avec la troisième suture, mais on nuirait et peut-être on mettrait un obstacle absolu au travail d'adhésion des parties comprises entre les deux autres.

Pour rafraîchir les bords de la division, on saisit les deux bouts de la ligature placée sur la luette, et on attire par leur moyen la luette en avant. On ramène ainsi cette portion du voile palatin à une direction presque horizontale, et l'opérateur peut aisément rafraîchir les bords de la fente avec des ciseaux droits ou légèrement courbes sur le côté. Si l'on voulait se servir d'un bistouri droit boutonné, il faudrait donner la ligature à tenir à un aide, et saisir soi-même avec de fines pinces à pansement le bord interne de la luette. On prendra soin, dans ce temps de l'opération, de ne pas couper les ligatures supérieures; et il est facile de les éviter en les repoussant en arrière assez loin du voile du palais.

Le chirurgien s'occupe alors de passer les ligatures à travers l'autre côté du voile, ce qui se fait de la manière déjà indiquée; mais, pour rafraîchir le bord correspondant de la division, il faut procéder un peu différemment. L'anse de la première ligature, qui se trouve en arrière du voile dont elle embrasse les deux côtés, doit être ramenée en avant et jusque hors de la bouche. L'opérateur saisit cette anse en même temps que l'extrémité du fil qui traverse le côté à rafraîchir. Alors il peut attirer ce côté en avant, et faire agir dessus les ciseaux ou le bistouri, comme il avait fait pour l'autre.

Reste enfin à serrer les ligatures, ce qui est encore très facile, en formant avec les deux bouts de chaque fil le nœud du chirurgien, en entortillant chacun d'eux autour du second doigt de chaque main, portant les deux indicateurs le long des fils jusqu'au fond de la bouche, et tirant les deux bouts en dehors de manière à serrer le nœud. Quand les nœuds sont tous formés, on coupe les bouts des ligatures tout près des points de suture.

Les autres précautions sont connues: seulement le chirurgien américain recommande de faire boire et manger le malade immédiatement avant l'opération.

Appréciation. — La simplicité apparente des procédés qui viennent d'être décrits entraîne des embarras très réels dans la pratique, et qui se rapportent à presque tous les temps de l'opération. D'abord, la bouche présentant 8 à 10 centimètres de profondeur, qu'on peut réduire tout au plus à 7 centimètres en l'ouvrant largement, les instruments ont besoin d'une assez grande longueur, et dès lors de plus de légèreté pour ne pas intercepter la vue. Si l'on se sert de ciseaux, M. Guyot a également remarqué que les ciseaux courbés à angle ont l'inconvénient de présenter une espèce de talon qui, reposant sur la langue, élève la pointe à une hauteur toujours égale, et force à tenir le poignet très haut pour commencer l'incision; en conséquence il leur a substitué des ciseaux terminés par une courbe très ouverte près de la charnière, et un peu plus prononcée vers l'extrémité.

Mais les deux difficultés capitales gisent dans le placement et la striction des points de suture. Si l'on porte l'aiguille d'arrière en avant, l'anse à la vérité se trouve formée naturellement; mais le chirurgien ne voit pas son aiguille, et il s'expose à espacer davantage les points de suture d'un côté que de l'autre. Si on opère d'avant en arrière, on est gêné pour retirer l'aiguille; et de plus il faut, pour avoir l'anse convenablement placée, recourir au procédé de M. Bérard, qui tout simple et tout ingénieux qu'il est, n'entraîne pas moins une perte de temps et des manœuvres pénibles pour le malade. Toutes ces difficultés ont été vaincues de la manière la plus heureuse par M. de Pierris.

Procédé de M. de Pierris. — Il se sert d'un instrument dont la description serait un peu trop compliquée pour la faire exactement ici, mais dont le jeu est très simple. Qu'on imagine une tige courbée à angle droit à 13 millimètres de son extrémité; cette extrémité présente un anneau échancré dans lequel joue un petit fourreau d'acier destiné à recevoir l'aiguille. Celle-ci est continue avec une tige droite jouant librement sur la première dans la direction du fourreau; elle n'est point percée d'un chas, mais porte à peu de distance de sa pointe une échancrure dirigée obliquement en avant ou vers la pointe. Une anse de fil est engagée dans l'anneau de la tige recourbée, et retenue par le fourreau mobile qui occupe toute la longueur de l'anneau. On porte l'instrument ainsi armé sur le voile du palais, la portion recourbée en arrière, l'aiguille en avant et sous les yeux du chirurgien. L'aiguille poussée d'avant en arrière traverse le voile, entre dans son fourreau et le fait reculer de manière à laisser libre l'échancrure de l'anneau; l'anse de fil n'étant plus soutenue tombe dans l'échancrure de l'aiguille, et en retirant celle-ci par le même chemin, on ramène donc en avant l'anse tout entière, ou seulement un des bouts du fil si l'on veut. La même opération répétée de l'autre côté avec l'autre bout du fil place l'anse de la suture dans les meilleures conditions requises.

Une dernière difficulté consiste dans la striction du fil; en effet, en agissant à cette profondeur, tantôt on serre trop; plus souvent le premier nœud se desserre tandis qu'on s'occupe à faire le second, et l'opération est manquée. Quelques chirurgiens se sont occupés de faciliter cette striction; le meilleur instrument me paraît être jusqu'à présent celui de M. Guyot.

Procédé de M. Guyot. — Son instrument se compose, 1° d'une canule creuse longue de 16 centimètres, terminée à son extrémité interne par deux ailes latérales, figurant deux petites poulies pour laisser glisser les fils ; à l'autre extrémité est un piston qu'on fait mouvoir à l'aide du pouce ; 2° d'une petite pièce à deux branches dont l'une, longue de 13 centimètres, se cache entièrement dans la canule pour aller s'appuyer sur le piston ; l'autre, très courte, n'a que 9 millimètres, qui, avec une petite queue carrée, pénètre avec la première de 4 millimètres dans la canule lorsque la pince est ouverte. Dans cet état, en pressant sur le piston, la petite branche est dégagée de la canule et soulevée prestement par un ressort placé au-dessous d'elle, et la pince se ferme. Les mors en sont très courts et taillés en bec de moineau, de façon qu'un nœud serré sur eux ne peut s'y arrêter et les repousse à mesure qu'il se serre.

Pour se servir de cet instrument, on place la pince dans la canule après l'avoir ouverte, en sorte qu'elle reste béante au niveau des deux poulies de renvoi. On fait le premier nœud hors de la bouche, on passe chaque chef du fil dans une des poulies latérales ; puis on les saisit en les égalisant avec le pouce et l'indicateur de la main gauche, qui reste immobile. On porte alors avec la main droite l'instrument au fond de la bouche, et le nœud court devant lui jusqu'au voile du palais ; là on tire doucement les fils pour rapprocher les nœuds de la division ; on les voit se joindre, se coapter, et quand on est assuré de leur bonne disposition, on appuie le pouce sur le piston ; la petite branche échappe, et le nœud est fixé. On retire la canule ; la pince reste. On fait de même le second nœud hors de la bouche, et on le porte comme le premier jusqu'à ce que l'on arrive à son niveau ; alors on tire doucement les fils en soutenant la canule ; le nœud se serre sur les mors et les fait glisser en s'appliquant sur le premier ; la pince tombe d'elle-même ; et le nœud est fini.

Sans doute il ne faut pas abuser de la mécanique appliquée aux instruments de chirurgie ; mais quand tout l'art du chirurgien ne saurait lutter avec avantage contre des dispositions contraires résultant de la conformation des parties, alors la nécessité fait loi ; et c'est ici surtout que ce motif est applicable. Ces instruments ont été d'ailleurs exécutés avec une rare précision par M. Charrière, l'artiste de notre époque à qui certainement la chirurgie doit le plus.

III. Staphyloplastique. — On a employé la méthode ancienne, à laquelle peuvent se rapporter les procédés de M. Roux et de M. Dieffenbach, et la méthode indienne.

Procédé de M. Roux. — Après avoir placé les trois ligatures et avivé les bords de la division à l'ordinaire, seulement jusqu'au bord adhérent du voile du palais, il pratique avec le bistouri boutonné, parallèlement au bord postérieur de l'os palatin, et immédiatement au-dessous de ce bord, une section transversale de chaque côté du voile du palais, comprenant toute l'épaisseur de cet organe, et s'étendant en dehors jusque tant soit peu au-delà de la ligne verticale sur laquelle sont placées les trois ligatures. On parvient par ce moyen, sans exercer avec les fils une constriction trop forte, à mettre en contact immédiat dans toute leur étendue les deux moitiés de la division.

Procédé de M. Dieffenbach. — Il pratique de chaque côté de la division, et à 9 millimètres en dehors, une incision longitudinale, qui permet aux bords de la plaie un allongement très marqué, et se ferme également d'elle-même. On reconnaît ici les incisions conseillées par Celse pour d'autres parties.

Procédé de Bonfils. — Dérivé de la méthode indienne, il consiste à tailler sur la voûte palatine un lambeau d'étendue suffisante, qu'on dissèque d'avant en arrière, qu'on renverse et qu'on tord sur son pédicule, pour l'adapter, au moyen de la suture, à la perte de substance du voile du palais.

III. Uranoplastique. — Les deux méthodes ont également chacune un procédé qu'elles peuvent revendiquer.

Procédé de M. Roux. — Les ligatures étant placées comme pour la staphyloraphie ordinaire, mais non encore serrées, le chirurgien détache, au niveau de la bifurcation de la voûte palatine, jusques un peu en-deçà de cette bifurcation et de chaque côté, dans l'étendue de 7 à 8 millimètres environ, la couche de parties molles qui revêt cette voûte palatine, de façon que les os soient en quelque sorte dénudés. M. Roux se sert pour cela de petits couteaux à lame un peu longue, étroite, et recourbée près de la pointe sur l'une des faces, tranchant l'un à droite et l'autre à gauche, et servant chacun pour un seul côté de la dissection. On peut arriver plus ou moins par ce moyen à rapprocher non seulement le voile du palais, mais les parties molles de la voûte palatine même. Bien entendu qu'il faut continuer l'avivement des bords de la division jusqu'aux dernières limites de celle-ci, et placer une quatrième ligature au-dessus du voile du palais proprement dit, sur les parties molles détachées de la voûte palatine.

Procédé de Krimer. — Pour fermer une ouverture de la voûte palatine, Krimer fit en dehors, à quelques millimètres de ses bords, de chaque côté et d'arrière en avant, une incision comprenant toute l'épaisseur de la membrane palatine. Après avoir circonscrit ainsi deux lambeaux de parties molles, il les disséqua, les renversa sur eux-mêmes, les ramena vers la ligne médiane, et les réunit par un nombre suffisant de points de suture qui furent enlevés le quatrième jour. L'agglutination s'opéra parfaitement, et la voûte palatine se trouva entièrement restaurée.

Chacun de ces procédés a quelque avantage spécial, et les circonstances seules peuvent en décider le choix. Nous n'avons noté que ceux qui ont été employés jusqu'à présent : il est aisé de concevoir qu'on pourrait appliquer avec autant d'espoir de succès les procédés généraux de Chopart, de Lallemand, de Lisfranc, etc.

CHAPITRE V.

OPÉRATIONS QUI SE PRATIQUENT SUR LE COU.

A part l'ablation de certaines tumeurs qui peuvent se développer au cou comme en toute autre région, et qui n'exigent point de préceptes particuliers, les opérations qui se pratiquent sur cette partie se classent sous deux premiers chefs, selon qu'elles affectent les voies aériennes ou l'œsophage ; un article spécial sera réservé à l'extirpation de la glande thyroïde.

Art. Ier. — Voies aériennes.

1° *Cathétérisme des voies aériennes.*

On pratique le cathétérisme, soit pour laisser la sonde à demeure et entretenir par cette voie la respiration dans certains cas d'angine inflammatoire ou d'œdème de la glotte, ou bien pour insuffler les poumons chez les asphyxiés. On introduit l'instrument par le nez ou par la bouche.

1° *Par le nez. Procédé de Desault.* — On se sert d'une

sonde de gomme élastique du plus gros calibre, qu'on introduit, dépouillée de son mandrin, par une des fosses nasales jusqu'au pharynx; là elle se recourbe et se dirige en bas: on continue à la pousser par son autre extrémité, et enfin on reconnaît qu'elle a pénétré dans le larynx, 1° au chatouillement douloureux qu'éprouve le malade, à la toux subite, au soulèvement comme spasmodique de tout le larynx; 2° aux vibrations d'une chandelle placée au-devant de l'ouverture de la sonde; 3° à la résistance qu'on éprouve à l'endroit de la division des bronches. Si elle est dans l'œsophage, ces symptômes manquent, et la sonde descend jusqu'à l'estomac. Il faut, en ce cas, la retirer et chercher à l'engager dans la glotte; et, si l'on ne peut y parvenir avec la sonde flexible, introduire dans son tube un mandrin courbe qui servira à la diriger sûrement.

2° *Par la bouche. Procédé de Chaussier.* — L'instrument de Chaussier, dit *tube laryngien*, est un tube conique en argent ou en cuivre, de 18 à 20 centimètres de long, élargi à son pavillon, offrant deux trous allongés à sa petite extrémité; à 3 centimètres de cette extrémité, il offre une courbure arrondie où se trouve placée transversalement une rondelle percée de plusieurs trous qui servent à fixer un disque d'agaric ou de peau de buffle; par ce moyen, l'ouverture du larynx est exactement fermée, et l'air insufflé va tout entier dilater les poumons.

La base de la langue étant déprimée avec l'indicateur gauche, on porte directement derrière l'épiglotte la petite extrémité du tube; on l'enfonce légèrement dans le larynx, jusqu'à ce que le disque d'agaric ou de peau s'applique sur l'ouverture. On aspire les mucosités qui engorgent les bronches en exerçant la succion à l'autre extrémité du tube; puis on pratique l'insufflation en imitant les temps égaux de la respiration, soit avec la bouche, soit à l'aide d'un soufflet.

On pourrait aussi bien laisser le tube laryngien à demeure que la sonde de Desault; toutefois une sonde élastique a l'avantage de se conformer mieux aux courbures des parties, et peut-être de les contondre un peu moins. Il nous semble qu'il conviendrait de laisser ouverte son extrémité trachéale préférablement aux orifices latéraux. Quel que soit au reste l'instrument dont on se sert, l'introduction par la bouche est, dans tous les cas, plus simple, plus sûre et plus facile.

2° *Opération pour évacuer la sérosité dans l'angine laryngée œdémateuse.*

Anatomie chirurgicale. — Il importe de se rappeler que le larynx offre, en outre de son orifice supérieur, deux rétrécissements, dont le premier a reçu de nous le nom de *glotte supérieure*, et le second celui de *glotte inférieure*, ou *glotte* proprement dite ; c'est entre ces deux rétrécissements que se trouvent les ventricules du larynx. Or, ce qu'on appelle *angine laryngée, œdème de la glotte*, ne siége jamais sur la glotte inférieure ; il occupe les replis muqueux de la glotte supérieure ou de l'orifice du larynx. On peut porter le bistouri sur ces deux points sans inconvénient, tandis que si l'on intéressait la glotte, la voix deviendrait rauque ou même pourrait se perdre tout-à-fait.

Procédé opératoire (Lisfranc). — On se sert d'un bistouri un peu courbe, à lame étroite, longue, fixée sur le manche, et garnie de linge jusqu'à 2 millimètres de sa pointe. Le malade a la tête placée sur un oreiller ou appuyée contre la poitrine d'un aide, les mâchoires écartées le plus possible, ou même maintenues à l'aide d'un coin de liége placé entre les dents molaires. L'opérateur porte les doigts index et médius gauches dans la bouche, franchit l'isthme du gosier, arrive sur le bourrelet formé par l'œdème ; alors le bistouri, tenu par son manche comme une plume à écrire, est glissé à plat sur les deux doigts conducteurs ; parvenu sur le larynx, le tranchant est dirigé en avant et en haut ; le manche est élevé ou abaissé à mesure que l'on presse légèrement sur la pointe, et la tumeur est ainsi scarifiée à plusieurs reprises. Deux ou trois mouchetures suffisent pour évacuer la sérosité à l'aide de la compression ; on peut en faire un plus grand nombre : seulement on tâchera de mettre entre elles le plus de distance possible, pour éviter les résultats d'une inflammation concentrée sur un seul point.

3° *Bronchotomie.*

On désigne sous le nom général de bronchotomie toute opération pratiquée sur la trachée ou le larynx pour donner à l'air une issue artificielle ou extraire des corps étrangers. On en connaît à présent quatre méthodes différentes, qui portent les noms de *trachéotomie*, *laryngo-trachéotomie*, *laryngotomie* et *laryngotomie sous-hyoïdienne.*

I. TRACHÉOTOMIE. *Anatomie chirurgicale.* — Dans l'espace qui s'étend du cartilage cricoïde au niveau du sternum, la trachée, d'autant plus profonde qu'on l'examine plus inférieurement, est recouverte, 1° par la peau; 2° par l'aponévrose cervicale; 3° par les muscles sterno-hyoïdiens et sterno-thyroïdiens, quelquefois accolés les uns aux autres sur la ligne moyenne, d'autres fois écartés et ne recouvrant que les parties latérales de la trachée; 4° par l'isthme de la glande thyroïde, dont la largeur et la position varient : tantôt, en effet, il n'offre que 9 millimètres de hauteur, et recouvre le premier anneau de la trachée ou les anneaux suivants, seulement jusqu'au cinquième; tantôt il a la même hauteur que le corps thyroïde même, et recouvre à la fois ces cinq anneaux. Au-dessous de cet isthme et sur le même plan, se trouvent un lacis considérable de veines et l'artère thyroïdienne de Neubauër, quand elle existe; 5° enfin, après avoir traversé tous ces tissus, on trouve encore une couche cellulo-fibreuse, et par dessous la trachée elle-même. Il ne faut pas oublier qu'elle est croisée inférieurement par le tronc brachio-céphalique, qui, dans les grands efforts, s'élève un peu au-dessus du niveau du sternum. Enfin, dans les cas de corps étrangers ou de croup, toutes les parties molles sont souvent infiltrées de sérosité ou de gaz, et les veines sont plus gorgées de sang qu'à l'ordinaire.

Procédé opératoire. — Le malade couché sur le dos, la poitrine élevée, la tête légèrement renversée en arrière, le chirurgien placé à droite embrasse et fixe le larynx de la main gauche, et de l'autre, armée d'un bistouri droit ou convexe, il fait sur la ligne médiane une incision qui s'étend du cartilage cricoïde au niveau du sternum. On intéresse, par des divisions successives et ménagées, la peau et l'aponévrose; on écarte, s'il est nécessaire, les muscles sterno-hyoïdiens et thyroïdiens; on divise dans l'étendue de 3 centimètres l'isthme du corps thyroïde et le plexus veineux qui le suit, et on met la trachée à découvert. On fait faire alors au malade de larges inspirations pour diminuer l'hémorrhagie veineuse; et on lie toutes les bouches vasculaires qui continuent à donner du sang. Ce n'est que quand l'écoulement est arrêté qu'il faut ouvrir la trachée avec le bistouri droit; et l'on agrandit l'ouverture, soit avec le même instrument, soit avec un bistouri boutonné, soit avec des ciseaux, en incisant longitudinalement et de bas en haut trois, quatre ou cinq anneaux de la trachée-artère. On place ensuite dans la plaie, soit une canule métallique, soit une pince à ressort dont les deux branches écartent les bords de l'incision trachéale.

Les deux principales difficultés de l'opération sont l'arrêt de l'hémorrhagie et l'écartement de la plaie de la trachée. Dans la plupart des observations publiées, il a fallu lier jusqu'à cinq et six vaisseaux; M. Récamier recommande même de faire l'opération en deux temps, et de n'ouvrir la trachée qu'après douze ou vingt-quatre heures, pour être bien sûr que le sang sera arrêté. Si l'on ouvre la trachée tandis qu'il coule encore, l'inspiration attire le sang dans les bronches; il faudrait en pareils cas imiter M. Roux, qui, la bouche collée sur la plaie, aspira le sang introduit dans la trachée et sauva son malade d'une asphyxie certaine. Quant à l'écartement de la plaie, l'élasticité des canaux divisés y fait seule obstacle. Il semble que, comme ils ne font pas un cercle complet, leur division devrait détruire la tendance qu'ils ont à se rapprocher; mais ils sont intimement unis aux anneaux voisins par le tissu fibreux trachéal qui les empêche de perdre leurs rapports. Il faut, pour vaincre cette résistance, même avec la canule, faire une incision très étendue; on a même conseillé de faire éprouver aux anneaux une perte de substance. Peut-être y parviendrait-on plus sûrement en divisant de côté et d'autre le tissu fibreux qui unit aux anneaux demeurés intacts les anneaux divisés.

Enfin on n'est pas d'accord sur le siége de l'incision trachéale. M. Velpeau indique les quatrième, cinquième et sixième anneaux, et pour agrandir l'incision, le troisième et le septième. L'anatomie indiquant que plus l'incision descend, plus elle est profonde et avoisinée de vaisseaux, nous pensons qu'il serait plus prudent de comprendre dans l'incision le premier anneau trachéal.

II. LARYNGO-TRACHÉOTOMIE. (Boyer.) — La partie inférieure de l'incision intéressant la trachée, comprend les tissus indiqués plus haut, et spécialement l'isthme du corps thyroïde, mais va rarement jusqu'au plexus veineux thyroïdien. Plus haut, on n'a guère à diviser que la peau, l'aponévrose, le cartilage cricoïde et la membrane crico-thyroïdienne, sur laquelle passe tranversalement une artériole qu'il est bon d'éviter.

Procédé opératoire. — Le malade et le chirurgien, placés

comme pour la trachéotomie, on fait partir l'incision cutanée du bord inférieur du cartilage thyroïde, et on l'abaisse sur la trachée dans l'étendue de 4 centimètres. La membrane crico-thyroïdienne étant mise à nu, on reconnaît la position de l'artère, qu'on écarte en haut avec l'ongle de l'indicateur gauche, on plonge le bistouri au-dessous, et pénétrant ainsi dans le tube aérifère, on divise de haut en bas le cartilage cricoïde, et les deux, trois ou quatre premiers anneaux de la trachée.

III. Laryngotomie. (Desault.) — On n'a guère à traverser que la peau, le fascia sous-cutané, pour se trouver sur le cartilage thyroïde. Mais au-delà de ce cartilage, se présente une disposition spéciale; les muscles thyro-aryténoïdiens et les cordes vocales s'insèrent à la face postérieure du thyroïde vers son tiers inférieur, et précisément sur la ligne médiane.

Procédé opératoire. — L'incision doit s'étendre de l'os hyoïde au cartilage cricoïde. La membrane crico-thyroïdienne étant mise à nu, on abaisse avec l'ongle l'artère du même nom, et l'on plonge le bistouri immédiatement au-dessus; on porte ensuite de bas en haut, par cette ouverture, ou un bistouri boutonné ou une lame de ciseaux mousses et forts; l'instrument traverse la glotte et s'enfonce jusqu'au niveau du bord supérieur du thyroïde; alors on divise ce cartilage sur la ligne médiane, en prenant soin de ne dévier ni à droite ni à gauche pour ne pas léser les cordes vocales.

IV. Laryngotomie sous-hyoïdienne. (Malgaigne.) *Anatomie chirurgicale.* — Entre l'hyoïde et le thyroïde s'étend une membrane fibreuse, quadrilatère, d'environ 18 à 20 millimètres de hauteur, dont la section transversale conduit droit sur l'orifice supérieur du larynx. Les tissus qui la recouvrent sont : 1° la peau, plus une couche très mince de tissu cellulaire sous-cutané; 2° l'aponévrose superficielle sur la ligne médiane, et latéralement le muscle peaucier; 3° sur les côtés, les muscles omoplat-hyoïdiens, sterno et thyro-hyoïdiens; sur la ligne moyenne, une bourse muqueuse dont j'ai donné la description dans mon *Mémoire sur la voix humaine;* 4° enfin la quatrième couche est formée par la membrane thyro-hyoïdienne, dont quelques fibres vont à l'épiglotte et à la langue, sous le titre de ligament glosso-épiglottique; et derrière elle, la muqueuse de la base de la langue et l'épiglotte. Il n'y a dans tout cet espace d'autres vaisseaux que l'artère et la veine laryngées supérieures, qui longent le bord supérieur du cartilage thyroïde, et s'enfoncent d'ailleurs très en arrière dans l'intérieur du larynx, de manière à ne pouvoir être atteintes par l'instrument; et quelquefois une veine sous-cutanée qui descend sur la ligne médiane. Le nerf laryngé suit le trajet de l'artère, et est également hors de portée.

Procédé opératoire. — On pratique une incision transversale de 4 à 5 centimètres de longueur immédiatement au-dessous de l'os hyoïde, dont elle doit longer le bord inférieur. D'un second coup, on divise le muscle peaucier, la moitié interne de chacun des muscles sterno-hyoïdiens; puis, tournant la pointe du bistouri en arrière et en haut, on incise dans la même direction transversale la membrane thyro-hyoïdienne et celles de ses fibres qui vont à l'épiglotte. On arrive alors sur la muqueuse, que chaque expiration fait saillir à l'extérieur. On la saisit avec des pinces, et on la divise à son tour, soit avec le bistouri, soit avec des ciseaux. Alors se présente l'épiglotte, repoussée dans la plaie par l'expiration; on la retient à l'aide des pinces ou d'une simple érigne, et l'on a à découvert tout l'intérieur du larynx, où l'œil peut facilement diriger les instruments.

Appréciation. — Dans les cas de membranes croupales, ou de corps étrangers dans la trachée, le choix du chirurgien est limité aux trois premières méthodes. Or, la laryngotomie de Desault est la plus facile et celle qui laisse le moins craindre l'hémorrhagie; elle permet d'obtenir l'ouverture la plus large; mais, d'une part, elle expose à la lésion des cordes vocales, ce qui empêchera toujours de la pratiquer chez les femmes; et chez les vieillards de l'autre sexe, l'ossification du thyroïde la rend absolument impraticable. La crico-trachéotomie lèse plus de vaisseaux; mais surtout on n'a pas fait attention que la section du cricoïde ne peut que difficilement concourir à l'ouverture de la trachée, l'élasticité de cet anneau maintenant les bords de la division en contact avec une telle force qu'il est presque impossible de les écarter même avec une canule: c'est dans tous les cas une mauvaise opération. Nous avons omis à dessein de parler de la division de la membrane crico-thyroïdienne proposée par Vicq-d'Azyr, qui ne peut donner qu'une ouverture trop étroite pour être utile; nous ne savons pas qu'elle ait jamais été pratiquée sur le vivant. Reste donc la trachéotomie, qui jouit à juste titre de plus de faveur.

Si, au contraire, il existe quelque corps étranger ou quelque affection grave du larynx, la laryngotomie de Desault et la mienne mettent directement les parties à découvert. Outre les objections qu'on peut faire à la méthode de Desault, elle a encore l'inconvénient de laisser une plaie en partie cartilagineuse, tandis que l'autre ne divise que des parties molles. Du reste, la laryngotomie sous-hyoïdienne, très facile sur les animaux et sur le cadavre, n'a pas encore été essayée sur l'homme vivant.

4° *Broncho-plastique.*

Dans un cas de fistule entre l'hyoïde et le thyroïde, Dupuytren donna à la plaie une forme longitudinale, en disséqua les bords, les réunit par quatre points de suture entortillée, et échoua. M. Velpeau appliqua le procédé suivant.

Procédé de M. Velpeau. — Il tailla un lambeau plus long que large sur le devant du larynx, le renversa de bas en haut, ne lui laissant qu'un pédicule de 9 millimètres, le roula sur sa face cutanée, qui par ce moyen devint centrale ou interne ; en fit enfin un cône tronqué ou plutôt une portion du cylindre qu'il engagea perpendiculairement jusqu'au fond de la perforation, rafraîchie préalablement, traversa le tout avec deux longues aiguilles, et termina par la suture entortillée. La réunion eut lieu presque partout ; il ne resta qu'une petite fente fistuleuse qui céda plus tard à un nouveau point de suture entortillée.

C'est une application heureuse du procédé de Jameson que nous avons décrit. Toutefois, peut-être le procédé ancien dont s'est servi Dupuytren aurait eu des chances de succès si la plaie eût été rapprochée de haut en bas plutôt que d'un côté à l'autre. Les plis de la peau, dans cette partie, nuisent à la réunion des plaies longitudinales, comme je m'en suis assuré sur les animaux ; et c'est là même ce qui m'a engagé à adopter l'incision transversale pour la laryngotomie sous-hyoïdienne. La suture entrecoupée devrait remplacer alors la suture entortillée ; et peut-être assurerait-on mieux encore la réunion en taillant les deux lèvres de la plaie en biseau, la supérieure aux dépens de son bord externe, l'inférieure aux dépens de son bord interne.

Art. II. — Œsophage.

1° *Cathétérisme de l'œsophage.*

Anatomie chirurgicale.—L'œsophage est placé derrière la trachée, presque sur la ligne médiane, s'inclinant toutefois légèrement à gauche à mesure qu'il descend, en sorte que, quand il faut faire des efforts pour introduire la sonde, il est bon de la diriger très légèrement de ce côté. Mais un point plus important, c'est que l'œsophage ne succède au pharynx qu'au niveau de l'union du cartilage cricoïde et du premier anneau trachéal; c'est en ce point que le spasme de son orifice met d'ordinaire obstacle à l'introduction des instruments, et qu'il faut un effort quelquefois assez grand pour le forcer.

On pratique le cathétérisme par les narines ou par la bouche, avec une sonde ordinaire de gomme élastique, soit vide, soit munie de son mandrin, ou avec une sonde plus grosse à la fois et plus longue, dite *sonde œsophagienne.*

1° *Par les narines. Procédé de Desault.* — Le malade assis, la tête renversée en arrière, le chirurgien saisit comme une plume à écrire la sonde armée d'un stylet recourbé, la concavité regardant en bas; l'introduit par une des narines, et l'enfonce jusqu'à la partie moyenne du pharynx. Là, retirant le stylet d'une main, de l'autre il pousse la sonde plus en bas, de manière à la faire pénétrer dans l'extrémité supérieure de l'œsophage et aussi loin qu'il le juge convenable.

Il est fort difficile d'introduire par la narine une sonde avec un mandrin assez recourbé pour aller gagner l'œsophage; d'ailleurs, dans la plupart des cas, le mandrin n'est pas nécessaire. On dirige la sonde avec l'œil et même le doigt, en faisant largement ouvrir la bouche au malade; et si elle pénétrait dans le larynx, on en serait averti par des signes indiqués pour le cathétérisme des voies aériennes.

Desault voulait aussi qu'on enfonçât la sonde dans la narine avec lenteur; il est préférable de suivre en ceci le précepte d'Itard pour le cathétérisme de la trompe d'Eustache, et de pousser rapidement l'instrument.

2° *Par la bouche.* — On abaisse la langue avec le doigt indicateur de la main gauche, et on porte la sonde, munie de son mandrin recourbé, juqu'au-delà de l'orifice pharyngien de l'œsophage; là on retire le mandrin d'une main, en même temps que de l'autre on pousse la sonde en avant.

L'introduction par la bouche est beaucoup plus facile : aussi doit-elle être préférée quand la sonde ne doit rester que peu d'instants dans l'œsophage; par exemple, pour reconnaître la présence d'un rétrécissement, d'un corps étranger, pour injecter des liquides dans l'estomac, ou même pour vider cet organe dans certains cas d'indigestion ou d'empoisonnement. Il faut alors avoir une sonde de 80 centimètres environ de longueur, la plonger jusque dans l'estomac; puis, au moyen d'une seringue ou d'un corps de pompe exactement adapté à l'extrémité supérieure, injecter d'abord une quantité convenable de liquide pour délayer ou neutraliser le poison, et aspirer le tout en faisant le vide dans la seringue ou le corps de pompe.

Si au contraire on veut laisser la sonde à demeure, il est de toute nécessité qu'elle passe par l'une des narines; mais le procédé de Desault étant souvent difficile ou même impossible, Boyer a imaginé le suivant.

Procédé de Boyer. — Le malade placé à l'ordinaire, le chirurgien porte dans une des narines la sonde de Bellocq; le ressort étant parvenu dans la bouche, un fil ciré en plusieurs doubles est attaché au bouton qui le termine. Le ressort est ensuite ramené dans la sonde, et celle-ci, retirée de la fosse nasale, entraîne le fil au-dehors. Les deux bouts de ce fil, l'un sortant par la bouche et l'autre par la narine, sont remis à un aide.

On porte alors la sonde dans l'œsophage par la bouche, comme il vient d'être dit. Cette sonde doit être percée à son extrémité supérieure d'un trou latéral, auquel on fixe le bout de fil sortant par la bouche; et en tirant l'autre bout qui pend par le nez, on attire par la narine l'extrémité de la sonde. Alors, comme après le procédé de Desault, on l'assujettit avec un fil en plusieurs doubles, qui va s'attacher d'autre part au bonnet autour de la tête du malade.

Ce procédé est fort ingénieux; on pourrait le simplifier en substituant à la sonde de Bellocq une simple sonde élastique, comme on a fait déjà pour la ligature des polypes du nez.

2° *Rétrécissement de l'œsophage.*

On a appliqué ou proposé d'appliquer aux rétrécissements de l'œsophage la dilatation, la cautérisation, les sondes à demeure, en un mot, presque tous les moyens que nous décrirons pour les rétrécissements de l'urètre. On peut, sans doute, avec la sonde exploratrice, reconnaître leur siége et leur étendue ; mais leur nature reste douteuse ; et il suffit de rappeler qu'ils peuvent être formés par des dégénérescences squirrheuses ou cancéreuses, par des anévrismes, etc., pour faire sentir tout le danger de tentatives thérapeutiques énergiques. Le cathétérisme répété, et au besoin la sonde à demeure, sont toujours les moyens les plus prudents, et dans les cas douteux, les seuls qu'on doit employer.

3° *Corps étrangers dans l'œsophage.*

Le plus ordinairement ces corps étrangers s'arrêtent à l'orifice supérieur de l'œsophage, ou du moins dans sa portion cervicale. Tantôt, quoique mous et sans angles, ils sont retenus en ce point ou ailleurs par un spasme subit de l'œsophage, occasionné le plus souvent par une émotion subite : tels sont une bouchée de pain, un morceau de viande, un noyau de fruit, etc.; tantôt ils s'accrochent eux-mêmes aux parois du conduit par des angles saillants, des bords tranchants ; exemple, des esquilles d'os, des écailles d'huîtres, etc.; enfin, quand ils sont restés dans cette position durant quelque temps, l'inflammation s'ajoute à ces autres causes de rétention, et constitue l'obstacle le plus difficile à surmonter. Il y a trois méthodes pour en débarrasser le malade, la propulsion dans l'estomac, l'extraction par la bouche, et l'œsophagotomie.

1° *Propulsion dans l'estomac.* — On a recommandé de faire avaler au malade de l'eau, de l'huile, des bouchées d'aliments ; l'introduction dans l'œsophage d'une tige de poireau huilée, d'une bougie ou d'une sonde terminée par un renflement métallique, etc. Le meilleur instrument est une sonde ordinaire ou une tige de baleine, munie à son extrémité d'une éponge ou d'un petit tampon de linge destiné à presser de haut en bas sur le corps étranger.

2° *Extraction par la bouche.* — Si le corps étranger est arrêté dans le pharynx même, on peut quelquefois l'extraire à l'aide du doigt, comme je l'ai fait récemment avec succès. S'il est profondément engagé, on peut essayer de faire vomir le malade, soit en lui faisant avaler une dose suffisante d'émétique, soit en lui portant deux doigts dans la gorge. Ce moyen échoue fréquemment; alors on a recours à des instruments de diverses formes, qu'on peut ramener à trois classes.

Les uns saisissent le corps étranger par sa partie supérieure, et le ramènent par une sorte de traction; telles sont les pinces ordinaires, les pinces courbes à polype, les pinces de Hunter, la pince à branches multiples ou *géranorhynque* de M. Missoux; celle de M. Blondeau, fabriquée sur le principe des pinces lithotabes, etc.

Les autres sont destinés à passer au-dessous de lui, et agissent en le repoussant de bas en haut. Tantôt ce sont des crochets métalliques, soit qu'ils constituent un crochet simple à une seule branche (Rivière), un crochet terminé par un bouton (Stedman), un crochet à anse fabriqué avec un double fil d'argent recuit, tourné en spirale pour la tige, recourbé vers son anse comme l'élévateur palpébral de Pellier (J.-L. Petit); tantôt ce sont des anses complètes: anse de ficelle (Maréchal), anneaux métalliques fixés en bouquet et d'une manière mobile à une tige quelconque (J.-L. Petit). Enfin M. Baudens a proposé une sorte de petit parapluie qui s'enfonce tout ployé dans l'œsophage, et se déploie lorsqu'il est arrivé au-dessous du corps étranger, et qu'on commence à le retirer.

Les instruments de la troisième classe ramènent également le corps étranger en le poussant de bas en haut; mais ils diffèrent des précédents en ce qu'ils n'agissent pas spécialement sur lui, mais qu'ils balaient l'œsophage de bas en haut, comme par une sorte de ramonage, et en entraînant tout ce qui se trouve au-dessus d'eux. On se sert pour cela de brins de filasse (Delahaye), de morceaux de linge ébarbé, d'un faisceau de soies de porc, mais le plus souvent d'une éponge, qu'on porte au-delà du corps étranger au moyen d'un stylet d'algalie ordinaire, d'une tige de baleine, d'une sonde, d'un chapelet de petites boules d'étain (Ollenrotz), d'un fil d'archal; ou plus simplement d'un fil double très fort, quand la déglutition s'opère sans difficulté. On a conseillé, pour que l'éponge gardât un très petit volume durant l'introduction et ne se gonflât qu'au-delà du corps étranger, de la recouvrir d'une bourse de canepin (Hévin), d'un boyau de mouton (Quesnay). Petit la renfermait dans une sonde avec sa tige de baleine. Il est plus simple de la serrer à l'aide d'un fil placé en croix, et de hâter le temps de son introduction. Si elle se gonfle trop avant qu'on ait réussi, on aurait d'autres morceaux de rechange.

Appréciation. — Le seul exposé de ces moyens montre qu'il est impossible de faire un choix entre eux. Quand le spasme de l'œsophage est la seule cause de l'accident, il est aisé ou de pousser le corps étranger dans l'estomac ou de le retirer par la bouche. Quand le corps étranger est ancré par ses angles dans les tissus, le hasard seul, pour ainsi dire, couronne de succès les efforts du chirurgien. On peut donc user de tous les moyens indiqués les uns après les autres, en commençant par les plus simples, et ceux qu'on trouve sous la main, sans croire d'ailleurs que plus d'efficacité soit attachée aux autres. Quand l'inflammation est survenue, il est rare qu'on réussisse, toutes les tentatives accroissant à la fois la phlogose et la contraction des tissus. L'œsophage finit par s'ulcérer, se perforer; l'unique ressource est l'œsophagotomie.

4° *OEsophagotomie.*

Les méthodes proposées pour cette opération peuvent se réduire à trois : 1° celle de Guattani, qui cherche l'œsophage entre la trachée et les muscles sterno-hyoïdien et sterno-thyroïdiens du côté gauche; 2° celle d'Eckholt, qui fait son incision entre les deux racines inférieures du sterno-mastoïdien; 3° celle de Boyer, qui fait son incision entre le sterno-mastoïdien et le sterno-hyoïdien. A celle-ci se rattachent trois procédés; ainsi Boyer veut qu'on n'incise que la saillie formée par le corps étranger, et seulement quand elle existe; Giraud, suivi par Vacca-Berlinghieri, a conseillé une sonde d'argent ordinaire ou un instrument plus compliqué pour faire saillir l'œsophage lui-même; enfin M. Bégin a pratiqué l'opération avec succès, guidé seulement par les rapports anatomiques.

Anatomie chirurgicale. — En laissant en dedans le système trachéal tout entier, c'est-à-dire la trachée avec ses muscles et le corps thyroïde, on trouve de chaque côté un espace triangulaire à sommet inférieur, limité en dehors par le sterno-mastoïdien. Dans l'aire de ce triangle, on trouve la peau, le peaucier, un tissu cellulaire lamineux lâche, dans lequel glisse l'omoplat-hyoïdien ; et enfin la gaîne cellulaire qui renferme la carotide et la jugulaire interne. En écartant cette gaîne du système trachéal, on tombe sur le plan prévertébral de la colonne cervicale, et en dirigeant les recherches de dehors en dedans, le premier et l'unique faisceau musculaire qu'on rencontre est l'œsophage. Comme il est légèrement dévié à gauche, il est plus facile à trouver de ce côté. On ne trouve à léser que des ramuscules nerveux ou vasculaires insignifiants; toutefois l'incision ne doit pas descendre plus bas qu'à un ou deux travers de doigt du sternum, pour éviter l'artère thyroïdienne inférieure ; ni remonter au delà de l'os hyoïde, de peur d'atteindre le nerf laryngé et les artères linguale et faciale, et aussi parce que, à cette hauteur, on tomberait sur le pharynx.

Procédé opératoire. — Le malade couché sur un lit étroit, les épaules et la poitrine médiocrement élevées, la tête légèrement renversée en arrière et appuyée sur des oreillers, le visage incliné à droite; le chirurgien se place au côté gauche, et met au côté droit un aide sur lequel il puisse compter. Il fait aux téguments, avec un bistouri convexe, une incision parallèle à la trachée, dans le sillon qui la sépare du muscle sterno-mastoïdien, et dans les limites indiquées. Il divise successivement le muscle peaucier et le tissu cellulaire, pénètre dans l'espace celluleux qui sépare la trachée de l'artère carotide ; le muscle omoplat-hyoïdien qui traverse obliquement la plaie est écarté en dehors (Boyer), ou divisé sur une sonde cannelée (Bégin). Pendant cette partie de l'opération, l'aide, placé à droite, attire à lui au moyen de ses doigts ou de crochets mousses la trachée avec ses dépendances, tandis que l'opérateur écarte la lèvre gauche de la division, et avec la pulpe des doigts indicateur, médius et annulaire de la main gauche introduits plus profondément, recouvre et protège les vaisseaux et les nerfs.

De cette manière, toute l'étendue de la portion cervicale de l'œsophage se trouve libre, découverte, et à la disposition du chirurgien. On le reconnaît aisément à sa position derrière la trachée et le larynx, à sa surface arrondie et charnue, et s'il reste quelque doute, à ses contractions et à la dureté qu'il acquiert lorsqu'on fait exécuter au malade des mouvements de déglutition.

Il faut alors plonger hardiment la pointe du bistouri dans cet organe, sur son côté gauche, parallèlement à son axe. Une incision de 12 millimètres environ y étant faite, il s'échappe de la mucosité par la plaie; la membrane muqueuse se laisse apercevoir; et avec un bistouri boutonné on agrandit cette ouverture en haut et en bas, de manière à rendre facile l'introduction du doigt, des instruments explorateurs et des tenettes.

L'extraction du corps étranger n'est soumise à aucune règle; il faut s'en rapporter à l'inspiration du moment. Les pinces à polype recourbées et à double croisement sont les plus favorables; il faut en avoir de plusieurs grandeurs.

On rapproche ensuite légèrement les lèvres de la plaie, et on panse à plat, sans chercher la réunion immédiate, à raison de l'inflammation, de la suppuration, et même quelquefois de l'état gangréneux de la portion d'œsophage occupée par le corps étranger, et pour laisser un libre écoulement aux fluides sécrétés.

Ce procédé nous paraît devoir rester dans la pratique comme méthode générale. Si d'ailleurs le corps étranger faisait saillie à l'extérieur, cette circonstance ne pourrait qu'ajouter à la facilité de l'opération; et si au contraire on éprouvait quelque difficulté à trouver l'œsophage, l'emploi d'une sonde ordinaire ou de l'instrument de Vacca aiderait à surmonter la difficulté.

Art. XII. — Du Goître.

Le goître n'étant soumis à la médecine opératoire que quand il a acquis un volume considérable, on conçoit que tous les rapports anatomiques normaux doivent varier selon les cas. Toutefois le voisinage toujours très proche des carotides, des jugulaires, des troncs nerveux, de la trachée; le nombre considérable de vaisseaux artériels ou veineux qui parcourent la glande thyroïde, et dont le volume s'accroît avec celui de la glande; le voisinage du cœur, dont les aspirations peuvent attirer l'air à travers la plaie d'une veine; toutes ces circonstances donnent une haute gravité aux moindres opérations tentées sur la glande thyroïde à l'état de goître, quelle que soit d'ailleurs l'altération organique qu'elle ait subie.

On a conseillé les caustiques, le séton, la ligature des artères thyroïdiennes, l'extirpation, et la ligature en masse.

Les *caustiques* seuls ne peuvent même être proposés; mais

unis aux autres moyens, et spécialement à la ligature en masse, ils constituent une ressource énergique. C'est à la potasse caustique qu'il faut donner la préférence.

Le *séton*, proposé par les chirurgiens du moyen-âge, a eu récemment de beaux résultats entre les mains de Dupuytren. On en passe un dans chaque côté, ou même dans chaque lobe saillant de la tumeur, si elle en offre plusieurs.

La *ligature des artères thyroïdiennes*, pour procurer l'atrophie ou la gangrène de la tumeur, est une opération trop peu certaine pour sa gravité. Il ne faudrait pas moins, en effet, que lier les quatre artères thyroïdiennes, sans compter l'artère de Neubauër; encore ne saurait-on affirmer que les anastomoses créées par la maladie ne suffiront pas à l'entretenir. On dit cependant qu'elle a procuré quatre succès. Il est des cas où la tumeur en se développant amène ces artères presque immédiatement sous la peau; sans doute alors il conviendrait de tenter la ligature, qui a réussi à A. Carlisle, et qui n'offre alors aucune gravité.

L'*extirpation* ne doit être conseillée et tentée que quand la tumeur, par son volume, donne lieu de craindre une suffocation imminente, ou, par son caractère, menace la vie du malade d'un autre côté. Les règles n'en sont pas autres que pour l'extirpation des tumeurs en général : seulement ici il faut avoir soin, bien plus que partout ailleurs, de lier les artères et même les veines à l'instant où elles sont divisées. D'après le peu d'exemples que nous en possédons, cette opération est une des plus effrayantes de la chirurgie. Tout au moins, s'il fallait y recourir, conseillerions-nous de la combiner à la ligature en masse.

La *ligature en masse* à la manière ordinaire, appliquée avec succès par M. Mayor, a le même résultat que l'extirpation, sans avoir la plupart de ses périls. Nous renverrons aux préceptes généraux que nous avons donnés à cet égard : seulement, afin d'avoir moins de parties à diviser avec le fil, on commencera par disséquer la tumeur à sa base, aussi loin que possible, sans ouvrir les vaisseaux; on appliquera trois et même quatre ligatures, et enfin on retranchera avec le bistouri toutes les parties où la circulation ne se fait plus, et dont la putréfaction pourrait s'emparer.

Mais tout récemment MM. Ballard et Rigal de Gaillac ont appliqué la ligature sans y comprendre la peau, et véritablement par la méthode sous-cutanée. J'essaierai de donner une idée de cet ingénieux procédé. Le goître étant assez volumineux, ils avaient décidé de le partager en trois portions, étreintes chacune par une ligature isolée.

Pour cela ils prirent deux longs fils cirés, qui furent armés chacun de trois aiguilles, savoir : l'une *droite et tranchante*, passée à l'un des bouts du fil; la seconde *ronde et piquante*, placée au milieu du fil qu'elle devait entraîner double à travers la tumeur; la dernière *courbe et tranchante*, occupant l'autre bout de la ligature.

Vis-à-vis le tiers supérieur de la tumeur, on souleva un pli vertical de la peau qui fut ensuite tiré fortement en haut, et traversé par l'aiguille droite et tranchante entraînant l'une des extrémités du fil. Le pli étant alors abandonné à lui-même, il en résulta que ce premier fil décrivait une courbe autour de la partie supérieure de la tumeur, et que ses deux bouts ressortaient par deux piqûres latérales situées au niveau du tiers supérieur du goître.

Par ces mêmes piqûres, mais au-dessous de la tumeur, et directement d'un côté à l'autre, on fit marcher l'aiguille ronde et piquante qui entraînait l'anse médiane du fil; et quand elle fut passée, on la dégagea en coupant l'anse au milieu.

A ce point de l'opération, on avait donc déjà une anse complète entourant à sa base le tiers supérieur de la tumeur, laquelle anse était tout entière sous la peau, sauf ses deux chefs, ressortant par une seule et unique piqûre. Et de plus, on avait un fil passé transversalement sous le tiers supérieur de la tumeur, et destiné à sa partie moyenne. On fit la même manœuvre avec la deuxième ligature pour le tiers inférieur, et l'on eut le même résultat. Il ne s'agissait plus que de former autour du tiers moyen une anse complète et sous-cutanée avec les deux fils encore isolés et passés seulement sous la tumeur.

Chacun de ces fils était resté enfilé de la dernière aiguille *courbe et tranchante*. L'aiguille supérieure fut engagée de haut en bas dans la piqûre latérale supérieure, pour ressortir par la piqûre inférieure du même côté; et là les deux fils noués solidement n'en firent plus qu'un, et déjà l'anse ainsi ingénieusement formée entourait le tiers moyen du goître par en haut, par en bas, et par un côté. L'aiguille inférieure restante fut à son tour poussée sous la peau, de la piqûre inférieure dans la supérieure, pour compléter le cercle sous-cutané ; et l'on eut ainsi au total trois anses de fil sous-cutanées, embrassant les trois portions du goître, les deux chefs de chaque anse sortant par une piqûre ; en sorte que trois piqûres seulement restaient occupées, et que la quatrième laissée à elle-même ne demandait qu'à se fermer. Les deux chefs de chaque anse furent passés dans un serre-nœud à chapelet et liés sur un bâtonnet ; de telle sorte que l'on n'apercevait au-dehors que ces trois chapelets, un pour chaque anse.

Il y eut une réaction fébrile qui fut combattue par les émissions sanguines ; le cinquième jour un coup de lancette fut nécessaire pour donner issue à un peu de pus et à des gaz accumulés sous la peau ; aucun autre accident ; les ligatures resserrées peu à peu tombèrent, la moyenne le vingtième jour, l'inférieure le vingt-cinquième, et l'autre quelques jours après. Il restait à peine quelque trace du goître ; la peau, ulcérée sur les points pressés par les chapelets, était restée intacte partout ailleurs.

CHAPITRE VI.

OPÉRATIONS QUI SE PRATIQUENT SUR LE THORAX.

1° *Extirpation du sein.*

Les règles propres à cette extirpation ne diffèrent point de celles de l'extirpation des tumeurs cancéreuses en général. Toutefois, à raison des rapports anatomiques, de l'importance et de la fréquence de l'opération, elle a été l'objet d'études toutes spéciales.

Anatomie chirurgicale. — La glande mammaire repose sur le muscle grand pectoral, et a d'ordinaire son plus grand diamètre dans la direction des fibres inférieures de ce muscle. Le cancer se trouve aussi plus souvent allongé dans ce sens qu'en tout autre, par la dégénérescence consécutive des glandes de l'aisselle. De là l'indication de donner cette direction au plus grand diamètre de la section cutanée.

Procédé opératoire. — La malade peut être assise sur une chaise ; mais il est préférable de la coucher, soit sur un lit, soit sur une table, la tête et la poitrine élevées, le bras écarté du tronc de manière à tendre la peau et le grand pectoral. Le chirurgien tend la peau de dessous la tumeur, et commence par une incision semi-elliptique à concavité supérieure, dans la direction indiquée ; puis il passe à l'incision supérieure, de manière à comprendre dans le lambeau elliptique ainsi circonscrit toute la portion de la peau altérée et même un peu des téguments sains ; ou si les téguments sont sains dans une grande étendue, on en retranche tout ce qui serait superflu pour recouvrir la plaie après l'opération.

On saisit alors la tumeur, et on la détache d'abord de bas en haut, puis de haut en bas, en tournant le tranchant du bistouri vers les tissus sains, dont il faut toujours enlever une petite zone avec les tissus altérés. Il ne faut pas hésiter, au besoin, à enlever une portion du muscle pectoral et même des côtes, quand le mal va jusque là. La rapidité de la dissection permet de ne lier les artères qu'à la fin. Si quelques unes sont plus volumineuses que de coutume, on fait appliquer dessus les doigts d'un aide.

La tumeur enlevée, on examine avec l'œil et le doigt si l'on n'a pas laissé de tissus malades ou même suspects, et on les emporte avec le bistouri ou des ciseaux. S'il y a des glandes axillaires altérées, on les découvre en prolongeant jusque sur elles l'angle externe de la plaie, ou, si elles en sont fort éloignées, à l'aide d'une incision spéciale. Elles siègent presque constamment sur la face externe du grand dentelé, en sorte que, pour en éloigner l'artère et les nerfs brachiaux, il suffit de soulever le bras et de l'écarter modérément du tronc. La dissection est alors sans danger. On peut d'ailleurs, lorsqu'on redoute la blessure de quelque vaisseau un peu volumineux, artériel ou veineux, les embrasser au-delà des parties malades avec une ligature, et les diviser en dehors du fil. On procède ensuite à la réunion à l'aide de bandelettes agglutinatives, et on fait un pansement ordinaire.

Si par la suite il se manifeste sur la cicatrice ou aux environs la moindre végétation suspecte, il faut en poursuivre la destruction sans délai avec le bistouri, le feu ou les caustiques.

Quelques chirurgiens veulent que l'incision elliptique soit dirigée de haut en bas, d'autres en travers; d'autres préfèrent l'incision en T. Dubois avait adopté pour la dissection un couteau à pointe large et taillée carrément, etc. Ces modifications ont peu d'importance, et même offrent moins d'avantage que le procédé ordinaire; il n'en est pas ainsi des suivantes. Au lieu de commencer par disséquer la tumeur de bas en haut, on commence et on termine la dissection de haut en bas : l'opération n'en est ni plus difficile, ni plus longue, et on évite ainsi d'égarer le bistouri sous le bord inférieur du grand pectoral. M. Lisfranc a conseillé, quand il reste trop peu de téguments pour rendre la réunion immédiate impossible, d'isoler chaque bord de la plaie des parties sous-jacentes dans l'étendue de 3 à 6 centimètres et plus, afin d'en recouvrir toute la plaie; et M. Martinet de la Creuse a recouru aux procédés autoplastiques pour recouvrir une plaie trop large et en obtenir la réunion par première intention. Enfin, au lieu d'emplâtres agglutinatifs, on a remis en honneur les sutures. Ces procédés peuvent, selon l'occasion, offrir des avantages, et il ne faut pas les rejeter.

2° *Opération de l'empyème.*

Anatomie chirurgicale. — Une collection de pus, de sang ou de sérosité amassée dans la poitrine, peut se trouver circonscrite par des adhérences, et alors on ne doit l'ouvrir que quand elle fait saillie à l'extérieur, au lieu dit *de nécessité.* Mais si elle occupe toute la cavité du thorax, on fait l'ouverture au lieu *d'élection.* Ce lieu d'élection doit réunir trois conditions : être en un point suffisamment déclive; n'exposer à blesser ni le diaphragme ni les vaisseaux artériels. On a conseillé dans ce but de choisir tous les espaces intercostaux depuis le quatrième jusqu'au onzième inclusivement, en comptant de haut en bas, et en général à l'union du tiers postérieur du contour de la poitrine avec les deux tiers antérieurs.

1° Il faut considérer que le malade est presque toujours obligé de se tenir assis dans son lit, souvent même courbé en avant, et qu'alors plus l'espace intercostal sera inférieur, plus l'ouverture sera déclive. Si au contraire, comme il arrive quelquefois, le malade se tient couché presque horizontalement, les six derniers espaces intercostaux sont à peu près sur le même plan, et l'on peut opérer sur chacun d'eux sans inconvénient.

2° Le diaphragme s'insère en avant à l'appendice xiphoïde; plus loin, par six digitations, à la face interne et au bord supérieur du cartilage de la septième côte, au cartilage de la huitième, à la face interne des cartilages et en même temps de la portion osseuse des quatre dernières côtes. On voit donc que plus on descend dans les espaces intercostaux, plus il faut reporter l'incision en arrière pour ne pas toucher le diaphragme; et comme les muscles des gouttières vertébrales et le long dorsal par-dessus couvrent à peu près le tiers postérieur du contour de la poitrine, et que, d'un autre côté, le onzième espace intercostal, variable en longueur selon les sujets, ne dépasse guère cette étendue, il s'ensuit que l'on risquerait à la fois de tomber sur le long dorsal et le diaphragme.

3° Les artères à léser sont les artères mammaire externe et intercostale, ou leurs branches. L'artère mammaire descend à 12 millimètres en dehors du sternum, et envoie dans les espaces intercostaux des branches peu volumineuses qui ne vont pas au-delà du tiers antérieur du contour de la poitrine. L'intercostale, plus à craindre, se divise en deux branches vers le tiers postérieur de la côte. La branche inférieure, plus petite, suit le bord supérieur de la côte inférieure; l'autre branche, qui semble continuer le tronc, se cache dans la gouttière de la côte supérieure jusqu'au tiers antérieur du thorax; vers ce point, elle se rapproche du milieu de l'espace intercostal; mais elle est alors si petite, que sa lésion n'est nullement inquiétante. En conséquence, on évitera plus sûrement cette artère en incisant la poitrine dans le tiers moyen de son contour, à égale distance des deux côtes; mais alors, pour éviter le diaphragme, il faut monter au moins jusqu'au troisième ou au quatrième espace intercostal en comptant de bas en haut; on conseille même en France de choisir le troisième à gauche, et le quatrième à droite à cause du foie, ce qui ne paraît nullement raisonné. En effet, les attaches du diaphragme se font aussi bas à droite qu'à gauche, et une collection de liquide le déprime aussi bien d'un côté que de l'autre.

Pour trouver l'espace intercostal désigné, on conseille en général de compter les côtes de bas en haut, quand le sujet est maigre; et si l'embonpoint ou l'œdème empêche ce mode d'exploration, ou bien on fixe le lieu de l'incision à six travers du doigt au-dessous de l'angle inférieur de l'omoplate, ou bien on fait appliquer la main du malade sur le sternum, et l'on incise au niveau du coude un peu repoussé en arrière. On conçoit combien ces deux dernières indications sont sujettes à erreur, selon la hauteur du thorax, la longueur du bras ou de l'omoplate, et

même encore selon l'état d'élévation de l'épaule et des côtes. La première même n'est nullement fidèle, et l'on peut très facilement prendre la onzième côte pour la douzième. Il est plus sûr, chez les sujets maigres, de prendre pour point de départ la dernière côte qui s'attache au sternum, ou le dernier espace intercostal qui va jusqu'à cet os, et qui est le sixième en comptant de bas en haut ou de haut en bas. Chez les personnes grasses ou infiltrées, on parviendra toujours à sentir le rebord inférieur de la poitrine, et l'incision se fera sans crainte à trois travers de doigt au-dessus.

Hippocrate pénétrait dans la poitrine en trépanant une côte, ou bien il divisait un des espaces intercostaux avec le fer rouge, ou enfin avec l'instrument tranchant. On n'emploie de nos jours que le bistouri ou le trocart; ce qui constitue en quelque sorte deux méthodes qui ont chacune divers procédés.

Première méthode : le bistouri. *Procédé ordinaire.* — Le malade est assis sur son lit, un peu incliné du côté sain, le bras relevé et le corps maintenu par des aides. Le chirurgien, armé d'un bistouri droit, commence par reconnaître le lieu de l'incision; tend la peau avec la main gauche, et la divise parallèlement à la direction de l'espace intercostal, un peu plus près de la côte inférieure que de la supérieure, dans l'étendue de 3 à 4 centimètres. Il relève le bord supérieur de la plaie, divise dans la même direction le tissu adipeux ou œdémateux jusqu'au premier plan musculaire; là il reconnaît avec l'indicateur la position exacte des côtes, et poursuit l'incision à égale distance de l'une et de l'autre, portant d'ailleurs le doigt indicateur au fond de la plaie à chaque coup de bistouri, pour reconnaître s'il n'existerait pas quelque vaisseau accru par la maladie. Arrivé à la plèvre, ou bien on sent une fluctuation évidente, et on donne un coup de pointe du bistouri; ou bien la plèvre est doublée de membranes de nouvelle formation, souvent fibreuses et très épaisses, et l'on continue les incisions avec le plus grand ménagement. Si l'on arrivait ainsi au tissu du poumon, bien reconnaissable pour tout anatomiste, sans avoir rencontré le liquide, il faudrait explorer la plaie dans tous les sens avec le doigt indicateur pour reconnaître la fluctuation quelque part, et, cet indice obtenu, diriger là son incision. Si au contraire nulle fluctuation ne se fait sentir, il faudrait refermer la plaie, et en faire une nouvelle en un autre point où l'existence du foyer serait moins évidente.

Le foyer enfin ouvert, on ne laisse échapper que la moitié environ du liquide, et on porte dans la plaie une mèche à demeure pour l'entretenir ouverte et favoriser le suintement lent du liquide au-dehors. On opère de nouvelles évacuations à des intervalles plus ou moins rapprochés, et on fait au besoin des injections émollientes, détersives, astringentes ou antiseptiques.

Procédé de M. Velpeau. — Il plonge le bistouri tenu en deuxième ou troisième position jusque dans la cavité pleurale, et agrandit l'incision en retirant l'instrument.

Deuxième méthode : le trocart. *Procédé ordinaire.* — La fluctuation bien reconnue, on plonge un trocart ordinaire, soit au lieu de nécessité, soit au lieu d'élection déjà signalé, et on laisse la canule à demeure, en la fermant avec un bouchon, afin de prévenir l'écoulement complet du liquide.

Ce procédé, en laissant la canule dans les chairs, l'expose à vaciller, à s'échapper, et enfin le pus peut finir par s'écouler entre elle et les chairs ; et, d'un autre côté, l'air peut s'introduire lorsqu'on ôte le bouchon pour faire sortir le pus. Le procédé de M. Reybard remédie à tous ces inconvénients.

Procédé de M. Reybard. — Il perfore le milieu d'une côte avec un poinçon ou un trocart, afin d'y placer à demeure, soit une canule métallique, soit simplement un tuyau de plume. Mais à l'extrémité externe de ce tuyau est fixé un tube mou et flexible fabriqué avec un intestin de chat, et qu'on a la précaution de mouiller. Il en résulte que quand le pus se présente à la canule, durant un effort, par exemple, il la trouve toujours ouverte ; et que si l'air, au contraire, tend à s'introduire dans les mouvements d'inspiration, le tuyau mouillé s'aplatit et forme une sorte de soupape impossible à franchir. Par ce procédé si simple et si ingénieux à la fois, on a donc cet avantage de laisser la poitrine toujours ouverte, sans jamais permettre à l'air d'y pénétrer.

Appréciation. — Quand il s'agit d'extraire du sang coagulé, la canule n'offrirait pas une assez large voie ; l'incision est indispensable. Alors le procédé de M. Velpeau a sur le procédé ordinaire l'avantage de la célérité ; et quand le liquide bombe pour ainsi dire à travers un espace intercostal aminci, nul doute qu'il ne mérite la préférence. Mais pour peu que les chairs offrent une épaisseur plus considérable, que le diagnostic garde quelque chose d'obscur, la ponction au bistouri expose à léser le poumon et même l'artère intercostale, sans donner la certitude d'atteindre le foyer ; le procédé ordinaire, auquel on n'a à reprocher que sa lenteur, tire de sa lenteur même une plus parfaite sécurité.

Une question grave s'est présentée dans ces derniers temps sur l'étendue qu'il fallait donner à l'incision ; et il est résulté des débats ouverts à l'Académie de médecine que la plus large ouverture était celle qui avait donné le plus de succès. Je ne pense pas cependant que la ponction doive être rejetée d'une manière absolue, surtout avec le procédé de M. Reybard. En théorie, il offre plus d'avantages et moins d'inconvénients que tous les autres, et déjà plusieurs succès sont venus lui donner entre les mains de son inventeur la sanction de l'expérience.

3° *Blessure de l'artère intercostale.*

D'après ce qui a été dit dans l'article précédent, on voit que cette lésion ne peut être bien grave que quand la plaie existe vers le tiers postérieur de l'espace intercostal. Du reste, les observations de cette blessure sont moins nombreuses que les procédés proposés pour y remédier.

Il est d'abord fort difficile de distinguer l'hémorrhagie de cette artère de celle produite par une plaie du poumon. L'introduction du doigt pour sentir le jet de sang est à peu près insignifiante, le doigt exerçant par sa présence une compression sur l'artère ; la carte portée au fond de la plaie et recourbée en gouttière pour voir de quel côté le sang s'échappe, n'en indiquerait pas davantage. Toute cette partie de la chirurgie a été écrite d'imagination.

Nous en dirons à peu près autant des moyens thérapeutiques ; la ligature de l'artère avec la côte par cinq ou six procédés différents, la plaque de Lottery, le jeton de Quesnay et la machine de Bellocq, etc., dont la plupart n'ont jamais été appliqués sur le vivant.

Si la plaie est assez large pour qu'on puisse voir l'artère, rien n'empêche de la lier ou de la tordre ; si elle ne peut être aperçue et que l'hémorrhagie se révèle seulement par un jet de sang, on aurait recours à la compression suivante. On pousserait jusqu'en dedans de la plèvre le milieu d'une compresse fine ; on remplirait de charpie le fond de cette espèce de sac pour transformer en pelote sa portion interne, et en tirant dessus, on comprimerait non seulement tout le trajet de la plaie, ce qui suffit pour arrêter le sang, mais encore l'artère même contre la gouttière de la côte.

4° *Corps étrangers dans la poitrine.*

Les corps étrangers enfoncés dans les parties molles n'exigent point ici de préceptes spéciaux. Nous ne mentionnerons que le cas où une portion de lame acérée enfoncée dans une côte et saillant du côté du poumon, serait brisée en dehors de manière à ne laisser aucune prise. Tel était le cas rapporté par Gérard, qui fit une ouverture à l'espace intercostal adjacent, plongea dans la poitrine le doigt indicateur armé d'un dé à coudre, et s'en servit pour repousser de dedans en dehors le corps étranger. Samuel Cooper traite fort dédaigneusement ce procédé, et déclare qu'il fallait scier et emporter cette portion de côte. Malgré cette autorité, nous persistons à regarder le procédé de Gérard comme plus simple et plus ingénieux.

5° *Paracentèse du péricarde.*

On peut arriver au péricarde par trois points : 1° par le cinquième ou le sixième espace intercostal ; 2° entre l'appendice xiphoïde et le cartilage de la septième côte ; 3° en perforant le sternum.

1° *Méthode de Desault.* — Il fit une incision entre la sixième et la septième côte du côté gauche, vis-à-vis la pointe du cœur, divisa successivement la peau, l'entre-croisement des muscles grand oblique et grand pectoral, et le plan des intercostaux ; l'artère mammaire externe était par conséquent laissée en dedans à une certaine distance. Ces parties divisées, Desault porta les doigts dans la poitrine, sentit une poche pleine d'eau, et l'ouvrit avec un bistouri mousse. Il croyait avoir ouvert le péricarde ; mais la mort étant survenue quatre jours après, l'autopsie fit voir qu'il n'avait eu affaire qu'à un kyste. Toutefois le péricarde était au-dessous, et il n'y a aucun doute qu'on ne puisse très bien l'atteindre par ce procédé ; mais il est à craindre de perforer la plèvre.

2° *Méthode de M. Larrey.* — Il veut qu'on traverse de bas en haut l'espace qui sépare le bord gauche de l'appendice xiphoïde du cartilage de la dernière vraie côte ; on épargne ainsi à la fois la plèvre, le péritoine, le diaphragme et l'artère mammaire interne, et on arrive sur le point le plus déclive du péricarde.

3° *Méthode de Skielderup.* — Il conseille d'appliquer une large couronne de trépan sur le sternum, un peu au-dessous de l'endroit où le cartilage de la cinquième côte s'unit au sternum. Là les deux lames du médiastin laissent entre elles un intervalle triangulaire placé un peu plus à gauche qu'à droite, et rempli par du tissu cellulaire; la base de cet espace triangulaire se trouve sur le diaphragme, et son sommet à la hauteur de la cinquième côte. La lésion des plèvres est d'autant plus facile à éviter, que le périoste postérieur du sternum présente à la couronne de trépan une assez forte résistance. Un disque osseux suffisant étant enlevé, on introduit le doigt indicateur pour reconnaître la fluctuation du liquide; alors on fait pencher le malade en avant; on attend que le péricarde soit poussé dans l'ouverture du sternum, et on choisit ce moment pour l'ouvrir avec un bistouri long et étroit guidé sur le doigt indicateur.

Nous laisserons volontiers à l'opérateur le choix entre ces trois méthodes; peut-être celle de M. Larrey mériterait la préférence. Richerand avait conseillé, pour obtenir une cure radicale, de faire des injections irritantes dans le péricarde : opération diversement jugée, mais qui nous paraît trop grave pour être tentée autrement qu'en cas d'absolue nécessité.

CHAPITRE VII.

OPÉRATIONS QUI SE PRATIQUENT SUR L'ABDOMEN.

Nous rangerons ces opérations sous trois chefs différents : 1° épanchements, kystes, corps étrangers; 2° solutions de continuité des intestins; 3° hernies.

Art. Ier. — Épanchements, Kystes, Corps étrangers.

1° *Paracentèse de l'abdomen.*

Anatomie chirurgicale. — On conçoit que l'introduction d'un trocart peut se faire, à la rigueur, par tous les points de l'abdomen qui ne sont défendus que par des parties molles. Mais, d'une part, la paroi supérieure ou diaphragmatique est naturellement exclue, à cause des viscères thoraciques; la ponction par la vessie, le vagin ou le rectum, offre trop de difficulté et de danger; la ponction par le scrotum n'offre point d'avantages marqués, et reste d'ailleurs limitée aux individus chez qui la tunique vaginale communique avec le péritoine. Les parois latérales de l'abdomen répondent à des portions adhérentes d'intestins; l'hypochondre droit est occupé par le foie, l'épigastre par l'estomac, l'hypochondre gauche par la rate, la région sus-pubienne par la vessie; la région la plus favorable est donc en définitive la zone ombilicale dans presque tous ses points. Les chirurgiens anglais préfèrent la ligne blanche; en France, on adopte généralement le milieu d'une ligne qui s'étend de l'épine iliaque antérieure gauche à l'ombilic. Le malade peut ainsi demeurer couché sur le dos, et le liquide est aisément dirigé par la canule.

Le développement de la matrice par la grossesse ou par toute autre cause, la présence de tumeurs anormales, peuvent rendre ce lieu d'élection périlleux ou même impraticable. Scarpa conseille, durant la grossesse, de faire la ponction dans l'hypochondre gauche, un peu au-dessous de la troisième côte; M. Olivier propose l'ombilic; M. Velpeau affirme qu'on peut la faire dans toute l'étendue du flanc gauche. Règle générale, il faut choisir alors le point où le liquide bombe le plus et où la fluctuation se sent le mieux, et, dans les cas douteux, inciser la paroi abdominale avec un bistouri couche par couche, jusqu'au péritoine.

Procédé ordinaire. — Le malade est couché sur le dos, les jambes étendues, le côté gauche rapproché du bord du lit autant que possible; une serviette doit être passée à l'avance sous les lombes, et un aide placé du côté droit comprime modérément de ses deux mains, largement étalées, les parois du ventre. Le chirurgien, placé à gauche, reconnaît le lieu d'élection, et y plonge le trocart par un coup sec et rapide, marquant avec le doigt sur la canule le point où la pénétration de l'instrument doit s'arrêter. Il retire à l'instant la tige, maintenant avec la main gauche la canule en place, et dirigeant le liquide dans un vase qu'un aide tient préparé. Tandis que le liquide s'écoule, le premier aide continue la pression sur le ventre; le chirurgien dirige la canule en lui faisant suivre le retrait des parois abdominales ; si quelque obstacle, tel qu'un flocon albumineux, ou peut-être la présence de l'épiploon, interrompt le flot du liquide, on l'écarte à l'aide d'un stylet passé dans la canule.

Lorsqu'on a tiré la quantité de liquide jugée convenable, on retire la canule, sans lui imprimer aucun mouvement de rotation, tandis qu'avec les doigts indicateur et médius de la main gauche on retient la peau qui suivrait l'instrument. La plaie n'a pas besoin d'être pansée ; mais il faut appliquer une serviette ou un bandage de corps assez serré, afin de continuer la pression exercée auparavant sur les viscères de l'abdomen par le liquide et par les mains de l'aide, et prévenir des syncopes qui résulteraient du relâchement subit de cette compression.

Rarement cette opération est suivie d'hémorrhagie ; si ce cas arrivait, on pourrait laisser la canule dans la plaie, ou bien la remplacer par un fragment de bougie de gomme élastique ou de cire ; ou enfin comprendre tout le trajet du trocart dans un large repli des parties molles, et le comprimer en le froissant même un peu avec le pouce ou l'indicateur, jusqu'à ce que le sang cesse de couler.

Procédé de Fleury, du Val-de-Grâce.—Il faut se munir préalablement d'une sonde de gomme élastique ordinaire de moyen calibre, et propre, au surplus, à traverser facilement la canule du trocart ; on a soin d'enlever le goulot de cire rouge qui entoure son pavillon. La ponction faite à l'ordinaire, on introduit cette sonde par la canule jusque dans l'abdomen à une profondeur convenable ; puis la canule est retirée et le liquide s'écoule par la sonde.

Plusieurs avantages sont attachés à ce procédé. La sonde molle et flexible suit le retrait des parois abdominales sans avoir besoin d'être maintenue, peut être plongée dans les parties de l'abdomen où séjourne le liquide, risque moins d'être bouchée par des flocons albumineux, puisqu'elle offre deux orifices à l'intérieur, et dirige mieux le liquide vers le vase destiné à le recevoir. Mais le plus important, c'est qu'on peut la laisser en place plusieurs heures sans s'en occuper ; l'écoulement du liquide, abandonné à lui-même, se fait graduellement ; les parois abdominales se rétractent à mesure sans avoir besoin de la main d'un aide ; et par là on évite les syncopes ou les précautions à diriger contre elles. Ce procédé, très simple et très ingénieux, nous paraît destiné à remplacer dans beaucoup de cas le procédé ordinaire.

Quelques praticiens recommandent d'huiler les instruments, ce qui peut faciliter leur entrée; d'autres sont d'avis de ne pas vider tout d'un coup la cavité abdominale, mais d'y revenir à plusieurs reprises, ce qui s'exécuterait très bien avec la sonde de Fleury, qu'on laisserait en place, fermée seulement par un bouchon. On a enfin conseillé pour la cure radicale de l'ascite, des injections avec le vin, les eaux de Bristol, l'eau de goudron, la vapeur de vin, le gaz oxidule d'azote; et M. Belmas propose même d'appliquer ici l'introduction du sac de baudruche, qu'il a imaginé pour la cure radicale des hernies, à condition pourtant de le retirer quand l'irritation serait suffisante. Ce n'est pas le lieu de discuter ces divers moyens.

2° *Abcès du foie; tumeurs de la vésicule biliaire; kystes hydatiques.*

Lorsque les abcès du foie sont assez saillants au-dehors pour être reconnus, le péritoine qui recouvre le foie a contracté des adhérences assez fortes avec le péritoine pariétal, pour qu'on n'ait pas à craindre de pénétrer dans la cavité abdominale : l'incision de ces abcès se fait donc à l'ordinaire, en prenant soin seulement de ne pas l'étendre trop loin, de peur de dépasser ces adhérences.

Lorsque le diagnostic est moins évident, M. Récamier a proposé de faire la ponction explorative avec un trocart très fin ou une aiguille à cataracte, qu'on plonge brusquement dans les tissus et qu'on retire de même, pour ne pas permettre à des liquides de s'épancher à la suite de l'instrument dans les tissus ambiants. Cet accident est fort peu à craindre quand le liquide est inactif, comme dans les kystes séreux ou hydatiques; mais si l'on agissait sur la vésicule biliaire, le danger serait assez grand pour réclamer une grande réserve dans l'emploi de ce moyen.

Dans ces cas douteux, les adhérences pourraient n'être ni assez étendues ni assez solides; il y a alors trois procédés.

1° *Procédé de Graves.* — On incise avec le bistouri tous les tissus jusqu'à 3 ou 4 millimètres de la collection, puis on remplit la plaie de charpie; l'inflammation qui en résulte a le double effet d'établir des adhérences s'il n'en existait pas encore, et de déterminer l'ouverture de l'abcès en ce point.

2° *Procédé de M. Bégin.* — On incise jusqu'au péritoine, et on panse la plaie à plat comme dans le procédé précédent. Le troisième jour les adhérences sont établies ; on ouvre le foyer avec le bistouri sans aucune crainte d'épanchement.

3° *Procédé de M. Récamier.* — Il applique une couche suffisante de potasse caustique sur la peau, pour avoir une première escarre assez étendue. Au bout de quelques jours il la fend avec le bistouri, et, au fond de cette incision, applique une nouvelle dose de caustique ; et ainsi de suite jusqu'à ce que les cautérisations successives aient étendu leur action jusque sur le péritoine, et déterminé d'intimes adhérences. Alors on ouvre la tumeur avec le bistouri ou le trocart. Le pus vidé, comme les parois du foyer ne se rapprochent point et laissent un libre accès à l'air, pour prévenir cet inconvénient on substitue au pus une injection d'eau pure ou chargée de principes médicamenteux.

Ces trois procédés peuvent être adoptés à peu près indifféremment ; cependant celui de M. Bégin est sans aucun doute le plus expéditif. Il est digne de remarque que ce chirurgien, qui a blâmé hautement les injections de M. Récamier, y a eu recours lui-même avec beaucoup de succès.

Les *tumeurs de la vésicule biliaire* exigeraient, pour être ouvertes, les mêmes précautions.. Mais en s'y conformant exactement, on voit que la *cystotomie biliaire*, proposée par J.-L. Petit, et si fort blâmée par Sabatier, deviendrait une opération très rationnelle, si seulement les signes des calculs biliaires étaient plus certains.

Les *kystes hydatiques* du bas-ventre ne réclament pas d'autres moyens. On peut, à la vérité, pratiquer pour eux la ponction avec le trocart, l'écoulement du liquide qu'ils contiennent dans le péritoine ne donnant lieu à aucun péril ; mais cette opération purement palliative doit être réservée pour ceux dont le volume est excessif, et, par exemple, pour ceux de l'ovaire dont nous traiterons à part.

3° *Corps étrangers dans l'estomac. — Gastrotomie.*

Lorsque des corps étrangers descendus dans l'estomac refusent de traverser le pylore et les intestins, et causent des accidents graves, on a conseillé et même pratiqué la gastrotomie.

Procédé opératoire. — Si le corps étranger fait saillie, ou même si déjà il a déterminé un abcès, c'est sur cette saillie qu'il faut inciser, avec l'espoir de trouver des adhérences déjà formées. Dans le cas contraire, on fait sur la ligne blanche, dans la région épigastrique, une incision longitudinale d'environ 8 centimètres. Arrivé sur le péritoine, on l'ouvre avec précaution : si l'arc transverse du colon se présente, on le repousse doucement en bas, et l'on tombe sur la face antérieure de l'estomac. On peut alors imiter le procédé de M. Bégin pour l'ouverture des kystes, ou bien, si le danger presse, ouvrir l'estomac immédiatement avec les mêmes précautions que le péritoine, en évitant surtout de prolonger l'incision jusqu'à la grande ou la petite courbure, où se trouvent les artères coronaires stomachiques. Il faut pratiquer ensuite la gastroraphie, par les procédés que nous décrirons plus tard.

On rendrait l'estomac plus saillant et on faciliterait l'opération en faisant avaler au malade une certaine quantité de liquide. Peut-être aussi s'exposerait-on davantage à quelque épanchement dans le péritoine, et à voir la plaie de l'estomac, par l'évacuation de ce viscère, s'écarter trop loin de la plaie extérieure. Cette opération n'a pas été encore soigneusement étudiée. Pour nous, le procédé de M. Bégin est infiniment préférable.

On n'a pas encore proposé de porter dans l'estomac des pinces propres à saisir et à retirer les corps étrangers. Rien de plus facile cependant que d'y introduire même la pince droite à trois branches de la lithotritie ; on sait que les bateleurs s'enfoncent jusque dans ce viscère des instruments droits d'un bien plus gros calibre ; il suffit pour cela de renverser fortement la tête en arrière, assez pour que l'arcade dentaire supérieure soit presque sur la même ligne que le canal œsophagien.

4° *Corps étrangers dans les intestins. — Volvulus*, etc.

Des corps étrangers arrêtés dans les intestins déterminent quelquefois un abcès qui se manifeste à l'extérieur ; alors l'ouverture en est assez simple et facile. Mais quand ils ne font saillie nulle part, et que cependant des accidents graves menacent la vie du malade, on a quelquefois tenté de les retirer par une opération qu'on pratique alors sur le lieu de la douleur. La difficulté est la même dans les cas de volvulus, ou d'étranglement interne sans hernie, occasionné par quelques brides péritonéales anormales ou de toute autre manière ; on a toujours, en effet, à redouter deux méprises : de s'en laisser imposer par des accidents qui proviennent d'une péritonite, et de se tromper sur le siége précis du corps étranger, du volvulus ou de l'étranglement. On ne saurait donc mettre trop de réserve à une opération semblable.

Procédé opératoire. — Le malade couché sur le dos, les cuisses et les jambes fléchies, on ferait sur le lieu convenu une incision de 8 à 10 centimètres, droite ou en demi lune, longitudinale ou transversale, en évitant surtout l'artère épigastrique. Le péritoine ouvert, les doigts chercheraient la partie malade. S'il s'agissait d'un corps étranger, l'intestin serait amené au-dehors, et divisé en long sur sa convexité; le corps étranger extrait; puis la plaie intestinale traitée à l'ordinaire, comme il sera indiqué plus bas. En cas d'invagination, on n'aurait qu'à tirer en sens opposé les deux bouts de l'intestin pour la détruire, et à remettre aussitôt le tout dans la cavité abdominale. Si enfin il s'agissait d'un étranglement, on tâcherait de l'isoler de manière qu'un bistouri courbe garni d'une bandelette de linge jusqu'à quelques millimètres de son extrémité, pût diviser sans danger la bride qui entourerait l'intestin. La plaie extérieure serait ensuite réunie par suture.

5° *Kystes de l'ovaire.*

Anatomie. — L'ovaire transformé en kyste perd tous ses caractères normaux, et peut acquérir un volume énorme. Lorsqu'il exige une opération, il remplit d'ordinaire presque toute la capacité abdominale, en sorte qu'on ne peut deviner que difficilement à quel côté il appartient, et que dans la plupart des cas la ligne blanche a été fixée comme le lieu d'élection des opérations. Tantôt c'est un kyste fibreux, unique, à parois plus ou moins épaisses, rempli d'un liquide séreux ou autre; d'autres fois c'est une tumeur partagée en cellules nombreuses et considérables, ne communiquant point les unes avec les autres, et contenant souvent des liquides de nature différente. Quelquefois la tumeur a contracté avec les divers organes de l'abdomen, des adhérences plus ou moins fortes, nombreuses et étendues; quelquefois elle n'adhère que par sa base. Cette base ou pédicule comprend la trompe, le ligament large, et d'ordinaire une petite partie de l'utérus sur lequel la tumeur semble implantée. L'artère ovarique très développée, et d'autres artères sans nom, également accrues, parcourent ce pédicule, et ne permettent pas de songer à l'excision pure et simple à cause de l'hémorrhagie.

Enfin il importe d'être averti que, d'ordinaire, la tumeur est recouverte en avant par le grand épiploon, qu'il faut avoir soin de repousser.

On a conseillé la ponction, l'incision, l'excision et l'extirpation.

I. La ponction. — Elle se pratique comme la paracentèse abdominale, mais sur le lieu le plus saillant de la tumeur. Elle ne procure généralement qu'une cure palliative, et il faut la répéter souvent; toutefois Ledran dit avoir vu des cas de cure radicale obtenue par ce moyen. On conçoit d'ailleurs que pour que la ponction soit de quelque utilité, il faut que le liquide soit peu épais et renfermé dans une seule poche.

II. L'incision. (Ledran.) — Lorsque le liquide est épais et paraît renfermé dans plusieurs kystes, Ledran conseille l'incision. On pratique une incision longitudinale à la partie la plus déclive de la tumeur, et, selon sa position, sur la ligne blanche ou en dehors des muscles droits; puis on divise le kyste dans la même direction, et on détruit autant des cloisons intérieures qu'il est possible d'en atteindre; ou si l'on craint quelque accident, on les laisse intactes dans l'espoir que la suppuration les fera rompre plus tard. On met dans la plaie une bande de toile effilée, à laquelle on substitue plus tard une tente, et enfin une canule qui offre une voie libre aux écoulements et qui permet de faire des injections détersives. Par ce procédé les kystes se vident, leurs parois suppurent, se détergent et se rapprochent; quelquefois il en reste une fistule difficile à fermer, mais peu gênante; on compte également plusieurs cas d'entière guérison.

Procédé de Galenzowski. — Obligé de recourir à l'incision dans un cas où les adhérences défendaient de tenter l'extirpation, Galenzowski fit d'abord au sac une large ouverture qui ne laissa échapper que peu de sérosité. Le doigt introduit par cette incision reconnut qu'il était composé de cellules nombreuses; le chirurgien les ouvrit et les vida toutes; puis il traversa une des parois du sac avec un fil qu'il tira fortement, afin qu'en fixant la tumeur près de la plaie de l'abdomen, la matière qui devait s'en écouler ne tombât pas dans cette cavité. Au trente-deuxième jour, on trouva dans l'appareil un lambeau des parois du kyste; et deux autres le cinquante-deuxième et le soixante-deuxième jour. Le malade sortit le soixante-dixième jour, ne conservant qu'une très petite fistule.

III. Excision. — M. Deneux, dans ses recherches sur la hernie de l'ovaire, dit avoir enlevé la plus grande partie de l'un de ces organes, et la femme a guéri. Sacchi rapporte qu'on a conseillé dans les tumeurs enkystées de cet organe, « d'exciser peu à peu les parois de la tumeur dans le temps même que le rapprochement s'en opère, en favorisant la suppuration. » Nous ne comprenons pas bien ce procédé, qui a, dit-on, réussi une fois à Dzondi, et qui s'est terminé par la mort dans deux autres essais de Lizars et de Martini.

Il nous semble d'ailleurs que l'excision d'une partie des parois du kyste pratiquée en même temps que la plaie extérieure, n'offrirait pas plus de danger que l'incision seule, et aurait plus de chances de succès. Dans les cas où on ne pourrait enlever le kyste tout entier, soit à cause de la largeur du pédicule, soit à cause d'adhérences, l'excision serait une ressource précieuse, attendu surtout qu'en cas d'hémorrhagie, on pourrait aussi bien employer la ligature en masse à la manière de M. Mayor.

IV. Extirpation. — On en trouve des traces dans divers auteurs; mais le premier qui a formulé un procédé opératoire qu'il se disposait à mettre à exécution, est Théden, et le premier qui l'ait pratiqué paraît être Macdowell.

Procédé de Théden. — Théden ayant reconnu, dans un cas d'autopsie, que le kyste ovarique se détachait facilement du péritoine, proposa l'opération suivante.

On ferait dans la région inguinale une incision qui diviserait les téguments et les muscles abdominaux, avec l'attention de ne pas intéresser le kyste qui se trouve, suivant l'auteur, en dehors du péritoine. On dilaterait cette incision suffisamment pour pénétrer avec les doigts jusqu'à l'ovaire. Si quelque artère donnait du sang (à part les vaisseaux cruraux qu'il faut ménager à tout prix), on la ferait comprimer par les doigts d'un aide, et l'on continuerait l'opération. Après avoir en partie décollé le sac des lèvres de la plaie, et l'avoir vidé de l'eau qu'il contient, on achèverait de le séparer, ou de l'attirer au-dehors; en effet, il adhère assez peu aux muscles et moins encore au péritoine. Cela fait, et après l'avoir amené au-dehors de l'incision, on l'entourerait d'un fil de soie assez long pour laisser pendre en dehors ses deux bouts; on porterait l'anse de ce fil jusqu'à l'ovaire; et s'il ne voulait pas céder à l'effort des doigts, on l'étreindrait dans la ligature. Si l'ovaire était endurci, on tâcherait de l'extirper avec les doigts; sinon, on l'entourerait aussi d'une ligature afin d'en obtenir la destruction. On pourrait, si les accidents l'exigeaient, resserrer ou relâcher la ligature; le meilleur moyen de les prévenir serait d'amputer l'ovaire, si dans le cours de l'opération la chose paraissait permise. Puis le sac enlevé, il ne resterait qu'à obtenir la cicatrisation de la plaie.

Ce procédé paraît très simple, en effet, dans les cas où l'on rencontrerait la disposition anatomique signalée par Théden.

Procédé de Macdowell. — La malade couchée sur un lit ou sur une table, le chirurgien se place entre ses cuisses suffisamment écartées, et commence son incision sur la ligne médiane et de haut en bas, depuis l'ombilic jusqu'à 25 millimètres du pubis, intéressant successivement la peau et la ligne blanche, sans léser d'abord le péritoine. Arrivé sur cette membrane, il la saisit et la soulève avec une pince; puis, soit avec les ciseaux, soit avec un bistouri convexe, il l'incise doucement et en dédolant; et une fois une ouverture faite, il y passe la pince, écarte le péritoine des parties sous-jacentes, et agrandit l'incision de manière à y introduire deux doigts. On peut aussi bien se servir de la sonde cannelée; mais il est bon, pour soulever plus facilement le péritoine, de faire comprimer par des aides les deux côtés de l'incision. Quand enfin le médius et l'indicateur gauche peuvent être introduits, on s'en sert pour soulever le péritoine et protéger en même temps les parties sous-jacentes, et avec un bistouri boutonné conduit dans l'intervalle des deux doigts, on agrandit l'ouverture, par en haut jusqu'à l'ombilic ou un peu au-dessous, par en bas jusque près du pubis, dans toute la longueur de la plaie extérieure.

La tumeur se montre alors, couverte ordinairement par le grand épiploon qu'on repousse en haut, et l'on peut reconnaître d'une manière plus positive son volume et ses rapports. Le point important est de voir si elle a des adhérences ailleurs que dans le point de son insertion naturelle; pour cela on passe au-dessous des lèvres de la plaie un ou deux doigts, ou la main tout entière, pour explorer toute la circonférence de la tumeur.

Quand ces adhérences sont très fortes et très étendues, il est prudent de renoncer à l'opération, et de s'en tenir à l'incision de la tumeur (A. Smith). Si elles sont lâches et étroites, quoique nombreuses, on peut jeter une ligature autour de chacune d'elles et les diviser ensuite (Macdowell). Lorsqu'il n'en existe

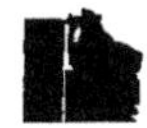

pas, ou lorsqu'enfin elles sont détruites, le chirurgien plonge un bistouri dans la tumeur, et l'incise largement pour la vider.

La tumeur s'affaisse alors, et on peut achever les explorations vers sa base, examiner de quel côté elle s'implante, reconnaître ses rapports avec l'utérus, la trompe, les ligaments larges, s'il en reste quelque partie reconnaissable. Ces organes forment ordinairement le pédicule de la tumeur, qui s'implante sur un des côtés de l'utérus, mais d'une manière fort variable.

Toutes ces circonstances reconnues, tandis qu'un aide écarte la masse intestinale recouverte d'une compresse, et attire au-dehors la tumeur, réduite à un ou plusieurs kystes vides, l'opérateur s'arme d'une aiguille à ligature à laquelle il a fait enfiler un ou deux fils suivant le besoin, ou plutôt des cordons très forts. Si le pédicule est étroit, on le contourne avec l'aiguille, et on l'étreint dans une seule ligature. S'il est plus large, on le traverse avec l'aiguille armée d'un fil double, et on lie séparément les deux moitiés du pédicule. On pourrait, au besoin, les multiplier davantage. Les ligatures serrées et nouées par deux nœuds, on coupe un des bouts de chaque lien, et on ramène l'autre bout par la plaie extérieure. On retranche ensuite avec le bistouri toute la masse de la tumeur, à 2 centimètres des ligatures, afin que la portion restante du kyste les empêche de glisser.

Il reste à éponger avec soin le sang et les liquides épanchés dans l'abdomen, et à réunir par cinq ou six points de suture entrecoupée les bords de la plaie extérieure, sans y comprendre le péritoine, et en laissant à sa partie inférieure un passage ouvert pour les ligatures de la portion du kyste qu'elles devront détacher et entraîner. On ajoute des bandelettes agglutinatives, et un pansement simple par-dessus.

On a conseillé, après l'opération, de coucher la femme sur l'abdomen, pour favoriser l'écoulement du sang et des fluides. Cette position est fort gênante, et ne paraît pas plus de nécessité qu'après l'opération de la taille sus-pubienne.

Il est arrivé quelquefois qu'il s'est fait une hémorrhagie après le pansement, dépendant le plus souvent du glissement de la ligature. Il faut alors couper les sutures, rouvrir la plaie, et placer une nouvelle ligature en masse, ou traverser de nouveau le pédicule de la tumeur pour y placer plusieurs liens. La ligature des vaisseaux, tentée une fois par Macdowell, ne put être achevée.

Dans ses premiers essais, Macdowell incisait sur le flanc, à 7 centimètres et demi en dehors du muscle droit, et parallèlement à sa direction. Une autre fois, à l'incision de la ligne blanche il en joignit une seconde transversale et un peu oblique en haut, partant de l'ombilic et se terminant à 5 centimètres, de manière à avoir un lambeau triangulaire. Il s'est arrêté enfin à l'incision de la ligne blanche, avec tous les opérateurs qui l'ont imité.

Procédé de Monteggia. — Ce chirurgien blâme principalement les amples incisions du ventre. Il conseille de faire la ponction de la tumeur avec un gros trocart, d'extraire le liquide; et après avoir élargi quelque peu l'ouverture, si cela est nécessaire, d'introduire par cette voie des pinces à longues branches analogues à celles de Hunter pour l'extraction des calculs de l'urètre. A l'aide de ces pinces on saisirait avec force le sac ainsi vidé, on l'attirerait au-dehors, on en ferait l'excision près de sa base, et on appliquerait sur son pédicule une ligature dont les deux bouts sortiraient par la plaie, afin de pouvoir être retirés quand le reste du sac serait complétement détaché et enlevé.

Sacchi remarque très bien que pour mettre ce procédé à exécution, il faudrait que le liquide fût épais, enfermé dans une seule poche, et que les parois du kyste fussent très minces et sans adhérences. Toutefois l'opération est fort ingénieuse, et pourrait être combinée heureusement avec l'incision à la manière de Ledran.

Art. II. — Plaies de l'abdomen.

1° *Plaies pénétrantes simples.*

Tous les auteurs parlent de plaies pénétrantes simples; il est douteux qu'il en existe d'autres que celles qui résultent d'une opération chirurgicale. Quoi qu'il en soit, pour peu que ces plaies dépassent les dimensions d'une simple ponction, la sortie de l'intestin les complique presque inévitablement. On nettoie avec soin les parties sorties, et on les réduit en suivant les procédés qui seront indiqués pour le taxis dans les hernies. On traite ensuite la plaie extérieure par la position, les bandelettes agglutinatives, ou même par la suture, soit entrecoupée, soit enchevillée. Le seul précepte spécial est de ne pas comprendre le péritoine dans la suture.

2° *Plaies compliquées d'étranglement des intestins.*

Si les intestins sont étranglés par la plaie, il y a deux ressources : 1° diminuer le volume des intestins : Paré dit s'être bien trouvé de les avoir piqués avec une aiguille pour en évacuer les gaz ; 2° débrider la plaie elle-même. Ce débridement doit avoir le moins d'étendue possible, afin de diminuer le danger d'une hernie ventrale consécutive ; il doit être, par la même raison, dirigé vers l'angle supérieur de la plaie, parce que les intestins pèsent plus sur la partie inférieure du ventre que sur la supérieure. Il n'y a d'exception à cette règle que si le débridement en haut répondait à l'ombilic, ou laissait craindre d'intéresser l'artère épigastrique.

On a inventé pour cette opération de nombreux instruments ; la plaque ailée de Méry, les bistouris herniaires de Bienaise, de Ledran, de Morand; celui fait à la lime de J.-L. Petit, tous tombés à peu près en oubli. On se sert du bistouri simple ou boutonné, conduit sur le doigt ou sur la sonde cannelée.

Premier procédé. — On fait coucher le blessé sur le dos, les jambes et les cuisses fléchies, la tête et la poitrine élevées et solidement appuyées pour relâcher les muscles du bas-ventre. Le chirurgien abaisse avec la main gauche la portion d'intestin herniée, tandis qu'avec la main droite il porte par la partie supérieure jusque dans l'abdomen une sonde cannelée mousse et à cul-de-sac. Il l'introduit perpendiculairement d'abord, jusqu'à ce qu'elle ait pénétré au-delà du péritoine ; alors il la prend entre le pouce et le milieu du doigt indicateur de la main gauche, les autres doigts de cette main demeurant étendus et servant à déprimer les intestins, pour qu'ils ne s'élèvent pas au-dessus de la cannelure. Il tire un peu à lui le paquet d'intestins déplacés, pour voir s'il n'y en aurait pas quelque portion de pincée entre la sonde et le bord de la plaie, et fait faire à cet instrument une bascule qui approche la cannelure du péritoine ; après quoi il prend de la main droite le bistouri qu'il tient entre le pouce et l'indicateur, le dos tourné en bas et le tranchant en haut, et il en fait glisser la pointe le long de la sonde en lui faisant faire un angle assez aigu avec cet instrument, afin que sa pointe y demeure plus sûrement. Le bistouri est poussé aussi avant qu'on le croit nécessaire, et coupe les parties qui forment l'étranglement. Lorsque l'on juge que le débridement s'étend assez loin, on retire la sonde et le bistouri en même temps, et sans changer leur position respective, pour être bien sûr que la pointe de l'instrument tranchant ne s'est point égarée, et qu'elle n'a intéressé que les parties qu'elle devait couper.

Second procédé. — Quand l'étranglement est trop considérable pour permettre l'introduction de la sonde, le chirurgien abaisse le paquet intestinal avec l'une de ses deux mains, en le repoussant vers l'angle inférieur de la plaie, afin de mettre le supérieur à découvert autant que possible, et de pouvoir y placer le doigt indicateur de la même main, l'ongle en dessous. Ce doigt appuie en outre sur la portion d'intestin la plus proche de cet angle, et la met à l'abri de l'action du bistouri, que le chirurgien prend de l'autre main, et dont il doit porter l'extrémité sur les téguments tout près de l'ongle et comme s'il voulait couper dessus. Les téguments incisés autant qu'il est nécessaire, on incise de même les muscles et les aponévroses, avec l'attention de les couper moins loin que la peau. Enfin, lorsqu'on est parvenu au péritoine, on peut l'inciser aussi, mais avec le secours d'une sonde cannelée qu'on glisse dessous, de peur de blesser les intestins sur lesquels le bistouri porterait immédiatement. Peut-être même pourrait-on se dispenser d'ouvrir cette membrane, qui paraît d'un tissu trop lâche pour entretenir l'étranglement, quand la peau, les muscles et les aponévroses sont suffisamment débridés (Sabatier).

Troisième procédé. — Le doigt indicateur gauche placé comme dans le procédé précédent, l'ongle en dessus ou en dessous, on glisse à plat sur ce doigt la lame très étroite du bistouri courbe boutonné de Pott, dont on engage le bouton entre les parties qui font hernie et l'angle supérieur de la plaie; puis on relève le tranchant vers cet angle et on l'incise de dedans en dehors, en accompagnant toujours le dos de la lame, du doigt qui a servi de conducteur.

MM. Sanson et Bégin appellent ce bistouri, « le meilleur instrument dont on puisse se servir; » nous ne voyons pas bien clairement sa supériorité sur le bistouri boutonné droit ordinaire. Du reste, les trois procédés peuvent être employés avec des avantages à peu près balancés: seulement, dans tous les cas, il est prudent d'envelopper de linge la lame du bistouri et de n'en laisser libre que la portion strictement nécessaire. Une des difficultés les plus grandes de ce débridement, est de contenir le paquet intestinal qui tend à s'élever au niveau de l'instrument, et qui, sans cette précaution, serait exposé à être blessé.

3° *Plaies compliquées d'issue de l'épiploon.*

Ces plaies offrent trois circonstances différentes:

1° Ou bien l'épiploon est sain et facilement réductible, et on le fait rentrer à l'ordinaire;

2° Ou bien il est étranglé, et alors l'indication varie. Si la portion étranglée d'épiploon est peu étendue, et qu'en faisant courber le malade en arrière il ne ressente aucun tiraillement dans la région de l'estomac, le mieux est de laisser cet épiploon au-dehors, après l'avoir déployé toutefois pour reconnaître si dans ses plis il n'y aurait pas quelque petite anse intestinale. L'épiploon engagé dans la plaie contracte avec elle des adhérences, et y forme un bouchon qui prévient tout danger ultérieur de hernie; la portion extérieure se gangrène et finit par se détacher; il n'en résulte d'ailleurs aucun inconvénient. Mais si la portion herniée est très considérable, si elle tient le malade courbé en avant, ou bien encore si des symptômes d'étranglement se manifestent, il faut débrider la plaie par l'un ou l'autre des trois procédés indiqués pour l'intestin. Si l'on se sert de la sonde cannelée, il convient de débrider à l'angle inférieur de la plaie, de peur qu'autrement l'extrémité de cet instrument n'aille percer l'épiploon qui vient toujours de la partie supérieure, et qu'ensuite cette membrane ne soit lésée encore par le bistouri (Sabatier).

3° Enfin l'épiploon sorti est frappé de gangrène. Autrefois on le liait dans la partie saine, et on l'excisait en dehors de la ligature; ce procédé, sujet à des accidents graves, est depuis longtemps abandonné. On y avait substitué l'incision pure et simple; mais la réduction qui s'opère quelquefois seule de la portion conservée, peut donner lieu à une hémorrhagie interne. On s'accorde donc à laisser l'épiploon au-dehors, après avoir pris soin toutefois de constater qu'il ne renferme pas d'intestin dans ses plis. Plus tard, si la fétidité est excessive et l'escarre trop longue à se détacher, on enlève la plus grande partie de l'escarre avec le bistouri, sans aller néanmoins jusqu'à la portion encore vivante, et on abandonne le reste à la nature.

Reste le cas où l'épiploon ou les intestins sont sortis ensemble par une plaie trop étroite pour permettre leur réduction ; il faut alors, sans hésiter, débrider la plaie comme il vient d'être dit, et réduire les parties déplacées en commençant par les intestins.

4° *Plaies du tube intestinal en général.*

Quand la plaie de l'intestin est cachée à la vue à raison de l'étroitesse de la plaie des téguments, on recommande, en général, de se borner aux moyens médicaux. Il en est de même lorsque l'estomac ou les intestins se présentant à l'extérieur ne sont divisés que dans une petite étendue. Toutefois, si la lésion occupe un des intestins mobiles, comme le jéjunum, l'iléon, ou l'arc transverse du colon, on conseille de l'assujettir près de la plaie extérieure en l'embrassant avec une anse de fil qui traverse le mésentère ou le mésocolon, et dont les bouts réunis sont maintenus au-dehors (Boyer). A. Cooper comprend la petite plaie tout entière dans une ligature qui l'oblitère parfaitement, comme une ligature d'artère ferme la bouche du vaisseau. Mais la suture à anse simple de Palfyn nous paraît ici préférable.

Lorsque la plaie a plus d'un centimètre de longueur, on convient généralement que la suture est indispensable ; mais jamais elle ne doit être faite que sur l'estomac ou sur l'intestin sorti par la plaie de l'abdomen. Aller chercher dans l'abdomen le viscère blessé qui y demeure caché, serait contraire à tous les principes de l'art (Boyer). Toutefois Heister professait déjà le principe opposé.

Les procédés diffèrent d'ailleurs selon que la plaie est longitudinale ou même transversale, mais peu étendue ; ou bien qu'il y a section complète ou presque complète de l'intestin, soit obliquement, soit en travers.

C'est pour ces cas de plaies peu étendues de l'intestin, et encore seulement du gros intestin, que les chirurgiens du moyen-âge, Roger de Parme, les quatre maîtres, etc., recommandaient d'employer un tube de sureau, ou une portion de trachée-artère ; quant aux divisions complètes, ils les regardaient comme absolument mortelles.

5° *Plaies longitudinales de l'intestin.*

On emploie la suture entrecoupée, qu'il n'est pas besoin de décrire : seulement on coupe les fils près des nœuds en réduisant l'intestin ; la suture du pelletier, appliquée ici par Guillaume de Salicet, la suture à anse, et la suture à points passés.

I. SUTURE DU PELLETIER. *Procédé ordinaire.* — Déjà décrite pour les plaies en général, ici elle se pratique avec une aiguille droite et ronde armée d'un fil simple et ciré, avec laquelle on perce obliquement les deux bords de la plaie, après les avoir rapprochés l'un de l'autre, et les avoir fait contenir à un bout par un aide tandis qu'on les tient soi-même à l'autre extrémité. Le premier point de suture doit être fait à 2 millimètres d'un des angles de la plaie, et à une distance égale de chacun de ses bords. On tire le fil jusqu'à 12 à 13 centimètres de son extrémité; puis on repasse l'aiguille une seconde fois du côté que l'on a percé le premier, et on traverse de nouveau les bords de la plaie avec la même obliquité, en passant le fil par-dessus comme dans la couture dite à surjet. On continue ainsi jusqu'à ce qu'on arrive à l'autre angle de la plaie; puis, laissant au dernier bout du fil 12 à 13 centimètres de longueur, comme au premier, on les confie à un aide qui les soutient légèrement, en obéissant au mouvement par lequel le chirurgien repousse l'intestin dans le ventre. La réduction faite, on les prend soi-même et on les tire un peu en dehors, pour que l'intestin s'approche de la surface intérieure de la plaie des téguments, et qu'il puisse s'y coller.

On peut retirer le fil cinq à six jours après. Pour cela on le coupe d'un côté tout près du ventre, et on le tire doucement de l'autre, en rapprochant et en soutenant avec le pouce et l'indicateur de la main gauche les bords de la plaie des téguments.

Procédé de M. Reybard. — On se sert d'une aiguille à coudre ordinaire, armée d'un fil double dont l'extrémité libre porte en guise de nœud un petit rouleau de linge long d'environ 6 millimètres. Le fil est graissé de cérat ou d'huile, précaution qui rend l'opération très facile.

On commence par percer de dedans en dehors et près de l'angle de la plaie intestinale la lèvre de cette plaie qui est devant soi, de manière à laisser le rouleau en dedans de l'intestin. On réunit ensuite les bords de la plaie pour les tendre convenablement ; puis on les perce tous deux à la fois comme dans le procédé ordinaire, et on continue jusqu'à l'autre angle de la plaie, avec cette seule différence qu'on rapproche davantage les points de suture, et qu'on serre aussi un peu plus. La suture se termine également d'une manière spéciale. Ainsi, afin d'arrêter le fil, on dédouble l'aiguille à l'avant-dernier point de suture, et on achève le dernier point avec un fil simple. On noue ensuite ce fil simple avec l'autre, et on les coupe au ras de la plaie.

On réduit alors l'intestin en abandonnant les fils, qui plus tard, quand la réunion est faite d'ailleurs, finissent par diviser les parties molles qu'ils embrassent, tombent dans l'intestin, et sont rendus par les selles.

On peut aussi remplacer le rouleau de linge par un nœud simple ; alors, pour mieux fixer le fil, après avoir traversé à la fois les deux bords de la plaie très près de son angle, on fait passer l'aiguille entre les deux brins de fil qui composent l'aiguillée. Mais M. Reybard préfère le rouleau, qui a l'avantage de servir à entraîner plus tôt le fil de la suture.

II. Suture a anse. *Procédé de Palfyn.* — Partant de ce principe, qu'il s'agit bien moins de réunir ensemble les lèvres de la plaie intestinale que de les mettre en contact avec un autre point susceptible de contracter des adhérences avec elles, Palfyn se contentait de passer une anse de fil dans le milieu de la plaie de l'intestin, rapprochait celle-ci de la plaie extérieure, et fixait les extrémités du fil sur les téguments à l'aide d'emplâtre agglutinatif.

Procédé de Ledran. — Il prenait autant de fils qu'il voulait faire de points de suture, et les enfilait chacun à une aiguille à coudre ordinaire. Les bords de la plaie étant bien tendus, il passait ces fils au travers, sans aucune obliquité, et à 7 millimètres de distance au moins les uns des autres. Quand tous étaient passés, il ôtait les aiguilles, puis il nouait ensemble tous les bouts d'un même côté, et en faisait autant pour ceux du côté opposé. Il en résulte deux faisceaux de fils qu'on tortille ensemble à deux ou trois tours, de manière à n'en former qu'un cordon unique. Par ce moyen, la portion d'intestin divisée se fronce, les points de suture se rapprochent ; et Ledran espérait que ce froncis ne permettant pas aux bords de la plaie de s'écarter, amènerait leur réunion mutuelle sans que l'intestin fût obligé de se coller à aucune autre partie.

Procédé de M. Reybard. — Il se servit d'une plaque en bois de sapin mince et polie, longue de 34 à 36 millimètres sur 18 à 20 de largeur, et ovale, afin que ses angles ne piquassent pas l'intestin. Il la suspendit dans une anse de fil dont les deux bouts qui la traversaient dans son milieu étaient écartés d'environ 4 millimètres. A chaque bout du fil était placée une aiguille ordinaire. Ainsi préparée, la petite plaque fut portée dans la cavité de l'intestin, et placée de manière que son plus grand diamètre répondit à celui de la plaie. On la maintint dans cette position en perçant de dedans en dehors, à 7 millimètres de leurs bords libres, chacune des lèvres de la division avec les aiguilles dont était enfilé chaque bout de fil; les deux bouts furent ensuite retirés et réunis ensemble pour les passer dans une aiguille courbe substituée aux deux premières.

Cette aiguille courbe fut portée dans le ventre et dirigée de manière à la faire sortir de dedans en dehors à travers les parois abdominales, à 7 ou 8 millimètres du bord de la plaie extérieure. Le double fil entraîné par cette voie fut confié à un aide, tandis qu'on réduisait l'intestin. La réduction achevée, le chirurgien prit le fil de la main gauche, et le tirant encore, s'assura avec l'indicateur droit que l'intestin était bien exactement appliqué contre la paroi abdominale, et enfin acheva l'opération en nouant les fils sur un petit rouleau de linge placé parallèlement à la lèvre interne de la plaie.

Deux jours après on coupa ce nœud, et dès le lendemain la plaque de bois avait été entraînée par les selles.

On voit que la plaie de l'intestin a été réunie à l'aide de la plaque de bois qui la bouchait complétement, et en même temps en appliquait les lèvres contre les parois abdominales, et les contenait sans les comprimer trop fortement, jusqu'à ce qu'elles eussent contracté des adhérences avec le péritoine. Il y a comme une réminiscence du tube de sureau ou de la trachée des chirurgiens du moyen-âge; mais le mode de suture employé est infiniment plus simple.

Procédé de M. Jobert. — Les bords de la plaie lavés avec de l'eau tiède, on les renverse en dedans avec l'aiguille, et on passe les fils transversalement dans les bords, en ayant soin qu'ils soient assez rapprochés pour que les parties qui se trouvent dans les intervalles ne fassent pas hernie, et que les séreuses restent en contact immédiat. Cela fait, on peut réunir les fils ensemble et les ramener au-dehors, comme dans le procédé de Ledran, ou bien faire autant de points de suture entrecoupée qu'il y a de fils, soit qu'on coupe ces fils au ras des nœuds, ou bien qu'on en ramène les extrémités au-dehors. Dans le premier cas, les fils tombent dans l'intestin ; dans le second, on peut, au bout du cinquième jour, les retirer par la plaie extérieure.

III. SUTURE A POINTS PASSÉS. *Procédé de Bertrandi.* — Il n'est besoin que d'une aiguille droite ordinaire munie d'un fil ciré. On tend les lèvres de la plaie à l'ordinaire, puis on les perce toutes deux un peu obliquement à 4 millimètres environ de leur bord libre, à 2 de leur extrémité ; ensuite on repasse l'aiguille de la même manière du côté opposé, à 4 millimètres plus loin et dans la même direction ; et l'on continue ainsi jusqu'à l'extrémité opposée, absolument comme un tailleur qui faufile une étoffe avec sa doublure. On réduit l'intestin, et on fixe en dehors les deux extrémités du fil. Quelques jours après on peut le retirer ; pour cela, on coupe l'un des bouts près de la plaie, et on tire légèrement sur l'autre.

Quelques chirurgiens faisaient repasser les deux bouts du fil à travers les bords de la plaie des téguments pour mieux fixer l'intestin, procédé imité depuis par M. Reybard ; d'autres ont craint que la traction du fil, malgré la suppuration qui a dû dilater les piqûres, ne tendît à détruire les adhérences encore faibles de l'intestin. Pour prévenir cet inconvénient, on attribue à Béclard le procédé suivant.

Procédé de Béclard. — On arme l'aiguille de deux fils, l'un blanc, et l'autre de couleur. Lorsqu'il s'agit de les retirer, on tire sur le fil blanc à une extrémité, et sur le fil coloré à l'autre : l'effet de ces deux tractions simultanées en sens contraire est de laisser l'intestin immobile.

Appréciation. — Pour porter sur ces procédés un jugement raisonné, il faut se rendre un compte exact des effets de la ligature.

Si l'on étrangle une portion d'intestin, soit par une suture, soit par une ligature, on coupe à l'instant la membrane muqueuse et la musculeuse ; la séreuse seule demeure intacte. Si même la séreuse est déjà enflammée, elle résiste d'autant moins que l'inflammation est plus forte ; enfin, quoique saine, elle est sujette à se couper elle-même lorsqu'on l'étreint avec un fil simple, et résiste davantage quand on se sert d'un fil ciré (Jobert).

La suture une fois placée, voici ce qui arrive : dans les premières quinze heures, épanchement d'une lymphe plastique, non seulement sur et entre les bords de la plaie, mais encore bien au-delà des points de suture qui en sont enveloppés de toutes parts ; plus tard, organisation solide de la fausse membrane, qui unit entre elles les lèvres de la plaie, et l'intestin aux parois abdominales et aux surfaces séreuses ambiantes. Après les trois ou quatre premiers jours, les fils excitent une sorte de suppuration dans la fausse membrane, et ils coupent d'ailleurs tout ce qui était embrassé par le nœud ; c'est ainsi qu'ils deviennent libres et tombent dans l'intestin, si on les a abandonnés dans la plaie ; ou bien qu'on peut les retirer à l'extérieur, comme on retire la ligature après la section de l'artère.

Au bout de cinq ou six jours la réunion est donc solide, mais elle a lieu à l'aide d'adhérences de l'intestin à toutes les parties voisines de la plaie ; plus tard, après un ou deux mois, ces adhérences ont disparu, et l'intestin est redevenu libre dans l'abdomen. La plaie est réunie par un tissu de cicatrice nouveau, facile à distinguer sur les tuniques séreuses et musculeuses ; mais j'ai constaté, malgré l'assertion contraire de M. Reybard, que les bords de la plaie de la muqueuse se réunissent ensemble, sans même laisser voir aucun tissu de cicatrice intermédiaire. Au reste, ces résultats n'ont été obtenus que sur des chiens, et les cas observés sur l'homme semblent renvoyer à une époque beaucoup plus éloignée la destruction des adhérences péritonéales, au moins pour les grandes plaies de l'intestin.

Il résulte de ces faits que, dans toutes les sutures à points serrés, il importe, 1° de se servir de fils cirés ; 2° de serrer d'autant moins qu'il y a plus d'inflammation de la séreuse ; et enfin, 3° qu'au lieu de comprendre les trois tuniques dans la suture, lorsqu'il s'agit de serrer fortement, on peut se contenter de coudre la tunique séreuse.

Quant au choix de la suture, comme, lorsqu'on se sert d'une suture parfaitement unissante, les fils tombent d'eux-mêmes dans l'intestin sans nuire aux adhérences extérieures, il semble donc qu'il vaut mieux couper les fils au ras de la plaie que d'en ramener les bouts au-dehors. La lutte n'existerait alors qu'entre la suture à surjet de M. Reybard et la suture entrecoupée de M. Jobert. Mais ici une autre circonstance mérite d'être pesée : quand il y a un grand nombre de points de suture pratiqués, on risque davantage de voir survenir une péritonite ou une entérite phlegmoneuse (Jobert) ; et outre les piqûres faites à l'intestin . il faut sans doute en accuser aussi la striction et le pincement de ses membranes. La réunion immédiate n'est d'ailleurs qu'un faible avantage, et il paraît même très douteux qu'elle puisse être obtenue. En résumé, la meilleure méthode sera donc celle qui multiplie le moins les points de suture, qui produit le moins de striction, et dont les fils peuvent être retirés avec le plus de facilité. La suture à anse l'emporte sous ces trois rapports sur toutes les autres; nous préférons donc pour les très petites plaies la suture à anse de Palfyn; pour les autres, la suture à anse de M. Reybard; et peut-être, pour les divisions très étendues, le procédé de M. Jobert.

6° *Section des intestins en travers.*

Les intestins peuvent être complétement ou presque complétement divisés, soit obliquement, soit en travers, par un instrument tranchant; mais c'est surtout à la suite des hernies étranglées que, la gangrène de l'intestin obligeant à en réséquer une portion, il se trouve dans la condition d'une section transversale complète.

Jusque vers la fin du dix-septième siècle, ces lésions étaient regardées comme incurables et abandonnées le plus souvent à la nature. Verduc le premier enseigna à les transformer en anus artificiel, en cousant les bouts de l'intestin aux lèvres de la plaie des téguments. Littre se contentait d'y attacher, par trois points d'aiguille, le bout supérieur, appliquant sur le bout inférieur une ligature. Lapeyronie passait un autre fil dans le mésentère attenant aux deux bouts de l'intestin, pour les retenir tous deux à la plaie extérieure. Scarpa, dans le cas de hernie seulement, veut qu'on laisse agir la nature, et qu'on se fie aux adhérences qu'elle a déjà procurées.

Mais la réunion de l'intestin, tentée pour la première fois par Ramdohr, a réuni plus de suffrages. Elle peut se pratiquer selon quatre méthodes.

I. Méthode de Ramdohr. Invagination. — Ramdohr introduisit le bout supérieur dans l'inférieur, et les maintint par un point de suture médiocrement serré. Hermans appliqua aux deux bouts ainsi invaginés la suture du pelletier. Vermale enveloppait les bouts d'intestin d'un repli du mésentère qu'il comprenait dans la suture. Ritch conseillait, pour faciliter l'introduction du bout supérieur, de placer d'abord dans celui-ci une carte vernissée roulée en cylindre ; l'invagination faite, il passait une anse de fil à travers les deux bouts d'intestin et le cylindre à la fois, nouait les extrémités du fil à 6 ou 8 centimètres de l'intestin, et les assujettissait dans la plaie extérieure. Chopart et Desault craignant que cette anse qui traverse l'intestin ne gênât le passage des matières fécales, faufilaient avec le fil la demi-circonférence du cylindre de carte, en sorte que les deux fils de l'anse traversaient bien les deux bouts de l'intestin et les parois du cylindre, mais non l'intérieur de celui-ci.

Cette méthode offre plusieurs difficultés.

La première est de distinguer le bout supérieur de l'inférieur ; l'unique moyen, proposé par Louis, est de les retenir quelques heures au-dehors, tandis qu'on administre un minoratif au malade. On conçoit aisément que si la plaie intéressait une partie du gros intestin, il serait plus expédient d'administrer un simple clystère.

La seconde est d'introduire le bout supérieur dans l'autre. D'une part, la portion du mésentère attenant aux deux bouts fait obstacle à une introduction un peu profonde de l'un dans l'autre. Louis leva cette difficulté en incisant le mésentère dans une étendue suffisante le long du bout supérieur. Mais il reste ensuite la disposition du bout inférieur, resserré, froncé, et dont la muqueuse est renversée en dehors en forme de bourrelet ; et cet obstacle est tel, que le docteur Smith ne put parvenir à le vaincre, quoiqu'il eût introduit une chandelle dans le bout supérieur en guise de mandrin. La modification de Chopart et de Desault diminue un peu la difficulté ; en effet, le fil passé d'abord à travers le cylindre et le bout supérieur, étant conduit ensuite à travers l'inférieur de dedans en dehors, aide à attirer l'un dans l'autre. M. Jobert a imaginé un moyen plus simple et plus efficace. Il traverse la paroi antérieure du bout supérieur avec un fil de soie muni de deux aiguilles ; ces deux aiguilles sont portées ensuite dans le bout inférieur en traversant de dedans en dehors la paroi correspondante, et par de légères tractions il introduit l'un des bouts dans l'autre sans l'intermédiaire du cylindre.

En troisième lieu, on objecte qu'une membrane muqueuse ne saurait se réunir avec une séreuse. M. Jobert propose en conséquence, après avoir introduit les deux bouts l'un dans l'autre à 4 millimètres de profondeur au plus, de passer un fil ciré extrêmement fin tour à tour dans la séreuse du bout supérieur et dans celle du bout inférieur, modification qui rentre dans le procédé du même auteur que nous étudierons tout-à-l'heure. Tant de précaution paraît peu nécessaire.

La réunion se faisant d'abord par de fausses membranes et à l'aide d'adhérences avec toutes les parties ambiantes, peu importe quels tissus sont en contact. La cause des revers du procédé de Ramdohr est due principalement au trop petit nombre de points de suture qu'on pratiquait, et qui laissaient épancher des matières intestinales avant que les premières adhésions pussent avoir lieu. Avec des points de suture entrecoupée nombreux, ou bien avec la suture du pelletier, employée par Hermans, on prévient donc toute crainte à cet égard.

II. Méthode de Duverger. Réunion directe. — Duverger se servit d'une portion de trachée de veau desséchée, préparée, garnie de trois anses de fils disposées à distances égales, et dont chaque bout était armé d'une petite aiguille courbe. Elle fut mise d'abord dans du vin tiède pour lui donner plus de souplesse et de chaleur, trempée ensuite dans un mélange de baume du Pérou et du Commandeur; ensuite il l'introduisit dans l'intestin de façon qu'elle en soutînt les deux bouts, comme un cintre porte une voûte. Enfin, à l'aide des aiguilles courbes, il fit trois points de suture entrecoupée en piquant de dedans en dehors à 7 à 8 millimètres des bords de la plaie, qu'il faisait légèrement rapprocher par un aide. Les nœuds furent faits à l'un des côtés de la plaie.

Procédé de Sabatier. — Il remplaçait la trachée de veau avec une carte roulée, et proposait de substituer aux trois points de suture un seul fil traversant à la fois le cylindre et les deux bouts d'intestin simplement affrontés. Ce procédé exposerait certainement à des épanchements de matières fécales, et nous paraît parfaitement impraticable.

Procédé de M. Jobert. — Lorsque l'épiploon se présente au-devant de l'intestin lésé, on en saisit un repli qu'on interpose entre les bords de la division sans le détacher du reste du feuillet; on rapproche les lèvres de la plaie et on réunit par la suture de Ledran, qui ne cause aucun étranglement, et conséquemment des accidents qui en sont la suite. La réunion se fait très bien, et à l'autopsie on trouve dans l'intestin un lambeau flottant d'épiploon qui n'en rétrécit nullement le calibre.

III. MÉTHODE DE M. JOBERT ; RÉUNION DES SÉREUSES. — M. Jobert a imaginé de mettre les séreuses en contact au moyen d'une nouvelle espèce d'invagination.

Le bout supérieur étant bien reconnu, on fait coucher la malade sur le dos, les muscles de l'abdomen mis dans le plus grand relâchement possible, et on dissèque le mésentère pour l'un et l'autre bout dans l'étendue de près d'un centimètre. Il s'écoule toujours une certaine quantité de sang qu'il ne faut point arrêter, car c'est un obstacle aux accidents inflammatoires. Si l'hémorrhagie était trop forte, on appliquerait des ligatures temporaires qu'on pourrait enlever après l'opération.

Ce premier temps terminé, le chirurgien saisit le bout supérieur de la main gauche, prend de la droite un fil de 16 à 20 centimètres, muni de deux aiguilles à coudre ordinaires, et traverse avec l'une des aiguilles la paroi intestinale antérieure, de dedans en dehors, à 6 millimètres de la division, de manière à laisser dans la piqûre une anse dont les deux bouts sont confiés à un aide. Un second fil est passé de la même manière à travers la paroi postérieure.

Alors, abandonnant le bout supérieur, le chirurgien procède avec ses doigts, ou mieux encore avec une pince à disséquer, au renversement du bout inférieur dans lui-même, de manière que la séreuse se trouve à la face interne. Il choisit pour cette manœuvre un moment de calme de l'intestin ; on pourrait d'ailleurs la rendre plus facile en promenant sur les bords de la division un pinceau trempé dans une solution légère d'opium.

Le renversement enfin obtenu, le doigt indicateur gauche y est introduit pour le maintenir, et pour servir en même temps de conducteur aux aiguilles. On reprend les deux aiguilles de l'anse antérieure, et les faisant tour à tour glisser sur le bord radial de ce doigt, on traverse de dedans en dehors la paroi doublée du bout inférieur, en faisant sortir les aiguilles à la distance de 2 millimètres l'une de l'autre. Les aiguilles de l'anse postérieure sont conduites de même sur le bord cubital du doigt indicateur, et traversent l'intestin du côté opposé aux premières.

On rapproche alors doucement les deux bouts de l'intestin ; quand ils sont presque abouchés, on retire le doigt, et, par de légères tractions sur les extrémités des fils, on introduit peu à peu le bout supérieur dans l'inférieur, en s'aidant pour le pousser d'un corps rond et poli.

On réduit ensuite l'intestin dans la cavité abdominale ; on place à l'angle inférieur de la plaie des téguments les fils préalablement réunis; on les colle sur les téguments par un morceau de diachylon gommé, et enfin on les recourbe pour les attacher à la pièce la plus fixe de l'appareil. Le quatrième ou cinquième jour, la cicatrice est faite, et les fils peuvent être retirés.

Procédé de M. Lembert. — Il faut se munir d'autant de fils qu'on veut faire de points de suture, armés chacun d'une aiguille ordinaire. On enfonce l'aiguille à 9 ou 10 millimètres de la solution de continuité, en pénétrant jusqu'à la muqueuse ; puis on la replonge de dedans en dehors de manière à ressortir à peu près à 2 millimètres de la plaie. On la dirige de même sur l'autre bout de l'intestin, en pénétrant seulement à 2 millimètres de la plaie pour ressortir à 7 ou 8 millimètres plus loin. Tous les fils placés de même, on n'a qu'à tirer sur leurs extrémités pour rapprocher les bouts de l'intestin, et mettre leurs séreuses en contact, en forçant les lèvres de la plaie à se renverser en dedans ; on maintient chaque point de suture par un double nœud ; on coupe les fils au ras de la plaie, et on réduit l'intestin dans l'abdomen. Ce procédé a été essayé sur l'homme par M. J. Cloquet ; deux points de suture ont suffi pour obtenir la réunion.

Procédé de M. Denans. — Il faut, en outre des aiguilles, avoir trois viroles d'argent ou d'étain ; les deux premières, longues de 7 millimètres, égales en circonférence à l'intestin divisé, sont introduites, l'une dans le bout supérieur, l'autre dans le bout inférieur. Après quoi l'on renverse une portion de 4 millimètres de chaque bout dans sa virole respective ; et la troisième virole, longue de 13 millimètres, et d'un diamètre assez étroit pour être reçue dans les deux autres, est emboîtée dans l'une d'abord, et dans l'autre ensuite, de sorte que les trois viroles serrent entre elles les extrémités de l'intestin renversées en dedans.

Pour maintenir l'appareil en place, on prend deux aiguilles enfilées d'un même fil ; avec l'une on pique l'intestin au-dessus de la virole supérieure, on traverse le canal des trois viroles, et on la fait sortir au-dessous de la virole inférieure ; en sorte que tout l'appareil est embrassé par l'anse de fil. Mais il reste encore au-dehors deux bouts de fil qui embarrasseraient. M. Denans replonge son aiguille par son trou de sortie, la dirige entre la virole extérieure correspondante et la face interne de l'intestin, et la fait sortir après avoir piqué l'intestin à l'endroit où celui-ci est replié en dedans. Alors il tire le fil qui repasse par la piqûre, comme on fait pour un point de couture qu'on veut défaire. On se comporte de même avec l'autre bout du fil armé de son aiguille ; de sorte qu'en résumé, l'anse du fil n'embrasse que les trois viroles sans comprendre l'intestin, excepté au point où les aiguilles sont ressorties, et où on fait un double nœud ; puis on coupe le fil aussi ras que possible. Une pareille ligature est placée du côté opposé ; puis l'intestin est réduit à l'ordinaire.

Voici ce qui arrive : les séreuses en contact se réunissent d'abord ; plus tard les portions repliées en dedans tombent en mortification, et les viroles devenues libres sont rendues par les selles.

IV. Méthode de M. Amussat. — Ce chirurgien a essayé sur les animaux une autre méthode qui consiste à placer dans l'intestin un bouchon renflé à ses extrémités, rétréci au centre, de manière à offrir une gouttière circulaire ; les deux bouts du tube intestinal étant invaginés l'un dans l'autre, de manière que tous deux recouvrent cette gouttière, on les étreint en ce point avec un lien fort et serré, et on retranche avec des ciseaux toute la portion du bout intestinal qui dépasse en dehors cette ligature. Voici ce qui arrive : les séreuses des deux bouts se mettent en contact par-dessus le lien, et adhèrent par suite de l'inflammation que détermine la ligature ; celle-ci, au bout d'un certain temps, coupe les parties qu'elle embrasse, tombe dans l'intestin et est rendue par les selles ; et sur les chiens l'intestin n'a pas encore été retrouvé rétréci par ce procédé. Il y a ici cet avantage, que l'on n'a pas besoin de reconnaître quel est le bout supérieur ou inférieur pour tenter l'invagination ; toutefois, ce procédé a quelque chose qui étonne, et, avant de l'essayer sur l'homme, il a besoin d'être encore médité et expérimenté plus long-temps.

Appréciation. — Les premières méthodes ont réussi tour à tour ; et en choisissant leurs procédés les plus perfectionnés, elles offrent autant de chances l'une que l'autre. On peut objecter à la méthode de Ramdohr qu'elle laisse dans l'intestin une sorte de valvule épaisse qui tend à le rétrécir ; celle de M. Jobert n'est pas exempte du même reproche. Celle de Duverger laisse craindre, plus que les autres, qu'un point de suture échappé ne donne lieu à un épanchement dans l'abdomen. Du reste, la réunion primitive se faisant toujours par des adhérences aux tissus ambiants, il nous paraît de peu d'importance de chercher à accoler uniquement les séreuses.

Tout balancé, ce n'est guère que sous deux points de vue qu'on peut comparer ces divers procédés pour en déterminer le choix : savoir, la facilité de l'exécution, et le nombre des points de suture, cause puissante d'irritation. Sous le premier rapport, la méthode de Ramdohr est certainement inférieure aux autres; sous le second, la méthode de Duverger exige des points de suture trop nombreux et trop rapprochés. Reste la troisième méthode, dans laquelle le procédé de M. Lembert l'emporte évidemment par sa simplicité. C'est donc celui qui nous paraît mériter la préférence.

Art. III. — Des Hernies.

Les hernies qui réclament les secours de la médecine opératoire sont : la hernie inguinale, la hernie crurale, et la hernie ombilicale ou exomphale. Nous y rattacherons l'histoire de l'anus contre nature, qui provient le plus souvent des hernies étranglées.

1° *Hernie inguinale.*

Anatomie. — Les données anatomiques nécessaires pour le traitement chirurgical de ces hernies diffèrent chez l'adulte et chez l'enfant.

Chez l'adulte, le canal inguinal est une sorte de trajet de trois centimètres environ chez l'homme, où il donne passage au cordon spermatique ; un peu plus long et beaucoup plus étroit chez la femme, où il est occupé par le ligament rond de l'utérus; ce qui explique en partie la rareté de la hernie inguinale chez elle.

Le canal inguinal a deux orifices : l'un interne ou abdominal, répondant à peu près au milieu de l'espace qui sépare l'épine iliaque du pubis, constitué par un prolongement du *fascia transversalis* renversé sur lui-même comme un doigt de gant, et formant ainsi une gaîne au cordon spermatique; l'autre externe, appelé aussi anneau inguinal, à peu près triangulaire, formé par l'écartement de deux fortes bandelettes de l'aponévrose du grand oblique, qu'on appelle les piliers de l'anneau, et dont l'une va s'insérer à l'épine, et l'autre à la symphyse du pubis. Le côté interne de cet anneau est à 23 millimètres environ de la symphyse pubienne ; son grand diamètre est parallèle à l'arcade crurale, et conséquemment dirigé en haut et en dehors.

Le trajet du canal, cylindroïde comme le cordon qu'il embrasse, suit la même direction que l'arcade crurale, dont il n'est séparé que par un intervalle de 9 à 10 millimètres. On divise sa circonférence en quatre parois : l'antérieure, formée par l'aponévrose du grand oblique; la postérieure, constituée par le *fascia transversalis*, très fort dans cet endroit; l'inférieure offre une espèce de gouttière qui résulte de la réunion de l'aponévrose du grand oblique en avant avec le *fascia transversalis* en arrière, et dont la saillie extérieure n'est autre que le ligament de Poupart. La paroi supérieure, à la rigueur, n'existe point ; elle est représentée par le bord inférieur du petit oblique, mais cette disposition n'est pas constante. Quelquefois le cordon spermatique traverse les fibres du muscle petit oblique, qui concourent ainsi à lui former une enveloppe complète, plus rarement le muscle transverse ; et cet anneau musculaire simple ou double a été invoqué pour rendre compte d'un prétendu étranglement spasmodique signalé par plusieurs auteurs.

Les hernies inguinales développées chez l'adulte se composent d'un sac péritonéal, et en général d'une portion de l'épiploon ou du petit intestin ; on y a cependant rencontré à peu près tous les viscères mobiles de l'abdomen. Le sac peut s'épaissir, se rompre, se remplir de sérosité, contracter des adhérences ; son collet se rétrécit, et devient avec le temps assez solide pour être le siége essentiel de l'étranglement. On a vu un même sac avoir plusieurs collets, quand le premier est chassé au dehors par un effort qui produit une hernie nouvelle. Les intestins peuvent aussi offrir des adhérences ; mais toutes ces anomalies ne sauraient se prévoir à l'avance, ni servir par conséquent à établir des préceptes généraux pour l'opération.

Lorsqu'il survient un étranglement réel, jusqu'à présent on l'a toujours rencontré au collet du sac, quand la hernie parcourait son trajet ordinaire.

L'anneau inguinal externe et la paroi antérieure sont recouverts par le *fascia superficialis* et par la peau ; l'anneau interne et la face postérieure sont tapissés par le péritoine, dont les rapports méritent d'être signalés. Vis-à-vis l'anneau interne, le péritoine offre d'abord un petit enfoncement, dernier vestige de la tunique vaginale, et qu'on nomme *fossette inguinale externe.* C'est par là que se font les hernies inguinales ordinaires ou *obliques.* Un peu plus en dedans, existe une seconde dépression du péritoine, *fossette inguinale interne*, répondant à la paroi postérieure du canal ; il se fait aussi par cette voie des hernies qu'on appelle *hernies directes.* Cette fossette est limitée en dedans par la saillie de l'artère ombilicale, transformée en cordon fibreux. Plus en dedans encore se remarque une troisième dépression qui s'étend de l'artère ombilicale au bord externe du tendon du muscle droit, et qui a été nommée par M. Velpeau *vésico-inguinale* ou *vésico-pubienne.* Elle répond à l'orifice inguinal externe, et même plus en dedans : les hernies qui se forment par cet endroit sont appelées ou *directes*, ou *obliques internes.* Toutes ces hernies qui se font par une éraillure aponévrotique peuvent être étranglées, tantôt par le collet du sac, et tantôt par l'ouverture anormale qui leur livre passage.

L'anneau inguinal externe n'est avoisiné par aucun vaisseau : en sorte qu'on peut l'inciser de tous côtés sans aucune crainte. Il n'en est pas de même de l'anneau interne. D'abord vis-à-vis de lui, dans la couche sous-cutanée, se rencontre l'artère tégumenteuse, qui du milieu de l'espace compris entre le pubis et l'épine iliaque, monte obliquement vers l'ombilic. Mais l'artère épigastrique est plus importante. Née de l'iliaque externe, presque immédiatement au-dessous de l'anneau interne, elle monte entre le *fascia transversalis* et le péritoine, en contournant la demi-circonférence interne de cet anneau, placée conséquemment entre la fossette inguinale externe et la fossette inguinale interne. (Voyez mon *Anatomie chirurgicale.*)

On voit par là quels sont les rapports des hernies internes ou externes avec l'artère épigastrique, et dans quel sens doivent se diriger les efforts de réduction. Toutefois, avec le temps, le canal change de forme et de direction. Dans les hernies anciennes et volumineuses il s'élargit beaucoup ; l'anneau interne se rapproche de l'externe, et quelquefois ils se confondent en une seule ouverture, le canal ayant totalement disparu. Notons encore que dans ces cas il arrive quelquefois que le cordon spermatique est aplati par la hernie et toutes ses parties éparpillées ;

alors dans l'opération du débridement, on a à craindre de rencontrer sous le couteau l'artère spermatique égarée.

Chez l'enfant, le canal inguinal n'est pour ainsi dire qu'une simple ouverture, ses deux anneaux se répondant presque exactement. Mais, de plus, il est occupé par la tunique vaginale, qui communique encore avec le péritoine. Selon Camper, cette communication a lieu à la naissance des deux côtés sur près de moitié des sujets; du côté droit sur près d'un quart; du côté gauche sur près d'un huitième, ce qui explique la plus grande fréquence de la hernie congéniale à droite. Avec le temps cette communication s'oblitère, et, par l'effet de l'élargissement du bassin, l'anneau interne étant tiré en dehors, tandis que l'anneau externe reste à la même place, le canal se forme comme nous l'avons décrit.

Il suit de là que la hernie congéniale n'a pas de sac péritonéal, mais qu'elle est en contact avec la tunique vaginale et le testicule; qu'elle est toujours externe, c'est-à-dire qu'elle a l'artère épigastrique en dedans de son collet; enfin que les efforts de réduction dans le taxis doivent être dirigés presque entièrement d'avant en arrière et de bas en haut.

Toutes les opérations réclamées par la hernie inguinale peuvent se ranger sous ces quatre chefs : 1° traitement palliatif; 2° cure radicale; 3° procédés de réduction; 4° opération du débridement ou herniotomie.

Traitement palliatif.

Il n'en est point d'autres que l'application d'un bandage. On en a indiqué de plusieurs matières et de plusieurs formes; les principaux sont le bandage anglais, et le bandage ancien ou bandage français, dont le ressort fait partie de la ceinture, et qui se distinguent surtout par la forme du ressort, et le bandage dit *franc-comtois*, où la ceinture est molle, et le ressort est dans la pelote même. Aux ressorts des bandages anglais et français s'attachent des pelotes dures ou molles, en ivoire, en bois, en crin, en caoutchouc, pleines ou contenant de l'air, fixes ou mobiles; et ces ressorts et ces pelotes ont encore subi une foule de modifications, appuyées la plupart sur des brevets d'invention ou des rapports favorables des sociétés savantes. Un examen approfondi de ce sujet nous a fait voir :

1° Que les trois quarts des hernies sont mal contenues par quelque bandage que ce soit, appliqué à la manière ordinaire;

2° Qu'en thèse générale, le ressort anglais est de beaucoup préférable au ressort ancien;

3° Que les pelotes mobiles, dans un grand nombre de cas, ont des avantages réels sur les pelotes fixes;

4° Que dans la hernie inguinale oblique, la pelote doit appuyer sur le trajet du canal et sur l'orifice interne, sans toucher le pubis, hors dans quelques cas exceptionnels;

5° Que dans les hernies directes, la pelote doit être plus volumineuse, fixe, et appuyer sur le pubis;

6° Que les pelotes dures conviennent mieux pour comprimer le canal, les pelottes molles pour les hernies directes;

7° Qu'il est urgent que les chirurgiens fixent d'une manière spéciale leur attention sur cette branche très importante de l'art, trop long-temps abandonnée aux bandagistes.

Cure radicale.

De nombreux moyens ont été conseillés et employés. Tels sont:

1° La *castration*, proscrite depuis long-temps de la saine chirurgie.

2° La *cautérisation* avec le fer rouge ou les caustiques. Tantôt on l'appliquait sur les téguments mêmes, après avoir réduit la hernie et rangé le cordon testiculaire de côté; ou bien, d'après l'avis de Monro, on divisait la peau, afin d'agir directement sur le sac herniaire.

3° La *ligature du sac*, qui consistait jadis, après que les téguments avaient été incisés, à passer autour du sac, en y comprenant le cordon spermatique, une aiguille garnie d'un fil d'or ou de plomb dont on tordait les extrémités pour étreindre les parties, ce qu'on nommait le *point doré*. On retranchait ensuite les bouts excédants du fil, et on refermait la plaie par-dessus. La section du cordon qui s'ensuivait devait nécessairement entraîner l'atrophie du testicule. Aussi, déjà du temps d'A. Paré, la ligature se pratiquait d'une manière plus rationnelle, en ne comprenant que le sac herniaire, dont le cordon testiculaire était soigneusement écarté; et plus tard elle s'est faite avec des fils ordinaires de soie ou de chanvre.

4° La *suture royale*, pour laquelle on mettait le sac à découvert dans son entier; on le soulevait et on le cousait en long par une suture analogue à celle des plaies intestinales : après quoi on excisait la portion du sac placé en dehors de la suture, et on pansait la plaie à plat, en attendant la chute des fils et la cicatrisation.

5° Le *procédé de l'Espagnol*, consistant à inciser le sac, à repousser le testicule dans l'abdomen, à faire ensuite le point doré, et à cicatriser la plaie.

6° Les *scarifications* pratiquées sur la paroi antérieure du sac seulement, de peur des vaisseaux spermatiques, et secondées par la compression directe.

7° La *réduction du sac herniaire* disséqué préalablement de ses adhérences.

8° La *compression médiate*, à l'aide d'un bandage herniaire appliqué sur le canal. Elle a obtenu des succès incontestables, surtout chez les jeunes sujets; pour les adultes, on a conseillé d'y joindre le repos au lit et la situation horizontale ; pratique renouvelée récemment avec avantage par M. Ravin.

9° L'*oblitération de l'anneau* par le moyen d'un bouchon de téguments, suivant le procédé autoplastique de Jameson.

10° Enfin les procédés de MM. Belmas, Gerdy, Bonnet et Guérin, qui, par leur originalité et leur nouveauté, méritent une description spéciale.

Procédé de M. Belmas. — Les instruments nécessaires pour l'opération sont : 1° une lancette ordinaire; 2° deux petits crochets mousses, montés chacun sur un manche; 3° une canule métallique longue de 16 centimètres, de 3 millimètres de diamètre, représentant un arc régulier d'un cercle de 16 centimètres de rayon, et munie près de son extrémité externe d'une plaque servant à la saisir; 4° un stylet d'une courbure pareille, terminé à un bout par une pointe de trocart, et vissé par l'autre à un collet métallique creux, autour duquel est fixée par une ligature solide une poche membraneuse, formée d'une portion d'intestin desséché (baudruche), vide et assez mince aussi pour traverser la canule; 5° une pince à ligature ordinaire à peine modifiée; 6° une sonde à insufflation formée de deux tubes qui se dévissent, l'un muni d'un robinet et qui s'adapte au collet de la poche de baudruche; le second qui porte à son extrémité une autre poche de baudruche, mais insufflée et pleine d'air, et qui ne peut se vider qu'en ouvrant le robinet.

Toutes choses ainsi préparées, le malade est couché sur le dos, les muscles de l'abdomen relâchés, le bassin un peu soulevé et incliné du côté opposé à celui de la hernie. On procède d'abord à la réduction, qu'un aide maintient par une pression convenable exercée sur l'anneau. Le chirurgien soulève alors les parois de la poche herniaire, les fait glisser entre ses doigts pour s'assurer qu'elle est parfaitement vide, et fait au lieu le plus déclive de cette poche, avec une lancette, une ponction qui pénètre dans son intérieur.

A travers cette petite ouverture dont on écarte les bords avec les crochets mousses, on introduit dans le sac la canule métallique ; on la porte avec précaution sur la paroi interne de la poche herniaire jusqu'à son collet ; et, avec l'extrémité interne, on soulève les téguments au niveau de l'anneau. L'opérateur embrasse cette saillie avec le pouce et l'indicateur gauches, et fixe ainsi d'une manière certaine la canule, en s'assurant qu'aucune partie n'est prise entre elle et le sac.

Un aide glisse alors dans la canule le stylet, la pointe en avant ; dès que cette pointe est arrivée à l'extrémité de la canule, on lui fait traverser de dedans en dehors le sac et les téguments.

Aussitôt qu'elle fait une saillie suffisante, l'opérateur la saisit avec les doigts qui maintenaient la canule conductrice, et tandis qu'il retire celle-ci de sa main droite, de la gauche il amène au-dehors le stylet jusqu'à ce que le collet métallique de la poche apparaisse au-dessus du niveau de la peau. On saisit ce collet avec la pince ; on dévisse le stylet, et on le remplace par la sonde à insufflation. Quand celle-ci est bien ajustée, on ouvre son robinet, et, par une légère pression exercée sur la poche de baudruche extérieure, on fait passer l'air qu'elle contenait dans la poche intérieure ; puis on ferme le robinet, et on peut enlever la portion du tube la plus extérieure, qui n'est plus d'aucune utilité.

On est donc arrivé par tous ces moyens à placer dans le sac herniaire, au niveau de l'anneau, une poche de baudruche pleine d'air. On exerce une compression méthodique, afin que le sac s'applique dessus exactement, et que la hernie demeure réduite.

Vingt-quatre heures après l'opération, on ouvre à différents intervalles le robinet, et l'on favorise par de légères pressions la sortie de l'air que renferme la poche. Quand enfin on la suppose vide, ce qui a lieu au bout de quarante à quarante-huit heures, par de petites tractions exercées sur le robinet on attire le collet métallique au-dehors; puis on établit une compression méthodique et graduée, qui doit être continuée au moins quinze jours pour assurer le succès de l'opération.

Voici en résumé ce qui arrive : la poche membraneuse produit par sa présence une exhalaison de sérosité abondante; elle s'en imprègne, s'en remplit comme par imbibition; plus tard cette sérosité se condense, et finit par s'organiser en un véritable noyau fibreux qui bouche hermétiquement l'ouverture herniaire, et contracte d'ailleurs de solides adhérences avec les parties voisines. La poche membraneuse paraît elle-même absorbée au bout d'un certain temps.

Procédé de M. Gerdy. — Les instruments nécessaires sont : 1° une aiguille courbe, percée d'un chas à son extrémité, montée sur un manche fixe et solide; 2° six tuyaux de plume ou de sonde pour la suture enchevillée; 3° un flacon d'ammoniaque concentré, et un pinceau pour porter le caustique; 4° six ligatures doubles.

Le malade couché, le chirurgien porte l'indicateur gauche sous l'origine antérieure du scrotum, refoule la peau de bas en haut jusque dans l'anneau, et même dans le canal inguinal aussi loin que possible, en laissant en arrière le cordon spermatique. L'aiguille, armée d'un fil double, est alors dirigée sur l'indicateur jusqu'au fond de cette espèce de cul-de-sac, et, par un mouvement de bascule, on en fait sortir la pointe en avant, de manière à traverser à la fois la peau retournée, la paroi antérieure du canal, et la peau de la paroi abdominale. Dès que le chas se montre au-dehors, on en dégage une extrémité de la ligature qui demeure au-dehors, et on retire l'aiguille qui demeure enfilée à l'autre extrémité. Elle est replongée à travers les mêmes tissus, de manière à sortir à 12 millimètres environ de sa première issue, et l'on dégage de même la seconde extrémité du lien.

Alors le cul-de-sac formé par la peau du scrotum retournée, est retenue par une anse de fil dans le canal où le doigt l'avait poussé. On dédouble les fils à l'extérieur, on lie ceux d'un côté sur un petit tuyau de plume de 12 millimètres de longueur; ceux de l'autre sur un second tuyau, et l'on obtient ainsi un premier point de suture enchevillée.

On pratique deux autres points de suture de la même manière, l'un au côté interne, l'autre au côté externe du premier, à une distance toujours au moins de 12 millimètres.

Cela fait, le chirurgien trempe le pinceau dans l'ammoniaque concentrée, porte le caustique au fond du cul-de-sac formé par la peau scrotale, et réitère cette introduction jusqu'à ce que l'épiderme soit détruit dans toute l'étendue de ce cul-de-sac. L'opération est alors terminée.

L'inflammation s'empare de cette peau dénudée; ses deux surfaces en contact suppurent et finissent par adhérer l'une à l'autre, ce qui a lieu vers le sixième ou huitième jour environ; on retire les fils des points de suture, et le canal est oblitéré.

Procédé de M. Bonnet. — Les objets que nécessite ce procédé sont : 1° trois ou quatre épingles ordinaires, longues de 4 centimètres; 2° un nombre double de morceaux de liége, ayant le volume et la forme de l'extrémité du petit doigt, ou, pour mieux dire, d'une demi-sphère; 3° une pince à chapelet. Avant de se servir des épingles, on fait traverser à chacune d'elles le milieu de l'un des morceaux de liége, la convexité tournée vers la pointe, et l'on pousse ce liége jusqu'à la tête de l'épingle, dont il augmente le volume.

La hernie réduite, on saisit la racine des bourses aussi près que possible de l'anneau, et l'on place le cordon dans le cercle formé par le pouce et l'indicateur gauches, les extrémités de ces doigts fortement rapprochées; on pique une épingle au-devant de leurs ongles, en arrière des enveloppes de la hernie et près du ligament suspenseur de la verge, et on enfonce jusqu'à ce que sa tête de liége appuie sur la peau, et que sa pointe fasse saillie en avant. Alors on passe celle-ci dans le centre d'un second morceau de liége, la face plate regardant cette fois vers la pointe; on le pousse assez avant pour que les parties situées entre les deux liéges soient légèrement comprimées; et pour maintenir cette compression, on replie en spirale la pointe de l'épingle à l'aide de la pince à chapelet.

La première épingle ainsi placée, on porte le cordon entre elle et les extrémités du pouce et de l'indicateur gauche, rapprochées toujours autant que possible; on pique, en suivant l'extrémité de ces doigts, une seconde épingle parallèle à la première, située de 12 à 15 millimètres plus en dehors, et fixée ensuite avec les mêmes précautions. Le cordon se trouve ainsi placé entre la première et la deuxième épingle. Mais si, par la pression de la hernie, les vaisseaux et les nerfs qui le composent avaient été séparés et dispersés, et ne pouvaient pas tous être ramenés dans cet intervalle, on placerait ce qui en resterait entre la deuxième épingle et la troisième, enfoncée aussi de 12 à 15 millimètres en dehors de la précédente.

La douleur et l'inflammation se développent en général vers le quatrième jour; du sixième au douzième jour, on retire les épingles, lorsque l'inflammation est assez vive, et que leur tête postérieure commence à ulcérer la peau. On conçoit que pour les extraire il faut couper une de leurs extrémités avec des tenailles incisives. Trois semaines ou un mois suffisent à oblitérer l'anneau inguinal.

Procédé de M. J. Guérin. — Le malade couché sur un lit, les cuisses écartées, demi-fléchies, le bassin et les parties supérieures abaissées, la hernie d'ailleurs préalablement réduite, l'opérateur soulève en un pli transversal la peau de la partie interne et inférieure de l'aine, du pubis et de la racine du scrotum, et la ramène de bas en haut jusqu'au niveau de l'orifice du canal. A la base de ce pli, il enfonce un petit bistouri en fer de lance jusqu'à l'entrée du canal, au-dessus et en dedans du cordon spermatique, qu'un aide prend soin de retirer en dessous et en dehors. Dans cette ouverture, on engage un myotome convexe, à sommet arrondi et mousse, dont la lame a 25 millimètres de long sur 2 à 3 de large, supportée par une tige non tranchante de 5 centimètres de long. La lame étant tout entière enfoncée dans le canal, on coupe d'abord obliquement d'arrière en avant et de dedans en dehors, à une profondeur d'environ 1 centimètre, en s'assurant préalablement par le toucher de la situation du cordon, que l'aide tient toujours abaissé. On retourne ensuite la lame de l'instrument, et l'on incise successivement en haut et en bas dans l'angle interne, tout près du pubis, les parties tendues formées par les deux divisions du ligament de Fallope et les fibres du grand oblique qui s'y terminent. Enfin on fait dans le trajet du canal plusieurs scarifications superficielles, dans les points intermédiaires aux trois incisions principales.

Ces différentes sections, bien qu'ayant chacune au moins 1 centimètre d'étendue et occupant une partie du canal, ne doivent porter que sur l'aponévrose du grand oblique, et sont en conséquence limitées au plan superficiel du canal et à son orifice externe.

Dans le seul cas où cette opération ait été tentée, elle dura dix minutes, et donna lieu à l'écoulement d'une palette de sang environ. Après l'expulsion de l'air et du sang contenus dans la plaie, on ferma la piqûre extérieure; on appliqua sur le trajet du canal des compresses maintenues par un spica, et huit jours après par un bandage. Au vingt et unième jour, l'opéré put se lever; au bout de cinq semaines, il quitta son bandage; et six semaines après, la hernie ne montrait encore aucune tendance à se reproduire.

Appréciation. — On peut diviser ces procédés en trois classes: les uns, tels que la castration et le point doré, détruisant le testicule, doivent être de prime abord rejetés; d'autres n'ont point ce grave reproche à subir; mais comme ils exigent d'abord que le sac soit mis à découvert, ils exposent par là même, et à part toute autre manœuvre, à la péritonite, que l'expérience a démontrée bien plus fréquente dans tous ces cas qu'après l'opération de la hernie étranglée (J.-L. Petit), et ils n'assurent pas une cure radicale plus certaine que les autres. Les quatre procédés décrits en dernier lieu méritent une attention plus sérieuse. Celui de M. Belmas paraît assez certain, car il oblitère complétement le canal; mais il est le plus compliqué, et il expose plus que les autres à la péritonite. Celui de M. Gerdy est fort simple; mais il ne bouche pas le quart du canal, et ne fait que transformer une hernie inguinale externe en hernie interstitielle. Celui de M. Bonnet, plus simple encore, n'oblitère pas même une portion du canal; et il est probable que la hernie retranchée dans ce canal reparaîtrait au-dehors plus tôt ou plus tard. Celui de M. Guérin semble au premier abord réunir la simplicité des uns et l'efficacité des autres; mais il est douteux qu'il aille beaucoup plus loin dans le canal que celui de M. Gerdy, auquel pourtant je le crois préférable. Au total, je regarderai toujours comme peu prudent de tenter une opération aussi hasardeuse, lorsqu'on peut arriver au même but par la compression, méthode toujours innocente, très souvent efficace chez les enfants, et qui, à mon avis, le serait également chez les adultes, si elle était convenablement appliquée. J'ai vu une hernie inguinale guérie en un an chez un vieillard de soixante-huit ans, par l'oblitération complète du canal inguinal, au moyen de la compression simple.

La position du lit ne peut que favoriser son action. On a conseillé en même temps des topiques astringents de diverse nature; tout ce qu'on peut en dire, c'est que leur emploi agit sur l'imagination des malades, les encourage, et n'offre d'ailleurs aucun inconvénient.

Procédés de réduction.

On a proposé un grand nombre de moyens accessoires qu'il n'est pas besoin de décrire, tels que les bains, les lavements, les purgatifs, la saignée, les sangsues, les opiacés, et spécialement la belladone en frictions sur la tumeur, ou portée dans l'urètre à l'aide d'une sonde; les lotions froides, les topiques astringents, etc. L'électro-puncture a été essayée sur des chiens par M. Leroy d'Étiolles, à l'aide d'une aiguille implantée dans la tumeur, et formant l'extrémité d'un cercle galvanique dont l'autre bout est mis en contact avec la langue ou avec l'anus, selon que la hernie paraît formée par l'intestin grêle ou le gros intestin. Les moyens purement chirurgicaux sont au nombre de quatre : la position, la compression, le taxis et l'opération; cette dernière réservée pour les cas d'étranglement où ont échoué tous les autres.

1° *La position.* — En général, on place le malade de manière à relâcher à la fois les muscles de l'abdomen et l'ouverture par laquelle passe la hernie. Il est donc couché sur le dos, les épaules et la tête soutenues par deux oreillers, le bassin élevé, et un traversin mis sur les genoux pour tenir les cuisses et les jambes fléchies. Mais cette position a besoin d'être aidée par le taxis.

Il en est de même d'une autre recommandée par Paré, qui consiste à coucher le malade la tête en bas et les fesses en haut.

Les positions suivantes ont suffi quelquefois seules, même quand le taxis avait échoué.

1° On suspend le malade par les pieds et les mains, le corps renversé et la tête penchée en bas, et on lui communique des secousses répétées (Fabrice d'Aquapendente).

2° On suspend le malade la tête en bas, avec les genoux pliés sur les épaules d'un homme fort et vigoureux, et on le tient ainsi plus ou moins long-temps, en lui communiquant des secousses de temps à autre. On a modifié cette position en laissant poser la tête et la poitrine sur un lit au lieu de les suspendre en l'air.

3° On fait appuyer le malade sur les coudes et les genoux, le ventre tourné en bas et la tête penchée entre les bras. Au bout d'un demi-quart d'heure, plus ou moins, il sent l'intestin rentrer de lui-même (Winslow).

4° On le couche sur le côté opposé à la descente : souvent la hernie rentre ainsi spontanément (Dalesme).

2° *La compression.* — On a conseillé d'appliquer sur la tumeur herniaire un fer à repasser, un morceau de plomb, une vessie remplie de mercure. M. Velpeau, dans un cas d'entéro-épiplocèle énorme qu'il n'avait pu réduire complétement, engagea toute la tumeur dans un suspensoir garni de compresses, et parvint à exercer sur elle une pression exacte et assez forte qui la réduisit de moitié durant la nuit, et rendit facile le succès du taxis.

3° *Le taxis.* — On pratique le taxis dans l'une ou l'autre des positions indiquées ; et même, quand la réduction est très facile, on peut laisser le malade debout. Pour peu que quelque difficulté se présente, il faut s'attacher aux règles générales suivantes : 1° évacuer l'urine pour augmenter d'autant la capacité du ventre ; 2° recommander aux malades de respirer librement, sans crier ni relever la tête, mouvement auquel ils sont très sujets pour suivre des yeux l'opération ; en un mot de ne faire aucun effort ; 3° exercer dans le commencement une pression légère, afin de pouvoir l'augmenter peu à peu et la continuer plus long-temps, sans contondre la hernie ; 4° faire rentrer les premières les parties qui sont sorties les dernières ; 5° faire suivre aux parties herniées la même voie qu'elles ont suivie pour sortir : ainsi, dans les hernies inguinales récentes, on repousse l'intestin d'abord directement en arrière pour franchir le premier anneau ; puis en arrière, en haut, et surtout en dehors, selon le trajet du canal ; et enfin encore d'avant en arrière lorsqu'on présume être arrivé au second anneau. Dans les hernies congéniales ou les hernies anciennes, il suffit de repousser les parties en arrière et un peu en haut ; 6° enfin, dans certains cas d'exception, ces règles générales échouent, et les malades ont eux-mêmes l'habitude d'un procédé spécial auquel il est plus sage de recourir.

Il y a trois principaux procédés.

1° Le chirurgien saisit d'une main la hernie, de sorte que sa base soit appliquée contre la paume de la main, et les doigts tout autour de son collet; on l'élève ainsi et on la pousse dans la direction de l'anneau, en amincissant entre la pulpe des doigts la portion la plus voisine de l'anneau, pour ne lui laisser qu'un diamètre convenable.

2° On embrasse la hernie avec une main ou avec les deux, selon son volume, en appliquant exactement les doigts sur toute sa surface, en sorte qu'il n'en reste autant que possible aucun point à découvert; et on agit en pressant tous les points de la circonférence de la tumeur vers le centre. On augmente l'efficacité de cette pression en attirant pour ainsi dire toute la tumeur hors du ventre, en la portant tantôt d'un côté, tantôt de l'autre, en la comprimant et en la pétrissant avec les doigts, de manière à déplisser la portion d'intestin contenue dans l'anneau, et à faire rentrer par cette voie les matières fécales et les vents qui engorgent la hernie.

3° On laisse libre le gros de la tumeur; mais on applique un ou deux doigts très près de l'anneau sur les côtés du sac herniaire, et l'on pousse ainsi à travers l'anneau seulement la partie qui l'avoisine immédiatement. Lorsqu'on a repoussé ainsi une petite portion à travers l'anneau, on la soutient avec les doigts qui l'ont repoussée, et, avec les doigts correspondants de l'autre main, on repousse la portion suivante, et ainsi de suite. Il arrive souvent que la portion étranglée qui formait comme une sorte de bouchon, étant rentrée la première, le reste suit avec une grande facilité. Ce procédé, convenable surtout pour de petites hernies, serait dangereux si déjà les parties contenues dans l'anneau étaient étranglées et douloureuses. On augmente son efficacité en faisant courber le tronc en arrière, afin d'élargir l'anneau par la tension des muscles du bas-ventre (Richter).

Lorsque la hernie rentre, si c'est un entérocèle, on en est averti par un bruit de gargouillement très reconnaissable. Dans l'épiplocèle, et même dans l'entérocèle engoué et ne renfermant pas de gaz, ce gargouillement ne s'entend pas; mais on est averti de la réduction par le vide que l'on sent dans le sac herniaire et par la liberté de l'anneau. On le maintient fermé avec les doigts jusqu'à l'application du bandage.

On a aussi conseillé d'appliquer sur l'abdomen de larges ventouses pour attirer les intestins herniés, et de piquer ceux-ci avec une aiguille ou un trocart pour en évacuer les gaz. Le premier moyen est dédaigné, peut-être à tort. Le second ne serait pas sans danger.

Appréciation. — Avant toutes choses, c'est au taxis qu'il faut recourir, et aucun de ces trois procédés ne doit être rejeté ; ils viennent au secours l'un de l'autre. Mais dans les cas difficiles, on peut y joindre la compression à l'aide d'un bandage, comme a fait M. Velpeau, et surtout la position. On peut tenter toutes les variétés de position déjà mentionnées. Il nous reste à faire connaître trois autres modifications qui nous paraissent mériter une attention sérieuse.

M. Ribes prend un matelas que l'on plie en double, de manière que le bord du pli supérieur dépasse un peu le bord du pli inférieur, et que la surface du matelas décrive un plan bien oblique. On met, selon le besoin, un ou deux traversins sous le talon du matelas pour augmenter l'obliquité ; le tout est recouvert avec un drap. Cela fait, on place le malade sur le lit, de manière que les fesses soient posées sur le bord du matelas, que les cuisses soient allongées et sur la même ligne que le ventre, enfin que le bassin soit en haut et très élevé, et la région diaphragmatique le plus bas possible. On relève la tête du malade avec un petit traversin pour qu'il puisse garder cette position tout le temps nécessaire ; puis on pratique le taxis, et entre chaque tentative, M. Ribes fait appliquer sur la tumeur une vessie pleine de glace.

M. Amussat donne à son malade une position analogue ; mais de plus il fait fléchir les cuisses afin de relâcher les muscles de l'abdomen, et incliner le corps tout entier du côté opposé à la hernie ; et enfin, tandis qu'il pratique le taxis, un aide se charge d'opérer de légères tractions sur le ventre, en cherchant à l'entraîner du côté sain, et soulève de temps en temps la paroi de l'abdomen, en pinçant légèrement la peau.

Mais ce qui est plus important, M. Amussat continue le taxis durant deux, trois, quatre heures, et même davantage, et il a réduit par ce moyen des hernies qui ne semblaient curables que par l'opération. Méthode admirable, quand on est certain que l'intestin est exempt de gangrène, mais à laquelle il ne faudrait pas recourir lorsque l'ancienneté de l'étranglement ou la marche rapide des symptômes donneraient lieu seulement de craindre cette fatale terminaison.

Enfin M. Koehler applique une ventouse sur la hernie même,

pour attirer au-dehors une plus grande masse d'intestin, et surtout dégager la portion étranglée ; ce procédé lui a paru faciliter beaucoup la réduction.

Opération du débridement, ou herniotomie.

Procédé ordinaire. — Le malade est couché horizontalement, les parties préalablement rasées et bien nettoyées, les muscles abdominaux dans un état de relâchement suffisant, sans que la flexion de la cuisse gêne néanmoins l'opérateur.

Celui-ci se place à droite, debout, assis ou à genoux, selon le besoin. Il soulève la peau qui recouvre la hernie, de manière à avoir un repli aussi large que possible qui croise à angle droit le plus grand diamètre de la tumeur ; confie une extrémité de ce pli à un aide, tient l'autre de sa main gauche, et divise ce repli jusqu'à sa base, soit par ponction de dedans en dehors, ou, ce qui vaut mieux, par incision de son bord vers sa base. Cette incision doit remonter à 12 millimètres au-dessus de l'anneau et descendre jusqu'au bas de la tumeur, en suivant son plus grand diamètre. Si du premier coup elle n'est point assez longue, l'opérateur en pince une des lèvres, fait saisir l'autre par un aide, les écarte un peu en les renversant en dehors, et agrandit la plaie avec le bistouri convexe autant qu'il est nécessaire. Il est de très peu d'importance que l'incision se termine ici par des queues.

Les vaisseaux ouverts dans ce premier temps sont peu volumineux ; il suffit en général de les froisser un peu, ou de les tordre, ou seulement de faire appliquer dessus le doigt d'un aide.

Le second temps consiste à mettre le sac herniaire à découvert. Il faut procéder à la division des lames celluleuses qui le recouvrent, avec précaution et lenteur ; le plus sûr est de les saisir sur le point le plus saillant de la tumeur avec une pince à disséquer bien fine, et d'en soulever un petit lambeau qu'on excise en dédolant avec le bistouri. Dans l'espèce d'ouverture qui résulte de cette excision, on glisse tour à tour en haut et en bas une sonde cannelée jusqu'aux extrémités de la plaie, et on incise les lames sur cette sonde avec le bistouri ou même avec les ciseaux. On continue ainsi jusqu'au sac : tantôt celui-ci n'est séparé de la peau que par une lame très mince ; tantôt il se trouve à 2 ou 3 centimètres et plus de profondeur. Les parties qui constituent cette épaisseur varient ; ce sont des couches lardacées, des ganglions abcédés, des foyers purulents circonscrits ou diffus, des plaques adipeuses interposées qui simulent l'épiploon, des kystes résultant d'un ancien sac herniaire ou de toute autre nature, etc. ; en sorte que le diagnostic est souvent fort difficile à bien établir, et qu'il faut agir avec la plus grande circonspection. Une autre circonstance vient à l'appui de ce précepte ; le cordon spermatique peut, dans quelques cas, se présenter en totalité au-devant de la tumeur ; dans les hernies très anciennes, ses parties constituantes sont quelquefois éparpillées sans ordre ; et l'on conçoit de quelle importance il est de ne blesser ni l'artère spermatique ni le canal déférent.

Dans les cas douteux, le chirurgien n'incisera qu'après avoir reconnu du doigt et de l'œil les parties qui se présentent. Il distinguera les kystes, les abcès, etc., à leur défaut de communication avec l'abdomen. Si une couche graisseuse simule l'épiploon, on la déchire avec le bec de la sonde afin de mettre à nu les parties sous-jacentes. Enfin on reconnaît que l'on n'a point ouvert le sac tant qu'on n'a pas sous les yeux la surface lisse et polie du péritoine, et que l'ouverture ne permet pas à la sonde de parcourir la circonférence de la tumeur jusqu'à l'anneau. Fréquemment le sac contient une certaine quantité de sérosité, ce qui abrége de beaucoup les difficultés.

Le sac étant mis à nu, s'il ne présente aucune bosselure, c'est en bas, en avant et un peu en dehors qu'il faut le percer. On glisse ensuite la sonde par l'ouverture, et on le divise largement en haut jusqu'à l'anneau, et en bas assez pour ne pas laisser de cul-de-sac où le pus pourrait s'accumuler.

Les parties herniées se montrent alors aux regards. Quelquefois de fausses membranes récentes les unissent : on les détruit avec le doigt ; ou bien ce sont des brides de formation ancienne : on les divise avec les ciseaux. Les adhérences larges et intimes doivent seules être respectées. On recherche ensuite le siége de l'étranglement. J'ai dit déjà que pour les hernies qui parcourent le canal, le véritable étranglement n'a jamais été rencontré ailleurs qu'au collet du sac : mais ce collet peut se trouver à diverses hauteurs, très rarement au-dessous de l'anneau externe ; fréquemment au niveau de cet anneau, surtout quand le canal est effacé ; le plus ordinairement vers l'anneau interne ; et enfin quelquefois un taxis imprudent a fait rentrer à la fois le sac et le collet dans le ventre. Il faut se rappeler aussi que sur le vivant, il est presque impossible de déterminer à l'avance si on a affaire à une hernie oblique ou à une hernie directe, laquelle pourrait fort bien être étranglée par l'ouverture fibreuse qui lui livre passage. De là une difficulté quelquefois assez grande. Pour arriver à un diagnostic positif, on a proposé d'attirer au-dehors, s'il est possible, toute la portion d'intestin comprise dans le canal inguinal; sinon, mieux vaut mettre à nu tout le pédicule de la hernie pour arriver ainsi jusqu'au siége précis de l'étranglement. Si la hernie était rentrée en masse, on ferait tousser le malade pour la faire ressortir.

L'étranglement enfin bien reconnu, on se sert pour le débridement d'un bistouri étroit et boutonné, convexe ou concave. garni jusqu'à quelques millimètres de la pointe, et dirigé sur le doigt indicateur (Dupuytren). L'ongle de l'indicateur est d'abord conduit entre l'intestin et le cercle à diviser; sa pulpe sert ensuite de guide au bistouri, dont on fait pénétrer le bouton jusqu'au-delà de l'étranglement, et au besoin jusque dans le ventre, avant d'en retourner le tranchant vers le bord résistant. Un aide s'empare alors des viscères et les écarte du tranchant du bistouri; un autre en fait autant, si besoin est, pour les lèvres de la plaie; après quoi le chirurgien, combinant les mouvements de sa main droite qui tient l'instrument et de l'indicateur gauche qui en soutient le dos, presse en sciant sur le cercle constricteur jusqu'à ce que celui-ci cède et soit décidément tranché, ce qu'annonce un bruit semblable au cri du parchemin qu'on déchire, du moins quand on agit sur un anneau aponévrotique.

Quand l'étranglement siège au niveau de l'anneau extérieur, ou quand le collet du sac a été attiré au-dehors, il n'y a pas d'artère à craindre; le débridement peut se faire dans tous les sens, et, si on le fait directement en haut, c'est pour plus de commodité. Mais si le collet demeure enfoncé dans le trajet inguinal, si l'étranglement siège à l'anneau interne, si les deux anneaux, rapprochés par l'effet de la hernie, sont pour ainsi dire confondus; si enfin il y a plusieurs collets répartis dans toute la longueur du canal, il faut que l'incision pénètre jusque dans l'abdomen, et alors surgissent de graves difficultés.

On ne peut débrider en bas dans aucun cas, sous peine de léser l'artère épigastrique si la hernie est externe, et si elle est interne, le cordon spermatique. En haut et en dehors, on rencontrera l'artère épigastrique si la hernie est interne, en haut et en dedans si elle est externe. Chopart et Desault avaient voulu distinguer ces deux cas : quand le cordon est en arrière ou sur le côté interne de la tumeur, la hernie est externe, selon eux, et l'artère est en dedans; dans le cas contraire, la hernie est interne et l'artère en dehors. Mais ces données étant sujettes à erreur, J.-L. Petit et Scarpa, et après eux Richerand, Dupuytren et A. Cooper, s'accordent à débrider directement en haut. Ce procédé peut sans doute encore exposer l'artère quelquefois, mais il donne plus de garanties que les précédents; et quand même le vaisseau se rencontrerait au-devant du bistouri, sa direction très oblique lui permettrait de fuir devant le tranchant de l'instrument.

Au surplus, l'artère étant toujours éloignée au moins à 4 millimètres en dehors de l'anneau, on a recommandé de ne pas porter l'incision au-delà de ce terme. Mais comme un débridement si léger est souvent insuffisant, on peut opter entre une incision plus étendue, préférée encore par Dupuytren, et le débridement multiple, recommandé par Scarpa et Petrunti. Ce moyen consiste à pratiquer deux, trois, quatre, cinq ou même dix incisions, au lieu d'une, sur le bord plus ou moins dense qui étrangle les viscères; en les multipliant ainsi on peut ne donner à chacune d'elles que 2 à 3 millimètres de profondeur. Pour la hernie inguinale, la première incision devra se faire en haut, la seconde et la troisième en dehors; et enfin les autres en dedans si elles sont nécessaires.

Il reste à réduire les parties déplacées, lorsqu'elles sont saines, en suivant les règles du taxis déjà indiquées. On a discuté pour savoir s'il fallait réduire aussi le sac; nous n'en voyons ni la nécessité ni l'utilité. Il y a enfin deux modes de pansement principaux, les uns recouvrant le fond de la plaie d'un linge fenêtré et pansant à plat avec de la charpie, les autres réunissant par première intention. Mais on convient que la première intention ne réussit pas aussi bien ici que dans les autres plaies, et ses adversaires l'accusent de développer des accidents, des phlegmons, par exemple. Peut-être aussi le pansement à plat excitant la suppuration et la formation du tissu inodulaire, donne plus de chances contre le retour de la hernie.

Si l'intestin est gangrené dans une petite étendue, il faut retenir la partie gangrenée au niveau de l'anneau, soit qu'il y ait déjà des adhérences naturelles, soit qu'il soit besoin d'y passer une anse de fil. Du reste, la réunion se fait spontanément, et cinq ou six semaines suffisent à la guérison.

Si l'épiploon est gangrené, on se comporte comme dans les plaies abdominales, sans le réduire ; ce qui en reste après la séparation de l'escarre servira mieux à boucher l'anneau.

Enfin si la gangrène occupe une large portion de l'intestin, on peut retenir les deux bouts sains à l'anneau, pour obtenir un anus artificiel curable ; ou exciser la portion gangrenée dans la partie saine, et procéder immédiatement à la réunion par les procédés indiqués.

Procédé de B. Bell. — Ce procédé a pour but d'éviter les vaisseaux en divisant les tissus de dehors en dedans. Un bistouri convexe à pointe large ou même boutonnée, appuyé par son dos sur la pulpe de l'indicateur gauche, est porté au-devant de l'anneau et le divise à petits coups, fibrilles par fibrilles, de bas en haut ou du centre à la circonférence, et de sa face cutanée vers sa face péritonéale, en ayant soin que le bord de l'ongle dépasse toujours un peu la pointe de l'instrument. Pour B. Bell, qui n'admettait qu'un anneau unique, et l'étranglement opéré le plus souvent par cet anneau, l'étranglement était ainsi levé avant d'arriver à l'artère et au péritoine. Il semble en effet que quelquefois l'incision de l'anneau ait suffi pour faciliter la réduction, et cela se conçoit surtout pour l'étranglement par une éraillure aponévrotique. Du reste, si après cette section l'étranglement persistait dans le collet, on le diviserait par le procédé ordinaire, ou encore en se servant d'une sonde cannelée.

Un grand nombre de procédés ou de nuances de procédés ont été proposés pour l'opération du débridement. C'est à J.-L. Petit que revient l'idée du débridement sans ouvrir le sac, renouvelée par M. Bonnet de Lyon. M. J. Guérin a été plus loin, et a proposé de débrider sous la peau en introduisant l'instrument par une simple ponction ; procédé téméraire, et que je regarde même comme tout-à-fait impraticable dans le cas de véritable étranglement. En ce qui me concerne, je donne la préférence à un procédé dont il serait facile de retrouver çà et là plusieurs éléments, et voici comment je me comporte.

Procédé de l'auteur. — Je fais l'incision, non sur le sac et le scrotum, mais sur le lieu même où paraît siéger l'étranglement, prolongeant l'incision au-dessus et au-dessous dans l'étendue qu'exigent l'embonpoint du sujet et le volume de la hernie. Tous les tissus sont ainsi divisés jusqu'au péritoine, et de cette façon, il n'y a rien à craindre des vaisseaux qu'on a sous les yeux et qu'on écarte à volonté. S'il se trouve que l'étranglement est déterminé par une ouverture fibreuse, on ne touche pas au sac et on réduit la hernie. Sinon, on divise le collet à petits coups, de dehors en dedans; ou bien, si la striction paraît très forte, on fait une petite incision au péritoine, soit au-dessus, soit au-dessous du collet; et on soulève celui-ci avec une sonde cannelée sur laquelle on le coupe.

Je trouve à ce procédé, avant toutes choses, l'avantage de permettre au chirurgien de voir ce qu'il fait; en second lieu, d'arriver sur l'étranglement par le plus court chemin et avec la moindre incision possible; troisièmement enfin de respecter le scrotum et le sac, et de ne pas avoir à s'occuper de la suppuration et de la cicatrisation d'une plaie tout au moins inutile. Je l'ai mis récemment à exécution pour une hernie scrotale assez volumineuse; le collet siégeait au niveau de l'anneau abdominal; le sac, que j'avais respecté, tout en ouvrant son collet, se remplit les premiers jours d'une certaine quantité de liquide, qui se résorba à mesure que l'inflammation de la plaie supérieure se calma, et l'opéré guérit sans accidents.

2° *Hernie crurale.*

Anatomie chirurgicale. — L'anneau crural est une ouverture triangulaire, circonscrite en haut et en avant par le ligament de Fallope; en bas et en arrière par la face supérieure du corps du pubis, recouvert en ce point par le pectiné et son enveloppe fibreuse; en dehors par le psoas et l'iliaque, ou plutôt par le fascia qui recouvre ces muscles; l'angle interne, le seul qui mérite d'être noté, est arrondi et constitué par le ligament de Gimbernat. Cette ouverture donne passage à l'artère et à la veine iliaque externes, placées en dehors et un peu en arrière et en bas. A leur partie interne se trouve une sorte de trajet occupé seulement par du tissu cellulaire et quelquefois par un ganglion lymphatique; fermé supérieurement par le péritoine et une lame fibreuse appelée *septum crurale;* ayant pour paroi postérieure la gaîne même des vaisseaux et l'aponévrose du pectiné, pour paroi externe la lame criblée du *fascia lata;* et se terminant à deux travers de doigt au-dessous par un orifice ovalaire qui répond à la jonction de la veine saphène avec la crurale, et qui regarde en dedans et en avant. On avait cru que la hernie crurale sortait le plus communément par cette ouverture; mais cela n'est nullement exact. Très fréquemment la hernie demeure confinée dans le canal crural sans sortir à l'extérieur; et quand elle en sort, fréquemment c'est par une éraillure fibreuse, située au point d'union de la lame criblée et du ligament de Gimbernat; souvent aussi c'est par un ou plusieurs des trous de la lame criblée, de manière à présenter à l'extérieur une ou plusieurs saillies; Hesselbach a décrit une hernie qui sortait par cinq trous à la fois. Voyez d'ailleurs, pour l'étude plus approfondie de ce canal et de cette hernie, mon *Anatomie chirurgicale*.

La hernie crurale ressemble pour sa composition à la hernie inguinale. On a remarqué que l'épiploon y recouvrait fréquemment l'intestin; et quelquefois, le cœcum ou l'S iliaque du colon peuvent s'y engager par leur partie extra-péritonéale, et former ainsi une hernie sans sac herniaire. Quand elle s'est fait jour par quelque orifice extérieur, elle tend à remonter vers l'abdomen, soit à raison des mouvements de flexion du membre, soit à cause de la plus grande laxité du tissu cellulaire sous-cutané de ce côté. Elle n'est alors recouverte que par la peau, les ganglions et les trois feuillets du *fascia superficialis*.

L'étranglement peut siéger à l'orifice supérieur du canal, ou dans le canal même, ou à l'orifice externe; mais ce qui est important à noter, c'est que dans les deux premiers cas c'est toujours le collet qui étrangle; tandis que dans le dernier l'étranglement est déterminé le plus souvent par l'ouverture fibreuse qui livre passage à la hernie.

Les rapports des vaisseaux avec la hernie crurale méritent d'être étudiés.

Nous avons dit les rapports de l'artère et de la veine iliaques avec le canal, et conséquemment avec la hernie; à l'ouverture inférieure, la veine saphène se trouve aussi à la partie inférieure de la tumeur. A l'orifice supérieur, l'artère épigastrique née de l'iliaque côtoie de bas en haut le côté externe de l'anneau crural; le cordon spermatique avec son artère longe son côté supérieur et interne, dont il n'est séparé que par la gouttière du ligament de Fallope; le côté inférieur est constitué par le pubis; il ne reste donc de libre que l'angle interne occupé par le ligament de

Gimbernat. Mais dans un grand nombre de cas, l'artère obturatrice naît de l'épigastrique et descend derrière ce ligament. On dit aussi avoir vu l'épigastrique née de l'obturatrice suivre en montant le même trajet ; enfin ces deux artères s'envoient l'une à l'autre des branches anastomotiques qui passent derrière ce ligament, en sorte que, pour ceux qui admettent l'étranglement par l'anneau crural, l'opération devient d'une incertitude horrible, puisque jamais on n'est sûr si l'anneau crural n'est pas entouré d'un cercle à peu près complet de vaisseaux. Mais il faut bien dire et répéter que l'étranglement par l'anneau crural n'a jamais été démontré, et qu'il paraît même impossible pour l'immense majorité des hernies crurales, à raison de sa largeur comparée au petit volume de la hernie ; et alors le débridement n'ayant à porter que sur le collet ou sur les ouvertures fibreuses signalées, le plus souvent on se trouve à une distance suffisante de tous les vaisseaux.

1° *Traitement palliatif.* — Le bandage des hernies crurales ne diffère pas de celui des hernies inguinales, hormis que son col doit être moins long, attendu que l'anneau crural est plus près de la hanche que l'anneau inguinal. La pelote se continue en ligne droite avec le ressort, et elle doit être ovale et étroite de haut en bas, pour ne pas gêner les mouvements de la cuisse.

1° *Cure radicale.* — On a conseillé presque tous les moyens proposés pour la hernie inguinale ; et c'est pour la hernie crurale en particulier que M. Jameson a imaginé son procédé.

3° *Procédés de réduction.* — Tous les procédés de réduction applicables à la hernie inguinale ont encore ici leur application : seulement, quand on veut relâcher l'anneau, on conseille de fléchir la cuisse sur le bassin, et de la mettre dans l'adduction, pour détendre à la fois le ligament de Fallope et celui de Gimbernat.

Quant à la direction dans laquelle il faut agir, si la hernie est arrivée à l'extérieur, nul doute qu'il ne faille suivre les détours du canal ; commencer par ramasser les parties herniées au niveau de l'orifice extérieur ; puis les repousser, d'abord d'avant en arrière et un peu de dedans en dehors, ensuite directement en haut, et troisièmement, à la fois en haut et en arrière.

Mais si la hernie est interne, ou même si, étant externe, elle a fini par élargir son orifice et effacer la paroi antérieure du canal, celui-ci n'a plus qu'une direction unique, qui est oblique de bas en haut et d'avant en arrière. Il suffit donc de repousser le intestins par cette voie.

4° *Opération du débridement.* — Tous les détails de l'opération de la hernie inguinale étranglée convenant à la même opération pour la hernie crurale, nous n'indiquerons que les modifications rendues nécessaires par les rapports anatomiques.

L'incision des téguments se fait dans la direction du pli de l'aîne et du grand diamètre de la tumeur à la fois. Une incision simple suffit en général; mais si la hernie est volumineuse, on peut la transformer en incision en T, en divisant, selon le besoin, sa lèvre supérieure ou l'inférieure, ou même toutes deux pour avoir une incision cruciale. Il est difficile quelquefois de soulever la peau pour cette première incision; on se sert alors du bistouri convexe en cinquième position, avec toute la légèreté et la précaution possibles.

Le sac ouvert, et le siége de l'étranglement reconnu, la question qui a le plus ému les chirurgiens était de savoir dans quelle direction on ferait agir le bistouri pour débrider. Sharp débridait en dehors et en haut; Pott directement en haut; Sabatier en haut et en dedans du côté de l'ombilic; Gimbernat en dedans sur le ligament qui porte son nom, en rasant la face supérieure du pubis. Scarpa avait recours au débridement multiple, en faisant trois ou quatre petites incisions sur le bord inférieur de l'arcade crurale. A. Cooper faisait une petite incision parallèlement à cette arcade et un peu au-dessus, écartait le cordon spermatique du tranchant de l'instrument au moyen d'une sonde cannelée recourbée, et divisait sans crainte le bord de l'anneau qui est au-dessous. Dupuytren débridait de dedans en dehors et de bas en haut, parallèlement au cordon spermatique, mais par un procédé fort différent de celui de Sharp. Il se servait de son bistouri boutonné à lame étroite et convexe sur son tranchant, et divisait les tissus de l'extérieur à l'intérieur, comme faisait Bell pour la hernie inguinale.

Il faut bien convenir avant tout que si l'étranglement siégeait à l'anneau, comme on le croit généralement, le procédé de Sharp conduirait tout droit l'instrument sur l'artère épigastrique; ceux de Pott et de Sabatier sur le cordon spermatique chez l'homme; et dans les deux sexes sur l'artère obturatrice au cas où elle naîtrait de l'épigastrique. Celui de Gimbernat n'éviterait pas ce dernier danger. Restent donc les procédés de Scarpa, d'A. Cooper, de Dupuytren; et cependant on ne voit pas qu'avant eux les lésions aient été plus fréquentes; et au total elles sont beaucoup plus rares qu'il ne le semblerait à la lecture des auteurs, et surtout des anatomistes.

D'après ce qui a été dit plus haut, l'étranglement n'ayant point lieu à l'anneau crural, les craintes et les précautions des opérateurs sont assez mal fondées dans le plus grand nombre des cas. Quand, par exemple, la hernie s'étrangle à l'ouverture de la saphène, on peut largement débrider de haut ou en dedans; si elle est étranglée au collet et que le collet puisse être attiré à l'extérieur, il n'y a de même rien de plus simple. Restent quelques cas un peu plus embarrassants. 1° Quand le collet du sac adhère aux tissus voisins à la hauteur de l'anneau crural; alors, après avoir bien mis à nu le siége de l'étranglement, on n'a qu'à appliquer l'indicateur gauche sur la veine et l'artère crurale pour les protéger, et on peut débrider en dehors ou en dedans sans nulle crainte, ou de divers côtés à la fois à la méthode de Scarpa. 2° Quand la hernie a traversé l'ouverture fibreuse située entre le ligament de Gimbernat et l'origine du fascia cribriforme, on protège les vaisseaux comme je viens de le dire, et on débride en dehors avec une entière sécurité. 3° Si la hernie traverse le ligament de Gimbernat même, il est impossible de savoir s'il existe là une artère obturatrice anormale, et de quel côté elle existe. Si, au contraire, la hernie a commencé en dehors des vaisseaux cruraux, le collet du sac peut se trouver engagé en dehors de l'artère épigastrique, et le chirurgien n'a par avance aucun indice pour se diriger. Mais ces cas sont excessivement rares, et n'ont été prévus par aucun des procédés conseillés jusqu'à présent. On parviendrait pourtant alors à écarter tout péril, en suivant, autant que possible, ce principe général que j'ai posé pour le débridement des hernies: *mettre toujours à nu le siége de l'étranglement, et ne rien couper sans avoir bien reconnu ce qu'on va couper.*

Du reste, dans ces cas embarrassants, et surtout quand l'étranglement est déterminé par une éraillure aponévrotique, je pense qu'il est prudent d'essayer d'abord la dilatation de cet orifice, d'ailleurs déjà conseillée et pratiquée avec succès par Leblanc, et je n'ai recours au bistouri qu'en cas d'absolue nécessité. L'instrument nécessaire pour dilater est fort simple; j'ai fait seulement émousser la pointe et les bords de la petite extrémité de la spatule ordinaire, qui acquiert ainsi une utilité réelle, tandis qu'avec la forme ordinaire elle n'en a d'aucune espèce. On glisse cette extrémité entre l'intestin et l'anneau constricteur, et saisissant la spatule à pleine main, on presse sur la circonférence de l'anneau pour l'érailler et l'agrandir ; il n'y a alors aucune crainte ni de léser l'intestin ni de couper les vaisseaux. J'ai mis cette méthode en usage dans un cas de hernie crurale étranglée par une ouverture du fascia cribriforme, et où l'éraillement a été assez facile. Peut-être même ne serait-il pas toujours nécessaire de recourir soit à la dilatation, soit au débridement, et avant d'en venir à l'un ou à l'autre de ces moyens, il conviendrait d'essayer le taxis sur les intestins mis à nu par l'incision du sac.

3° *Hernie ombilicale.*

Anatomie chirurgicale. — L'anneau ombilical, traversé par les vaisseaux du même nom et par l'ouraque, est peu résistant et fort dilatable dans les premiers temps de la naissance. Il tend à se resserrer par les progrès de l'âge, et à s'oblitérer d'une manière solide, circonstance dont on a su tirer parti. Le péritoine est tellement adhérent ici aux parois du ventre, qu'on a nié l'existence du sac herniaire, et qu'il est difficile à isoler dans l'opération. Les vaisseaux sont peu à craindre; les artères ombilicales s'oblitèrent promptement après la naissance, la veine ombilicale un peu plus tard. Dans tous les cas, on sait que les premières se dirigent en bas vers le pli de l'aine, et que la seconde remonte un peu à droite vers le foie.

Le taxis n'offre rien de particulier; le trajet de la hernie n'étant qu'un simple anneau, il faut la repousser directement d'avant en arrière.

La cure palliative a pour moyen la compression ; la cure radicale peut être obtenue par la compression et la ligature du sac herniaire.

I. Compression. — Les bandages ont varié. Tantôt on emploie une simple ceinture élastique, ou une ceinture munie d'une pelote. Quadri conseille les appareils suivants pour obtenir la cure radicale.

1° *Bandage pour les enfants.* — On applique sur l'anneau ombilical, après la réduction de la hernie, une petite pelote hémisphérique de gomme élastique, maintenue en place par une ceinture élastique ou par un simple mouchoir de soie écrue, qui a aussi un degré suffisant d'élasticité. La gomme élastique, à l'aide de l'humidité, se colle assez intimement à la peau pour se maintenir en position, même quand les mouvements de l'enfant font glisser la ceinture.

Hey avait déjà fabriqué une pelote analogue avec des rondelles d'emplâtre agglutinatif étendues sur du cuir, et superposées de manière à représenter un cône.

2° *Bandage pour les adultes.* — On remplace l'hémisphère par un tube cylindrique en gomme élastique long d'environ 4 centimètres au plus, du diamètre de 2 centimètres, appliqué horizontalement sur l'anneau, et maintenu par la même ceinture. Cet appareil doit être conservé un an ou deux, ou même davantage.

Pour l'un ou pour l'autre appareil il convient que l'obturateur soit toujours un peu moins large que l'anneau, dans le double but de refouler les parties herniées assez loin au-delà de l'anneau, et de permettre à celui-ci de se contracter sur lui-même : aussi, à mesure que cette rétraction se fait, il faut diminuer la largeur du cylindre ou de la pelote.

J'ai essayé ces appareils et d'autres analogues, et n'en ai rien obtenu de bon. Pour les adultes, la cure radicale est presque impossible à obtenir; et le meilleur bandage consiste en une pelote de caoutchouc pur, taillée sur la forme de l'anneau ombilical, recouverte en peau chamoisée, reposant par sa base sur un petit ressort spiral, et fixée en outre par un grand ressort demi-circulaire qui embrasse la moitié du corps. Les jeunes enfants ne peuvent porter de bandage à ressort; la forme conique de l'abdomen le faisant toujours glisser vers l'hypogastre. Je me sers alors d'une pelote plate, oblongue, rembourrée en laine, fixée sur l'ombilic par un simple tour de bande; et par-dessus la bande j'applique une longue bandelette de diachylon qui fait une fois et demie le tour du corps sans toucher à la peau.

II. Ligature. — Depuis long-temps connue, et pratiquée sur le sac, soit après l'avoir ouvert, soit par-dessus la peau. Ce dernier procédé a été adopté par Desault et par Dupuytren.

Procédé de Desault. — L'enfant couché sur le dos, la tête penchée sur la poitrine, les cuisses fléchies sur le bassin, le chirurgien réduit la hernie, la contient avec l'indicateur gauche; et de la main droite soulevant les parois de la poche herniaire, il les fait glisser entre les doigts pour s'assurer qu'aucune partie ne reste dans le sac. Cette certitude obtenue, il charge un aide de faire autour du sac et à sa base plusieurs circulaires avec un fil ciré de moyenne grosseur, fixé à chaque tour par un double nœud, et serré fortement. La tumeur ainsi liée est enveloppée d'un matelas de charpie contenu par une compresse et une bande. Du huitième au dixième jour, la ligature tombe avec les parties qu'elle a étranglées et frappées de mort ; un petit ulcère en résulte, qui est prompt à guérir. Il est bon, durant deux ou trois mois, de faire porter à l'enfant un bandage circulaire pour mieux prévenir toute récidive.

Quand la hernie s'étrangle, on la met à nu par une incision longitudinale ou en T ; on ouvre le sac avec précaution, et on débride en haut et à gauche. Pour les hernies volumineuses, il faut débrider autant que possible sans ouvrir le sac, pour ne pas exposer le péritoine au contact de l'air. On réunit dans le même but par première intention, à l'aide de bandelettes agglutinatives, ou même de points de suture (Lawrence).

4° *De l'anus contre nature.*

Anatomie.—L'anus contre nature résulte d'une perte de substance à l'intestin avec fistule à travers les parois abdominales. Tantôt cette fistule est multiple et se compose de plusieurs petites ouvertures en forme d'arrosoir, plus ou moins éloignées de celle de l'intestin ; tantôt il n'y a qu'une ouverture unique. La disposition des bouts de l'intestin varie : tantôt le bout supérieur seul s'ouvre à la plaie, l'inférieur demeurant caché dans le ventre, et alors il n'y a aucune opération à tenter. Quand les deux bouts se présentent à l'extérieur, si la perte de substance n'a affecté qu'une partie du calibre de l'intestin, ils forment à leur point d'union un angle plus ou moins aigu, s'adossent même dans une plus ou moins grande étendue ; et la paroi commune qui en résulte, saillant dans le calibre de l'intestin, constitue une sorte de valvule qui gêne le passage des matières du bout supérieur dans l'inférieur. L'angle est bien plus aigu et l'adossement plus prolongé quand toute une portion de la circonférence de l'intestin a été détruite ; les deux bouts sont parallèles dans une plus ou moins grande étendue ; le bord de la cloison qui les sépare empêche complétement le passage des fèces de l'un dans l'autre ; et c'est ce bord saillant qu'on nomme l'*éperon*.

Dans l'anus contre nature ancien, un autre phénomène s'observe ; les deux bouts de l'intestin se retirent à l'intérieur : ce que Scarpa explique par un mouvement de traction exercé sur eux par le mésentère, et que nous croyons appartenir presque uniquement aux mouvements péristaltiques de l'intestin. Il se forme donc de l'intestin à la peau un conduit membraneux, appelé l'*entonnoir*, qui sert de moyen de communication entre les deux bouts de l'intestin, et finit même, quand l'éperon est peu saillant et fortement rétracté en arrière, par amener le retour complet des matières fécales dans le bout inférieur, et la guérison spontanée de l'anus artificiel.

Enfin l'anus artificiel peut se compliquer du renversement au-dehors du bout supérieur de l'intestin, et même des deux bouts à la fois.

Le traitement est palliatif ou curatif.

Traitement palliatif. — Il consiste à boucher l'ouverture extérieure avec un obturateur quelconque, jusqu'à ce que des coliques avertissent le malade du besoin de rendre ses excréments; ou à soutenir les bords de l'ouverture au moyen d'un cercle d'ivoire ou d'acier, garni à sa circonférence d'un bourrelet de crin et recouvert de taffetas ciré, percé au centre seulement d'une ouverture facile à obturer; ou encore à y adapter un réceptacle en métal ou en ivoire, maintenu, selon les cas, par un brayer ou par une ceinture élastique; ou bien enfin à faire communiquer le bout supérieur avec l'inférieur à l'aide d'une grosse canule de gomme élastique longue de 6 à 8 centimètres, légèrement courbe, dont la cavité portant sur l'éperon pourrait même, en le repoussant en arrière, favoriser la guérison radicale, et dont la convexité serait fixée à l'aide d'un fil vis-à-vis la plaie (Colombe).

Traitement curatif. — Ce traitement comprend trois temps spéciaux : le premier destiné à détruire toutes les complications et à ramener la maladie à l'état de simplicité convenable ; le second à détruire l'éperon; le troisième à oblitérer la plaie extérieure.

1° S'il y a des ouvertures multiples ou en arrosoir, il faut d'abord les réunir en une seule, ou même enlever la tumeur dans laquelle elles sont comprises.

Le renversement de l'intestin se réduit par le taxis ordinaire, exécuté dans la position horizontale. Si le bout renversé est tuméfié, on l'enveloppe d'un bandage roulé en doloires, exerçant une compression sagement modérée, et allant en diminuant du sommet à la base de la tumeur (Desault). Si au renversement se joint l'étranglement, on débride en portant le bistouri à la racine de la tumeur, entre elle et la peau, et en divisant en haut et successivement la peau, les aponévroses et les muscles. Enfin, souvent il faut dilater le trajet fistuleux qui conduit à la base de l'entonnoir; ce qu'on peut faire à l'aide de sondes de caoutchouc, de morceaux de racine de gentiane, de cylindres d'éponge préparée. Ce dernier moyen dilate plus promptement; mais Delpech a observé que cette dilatation amène plus de douleur, parce que les bourgeons charnus reçus dans les mailles de l'éponge gonflée se déchirent lorsqu'il faut l'extraire. Il serait facile de remédier à cet inconvénient en renfermant l'éponge dans une enveloppe de toile suffisamment large. Quelquefois enfin il est bon de pratiquer quelques débridements.

2° L'éperon étant le seul obstacle au cours naturel des matières fécales, le traitement raisonné consiste à le repousser en arrière ou à le détruire. On a employé dans le premier but la compression avec des mèches de charpie (Desault), avec un croissant à bords et à pointes très mousses (Dupuytren); mais la seconde méthode, imaginée par Smalkalden, perfectionnée par Dupuytren, a généralement prévalu.

Procédé de Dupuytren. — L'*entérotome* de Dupuytren se compose de deux branches séparées, dont l'une, branche *femelle*, offre sur un de ses côtés une gouttière assez large et profonde pour recevoir le bord aigu de la branche *mâle;* le fond de cette gouttière est ondulé, et le bord de la branche qui doit y pénétrer présente des ondulations correspondantes, afin d'augmenter l'étendue de la surface que les pinces doivent saisir. Ces deux branches se réunissent à volonté à l'aide d'un pivot mobile adhérant à la branche femelle, et reçu par une mortaise de l'autre branche. Au-delà du point de réunion, elles offrent chacune un manche de longueur inégale, lesquels se rapprochent au degré que l'on veut, à l'aide d'une vis de pression. L'instrument a en tout 19 centimètres de longueur; et les branches destinées à pénétrer dans l'intestin sont longues de 11 centimètres.

Il faut avant tout découvrir les deux orifices de l'intestin; ce

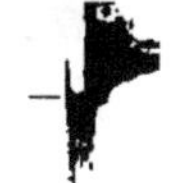

qui est souvent difficile. Le malade est situé comme pour l'opération de la hernie étranglée. Le bout supérieur versant les matières fécales, se reconnaît assez bien à la simple introduction du doigt; et si l'on rencontre l'éperon, il est aisé ensuite de trouver l'autre. Mais la disposition variable des bouts de l'intestin rend l'introduction du doigt difficile. On y supplée avec deux sondes de femme, qu'on introduit, l'une dans le bout supérieur intestinal, et la seconde dans l'autre; si l'on essaie alors de les faire tourner l'une sur l'autre, la résistance qu'on éprouve et la douleur causée au malade indiquent le tiraillement et la tension de la cloison.

La position des deux bouts bien reconnue, l'opérateur saisit de la main droite une des branches de l'entérotome; et sur le doigt indicateur ou sur la sonde de femme, il la fait glisser dans l'un des bouts de l'intestin, à 5 centimètres de profondeur ou plus, selon la saillie de l'éperon. Cette branche est confiée à un aide, et la seconde est portée de même dans l'autre orifice à la même profondeur. On les réunit alors par leur pivot, et on les rapproche graduellement à l'aide de la vis de pression, que l'on fait agir chaque fois que du relâchement se montre entre les branches. Chaque nouveau tour de vis cause des coliques de peu de durée, assez rarement des accidents plus graves. On conçoit facilement l'effet de l'entérotome. Il augmente la longueur du parallélisme des deux bouts de l'intestin, étend leur cloison intermédiaire, et détermine par la pression qu'il exerce sur cette cloison, d'abord des adhérences solides entre ses deux feuillets, puis la section complète des parties serrées entre les mors des pinces. C'est d'ordinaire au huitième jour, quelquefois avant, qu'il devient mobile et tombe; on trouve alors dans le fond de la gouttière femelle une escarre brune, sèche, en forme de lanière ondulée très mince, et dont la longueur donne celle de la perte de substance éprouvée par l'intestin.

Le doigt introduit dans la fistule reconnaît les débris de la cloison à leurs bords sinueux, durs et engorgés, qui contrastent avec la souplesse de la muqueuse voisine. Dès lors une vaste communication est ouverte entre les deux bouts d'intestin, et l'on favorise par des lavements répétés le passage des matières dans le bout inférieur.

M. Liotard a proposé un autre instrument dont les mors portent à leur extrémité deux anneaux ovales, de 4 centimètres de long sur deux de large, et dont l'un, creusé d'une cannelure, reçoit une saillie correspondante de l'autre. Les deux branches ne se touchent que par ces anneaux, en sorte qu'ils détachent une portion elliptique de la cloison dans un lieu très éloigné du bord libre de l'éperon, et que les excréments passent par l'ouverture nouvelle sans avoir besoin de se rapprocher de la fistule extérieure.

Delpech a terminé les branches de son entérotome par deux coques en manière de coques de noix ; c'est compliquer l'instrument sans avantages bien manifestes.

M. Jobert a émis une idée plus ingénieuse. Il voudrait qu'on appliquât l'entérotome seulement pour procurer des adhérences et non pour diviser la cloison. Après quarante-huit heures les adhérences seraient formées et l'instrument pourrait être retiré ; on laisserait passer un jour ou deux pour accroître leur solidité ; puis avec des ciseaux droits gradués, on diviserait la cloison aussi loin qu'on le jugerait convenable, sans jamais dépasser les adhérences. L'expérience n'a pas encore décidé sur ce moyen, qui nous paraît mériter d'être essayé.

3° Il reste à fermer l'ouverture extérieure, ce qui est souvent d'une grande difficulté. On a employé avec peu de succès la compression à l'aide de boulettes de charpie chargées de colophane en poudre, et d'un bandage herniaire élastique ; la cautérisation avec le nitrate d'argent, le rapprochement des bords de la plaie par deux pelotes qu'une vis de rappel fait marcher l'une vers l'autre, la suture, etc. M. Collier a proposé la méthode autoplastique indienne. J'avais indiqué aussi comme devant offrir de grandes chances de succès, les divers procédés de la méthode de Celse, ou le procédé de Jameson. M. Velpeau a tenté tous ces moyens sans succès ; il pense que le procédé de M. Reybard pour la suture intestinale, consistant à comprendre dans les anses de fil une plaque de bois placée dans l'intestin, derrière la plaie, pour empêcher toute communication de l'intérieur avec l'extérieur, aurait quelque efficacité ; mais il ne l'a pas encore essayé, et il a réussi pleinement avec le procédé suivant.

Il renferma toute la fistule extérieure dans une ellipse, pour l'exciser par une double incision en demi-lune, mais obliquement des côtés vers le centre, et de manière à ne pas y comprendre l'intestin, ou au moins sa membrane muqueuse ; il passa ensuite quatre points de suture à 4 millimètres l'une de l'autre, en ayant soin aussi que leur partie moyenne n'allât point jusque dans la cavité du péritoine ou de l'intestin. Alors une incision longue de 7 centimètres environ, comprenant la peau, la couche sous-cutanée, et l'aponévrose du grand oblique, fut faite de chaque côté, à 25 ou 30 millimètres au-dessous de la plaie, pour rendre le rapprochement des bords de la fistule plus facile, et le tiraillement des sutures moindre, selon les indications posées par Celse. Tout étant lavé et bien abstergé, le chirurgien noua les fils, et plaça un cylindre de charpie dans les plaies latérales, pour en écarter les bords avant d'appliquer l'appareil contentif.

Par ce procédé, la fistule se trouve transformée en une sorte de cavité dont le fond est moins large que l'entrée; on ne peut donc en mettre la portion cutanée en contact, sans forcer la portion intestinale à se fermer complétement. Les fils ne pénétrant pas jusqu'à l'intestin, font aussi que les humidités intestinales ne tendent point à en suivre le trajet.

CHAPITRE VIII.

OPÉRATIONS QUI SE PRATIQUENT POUR DES AFFECTIONS DU RECTUM ET DE L'ANUS.

La plupart de ces opérations se pratiquent sur l'anus ou le rectum même; mais j'ai cru devoir y rallier la création d'un anus artificiel à l'abdomen, qui tient essentiellement à la thérapeutique des lésions du rectum.

1° *Fissures à l'anus.*

Traitement palliatif. *Procédé de M. Gossement.* — Lorsque le malade éprouve le besoin d'aller à la selle, il doit pincer modérément avec deux doigts une portion de peau équivalant à peu près au sixième de la circonférence de l'anus, et comprendre dans ce pli la fissure; en même temps il pousse de dedans en dehors de manière à élargir l'orifice anal, et à former au sphincter un nouveau point d'appui qui ne porte pas sur la fissure, et empêche celle-ci d'être dilatée et tiraillée au passage des excréments. On évite ainsi presque sûrement la douleur.

Traitement curatif. — Outre les applications topiques, soit narcotiques, soit astringentes, on a employé la dilatation par les mèches, qu'il n'est pas besoin de décrire, la cautérisation et l'incision.

1° *Cautérisation.* — On taille en crayon ou en coin un cylindre de nitrate d'argent, et après avoir déridé l'anus, on le couche dans l'ulcération durant quelques minutes. Presque jamais une première application ne suffit; il faut y revenir plusieurs fois.

M. J. Cloquet trempe un pinceau dans le nitrate acide de mercure, l'exprime ensuite, et le porte sur la fissure, où il le laisse pendant une minute.

2° *Incision* (Boyer). — Cette méthode est fondée sur ce fait, que la constriction spasmodique du sphincter, qui accompagne presque constamment la fissure, est la cause principale des symptômes, et les détermine même en l'absence de la fissure. On conçoit que le plus sûr moyen de la détruire est de diviser les fibres contractées, que ce soit sur la fissure ou ailleurs.

On a soin au préalable de vider l'intestin par un purgatif, et d'administrer un lavement le jour même où l'on opère, afin que le malade puisse rester plusieurs jours sans aller à la selle. On le fait coucher sur le côté, on porte le doigt indicateur de la main gauche enduit de cérat dans le rectum, et sur ce doigt on fait glisser à plat un bistouri à lame très étroite, coupée carrément et arrondie à son extrémité (Boyer), ou simplement un bistouri droit boutonné (Richerand). Le tranchant de ce bistouri est alors dirigé vers le côté de la fissure, et l'on divise d'un seul coup la muqueuse intestinale, le sphincter, le tissu cellulaire et les téguments. Il en résulte une plaie triangulaire dont le sommet répond à l'intestin, et la base à la peau; s'il est nécessaire d'allonger celle-ci, on le fait d'un second coup de bistouri. Dans quelques cas l'intestin fuit devant l'instrument, et la plaie du tissu cellulaire s'étend plus haut que celle de l'intestin; il faut alors introduire de nouveau le bistouri dans le rectum pour prolonger l'incision de l'intestin.

Quand la constriction est extrême, on fait deux incisions semblables, l'une à droite, l'autre à gauche; et lorsque la gerçure est située en avant ou en arrière, Boyer ne la comprend pas dans l'incision. On met dans chaque plaie une mèche de charpie; puis on tamponne avec de la charpie, des compresses et un bandage en T. L'appareil est levé au bout de deux ou trois jours; puis on panse à plat jusqu'à la cicatrisation parfaite, qui se fait ordinairement au bout d'un mois ou six semaines, quelquefois plus tard, plus rarement du quinzième au vingtième jour.

Appréciation. — La cautérisation est souvent fort douloureuse, quelquefois inutile; l'incision, au contraire, ne manque presque jamais son but. La première ne doit donc jamais être tentée que sur des sujets qui redoutent le bistouri. Les autres moyens sont moins fidèles encore; mais on peut les essayer sans douleur, et conséquemment sans inconvénient.

2° *Fistules à l'anus.*

Anatomie. — On distingue les fistules *borgnes externes*, qui ne communiquent point avec l'intestin; les fistules *borgnes internes*, qui ne communiquent point à l'extérieur; et les fistules *complètes*, qui représentent un trajet étendu de l'intestin à la peau qui avoisine l'anus. Ce trajet, plus ou moins oblique ou tortueux, est tapissé d'une muqueuse de formation nouvelle qui ne permet pas d'espérer le recollement de ses parois. Souvent il y a plusieurs orifices à l'extérieur, plus rarement à l'intérieur, et plusieurs clapiers communiquant avec le trajet principal. L'orifice interne est quelquefois bordé d'un bourgeon saillant; mais presque toujours il est lisse et ne peut être reconnu au toucher. Il se rencontre généralement entre la peau et le sphincter, ou dans le tissu même du sphincter, et rarement à plus de 3 centimètres au-delà de l'anus (Ribes). Quand il s'élève plus haut, assez souvent l'intestin est décollé des tissus ambiants dans une certaine étendue.

Les fistules *borgnes externes* se traitent par les injections, par la compression; ou bien en ravivant leur trajet, ou en agrandissant l'orifice extérieur qui ne donne passage au pus que difficilement, ou encore en enlevant quelque portion de peau calleuse et malade; un dernier moyen est de comprendre le rectum dans l'incision du trajet fistuleux.

Les fistules *borgnes internes* doivent être ramenées à la condition de fistules complètes. Le traitement de celles-ci comprend divers moyens : la compression, les injections, la cautérisation, la ligature, l'excision, l'incision. La ligature et l'incision méritent seules d'être conservées.

I. INCISION. — Il faut, comme pour la fissure à l'anus, évacuer l'intestin par un purgatif doux pris la veille, et par un lavement administré le jour même avant l'opération.

Le malade est couché sur le bord de son lit, sur le côté droit si la fistule est à droite, et *vice versà*, la cuisse de dessous étendue, l'autre fléchie, la tête inclinée sur la poitrine, le ventre appuyé sur un traversin. Un aide se charge d'écarter les fesses, d'autres maintiennent le malade. On découvre aisément l'orifice externe de la fistule par les humidités stercorales qui en sortent. Quand l'orifice interne se trouve au milieu d'une petite induration en cul-de-poule, ou d'un ulcère assez large, l'indicateur le reconnaît aisément. Mais quand ces indices manquent, cette recherche est souvent fort difficile : tantôt on cherche cet orifice trop loin, tandis qu'il est tout près de la peau, et il faut explorer avec soin le voisinage de l'anus avant de monter plus haut dans l'intestin. On peut tenter des injections de lait ou de liquide coloré par le rectum ou par l'orifice externe de la fistule, ou enfin on essaie l'introduction d'un stylet. Cet instrument pénètre facilement quand le trajet fistuleux est simple et direct ; mais quand celui-ci se recourbe en divers sens ou qu'il a plusieurs clapiers, il faut porter le stylet dans chaque clapier. Il arrive souvent que le stylet glissant avec liberté jusque près de l'intestin, est arrêté par la muqueuse qu'on sent partout décollée, et ne peut trouver l'orifice interne. Il n'en faut pas moins opérer, et la fistule guérira aussi bien que si l'incision avait divisé ses deux orifices. Mais le procédé est alors un peu différent.

Procédé ordinaire. — Les deux orifices de la fistule étant trouvés, et l'interne étant très peu élevé dans l'intestin, le chirurgien introduit par l'orifice externe une sonde cannelée en argent recuit et flexible, et porte en même temps le doigt indicateur gauche dans le rectum. Quand il sent le bout de la sonde qui arc-boute contre les tuniques de l'intestin, il cherche l'orifice interne de la fistule, le traverse avec la sonde, et ramène celle-ci par l'anus. On fait alors glisser la pointe du bistouri le long de la cannelure, le tranchant en dehors, de manière à couper d'un seul coup et de dedans en dehors toutes les parties soulevées par la sonde, c'est-à-dire la peau, l'intestin et l'anus.

Procédé de Desault. — Quand l'orifice interne est situé si haut que le doigt ne saurait ramener la sonde à l'extérieur par l'anus, on introduit par l'incision un gorgeret en buis ou en ébène, arrondi en demi-cylindre d'un côté, creusé d'une large cannelure avec un cul-de-sac de l'autre, et d'ailleurs suffisamment huilé.

Après que la sonde a traversé le trajet fistuleux à l'ordinaire, on arc-boute son extrémité contre le cul-de-sac du gorgeret. On fait jouer les deux instruments l'un sur l'autre pour s'assurer de leur parfait contact; puis on confie le gorgeret à un aide, qui le tient solidement en l'inclinant du côté de la fesse. Le chirurgien saisit la sonde lui-même, conduit dans sa cannelure la lame d'un bistouri droit jusqu'au gorgeret, et incline un peu le bistouri vers celui-ci pour couper autant du tranchant que de la pointe, et faire agir l'instrument plutôt en sciant qu'en pressant. Il tire donc le bistouri à lui sans abandonner le gorgeret, et divise ainsi tout ce qui est compris entre les deux, de façon que la cavité fistuleuse et celle du rectum n'en forment plus qu'une seule. On s'assure que l'incision est complète en retirant ensemble la sonde et le gorgeret, maintenus en parfait contact. Si quelque portion n'a pas été incisée et les arrête, on reporte de nouveau le bistouri dans la cannelure de la sonde jusqu'au gorgeret, et on ramène alors en dehors à la fois le bistouri et le gorgeret réunis à angle, en sorte que rien de ce qui est compris dans cet angle ne puisse plus échapper.

On procéderait de la même manière dans le cas où on ne trouverait pas l'orifice interne : ainsi la sonde appuyant contre le gorgeret, dont elle serait séparée par la paroi intestinale, on ferait agir à l'ordinaire le bistouri, qui diviserait alors cette paroi ; ou bien on se servirait d'une sonde d'acier un peu pointue, qui traverserait elle-même la paroi intestinale pour s'appuyer immédiatement contre le gorgeret (Roux).

Quand la fistule est simple, cette simple incision suffit. Si la peau est décollée dans une plus ou moins grande étendue, il faut la fendre et l'exciser pour obtenir une plaie plate. La dénudation de l'intestin au-dessous de l'incision exige qu'on y porte des ciseaux dirigés sur le doigt indicateur, pour inciser la portion décollée et flottante. Quand il y a plusieurs trajets aboutissant à un orifice commun, on les fend tous successivement, et si la peau qui les sépare est amincie, décollée ou altérée, on l'excise. Les callosités ont rarement besoin d'être emportées ; il suffit de les scarifier en divers sens pour que la suppuration en amène la fonte. Enfin, quand, après l'incision faite, on reconnaît que le fond de la fistule est inégal, creusé de petits clapiers ou de petits trajets fistuleux sans orifices internes, il faut les diviser largement. J'ai vu, faute de cette précaution, une opération de fistule à l'anus laisser au malade presque les mêmes inconvénients qu'auparavant.

Quelquefois le trajet fistuleux est si étroit que la sonde ne peut le traverser; on recommande alors de le dilater avec les caustiques ou des corps susceptibles de se gonfler (Boyer). Enfin il peut exister chez le même individu plusieurs fistules isolées; on peut les inciser l'une après l'autre en plusieurs temps (Amussat), ou, si elles étaient l'une près de l'autre, commencer par les réunir en une seule en divisant la cloison qui les sépare, et inciser dans un second temps le rectum (Jobert).

Le pansement est ici fort important. Il faut tenir les deux lèvres de la division écartées dans toute leur étendue avec une mèche de charpie, ou préférablement avec une simple bandelette enduite de cérat pour les empêcher de se recoller, ce qui pourrait reproduire la fistule. Le but de l'opération est donc de réunir en un seul canal le trajet fistuleux et le canal intestinal.

II. Ligature. — On peut se servir de fils métalliques introduits seuls, ou à l'aide de la sonde cannelée, ou enfin par la canule d'un trocart préalablement glissée dans le trajet fistuleux (Desault). Quand le bout du fil a pénétré dans l'intestin, on le ramène au-dehors; on le tord avec l'autre bout pour étreindre les parties à diviser, et on augmente la torsion et la striction quand on le juge nécessaire.

Il serait plus facile d'introduire un cordonnet de soie à l'aide d'un stylet aiguillé d'argent flexible; et au lieu du serre-nœud recommandé par les auteurs, et dont la présence serait fort incommode, nous conseillerions de serrer simplement le cordonnet, soit avec un nœud et une rosette, soit avec un double nœud. Dans ce dernier cas, il serait encore facile d'augmenter la striction en coupant le nœud, et en attachant à l'un des bouts de l'ancienne ligature un lien nouveau qu'on ferait passer dans le trajet fistuleux à la manière d'un séton.

La ligature est lente, souvent douloureuse, surtout quand la peau seule reste à diviser; souvent alors il a fallu terminer la section avec le bistouri. C'est donc un moyen secondaire, et qu'il ne faut employer que quand les malades ont peur de l'incision.

3° *Des tumeurs hémorrhoïdales.*

Anatomie. — Les tumeurs hémorrhoïdales se distinguent en internes et en externes, selon qu'elles sont situées au-dessus ou au-dessous de l'orifice anal. Tantôt isolées, d'autres fois réunies en forme de bourrelet circulaire, elles sont d'abord arrondies, et avec le temps elles deviennent pédiculées. Leur suture demeure encore un objet de discussion. M. Jobert soutient l'ancienne opinion, qui les regarde comme des varices; M. Ribes pense qu'elles résultent de la rupture des veines anales et de la transvasation du sang dans des vacuoles cellulaires; Abernethy les attribue à la transformation d'un caillot de sang en vaisseaux; quelques anatomistes ont signalé dans les bourrelets l'existence d'une espèce de tissu érectile, etc. Mais généralement la tumeur résulte d'un amas de sang souvent noir et caillé dans une sorte de kyste, dû, soit à une formation nouvelle, soit à une dilatation variqueuse.

Les hémorrhoïdes internes sont quelquefois sujettes à sortir au-dehors et à s'étrangler par la contraction du sphincter : on recommande alors de les réduire par le taxis ordinaire, à moins d'inflammation trop forte; auquel cas on a vu la gangrène s'en emparer et guérir le malade. Ne pourrait-on, en cas d'accidents trop graves, débrider l'anus pour faciliter leur réduction?

Quant au traitement curatif, on a laissé dans l'oubli la compression. La ligature, l'incision, l'excision et la cautérisation sont seules conservées. Quel que soit le procédé qu'on préfère, il faut toujours évacuer les intestins, et placer le malade comme pour la fistule à l'anus, sur le côté malade, de sorte qu'en relevant la fesse saine on voie à nu les hémorrhoïdes.

I. Ligature. — Sur les tumeurs pédiculées, elle se pratique avec un fil ciré simple, serré par un nœud et une rosette, ou par un double nœud; en effet, il est facile de placer un nouveau lien quand on veut serrer davantage. Quand la tumeur est plus large, on la traverse à la base avec une aiguille courbe armée d'un fil double, et on lie à part les deux moitiés.

II. Incision. — Pour une petite tumeur, on se sert d'une lancette avec laquelle on fait une ouverture assez large pour livrer passage au caillot de sang qu'elle contient. Quand la tumeur est plus volumineuse, on peut se servir du bistouri.

III. Excision. — Le malade étant situé, et les tumeurs apparentes à l'extérieur, on les saisit l'une après l'autre avec une pince à dissection ou avec une érigne double, et on les coupe près de leur base avec un bistouri, ou avec de bons ciseaux quand elles ont un pédicule étroit. Lorsqu'elles occupent les deux côtés de l'anus, l'opérateur doit commencer par la moitié inférieure du bourrelet, pour ne pas être incommodé par le sang dans l'excision de l'autre moitié.

Dupuytren les saisissait dans tous les cas avec des pinces à larges mors, et les excisait en quelques coups avec des ciseaux longs et courbes sur le plat, dont il a donné le modèle. Il avait soin de n'exciser qu'une portion de la tumeur saillante au-dehors, afin d'éviter de graves hémorrhagies et un rétrécissement consécutif de l'anus. Il en laissait donc une masse en apparence assez considérable, mais qui, avec la cicatrisation, s'affaisse et laisse l'ouverture anale à l'état normal.

Les difficultés sont plus grandes pour l'excision des tumeurs internes. On les fait sortir complétement en plaçant le malade sur un bain de siége chaud, et en l'engageant à faire de grands efforts d'expulsion; dès qu'elles sont sorties, on le place promptement sur le lit, et on procède à l'opération.

Dupuytren les saisissait et les excisait alors en entier, sans autre précaution extraordinaire.

Boyer commence, si les tumeurs sont distinctes et séparées, par passer dans chacune d'elles une aiguille courbe enfilée d'une anse de fil, ou à les accrocher avec des érignes; mais si, comme cela a lieu le plus ordinairement, elles forment un gros bourrelet divisé en plusieurs portions séparées par des enfoncements plus ou moins profonds, il passe une anse de fil dans chaque portion. Ceci a pour but d'éviter que la douleur de la première excision ne fasse contracter l'anus et rentrer les autres tumeurs. Les choses ainsi disposées, le chirurgien confie toutes les anses de fil à un aide, à l'exception de celle qui traverse la tumeur à exciser la première. Il tire à lui celle-ci, afin de rendre la tumeur plus saillante au-dehors, et la coupe à sa base avec un bistouri dont il tourne le dos vers le centre de l'anus; et ainsi des autres successivement. Toutefois quand les tumeurs sont anciennes et fluent habituellement ou périodiquement, Boyer engage à suivre le conseil d'Hippocrate, et à en laisser une qui continue à servir d'exutoire. On prévient le rétrécissement de l'anus et du rectum par l'usage des mèches, et surtout en incisant le sphincter anal après l'extirpation des tumeurs.

Il suffit pour cela de porter l'indicateur gauche dans le fondement, de conduire le long de ce doigt la lame d'un bistouri boutonné ; et quand elle a pénétré à 4 centimètres environ au-dessus de l'anus, on en dirige le tranchant vers cette ouverture, et en retirant l'instrument on divise la peau, le sphincter et le tissu cellulaire environnant, à la profondeur de 12 millimètres.

L'accident le plus fréquent après l'excision est une hémorrhagie très grave et très redoutable. Les chirurgiens s'y prennent différemment pour la réprimer.

Boyer a recours au tamponnement, et ce n'est que comme dernière ressource qu'il conseille le fer rouge. Dupuytren recourait au fer rouge dans tous les cas ; et M. Marx a même été jusqu'à demander s'il ne serait pas plus prudent d'appliquer le fer rouge comme complément de l'excision des hémorrhoïdes, et sans attendre l'apparition de l'hémorrhagie ; question hardie, et que Dupuytren ne paraissait pas éloigné de décider par l'affirmative.

Voici d'ailleurs la manière de faire de Dupuytren. Il ne mettait dans l'anus qu'une légère mèche de charpie, mais il avait soin de laisser près de l'opéré un aide intelligent. Dès que l'hémorrhagie se déclarait, il se hâtait de faire évacuer le sang contenu dans les intestins, en faisant faire des efforts d'expulsion et en administrant aussitôt un lavement froid. Ces efforts d'expulsion amenaient toujours la plaie au-dehors ; et au moyen d'un cautère spécial, nommé *cautère en haricot*, ou simplement du *cautère en roseau* chauffé à blanc, il cautérisait le lieu d'où le sang sortait en jet. Ce moyen suffit toujours pour arrêter l'hémorrhagie, et n'est jamais suivi d'effets dangereux (Dupuytren).

IV. Cautérisation. *Procédé de M. Bégin.* — M. Bégin, considérant que l'excision rend presque toujours nécessaire l'application consécutive du fer rouge, a pensé qu'il serait préférable de s'en tenir à la simple cautérisation.

Il fabrique avec de la charpie un gros tampon qu'il noue avec du fil de laiton, afin que ce fil résiste au contact du fer rouge. Le tampon est introduit dans le rectum ; après quoi on recommande au malade de faire des efforts comme pour aller à la selle, et en même temps on tire sur les fils avec précaution. Les tumeurs ou les plaques hémorrhoïdales internes sortent au-dehors ; on applique assez fortement un cautère, et deux au besoin ; et quand l'escarre paraît suffisante, on retire le tampon.

D'après M. Bégin, la douleur n'est pas très vive; après la chute de l'escarre, la plaie ne tarde pas à se déterger et à se recouvrir d'une bonne cicatrice ; et ce mode de traitement compte déjà plusieurs succès complets.

4° *Excroissances vénériennes.*

Simples ou multipliées, réunies en masses ou pédiculées, enfin variant beaucoup de volume, elles peuvent être attaquées, suivant les cas, par des caustiques légers ou plus actifs, par la ligature ou par l'excision. L'excision est préférable quand elles sont ou pédiculées ou volumineuses. Dupuytren les saisit avec des pinces solides et les emporte avec des ciseaux. C'est le même procédé que pour les hémorrhoïdes externes, mais non pas le même danger; les excroissances vénériennes ne tiennent qu'au tissu cutané, et ne donnent presque jamais lieu à une hémorrhagie.

5° *Polypes du rectum.*

Anatomie.—Ces polypes sont généralement mous, variqueux, spongieux ou fongueux; d'ordinaire arrondis ou pyriformes, quelquefois en champignons, souvent formés en apparence par la réunion de plusieurs lobes ; adhérant à la muqueuse par une large base ou par un pédicule plus ou moins long et étroit. Leur volume varie depuis celui d'un pois jusqu'à celui d'un œuf de poule. Ils occupent, en général, la partie du rectum voisine de l'anus; quelquefois ils s'en éloignent assez pour que le doigt ne puisse les atteindre.

On a conseillé la ligature, les caustiques et l'excision.

1° *Ligature.* — On injecte un liquide dans le rectum, et l'on recommande au malade de faire des efforts pour l'expulser, afin de faire sortir en même temps le polype. Dès qu'il apparaît au-dehors, on fait coucher le malade sur le côté, on saisit le polype avec des pinces, et on l'attire pour découvrir son pédicule, autour duquel on place une ligature fortement serrée. On excise ensuite la tumeur au-dessous du lien, à une distance assez grande pour qu'il n'échappe pas. Après l'excision, le pédicule rentre avec la ligature, il se détache au bout d'un certain nombre de ours. Il est indiqué de comprendre dans le lien un peu de la peau ou de la muqueuse sur laquelle s'implante le polype, pour prévenir sa repullulation.

Dans un cas où un polype du volume d'un œuf avait sa racine à 16 centimètres au-dessus de l'anus, Desault en pratiqua la ligature au moyen des instruments qui servent à lier les polypes de l'utérus, sans y joindre l'excision. Le malade guérit.

2° *Les caustiques.* — Employés avec succès par Loeffer sur un polype dont la ligature déterminait des douleurs intolérables; ils sont généralement rejetés.

3° *Excision.* — Elle se pratique comme celle d'une tumeur hémorrhoïdale, soit interne, soit externe. Dupuytren faisait sortir le polype par des efforts d'expulsion, le saisissait avec une pince à polypes, et l'emportait avec des ciseaux. On pourrait encore, si le pédicule était trop éloigné pour descendre jusqu'à l'anus, diriger des ciseaux jusqu'à lui le long du doigt indicateur.

Appréciation. — L'excision est plus rapide et plus simple; mais elle donne lieu souvent à une hémorrhagie qu'il faut arrêter par le tamponnement ou la cautérisation. Elle ne nous paraît donc préférable que quand le volume et la nature du polype laissent peu de crainte de ce côté, ou encore quand la ligature cause trop de douleur pour être supportée.

6° *Chute du rectum.*

On désigne sous ce nom deux lésions fort différentes: d'abord la procidence de la muqueuse du rectum seulement, formant au-dehors de l'anus une saillie de 2 à 3 centimètres et plus, et se renouvelant toutes les fois que l'individu reste long-temps debout ou qu'il fait des efforts pour aller à la selle; puis la procidence du rectum lui-même tout entier accompagné par le péritoine. J'ai constaté récemment par la dissection une chute complète du rectum, compliquée d'une chute complète de la matrice et du vagin; le péritoine avait suivi l'un et l'autre; et les deux tumeurs n'étaient séparées que par le pont du périnée, tapissé par le péritoine à 12 millimètres de distance de la peau. Il faut avant tout songer à réduire la tumeur, ce qui se fait de la manière suivante.

Réduction. — Le malade étant couché sur le dos, ou selon

quelques chirurgiens sur le ventre, le bassin soulevé par des oreillers, en sorte que l'anus soit la partie la plus élevée de l'abdomen, les cuisses fortement fléchies, et tous les muscles relâchés, on nettoie la tumeur avec de l'eau tiède; on l'enveloppe de linges mouillés dans toute sa longueur, et on place une compresse au centre de son extrémité externe. Quand elle est ainsi garnie de toutes parts, on presse doucement avec la main gauche sur sa base et sur toute sa circonférence pour diminuer son volume, et avec l'indicateur droit on la repousse peu à peu vers l'intérieur. Il faut se rappeler qu'ici, comme dans le renversement de l'intestin dans l'anus artificiel, la partie sortie la dernière, et qu'il faut faire rentrer d'abord, est la partie la plus éloignée de l'anus, celle où s'aperçoit l'orifice intestinal. Assez souvent il suffit d'introduire le doigt dans cet orifice pour le faire reculer et réduire la tumeur; d'autres fois on réussit mieux en pressant sur le centre de la masse avec plusieurs doigts réunis en cône comme pour entrer dans l'anus, et en poussant devant soi la compresse dont on a coiffé la tumeur. Si elle est trop gonflée, une compression à l'aide d'une bande roulée, et des lotions astringentes, aident à en diminuer le volume; en cas d'étranglement on aurait toujours la ressource de débrider l'anus.

A mesure qu'une partie rentre, il faut la soutenir avec la main avant de songer aux autres. Quand tout est rentré, il faut employer, pour maintenir la réduction, une grosse mèche avec ou sans chemise; ou un tampon de charpie, un globe, un ovoïde en bois, en ivoire ou en gomme élastique; un morceau d'éponge attaché à une sonde d'argent (Callisen); le tout soutenu par un bandage en T. Chez les femmes, un pessaire dans le vagin, des injections astringentes, etc.

Quant aux moyens curatifs, on comprend qu'ils doivent varier selon la nature du prolapsus. Ainsi dans les deux cas, on peut toujours recourir à l'excision des plis de l'anus ou même de son sphincter, et à la cautérisation de l'anus proposée par M. A. Séverin et renouvelée tout récemment par Benjamin Philip; mais l'excision de la tumeur, qui a été aussi pratiquée, ne saurait jamais convenir au prolapsus total de l'intestin.

I. Excision des plis de l'anus. — Pratiquée d'abord par Hey, mais érigée en méthode générale par Dupuytren, elle se fonde sur les données anatomiques suivantes. L'anus est entouré, dans l'état normal, de plis cutanés saillants, fermes, qui convergent de la circonférence vers le centre, et sont d'autant plus nombreux que l'anus est plus resserré. Quand l'anus est dilaté habituellement et outre mesure, ces plis se relâchent, s'effacent; le tissu cutané et musculaire sous-jacent a perdu son ressort. En enlevant quelques uns de ces plis, on diminue naturellement la circonférence de l'ouverture.

Procédé de Dupuytren. — Le malade est couché sur le ventre, la partie supérieure du tronc et la tête dans une position déclive, le bassin au contraire fort élevé à l'aide de plusieurs oreillers. On écarte les cuisses et les fesses pour mettre la tumeur de l'anus en évidence; l'opérateur, armé d'une pince à dissection à mors larges pour causer moins de douleur, saisit successivement à droite et à gauche, et même en avant et en arrière, deux, trois, quatre, cinq ou six des plis rayonnants de l'anus, quelquefois effacés, ou plus ou moins saillants; et, avec des ciseaux courbes sur le plat, il enlève chaque pli à mesure qu'il est soulevé. Cette excision doit être prolongée jusqu'à l'anus, et même au-devant, pour que le resserrement s'effectue sur un plus grand espace; dans les cas ordinaires, il suffit de la porter à quelques millimètres; mais si le relâchement était très considérable, on pourrait aller jusqu'à 13 millimètres. De même pour un relâchement médiocre, il suffit d'un, deux ou trois plis excisés de chaque côté; dans le cas contraire, on multiplie les excisions.

Je me sers pour cette opération de pinces à disséquer terminées par deux dents d'érigne; cette pince est utile d'ailleurs dans une foule de cas, et me paraît devoir entrer dans la trousse du chirurgien. La tumeur étant sortie, j'excise quelques plis de la muqueuse immédiatement au-dessus du sphincter, et je n'ai point ainsi de suppuration à l'extérieur.

Cette opération ne donne lieu à aucune hémorrhagie, à moins qu'on n'ait été obligé de pénétrer très haut; aucun pansement n'est nécessaire. Il est bon que les malades soient préparés de manière à ne pas aller à la selle durant les premiers jours. La cicatrice se fait, et l'anus resserré ne livre plus passage à la muqueuse.

Dupuytren ne faisait aucun pansement, et la réunion des petites plaies avait lieu par première intention. M. Velpeau préfère favoriser la suppuration par l'introduction d'une petite mèche, pour procurer la formation du tissu de cicatrice.

II. Excision du sphincter anal.—Proposée et déjà pratiquée

avec succès par M. Robert, cette opération consiste à enlever à l'aide des ciseaux ou du bistouri une portion du sphincter relâché, et à réunir immédiatement les surfaces saignantes par la suture enchevillée.

III. Cautérisation de l'anus.—Le malade situé à l'ordinaire, et l'anus rendu saillant au-dehors autant que possible, on porte sur les divers points de sa circonférence un cautère cultellaire rougi à blanc, avec lequel on pratique autant de raies de feu qu'il est nécessaire, en prenant garde de pénétrer au-delà de la peau. Pour le nombre des raies, on suit les mêmes principes que pour l'excision des plis de l'anus; le résultat est aussi de donner plus de ressort à la peau, en favorisant la formation du tissu inodulaire.

Au lieu du cautère cultellaire, M. Bégin emploie un cautère en roseau, un cautère à plaque et un cautère en olive. Le malade couché sur le côté droit, la cuisse gauche fléchie, la droite étendue, le bourrelet bien sorti, toutefois avec la précaution d'en faire rentrer une portion suffisante si la procidence était trop forte, le chirurgien porte le cautère en roseau, rougi à blanc, dans l'ouverture centrale, à la profondeur d'un centimètre environ. Quand il est éteint, on promène rapidement lé cautère à plaque sur la tumeur, dont on contourne les bords en les relevant avec le cautère. Et enfin on achève la cautérisation avec le cautère en olive, qui atteint mieux que les autres le fond du sillon circulaire qui sépare le bourrelet procident des téguments de l'anus.

IV. Excision de la tumeur.— Elle a été tentée avec succès par Sabatier; il soulevait avec des pinces ou avec une érigne la partie la plus saillante du bourrelet formé par le rectum, et en faisait la rescision avec des ciseaux courbes sur le plat.

Heustis attire seulement la tumeur avec le pouce et l'indicateur gauches, et la coupe en travers d'un coup de bistouri bien assuré. On réduit ensuite ce qui reste de la muqueuse pendante au-dehors.

M. Ricord commence par traverser la tumeur à sa base avec deux anses de fil, afin de la retenir au-dehors, et pratique avec le bistouri convexe une section circulaire, par laquelle il emporte la tumeur en totalité et tout d'une pièce. Mais il a soin de lier les artères à mesure qu'il les ouvre, et de ne continuer la section qu'après s'être rendu maître du sang.

Appréciation. — L'excision de Dupuytren est plus simple et moins effrayante que la cautérisation ; mais d'autre part, lorsque la chute du rectum se complique d'hémorrhoïdes, l'hémorrhagie peut en être la suite, et peut-être la cautérisation doit-elle être alors absolument préférée. D'ailleurs l'excision des plis de l'anus et la cautérisation ne conviennent que quand les parties herniées sont saines; mais lorsqu'il y a resserrement de l'anus, étranglement, induration des parties sorties, l'excision de la tumeur doit être conservée. Rappelons toutefois que dans ces cas il faut être parfaitement sûr de son diagnostic, et ne pas confondre un prolapsus du rectum tout entier avec un prolapsus de la muqueuse seule. Dans ce dernier cas même, Dupuytren reprochait à l'excision d'exposer à l'hémorrhagie et à une abondante suppuration. Ces dangers ne semblent pas démontrés par l'expérience, et la guérison a été complète en dix jours, par exemple, dans le cas cité par Heustis.

7° *Excision du rectum.*

Le cancer du rectum était réputé incurable, lorsque M. Lisfranc a montré qu'on pouvait exciser sans danger, dans une étendue notable, la partie inférieure de cet intestin. Il était parti de cette idée, que les cancers qu'on croyait profonds étaient le plus souvent limités à la muqueuse ; puis, enhardi par l'expérience et les données anatomiques, il a même attaqué ceux qui occupent toute l'épaisseur des parois de l'intestin. Les deux seules conditions réclamées par l'opération sont : 1° que le doigt indicateur dépasse les limites du mal ; 2° que le tissu cellulaire ambiant soit sain, afin que l'intestin libre d'adhérences morbides puisse être suffisamment abaissé. Quand ces deux conditions manquent, l'expérience n'a pas encore décidé si l'opération peut être pratiquée avec des chances de succès.

Anatomie chirurgicale. — Le péritoine s'arrête à 4 à 6 centimètres de la terminaison du rectum chez la femme, et à 6 à 8 centimètres chez l'homme. La disposition du tissu cellulaire qui environne cet intestin et les courbures qu'offre sa partie inférieure, permettent, lorsqu'une incision ovalaire a détaché l'anus des téguments, d'attirer et de faire beaucoup saillir au-dehors l'intestin, et facilitent de cette manière l'application des instruments ; du reste, les tractions nécessaires pour effectuer cette saillie font à peine descendre le péritoine de 2 millimètres. En arrière, l'anus est à 4 centimètres de la pointe du coccyx, et le rectum, entouré de tissu cellulaire, n'est avoisiné que par le sacrum; en avant, chez l'homme, depuis le périnée jusqu'à la prostate, il est à une distance notable de l'urètre, qui s'écarte de lui sous un angle à sinus inférieur d'environ 20°; en sorte que le bistouri peut, sans danger, traverser les tissus adipeux et aponévrotiques qui les séparent. Plus haut, au-devant de la prostate, l'urètre n'est uni au rectum que dans l'étendue de 7 millimètres; mais cette union, ainsi que celle du rectum avec la vessie, se fait par un tissu cellulaire fin et élastique, et que le doigt seul suffit à disséquer. On peut donc, après avoir incisé autour du rectum, et disséqué jusqu'à cet intestin soumis à de légères tractions, enlever 4 centimètres de toute sa circonférence, sans courir le risque de blesser l'urètre.

Chez la femme, l'intervalle entre l'anus et la vulve est ordinairement de 27 millimètres; par l'effet de l'accouchement, il peut être réduit à moins d'un centimètre. Mais, à l'aide de l'incision ovalaire et des tractions, on peut déjà faire saillir au-dehors et exciser 5 centimètres et demi de ses faces latérales et postérieure, et 3 centimètres et demi de sa face antérieure. Celle-ci s'allonge moins que les autres, attendu des adhérences intimes formées par des fibres musculaires et aponévrotiques qui unissent le vagin au rectum, immédiatement au-dessus du tissu cellulaire sous-cutané, et dans une étendue de 7 millimètres. Mais ces adhérences une fois disséquées, le doigt seul suffit alors pour séparer le rectum du vagin, jusqu'à l'insertion du péritoine.

Les seuls vaisseaux importants sont les artères hémorrhoïdale inférieure, transverse du périnée, hémorrhoïdale moyenne, la branche superficielle de la honteuse interne et les rameaux de terminaison de l'hémorrhoïdale supérieure; mais on peut agir sur eux par la torsion, la ligature ou la compression.

Enfin après l'ablation des sphincters inférieurs, les fibres circulaires du rectum suffisent pour tenir lieu, au-delà de l'incision, d'un sphincter supérieur.

Procédé opératoire (Lisfranc). — Le malade placé comme nous le dirons pour la taille latéralisée, le chirurgien fait, à 3 centimètres environ de l'anus, deux incisions semi-lunaires, qui, divisant les parties jusqu'aux couches superficielles du tissu cellulaire, se réunissent en arrière et en avant du rectum ; on dissèque ensuite en dirigeant le bistouri perpendiculairement sur l'intestin, qui est isolé de toutes parts. Le doigt indicateur à demi fléchi est introduit dans sa cavité ; il exerce sur lui des tractions qui le font beaucoup saillir en bas, et qui peuvent mettre la membrane muqueuse, seule ou presque seule malade, dans un grand état de procidence. Alors il est fort aisé, avec les ciseaux courbés sur le plat ou le bistouri, d'en réséquer une grande étendue ; et, lors même que le cancer occuperait toute l'épaisseur des parois de l'intestin, pourvu qu'il ne s'élevât pas à plus de 3 centimètres au-dessus de l'anus, on pourrait encore renverser le rectum sur lui-même, et mettre toute la maladie à découvert. On incise alors parallèlement à l'axe du tronc la portion renversée de l'intestin, et on l'excise avec de forts ciseaux courbés sur le plat.

Le cancer a-t-il envahi la totalité des tuniques de l'intestin et quelques couches des tissus qui l'environnent : après l'incision semi-lunaire et la dissection de la partie inférieure du rectum dans toute sa circonférence, il faut, sur le doigt indicateur introduit dans l'intestin, diriger de forts ciseaux droits avec lesquels on l'incise parallèlement à son axe, dans toute son épaisseur, et jusqu'au-dessus des limites du mal. Cette incision doit porter sur la paroi postérieure, afin d'être plus éloignée des vaisseaux et du péritoine. Elle permet de dérouler l'intestin et de montrer la maladie dans toute son étendue. Si trop de sang la masque, on met dans la plaie pendant deux ou trois minutes une éponge imbibée d'eau froide, qui arrête aussitôt l'écoulement ; on tient d'ailleurs la partie inférieure du rectum abaissée à l'aide de plusieurs érignes.

Quand on opère chez la femme, les doigts d'un aide placés dans le vagin sont très utiles ; chez l'homme, il est bon d'avoir dans la vessie une sonde que l'on confie également à un aide intelligent. On procède ensuite à la dissection du cancer ; dissection difficile, longue et laborieuse, surtout au voisinage du vagin et de l'urètre ; en liant autant que possible les vaisseaux à mesure qu'on les ouvre, et ne s'arrêtant que quand on a atteint les limites du mal. M. Lisfranc a ainsi enlevé 3, 6 et jusqu'à 8 centimètres de hauteur de l'intestin.

Si l'hémorrhagie n'est point arrêtée par la ligature des vaisseaux, ou si cette ligature n'a pu se faire pour tous, on emploie d'abord l'éponge imbibée d'eau froide. M. Lisfranc ne se hâte jamais de tamponner la plaie, de peur d'exciter des inflammations; et, quand il a recours au tamponnement, il l'enlève après quelques heures pour qu'il irrite moins; cette méthode lui a réussi.

On panse à plat les trois premiers jours, répétant les pansements trois fois par jour pour laisser écouler le pus; puis, quand toute crainte d'inflammation est passée, on introduit une très grosse mèche de charpie, que M. Lisfranc conseille aux malades de porter même encore après leur guérison. Celle-ci se fait attendre deux ou trois mois. Le rectum conserve ses fonctions; un canal muqueux nouveau remplace la portion enlevée; au-dessus il se forme aux dépens des fibres musculaires du rectum, et peut-être aussi de l'insertion du releveur de l'anus, un bourrelet en forme de sphincter, qui retient les matières fécales, pourvu qu'elles ne soient pas liquides.

Je dois ajouter que la récidive est très facile; je l'ai vue survenir dans plusieurs cas, et entre autres sur un sujet que j'avais opéré moi-même, avant que la cicatrisation fût complète. C'est donc une de ces opérations après lesquelles le pronostic du chirurgien doit être extrêmement réservé.

8° *Rétrécissement de l'anus et du rectum.*

Les rétrécissements de l'anus même surviennent surtout par le fait de cicatrices succédant à des ulcères ou à des opérations. On les prévient en plaçant une grosse mèche à demeure dans l'anus, et on les traite par le même moyen, mais sans pouvoir espérer une guérison radicale.

Les rétrécissements du rectum sont de plusieurs sortes. Tantôt c'est une cloison transversale occupant un côté seulement du rectum, ou toute la circonférence de l'intestin comme une sorte de diaphragme percé d'une étroite ouverture centrale; tantôt c'est une coarctation de toutes les tuniques de l'intestin dans une étendue de 1 à 3 centimètres et même au-delà, qui réduit son calibre au diamètre d'une plume ordinaire. Les premiers siègent en général à 3 à 6 centimètres de hauteur, et s'expliquent par l'induration des valvules muqueuses du rectum; les autres remontent plus haut, et quelquefois même au-delà de la portée des instruments.

La cautérisation a été essayée avec succès, principalement par M. Amussat; mais la dilatation et l'incision sont plus généralement adoptées.

I. DILATATION. — On peut se servir de sondes de gomme élastique d'un volume convenable; mais le plus souvent on emploie des mèches de charpie introduites par divers procédés.

Tantôt un simple porte-mèche suffit. Ou bien on se sert d'un petit sac de toile d'abord introduit vide, qu'on remplit ensuite de charpie. D'autres ont conseillé les vessies distendues par de l'air, de l'eau, etc.

Procédé de M. Costallat. — Il se sert d'une chemise de toile en forme de condom, conduite jusqu'au-delà du rétrécissement à l'aide d'une sonde placée comme un mandrin dans son intérieur. On y pousse ensuite des mèches de coton à l'aide d'un porte-mèche, et l'on obtient ainsi le degré de dilatation qu'on désire. C'est à peu près le procédé ordinaire : seulement, au moyen de la sonde, on peut porter la chemise à une plus grande hauteur.

Procédé de M. Bermond. — Son appareil se compose de deux canules concentriques longues d'environ 16 centimètres; l'une interne, lisse, terminée en cul-de-sac supérieurement, qui s'engrène par un éperon latéral dans une échancrure que présente la seconde près de son extrémité libre; l'autre externe, qui peut avoir jusqu'à 12 millimètres de diamètre, ouverte aux deux extrémités, et munie au-dehors d'espace en espace de rainures circulaires pour y adapter une chemise. On les porte engaînées dans le rectum. Avec de longues pinces on glisse de la charpie dans la chemise extérieure, de manière à la refouler en bourrelet annulaire jusqu'au niveau du sommet des canules, et en la remplissant davantage du côté où la dilatation doit être la plus forte. Le tout est solidement fixé à l'extérieur. Quand le malade a besoin d'aller à la selle, on retire la canule interne sans déranger l'autre. Le cul-de-lampe formé en haut par la chemise dirige dans la canule les matières fécales, qu'on délaie d'ailleurs à l'aide d'injections. La selle terminée, on remet la canule centrale.

Procédé de M. Tanchou. — Dans un cas où le rétrécissement était tel qu'on ne pouvait plus suivre ses sinuosités qu'avec un stylet, M. Tanchou fit fabriquer un petit tube de 3 centimètres de long, muni à son extrémité supérieure d'un petit collet sur lequel il monta une mèche, et évasé en cône à l'extrémité inférieure pour recevoir un porte-mèche creux et long de 16 centimètres. Le stylet introduit, il fit glisser dessus comme sur un mandrin le tube et le porte-mèche, porta ainsi la mèche sans tâtonner jusqu'au-delà du rétrécissement, puis retira le porte-mèche et le stylet, laissant dans le rectum le petit tube, par lequel les vents pouvaient s'échapper.

II. Incision. — Le malade couché sur le dos, le bassin élevé, les cuisses écartées et fléchies comme pour la taille périnéale, le chirurgien commence par introduire son doigt indicateur gauche, préalablement enduit de cérat, dans le rectum. Cette introduction doit se faire brusquement et sans tâtonner, afin de ne pas laisser au sphincter le temps de se contracter. Il est bon même d'enduire de cérat les alentours de l'anus.

Le doigt arrivé jusqu'au rétrécissement et ayant reconnu son siége, on glisse le long de sa face palmaire un bistouri droit boutonné garni de linge jusqu'à 12 à 18 millimètres du bouton ; on l'engage dans l'orifice du rétrécissement ; là on retourne le tranchant contre la bride, et on la divise en retirant la lame. Pour un rétrécissement latéral, il suffit d'une incision; pour une cloison circulaire, il en faut au moins deux aux extrémités du même diamètre, ou davantage si on le juge convenable. On peut ensuite engager une forte mèche jusqu'au-delà du siége du rétrécissement, unissant ainsi la dilatation à l'incision.

Appréciation. — La dilatation convient à peu près seule dans les rétrécissements organiques et profonds du rectum ; l'incision pour les rétrécissements minces et membraneux est la méthode la plus simple et la plus expéditive, et surpasse même de beaucoup la cautérisation.

9° *Tamponnement du rectum.*

On conseille d'y recourir dans tous les cas d'hémorrhagie inquiétante, comme après la plupart des opérations que nous venons de parcourir.

Procédé de Boyer. — On forme avec de la charpie un gros tampon oblong, ni trop dur, ni trop mou ; sur l'un des deux bouts de ce tampon, on met en croix deux gros cordons de fil ciré qui se nouent sur le bout opposé, et dont les quatre extrémités sont réunies de manière à n'en former que deux. On engage avant tout le malade à faire des efforts d'expulsion, pour évacuer le sang épanché dans le rectum ; on oint avec du cérat les environs de l'anus et l'extérieur du tampon, et, à l'aide d'une pince à anneaux, on porte celui-ci dans le rectum, le plus haut possible, afin de le fixer au-delà des vaisseaux ouverts; puis on remplit la partie inférieure de l'intestin avec des bourdonnets liés, et l'anus et l'incision qu'on y a faite, dans le cas d'excision d'hémorrhoïdes, avec d'autres bourdonnets recouverts par des plumasseaux ; cela fait, on écarte les deux cordonnets du tampon, on place dans leur intervalle un gros rouleau de charpie, le plus dur possible ; on pousse ce rouleau contre l'anus avec une main, pendant qu'avec l'autre main on tire à soi les deux cordonnets pour faire descendre le tampon qu'ils embrassent; et, lorsque ce tampon est arrêté et ne peut plus descendre, on noue les cordonnets sur le rouleau de charpie placé entre eux. L'appareil est complété par des compresses placées sur la charpie, et par un bandage en T double, dont les chefs inférieurs doivent être serrés le plus possible. Cet appareil appuie d'ordinaire sur le col de la vessie, de manière à gêner l'évacuation de l'urine : aussi il est prudent de placer à demeure dans la vessie une sonde de gomme élastique.

On peut également tamponner le rectum en y introduisant le centre d'une compresse carrée, de manière à former un cul-de-sac assez considérable qu'on remplit de charpie; après quoi les angles de la compresse sont fortement tirés sur les fesses. Levret a employé avec succès l'introduction d'une vessie de porc bourrée de charpie.

L'appareil doit rester en place quatre ou cinq jours. Si le besoin d'aller à la garde-robe forçait à l'enlever auparavant, il faudrait le faire avec beaucoup de circonspection, et le replacer aussitôt après. Le procédé d'ablation est fort simple ; on dénoue ou l'on coupe les cordonnets du tampon, on retire les bourdonnets et la charpie, et, pour enlever le tampon même, si l'anus est trop resserré, on attend que la suppuration ait relâché les parties.

Appréciation. — Selon Dupuytren, tous les appareils de ce genre ont l'inconvénient d'être très incommodes aux malades, et d'être presque toujours involontairement expulsés dans les efforts provoqués par leur présence. Il veut qu'on leur préfère, dans tous les cas, le cautère actuel. Sans doute ce moyen est plus sûr quand le malade veut bien s'y soumettre; mais, dans le cas opposé, il ne faut pas renoncer à l'utile ressource du tamponnement ; et quant au choix de l'appareil, la vessie de porc offre peut-être le plus de simplicité et de sécurité.

10° *Corps étrangers dans le rectum.*

Les instruments varient selon la nature et le volume des corps étrangers. L'indicateur seul ou avec le pouce, la main d'un enfant ou d'une sage-femme, une curette, une cuiller, des pinces à pansement, des pinces à polype, des tenettes à lithotomie, pour tous les corps qui peuvent être saisis ; une vrille ou un tire-fond pour les morceaux de bois ; des tenailles incisives pour diviser les anneaux métalliques et autres corps de même genre ; enfin les pinces à trois branches peuvent trouver une utile application. On cite particulièrement l'heureuse inspiration de Marchettis, qui ayant à retirer de l'anus d'une fille publique une queue de cochon introduite par sa base, et dont les soies coupées à court arc-boutaient contre l'intestin dans les efforts d'extraction, parvint à faire glisser sur le corps étranger une canule en roseau, par laquelle il retira la queue sans difficulté.

Dans les cas les plus difficiles, on a recours, pour dilater l'anus, au spéculum à deux ou trois branches, introduit comme nous le dirons pour le vagin, et enfin au débridement de l'anus à l'aide du bistouri boutonné.

11° *Imperforation de l'anus.*

Anatomie. — Quelquefois, chez les nouveaux-nés, le rectum se termine en cul-de-sac ; et ceci a lieu de trois manières : 1° l'anus n'est formé que par une membrane mince, ou par une couche de tissus qui ne dépasse pas l'épaisseur de quelques millimètres ; 2° l'anus est ouvert, mais une cloison également mince existe à une légère hauteur ; 3° enfin, soit que l'orifice anal existe ou n'existe pas, le cul-de-sac du rectum en est éloigné par une telle épaisseur de parties, qu'il est impossible de reconnaître le point où il se trouve. Les deux premiers cas peuvent être rattachés à l'*oblitération simple ;* le troisième est une véritable *absence congéniale du rectum.* Il faut ajouter une autre anomalie dans laquelle l'anus s'ouvre dans le vagin.

I. Oblitération simple de l'anus. — Quand une simple membrane ferme l'anus, et que la fluctuation, un relief, une tache bleuâtre, indiquent nettement la position du rectum, il suffit de plonger la pointe d'un bistouri droit au centre présumé de l'intestin; puis, soit avec le même bistouri, soit avec un bistouri boutonné, on fend la membrane de dedans en dehors et crucialement; on saisit chaque angle avec une pince, et on en fait l'excision. On panse ensuite avec une tente de charpie ou une mèche un peu grosse, pour prévenir le rétrécissement de l'anus.

Si la cloison se trouvait à quelque distance de l'anus, on pratiquerait la ponction soit avec le trocart, soit avec le bistouri garni de linge jusqu'à quelques lignes de son extrémité; puis on inciserait la membrane en croix, et, l'excision ne pouvant se faire, on insisterait sur la dilatation.

II. Ouverture du rectum dans le vagin. — M. Martin avait proposé de diviser le périnée et la cloison jusqu'à l'anus anormal, et de porter l'incision en arrière jusqu'au voisinage du coccyx; alors on aurait placé dans le fond de la plaie une canule qui aurait continué le rectum, et on aurait réuni la face antérieure de la plaie sur la canule. Il m'avait paru qu'il serait plus avantageux de porter une sonde cannelée par l'anus anormal pour faire saillir au périnée la paroi postérieure du rectum, d'inciser sur cette saillie sans diviser la fourchette, et de traiter ensuite l'autre ouverture comme une fistule recto-vaginale. De là deux méthodes bien distinctes, l'une qui divise, et l'autre qui respecte le périnée et la cloison. Ces deux méthodes ont été appliquées par MM. Dieffenbach et Amussat, avec des modifications très ingénieuses et qui devaient en assurer le succès.

Première méthode. *Procédé de M. Dieffenbach.* — Une enfant de trois mois était venue au monde avec le rectum ouvert à la paroi postérieure du vagin, sans trace d'anus à l'extérieur; M. Dieffenbach y remédia par deux opérations faites à des époques différentes.

Il songea d'abord à replacer l'orifice du rectum dans sa position naturelle. A cet effet, une sonde cannelée fortement recourbée sur sa cannelure ayant été introduite dans l'anus vaginal, l'opérateur porta un scalpel pointu dans la rainure de cette sonde, et divisa le périnée depuis la vulve jusque vers le coccyx, en prenant la précaution de ne pas ouvrir le rectum. Il disséqua le tissu cellulaire qui entourait l'extrémité de cet intestin, le mit à découvert, l'isola du vagin dans sa demi-circonférence inférieure; et ayant fendu le lambeau qui en résultait dans une petite étendue, il fixa les deux moitiés de ce lambeau par deux points de suture à l'extrémité postérieure de la plaie du périnée.

Quand la réunion fut opérée, l'opérateur passa à la seconde opération. Il commença par achever avec le bistouri la séparation de la paroi supérieure du rectum avec le vagin. L'intestin ainsi devenu libre se retira de 9 à 10 millimètres en arrière; et quand on eut ravivé les parties inférieures et antérieures de la division du périnée, il ne resta qu'à réunir les bords de la division du vagin par des points de suture entrecoupée, et la plaie du périnée, à part la portion postérieure destinée à l'anus, par deux points de suture entortillée. La tension étant peu considérable, il ne fut pas besoin des incisions latérales des téguments mises en usage pour les déchirures anciennes de cette partie. L'opération réussit parfaitement.

Malgré ce succès, la deuxième méthode sera toujours plus sûre et en même temps plus rapide, surtout par le procédé suivant.

Procédé de M. Amussat. — Dans le cas que nous avons cité plus haut, M. Amussat se décida à faire une ouverture dans le coccyx, derrière l'anus vaginal, à détacher avec le doigt et le bistouri la paroi postérieure du vagin, du coccyx et du sacrum; remonter jusqu'au cul-de-sac du gros intestin, le reconnaître par le vagin, et, par la voie nouvelle, l'accrocher avec les érignes; le dégager tout autour, plus avec le doigt qu'avec le bistouri, l'attirer jusqu'à l'ouverture de la peau; l'ouvrir assez largement, laisser écouler le méconium, et fixer convenablement, par la suture entrecoupée, l'ouverture de l'intestin à celle de la peau.

L'enfant étant placée sur une table, comme pour être taillée, le chirurgien, armé d'un bistouri à lame très courte et convexe sur le tranchant, fit une incision transversale de 15 à 18 millimètres d'étendue, derrière l'anus vaginal; une autre incision dirigée vers le coccyx donna la forme d'un T à l'ouverture, par laquelle il introduisit son doigt pour se frayer un passage entre le vagin et le coccyx et le sacrum. Il coupa et déchira le tissu cellulaire qui unit ces parties; une sonde placée dans l'anus vaginal mit en garde contre la perforation de la paroi postérieure du vagin; et il pénétra ainsi à environ 6 centimètres, et rencontra l'extrémité de l'intestin. Dès ce moment l'enfant poussa instinctivement, et donna le moyen de reconnaître beaucoup mieux que par le vagin la terminaison du rectum, qui formait une espèce de poche.

L'opérateur accrocha cette poche avec une double érigne; en tirant à lui, il dégagea l'intestin des adhérences faibles qui l'environnaient, excepté du côté du vagin, où il fut forcé de se servir du bistouri avec beaucoup de circonspection. Cette manœuvre facilita tellement les mouvements de traction, que bientôt on aperçut au fond de la plaie la poche intestinale; le méconium se faisait jour sur les côtés des crochets de l'érigne. Alors, on transperça le cul-de-sac de l'intestin avec une aiguille garnie d'un fil double, et, à l'aide de ce moyen et de l'érigne, l'intestin fut amené au niveau de la peau. Une ouverture assez large ayant été pratiquée entre le fil et l'érigne, il en sortit aussitôt une grande quantité de méconium et de gaz. On saisit avec des pinces à torsion les bords de cette ouverture, et on les attira jusqu'au niveau de la peau, à laquelle on les réunit par six à huit points de suture, dans le but d'empêcher les matières stercorales de filtrer entre la muqueuse et la peau. L'opération réussit complétement.

Chez les nouveaux-nés du sexe masculin, l'ouverture du rectum dans l'urètre ou dans la vessie pourrait donner l'idée d'opérations analogues; et en cas d'impossibilité, les indications seraient les mêmes que dans l'absence de la partie inférieure du rectum.

III. Absence de la partie inférieure du rectum. — Il y a ici deux ressources : rétablir l'anus naturel en créant dans l'épaisseur des tissus la portion du rectum qui manque, ou établir un anus artificiel. La création d'un anus artificiel sera l'objet d'un article spécial; il ne sera donc ici question que du rétablissement de l'anus naturel.

Procédé ordinaire. — On incise les téguments au lieu où devrait se trouver l'anus naturel, en se rapprochant davantage du coccyx que de la partie antérieure du périnée; et l'on pénètre profondément dans la direction du rectum, en incisant les tissus couche par couche, et faisant précéder chaque coup de bistouri d'une exploration avec le doigt indicateur, pour éviter le vagin ou la vessie, et pour tâcher de reconnaître par la saillie et la fluctuation le siége du cul-de-sac du rectum. Quand on a le bonheur d'y arriver, on y fait une ponction, puis une incision qu'on agrandit en plusieurs sens, et on insiste sur la dilatation.

Quelques uns préfèrent le trocart, moins sûr encore que le bistouri, quoique l'on voie que celui-ci marche presque absolument au hasard. De là le procédé suivant.

Procédé de M. Martin. — Il consiste à ouvrir l'S iliaque du colon dans la région iliaque gauche par le procédé de Littre, qui sera décrit tout-à-l'heure, en prenant soin seulement de faire à l'intestin une incision longitudinale et le moins étendue possible. Par cette ouverture on conduirait de haut en bas un instrument explorateur, une sonde, un trocart, une sonde à dard, pour faire saillir le périnée vis-à-vis le cul-de-sac intestinal, ou même pour traverser les parties qui le séparent du périnée et indiquer la route au bistouri. On inciserait dans cette direction et avec ces indices; et l'opération s'exécuterait dès lors comme dans le procédé ordinaire, mais avec plus de sécurité. On traiterait enfin la plaie du bas-ventre selon les règles qui ont été indiquées.

12° *Création d'un anus artificiel.*

Lorsqu'un enfant vient au monde avec une telle imperforation du rectum, qu'il est impossible de rétablir l'anus naturel; ou quand un malade porte un rétrécissement ou une oblitération du même intestin, qui met obstacle à l'issue des matières fécales, l'unique ressource est la création d'un anus artificiel. On a essayé de créer cet anus dans diverses régions; dans la région lombaire droite, dans la région iliaque droite, dans la région sous-ombilicale; mais il n'est guère resté dans la pratique que les deux méthodes primitives, celle de Littre et celle de Callisen. La première va chercher l'S iliaque du colon dans la région iliaque gauche; la seconde attaque le colon descendant dans la région lombaire du même côté.

I. Méthode de Littre. — Le sujet couché sur le dos, on pratique dans la région iliaque gauche une incision qui commence au niveau de l'épine iliaque antéro-supérieure, et se prolonge à peu près parallèlement au ligament de Poupart, dans l'étendue de 6 à 8 centimètres. Les téguments, les muscles et le fascia transversalis sont tour à tour divisés avec les précautions convenables; après quoi l'on ouvre le péritoine, et l'on va à la recherche de l'S iliaque, que l'on trouve dans la fosse iliaque même. Quelquefois il est arrivé qu'aussitôt après l'ouverture du péritoine, une portion d'intestin grêle a fait saillie en dehors ; et sa dilatation, sa coloration en rouge par l'inflammation, peuvent laisser quelque doute. On reconnait la nature de l'intestin à l'absence des bosselures et des bandes longitudinales, et à la résistance du mésentère qui vient du côté droit, tandis que la résistance du méso-colon iliaque se fait sentir du côté gauche. Le colon tend d'ailleurs lui-même à s'offrir à l'ouverture. On passe une anse de fil dans le méso-colon pour fixer l'intestin à l'ouverture, et l'on divise celui-ci dans le sens de sa longueur. L'évacuation se fait ; et, au bout de trois ou quatre jours, quand des adhérences suffisantes ont uni l'intestin au péritoine et à la plaie extérieure, on retire le fil du mésentère, et l'on prend soin que le nouvel anus ne se rétrécisse pas plus qu'il ne faut.

On a proposé de réunir la plaie de l'intestin par des points de suture à la plaie extérieure, ce qui ne paraît pas indispensable. L'intestin retenu par l'anse de fil n'a aucune tendance à rentrer ; et cet autre conseil qui a été donné aussi de faire l'opération en deux temps, et de n'ouvrir l'intestin qu'après avoir obtenu son adhésion à la plaie extérieure, semble se concilier difficilement avec une opération qu'on ne pratique que dans une urgente nécessité.

MÉTHODE DE CALLISEN. *Anatomie chirurgicale.* — Le colon lombaire gauche descend d'abord au-devant du rein, dont il n'est séparé que par de la graisse, puis au-devant de l'aponévrose du transverse et du carré lombaire, dont il est également séparé par une légère couche de tissu adipeux. Au-dessous de cette aponévrose, il atteint la crête iliaque, au-dessous de laquelle il n'est plus accessible à nos instruments : c'est donc entre le rein et la crête iliaque qu'il faut aller le chercher.

En général il répond à la rainure aponévrotique qui sépare le carré lombaire du transverse, et qui elle-même correspond au bord externe de la masse commune du sacro-lombaire et du long dorsal, facile à reconnaître sous la peau chez les sujets d'embonpoint médiocre. Quelquefois pourtant il se porte plus en dedans, et se trouve, alors caché, au moins en grande partie, par le carré lombaire. On voit dans tous les cas que c'est au niveau du bord externe du sacro-lombaire, et plus profondément sous le bord externe du carré lombaire, qu'on est le plus sûr de le trouver.

Les couches à diviser sont la peau, le tissu graisseux sous-cutané ; au-dessous de celui-ci le grand dorsal en arrière, le grand oblique en avant ; plus profondément le petit oblique, puis le transverse, puis l'aponévrose du transverse, commune aussi au carré lombaire ; puis la couche adipeuse qui recouvre l'intestin, et enfin l'intestin lui-même. Mais ici se présentent les rapports les plus importants.

Presque constamment, soit chez l'adulte, soit chez l'enfant, le colon gauche est dépourvu de péritoine dans le tiers postérieur de sa circonférence, et surtout quand il est distendu par des gaz et des matières fécales. Mais l'espace dans lequel il est ainsi en dehors de la séreuse est très variable, et il faut d'autant plus prendre garde de léser le péritoine en dehors que cette membrane en ce point est très mince, et presque adhérente à l'aponévrose du transverse. Aucun indice certain n'avertit de cette limite ; bien plus, la position seule nous avertit que nous sommes sur le colon plutôt que sur un autre intestin, qui serait recouvert du péritoine pariétal; car des trois bandelettes longitudinales du colon qui auraient pu nous servir de guide, l'une se trouve en avant, l'autre en dedans, et la troisième en dehors; et c'est l'espace compris entre ces deux dernières que nous avons à attaquer en arrière.

On voit donc que l'opération, pour conserver son avantage essentiel, qui est l'intégrité du péritoine, demande une grande sûreté de main et de grandes précautions : aussi tout d'abord rejetons-nous le procédé de Callisen, qui, avec une simple incision longitudinale, ne permet pas suffisamment de voir ce qu'on fait.

Il n'y a d'ailleurs à léser que l'un des nerfs dorsaux, que l'on peut couper sans grand inconvénient, et des artérioles insignifiantes.

Procédé de M. Amussat. — Le malade est couché sur le ventre, un peu incliné du côté droit, et l'abdomen soulevé par un ou deux coussins. On pratique une incision transversale à la peau, à deux travers de doigt au-dessus de la crête iliaque, en commençant au bord externe de la masse commune au sacro-lombaire et au long dorsal, et poursuivant en dehors dans l'étendue de quatre à cinq travers de doigt. Après la peau et les couches sous-cutanées, on tombe sur le grand dorsal, qu'il faut diviser en travers dans le tiers postérieur de l'incision, et sur le grand oblique, qu'on divise dans les deux tiers antérieurs; au-dessous d'eux le petit oblique, puis le transverse, puis l'aponévrose. Toutes ces couches musculaires doivent être divisées d'abord en travers, puis verticalement, pour avoir une incision cruciale et mieux découvrir l'intestin; on peut même au besoin soulever le carré lombaire et inciser son bord externe. On arrive enfin sur le tissu adipeux qui enveloppe le colon, et qu'il faut enlever avec précaution; après quoi le point important est de s'assurer de la position de l'intestin et de ses limites.

Sur le cadavre, on reconnaît le colon à sa couleur verdâtre; ce signe existe aussi quelquefois sur le vivant. Par la percussion, on s'assure bien qu'on se trouve sur un intestin quelconque; la pression avec le doigt fait éprouver une sensation de résistance sur l'intestin, tandis qu'en dehors il y a comme un défaut de résistance; néanmoins, pour ne conserver aucun doute, il faut bien mettre l'intestin à découvert des deux côtés. S'il était contracté, on le chercherait en arrière; quelquefois dans ce cas il est complétement caché sous le carré lombaire, qu'il faudrait diviser.

Le colon enfin reconnu, on le traverse en haut et en bas avec deux aiguilles, de telle sorte que l'on puisse le tendre avec deux anses de fil, écartées d'environ 3 centimètres l'une de l'autre. Dans l'intervalle des deux anses, on donne un coup de trocart : l'issue des gaz ou même des matières fécales délayées avertit que l'on est bien dans l'intestin, et avec un bistouri herniaire, on y fait une incision cruciale. Les matières commencent à sortir; on aide leur expulsion par une ou deux injections d'eau tiède dirigées dans le bout supérieur et le bout inférieur. Quand le ventre est bien dégagé, on attire en avant l'ouverture faite à l'intestin à l'aide de trois pinces à torsion, et on la fixe à la peau par quatre points de suture entrecoupée, en renversant la muqueuse en dehors. M. Amussat a remarqué que pour cette suture les aiguilles à acupuncture en platine, causent beaucoup moins de douleur que les aiguilles à suture ordinaires. Du reste, si après l'incision de l'intestin les matières ne se montraient point, on procéderait à la suture avant d'en venir aux injections.

On peut aussi, pour terminer, réunir par des poins de suture l'angle postérieur et même l'angle antérieur de l'incision cutanée, ce qui dépend au reste de son étendue.

M. Amussat avait noté qu'en attirant avec des pinces les bords de l'ouverture intestinale, le colon n'obéit pas tout entier, mais seulement sa paroi postérieure ; de telle sorte que la paroi antérieure fait un éperon à peine marqué vis-à-vis de l'ouverture, comme on peut s'en assurer avec le doigt. Cela est vrai sur le cadavre, et vrai aussi sur le vivant lors de l'opération ; mais j'ai vu quelques jours plus tard la paroi antérieure s'engager elle-même à travers la plaie, et former ainsi un éperon aussi saillant qu'on puisse l'imaginer.

J'ai pratiqué une fois cette opération, et le ventre de mon malade était assez ballonné pour que les coussins sous l'abdomen fussent inutiles. Je n'ai pas trouvé non plus qu'il fût nécessaire de diviser crucialement les couches musculeuses, qui se rétractent assez pour laisser voir le fond de la plaie ; et enfin la crainte de léser le péritoine en avant fit que je me bornai à inciser l'intestin de haut en bas, avec une incision horizontale en dedans. Le sujet était affecté d'un cancer au rectum ; il succomba le huitième jour, bien plutôt aux progrès de son cancer qu'aux suites de l'opération, qui avaient été des plus bénignes ; et je crains que l'opération ne se trouve ainsi plus d'une fois compromise, parce qu'on aura attendu pour la faire aux dernières extrémités. A part quelques légères adhérences au niveau de l'incision intestinale, le péritoine était resté parfaitement exempt d'inflammation.

Appréciation. — La méthode de Callisen, évitant l'ouverture du péritoine, présente un danger réel de moins que celle de Littre, et doit être adoptée au moins comme méthode générale. On a cru voir un inconvénient dans l'anus ainsi placé sur le côté, et même un peu en arrière ; mais l'anus naturel est lui-même en arrière ; et, n'y eût-il à considérer que les rapports sexuels, sans parler d'autres circonstances, je regarderais comme un très grand avantage de n'avoir pas l'anus artificiel en avant.

CHAPITRE IX.

OPÉRATIONS QUI SE PRATIQUENT SUR LES ORGANES GÉNITO-URINAIRES DE L'HOMME.

Les organes génitaux de l'homme se trouvant tout-à-fait extérieurs à l'égard des organes urinaires, c'est par eux que nous commencerons l'exposé de ces opérations. Nous traiterons donc successivement de celles qui se pratiquent sur le scrotum, sur la verge, sur l'urètre et la vessie, en réservant pour deux articles spéciaux l'étude de la taille et de la lithotritie.

Art. Ier. — Opérations qui se pratiquent sur le Scrotum.

1° *Hydrocèle.*

On distingue plusieurs espèces d'hydrocèles, savoir : 1° l'*hydrocèle par infiltration*, qui n'est autre chose que l'œdème du scrotum, et ne réclame aucune opération spéciale ; 2° l'*hydrocèle enkysté*, qui consiste en un ou plusieurs kystes séreux placés le plus souvent sur le trajet du cordon, et qui demande le même traitement que les kystes ordinaires ; 3° enfin l'*hydroc le vaginal*, qui a son siége dans la tunique du même nom, et qui offre lui-même diverses conditions. Ainsi, tantôt l'hydrocèle communique avec la cavité péritonéale, quand le canal de communication n'est pas oblitéré : c'est ce qu'on nomme *hydrocèle congénial;* tantôt la tunique vaginale, au lieu de garder son aspect ordinaire, est épaissie, lardacée, cartilagineuse et même osseuse ; le testicule peut être altéré lui-même, ce qui constitue l'*hydro-sarcocèle;* enfin il peut se compliquer de varicocèle, de hernie, etc.

Nous parlerons d'abord de l'hydrocèle vaginal chez les adultes.

Outre les topiques et les vésicatoires appliqués sur le scrotum pour procurer la résorption du liquide épanché, on a conseillé une foule de procédés opératoires qui peuvent se rallier à six méthodes : la ponction, l'incision, l'excision, la cautérisation du sac, l'introduction d'un séton ou d'autres corps étrangers, et enfin les injections.

I. Ponction. — Elle se pratique avec un petit trocart, ou avec la lancette, ou enfin avec l'aiguille à acupuncture; le trocart est généralement préféré. Il faut préalablement tendre les téguments et éloigner le testicule. Le malade étant assis ou couché, on saisit la tumeur à pleine main, laissant saillir entre le pouce et l'indicateur la partie antérieure et inférieure de la tumeur, et tenant cachée dans la paume de la main la partie supérieure et postérieure où se trouvent le cordon et le testicule. On plonge le trocart à la partie antéro-inférieure et de bas en haut (Sabatier), ou de bas en haut et un peu d'avant en arrière (Boyer), puis on ôte la tige, et on dirige la canule de manière qu'elle ne s'échappe pas de la cavité vaginale durant l'écoulement du liquide; faute de cette précaution, celui-ci pourrait s'extravaser dans le tissu cellulaire du scrotum.

La ponction pratiquée avec l'aiguille à acupuncture n'avait pour but naguère encore que de s'assurer, dans les cas douteux, s'il y avait du liquide dans la tumeur; mais récemment plusieurs chirurgiens anglais ont usé de ce procédé en vue d'obtenir une cure radicale. On plonge l'aiguille dans la tumeur, puis on la retire; il sort tout au plus immédiatement une gouttelette de sérosité; et cependant, soit que le liquide se soit extravasé dans le scrotum, ou qu'il ait été enlevé par l'absorption, la tumeur disparaît entièrement en fort peu de temps. Malheureusement les récidives sont aussi promptes et aussi fréquentes qu'après la ponction avec le trocart; ce procédé est justement abandonné.

II. Incision. — Le malade couché sur le dos, le chirurgien placé à droite tend les téguments de la main gauche, et avec un bistouri convexe pratique de haut en bas une incision selon le plus grand diamètre de la tumeur. Lorsqu'on a pénétré jusqu'au sac, on y fait une légère ouverture, qu'on agrandit en haut et en bas, en dirigeant le bistouri sur le doigt indicateur ou sur une soude cannelée. On place au fond de la plaie un linge fenêtré, et on panse à plat avec de la charpie jusqu'à la production de la suppuration.

Le procédé de *la tente*, décrit par Franco, se rapporte à l'incision, et en constitue peut-être une modification avantageuse. Il consiste à faire à la tumeur une incision de trois à quatre travers de doigts, qu'on tient ouverte avec une tente de charpie, de linge ou d'éponge, plus large que ronde et trempée dans l'huile rosat. Son but est également de procurer la suppuration de l'intérieur du sac.

M. Jobert a appliqué avec succès à l'hydrocèle l'incision sous-cutanée par un procédé analogue à celui que j'ai décrit pour les kystes séreux. Toutefois cette manière de faire n'a pas eu jusqu'ici beaucoup de partisans.

III. Excision. — Elle se fait suivant quatre procédés.

Procédé de Douglas. — Le malade couché comme pour l'incision, on divise la peau du scrotum de manière à former un lambeau ovale dont le grand diamètre s'étend de haut en bas. Ce lambeau disséqué et emporté, on incise le sac dans toute son étendue; on le détache d'avec la peau, et on l'emporte tout entier jusqu'au bas du cordon spermatique. On ramène ensuite les bords de la plaie l'un contre l'autre; mais on introduit toutefois de la charpie au fond de la plaie pour en procurer la suppuration.

Procédé de Boyer. — On incise la peau dans toute la longueur de la partie antérieure et moyenne de la tumeur; on la sépare de la tunique vaginale en dedans et en dehors, et on pousse cette dissection jusque près de l'endroit où cette tunique se réfléchit sur le testicule. Il faut avoir soin de conserver à la peau le plus de tissu cellulaire qu'on peut, pour prévenir toute chance de gangrène, et éviter d'ouvrir le sac avant sa complète dissection. La séparation étant achevée, on incise la tunique vaginale dans toute sa longueur, et on l'excise avec des ciseaux le plus près possible du testicule.

Procédé de Dupuytren. — On incise la peau comme Boyer, ou on l'excise comme Douglas, selon qu'il est ou non nécessaire d'enlever un lambeau des téguments; puis on attire les bords de l'incision en arrière, en les comprimant avec le pouce et l'indicateur gauches, de manière à faire saillir au-dehors le testicule et le sac vaginal par énucléation. On ouvre alors le kyste, et on l'excise avec des ciseaux.

Procédé de Kinder Wood. — Il diffère tellement des trois précédents, qu'il pourrait passer pour une méthode nouvelle. Après avoir fait dans la tumeur une large ponction à l'aide d'une lancette à abcès, on introduit par cette ouverture des pinces à disséquer; on saisit et on attire au-dehors avec ces pinces une petite portion du sac, et on l'excise avec le bistouri ou les ciseaux.

Kinder Wood avait obtenu trois cas de succès; je ne sache pas cependant qu'aucun chirurgien l'ait imité. J'ai appliqué son procédé sur plusieurs malades : dans le premier cas, la tumeur disparut en peu de jours, mais elle revint trois semaines après : à la vérité l'hydrocèle était compliqué d'un sarcocèle commençant ; dans un second cas, le liquide échappé dans le scrotum par l'ouverture de la lancette ne permit pas de saisir la tunique vaginale ; en sorte que le chirurgien doit se tenir pour averti de faire l'incision extérieure assez large pour éviter cette infiltration. Ces deux essais ne prouvent d'ailleurs ni pour ni contre l'efficacité réelle du procédé ; mais d'autres essais que j'ai faits depuis ont échoué pour la plupart, et j'ai fini par y renoncer.

IV. Cautérisation. — On applique sur la partie antérieure et inférieure de la tumeur un morceau de potasse caustique capable de produire une escarre de la grandeur d'un franc. Lorsqu'on présume qu'il a étendu son action jusqu'à la tunique vaginale, on enlève ce qui en reste, et on applique sur l'escarre un emplâtre d'onguent de la mère. Après huit ou dix jours, l'escarre se détache ; durant cinq à six semaines la tunique vaginale, dit-on, s'exfolie, et enfin elle finit par adhérer au testicule.

V. Sétons et corps étrangers. *Procédé de Pott.* — Il pratiquait d'abord la ponction comme à l'ordinaire à l'endroit le plus déclive, avec un trocart de 6 millimètres de diamètre. Par la canule de ce trocart, il introduisait dans le sac un tube d'argent de 12 centimètres de long, et par ce tube un troisième instrument consistant en un stylet de 16 centimètres de long, ayant à l'une de ses extrémités une pointe triangulaire, et à l'autre un chas auquel était enfilé un séton formé de plusieurs fils de soie. Il portait donc ce stylet, à l'aide du second tube, jusqu'au niveau de la partie supérieure de la tunique vaginale, traversait là le scrotum de dedans en dehors, et, en retirant le stylet, amenait à sa suite le séton, qu'on entretenait ensuite à l'ordinaire. On peut retrouver ici la première idée des instruments de M. Belmas pour son procédé relatif à la hernie inguinale.

Monro laissait la canule du trocart en place ; d'autres y ont substitué une bougie ; M. Larrey place à demeure dans la cavité vaginale une sonde de gomme élastique ; M. Reybard y pousse à travers la canule et à l'aide du stylet un bout de chanvre, en y ajoutant des injections, etc.

VI. Injections. — Avant de pratiquer la ponction, on a soin de préparer du vin très chaud et du vin froid, afin de pouvoir donner à leur mélange, au moment de l'injection, une température de 32 à 33°, telle que le doigt puisse seulement la supporter. Ce liquide devra être aspiré dans une seringue d'argent ou d'étain, capable d'en contenir de 200 à 380 grammes, et dont la canule s'adapte parfaitement à l'orifice de celle du trocart.

La ponction étant faite à l'ordinaire, le chirurgien, en retirant le poinçon, enfonce profondément la canule dans la tunique vaginale, et favorise par des pressions méthodiques l'écoulement de la sérosité. Quand l'évacuation est complète, il charge la seringue et l'adapte à la canule du trocart, maintient lui-même celle-ci entre le pouce et le doigt du milieu, sans l'enfoncer ni la retirer, et évitant d'en appliquer le bout contre la tunique vaginale, ce qui empêcherait l'injection d'y pénétrer facilement. Un aide tient la seringue de la main gauche et pousse le piston avec la droite d'une manière continue, mais lente et graduée; il ne doit cesser de pousser que quand la tumeur a repris à peu près le volume qu'elle avait avant la ponction. Si l'on allait au-delà, on distendrait outre mesure la tunique vaginale, ou même on arriverait à la rompre; et de là une infiltration du liquide dans le scrotum. Quelquefois, avant que la tumeur ait acquis son volume primitif, l'aide ne peut plus faire avancer le piston; cela tient à l'accident déjà signalé, savoir, que la canule trop enfoncée appuie contre la tunique vaginale; il faut alors la retirer un peu.

Lorsque l'injection est suffisante, l'aide retire la seringue, et le chirurgien applique le bout du doigt sur l'orifice de la canule pour la boucher. On laisse séjourner l'injection trois à quatre minutes; puis on l'évacue et on en fait une seconde. Deux injections suffisent dans presque tous les cas; ce n'est que quand la tumeur est fort volumineuse et la sensibilité obtuse, qu'il convient de les réitérer, et même d'élever la température du liquide. Le signe que l'irritation est au degré convenable, est lorsque le malade éprouve un sentiment de pression sur le testicule, une douleur vive dans le trajet du cordon spermatique, et même jusque dans la région lombaire. On évalue alors la dernière injection en comprimant légèrement la tumeur, puis en pompant avec la seringue adaptée à la canule tout ce qui resterait d'air et de liquide, pour en faire sortir les dernières gouttes.

Trois accidents peuvent suivre la ponction de l'hydrocèle : 1° Quelquefois la canule, quittant la tunique vaginale, répand l'injection dans le tissu cellulaire du scrotum. accident très grave et qui provient, ou d'un brusque mouvement du malade, ou de la négligence du chirurgien à suivre les préceptes indiqués. On a alors la gangrène à craindre; et il faut sur-le-champ inciser largement les parties ainsi gorgées d'injection, pour en évacuer le plus possible. 2° D'autres fois le poinçon du trocart blesse quelqu'une des branches fournies au scrotum par les artères honteuses interne ou externe, l'artère épigastrique, ou enfin l'artère spermatique. Ces branches sont si petites en général que leur lésion est presque indifférente. 3° L'instrument pénètre jusque dans le testicule; mais il est rare qu'il en résulte aucun symptôme qu'un peu de douleur.

Après l'opération, il faut tenir le malade au lit, et recouvrir le scrotum de linges imbibés du vin de l'injection, pour favoriser l'inflammation qui doit suivre. Dès le lendemain la poche est distendue par une même quantité de sérosité; cette tension persiste plus ou moins long-temps, après quoi elle diminue. Le temps exigé pour la cure est en général de quinze jours. Quelquefois la sérosité exhalée est si copieuse qu'on peut craindre que la résorption ne puisse s'en emparer; j'ai vu dans un cas de ce genre Dupuytren lui-même douter du succès, qui cependant eut lieu à la longue. J'ai appliqué dans des circonstances semblables la compression avec des bandes et des compresses, et je m'en suis bien trouvé. D'autres fois l'inflammation trop vive amène la suppuration et un abcès qu'il faut ouvrir ou qui s'ouvre de lui-même; la cure est seulement retardée. J'ai vu dans un cas le pus s'écouler par le trajet du trocart, devenu fistuleux; sur un autre sujet, ce même trajet donnait issue à de la sérosité provenant d'une portion de la tunique vaginale restée libre d'adhérences; j'ai vu également les adhérences ne se faire que dans la moitié environ de cette tunique et un petit hydrocèle persister dans l'autre moitié. Enfin il est des cas où l'opération échoue complétement.

Le signe indiqué plus haut pour reconnaître que l'irritation est au degré convenable manque quelquefois. J'ai fait dans un cas quatre injections, la dernière avec moitié vin et moitié eau-de-vie, à 35° R., sans qu'il se manifestât. L'irritation réagissait seulement sur l'estomac, et détermina quelques efforts de vomissement. L'opération réussit très bien.

Depuis 1832, Martin de Calcutta emploie les injections iodées, composées de 2 grammes de teinture d'iode pour 6 grammes d'eau; cette dose suffit pour les hydrocèles qui contiennent de 6 à 30 onces de liquide; et en conséquence on peut la considérer parmi nous comme suffisante pour tous les cas. M. Velpeau a adopté cette injection, qui paraît en réalité avoir à la fois autant d'efficacité et moins de danger que l'injection vineuse; en sorte qu'elle finira vraisemblablement par la remplacer.

Appréciation. — La ponction ne promet guère qu'une cure palliative; toutefois c'est le seul moyen que l'on conseille dans les hydrocèles d'une vaste étendue, et dont l'inflammation donnerait lieu à de graves dangers. La cautérisation est à peu près oubliée; l'incision, l'excision, l'introduction du séton, sont trop pénibles, sans offrir plus de chances de succès. L'injection est sans contredit le moyen le plus simple, si l'on en excepte cependant l'incision sous-cutanée de M. Jobert, la sonde élastique de M. Larrey, ou la mèche de chanvre de M. Reybard; néanmoins jusqu'à présent elle a généralement prévalu, du moins pour les cas les plus simples.

Quand on présume que la tunique vaginale est altérée, c'est à l'incision qu'il faut recourir; et s'il est nécessaire, à l'excision. Si le testicule est lui-même dégénéré, il est facile de pratiquer la castration.

Si l'injection aidée de la compression ne réussissait pas, je proposerais de tenter l'oblitération de la tunique vaginale en la traversant avec des épingles, comme fait M. Bonnet pour le sac herniaire; l'analogie permet d'en espérer de bons résultats.

Dans l'*hydrocèle congénial*, la communication de la cavité vaginale avec le péritoine défend d'employer la plupart des procédés de l'hydrocèle ordinaire : on a plutôt recours aux procédés suivants.

Procédé de Viguerie. — On fait coucher le malade, on refoule tout le liquide de l'hydrocèle dans l'abdomen par une espèce de taxis, et l'on applique sur l'anneau un bandage herniaire qui l'obture et qui empêche le liquide de descendre de nouveau.

Procédé de Desault. — C'est la ponction et l'injection, appliquées à l'hydrocèle congénial. Ainsi, au rebours de Viguerie, Desault faisait descendre le plus de sérosité possible dans la tunique vaginale; il pratiquait sur le scrotum la ponction à l'ordinaire; puis, s'étant bien assuré qu'aucune anse d'intestin n'avait dépassé l'anneau, il faisait exercer par un aide une forte compression sur cet anneau au moyen d'une pelote exactement appliquée; poussait deux injections de vin rouge selon le procédé accoutumé; et quand le vin était sorti, l'aide cessait la compression, le chirurgien retirait la canule; l'hydrocèle guérissait comme à l'ordinaire : seulement, pour empêcher quelque hernie, ou le passage dans le péritoine de quelques gouttes de vin qui pourraient être restées, on applique un bandage herniaire qui comprime l'anneau jusqu'à la guérison.

Le procédé de Viguerie est plus simple et moins dangereux; il doit donc être adopté; l'âge déjà avancé du malade n'est pas même une circonstance qui défende d'espérer une prompte oblitération de l'anneau.

Les procédés de MM. Belmas et Gerdy, mais principalement celui de M. Bonnet, pour la cure radicale des hernies, trouveraient également ici une parfaite application.

2° *Oschéochalasie.*

Larrey a donné ce nom à un développement graisseux et lardacé du scrotum qui fait parvenir cet organe à un poids de 15, 30 et jusqu'à 50 kilogrammes. La castration se présente tout d'abord pour y remédier; mais comme le testicule est souvent sain au milieu de cette masse adipeuse, on a songé à le conserver.

Procédé de Delpech. — Il avait affaire à une tumeur de ce genre, du poids de 30 kilogrammes. Il conserva autant de téguments qu'il en put prendre sur la racine de la tumeur; en forma divers lambeaux auxquels il s'efforça de donner une figure qui lui permit plus tard d'en envelopper la verge et les testicules; disséqua ces lambeaux et les renversa, l'un sur l'hypogastre, les autres sur la face interne des cuisses; dépouilla sur-le-champ, par la dissection de la verge, les testicules et leurs cordons, en ne conservant sur ces organes que leur tunique immédiate; rabattit le lambeau supérieur autour de la verge, les lambeaux latéraux sur les testicules, et par des points de suture multipliés, parvint à fabriquer ainsi une enveloppe cutanée à tous ces organes.

Ce procédé ne peut être appliqué que quand on trouve les testicules sains. Mais une altération fréquente dans ces cas est l'allongement extrême des cordons spermatiques. Peut-on alors les conserver? Delpech assure qu'on le doit, et qu'ils ne tardent pas à se rétracter, et à reprendre leur position et leur longueur à peu près naturelle.

3° *Sarcocèle.*

On entend sous ce nom toute dégénérescence chronique du testicule, tuberculeuse, squirrheuse, cancéreuse, etc. Lorsque tous les moyens médicaux ont échoué, il reste deux méthodes opératoires : la ligature des vaisseaux du testicule, et l'amputation de cet organe ou la castration.

I. LIGATURE DES VAISSEAUX TESTICULAIRES. *Procédé de M. Maunoir.* — Il consiste à mettre à nu le cordon spermatique, par une incision de 4 centimètres de longueur dans la direction de ce cordon et près de l'anneau inguinal. On dissèque ensuite le cordon avec précaution, de manière à isoler l'artère spermatique et les autres artérioles qu'il pourrait contenir ; on place sur chacune d'elles deux ligatures, et on les divise dans l'intervalle ; puis on réunit par première intention.

Dans son premier essai, M. Maunoir avait aussi coupé le nerf spermatique : des douleurs vives qui survinrent furent attribuées à cette section, et l'engagèrent à s'en abstenir à l'avenir. Ce procédé compte plusieurs succès, mais il a échoué quelquefois ; en sorte que M. Maunoir conseille après la ligature des vaisseaux de faire la section complète du cordon.

Procédé de Morgan. — Il met à nu le cordon, le dissèque, isole le canal déférent et en excise un lambeau long de 3 à 5 centimètres, sans s'inquiéter des autres vaisseaux ; puis il réunit par première intention.

On espère par ces deux procédés obtenir l'atrophie du testicule. Peut-être y parviendrait-on mieux en liant les veines, comme pour le varicocèle, ou en excisant une portion assez étendue du cordon, ce qui agirait à la fois sur tous les vaisseaux.

II. CASTRATION. *Procédé ordinaire.* — Cette opération comprend trois temps : l'incision de la peau, la dissection de la tumeur et la section du cordon.

1° Le malade couché sur le dos, le chirurgien se place du côté droit et pratique une incision longitudinale qui descend depuis 12 millimètres au-dessus de l'anneau inguinal jusqu'à la partie la plus déclive de la tumeur, en suivant sa face antérieure et sa partie moyenne ; on peut à volonté, ou tendre la peau, ou lui faire former un pli qu'on divise jusqu'à sa base; mais la première manière de faire est généralement préférée.

2° Cette incision terminée, et les vaisseaux liés à mesure, si le tissu cellulaire du scrotum est libre, il suffit d'attirer les bords de la plaie en arrière pour faire sortir en avant le testicule tout entier, par énucléation (Dupuytren); sinon, il faut procéder à la dissection avec le bistouri, en tenant et tirant soi-même ou en faisant soutenir et tirer par un aide, tantôt la peau et tantôt la tumeur, selon le côté sur lequel on agit. On fait aller le bistouri à grands coups; mais avec l'attention de n'intéresser ni la peau, ni l'urètre, ni le corps caverneux, avec lesquels la tumeur est plus ou moins étroitement unie lorsqu'elle est très volumineuse, et d'éviter également le testicule sain. On isole complétement la tumeur ainsi que le cordon spermatique.

3° Le chirurgien charge alors un aide de soutenir la tumeur pour que le cordon ne soit point tendu; et saisissant lui-même ce cordon entre le pouce et l'indicateur gauches, il le coupe au-dessus de l'endroit pincé, soit avec des ciseaux, soit avec un bistouri qu'on dirige à volonté d'avant en arrière ou d'arrière en avant. On lie aussitôt toutes les artérioles qu'il contient, en relâchant la pression des doigts pour favoriser le jet de sang, puis on rassemble tous les ligatures dans un linge et on les place dans l'angle supérieur de la plaie; et enfin on réunit celle-ci par première ou par seconde intention, selon qu'il y a lieu ou non de craindre le développement de foyers purulents au fond de la plaie.

Comme le cordon s'échappe encore quelquefois d'entre les doigts et remonte assez haut pour empêcher la ligature de ses vaisseaux, M. Lisfranc conseille, au moment de le couper, de le saisir entre le pouce d'une part et l'index et le médius de l'autre, de manière à le comprimer à la fois contre ces deux doigts légèrement écartés : modification utile sans doute, si elle n'obligeait pas à isoler le cordon dans une trop grande étendue.

Plusieurs chirurgiens préfèrent la ligature du cordon en masse, comme plus sûre et plus facile à la fois : les autres ne la rejettent qu'en lui attribuant des accidents graves, qui toutefois ne sont pas suffisamment constatés. Elle paraît donc devoir obtenir la préférence.

Procédé d'Aumont. — Il pratique l'incision des téguments sur la partie postérieure du scrotum, qu'on relève alors préalablement sur l'abdomen, le reste se faisant comme dans le procédé ordinaire.

Procédé de Rima. — Le malade et l'opérateur placés à l'ordinaire, s'il s'agit, par exemple, du testicule gauche, le chirurgien soulève avec les téguments du scrotum et de l'aine gauche le cordon spermatique, dont il s'assure en le serrant entre le pouce et les quatre autres doigts de la main gauche. Un aide placé à droite du chirurgien écarte le testicule sain avec toute la portion disponible du scrotum, en tâchant de comprendre dans celle-ci la cloison intermédiaire. Un autre aide placé au côté gauche du lit soulève le testicule malade, de manière qu'il y ait un espace suffisant entre l'un et l'autre testicule, et que dans cet intervalle les téguments soient médiocrement tendus.

L'opérateur, un peu au-dessus de l'endroit où il veut couper le cordon, plonge horizontalement un bistouri bien aigu, d'un côté à l'autre de l'espèce de pli formé sur les téguments par les doigts de sa main gauche. Dirigeant ensuite le tranchant obliquement en bas, il le conduit dans cette direction sous le testicule malade, de façon à le détacher entièrement des parties placées au-dessous de lui, de la même manière qu'on s'y prendrait pour faire une amputation à lambeau. Après avoir achevé cette première incision oblique de haut en bas, sans s'occuper des téguments qui recouvrent le testicule malade, et celui-ci étant soutenu et même embrassé par la main de l'aide, l'opérateur retourne le tranchant du bistouri verticalement de bas en haut; et le glissant sous le cordon, il coupe celui-ci hardiment et d'un seul coup avec les téguments.

Il est rare alors que le cordon n'échappe pas aux doigts qui pensent le retenir; mais il ne se retire jamais bien haut, attendu que le tissu cellulaire qui l'enveloppe n'a point été divisé : aussi, dès qu'on écarte les lèvres de la plaie, le cordon se présente, et on peut lier au choix ou les artères ou le cordon en masse. La réunion se fait avec plus de facilité même que dans le procédé ordinaire, attendu qu'on n'a pas à craindre de voir les bords exubérants de la plaie tendre à se recoquiller.

Appréciation. — Quand la tumeur est mobile et peu volumineuse, le procédé de Rima peut sans doute être employé; mais il l'emporte assez peu sur le procédé ordinaire, attendu que la dissection, le temps de l'opération le plus difficile, se fait alors par énucléation. Toutefois il a certainement l'avantage d'enlever d'un seul coup les téguments, quand cette ablation est nécessaire, et il n'a contre lui que le seul reproche de laisser échapper le cordon spermatique ; encore pourrait-on achever l'incision supérieure en laissant le cordon intact, lier celui-ci en masse, et en faire la section ensuite.

Quand la tumeur est adhérente, il faut recourir au procédé ordinaire : seulement, si les téguments sont trop étendus, on en comprend un lambeau dans une incision elliptique. Si le canal déférent était induré, on le poursuivrait jusque dans le canal inguinal en divisant la paroi antérieure de celui-ci, et même jusque sous le péritoine. Ledran a été chercher le cordon pour le lier jusqu'à quatre travers de doigt au-dessus de l'anneau, au niveau de la crête iliaque.

Quant au procédé d'Aumont, l'auteur lui attribue l'avantage de cacher la cicatrice et de laisser au pus une voie plus facile ; mais cela est plus que contre-balancé par le double inconvénient de comprimer les bords de la plaie dans le suspensoir, et durant l'opération d'empêcher la dissection du cordon jusqu'à l'anneau inguinal, comme cela est quelquefois nécessaire. Il doit donc être rejeté.

4° *Varicocèle.*

La plupart des auteurs distinguent le *varicocèle*, dilatation variqueuse des veines du scrotum, du *cirsocèle*, état variqueux des veines du cordon spermatique ; mais les praticiens de nos jours entendent généralement par *varicocèle* l'affection variqueuse du cordon lui-même, beaucoup plus commune d'ailleurs que celle du scrotum.

On pallie l'une et l'autre affection par l'usage habituel du suspensoir ; quant à la cure radicale, on avait autrefois recours à la ligature des veines affectées mises à nu par une incision, puis à l'excision suivie de la ligature, et J.-L. Petit paraît avoir pratiqué deux fois cette opération. On a ensuite conseillé la ligature de l'artère spermatique, et enfin la castration même. De nos jours, les seules méthodes qui soient en usage sont la compression et la ligature sous-cutanée.

I. Compression. *Procédé de M. Breschet.* — Il se sert de petites pinces en fer, à branches écartées en arcs de cercle, dont les mors, garnis de linge ou d'un coussinet, peuvent être rapprochés graduellement et à volonté par une vis de pression agissant sur les branches. On commence par faire marcher le malade ou par lui faire prendre un bain chaud pour faire saillir les veines variqueuses, puis on le fait coucher. On saisit entre les doigts le paquet des veines, en prenant soin de laisser en dehors le conduit déférent, assez facile à reconnaître à sa dureté, et l'artère spermatique qui longe ce conduit. Les veines bien isolées, on les étreint entre les mors des pinces, et on les comprime ainsi dans un repli de la peau du scrotum. Il faut avoir soin de placer une première pince en haut vers la racine du scrotum, et une deuxième en bas, à 2 ou 3 centimètres au-dessous de la première, et de ne laisser aucune anastomose en dehors des deux points comprimés. La compression graduée cause peu de douleur, applique les deux feuillets de la peau l'un contre l'autre. On laisse les pinces en place quarante-huit heures au moins ; cela suffit pour transformer les parties en une escarre sèche, mince, solide, transparente comme du parchemin, dont la chute est suivie d'une ulcération qui ne tarde pas à se cicatriser. Il n'y a pas d'écoulement de sang ; le cordon veineux compris entre l'intervalle des deux pinces demeure rempli de sang concrété ; peu à peu il s'affaisse sans offrir de travail inflammatoire ; le caillot est résorbé, et plus tard le vaisseau ne laisse aucune trace de son existence, soit par sa couleur, soit par son volume, soit par le passage d'une colonne de sang.

Plus de cent individus ont été ainsi opérés sans graves accidents ; à peine cite-t-on un ou deux cas où il y ait eu de la fièvre, et surtout jusqu'à présent il n'y a pas eu un seul mort. Il est aussi à présumer que la destruction des vaisseaux en deux points opposés doit prévenir toute récidive ; cependant je ne sache pas que ceci ait été vérifié sur des sujets examinés longtemps après l'opération.

De nombreuses modifications ont été faites à ce procédé ; la plus importante, qui revient à M. Landouzy, consiste à évider les pinces de telle sorte que le rebord du pli de la peau soit à l'abri de la compression, et forme ainsi, après la chute des escarres, un pont cutané entre les deux solutions de continuité.

II. Ligature sous-cutanée. *Procédé de M. Ricord.* — Après avoir isolé le paquet variqueux comme il a été dit, M. Ricord passe par-dessous une aiguille portant dans son chas les deux bouts d'une anse de fil, dégage l'aiguille, et par les mêmes trous de la peau passe au-devant des varices, et dans le sens opposé au premier trajet, un second fil double. On a ainsi deux anses, l'une à droite, l'autre à gauche ; l'une passée en dessous, et l'autre en dessus du paquet variqueux. Alors de chaque côté on engage les chefs libres d'une anse dans le plein de l'autre, et tirant sur ces chefs, on fait rentrer les anses sous la peau, et l'on étreint ainsi les varices. Pour rendre la constriction plus forte à volonté, on serre chaque fil double sur une sorte de serre-nœud en forme de fer à cheval.

M. Ratier a simplifié le procédé. On a un seul fil armé de deux aiguilles ; à l'aide de la première, on le passe de dedans en dehors par-dessous le varicocèle ; avec la seconde, on le passe par-dessus, dans la même direction et par les mêmes trous ; en sorte qu'en tirant sur les chefs l'anse entre directement sous la peau. Les deux chefs sont ensuite engagés dans un serre-nœud analogue à celui de Graefe, et assez fin pour pénétrer dans l'ouverture de la peau. Un serre-nœud à chapelet serait plus simple ; peut-être même suffirait-il de serrer la ligature par un double nœud, qui s'engagerait sous la peau à travers la piqûre.

On conçoit qu'on pourrait appliquer ces procédés aux varices du scrotum, et même tous les procédés usités contre les varices ordinaires. La guérison de ces varices du scrotum, en supposant qu'on l'obtienne d'une manière radicale, ne laisse du moins rien à craindre de ses suites; mais il n'en est pas ainsi des varices du cordon. Tout porte à penser que l'atrophie du testicule en sera la conséquence irrémédiable ; et l'on sait que ce fut un succès de ce genre obtenu sur les deux côtés à la fois qui fut la cause déterminante de l'assassinat de Delpech.

Art. II. — Opérations qui se pratiquent sur la Verge.

1° *Imperforation du prépuce.*

Observée chez quelques nouveaux-nés, on la reconnaît à l'absence de l'évacuation urinaire ; l'urine accumulée derrière le prépuce le distend et forme une collection fluctuante.

On ouvre cette tumeur avec un bistouri, et on excise une partie du prépuce quand il est trop long, comme on fait pour le phimosis, qui n'est qu'une perforation incomplète.

2° *Section du frein de la verge.*

Cette opération ne se pratique que quand le frein étendu jusqu'à l'orifice de l'urètre rend douloureux le mouvement par lequel on découvre le gland, gène le coït, etc.

Procédé opératoire. — Le malade couché sur le bord droit de son lit, le chirurgien se place à sa droite, découvre le gland, le saisit par ses côtés avec le pouce et le doigt indicateur de la main gauche, pendant qu'un aide tend le filet en le tirant en bas et un peu en arrière ; il enfonce alors dans ce pli de droite à gauche un bistouri étroit dont le dos est tourné en arrière, et en faisant agir en même temps l'instrument de derrière en devant, il coupe toute la partie du frein comprise entre son bord libre et l'endroit où il a plongé le bistouri. Il faut avoir soin de raser le gland, pour n'y laisser aucune aspérité à la suite de l'opération. On aura soin aussi, pour prévenir la réunion des bords de la plaie, d'interposer entre eux un peu de charpie ou une bandelette de linge.

Quelques chirurgiens préfèrent les ciseaux ; mais il est à craindre que le frein ne fuie devant eux, ou que le malade même ne recule, ce qui forcerait à y revenir à deux fois. Le bistouri convient donc mieux.

3° *Phimosis.*

Le traitement chirurgical du phimosis comprend trois méthodes : l'incision, l'excision et la circoncision.

I. Incision. *Procédé ordinaire.* — Le malade est assis sur une chaise, le dos fortement appuyé contre un meuble ou un mur pour qu'il ne puisse pas reculer, ou bien couché sur le côté droit de son lit. Le chirurgien pince le côté droit de l'ouverture du prépuce avec le pouce et l'indicateur gauches, et le tire un peu en avant. Il insinue entre le prépuce et le gland, à la face supérieure et sur la ligne moyenne jusqu'au cul-de-sac de la muqueuse, une sonde cannelée ordinaire. Un aide soutient la verge en rapport avec la sonde, et attire la peau en arrière afin que l'incision ne l'intéresse pas trop loin. Le chirurgien tient lui-même la sonde de la main gauche, et de la droite fait glisser sur sa cannelure un bistouri droit à lame étroite et à pointe aiguë.

Dès qu'il est arrivé au cul-de-sac de la sonde, il abaisse le manche pour faire sortir la pointe à travers la peau, et retirant vivement la lame contre soi, il incise d'un coup le prépuce d'arrière en avant.

La peau est d'ordinaire divisée plus loin que la muqueuse, et celle-ci est sujette à former un petit cul-de-sac au-delà de l'incision; il faut le diviser à l'aide des ciseaux. Lorsque le filet du gland se prolonge jusqu'à l'orifice de l'urètre, il convient aussi de le couper.

Quelques chirurgiens conseillent de garnir la pointe du bistouri d'une boulette de cire, et de l'introduire à plat, sans sonde cannelée, entre le gland et le prépuce, pour en retourner ensuite le tranchant vers la peau et achever l'incision à l'ordinaire. Il faut pour cela avoir un bistouri à lame extrêmement étroite, pour ne pas blesser le gland ou le prépuce en pénétrant; et nous préférons le procédé qui permet de se servir du bistouri ordinaire.

Procédé de M. J. Cloquet. — Il consiste à pratiquer l'incision à la partie inférieure du prépuce. On porte le bistouri sur l'un des côtés du frein à l'aide de la sonde cannelée, et on incise de même jusqu'au cul-de-sac de la muqueuse. Si le frein paraît se prolonger trop avant, on le divise lui-même d'un coup de ciseaux. Ce procédé se trouve décrit dans Celse.

Procédé de Cullerier. — Il se borne à inciser la membrane muqueuse du prépuce, en commençant par son bord libre, comme pour débrider l'ouverture.

Procédé de M. Custer. — C'est une sorte de débridement multiple, qui consiste en trois incisions peu profondes sur le bord libre du prépuce, et sur ses faces dorsale et latérales.

M. Malapert a modifié ce procédé en faisant deux incisions au prépuce et la troisième au filet; ces incisions, placées à intervalles égaux, doivent être étendues à proportion du resserrement de l'orifice, et avoir de 9 à 12 millimètres, mais jamais plus.

II. Excision. *Procédé ordinaire.* — Après l'incision dorsale, telle que nous l'avons décrite, on saisit l'une après l'autre les deux lèvres pendantes de la plaie; on les tend suffisamment, et on en excise un lambeau triangulaire avec de forts ciseaux ou le bistouri.

Procédé de M. Lisfranc. — Il a transporté au prépuce un

des procédés d'excision des lèvres. Il saisit le bord dorsal du prépuce, l'écarte du gland, et avec des ciseaux courbes sur le plat et bien tranchants, il excise un lambeau semi-lunaire, dont la plus grande hauteur répond à la région moyenne de la face dorsale du prépuce.

III. CIRCONCISION. *Procédé de M. Lisfranc.* — On saisit le prépuce par son extrémité libre, à l'aide de plusieurs pinces qui embrassent la peau dans le sens de son épaisseur. Des aides portent cette peau libre en avant, tandis que l'opérateur l'embrasse transversalement avec les mors d'une pince à anneaux, entre les pinces tenues par des aides et le bout du gland, et il incise d'un seul coup de ciseaux tout ce qu'il veut emporter au-devant des pinces. Ce procédé est décrit par Guillemeau, qui indique même deux manières de le pratiquer.

Procédé de M. Ricord. — L'opération est divisée en trois temps. Dans le premier temps, on tire le prépuce en avant; on trace, avec de l'encre ou du nitrate d'argent, la ligne sur laquelle on veut inciser; puis on abandonne le prépuce à lui-même. Par là on s'assure du retrait qu'il éprouvera après la section, et si la ligne fixée se trouve trop en avant ou trop en arrière de la couronne du gland, on en trace une autre au point convenable.

Dans le second temps on ramène le prépuce en avant; on place immédiatement derrière la ligne tracée des pinces à pansement, et on coupe au-devant d'elles tout ce qui les dépasse.

Le troisième temps a pour objet d'emporter un excès restant de la membrane muqueuse; on saisit donc le bord de cette membrane au milieu de sa partie supérieure, on la fend d'un coup de ciseaux jusqu'au niveau de la peau; on l'ébarbe de chaque côté et on détache le frein. Ce troisième temps est peu douloureux.

Appréciation. — L'incision par les procédés de Cullerier et de M. Coster peut très bien convenir aux cas où un gonflement accidentel a rétréci un prépuce d'ailleurs suffisamment large; mais pour le phimosis naturel, ou quand le bord du prépuce est ulcéré ou induré, il faut des moyens plus puissants. L'incision par le procédé ordinaire laisse deux lèvres lâches, pendantes, plus ou moins tuméfiées, et quelquefois, par le procédé de M. J. Cloquet, un lambeau long, épais, difforme; l'excision, principalement par le procédé de M. Lisfranc, est alors indispensable. Quand tout le bord libre du prépuce doit être sacrifié, c'est à la circoncision qu'il faut recourir. Pour celle-ci, le procédé de M. Ricord paraît plus facile que l'autre. Quel que soit celui que l'on préfère, il faut se rappeler que le prépuce ne s'unit pas au gland par une commissure circulaire, mais que cette commissure suit la couronne du gland; et comme elle est oblique de haut en bas et d'avant en arrière, c'est dans ce sens qu'il faut diriger l'incision.

Quel que soit d'ailleurs le procédé auquel on donne la préférence, on peut y appliquer une modification apportée par M. Hawkins, chirurgien de l'hôpital Saint-George à Londres, à l'incision ordinaire. Elle consiste à réunir la peau et la muqueuse au moyen de quatre à cinq points de suture, plus ou moins, d'ailleurs, suivant l'étendue de l'incision; on obtient ainsi fréquemment la réunion par première intention, tandis que l'ancienne méthode entraîne souvent une ulcération fâcheuse et de longue durée des bords de la plaie, soit par le contact du pus syphilitique, soit par le passage de l'urine. J'ai pratiqué une fois cette section, et je dois dire qu'elle est excessivement douloureuse; et comme le succès n'est pas constant, je n'oserais la conseiller d'une manière générale.

4° *Du paraphimosis.*

Le paraphimosis ne réclame que deux opérations: 1° la réduction; et 2° quand elle ne peut s'opérer par les moyens ordinaires, le débridement.

I. Réduction. *Premier procédé.* — Quand le paraphimosis est récent, la verge saine d'ailleurs et l'étranglement peu considérable, la réduction est assez facile. On fait coucher le malade sur le bord droit de son lit; le chirurgien, placé du même côté, après avoir enduit le gland d'huile ou de blanc d'œuf, saisit la verge au-delà de la bride circulaire qui forme l'étranglement, avec les doigts indicateur et médius de l'une et de l'autre main à la fois, tandis qu'avec les deux pouces il appuie sur les côtés du gland. On agit sur le gland en le refoulant en arrière, en même temps qu'on ramène avec force le prépuce en avant, comme pour envelopper les pouces qui tendent à se loger dans sa cavité. Afin que les doigts ne glissent pas sur la peau, il est bon de les en séparer par un linge fin, qui adoucit en outre la pression et rend l'opération moins douloureuse.

Deuxième procédé (Boyer). — Quand le paraphimosis est rebelle au premier procédé, s'il n'est d'ailleurs accompagné d'aucun accident grave, on peut espérer de le guérir en faisant un bandage compressif sur le gland, le prépuce et la verge, avec une bande étroite dont les tours seront uniformément serrés, et en pressant avec les doigts les parties infiltrées chaque fois qu'on renouvelle le bandage. La verge doit être soigneusement maintenue relevée contre le bas-ventre. La réduction se fait ainsi peu à peu d'elle-même dans l'espace de quelques jours.

Procédé de M. Coster. — Au lieu de comprimer le gland avec les pouces de la pointe à la base, ce qui a l'inconvénient d'élargir sa base, M. Coster comprime fortement le gland dans la paume de la main durant cinq, dix et même quinze minutes; puis il cherche à ramener le prépuce sur le gland en comprimant celui-ci vers sa base avec le bout des doigts indicateur et annulaire, tandis qu'avec le médius il ramène le prépuce en avant.

Quand cela ne suffit pas, et que l'obstacle dépend principalement du volume du bourrelet infiltré, on conseille de pratiquer sur ce bourrelet trois ou quatre scarifications profondes qui le fendent transversalement, c'est-à-dire suivant la longueur de la verge; on exprime ensuite la sérosité en pressant fortement le bourrelet avec les doigts, et quand il est affaissé, on tente de nouveau la réduction. Le procédé suivant est aussi sûr et beaucoup plus simple.

Procédé de M. Desruelles. — Quel que soit le degré de paraphimosis et l'œdème qui l'entretient, pourvu qu'il n'y ait pas d'inflammation trop forte, M. Desruelles commence par comprimer et masser entre les doigts le bourrelet infiltré, afin de disséminer la sérosité qu'il contient et de rendre au tissu cellulaire sa mobilité. Il passe également l'indicateur entre la couronne du gland et le prépuce pour détruire les adhérences commençantes, s'il en existe, et masser aussi le bourrelet de ce côté. Recouvrant alors la peau de la verge d'une fine compresse, il l'embrasse à pleine main de la main gauche, de façon que le pouce et l'indicateur forment vers le prépuce un cercle qui tend à le repousser en avant; puis il saisit le gland entre le pouce et les autres doigts de la main droite, le comprime, le masse, le pétrit avec force, de manière à le rendre petit, ridé et comme flétri, et le repousse vigoureusement en arrière, tandis que de l'autre main il attire le prépuce en sens opposé. L'opération est souvent longue, toujours douloureuse et pénible, même pour le chirurgien; les parties sont sujettes à s'excorier; on a même vu le gland se déchirer (Ricord) ; mais on évite enfin au malade la difformité et l'étranglement qui résulteraient de la maladie. Quand d'une première fois on n'a pas réussi, on applique le bandage roulé de Boyer, et on l'imbibe d'eau de Goulard ; puis on recommence le lendemain jusqu'à réduction.

II. DÉBRIDEMENT. — Lorsque l'étranglement persiste et s'accompagne de gonflement avec une forte inflammation du gland, on procède au débridement ainsi qu'il suit.

Le malade couché à l'ordinaire, le chirurgien saisit la verge avec la main gauche, les quatre derniers doigts en dessous et le pouce sur le gland, renverse en arrière le bourrelet préputial, et au-dessous de lui, près de la couronne, reconnaît une surface mince et tendue qui forme comme une corde circulaire sur le pénis. Prenant alors de la main droite un bistouri ordinaire, ou mieux un bistouri à lame concave, le tranchant tourné en haut et le dos vers le gland, comme pour couper de dedans en dehors et devant soi, il enfonce la pointe de l'instrument sous cette bride, et la divise par un mouvement de bascule, en baissant le manche du bistouri et relevant la pointe ; puis il fait de la même manière deux, trois ou même quatre incisions sur la même bride en d'autres endroits selon le degré de constriction de la verge ; ce qui constitue une sorte de débridement multiple. Ces incisions font cesser l'étranglement et tous ses symptômes, mais ne suffisent pas pour la réduction ; il faut pour y parvenir procurer le dégorgement et l'affaissement du bourrelet préputial, soit en suivant le procédé de M. Desruelles, soit en y joignant quelques scarifications.

5° *Des calculs situés entre le gland et le prépuce.*

Si l'orifice du prépuce était assez large pour permettre l'introduction d'une pince ou d'une curette et la sortie de la pierre, l'opération serait fort simple et facile. En supposant même que la pierre fût trop volumineuse, on la briserait à l'aide de tenettes ou des instruments à lithotritie. Mais quand l'orifice du prépuce est trop étroit, il faut l'agrandir par l'un des moyens indiqués pour le phimosis ; les procédés sont les mêmes, sinon que la présence du calcul permet à l'opérateur de pratiquer à son choix les incisions de dehors en dedans.

6° *Étranglement de la verge par des corps étrangers.*

On a vu fréquemment, dans certains écarts d'imagination, des individus s'étreindre la verge avec un cheveu, un fil, une ficelle, un anneau métallique, etc. L'étranglement qui en résulte amène une tuméfaction extrême, et on a peine quelquefois à découvrir le corps étranger entre les deux bourrelets formés en avant et en arrière par les téguments.

Si cette tuméfaction est trop forte, on la diminue d'abord par des mouchetures et des scarifications. Le corps étranger étant mis ensuite à découvert, s'il est d'une matière facile à couper, le bistouri ou les ciseaux suffiront; mais pour les anneaux métalliques, il faut recourir à la lime, à la scie, ou à l'emploi de deux petits étaux à main, à l'aide desquels on fixe les deux points opposés du corps étranger, et en faisant agir les étaux en sens contraire, on parvient à le briser. Le chirurgien prend d'ailleurs conseil des circonstances ; les seules règles sont d'agir promptement, de peur de la gangrène, et cependant d'y mettre le plus de douceur et de légèreté que faire se peut.

7° *Adhérences du prépuce au gland.*

Quand les adhérences du prépuce au gland sont partielles, et surtout ne vont pas jusqu'au cul-de-sac de la muqueuse, il suffit de les diviser avec le bistouri ou les ciseaux, et d'interposer une bandelette de linge pour éviter la récidive. Mais quand il y a adhérence complète, et que la gêne qui en résulte pour le coït rend nécessaire une opération, c'est en vain qu'on suivrait la même méthode ; la réunion se fait en dépit de tous les efforts du chirurgien. M. Dieffenbach a essayé un autre procédé consistant à enlever par la circoncision une partie du prépuce détaché de ses adhérences, afin de laisser le gland à découvert ; mais la peau, attirée par le travail de la cicatrisation, recouvrit encore le tiers de cet organe. C'est alors qu'il imagina le procédé suivant, le seul qui doive rester dans la pratique.

Procédé de M. Dieffenbach. — Si le prépuce adhérent dépasse encore le gland, on commence par en amputer l'anneau le plus antérieur; si, au contraire, cet anneau est adhérent lui-même, on commence par détacher circulairement ces adhérences dans une étendue suffisante pour pouvoir attirer le prépuce en avant du gland et le circonscrire comme dans le cas précédent. Il faut d'ailleurs, quand il est sain, en exciser le moins possible, afin de garder plus de peau; mais s'il est malade, ne garder absolument que la partie saine.

Ce premier temps achevé, on retire en arrière la peau de la verge et la lame externe du prépuce qui la suit; on divise le tissu cellulaire lâche qui l'unit à la lame interne jusqu'à 9 millimètres en arrière de la couronne du gland, de manière à avoir une sorte de fourreau absolument libre par sa face interne.

On procède ensuite à l'ablation de la portion du prépuce restée adhérente au gland en la fendant longitudinalement sur sa face dorsale, et en disséquant les lambeaux à l'aide de pinces fines ou de ciseaux. Quelquefois cette lame interne est tellement indurée qu'elle a l'épaisseur d'une mince feuille de carton.

Enfin le gland étant parfaitement découvert, on reploie en dedans la lame externe du prépuce, de telle sorte que sa face saignante réponde partout à elle-même, que son bord libre soit en contact avec le tissu cellulaire de la verge en arrière de la couronne du gland, et qu'enfin le gland soit enveloppé par la surface épidermique avec laquelle toute adhérence est impossible. On maintient les parties dans cette position, au moyen de fils de coton épais et enduits d'emplâtre agglutinatif, passés tout autour du nouveau prépuce et de la verge.

On fait des fomentations froides jusque vers le troisième ou le quatrième jour; alors on renouvelle l'appareil, et on commence à faire toutes les heures des injections d'eau blanche entre le gland et le prépuce nouveau, pour prévenir les excoriations de sa face interne. Du douzième au quinzième jour la cicatrisation est faite; mais il faut quelques jours encore pour que le gland se recouvre d'une pellicule épidermique. Après un certain laps de temps, M. Dieffenbach a vu le prépuce nouveau allongé et exactement semblable à un prépuce naturel; sa lame interne avait même perdu l'aspect cutané pour prendre le caractère d'une muqueuse; elle était rouge et fournissait une sécrétion.

8° *Cancer de la verge.*

Anatomie. — Lorsque le cancer attaque le prépuce seulement, le gonflement qu'il détermine dans ses parties lâches et extensibles suffit pour repousser fort loin le gland en arrière, en sorte qu'on croit souvent avoir affaire à un cancer du corps de l'organe, tandis qu'il est borné à ses enveloppes. Mais M. Lisfranc a reconnu en outre que, lors même que le cancer siège sur le corps de la verge, ou à sa racine, et même sur le scrotum, c'est par la peau qu'il commence d'abord, et les membranes fibreuses qui sont au-dessous lui opposent une barrière qu'il est très longtemps à franchir. De là cette conséquence importante, qu'en beaucoup de cas on peut conserver l'organe en n'enlevant que ses téguments.

Procédé de M. Lisfranc. — Quand le cancer siège à l'extrémité de la verge, on pratique sur la face dorsale de cet organe, parallèlement à son axe, une incision qui intéresse la portion carcinomateuse dans toute sa longueur; cette incision doit se faire avec un bistouri convexe tenu en cinquième position, à petits coups et avec une grande lenteur; une éponge sert à absterger la plaie, et l'on parvient ainsi sur l'enveloppe fibreuse des corps caverneux. Si elle est saine, on dissèque soigneusement le cancer, et la verge est sauvée; si elle est altérée en quelques points, comme cela a lieu d'ordinaire vis-à-vis des ulcérations cancéreuses, on saisit avec des pinces et on excise avec des ciseaux courbes sur le plat tout ce qui paraît suspect; on peut même racler avec le tranchant du bistouri porté perpendiculairement à leur axe la surface suspecte des corps caverneux. Si enfin l'altération était trop considérable, on en serait quitte pour procéder de suite à l'amputation.

Dans un cas où le cancer envahissait la racine de la verge et la partie antérieure du scrotum, M. Lisfranc commença par cerner le mal au moyen d'incisions convenables; puis il procéda à la dissection. La cicatrice se fit d'elle-même; la peau lâche du scrotum et des parties ambiantes se laissa tellement attirer par le tissu inodulaire, qu'en quelques points la cicatrice était linéaire, et qu'ailleurs elle n'occupait pas le quart de la perte de substance opérée.

9° *Amputation de la verge.*

On pratique cette opération dans les cas de gangrène, de cancer de la verge, d'anévrisme des corps caverneux, etc. D'après le principe posé par Boyer, elle diffère de toutes les autres amputations en ce point, qu'au lieu de garder plus de peau que de chairs, il faut ici retrancher davantage des téguments que des corps caverneux, attendu que ceux-ci sont extrêmement rétractiles, et qu'en les coupant même au niveau de la peau, celle-ci les dépasserait beaucoup trop et gênerait pour le pansement et pour la cicatrisation. Il faut d'ailleurs retrancher d'autant moins de peau qu'on ampute plus près de la racine de la verge, la rétraction des corps caverneux étant en raison directe de leur longueur, et enfin se souvenir qu'il est moins grave de retrancher trop peu que trop des téguments, pour ne pas laisser les corps caverneux à découvert.

Procédé de Boyer. — L'appareil nécessaire consiste dans un bistouri à lame un peu longue, une sonde de gomme élastique, et d'ailleurs les instruments et les pièces d'appareil nécessaires pour la ligature des vaisseaux et le pansement.

Il convient que la vessie contienne un peu d'urine avant l'opération, afin que la sonde qu'on y introduira agisse moins contre ses parois. Le malade étant couché sur le bord droit de son lit, le chirurgien placé du même côté entoure d'un linge la portion de la verge qui doit être enlevée, et l'embrasse de la main gauche avec l'attention de tirer la peau vers le gland, pendant qu'un aide saisit la verge à sa racine près du pubis, et tend également la peau qui la recouvre. Sans cette précaution, lorsque la verge est coupée près de sa racine, on risquerait d'enlever une partie de la peau des bourses et de donner à la plaie une étendue beaucoup plus grande que celle qu'elle doit avoir. Les parties étant ainsi disposées, le chirurgien coupe d'un seul coup de bistouri la peau, les corps caverneux et l'urètre. Cependant, si l'on est obligé d'abattre la verge près de sa racine, et si la peau n'est pas très mobile sur le corps caverneux, au lieu de les couper du même coup, il vaut mieux inciser d'abord circulairement la peau à 7 ou 8 millimètres au-dessus de l'endroit où l'on veut amputer la verge, et couper ensuite les corps caverneux et l'urètre au niveau de la lèvre inférieure de la plaie circulaire des téguments.

On cherche alors, et on lie successivement les artères dorsales de la verge qui rampent sur la face supérieure des corps caverneux, et celles des corps caverneux mêmes. Ces artères liées, la moindre compression suffit pour arrêter le sang. On introduit ensuite une sonde de gomme élastique dans la vessie; on la fixe à demeure comme il sera dit plus tard, et on panse la plaie à plat. L'appareil est levé au bout de trois jours, puis la plaie est pansée à l'ordinaire. On retire la sonde de temps en temps pour la nettoyer ou la renouveler; mais il faut en continuer l'usage jusqu'à parfaite circatrisation.

Quand le moignon de la verge garde une certaine longueur, les opérés urinent sans gêne; mais quand l'amputation a été faite près du pubis, l'urine jaillit vers l'abdomen, ou quelquefois bave sur le scrotum et les cuisses, et les malades sont obligés de s'accroupir pour uriner. Ils remédient à cet inconvénient en se servant d'une canule de forme conique en buis, en ivoire ou en métal, qui s'applique par sa partie la plus large sur le pubis, et qui sert à diriger le jet d'urine (A. Paré).

Il est quelquefois difficile, après l'amputation, d'introduire une sonde dans l'urètre; M. Barthélemy conseille donc de la placer à l'avance, et de la couper en même temps que la verge. Mais pour remédier à un léger inconvénient, on risquerait de voir la portion intérieure de la sonde tomber dans la vessie.

M. Velpeau recommande une modification plus importante, qui consiste à inciser la peau la première, afin de préciser mieux le point où devront être amputés les corps caverneux.

Je pense que le principe de Boyer est fondé sur une appréciation inexacte des faits anatomiques. Le corps caverneux, dans l'état normal de la verge, est tout aussi rétracté qu'il le sera après l'amputation; sa rétraction ne rencontre pas plus d'obstacle dans un cas que dans l'autre, et la peau est absolument dans le même cas. Boyer s'est laissé égarer par une trompeuse analogie en comparant l'amputation de la verge et l'amputation des membres; dans celle-ci la peau se rétracte surtout parce qu'elle était tendue sur tout le membre, et que sa section détruit cette tension, et les membres se rétractent parce qu'ils étaient maintenus allongés par leur insertion aux os. Le corps caverneux n'est fixé que d'un côté, et s'il paraît se rétracter si fort après l'amputation, c'est qu'on l'a tiraillé outre mesure. Enfin la peau de la verge est exactement proportionnée à sa longueur et à ses besoins, et quand on laisse moitié de la verge, il est juste et rationnel de laisser moitié de la peau pour la recouvrir. Je remplace donc le précepte de Boyer par le suivant : *Couper la peau au même niveau que le corps caverneux.* Un moyen bien simple d'y réussir, consiste à saisir la verge en arrière du prépuce, et à comprimer fortement la peau sur le corps caverneux, de manière à attirer en avant le tout ensemble; un aide tend alors la peau en arrière, et l'opération se fait d'un seul coup de couteau comme dans le procédé de Boyer. Un petit couteau à amputation est ici préférable au simple bistouri.

Art. III. — Opérations qui se pratiquent sur l'Urètre et la Vessie.

1° *Imperforation du gland.*

On rencontre quelquefois chez les nouveaux-nés une imperforation incomplète du gland, l'urine ne sortant que par une ouverture presque imperceptible, ou même une occlusion complète; et alors on sent le canal dilaté et rempli d'urine jusqu'à l'endroit où il est fermé, lequel est rarement éloigné de la surface du gland.

Quand la bouche de l'urètre existe, et que ses bords sont seulement collés l'un à l'autre, on les sépare avec la pointe du bistouri ou d'une lancette. S'il n'y a aucune trace d'ouverture, on pratique d'abord avec le bistouri, au sommet du gland, une petite incision suivant la direction de l'urètre; on achève ensuite la perforation avec une aiguille ou une espèce de trocart. Enfin, dans l'imperforation incomplète, on a conseillé d'agrandir l'ouverture en y portant d'abord un stylet très délié, auquel on substituerait, par la suite, des bougies d'un calibre de plus en plus considérable.

Dans tous ces cas, il faut être bien averti qu'en dépit des bougies, l'orifice tend continuellement à se rétrécir; et il est plus sûr de recourir au procédé de M. Amussat.

2° *Hypospadias.*

On distingue trois espèces d'hypospadias. Dans la première l'urètre se termine et s'ouvre à la racine du frein du prépuce dans l'endroit qui répond à la fosse naviculaire; dans la seconde, il est ouvert près de la naissance du scrotum ou dans un point intermédiaire entre cet organe et le gland; enfin dans la troisième, le scrotum est divisé longitudinalement et représente une sorte de vulve, au fond de laquelle on trouve l'urètre. Ce dernier cas est absolument incurable.

1° Dans le premier degré, on a conseillé de percer le gland depuis son sommet jusqu'à la cavité de l'urètre avec une lancette ou un trocart, de placer dans cette ouverture artificielle une canule pour l'entretenir ouverte, jusqu'à ce qu'on soit parvenu à oblitérer l'autre, en la cautérisant et en la faisant suppurer.

D'autres veulent qu'on fende le gland depuis l'ouverture qui est à la base jusqu'à son sommet, à une profondeur qui permette d'y placer une canule, et de rapprocher le reste des bords de la plaie pour en obtenir la réunion.

Il est rare que les individus atteints de cet hypospadias réclament une opération; mais, dans ce cas, le premier procédé conviendrait de préférence, surtout avec cette modification de plonger le trocart par l'orifice urétral pour le faire sortir au sommet du gland.

2° Dans le second cas, l'urètre est le plus souvent oblitéré en entier, et il n'y a point d'opération praticable. Mais quand l'urètre perforé au périnée se continue cependant dans une assez grande étendue sous la verge, on peut imiter la conduite tenue en cas pareil par Marestin.

Procédé de Marestin. — Un soldat avait une perforation congéniale au périnée, le gland étant d'ailleurs imperforé. Le chirurgien, en introduisant un stylet par l'ouverture, s'assura qu'elle allait d'une part à la vessie, et d'autre part que le stylet pénétrait dans le canal de l'urètre jusqu'à l'extrémité du gland, qui n'était fermé que par une membrane de l'épaisseur d'une pièce de vingt-quatre sous.

Le malade fut placé comme pour l'opération de la taille. Le chirurgien, à l'aide d'un stylet boutonné porté dans l'urètre, souleva la membrane qui fermait le gland, et fit sur cette saillie une incision pareille à l'ouverture normale de l'urètre. Il plaça une sonde à demeure dans la vessie, rafraîchit les bords de l'ouverture du périnée, et les réunit par la suture entortillée. Au bout de six jours la cicatrice était achevée. En retirant la sonde chargée d'incrustations, on la déchira en partie; mais elle se reforma de nouveau, ne laissant en ce point qu'un rétrécissement du canal, qui céda avec le temps à l'usage des bougies. Il faut noter que le chirurgien s'était servi d'une sonde métallique en S, ce qui a pu augmenter peut-être la difficulté de la retirer.

3° *Cathétérisme.*

Anatomie chirurgicale. — J'ai fait voir que l'urètre de l'homme, dans l'état normal et dans le relâchement de la verge, varie entre 14 et 16 centimètres de longueur; la moyenne est de 15 centimètres environ, et deux fois seulement je l'ai vu arriver à 16 centimètres. Dans l'érection, il peut acquérir probablement de 20 à 22 centimètres. En relevant la verge en haut sans trop la tirailler, on amène un urètre de 15 centimètres à 19 centimètres; en tiraillant, à 24 centimètres. Si on dépouille la verge de ses téguments, l'urètre acquiert sans aucun tiraillement 22 centimètres; en enlevant la verge, l'urètre et la vessie, à l'aide d'un tiraillement fort léger on obtient 32 centimètres, et enfin, en isolant complétement l'urètre, on irait aisément beaucoup plus loin.

Il résulte de ce premier fait une conséquence importante; c'est qu'une sonde n'a pas besoin de pénétrer à plus de 20 centimètres pour entrer dans la vessie, lorsque la verge est relevée, mais non tiraillée; et que pour les sondes à demeure, quand on les fait entrer de la longueur de 19 centimètres, il y a 3 centimètres au moins de la sonde qui fait saillie dans la vessie.

Ces mesures ont été prises sur des cadavres de sujets jeunes et adultes; chez les vieillards, l'hypertrophie de la prostate augmente la longueur de l'urètre de 1 à 2 centimètres, et même plus. J'ajouterai aussi que sur le vivant, la légère tuméfaction que subit la verge quand on introduit la sonde, et qui n'avait été notée par personne, augmente sensiblement la longueur du canal.

On distingue à l'urètre trois portions, qui sont, de dedans en dehors, la *prostatique*, la *musculeuse* et la *spongieuse* ou *bulbo-caverneuse*. La portion prostatique varie entre 13 et 22 millimètres, la portion musculeuse entre 11 et 18 millimètres. C'est la portion bulbo-caverneuse qui varie le plus, et c'est sur elle seule que portent les effets des diverses positions et des tiraillements de la verge.

Nous distinguons à cette portion deux parties : l'une, ascendante ou *sous-pubienne*, commence en bas et en arrière, de 7 à 11 millimètres au-dessous de la symphyse, et à peine à 3 ou 4 millimètres en arrière; elle remonte plus ou moins haut sur cette symphyse selon la longueur du ligament suspenseur de la verge, et se termine à l'angle formé par la chute de cet organe. L'autre, descendante ou *pénienne*, occupe la verge proprement dite, et varie selon la longueur du membre viril lui-même. Dans l'état de flaccidité de la verge, ces deux parties du canal sont coudées sous un angle d'environ 45 degrés; l'angle s'efface dans l'érection. Sur un urètre de 15 centimètres environ, la portion pénienne avait un peu moins de 7 centimètres, la sous-pénienne aussi un peu moins de 6 centimètres, le reste du canal environ 27 millimètres.

Les deux autres portions, à partir de dessous la symphyse, remontent obliquement en arrière, en sorte que l'orifice vésical de l'urètre se trouve à 7 à 8 millimètres au-dessus du niveau de l'arcade sous-pubienne, et à 27 millimètres en arrière de la symphyse du même nom; et qu'en sondant avec la sonde droite un cadavre étendu sur une table, la sonde entrée dans la vessie fait avec le sol et l'axe du corps un angle d'environ 45 degrés.

On voit donc que dans l'état de flaccidité de la verge, il y a d'abord, non pas une courbure, mais un angle fort aigu, puis une véritable courbure formée par la portion sous-pubienne et les deux portions prostatique et musculeuse. En relevant la verge comme dans l'état d'érection, l'angle disparaît; mais la courbure sous-pubienne persiste aussi forte qu'auparavant. L'urètre est donc bien loin d'être droit; mais il peut le devenir.

En effet, ses parois sont molles, dilatables, et il peut acquérir par la dilatation jusqu'à 9 millimètres de diamètre. On conçoit donc qu'un instrument solide abaissant sa paroi inférieure au niveau de la racine de la verge, et relevant la supérieure au-dessous de la symphyse pubienne, diminue et même détruit l'angle et la courbure à la fois; mais pour cela il faut que le ligament suspenseur de la verge, qui la tient attachée à la symphyse et à la ligne blanche, soit dans le relâchement pour permettre à la racine de la verge de s'abaisser ainsi; et quand la verge se trouve attachée plus haut que de coutume, ou quand la symphyse descend plus bas, la rectification de l'urètre est plus difficile. Elle le devient également quand la prostate a acquis un développement morbide qui fait remonter l'orifice vésical de l'urètre au-dessus du niveau normal.

La longueur et la direction de l'urètre ainsi déterminées, il reste à étudier son intérieur et en même temps sa texture. La portion spongieuse entourée par le bulbe est la plus dilatable;

mais sa dilatation, empêchée en haut par les corps caverneux qui la logent, s'exerce presque tout entière aux dépens de la paroi inférieure; et e est plus considérable à l'origine du bulbe où abonde la substance spongieuse, dans le point qui répond presque immédiatement au-dessous de la symphyse. Le canal se rétrécit tout-à-coup à l'entrée de la portion musculeuse; il s'élargit de nouveau dans la portion prostatique; mais là sa paroi inférieure se trouve divisée longitudinalement en deux gouttières latérales par la saillie médiane du véru-montanum; et à l'entrée de la vessie on rencontre sur cette même paroi une saillie transversale formée par du tissu de la prostate et par quelques fibres musculaires décorées du nom de *sphincter vésical*. C'est cette saillie que M. Amussat a nommée *valvule pylorique*. La paroi supérieure, partout lisse et dense, ne présente aucun obstacle de ce genre.

On voit donc qu'en appuyant le bec de la sonde sur la paroi inférieure, on rencontre deux arrêts pour ainsi dire mécaniques, et apparents même sur le cadavre. Il en est d'autres qui n'existent que sur le vivant, et qui tiennent à la contraction spasmodique des diverses portions munies de fibres musculeuses.

Tel est l'urètre de l'adulte. Chez l'enfant, les difficultés sont moindres; la verge est moins relevée, la symphyse pubienne descend moins; la prostate est à peu près plane; le tissu spongieux est peu développé; et la paroi inférieure est tellement ferme que, jusqu'à l'âge de douze et même quinze ans, on ne sent pas pour ainsi dire d'arrêt dans toute la longueur du canal.

L'inverse a lieu chez le vieillard: le tissu spongieux plus lâche se laisse déprimer davantage vers le bulbe; la prostate a le plus souvent augmenté de volume, et sa valvule pylorique est plus prononcée. De ces données il suit que, toutes choses égales d'ailleurs, il est plus aisé de sonder un enfant qu'un adulte, et un adulte qu'un vieillard.

Le cathétérisme se pratique avec des sondes courbes métalliques, avec des sondes droites, et enfin avec des sondes en gomme élastique. Toutes ces sondes, mais principalement lorsqu'elles sont en métal, doivent être préalablement chauffées, ce qui se fait en les frottant avec un linge, et huilées dans toute leur étendue.

I. Sondes courbes métalliques. — Nous ne décrirons ni les sondes en elles-mêmes, ni leur degré de courbure, qui importe assez peu pour un canal tout entier composé de parties molles. Disons toutefois que M. Récamier a fait construire des sondes d'une courbure générale et régulière, représentant un arc de cercle de 19 centimètres de rayon ; et que M. Mercier a montré l'avantage de se servir, pour reconnaître certaines affections de la prostate, de sondes droites brusquement courbées à angle à 2 ou 3 centimètres de leur extrémité.

Il y a deux manières de les introduire.

Procédé ordinaire ou par-dessus le ventre. — Le malade doit être couché sur le bord gauche de son lit, les jambes fléchies et écartées, le bassin au même niveau que le reste du tronc. Un vase peu élevé, tel qu'une cuvette, doit être placé entre les cuisses.

La place du chirurgien est toujours à gauche. Il saisit la verge de la main gauche, découvre l'orifice de l'urètre et le gland même s'il est possible, applique derrière la couronne du gland, le pouce d'un côté, l'index et le médius de l'autre, pour ne pas comprimer le canal, et relève la verge dans une direction presque perpendiculaire. La sonde est saisie par son pavillon, le pouce de la main droite en dessus, l'index et le médius en dessous, le bec de la sonde regardant en bas et en arrière. Le chirurgien l'introduit lentement dans l'urètre, et la conduit ainsi jusqu'à la symphyse pubienne, la main gauche demeurant presque immobile. Lorsqu'on touche la symphyse, on fait glisser le bec de la sonde par-dessous, légèrement, et de manière à accrocher pour ainsi dire l'arcade pubienne dans la concavité de la sonde. Une fois arrivé là, on relève doucement le pavillon, sans chercher à opérer de bascule ; le plus souvent même, au lieu de tenir le pavillon, il suffit de le guider avec l'indicateur. Le bec de la sonde s'engage ainsi de lui-même dans la portion musculeuse et dans la portion prostatique ; au moment de franchir le col vésical, on lui communique une impulsion un peu plus vive ; et en même temps qu'on le sent entrer dans la vessie, on applique le pouce sur l'orifice extérieur de la sonde, afin de diriger le jet d'urine à volonté.

Dans toute cette manœuvre, il faut se rappeler la direction de l'urètre, et maintenir le bec de la sonde appliqué contre la paroi supérieure. On va quelquefois heurter la face antérieure de la symphyse : c'est un obstacle aisé à surmonter. Ceci arrive surtout quand l'abdomen proémine beaucoup en avant, ou que la sonde a une courbure exagérée. On peut alors tourner la verge de côté, et ne la redresser que quand on est arrivé au-dessous de la symphyse.

C'est en ce point que se présente l'arrêt le plus sérieux. Si l'on ne suit pas exactement la courbure du canal, on déprime le bulbe ; le bec de la sonde est engagé dans cette dépression comme dans un cul-de-sac sans issue, et pour peu qu'on insiste, on fait une fausse route. C'est là, en effet, qu'on les rencontre le plus communément. On conseille pour les éviter de retirer la sonde de quelques millimètres, de tendre suffisamment la verge pour éviter des plissements de la muqueuse, et avec le bec de l'instrument de longer exactement le bord inférieur de la symphyse et la paroi supérieure de l'urètre.

Quelquefois à ce premier obstacle se joint la contraction spasmodique de la portion musculeuse. Quand on soupçonne cette circonstance, il pourrait être utile d'enduire le bec de la sonde avec la pommade de belladone.

Des causes analogues retiennent le bec de la sonde à la valvule pylorique ; il faut encore ici suivre la paroi supérieure. On a bien proposé de diriger le bec de la sonde avec la main placée sous le périnée, ou le doigt introduit dans le rectum ; ces manœuvres ont quelquefois réussi, mais c'est toujours alors par pur hasard ; et quand on a perdu la conscience du lieu précis qu'occupe le bec de la sonde, le meilleur parti est de le ramener à la symphyse pubienne comme à un point de ralliement assuré. Toutefois on reconnaît toujours bien à la direction du pavillon quand le bec incline ou à droite ou à gauche, et cet indice sert à la maintenir sur la ligne médiane.

Je ne cite point comme obstacles les lacunes de l'urètre, le véru-montanum, etc. ; les seuls obstacles réels sont ceux que j'ai indiqués.

Presque tous les auteurs ont recommandé un mouvement célèbre pour l'introduction de la sonde ; ils veulent qu'en même temps qu'elle pénètre dans l'urètre, on attire l'urètre sur elle. La moindre réflexion sur cette manœuvre suffit pour en démontrer l'inutilité.

Deuxième procédé. Le tour de maître. — Le malade assis, debout, ou couché, le chirurgien se place entre ses jambes ou à sa droite. La sonde est tenue à l'ordinaire, mais le bec regardant en haut et en arrière, et on l'introduit dans l'urètre, la concavité tournée en bas. On arrive ainsi de prime abord sous la symphyse. Alors on fait exécuter rapidement à la sonde un demi-tour de droite à gauche, qui ramène le pavillon et la concavité en haut ; ce mouvement bien dirigé et accompagné d'une pression très légère, fait arriver la sonde jusque dans la vessie.

J'ai vu plus d'une fois le tour de maître réussir là où le procédé ordinaire avait échoué. En en recherchant la cause, on trouve d'abord que dans le tour de maître la verge n'est point tendue sur la sonde; et, appliquant cette idée au cathétérisme ordinaire avec les sondes droites ou courbes, il m'a paru en effet que la tension de la verge rendait quelquefois plus difficile l'introduction de la sonde, qui se faisait aisément lorsque la verge était abandonnée à elle-même. La tension de la verge est donc un précepte au moins inutile, dès que la sonde est arrivée sous la symphyse.

II. Sondes droites. *Procédé de M. Amussat.* — Le malade doit être placé de telle sorte que les muscles abdominaux et le ligament suspenseur de la verge lui-même soient mis dans le relâchement. On le fait donc asseoir sur le bord de son lit, le tronc fléchi en avant, les cuisses fléchies sur le tronc, et les pieds appuyés sur deux chaises. Le chirurgien assis devant lui saisit la verge à l'ordinaire, et la ramène dans une position presque perpendiculaire à l'axe du corps. Il introduit directement en avant la sonde, qu'il tient entre le pouce et l'indicateur de la main droite, tandis qu'avec la gauche il tire la verge vers lui. Si l'on suit exactement la paroi supérieure du canal, on arrive sans obstacle jusqu'à la prostate; pour franchir la valvule pylorique, on retire la sonde de quelques millimètres, et on abaisse son pavillon en lâchant la verge jusqu'à ce que l'instrument soit presque parallèle à l'axe du corps. Par cette manœuvre, le bec de la sonde se trouvant élevé, il suffit du plus léger mouvement imprimé de bas en haut pour le faire entrer dans la vessie.

Il me paraît que l'inclinaison de la sonde jusqu'au parallélisme avec l'axe du corps est trop forte; à quarante-cinq degrés elle est suffisante, et a de plus l'avantage de se trouver presque absolument dans la direction de l'urètre. Je ne parle pas des cas où la prostate hypertrophiée force à augmenter cette inclinaison outre mesure.

III. Sondes élastiques. — Quand l'urètre est parfaitement perméable et accoutumé au passage des sondes, on peut introduire les sondes de gomme élastique sans mandrin. Dans le cas contraire, il faut les remplir d'un mandrin solide; ceux qui sont trop flexibles ne valent rien. On donne à la sonde, avant de l'introduire, la courbure qu'on désire; mais il faut faire attention que le pavillon du mandrin soit bien perpendiculaire à la direction du bec de la sonde, afin de pouvoir toujours le diriger.

Hey recommande, quand on est arrivé sous la symphyse pubienne, de ne plus agir sur le mandrin, mais de le tenir fixe d'une main, tandis que de l'autre on pousse uniquement sur la sonde.

Du reste, quand la sonde est introduite, on retire le mandrin en le ramenant vers l'abdomen avec la main droite, tandis qu'avec l'autre on arrête la sonde, ou même on la pousse un peu du côté de la vessie.

Appréciation. — On sonde également bien avec la sonde courbe et la sonde droite, pourvu qu'on connaisse exactement l'anatomie de l'urètre. M. Amussat préfère la sonde courbe quand on ne peut donner au malade la position nécessaire pour le cathétérisme rectiligne, comme chez les vieillards affaiblis par l'âge, les adultes épuisés par la maladie, et qui sont obligés de se tenir couchés; alors, dit-il, la position du chirurgien est gênée, et la tension du ligament suspenseur de la verge ne permettrait pas d'abaisser assez la sonde pour franchir la valvule pylorique. Ces deux motifs ont peu de valeur réelle; et je me suis convaincu, soit sur le vivant, soit sur le cadavre, qu'on peut introduire la sonde droite même dans cette position; mais il est évident qu'on ne pourrait l'abaisser assez pour évacuer aisément l'urine. Le même inconvénient a lieu d'ailleurs avec la sonde courbe; et c'est une sonde élastique qu'il faut alors préférer.

La sonde droite convient mieux pour évacuer l'urine; la sonde à brusque courbure pour aller à la recherche des calculs urinaires. Quand on se sert pour le premier objet d'une sonde courbe, et que la vessie est paralysée, les yeux de la sonde sont bientôt au-dessus du niveau de l'urine; et il faut incliner le bec, tantôt à droite et tantôt à gauche, pour parvenir à vider la vessie. Mais, en général, il ne faut rejeter ni l'une ni l'autre sonde : très souvent, où l'une n'a pu passer, l'autre s'introduit à merveille. Le procédé du *tour de maître* même a peut-être été trop dédaigné dans ces derniers temps.

Un des accidents les plus communs du cathétérisme, ce sont

les fausses routes. On a dit qu'elles se faisaient presque constamment au bulbe et à la prostate, en avant des obstacles signalés; et M. Amussat estime que les premières sont aux autres dans la portion de quatre-vingt-dix-neuf à un. Je dois dire que, d'après mes expériences et mes autopsies, le lieu d'élection des fausses routes est en avant du bulbe, immédiatement sous la symphyse, là où se joignent les portions ascendante et descendante de l'urètre. Quand on est appelé dans ces cas, on commence par débarrasser l'urètre du sang caillé qu'il contient, à l'aide d'une injection d'eau tiède, et on en favorise la sortie en comprimant le canal d'arrière en avant avec les doigts. On prend alors une sonde en argent, de gros calibre, et on l'introduit avec lenteur, en longeant la paroi supérieure, et écoutant à chaque pas qu'elle fait si elle ne rencontre pas l'obstacle ou la fausse route. Lorsqu'elle a pénétré dans la vessie, on la retire un peu, et on la laisse à demeure jusqu'au lendemain; car on ne serait pas sûr de pouvoir la remplacer aussitôt par une sonde de gomme élastique. Le lendemain on fait cette substitution avec plus de succès; mais une règle essentielle est de laisser le moins d'intervalle possible entre le retrait de la première sonde et l'introduction de l'autre, pour ne pas laisser aux sphincters le temps de se contracter (Amussat).

Il reste à indiquer les moyens de fixer la sonde à demeure. Pour cela on la retire peu à peu jusqu'à ce que l'urine n'y passe plus; à ce signe on reconnaît que les yeux de la sonde sont en dehors de la vessie. On les y fait rentrer, et on retranche la portion de la sonde qui dépasse trop l'orifice interne de l'urètre. Les uns fixent alors la sonde à un bandage de corps, mauvais moyen qui la laisse trop ballotter. D'autres nouent une mèche de coton à l'extrémité de la sonde, ramènent les deux bouts de la mèche presque derrière la couronne du gland; les unissent là par un nœud simple qui permet de les passer autour de la verge, et après ce tour les joignent plus solidement par un simple nœud suivi d'un nœud à rosette, qui répond à un des côtés de la verge. Une seconde mèche appliquée de la même manière vient se nouer du côté opposé, et la sonde, entre ces quatre liens, ne ressemble pas mal au nerf optique entouré des quatre muscles droits de l'œil.

Ce procédé est simple, mais laisse craindre l'étranglement du gland dans les fortes érections. On a proposé, pour éviter cet inconvénient, d'attacher les quatre liens de la sonde à un cercle en fil de fer placé à la racine de la verge, et fixé lui-même par d'autres cordons à un suspensoir. Il est infiniment plus simple d'attacher les liens de la sonde à des œillets pratiqués dans un suspensoir ordinaire. Mais alors même il est possible que, dans les érections, ces liens trop tendus gênent le développement de la verge, ou fassent sortir la sonde de la vessie. En leur donnant assez de longueur, ces accidents sont peu à craindre ; toutefois M. Boyer a trouvé moyen de les éviter plus sûrement, en se servant, pour assujettir la sonde, de minces rubans de gomme élastique. On trouvera dans l'article suivant un procédé plus ingénieux encore, imaginé par un malade de Ducamp.

4° *Des rétrécissements de l'urètre.*

Anatomie. — Les rétrécissements sont de deux ordres très différents : les uns appelés *spasmodiques*, causés par la contraction spasmodique du sphincter urétral; les autres plus nombreux, dits *rétrécissements organiques.*

De ceux-ci, M. Amussat en admet quatre espèces : 1° *les brides*, caractérisées par de petites lignes blanchâtres, filiformes, situées transversalement, particulièrement sur la paroi inférieure de l'urètre, peu ou point saillantes à l'œil, mais qui le deviennent quand on promène l'ongle sur cette paroi d'arrière en avant; 2° *les rétrécissements valvulaires*, qui ne sont autre chose que des brides occupant toute la circonférence de l'urètre; 3° *les rétrécissements par gonflement chronique de la muqueuse*, avec ou sans induration du tissu sous-muqueux; ceux-ci affectent l'urètre dans une étendue variable de quelques millimètres à 3 centimètres et plus; 4° *les rétrécissements calleux*, caractérisés par des indurations, des callosités, des nodus, non seulement de la muqueuse, mais des divers tissus sous-jacents. Il faut y joindre deux variétés beaucoup plus rares : les végétations du canal de l'urètre, et les cicatrices qui sont tantôt transversales comme les brides, et tantôt longitudinales.

Les rétrécissements organiques existent si rarement au-delà du bulbe, que M. Amussat professe qu'on n'y en rencontre jamais. Ils affectent donc spécialement la portion spongieuse et peuvent avoir lieu sur tous ses points; mais leur siége le plus fréquent, d'après les recherches de Shaw, est *en avant du ligament du bulbe,* sous la symphyse, là même où j'ai trouvé le plus habituellement les fausses routes; tandis que les rétrécissements spasmodiques paraissent affecter plus spécialement le point d'union de la spongieuse et de la portion musculeuse.

Quel que soit d'ailleurs le siége du rétrécissement organique, la portion de l'urètre qui est en avant est presque toujours à l'état normal; celle qui est en arrière est plus ou moins élargie, suivant le degré auquel est arrivé l'obstacle et les efforts plus ou moins violents que le malade est obligé de faire pour uriner. Quelque rétréci d'ailleurs que soit l'urètre, il n'est jamais complétement oblitéré; et l'obturation apparente dépend toujours ou d'un gonflement inflammatoire, ou de la présence de mucus épaissi, qui, sécrété dans le rétrécissement, y fait en réalité l'effet d'un bouchon mécanique.

Les procédés opératoires réclamés par les rétrécissements ont pour objet leur exploration ou leur destruction; quant aux accidents qu'ils provoquent quelquefois, tels que la rétention d'urine et les fistules urinaires, nous en traiterons en autant d'articles particuliers.

1° PROCÉDÉS D'EXPLORATION. *Procédé de Ducamp.* — Il convient d'abord de reconnaître à quelle distance du méat urinaire est le rétrécissement. Pour cela on introduit dans le canal une bougie creuse de gomme élastique, n° 6, sur laquelle sont tracées les divisions du pied (aujourd'hui du mètre); quand elle est arrêtée par le rétrécissement, il suffit d'un coup d'œil pour reconnaître de combien il est éloigné du méat urinaire, et on en prend note.

Cette donnée acquise, il faut rechercher la situation de l'ouverture du rétrécissement; on se sert à cet effet de la *sonde exploratrice de Ducamp.* C'est une sonde de gomme élastique des n°s 8, 9 ou 10, ouverte des deux bouts, et sur laquelle sont aussi tracées les divisions du mètre. L'ouverture antérieure de cette sonde doit être de moitié moins grande que l'autre. On prend un morceau de soie plate à tapisserie, on y fait plusieurs nœuds que l'on trempe dans de la cire fondue, et on arrondit cette cire en bourrelet. On passe, au moyen d'un cordonnet, cette soie dans la sonde, en la faisant entrer par l'ouverture la plus large; arrivé à l'autre ouverture, le bourrelet formé par les nœuds chargés de cire est retenu, tandis que la soie passe et forme à l'extrémité de la sonde un pinceau de duvet très fin et très fort. On trempe ce pinceau dans un mélange fait avec parties égales de cire jaune, de diachylon, de poix de cordonnier et de résine; on en met une quantité suffisante pour égaler le diamètre de la sonde, et, quand cette cire à mouler est refroidie, on la malaxe entre les doigts, puis on la roule sur un corps poli. On coupe cette espèce de bougie ajoutée à la sonde à 4 ou 5 millimètres au plus de l'extrémité de celle-ci, et on l'arrondit comme un bout de sonde.

On porte cette sonde ainsi préparée dans l'urètre; arrivé sur le rétrécissement, on laisse l'instrument en place pendant quelques instants, afin que la cire ait le temps de se réchauffer et de se ramollir; après quoi on pousse la sonde en avant. La cire se trouvant alors pressée entre la sonde et le rétrécissement, remplit toutes les anfractuosités de ce dernier, pénètre dans son ouverture, et se moule, en un mot, sur les formes qu'il présente. On retire la sonde avec précaution, et on trouve à son extrémité la forme du rétrécissement; et selon que la tige de cire est au centre ou sur un des côtés, on sait où est l'ouverture, et sur quel côté il faut agir pour détruire le rétrécissement. S'il fallait prendre une empreinte à 15 centimètres de profondeur et au-delà, on imprimerait à la sonde une courbure convenable au moyen d'un mandrin de plomb, ou mieux encore on se servirait de sondes élastiques courbes.

Reste enfin à connaître la longueur du rétrécissement. On a des bougies de gomme élastique fines et cylindriques qu'on recouvre de cire à mouler de la manière suivante : on prend quelques brins de soie plate, et on les trempe dans cette cire fondue; on tourne cette soie fortement chargée de cire autour de la bougie; puis on roule cette dernière entre deux corps polis. On introduit cette bougie dans le canal jusqu'au-delà du rétrécissement, et quand on la retire elle porte une rainure dont l'étendue indique celle du rétrécissement.

Mais cette bougie ne pénètre pas toujours aisément dans le rétrécissement, surtout quand l'orifice de celui-ci est situé de côté; il faut alors recourir au *conducteur*. C'est une sonde de gomme élastique, n° 8 ou 9, de 22 centimètres de longueur, percée aux deux bouts, et portant aussi les divisions du mètre. Si l'orifice du rétrécissement est au centre, en introduisant la bougie dans le conducteur, elle sera dirigée naturellement dans cet orifice; mais si l'orifice est de côté, il faut se servir d'un conducteur qui porte latéralement, près de son extrémité antérieure, une éminence plus ou moins forte. Par cette simple disposition, si l'ouverture de l'obstacle est en bas, on place l'éminence du conducteur en haut, *et vice versâ*, de manière que l'orifice de la sonde et conséquemment la bougie soient toujours en rapport avec l'orifice du rétrécissement.

Enfin, sentant toute l'importance d'explorer le rétrécissement d'arrière en avant, Ducamp avait dans ce but imaginé un instrument spécial : c'est une canule de gomme élastique, n° 1, terminée antérieurement par un petit cylindre en or de 12 millimètres de longueur ; à l'extrémité de ce cylindre sont accolées deux pièces mobiles de 3 millimètres d'étendue, qu'on écarte du cylindre, en poussant un mandrin qui le remplit, de manière à former à l'extrémité de l'instrument un renflement de 4 millimètres de diamètre. Le cylindre fermé est porté au-delà du rétrécissement ; on écarte alors les deux pièces mobiles, et, en le retirant d'arrière en avant, on est sûrement arrêté par le rétrécissement.

Procédé de M. Amussat. — La sonde exploratrice de M. Amussat se compose d'une canule en argent, longue de 22 à 24 centimètres, offrant sur sa longueur les divisions du mètre, et dont la cavité n'est point pratiquée au centre, mais sur un des côtés. Elle est remplie par un mandrin terminé lui-même par une petite lentille qui s'adapte exactement à l'extrémité de la canule. Ce mandrin ne peut ni avancer ni reculer : il n'exécute que des mouvements de rotation. On conçoit qu'en lui imprimant un mouvement de rotation d'un demi-cercle, on déplace la lentille terminale, et que celle-ci, tournant sur un axe qui n'est point dans son centre, ne se trouve plus en rapport avec la canule, et forme une saillie latérale.

On introduit cet instrument fermé jusque dans la région prostatique. Le chirurgien fait alors saillir la lentille du côté de la paroi du canal qu'il veut explorer ; puis il retire l'instrument lentement, de telle sorte que s'il existe la plus légère bride, elle se trouve accrochée d'arrière en avant par la lentille. De nombreuses expériences sur le cadavre ont démontré que l'instrument n'est point arrêté quand le canal est sain.

Appréciation. — La sonde de M. Amussat convient parfaitement pour découvrir les brides, et en général les rétrécissements commençants ; mais pour les coarctations très étroites, les procédés de Ducamp nous paraissent encore les plus sûrs. Sans doute il est possible, en engageant la sonde exploratrice jusqu'à la portion musculeuse d'un urètre sain, de rapporter une empreinte due au rétrécissement naturel de cette portion, ou à un rétrécissement spasmodique ; mais, d'une part, cette chance d'erreur n'existe que pour cette portion du canal, et il suffit pour la rectifier de s'assurer, par les autres moyens que Ducamp recommande, de la longueur du rétrécissement.

On oppose aux rétrécissements cinq méthodes différentes : la dilatation simple, la dilatation forcée, la cautérisation, les scarifications et l'incision.

I. Dilatation simple. — Elle se pratique à l'aide de bougies, de sondes ou d'appareils spéciaux.

1° *Les bougies.* — Elles se fabriquent de diverses matières, mais plus généralement en cire ou en gomme élastique. Ces deux espèces de bougies n'agissent que d'une manière en quelque sorte passive, attendu que leur calibre demeure toujours le même. On a essayé d'en fabriquer qui fussent susceptibles de se dilater dans le canal ; telles sont les cordes à boyaux, mais surtout les bougies en gélatine, fabriquées par M. Charrière, sous la direction de M. Félix d'Arcet, et dont la matière première est l'ivoire, qu'on dépouille des sels calcaires par un acide, quand on lui a donné la forme convenable.

On introduit la bougie, préalablement huilée, lentement et avec la plus grande douceur, surtout quand on approche du rétrécissement. Si elle s'engage dans le rétrécissement, on en enfonce une étendue assez longue pour aller jusqu'à l'orifice vésical de l'urètre, mais pas au-delà. Si au contraire on sent que la sonde butte contre le rétrécissement et refuse d'avancer, il faut la retirer de quelques millimètres, et chercher à l'engager en lui communiquant des mouvements de vrille, ou quelquefois en lui donnant une légère courbure. L'emploi de la force n'aboutirait qu'à faire reployer la bougie sur elle-même, ou, si elle était très solide, à percer les parois du canal. On peut encore favoriser son introduction en soutenant avec deux ou trois doigts le point du canal où elle butte. Enfin le *conducteur* de Ducamp peut devenir ici de la plus grande utilité.

La bougie une fois introduite, il s'agit de la fixer. On peut recourir aux procédés indiqués pour les sondes à demeure ; mais il en est un plus ingénieux inventé par un des malades de Ducamp. L'appareil se compose d'une bande de caoutchouc réunie par ses deux bouts en forme d'anneau, et d'un condom. La bougie étant placée, on la laisse dépasser le méat urinaire de 4 à 5 centimètres pour les besoins de l'érection, et on la replie en ce point dans 2 centimètres d'étendue, de manière à ce qu'elle forme un angle droit au-devant du méat urinaire. On coiffe ensuite la bougie ainsi repliée et la verge avec le condom, et l'on passe par-dessus le tout l'anneau de caoutchouc.

La bougie introduite pour la première fois est serrée dans le rétrécissement, de façon qu'elle résiste aux efforts légers qu'on fait pour la retirer. Mais le lendemain la dilatation s'est effectuée, et elle joue aisément dans le canal. On la remplace par une autre un peu plus grosse, et ainsi de suite. Il faut se rappeler surtout cette règle importante, de mettre le moins d'intervalle possible entre le retrait de l'une et l'introduction de l'autre, pour ne pas laisser au spasme le temps de se déclarer.

L'emploi des bougies en gélatine demande une précaution de plus. Si on les emploie sèches, elles sont dures, pointues, inégales, et risquent de trouer l'urètre ; en sorte qu'on avait d'abord conseillé de les faire ramollir à moitié par l'humidité, ce qui leur enlevait la plus grande partie de leur dilatabilité. J'ai concilié toutes les exigences de la pratique par un moyen fort simple, qui consiste à faire tremper dans l'eau et ramollir seulement le bout de la bougie ; elle pénètre alors très facilement, le reste suit sans obstacle, et l'on place ainsi dans le rétrécissement même une bougie sèche qui, en s'imbibant, acquerra une très notable dilatation.

2° *Les sondes.* — Quand on est parvenu à introduire des bougies d'un certain calibre, on les remplace par des sondes ; quelquefois, surtout quand il y a des fausses routes, c'est avec les sondes que le traitement doit commencer.

On introduit les sondes comme dans le cathétérisme ordinaire, sauf la lenteur et la prudence qu'exige la présence du rétrécissement. Pour les renouveler plus facilement, M. Amussat a imaginé sa *sonde conductrice*, sonde d'argent ordinaire, droite ou courbe : seulement le pavillon peut se dévisser, et le mandrin, au contraire, se visse à l'entrée de la sonde, de manière à en doubler la longueur à l'extérieur. Sur ce mandrin et sur la sonde qui y fait suite, on peut glisser des sondes de plus fort calibre ouvertes par les deux bouts. Celles-ci placées, on retire la sonde conductrice ; et pour changer les sondes de gomme élastique, il suffit de la réintroduire dans l'intérieur de celle qui occupe l'urètre, de retirer celle-ci, et d'en glisser une autre, comme il a été dit.

Lorsque le rétrécissement fait obstacle à l'introduction de la sonde, Dupuytren avait recours au procédé suivant. Il engageait une sonde métallique jusque près du rétrécissement; et, sans chercher à le forcer, il la laissait à demeure en la fixant par un des moyens indiqués, de façon à exercer une compression sur le rétrécissement avec le bec de la sonde. Sous cette compression, le rétrécissement s'entr'ouvre; et il est rare qu'on ne parvienne pas ainsi à le dilater assez pour le passage de la sonde.

M. Amussat arrive au même but avec les injections forcées, dont il sera question tout-à-l'heure.

On emploie de la même manière les bougies à ventre. D'autres moyens ont aussi été proposés : le *dilatateur à air* d'Arnott, modifié par Ducamp, qui le remplit avec de l'air et de l'eau; la chemise de M. Costallat, dont nous avons dit un mot à l'article des rétrécissements du rectum; les dilatateurs métalliques de M. Desruelles, etc. Ledran a employé avec succès un séton parcourant tout l'urètre, et qu'il avait fait ressortir par une boutonnière. Mais aucun de ces moyens n'offre autant de simplicité et d'efficacité que les bougies à ventre, ou même que les simples sondes de gomme élastique; il suffit donc de les mentionner

II. Dilatation forcée. — Érigée en méthode générale par M. Mayor, elle est fondée sur ce principe, qu'on risque moins de faire fausse route avec de grosses sondes qu'avec de petites. M. Mayor a donc faire une série de sondes en étain, dont la plus petite a 5 millimètres de diamètre, la plus forte 10 millimètres; et le traitement n'est complet, en général, que quand le plus gros numéro a traversé le canal. Ces sondes s'introduisent comme toutes les autres : seulement M. Mayor cherche à franchir l'obstacle tout d'un coup; et certainement il a obtenu des succès éclatants qui suffiront pour conserver sa méthode dans la pratique. Mais des revers assez nombreux, des déchirures de l'urètre, suivies des accidents les plus graves, ont fait voir qu'elle ne s'applique qu'à certains cas où le rétrécissement est facile à vaincre, et qu'il y aurait du danger à l'employer exclusivement.

Nous noterons dans les sondes de M. Mayor cet avantage, qu'elles n'ont qu'un œil creusé sur la concavité de la sonde; en effet, les sondes à deux yeux frottent rudement le canal, et les malades en font bien la différence. M. Cazenave, se fondant sur ce fait, a même cherché à ressusciter la sonde de Franco, ouverte à son extrémité, et bouchée durant l'introduction par un renflement qui termine le mandrin.

M. Amussat a modifié plus heureusement encore l'appareil de M. Mayor. Ses sondes, qui n'ont en réalité à remplir que l'office de bougies, n'ont ni œil ni canal, et il en fait fabriquer de calibres bien moins forts que celles de M. Mayor, afin de pouvoir y recourir, même dans les rétrécissements qui refuseraient d'admettre ces dernières.

III. Cautérisation. *Procédé de Ducamp.* — Le *porte-caustique* de Ducamp se compose d'une canule de gomme élastique, n° 7 ou 8, de 22 centimètres de longueur, portant à l'extérieur les divisions du pied (aujourd'hui les divisions métriques), et terminée par une douille de platine de même diamètre et de 13 millimètres de longueur. Par cette douille peut sortir ou rentrer à volonté un cylindre de platine de 11 millimètres de longueur et de 2 millimètres de diamètre, supporté par une bougie de gomme élastique qui sert de mandrin à l instrument. Ce cylindre est creusé d'une rainure profonde, de 4 millimètres d'étendue, et d'un demi-millimètre à peu près de largeur. C'est dans cette rainure qu'on dispose le nitrate d'argent de la manière suivante.

On concasse le nitrate d'argent en très petits morceaux ; on en remplit la rainure, et l'on dirige au-dessous d'elle la flamme d'une bougie au moyen d'un chalumeau ; la matière entre bientôt en fusion et remplit exactement la rainure. Il ne faut pas trop pousser la chaleur, car on ferait boursoufler la matière ; et c'est un point fort délicat que de graduer la chaleur d'une manière convenable. Si, après la fusion, quelques points du caustique dépassent trop les autres, on les enlève avec la pierre ponce ou de toute autre manière.

L'instrument ainsi armé, puis huilé et fermé, on l'introduit dans le canal jusqu'au rétrécissement, dont on a pris d'ailleurs la mesure exacte. Lorsqu'il rencontre une résistance, on l'arrête ; et en poussant le mandrin on fait sortir le cylindre de platine, qui pénètre alors dans l'obstacle. Une marque qui se trouve sur la canule indique toujours de quel côté est la rainure chargée de caustique. Si donc l'ouverture du rétrécissement est en haut, on imprime à l'instrument un mouvement de rotation tel que la rainure regarde en bas et cautérise de ce côté ; si l'ouverture est en bas, on opère un mouvement contraire ; enfin quand elle est au centre, par un mouvement de rotation complet, on promène le caustique sur toute sa circonférence. Au bout d'une minute, on rentre le cylindre dans la canule, et on retire l'instrument.

La rainure du porte-caustique reçoit à peu près 2 à 3 centigrammes de nitrate d'argent ; en laissant l'instrument en place une minute, il ne s'en dissout guère que le tiers ; et en général un demi-centigramme suffit pour chaque application.

Après la première application, on reste trois jours sans rien tenter de nouveau ; passé ce temps, on prend une nouvelle empreinte pour juger des points qui font le plus saillie. On passe ensuite une bougie proportionnée à la largeur de l'obstacle. Si elle pénètre jusque dans la vessie, on a la certitude qu'il n'y a qu'un rétrécissement. On fait alors une seconde application ; et trois jours après on prend une troisième empreinte. S'il reste très peu de parties saillantes, et qu'une bougie n° 6 passe facilement à travers l'obstacle, on continue le traitement par la dilatation. Quand ces deux conditions manquent, on fait une troisième application.

S'il existe un second rétrécissement, on l'attaque de la même manière dès que les instruments peuvent passer ; et de même pour un troisième, s'il y a lieu. Quand l'obstacle se trouvait au-delà de 16 centimètres (la verge étant tendue et relevée), Ducamp se servait d'un porte-caustique à canule légèrement courbe, dans lequel le mandrin pouvait tourner sans qu'il fût besoin de mouvoir la canule elle-même.

M. Lallemand a modifié ces deux porte-caustiques : le principal changement consiste à employer une canule métallique en platine ; et pour la canule courbe on est obligé d'avoir deux cylindres, l'un portant la rainure sur sa convexité, l'autre sur sa concavité. Mais ces instruments ont, comme ceux de Ducamp, l'inconvénient de cautériser d'avant en arrière, et d'agir toujours un peu à l'aveugle : avec les suivants on peut cautériser avec plus de sûreté, soit d'avant en arrière, soit d'arrière en avant.

Procédé de M. Heurteloup. — Il commence par introduire dans l'obstacle une bougie creuse avec un fil métallique dans son intérieur. La bougie retirée, le fil métallique reste en place. C'est ce fil qui doit servir de conducteur au porte-caustique ; et pour cela M. Heurteloup a fait fabriquer sur le cylindre de platine, sur la douille qui le supporte, et enfin le long de la tige du porte-caustique, un petit tuyau central par lequel il fait passer le fil conducteur.

Procédé de M. Amussat. — Il a aussi deux porte-caustiques, un droit et un courbe. Le droit se compose : 1° d'une canule en argent qui diffère peu des canules précédentes, excepté que son extrémité antérieure a plus d'épaisseur sur une moitié de sa circonférence que partout ailleurs; 2° d'un mandrin en argent creusé aussi d'une rainure pour recevoir le caustique ; mais cette rainure ne s'étend que jusqu'à un millimètre de l'extrémité du mandrin : celui-ci s'implante sur un des côtés de la circonférence d'une lentille mousse, dont la partie saillante correspond au caustique et s'adapte au côté le plus épais de la canule, de manière à lui former un bec mousse quand l'instrument est fermé.

On prévoit comment doit agir cet instrument calqué sur la sonde exploratrice. On l'introduit fermé jusqu'au-delà du rétrécissement; alors, par un mouvement de rotation du mandrin, on fait saillir la lentille avec laquelle on accroche l'obstacle d'arrière en avant; puis l'opérateur retire à soi la canule, et met ainsi à découvert le caustique, qui se trouve nécessairement en contact avec l'obstacle et l'attaque d'une manière très sûre. La cautérisation terminée, on ne ferme pas complétement l'instrument, de crainte de pincer la muqueuse urétrale ; mais on lui imprime des mouvements de rotation pour le retirer du canal.

Le porte-caustique courbe est construit sur le même plan : seulement il lui faut deux mandrins comme à celui de M. Lallemand ; et la saillie de la lentille ne s'obtient plus par rotation, mais en la poussant d'un millimètre en avant.

IV. Scarifications. — Cette méthode jusqu'à présent a moins bien inspiré ses partisans que les deux précédentes. Ce n'est pas cependant faute d'instruments. Dorner, dit-on, se servait d'une sorte de lancette conduite à travers une sonde ; M. Despinay a recours à un bistouri droit, très étroit et boutonné ; M. Ashmead a imaginé un bistouri caché comme celui de frère Côme, dont la gaîne se prolonge en pointe mousse ou boutonnée pour franchir l'obstacle, et dont la lame n'est tranchante que dans l'étendue de 15 à 18 millimètres près de son extrémité.

M. Amussat a déjà produit trois scarificateurs. Le premier, dit *urétrotome*, consistait en un cylindre d'acier conique, long de 14 à 15 millimètres, et armé de huit crêtes tranchantes longitudinales d'un demi-millimètre chacune. On passait d'abord un mandrin à travers l'obstacle, et sur ce mandrin on dirigeait l'urétrotome, qui coupait ainsi d'avant en arrière.

Le second, appelé *coupe-brides*, ressemblait parfaitement à la sonde exploratrice du même auteur, si ce n'est que l'extrémité de la canule répondant à la lentille était tranchante circulairement. La lentille introduite derrière l'obstacle, on poussait la canule en avant, et les brides comprises entre le tranchant circulaire et la lentille se trouvaient nécessairement divisées.

Le troisième est plus compliqué. Il se compose d'une canule qui présente à son extrémité antérieure, d'un côté une fente longue de 11 millimètres, de l'autre une entaille d'un demi-millimètre de profondeur. Le mandrin porte lui-même à son extrémité, d'un côté une demi-lentille qui occupe l'entaille indiquée, de l'autre une petite lame tranchante demi-circulaire, longitudinale, reçue dans la fente de la canule. On introduit l'instrument fermé le plus avant possible dans l'urètre; on pousse de 3 à 4 millimètres le mandrin pour faire saillir la demi-lentille et accrocher l'obstacle d'arrière en avant; quand on s'est ainsi assuré de la présence d'une bride, on fait faire un demi-tour à l'instrument pour présenter la lame tranchante de ce côté, et on la fait agir en pressant sur l'obstacle à diviser. L'incision faite, on rentre la lame dans la canule, et on retire l'instrument sans aucun péril pour les parties saines de l'urètre.

Plus récemment, M. Desruelles a remis en honneur une sorte de râpe circulaire, déjà indiquée par A. Paré, avec laquelle il frotte, il écorche, il détruit le rétrécissement. Nous n'oserions prédire à cet instrument une meilleure destinée qu'à tous les autres scarificateurs.

V. Incision extérieure, ou Boutonnière. — Opération ancienne, condamnée déjà par Desault, et renouvelée récemment en Allemagne, en Angleterre et en Amérique.

Une sonde ou un cathéter cannelé est porté jusqu'au-devant de l'obstacle et fixé par un aide. Le chirurgien fait une large incision sur la paroi inférieure de l urètre, tombe sur l'instrument conducteur qu'il retire un peu; cherche ensuite la continuation du canal au fond de la plaie, pendant que le malade fait effort pour uriner, et tâche d'y glisser une sonde cannelée ou un stylet, qui doit servir de conducteur pour prolonger l'incision au-delà du rétrécissement; après quoi l'on place une sonde à demeure dans l'urètre, et sur cette sonde on réunit les deux bords de l'incision.

Appréciation. — La boutonnière appliquée au traitement des rétrécissements est une opération généralement mauvaise; car de deux choses l'une : ou le rétrécissement peut être traversé par une sonde ou une bougie, et il vaut mieux tenter ce passage par l'urètre même; ou bien il est trop étroit pour le permettre, et il sera encore plus difficile après la boutonnière d'y glisser une sonde cannelée. De poursuivre alors l'incision sans conducteur, comme on l'a conseillé, c'est une opération irrationnelle, surtout puisqu'il est d'autres moyens de remédier aux rétentions d'urine, le seul cas où on pourrait songer à l'employer.

Les scarifications offriraient sans doute un grand avantage pour la dilatation du canal; mais aucun des instruments ne nous paraît assez sûr dans son action. Il nous paraît qu'un scarificateur, pour atteindre le but, doit 1° agir sur toute l'étendue de l'obstacle, et ne pas aller au-delà; 2° agir par incisions longitudinales; 3° inciser de la base du rétrécissement à son bord libre pour être sûr de le diviser en entier.

Restent la cautérisation et la dilatation. Pour la première, les instruments de Ducamp, surtout avec la modification de M. Heurteloup, nous paraissent préférables quand le rétrécissement est très étroit; mais quand la lentille de M. Amussat peut le traverser, c'est avec son porte-caustique qu'il faut faire les dernières applications. Du reste, la dilatation est le complément indispensable de toutes ces méthodes; et comme elle est aussi efficace par elle-même dans un grand nombre de cas, c'est elle que nous adoptons comme méthode générale, en réservant les autres pour les cas exceptionnels. N'omettons pas que quand le rétrécissement est tellement étroit qu'il refuse le passage aux plus petites sondes, un moyen précieux pour favoriser la dilatation consiste dans les injections forcées, répétées durant plusieurs jours (Amussat).

De quelque méthode qu'on ait fait usage, il serait peu prudent de promettre une guérison sans récidives. Mais pour les prévenir, il suffit que les malades se passent de temps à autre une sonde de gros calibre dans le canal.

5° *Rétention d'urine.*

La rétention d'urine reconnaît toujours pour cause ou une contraction spasmodique, ou une inflammation de l'urètre, ou enfin un rétrécissement. Dans les deux premiers cas le cathétérisme ménagé suffit le plus souvent ; c'est principalement pour le dernier, et quand le cathétérisme est impossible, qu'on a recours à des procédés spéciaux. Ces procédés sont : les injections forcées, le cathétérisme forcé, la boutonnière, et la ponction de la vessie, qui sera décrite à part.

I. Injections forcées. *Procédé de M. Amussat.* — Ce procédé est fondé sur ce fait, que le canal de l'urètre n'est jamais entièrement oblitéré, et que la rétention complète provient presque constamment d'un bouchon de mucosités qui obture le rétrécissement, et qui, ayant sa partie la plus large en arrière, peut difficilement être chassé par l'urine en avant, tandis que rien n'est plus facile que de le repousser d'avant en arrière.

Le malade assis sur le bord de son lit, les jambes appuyées sur deux chaises, le chirurgien placé devant lui introduit dans l'urètre, jusqu'au rétrécissement, une sonde de gomme élastique bien flexible, d'un petit diamètre, et ouverte comme une canule à ses deux extrémités. Il adapte à cette sonde une seringue de gomme élastique préalablement remplie d'eau tiède et soigneusement vidée d'air ; le siphon de cette seringue doit présenter une ouverture presque capillaire. Tout ainsi disposé, il serre fortement l'urètre sur la sonde avec l'indicateur et le médius de la main gauche, tandis qu'avec la main droite il comprime brusquement la seringue pour en chasser le liquide qu'elle contient. Quelquefois la force d'une main ne suffit pas ; il faut alors placer la seringue entre ses deux genoux pour la comprimer plus fortement et par saccades. Le liquide lancé par un jet rapide contre le rétrécissement repousse le bouchon de mucosités en arrière ; et presque aussitôt le malade, à l'aide d'un effort, peut évacuer quelques gouttes, ou même un petit jet d'urine. Si la première injection ne suffit pas, ce qui arrive surtout chez les vieillards, il faut en pratiquer une seconde, et même plusieurs autres, si cela est nécessaire.

Après quelques jours d'injections répétées, le rétrécissement

55.

est assez dilaté pour permettre à une petite bougie de le traverser.

C'est à tort qu'on a voulu rapporter l'invention de ce procédé à Sœmmering; mais on en trouverait plus justement la première idée dans Théodore de Mayern, qui insufflait de l'air dans l'urètre pour vaincre les rétrécissements. Je regarde ce moyen comme fort utile; toutefois il demande une main exercée. Il ne faut pas perdre de vue que la vessie est déjà distendue outre mesure, et que d'après les lois de l'hydraulique le jet de liquide, quelque mince qu'il soit, agit avec une égale force sur tous les points de cet organe, tend en conséquence à le dilater plus encore d'une manière brusque, et, s'il était poussé avec trop de violence, laisserait craindre de le déchirer.

II. Cathétérisme forcé. *Procédé de Boyer.* — Il se sert d'une sonde conique métallique et solide, de calibre moyen et d'une légère courbure; le mandrin doit la remplir exactement. Le malade étant couché sur le bord gauche du lit, le chirurgien enfonce la sonde, bien graissée d'huile, doucement dans l'urètre jusqu'au rétrécissement; lorsqu'elle y est parvenue, il porte profondément dans le rectum le doigt indicateur gauche enduit de cérat; ensuite il pousse d'arrière en avant la verge sur la sonde, qu'il tient entre le pouce et le côté radial du doigt indicateur à demi fléchi; et comme les doigts peuvent glisser sur la sonde, et que par là une partie de la force qu'on est obligé d'employer pour la faire avancer serait perdue, on doit placer entre elle et les doigts un morceau de linge. Les choses étant dans cet état, le chirurgien enfonce la sonde suivant la direction de l'urètre, sans l'incliner ni d'un côté ni de l'autre, avec une force proportionnée à la résistance qu'il éprouve. Le doigt indicateur gauche, qui sert pour ainsi dire de conducteur à la sonde, fait connaître si en s'avançant elle conserve la direction de l'urètre ou si elle s'en écarte, et, dans ce dernier cas, de quel côté il faut la porter pour la ramener à cette direction. La profondeur à laquelle la sonde a pénétré, sa direction et la facilité d'en abaisser le pavillon, font présumer qu'elle est parvenue dans la vessie; alors on retire le mandrin; et si l'urine s'écoule, la présomption se convertit en certitude. Toutefois, comme l'urine commence à sortir aussitôt que l'œil de la sonde le plus voisin de son bec a dépassé le col de la vessie, et que l'instrument n'excède alors ce col que de 10 15 millimètres, il convient de l'enfoncer un peu plus avant, en procédant avec mesure, pour ne pas blesser les parois de la vessie.

Quelquefois on ne réussit pas d'abord, soit que la sonde soit arrêtée par le rétrécissement, ou qu'elle ne puisse le dépasser que de quelques millimètres. On attend alors que l'irritation soit calmée, et on renouvelle les tentatives; pourvu qu'on ne fasse point de fausses routes, on gagne peu à peu du terrain. Boyer a vu des malades chez qui la sonde n'est arrivée dans la vessie qu'au bout d'un mois, et après des essais souvent répétés.

On se conduit ensuite comme quand on a placé une première bougie dans un rétrécissement, c'est-à-dire qu'on laisse la sonde conique à demeure deux, trois ou quatre jours; puis on lui substitue une sonde de gomme élastique un peu plus grosse, et successivement on augmente par degrés le calibre de la sonde.

III. La boutonnière. — Elle présente quelquefois assez de facilité quand la collection d'urine a dilaté l'urètre derrière le rétrécissement, et se révèle par la fluctuation; du moins alors on a un guide pour le bistouri, et il n'est pas douteux qu'il ne faille la préférer à la ponction de la vessie. Mais nous ne saurions l'approuver quand cette condition manque, quoique M. Amussat ait cherché à la reproduire.

Procédé de M. Amussat. — Il propose d'inciser le canal un peu en arrière du bulbe, et d'introduire par cette ouverture une sonde pour vider la vessie. La vessie vidée, il retirerait cette sonde pour en introduire une seconde par le méat urinaire jusqu'au point rétréci; cela fait, il inciserait le rétrécissement lui-même, et conduirait cette sonde jusque dans la vessie.

6° *Fistules urinaires.*

Les moyens à diriger contre ces fistules se rattachent à quatre méthodes différentes.

1° *Méthode ordinaire.* — La première indication à remplir est de rétablir le cours des urines par l'urètre, en introduisant une sonde dans la vessie. Les procédés ne sont pas autres que pour les rétrécissements simples; cependant M. Amussat préfère se servir d'une sonde droite, comme plus facile à diriger dans la vessie sans s'égarer dans le trajet fistuleux. On laisse cette sonde à demeure; d'ordinaire, quand l'urine ne passe plus par la fistule, celle-ci tend à se fermer, et les callosités mêmes finissent par se fondre. Quelquefois cependant l'urine passe entre la sonde et le canal, et vient de nouveau irriter la fistule ; on prévient cet accident en tenant la sonde constamment débouchée, pour que l'urine y trouve toujours une libre issue. Enfin, quand ce moyen ne réussit pas, Boyer conseille de remplacer la sonde par une grosse bougie que le malade retirera chaque fois qu'il voudra uriner. Nous ne concevons pas quel avantage la bougie aura sur la sonde, et le fait cité en preuve par Boyer vient plutôt à l'appui de la méthode suivante.

2° *Méthode de Ducamp.* — La sonde à demeure, selon Ducamp, a l'inconvénient d'irriter la plaie fistuleuse, en sa qualité de corps étranger ; et il assimile son action à celle d'un pois dans un cautère. Il ne s'occupe donc absolument que de détruire le rétrécissement ; quand le canal naturel est rétabli, la fistule tend à se fermer d'elle-même. Si cependant elle persiste, il ne faut point alors établir de sonde à demeure ; il suffit d'introduire une sonde chaque fois que le malade a besoin d'uriner. A l'appui de cette méthode, on peut citer des faits nombreux rapportés par les auteurs comme des cas de guérison spontanée, quand les procédés ordinaires avaient été épuisés sans succès.

3° *Suture.* — Tentée à plusieurs reprises, elle a plus souvent échoué que réussi. On commence par transformer la fistule en une fente un peu allongée en enlevant les callosités, mais toutefois en agissant plutôt sur les téguments que sur les parois propres de l'urètre qu'il faut respecter le plus possible. On place ensuite une sonde de gomme élastique à demeure, et par-dessus la sonde on réunit les bords de la plaie par des points de suture entortillée, qui ne doivent pas être à plus de 6 à 8 millimètres l'un de l'autre.

Nous pensons que les fréquents insuccès de la suture tiennent à la présence de la sonde, et qu'il serait plus sage de la retirer aussitôt après la suture. Lors du besoin d'uriner, on sonderait le malade avec une sonde droite de médiocre calibre, et en appuyant plus que jamais sur la paroi supérieure de l'urètre.

4° *Urétroplastique.* — Quand la fistule s'accompagne de perte de substance, M. Dieffenbach a pratiqué avec succès des incisions latérales et parallèles à la plaie, qui permettent aux bords de celle-ci de se rapprocher sans tiraillement.

A. Cooper, et après lui Earle et Delpech ont appliqué à ces cas la méthode indienne, en allant chercher un lambeau de téguments sur les parties voisines du pénis, du scrotum, de l'aine, ou même à la partie interne de la cuisse. Ici encore les revers ont passé les succès.

La méthode ancienne nous semblerait plus simple; mais peut-être aussi laisserait-elle craindre davantage le rétrécissement consécutif de l'urètre.

Elle a été mise en usage avec succès, mais avec une modification fort ingénieuse par M. Alliot. Il a circonscrit et disséqué un petit lambeau quadrilatère; et, enlevant de l'autre côté une portion de peau égale à ce lambeau, il a recouvert avec lui la fistule et la perte de substance, en sorte que la suture principale se trouvait à distance de l'urine lorsqu'elle traversait l'urètre. L'opération a parfaitement réussi.

Toutefois, même avec ces ingénieuses applications, la guérison des fistules urétrales était une des plus grandes difficultés de la médecine opératoire. C'est l'urine qui par son contact empêche l'adhésion des bords de la fistule ou du lambeau; c'était là l'ennemi à éloigner plutôt qu'à combattre. M. Dieffenbach avait eu le premier l'idée d'une boutonnière qui livrerait passage à l'urine pendant le travail d'oblitération de la fistule; mais il avait craint de produire par là une fistule nouvelle. M. Ségalas a écarté cette crainte, et donné le conseil formel de pratiquer la boutonnière; et M. Ricord le premier a mis cette idée à exécution avec un plein succès. Le procédé opératoire a été décrit dans l'article précédent: seulement, dans le cas de fistule, il faut placer une sonde par la boutonnière jusqu'à ce que la fistule soit absolument fermée.

Il est enfin des cas où l'urètre se trouve complétement oblitéré en avant de la fistule. On aurait à choisir alors entre la ponction par l'urètre même, pour faire ressortir le trocart par la plaie, ou l'incision en forme de boutonnière. Ces cas sont heureusement très rares.

7° *Des calculs arrêtés dans l'urètre.*

Ces calculs s'arrêtent dans la portion prostatique, dans la portion musculeuse, ou dans la portion spongieuse.

I. Dans la portion prostatique. — Tantôt le calcul ferme complétement le canal; tantôt il permet encore à la sonde de pénétrer dans la vessie.

Dans le premier cas, on porte jusqu'à l'obstacle un cathéter cannelé sur lequel on incise la portion musculeuse de l'urètre ; quand l'incision est arrivée près du calcul, on fait saillir celui-ci à l'aide d'un ou deux doigts de la main gauche introduits dans le rectum ; on agrandit alors l'incision sur la pierre même ; on a soin de diviser exactement toutes les brides qui le retiennent, surtout quand il est inégal ; après quoi on cherche à l'entraîner au-dehors avec une curette ou des tenettes.

Dans le second cas, on divise d'abord les téguments comme dans la taille latéralisée ; puis, sur la cannelure du cathéter, on incise une partie de la portion musculeuse et la portion prostatique aussi loin qu'il est nécessaire ; quand le doigt porté au fond de la plaie juge l'incision suffisante, on fait saillir le calcul à l'aide des doigts portés dans le rectum, et on l'extrait comme dans le cas précédent. Si l'extraction offre quelque difficulté, le chirurgien charge un aide d'introduire ses doigts dans le rectum, afin d'avoir les deux mains libres pour terminer l'opération.

II. Dans la portion musculeuse. — On place le malade à l'ordinaire ; le chirurgien porte dans le rectum le doigt indicateur gauche, afin de pousser la pierre vers le périnée ; l'aide qui relève le scrotum tend également les téguments à inciser. On y fait une incision oblique, soit sur le cathéter cannelé, soit sur la saillie du calcul même ; on a soin d'agrandir l'incision autant qu'il est nécessaire, et de ne laisser aucune bride qui empêcherait l'issue du calcul. On procède ensuite à l'extraction, en le poussant en dehors avec le doigt placé dans le rectum, et en l'attirant en même temps avec une curette, des pinces à polype ou des tenettes.

III. Dans la portion spongieuse. — On a multiplié les procédés, qu'on peut diviser en quatre classes, selon leur degré d'efficacité.

1° *Dilatation du canal.* — A cette première méthode appartiennent les bains émollients locaux ou généraux, les injections huileuses, puis la dilatation directe du canal, soit en insufflant d'air pour pratiquer ensuite la succion de la verge, par le procédé des Égyptiens ; soit en employant la corde à boyau, l'éponge, ou simplement des sondes d'un gros calibre, et en prescrivant au malade de pousser l'urine avec force en même temps qu'on retire la sonde. Ces moyens ne sauraient réussir que dans les cas les plus faciles.

2° *Instruments à extraction.* — On s'est servi de pinces à pansement simples, ou courbées et munies d'un ressort qui en écarte les branches dans le canal. Marini introduisait derrière le calcul une anse de fil métallique. D'autres ont conseillé une sorte de sonde recourbée, ou plutôt de crochet. La pince de Hales ou de Hunter est plus célèbre : elle se compose d'une tige contenue dans une canule d'argent, et terminée à son extrémité libre par deux branches que leur élasticité porte à s'écarter. On introduit l'instrument fermé jusqu'au calcul ; alors on retire la canule en arrière ; les deux branches devenues libres s'écartent et embrassent le calcul par les deux extrémités de son diamètre. Cette pince a été modifiée de plusieurs manières ; on l'a courbée pour la faire pénétrer plus avant au-delà de la symphyse ; on a fendu la tige en trois branches au lieu de deux. Le perfectionnement le plus important est dû à M. Civiale, qui a creusé la tige d'un canal central par lequel passe un stylet qui, poussé en avant, sert à reconnaître si le calcul est bien embrassé par la pince, et, retiré en arrière, à écarter celle-ci plus fortement.

La pince de M. Amussat est plus simple et plus forte. C'est une canule fendue à son extrémité antérieure en quatre languettes, et parcourue par une tige métallique terminée en bouton arrondi. Quand l'instrument est fermé, le bouton de cette tige en forme l'extrémité ; en la retirant, on écarte de dedans en dehors les quatre languettes de la canule, auxquelles on communique tout le degré d'écartement que l'urètre peut supporter. En retirant la tige un degré de plus, le bouton tombe dans un évasement pratiqué à la racine des languettes, qui tendent aussitôt à se rapprocher par leur propre ressort. On porte cet instrument fermé jusqu'au calcul ; on retire alors la tige en même temps qu'on pousse légèrement la canule pour embrasser le calcul, et avec le doigt placé sous la verge, on le pousse entre les branches d'arrière en avant. Quand il est bien saisi, on fait tomber le bouton dans l'évasement pour accroître la pression des branches, et on le retire ainsi en appuyant toujours sur le calcul d'arrière en avant à travers les téguments.

M. Leroy d'Étiolle a imaginé récemment un instrument à mon avis bien supérieur : c'est une sorte de crochet brisé, formé d'une longue tige rectiligne et d'une petite branche transversale de 4 millimètres environ de longueur. Cette petite branche se relève sur la tige de manière à affecter la même direction, lorsque l'on introduit l'instrument; mais quand on est arrivé derrière la pierre, un mécanisme fort simple la rend transversale, et on agit alors sur le calcul d'arrière en avant, avec une grande force et une grande sécurité.

3° *Instruments lithotriteurs.* — Albucasis employait pour briser la pierre un simple perforateur; A. Paré et Franco conseillaient une tarière enfermée dans une canule; Fischer, après avoir pratiqué à un calcul une ouverture de la grosseur d'une plume d'oie, introduisit dans le trou une pince dont il écarta ensuite les branches avec force, et parvint de cette manière à réduire le calcul en morceaux. M. Leroy d'Étiolle propose d'appliquer à cet éclatement la pince d'A. Cooper, dont les branches s'écartent à l'aide d'une tige poussée d'avant en arrière. Mais ces appareils n'ont pas été construits jusqu'à présent de manière à présenter toutes les garanties désirables, et c'est un point de chirurgie à perfectionner.

Dans les cas où un petit gravier s'est formé une cellule dans un des côtés du canal, M. Leroy propose le moyen qui suit. Après avoir mesuré la distance du méat urinaire au calcul, on prend une canule plus ou moins grosse, suivant le diamètre du point rétréci, et présentant à 5 ou 6 centimètres environ de son extrémité une ouverture oblongue d'une étendue proportionnée au volume de la pierre. La canule introduite de manière que le calcul réponde à l'ouverture et fasse saillie à l'intérieur, on commence par faire agir sur elle une tige armée de dents, puis une lime que l'on fait aller et venir sur le calcul, tandis qu'un aide le comprime contre l'ouverture de la canule. S'il restait une petite portion de pierre que la lime ne pût atteindre, on la forcerait à sortir de sa cellule au moyen de la pince de Hales ou d'un crochet particulier.

4° *Incision.* — On commence par reconnaître exactement le lieu qu'occupe la pierre, et on charge un aide de tirer la peau de la verge vers le gland, afin que l'incision extérieure ne soit point parallèle à celle de l'urètre. Le chirurgien fixe la pierre entre le pouce et l'indicateur de la main gauche; de la main droite armée d'un bistouri, il fait à la peau une incision longitudinale dont l'étendue dépasse un peu le diamètre du corps étranger; et par une seconde incision faite avec la pointe de l'instrument en appuyant sur le calcul, il divise les parois mêmes de l'urètre. Si la pierre était très inégale, et que son volume permit d'introduire une sonde cannelée, on dirigerait le bistouri sur cette sonde même, et l'incision serait plus nette.

L'incision achevée, on couche la verge en haut, et on presse avec les doigts sur les parties latérales pour rendre le calcul plus saillant. Quelquefois il s'échappe ainsi presque de lui-même; d'autres fois il faut le saisir et l'extraire avec une curette, le bout d'une spatule ou des pinces à anneaux.

Quand la pierre est arrêtée vis-à-vis le scrotum, la crainte d'une infiltration a fait conseiller de recourir à l'incision le plus tard possible, et seulement après que tous les autres moyens ont été tentés sans succès. Ces craintes sont fort exagérées. J'ai pratiqué dernièrement cette opération pour un calcul double répondant à la base du scrotum; j'ai laissé une sonde à demeure dans la vessie, et l'opéré a guéri sans aucune sorte d'accidents.

8° *Dilatation anormale de l'urètre.*

Chez un malade affecté d'incontinence d'urine, et dont l'urètre offrait une dilatation considérable, Habort imagina d'en exciser en partie la paroi inférieure, puis d'en réunir la plaie au moyen de la suture, et parvint ainsi à rétablir les fonctions urétro-vésicales (Velpeau).

9° *Tumeurs de la prostate.*

On nomme ainsi des tumeurs plus ou moins volumineuses, généralement ovoïdes, qui, nées de la partie moyenne et inférieure de la prostate, font saillie dans la vessie, et s'appliquent souvent à l'orifice urétral de manière à le boucher. Sabatier cite un cas de ce genre où la ponction sus-pubienne fut pratiquée et la canule laissée en permanence un an entier sans qu'aucun accident s'ensuivît. C'est pour une affection analogue que Lafaye fit la ponction à travers l'urètre. Mais M. Leroy a trouvé un mode de traitement moins hasardeux.

Procédé de M. Leroy d'Étiolle. — Son but est de déprimer fortement la partie moyenne et saillante de la prostate. Il introduit dans la vessie une sonde de gomme élastique ordinaire à l'aide d'un mandrin courbé, et redresse ensuite cette sonde en y introduisant un mandrin droit On laisse la sonde en place de quinze à vingt minutes, et on la réintroduit tous les jours durant huit ou quinze jours. M. Leroy avoue lui-même qu'il ne se rend pas bien compte de l'efficacité de ce moyen ; mais l'expérience a montré plusieurs fois que les malades étaient délivrés de leur rétention d'urine, sinon pour toujours, du moins durant plusieurs mois et même plusieurs années.

La difficulté est d'introduire le mandrin droit, à cause de la courbure que la prostate tuméfiée imprime à la sonde. M. Rigal place dans l'extrémité de cet instrument un ressort de bretelle ; d'autre part, son mandrin doit présenter à son extrémité un pas de vis. En faisant tourner ce mandrin entre les doigts, la vis s'engage dans les spirales du fil métallique, et pénètre ainsi jusqu'au bout de la sonde.

M. Leroy a transporté ce mécanisme à l'entrée de la sonde au moyen d'un embout creusé d'un pas de vis dans son intérieur, et qui peut s'appliquer à des sondes de tous les calibres. Le mandrin s'engage à travers ce pas de vis, et porte d'ailleurs à son extrémité interne un bouton ou olive qui l'empêche de déchirer le tissu de l'algalie.

Mais ces instruments ont cet inconvénient, que le mandrin ne procède que successivement, d'arrière en avant, en appuyant sur la paroi postérieure de la sonde ; si quelque chose l'arrête, la courbure de celle-ci devient angulaire ; et si l'on insiste, on pourra déchirer le tissu de la sonde et même blesser le canal.

M. Tanchou a voulu éviter le péril en joignant à la sonde un mandrin articulé qui s'introduit avec elle et sert ensuite à la redresser. Il faut bien ajouter que toutes ces inventions sont parfaitement inutiles : lorsqu'on se sert d'une sonde métallique à courbure ordinaire, dès que la courbure a pénétré dans la vessie, l'urètre est naturellement occupé par la portion droite de l'instrument, et l'on est plus sûr encore du résultat en se servant de la sonde à courte courbure de M. Mercier, qui sert alors à la fois à reconnaître l'hypertrophie et à la combattre.

10° *Ponction de la vessie.*

Cette ponction s'exécute avec un trocart droit ou courbe de suffisante longueur, et selon quatre procédés différents.

1° *Par l'urètre; procédé de Lafaye.* — Astruc souffrait d'une rétention d'urine causée par une tumeur du col de la vessie. Le cathétérisme étant impossible, Lafaye prit une algalie légèrement courbe, ouverte à ses deux extrémités, et contenant un stylet d'argent terminé par un poinçon triangulaire qui pouvait excéder de 9 millimètres l'ouverture de l'algalie. Il introduisit la sonde, le poinçon retiré en dedans, jusqu'à l'obstacle; porta le doigt index profondément dans le rectum pour la diriger vers la vessie ; puis il poussa le stylet avec force à travers l'obstacle, et portant en même temps la sonde dans la direction du col de la vessie, il parvint dans la cavité de ce viscère. Il retira ensuite le mandrin, laissa la sonde à demeure durant quinze jours ; puis il y substitua d'autres sondes d'un plus gros calibre, de manière à créer là un canal artificiel.

2° *Ponction périnéale.* — Elle se pratique avec un trocart droit, long de 18 à 20 centimètres. Le malade est couché horizontalement, les jambes et les cuisses fléchies, comme pour la lithotomie périnéale ; un aide comprime légèrement la vessie à la région hypogastrique d'une main, et relève les bourses de l'autre main. Le chirurgien, placé entre les cuisses du malade, applique le doigt indicateur gauche sur le côté du raphé, entre l'urètre et la branche de l'ischion, à 8 ou 9 millimètres au-devant de l'anus, pour tendre le périnée et diriger plus sûrement la pointe du trocart; ou bien il met ce doigt dans le rectum pour éloigner cet intestin autant que possible du lieu où se fait la ponction. Il prend le trocart de la main droite, et en porte la pointe sur le milieu d'une ligne qui partant de la tubérosité de l'ischion se terminerait au raphé, à 4 millimètres au-devant de la marge de l'anus. L'instrument doit être enfoncé dans une direction telle, que sa pointe rencontre l'axe du corps à 6 ou 8 centimètres du lieu de son entrée, suivant l'embonpoint du sujet et l'épaisseur présumée du périnée. La sortie de quelques gouttes d'urine qui s'échappent le long de la canule du trocart et le défaut de résistance indiquent qu'on est parvenu dans la vessie. On retire alors le poinçon ; l'urine s'écoule ; on bouche ensuite la canule demeurée en place, et on la fixe aux sous-cuisses d'un bandage en T.

Les parties traversées par le trocart sont : la peau, un tissu cellulaire adipeux abondant, le muscle releveur de l'anus, et le bas-fond de la vessie près de son col.

3° *Ponction par le rectum ; procédé de* **Fleurant.** — Ce procédé est fondé sur ce fait anatomique, que dans l'ischurie, le bas-fond de la vessie forme dans le rectum une tumeur bien sensible au toucher, qui comprime cet intestin jusqu'au point de s'opposer à l'évacuation des matières stercorales.

Le malade placé comme pour la ponction périnéale, le chirurgien introduit le doigt indicateur gauche, graissé d'huile, dans le rectum le plus avant qu'il est possible, au-delà de la prostate, et jusqu'à ce qu'il touche bien distinctement la tumeur formée par la vessie. On prend alors de la main droite un trocart courbe, de 13 à 14 centimètres de longueur, dont on a retiré le poinçon de manière que la pointe soit en ièrement cachée dans la canule, et on le porte le long du doigt indicateur, sur lequel appuie sa convexité. Quand l'extrémité de la canule est parvenue au-delà du bout du doigt, et qu'elle touche la paroi antérieure du rectum, on pousse le manche du trocart pour en faire saillir la pointe, et du même temps pour faire entrer la tige et la canule tout ensemble dans la vessie, de la longueur de 3 centimètres, au-dessus de la prostate et entre les vésicules séminales. On retire alors successivement le doigt indicateur et le poinçon, et l'urine s'écoule par la canule.

Quand la vessie est vidée, on fixe la canule avec des rubans de fil passés dans les ouvertures de son pavillon, et attachés en devant et en arrière à un bandage de corps; et on l'affermit dans sa position à l'aide de compresses soutenues par un bandage en T double. On peut d'ailleurs, ou la boucher avec un fausset, ou, comme le malade est obligé de garder le lit, la tenir ouverte et la faire communiquer avec un urinal placé sous les fesses. Quand le malade a besoin d'aller à la selle, on ôte le bandage; on relève peu à peu la canule, et on la soutient pendant la sortie des matières fécales. Enfin, dès que l'urine a repris son cours naturel, on retire la canule, et l'ouverture qu'elle a faite ne tarde pas à se fermer.

4° *Ponction sus-pubienne.* — Lorsque la vessie est gonflée d'urine, elle s'élève au-dessus du pubis, repousse le péritoine devant elle, et s'applique immédiatement par sa face antérieure contre les muscles droits et transverses de l'abdomen.

On se sert pour cette ponction du trocart de frère Côme, long de 11 centimètres environ, monté sur un manche taillé à pans, et offrant dans sa courbure une portion d'un cercle de 18 centimètres de diamètre.

Le malade couché sur le côté droit de son lit, la tête et la poitrine un peu élevées, les cuisses légèrement fléchies, le chirurgien placé du même côté tend la peau avec le pouce et l'indicateur de la main gauche; et saisissant de la main droite le trocart courbe, la concavité tournée vers le pubis, il le plonge perpendiculairement à l'axe du corps au bas et au milieu de la ligne blanche, à 4 centimètres environ au-dessus de la symphyse des pubis, jusque dans la vessie. Quand on a pénétré dans sa cavité, on retire le poinçon et on évacue l'urine; puis on bouche la canule avec un fausset, et on la fixe autour du corps avec deux rubans attachés à son pavillon.

On laisse la canule dans la vessie jusqu'à ce que le cours naturel de l'urine soit rétabli, ou qu'on puisse introduire une sonde par l'urètre. On la débouche d'heure en heure pour laisser couler l'urine, le malade se penchant sur le côté. Au bout de six à huit jours, le trajet qu'elle parcourt est tapissé d'une sorte de muqueuse accidentelle, et l'on peut retirer la canule sans avoir à craindre d'extravasation urinaire.

Appréciation. — La ponction sus-pubienne est généralement préférée, à raison du peu d'épaisseur des parties qu'elle traverse et de l'absence de vaisseaux et de nerfs importants. A la vérité, quand le malade est chargé d'embonpoint, il est nécessaire de faire d'abord avec le bistouri une incision qui traverse tout le panicule graisseux avant de plonger le trocart; mais cet inconvénient est plus marqué encore pour la ponction périnéale; et pour la ponction par le rectum, l'épaisseur du tissu adipeux du périnée est quelquefois telle que l'on ne peut atteindre la vessie avec le doigt; circonstance rencontrée par Frank et attribuée à tort à l'élévation de la vessie par suite de sa plénitude. On ne cite que pour mémoire la ponction par l'urètre, à laquelle Boyer a substitué le cathétérisme forcé, et qui peut-être ne mérite pas un dédain si complet.

Dans tous ces procédés, quand on veut laisser une canule à demeure, il est prudent de remplacer la canule métallique par une sonde de gomme élastique de moindre calibre, qu'on glisse dans la vessie par le canal de la première.

Art. IV. — De la Lithotomie.

La lithotomie ou la taille est une opération qui consiste à pénétrer dans la vessie par une incision, pour en extraire les calculs qu'elle renferme. Elle a été tentée par une multitude de procédés qui se rattachent toutefois à trois méthodes principales : la taille périnéale, la taille recto-vésicale et la taille hypogastrique.

1° *Taille périnéale.*

Anatomie chirurgicale. — Le périnée représente un triangle circonscrit latéralement par l'arcade pubienne, et en arrière par une ligne étendue d'une tubérosité sciatique à l'autre. Le raphé de la peau le divise ensuite en deux triangles latéraux ; c'est par l'un de ces triangles, et surtout par celui du côté gauche, quelquefois aussi en les intéressant tous les deux, que l'on parvient à la vessie dans les diverses tailles périnéales. En effet, de la peau à la vessie, chacun d'eux offre une espèce de canal rempli de parties peu importantes ou que l'on peut éviter.

Ainsi, 1° sur la ligne médiane, on trouve la peau, l'aponévrose périnéale superficielle, le muscle bulbo caverneux et le sphincter anal, la partie spongieuse et le bulbe de l'urètre, sa portion musculeuse, l'aponévrose périnéale moyenne, la prostate, le col de la vessie, et le rectum dans toute la hauteur du périnée.

2° Au côté externe du triangle, la peau, une couche de tissu cellulaire graisseux dans l'épaisseur de laquelle marchent l'artère et le nerf superficiels du périnée, le muscle accélérateur, la racine du corps caverneux, les branches ascendante de l'ischion et descendante du pubis, l'artère et le nerf honteux internes, l'aponévrose périnéale moyenne, le muscle releveur de l'anus, l'aponévrose profonde ou pelvienne, un plexus veineux, et les parties latérales du corps de la vessie.

3° Au bord postérieur, la peau, le sphincter externe, l'artère hémorrhoïdale inférieure ; plus haut, le rectum en dedans ; en dehors un tissu graisseux, parcouru par des vaisseaux artériels et veineux de divers calibres.

4° Enfin, dans l'aire du triangle, on trouve par plans : la peau, une couche de tissu cellulaire graisseux plus ou moins épaisse, selon l'embonpoint général et local, et dans ce tissu des rameaux obliques de l'artère et du nerf superficiels du périnée ; le muscle transverse en avant ou vers l'angle antérieur du triangle ; l'aponévrose périnéale moyenne, le releveur de l'anus, l'aponévrose profonde, quelques filets nerveux allant à la prostate, un plexus veineux ; enfin, dans l'homme adulte, la vessie placée au sommet de la pyramide triangulaire que représentent ces parties, et dont elle forme le sommet.

Cet organe nous offre au-dessous de la symphyse : 1° sur la ligne moyenne et d'arrière en avant, la partie inférieure de la paroi antérieure, surface triangulaire, couchée sur l'aponévrose pelvienne et les ligaments prostatiques ; la prostate traversée par l'urètre, et enfin le rectum.

2° Le bord externe de cette surface triangulaire pose sur la branche ascendante du pubis ; c'est surtout dans la direction de ce bord que le corps de la vessie se montre plus ou moins à découvert, et pourrait être incisé avec plus de facilité.

3° Le côté postérieur formé par la prostate et les parties latérales de la vessie repose sur le rectum, dont il est séparé par une couche de tissu cellulaire de médiocre épaisseur, mais d'une assez grande étendue en largeur, et dans lequel la pointe du lithotome ou l'extrémité des tenettes même s'est plus d'une fois égarée.

L'étendue et la profondeur de ce canal varient. Sur vingt sujets, mesure prise en dedans des tubérosités sciatiques, les extrémités de l'écartement ont été de 5 centimètres et demi et 9 centimètres et demi. De la peau à l'orifice interne de la vessie, le pelvimètre a trouvé, sur pareil nombre de sujets, depuis 3 jusqu'à 11 centimètres ; épaisseur ordinaire, 6 centimètres (Dupuytren).

Ces notions, quoique fort importantes, n'ont cependant qu'un intérêt secondaire près des données suivantes.

Les trois difficultés du manuel opératoire dans les tailles périnéales sont d'éviter les vaisseaux et le rectum, et d'ouvrir une voie libre au calcul.

Le sang peut venir du bulbe, des artères et des veines. Le bulbe se termine en arrière, ordinairement à 20 ou 22 millimètres de l'anus, quelquefois à 13 millimètres, ou même moins encore, surtout chez les vieillards ; chez eux aussi, plus spécialement, les veines forment un plexus souvent volumineux autour de la prostate. Les artères à redouter sont au nombre de trois : 1° *l'artère honteuse*, accolée à l'arcade pubienne, protégée par les os et par le ligament falciforme ; il faudrait porter l'incision jusque sur la face interne de cette arcade pour la blesser ; 2° *l'artère superficielle*, qui suit en général le bord interne du muscle ischio-caverneux ; enfin 3° *l'artère transverse* ou *bulbeuse* qui se rend presque transversalement à l'extrémité du bulbe. A part donc les anomalies qui sont nombreuses, on voit qu'en commençant l'incision en arrière du bulbe et en la dirigeant obliquement en arrière et en dehors, on est à peu près sûr d'éviter tous ces vaisseaux.

Quant au rectum, dont les rapports seront indiqués plus longuement pour la taille recto-vésicale, il importe seulement ici de savoir que, chez les vieillards, la portion de cet intestin qui répond à la prostate est souvent dilatée de telle sorte qu'elle forme sur les côtés de cette glande deux saillies antérieures, entre lesquelles la prostate s'enfonce pour ainsi dire. Il faut, pour éviter de le blesser en ce point, avoir soin de le vider de matières fécales, y plonger un doigt pour l'écarter du couteau durant l'incision, et enfin on recommande généralement de ne pas porter cette incision au-delà des limites de la prostate même.

Les parties qui peuvent s'opposer à l'issue du calcul sont les os, les aponévroses périnéales, et enfin la prostate. M. Senn a reconnu que, sur un bassin ordinaire, la partie supérieure de la prostate correspond à un écartement des os de 47 millimètres, sa partie moyenne à un de cinquante-quatre, et l'inférieure à 60 millimètres ; aucun obstacle ne saurait donc venir de ce côté, hors pour des calculs de dimensions énormes. Il a démontré aussi qu'après l'incision ordinaire, les aponévroses du périnée ne s'opposent nullement au passage de la pierre ; la difficulté vient uniquement de la prostate. On a donc dû rechercher jusqu'à quel point les dimensions de cet organe permettaient de le diviser, et d'y pratiquer une ouverture suffisante pour le passage de la pierre.

Jusqu'à l'âge de quinze ans, la prostate n'est pour ainsi dire que rudimentaire, et prend à peine part à l'accroissement général. Entre la prostate d'un enfant de quatre ans et celle d'un enfant de douze ans, il y a à peine quelque différence de volume. Dans des recherches faites avec soin sur plus de quarante sujets de deux à quinze ans, M. H. Bell a trouvé :

De deux à quatre ans,

Diamètre transverse.	12 à 13	millimètres.
Rayon postérieur oblique.	4 à 5	
Rayon postérieur direct.	2	
Rayon direct antérieur.	1	

De cinq à dix ans,

Diamètre transverse.	13 à 17	millimètres.
Rayon postérieur oblique.	5 à 7	
Rayon postérieur direct.	4 à 5	

De dix à douze ans,

Diamètre transverse.	16 à 19	millimètres.
Rayon postérieur oblique.	6 à 8	
Rayon postérieur direct.	4 à 5	
Rayon antérieur direct.	2 à 3	

De douze à quinze ans,

Diamètre transverse.	19 à 22	millimètres.
Rayon oblique postérieur.	8	
Rayon postérieur direct.	4 à 5	
Rayon antérieur direct.	3	

Ces dimensions ne sont applicables qu'à l'état normal. Trois fois M. Bell a vu l'urètre se rapprocher de la partie postérieure de la glande, et une fois de sa partie latérale gauche.

Chez l'adulte, d'après les calculs de M. Seen, la prostate offre 29 millimètres en hauteur sur la ligne médiane, et quarante-trois de largeur à sa partie moyenne. Ses rayons, à partir de l'urètre jusqu'à la circonférence de la glande, sont :

De l'urètre à la partie inférieure et moyenne, 15 à 18 millimètres.

De l'urètre directement en dehors, 20 millimètres.

De l'urètre à la partie inférieure et externe, 22 à 25 millimètres.

La portion prostatique de l'urètre étant susceptible de recevoir une sphère de 9 millimètres de diamètre ou 27 millimètres de circonférence, en ajoutant à cette quantité constante le double de l'incision pratiquée, qui représente une véritable boutonnière dont les bords peuvent être écartés, on peut calculer d'une manière précise le pourtour de l'ouverture obtenue. Ainsi le débridement transversal d'un seul côté ne peut avoir que 18 à 20 millimètres d'étendue, ce qui donne une ouverture totale de 68 millimètres de circonférence, laissant passer un sphéroïde de 20 à 22 millimètres de diamètre. L'incision oblique en bas peut avoir 22 à 25 millimètres, et fournir une ouverture de

77 millimètres de circonférence, bonne pour un calcul de 25 à 27 millimètres de diamètre (Senn).

Si l'on incise la prostate des deux côtés, les incisions transverses, ayant chacune 18 à 20 millimètres, donnent une ouverture totale de 11 centimètres de circonférence, permettant l'extraction d'un sphéroïde de 36 millimètres de diamètre. Deux incisions parfaitement obliques forment un lambeau triangulaire isocèle, dont la base a 4 centimètres d'étendue. Ce lambeau, abaissé en devant, découvre une ouverture triangulaire dont le périmètre est formé par la base de 4 centimètres; les deux côtés ont 22 millimètres chacun, et la moitié supérieure de l'urètre 13 millimètres; en total, un peu moins de 10 centimètres, moins par conséquent que celui de l'ouverture transverse; résultat auquel on est loin de s'attendre. L'incision qui permet la plus grande ouverture se composerait d'une incision oblique à gauche, 22 à 25 millimètres, et d'une autre transverse à droite, 18 à 20 millimètres, ce qui, avec la dilatation de l'urètre, donne une boutonnière facile à s'ouvrir, et de 117 millimètres de circonférence. C'est cette ouverture que préfère M. Senn.

Il ne faut pas toutefois s'en rapporter absolument à ces calculs. Quand la prostate est saine, les bords de son incision peuvent souffrir une dilatation dont M. Senn n'a pas tenu compte; quand elle est hypertrophiée, on peut l'inciser beaucoup plus loin.

Enfin tout ceci est fondé sur ce point de la doctrine chirurgicale actuelle, que les incisions ne doivent jamais dépasser la circonférence de la prostate; axiome dont nous sommes bien loin d'admettre la valeur absolue et la nécessité.

Méthodes opératoires; dispositions générales. — La taille périnéale se pratique suivant trois méthodes, appelées *taille médiane*, *taille latéralisée*, et *taille bilatérale.* Une quatrième méthode, la *taille latérale*, est depuis long-temps rejetée de la chirurgie. Nous ferons précéder leur description de quelques règles générales concernant la position du malade, l'extraction de la pierre, et les accidents consécutifs à l'opération.

Dans les hôpitaux, il y a un lit spécial pour la taille. En ville, il faut préparer une table solide ou une commode, ou tout autre meuble analogue haut d'environ un mètre et long d'un mètre et demi à peu près. On le recouvre d'un matelas fixé avec des cordes, qui ne dépasse point le bord du meuble; et de l'autre côté on replie le matelas en dessous; enfin on ajoute même, au besoin, un ou deux oreillers pour que la tête du malade soit un peu élevée. Le matelas est couvert d'un drap en plusieurs doubles, disposé de manière qu'il pende en devant jusqu'à 30 centimètres environ du parquet. Au-dessous de ce drap sera placé un vase contenant du sable ou de la cendre pour recevoir le sang et l'urine.

Le périnée doit être préalablement rasé. Le malade est couché sur le lit de manière que le tronc soit dans une position horizontale et la tête un peu élevée, le bassin au niveau du bord du lit, en sorte que le périnée fasse même un peu saillie en avant; les cuisses doivent être fléchies à angle droit sur le bassin et la jambe à angle aigu, de façon que le mollet touche la partie postérieure de la cuisse. On étend les bras le long du corps, et l'on approche chaque main du pied correspondant, qu'elle embrasse de façon que les quatre derniers doigts s'appliquent sur la plante, et le pouce sur le dos du pied. Deux aides maintiennent ces parties en rapport; le chirurgien, pliant chaque lacs en deux, et faisant un nœud coulant dans son milieu, y fait passer la main du malade, et serre le nœud coulant, qui doit rester placé au côté externe du poignet. On saisit alors un des chefs du lacs et on le fait passer de dehors en dedans sur le pouce et le dos du pied; on le ramène de dedans en dehors par-dessus le tendon d'Achille; ensuite on le reporte de dehors en dedans sur le cou-de-pied, puis sur le côté interne de la jambe et le poignet; enfin on le dirige de dehors en dedans sur le pied, et on répète ces divers tours jusqu'à ce qu'il n'en reste plus que 20 à 25 centimètres. On applique l'autre chef de la même manière, mais en sens inverse, et l'on noue ensemble les deux bouts restants par un nœud simple soutenu d'un nœud à rosette. Le lacs ainsi disposé forme un 8 de chiffre qui embrasse, d'une part le pied et la main, d'autre part la partie inférieure de la jambe et du poignet, et qui assujettit très fortement ces parties ensemble. Tandis que le chirurgien attache un des pieds de cette manière, un aide en fait autant du côté opposé.

Cinq aides au moins sont nécessaires; deux d'entre eux, qui doivent maintenir les cuisses et les jambes, appliquent l'avant-bras qui correspond à la tête du malade sur la partie interne du genou et sur la partie supérieure et antérieure de la jambe; l'autre main sur le cou-de-pied et non pas sous la plante, ce qui aurait l'inconvénient de fournir un point d'appui au malade pour ses mouvements involontaires. Un troisième aide, le plus instruit et le plus intelligent, est chargé de tenir le cathéter; il doit se placer au côté droit du malade près de celui qui maintient la cuisse et la jambe. Le quatrième, placé derrière la tête du malade, posera les mains sur ses épaules pour l'empêcher de reculer; le cinquième se met à la droite du chirurgien pour donner et recevoir les instruments.

C'est à ce moment que beaucoup de chirurgiens introduisent une sonde d'argent pour chercher à reconnaître de nouveau le calcul, condition sans laquelle il faut remettre l'opération; puis, le calcul trouvé, ils remplacent la sonde par un cathéter cannelé. Boyer fait ces recherches et place le cathéter avant les ligatures; il est en effet plus facile au chirurgien de pratiquer le cathétérisme en se plaçant à la gauche du malade qu'entre ses jambes; et d'ailleurs il est inutile d'appliquer les lacs avant d'avoir arrêté définitivement l'opération. Enfin, M. Velpeau conseille de bannir l'emploi de ces lacs et de s'en fier aux aides; ce qui est plus simple sans doute, mais ce qui n'est pas aussi sûr.

Quel que soit le procédé dont on s'est servi, dès que les incisions sont achevées et les instruments retirés, on porte le doigt indicateur gauche dans la plaie pour en connaître l'étendue, et pour la dilater lentement s'il est nécessaire. Chez les sujets jeunes ou peu chargés d'embonpoint, ce doigt peut servir à reconnaître la situation, la forme et le volume des calculs, et à diriger les tenettes; mais sur les individus très gras, ou dont la prostate est volumineuse, le doigt n'est plus assez long, et il vaut mieux recourir au gorgeret. On place donc le doigt indicateur dans l'un des angles de la plaie, et, s'il y a lieu, dans l'angle inférieur; on prend le gorgeret de la main droite; on applique sa concavité sur le bord radial du doigt, et on l'enfonce doucement en le dirigeant un peu obliquement de bas en haut. Quand il est parvenu dans la vessie, on retire le doigt et on fait tourner l'instrument sur lui-même, de manière à ramener sa concavité en haut et sa convexité en bas.

Pour introduire les tenettes, on embrasse leurs anneaux avec le pouce et les trois derniers doigts de la main droite, l'indicateur allongé sur les branches, et en évitant d'appuyer sur celles-ci quand on se sert de tenettes croisées, cette pression tendant à écarter les cuillers. Le gorgeret ou le doigt placé dans l'angle inférieur de la plaie, on fait glisser les tenettes dessus, avec l'attention de tourner les bords des cuillers de telle sorte que leur face convexe corresponde aux lèvres de la plaie.

Les tenettes entrées dans la vessie, ce qui est aisé à reconnaître par la profondeur à laquelle elles sont parvenues et le défaut de résistance, si l'on s'est servi du gorgeret on fait faire aux deux instruments un demi-tour à gauche, au moyen duquel le gorgeret devient supérieur à la tenette et peut être retiré avec plus de facilité. En un mot, dans tous ces mouvements d'instruments, c'est la partie postérieure de la plaie qu'il faut ménager le plus, la paroi antérieure étant constituée par la paroi supérieure de l'urètre que l'incision n'a point intéressée.

On promène doucement les tenettes fermées dans la vessie pour reconnaître la situation de la pierre. Il faut savoir que le siége des calculs, surtout quand il n'y en a qu'un, est ordinairement à la partie postérieure du bas-fond de la vessie. Là ces calculs uniques, le plus souvent elliptiques et aplatis sur deux de leurs faces, sont couchés en travers et touchent le bas-fond de la vessie par leur face la plus large (Amussat). On dirige les tenettes d'après ces données; on saisit de chaque main une de leurs branches; si la pierre se présente à l'extrémité des mors de l'instrument, il suffit de les écarter et de les pousser un peu en avant pour qu'elle s'engage dans leur intervalle; si elle correspond à leur bord supérieur, elle tombe entre eux par son propre poids, à mesure qu'on les écarte; si elle est en dessous, on les écarte et on leur fait faire un demi-tour, de manière que l'un d'eux se trouve au-dessus et l'autre au-dessous de la pierre. Lorsque celle-ci est très petite et la vessie fort ample, elle fuit devant les tenettes qui la cherchent; il faut alors promener en quelque sorte les cuillers des tenettes sur le bas-fond de la vessie, en les écartant et les rapprochant alternativement jusqu'à ce que la pierre soit engagée entre elles.

Quand le bas-fond de la vessie présente un enfoncement considérable où la pierre est logée, il devient nécessaire de se servir de tenettes courbes dont on dirige la concavité en bas pour saisir le calcul; mais quand il est saisi on tourne la concavité des tenettes en haut, et on les retire de manière qu'elles décrivent en sortant une courbe qui réponde à celle que présentent les os pubis.

Quand la pierre est très volumineuse, et qu'elle se présente par un de ses grands diamètres sans qu'on puisse avec les tenettes corriger cette vicieuse position, on les retire pour porter dans la vessie le doigt indicateur, à l'aide duquel on dégage la pierre, et l'on tâche d'amener l'une de ses extrémités au col de la vessie. Cette introduction du doigt ne réussit pas toujours chez les adultes, à cause de la profondeur de la plaie ; et il arrive aussi que la vessie endurcie et contractée sur la pierre ne permet pas aux tenettes de manœuvrer avec sécurité. Il faut alors porter les tenettes fermées le plus avant possible, les ouvrir par degrés pour éloigner les parois de la vessie et donner du jeu à l'instrument, saisir la partie du calcul qui se présente, et à l'aide de demi-tours opérés à droite et à gauche par l'instrument, dégager le calcul de la cavité de la vessie, et l'amener vers le col ; alors on ouvre les mors pour les pousser plus avant, et embrasser la pierre avec plus de force ou avec plus de commodité. Et si le calcul présente opiniâtrément aux tenettes son plus grand diamètre, on place l'instrument, sans dessaisir le calcul, de telle sorte qu'une des cuillers réponde au bas-fond de la vessie, et l'autre en haut; on le prend ensuite de la main gauche ; on introduit avec la main droite le bouton entre les mors des tenettes, qu'on desserre alors un peu ; on pousse la pierre de manière à changer sa position, et on réitère ces tentatives jusqu'à ce qu'en rapprochant les branches de l'instrument, on reconnaisse que leur écartement est moins considérable, et conséquemment que la pierre est mieux placée. On fait alors exécuter aux tenettes un mouvement de rotation pour s'assurer qu'on n'a point saisi la vessie avec la pierre ; après quoi l'on procède à l'extraction.

L'extraction des petites pierres n'a pas besoin de règles ; mais pour peu que le calcul soit considérable, on recommande de tourner les cuillers vers les lèvres de la plaie. Quand l'extraction demande peu de force, on tient l'instrument comme des ciseaux ; s'il en faut davantage, il faut placer les branches de la tenette entre le doigt indicateur et celui du milieu, et embrasser les deux anneaux avec la main ; on ajoute même la main gauche disposée sur les branches de l'instrument le plus près possible de leur jonction, les quatre derniers doigts en dessous et le pouce en dessus. Quand la pierre est très dure, ce que l'on reconnaît à la résistance qu'elle oppose aux mors de la tenette, on doit la serrer assez fortement pour qu'elle n'échappe point ; mais si l'on s'aperçoit que les dents des mors pénètrent facilement dans le calcul, il faut modérer la pression de peur de le rompre, à moins que son volume n'impose la nécessité de le briser. Dans ce cas, mieux vaut avoir des morceaux plus gros et en moindre quantité, qu'une foule de très petits morceaux qui obligeraient à des manœuvres d'extraction multipliées.

On tire la pierre directement à soi. Si elle a peu de volume, cette simple traction suffit; si elle est plus grosse, il faut, en même temps qu'on tire à soi, élever et abaisser alternativement les branches des tenettes, pour dégager successivement les parties supérieures et inférieures de leurs mors. Dans ces mouvements, il faut avoir l'attention d'appuyer sur la partie inférieure de la plaie pour s'éloigner davantage de l'angle des os pubis, endroit où la voie est plus étroite et la résistance invincible. Le doigt indicateur de la main gauche porté dans la partie inférieure de l'incision, au moment où on élève les branches des tenettes, peut contribuer efficacement à dégager les mors de l'instrument et la pierre. Quand la prostate est franchie, on ne trouve plus d'obstacle, à moins que l'incision de la peau ne soit trop petite; auquel cas on l'agrandit inférieurement avec un bistouri ordinaire. La règle essentielle de toutes ces manœuvres est de procéder avec circonspection et lenteur.

La curette sert en deux occasions : 1° quand le calcul échappé des tenettes est resté au milieu de la plaie; 2° pour retirer d'une vessie les plus petits fragments d'une pierre qui s'est brisée. Quant aux portions réduites en poudre, on fait des injections dans la vessie pour les entraîner au-dehors, ou au moins pour les rassembler dans le bas-fond de la vessie, où il est plus aisé à la curette de s'en emparer.

Quand la pierre est trop volumineuse pour être extraite par l'incision pratiquée à la prostate, les ressources se sont multipliées. Quand on n'a pratiqué qu'une incision unique, comme dans la taille latéralisée, Boyer conseille de reporter dans la vessie, sans retirer les tenettes, qui sont alors confiées à un aide, le lithotome caché, monté au n° 5; on le dirige à la faveur du doigt indicateur gauche; et tournant le tranchant de la lame dans l'incision déjà faite, on divise en le retirant toute l'épaisseur de la prostate, mais sans aller au-delà, parce que le tissu cellulaire voisin n'oppose aucune résistance à l'extraction de la pierre. Outre la difficulté de satisfaire exactement à ce précepte, nous croyons qu'il serait plus prudent de prolonger l'incision avec le bistouri que de risquer de la prolonger par des déchirures ; le danger n'est pas plus grand d'ailleurs, une fois qu'on a dépassé les limites de la prostate, si sacrées pour nos chirurgiens modernes.

Pour ceux qui redoutent cette incision, la double incision de Dupuytren, ou encore celle de M. Senn, ou peut-être la quadruple incision de M. Vidal, offrent des ressources variées. C'est ici qu'il est utile de rappeler qu'avec sa double incision, en forçant toute la longueur qu'elle peut avoir, M. Senn ne croit pas pouvoir extraire des calculs de plus de 4 centimètres de diamètre, « *à moins de déchirer horriblement les parties* ; » et avec l'incision unique, de plus de 25 à 27 millimètres. Cependant Boyer estime encore qu'on peut tenter l'extraction quand le volume de la pierre est tel qu'étant saisie de la manière la plus favorable, l'écartement des mors des tenettes n'est pas de plus de 54 millimètres ; ce qui demande au moins 16 centimètres de périmètre. Le plus gros calcul qu'on ait retiré de la vessie par le périnée, au rapport de Deschamps, avec guérison du malade, exigea une ouverture de 19 centimètres de circonférence. Quelque dilatation qu'on prête à la prostate, même avec la taille quadrilatérale, il ne nous paraît pas possible de la distendre à ce point. Or, au lieu d'une déchirure inévitable, je pense que l'incision mérite toute préférence. J'ai rapporté de curieuses expériences de Deschamps sur cette question dans mon *Anatomie chirurgicale.*

Quand le calcul est extrait, il faut porter le doigt ou le bouton dans la vessie pour reconnaître s'il en existe d'autres. Si celui qu'on a retiré offre des facettes, c'est un indice qu'il n'était pas seul ; mais l'absence des facettes ne doit pas faire négliger cet examen. Il faut les extraire tous avant de renvoyer le malade à son lit, à moins qu'on ne craigne de voir ses forces s'épuiser, soit par la durée de l'opération, soit par la violence des douleurs, soit par une hémorrhagie ; on remet alors l'achèvement de l'extraction à un autre temps.

La circonstance la plus embarrassante est celle d'un calcul enkysté. Littre conseille dans ce cas de saisir la tumeur formée par la pierre avec les tenettes, de la serrer doucement à plusieurs reprises, afin que les replis de la muqueuse qui couvrent le calcul en dedans étant amincis et déchirés, il tombe dans la cavité de la vessie, et puisse être extrait ensuite par la méthode ordinaire. Ce procédé a réussi à Boyer. Cependant, quand on peut atteindre la tumeur avec le doigt, il recommande de préférence de l'inciser avec un bistouri concave, tranchant seulement vers la pointe, et enfermé dans une gaîne à l'imitation du lithotome caché; ou bien avec un bistouri boutonné à lame étroite et longue, tranchante seulement à son extrémité, et dirigée le long du doigt indicateur. Enfin, si le kyste existait à la partie postérieure de la vessie et à la portée du doigt, on pourrait la saisir à travers la plaie à l'aide de pinces à polypes, et en même temps qu'on exercerait sur elle des efforts de traction, la repousser de dedans en dehors au moyen du doigt indicateur droit introduit dans le rectum (Rognetta).

Reste à dire un mot des accidents consécutifs. Le seul qui réclame le secours de la médecine opératoire est l'hémorrhagie. On a recours alors à deux moyens : la ligature et le tamponnement.

1° *Ligature, procédé de Boyer.* — Il emploie l'aiguille à ligature de Deschamps de la manière suivante. Le malade étant couché en travers sur le bord de son lit, les cuisses et les jambes fléchies et tenues par deux aides, on débarrasse la plaie des caillots de sang qui la remplissent, et on fait même une ou plusieurs injections dans la vessie si on le juge nécessaire. On porte ensuite le doigt indicateur de la main gauche dans la plaie, et on en applique l'extrémité sur le point d'où le sang paraît venir, et qui, dans presque tous les procédés, se trouve à la partie inférieure de la lèvre externe de la plaie; si l'hémorrhagie s'arrête, on juge que c'est là que se trouve l'artère ouverte. Alors, sans retirer le doigt, on prend de la main droite l'aiguille chargée d'un fil ciré aplati; on l'enfonce au niveau du bord cubital du doigt qui lui sert de conducteur; on la dirige de dedans en dehors, en faisant exécuter à la main droite un mouvement de rotation qui la porte de la pronation dans la supination; de cette manière, l'instrument passe le plus près possible de la tubérosité de l'ischion, et sa pointe vient sortir à côté du bord radial du doigt qui est dans la plaie; lorsqu'elle est assez avancée pour que l'on puisse apercevoir le fil dont elle est enfilée, on le saisit avec une érigne mousse ou une pince à dissection, et on le dégage; ensuite on retire l'aiguille par le chemin qu'elle a parcouru en entrant. On tire à soi avec la main droite les deux extrémités du fil, pendant qu'on presse dans leur intervalle avec l'indicateur de la main gauche; et si dans ce moment l'artère cesse de donner, on juge qu'elle est embrassée avec le fil, dont on noue les deux extrémités à l'ordinaire.

Quand la ligature paraît impossible ou a été tentée sans succès, on a recours au tamponnement.

2° *Tamponnement.* — On le pratique suivant plusieurs procédés. Autrefois on attachait autour d'une sonde avec du fil, de la charpie ou de l'agaric, et on plaçait la sonde dans la plaie, de telle sorte que son bec plongeât dans la vessie, et que l'agaric ou la charpie répondît au point d'où sortait le sang.

Boyer emploie une canule de gomme élastique qu'il plonge dans la vessie; et l'issue de l'urine étant bien assurée par cette canule, il tamponne le reste de la plaie suivant le procédé déjà décrit pour le rectum.

Le procédé de Dupuytren est plus simple et plus sûr. C'est une canule spéciale en argent, enveloppée d'une chemise de toile fixée tout alentour à quelque distance de son bec. La canule portée jusque dans la vessie, on remplit la chemise de charpie ou d'agaric, et on a la facilité de diriger la compression et de la rendre plus forte sur le point qui la réclame le plus. Quand il y a une quantité suffisante de charpie introduite, on la comprime et on la retient en place en serrant comme une bourse l'orifice externe de la chemise, à l'aide d'un cordonnet passé dans une coulisse circulaire qui en forme le bord.

I. Taille médiane. — Connue autrefois sous le nom de grand appareil, renouvelée de nos jours par quelques chirurgiens.

Procédé de Vacca Berlinghieri. — Vacca se servait d'un bistouri muni à son extrémité d'une languette longue d'environ 4 millimètres, pour mieux glisser dans la rainure du cathéter. Le sujet étant couché et maintenu à la manière ordinaire, on pratique au périnée, sur la ligne médiane, une incision qui s'étend depuis la naissance du scrotum jusqu'au bord antérieur de l'anus. Le tissu cellulaire sous-cutané, l'aponévrose périnéale superficielle, l'origine de la portion spongieuse et le bulbe de l'urètre, les fibres antérieures du sphincter externe de l'anus, sont ensuite divisées dans la même étendue et la même direction. L'ongle du doigt indicateur gauche, porté dans la plaie, sert de guide au couteau et le dirige vers la rainure du cathéter. Quand il y est parvenu, le chirurgien, saisissant de la main gauche la plaque du cathéter, élève celui ci sous la symphyse pubienne, tandis que de la droite il glisse le couteau jusqu'à la profondeur de 9 à 10 millimètres dans le col de la vessie, le tranchant demeurant parallèle à la ligne médiane. Arrivée dans la vessie, la lame doit être abaissée, éloignée du cathéter, tandis que son talon reste appuyé contre la rainure de ce dernier; et l'on retire le couteau dans cette nouvelle direction, afin d'inciser les parties du col vésical, de la prostate, ou de la portion membraneuse qu'on aurait épargnées en entrant, et d'agrandir l'ouverture destinée à servir de passage au calcul. Le doigt indicateur gauche porté dans la plaie sert ensuite à mesurer ses dimensions, et si, malgré la manœuvre indiquée plus haut, elle semblait encore insuffisante, le couteau dirigé sur lui sert à l'agrandir au degré convenable.

Ce procédé ne donne qu'une très petite ouverture de la prostate ; mais on pourrait y joindre le procédé de Dupuytren, qui, après l'incision extérieure, glisse dans la vessie le lithotome caché de frère Côme, tourne le tranchant directement en avant, et, en le retirant la lame ouverte, divise verticalement la portion antérieure du col de la vessie, la prostate et une portion de l'urètre.

Dans le grand appareil, on dilatait le col de la vessie avec des instruments spéciaux. Guérin de Bordeaux a imaginé, après l'incision faite à peu près comme Vacca, de porter jusque dans la vessie une tige de carotte sèche renouvelée tous les matins pour dilater la plaie, et de n'extraire le calcul qu'au bout de plusieurs jours.

II. Taille latéralisée. *Procédé de frère Côme.* — L'appareil se compose des objets suivants : 1° un cathéter cannelé, le plus gros possible, suivant l'âge du malade; 2° un bistouri droit et un convexe; 3° le lithotome caché de frère Côme, assez connu pour qu'il ne soit pas besoin de le décrire; 4° des tenettes droites de diverses grandeurs, et une tenette courbe; 5° un gorgeret ordinaire, une curette et un bouton; 6° une seringue à injection dont la canule, longue de 16 centimètres, se termine par une olive en arrosoir; 7° une canule en argent ou en gomme élastique, munie d'une chemise pour le cas d'une hémorrhagie; 8° un vase contenant de l'huile pour oindre les instruments, et un autre contenant de l'eau chaude; 9° un appareil ordinaire à pansement; et enfin 10° deux lacs de fil, de laine ou de lisière de drap, larges de deux à trois travers de doigt et longs de 4 mètres, destinés à attacher le malade.

Le malade et les aides disposés comme il a été dit, le chirurgien debout, assis ou même un genou fléchi en terre entre les cuisses du malade, place le cathéter dans une direction perpendiculaire à l'axe du corps, en incline la plaque vers l'aine droite du malade, et le donne à tenir à un aide. Si le scrotum est peu volumineux, il le relève avec le bord cubital de la main gauche placé dans une forte pronation, et il tend la peau du périnée transversalement avec le pouce et le doigt indicateur ; mais si les bourses sont larges et pendantes, l'aide qui tient le cathéter les relève avec sa main gauche, évitant de comprimer les testicules et d'attirer trop en haut la peau du périnée. Le chirurgien prend le bistouri convexe de la main droite en première position, et fait à la peau et au tissu cellulaire graisseux, du côté gauche du périnée, une incision qui commence sur le raphé, à 3 centimètres environ au-devant de l'anus, et finit à la partie moyenne d'une ligne étendue de l'anus au sommet de la tubérosité sciatique. La longueur de cette incision doit varier suivant l'âge et la stature du malade. Pour peu que le sujet ait d'embonpoint, il est rare qu'elle ait assez de profondeur ; on la complète en divisant peu à peu le tissu cellulaire graisseux.

Le chirurgien porte alors le doigt indicateur gauche au fond de l'incision pour reconnaître la situation du cathéter. Quand on n'en est plus séparé que par une couche mince des parties, on dispose le doigt de manière que son bord radial regarde en bas et son bord cubital en haut, et que le bord gauche de la cannelure du cathéter soit logé dans l'enfoncement qui sépare l'angle de la pulpe du doigt. Alors saisissant le bistouri droit comme une plume à écrire, on le conduit à plat sur l'ongle de l'indicateur, et on en fait pénétrer la pointe dans la cannelure du cathéter, au travers des parois de l'urètre. Le contact des deux instruments avertit l'opérateur du succès de cette manœuvre ; aussitôt il change la disposition du doigt indicateur, dont il porte la pulpe sur le dos du bistouri, presse légèrement sur cet instrument pendant qu'il le pousse avec la main droite, en élevant un peu le manche pour faire glisser la pointe dans la cannelure du cathéter ; puis abaisse ce manche pour lui faire décrire d'avant en arrière un arc de cercle autour de la pointe qui reste immobile, et couper toute la partie de l'urètre qui couvre cette pointe. L'incision de l'urètre doit avoir de 20 à 22 millimètres de longueur et n'intéresser que sa portion membraneuse ; on rejette le bulbe à droite autant qu'on le peut ; toutefois, chez les individus très gras, il est presque impossible de l'éviter entièrement.

Quand l'urètre est incisé dans une étendue suffisante et que l'opérateur sent à nu le cathéter avec le doigt, il replace ce doigt comme il était d'abord, c'est-à-dire de manière que le bord gauche de la cannelure soit entre la pulpe et l'ongle du doigt. Il prend le lithotome caché, disposé préalablement de manière à s'ouvrir au degré convenable, et le tient par le manche, les trois derniers doigts placés en dessous, le pouce en dessus, et le doigt indicateur allongé sur la tige de l'instrument; il en fait glisser la languette terminale sur l'ongle indicateur jusque dans la cannelure du cathéter, et juge qu'elle y est parvenue par le frottement métallique des deux instruments l'un sur l'autre. Alors il prend avec la main gauche la plaque du cathéter que l'aide abandonne, et il élève cet instrument sous l'arcade des pubis, pendant qu'il pousse l'extrémité du lithotome de bas en haut, pour en tenir toujours la languette appliquée contre la cannelure du cathéter. Ce mouvement simultané des deux instruments de bas en haut est de la plus grande importance; par ce moyen il reste, entre la convexité du cathéter et la paroi inférieure de l'urètre, un espace qui permet au lithotome d'entrer dans le canal.

Ensuite le chirurgien amène un peu à lui la plaque, et en même temps il pousse le lithotome et le fait glisser dans la cannelure du cathéter, jusqu'au cul-de-sac qui la termine; il l'en dégage, cherche la pierre avec le bout du lithotome, et sûr, par le contact, qu'il est dans la vessie, il retire le cathéter.

Il ne reste plus qu'à inciser la prostate et le col de la vessie en retirant le lithotome. En conséquence, le chirurgien porte la tige de l'instrument sous la voûte des pubis, et l'appuie contre le pubis droit, ayant soin que cette tige soit introduite assez avant pour dépasser le col de la vessie d'environ 3 centimètres; il saisit la partie de l'instrument où la lame se joint à la tige avec le pouce et l'indicateur de la main gauche, pour le tenir fixé contre la voûte du pubis, et il fait exécuter au lithotome un léger mouvement de rotation sur son axe, qui donne au tranchant de la lame la même direction qu'à l'incision extérieure. Ensuite il presse avec les quatre derniers doigts de la main droite sur la queue de la lame, assez fortement pour l'appliquer contre le manche, et faire sortir la lame de sa gaîne; et enfin il retire à lui l'instrument ouvert dans une direction parfaitement horizontale, jusqu'à ce qu'il juge, à la longueur dont il est sorti de la plaie et au défaut de résistance, que la prostate est divisée; et il achève de le retirer en baissant le poignet, pour ne pas inciser trop profondément les graisses qui avoisinent le rectum.

Le grand art pour retirer le lithotome de la vessie consiste à lui donner une direction parfaitement horizontale, et à diriger le tranchant de la lame dans le sens de l'incision extérieure. En élevant trop son manche, on risquerait de blesser le bas-fond de la vessie; en l'abaissant trop, de faire une incision trop peu étendue; en dirigeant la lame trop en dehors, de léser les artères du périnée; trop en bas ou en arrière, de blesser le rectum. Ce sont ces deux derniers inconvénients qu'il est le plus difficile d'éviter. Boyer recommande dans ce but le procédé suivant.

Procédé de Boyer. — Il n'ouvre l'instrument qu'au n° 9 pour les pierres ordinaires, et jamais au-delà du n° 11, quel que soit le volume du calcul; sauf à agrandir l'ouverture après, si cela devient nécessaire. Au lieu de porter la tige du lithotome contre l'arcade des os pubis, il l'applique contre la partie inférieure du col de la vessie pour le rapprocher du point le plus large de cette arcade; il appuie la partie concave de cette tige contre la branche du pubis droit, de manière que le tranchant de la lame se trouve tourné presque en dehors; il l'ouvre et le retire dans cette direction, et dès qu'il est averti, par les signes indiqués, que la prostate est divisée, il laisse rentrer la lame dans la gaine et retire l'instrument fermé. De cette manière, l'incision intérieure est presque transversale et forme un angle très aigu avec l'incision extérieure; mais cet angle s'efface aisément par la pression exercée avec le doigt, et n'oppose aucun obstacle à l'extraction de la pierre; jamais il n'est arrivé à Boyer d'ouvrir une artère qui ait donné lieu à une hémorrhagie un peu considérable, et le rectum n'est nullement exposé à être atteint.

III. Taille bilatérale. *Procédé de Dupuytren.* — Les instruments préférés par Dupuytren sont 1° un cathéter plus léger que le cathéter ordinaire, évidé aux extrémités de la cannelure, renflé à l'endroit de sa plus grande courbure sur une longueur de 5 à 6 centimètres, pour mieux distendre l'urètre, et terminé enfin par un renflement olivaire et sans cul-de-sac à la cannelure; 2° un bistouri à lame fixe sur le manche, et tranchant sur ses deux bords dans une étendue d'environ 1 centimètre, à partir de la pointe; 3° un lithotome double, dont les deux lames s'ouvrent par l'action d'une seule bascule, et, au moyen d'un mécanisme particulier, s'écartent suivant une direction courbe, de manière à diviser la prostate de chaque côté suivant ses diamètres obliques. L'ouverture de ces deux lames varie de 13 à 45 millimètres.

Le malade situé à l'ordinaire, le cathéter est introduit dans la vessie, et confié à un aide qui le maintient dans une position parfaitement verticale. Le chirurgien tend de la main gauche les téguments du périnée, et de la droite armée du couteau à double tranchant, il pratique une incision demi-circulaire qui, commençant à droite entre l'anus et l'ischion, se termine à gauche, au point correspondant, en passant à 11 millimètres au-devant de l'anus dont elle circonscrit la partie antérieure. L'instrument divise successivement le tissu cellulaire sous-cutané, l'aponévrose périnéale superficielle, et la pointe antérieure du sphincter externe de l'anus. L'origine de la portion membraneuse de l'urètre mise à découvert, l'ongle du doigt indicateur gauche découvre à travers la paroi inférieure du canal la rainure du cathéter, et guide jusqu'à elle la pointe du bistouri. Il importe que pendant toute cette première partie de l'opération, le doigt abaisse la partie inférieure de la plaie, la protège, et éloigne l'instrument tranchant du rectum.

Après avoir incisé l'urètre dans l'étendue d'un centimètre environ, l'ongle du doigt indicateur gauche placé dans la partie supérieure de la plaie sert de guide au lithotome, qui, tenu de la main droite, le pouce en dessous et les deux doigts suivants en dessus, est présenté au cathéter, la convexité de la courbure correspondant en bas à l'anus.

Le contact métallique bien reconnu, le chirurgien saisit de la main gauche la plaque du cathéter, et l'élevant sous la symphyse des pubis, glisse le long de la cannelure le lithotome jusque dans la vessie.

Cela fait, le cathéter est retiré. Le lithotome doit ensuite être retourné de telle sorte qu'il présente sa concavité à l'anus. Enfin le chirurgien le saisissant à la manière ordinaire, embrasse avec la main droite la bascule, l'applique au manche, et retire l'instrument ouvert, non pas horizontalement, mais en l'inclinant progressivement en bas jusqu'à ce que les lames soient entièrement sorties.

Le doigt indicateur, introduit alors dans la plaie, mesure l'étendue des incisions faites, et sert de guide aux tenettes. Si l'ouverture pratiquée au col de la vessie et à la prostate semblait insuffisante, il serait facile de l'agrandir de chaque côté, avec un bistouri droit boutonné dirigé sur le doigt indicateur.

On pourrait sans doute faire la première incision avec le lithotome caché ordinaire, et la seconde avec un bistouri boutonné, ou même se servir du bistouri pour toutes deux. Le procédé en serait simplifié sans doute, mais ce serait aux dépens de la sécurité et de la rapidité de l'opération.

Nous ajouterons seulement que puisque Dupuytren ne donne à ses lames qu'un écartement au plus de 45 millimètres, on pourrait les obtenir avec un lithotome double dont les branches s'écarteraient parallèlement ; la prostate peut très bien supporter cette incision en travers, sans que sa circonférence soit dépassée. On diminuerait ainsi quelque chose de la complication de l'instrument.

IV. Taille quadrilatérale. *Procédé de M. Vidal de Cassis.*— L'incision des parties extérieures restant la même que pour la taille bilatérale, M. Vidal propose d'inciser la prostate sur ses quatre rayons obliques. On peut se servir dans ce but du bistouri boutonné seulement, ou du lithotome double de Dupuytren pour les incisions inférieures, et du bistouri pour les supérieures; ou bien enfin d'un lithotome à quatre lames, proposé par M. Vidal, exécuté par M. Colombat, mais à qui le premier reconnaissait par avance l'inconvénient de ne pouvoir s'ouvrir dans la vessie, pour peu qu'elle fût occupée par un gros calcul.

Au reste, il n'est pas à présumer qu'aucun chirurgien commence par pratiquer ces quatre incisions à la prostate; si une seule incision ne suffit pas, on en fait une seconde, à l'exemple de Ledran; si deux sont insuffisantes encore, on peut en faire trois ou quatre; mais alors il n'y a plus de règles: le bistouri va au hasard, et rien ne l'avertit s'il a atteint ou non les limites de la prostate, limites essentielles à respecter dans le système des incisions multiples. Je reviendrai sur ce point dans l'appréciation de toutes les méthodes de taille.

2° *Taille recto-vésicale.*

Anatomie chirurgicale. — A partir de la terminaison du colon, le rectum se dirige d'abord un peu obliquement de gauche à droite et de haut en bas, puis il se recourbe d'arrière en avant sous la vessie jusqu'à la prostate; enfin de là jusqu'à l'anus, il se dirige en bas et en arrière, en sorte qu'on peut le considérer comme formé de trois parties.

La première, étendue depuis la fin de l'S iliaque jusqu'au point où l'intestin quitte le péritoine, constitue plus de la moitié de sa longueur. Flexueuse, libre, ses rapports sont peu importants.

La portion moyenne, comprise entre les deux courbures de l'intestin, aurait, selon le dire de Sanson, 8 centimètres de longueur, ce qui est fort exagéré. Elle est dirigée de haut en bas, d'arrière en avant, et légèrement courbée dans le même sens; elle répond constamment, 1° en arrière, à la partie inférieure du sacrum, au coccyx et au plancher formé par les muscles ischio-coccygiens; 2° en bas, au bas-fond de la vessie, dont elle est séparée en dehors et en bas par les vésicules séminales et les conduits déférents, et plus bas par la prostate; 3° sur les côtés à un tissu cellulaire abondant. Elle est dépourvue de péritoine, si ce n'est quelquefois à sa partie supérieure, quand la vessie est fortement rétractée. Sa tunique musculeuse est plus épaisse, surtout mieux garnie de fibres longitudinales; enfin de toutes parts elle est entourée d'un tissu cellulaire lâche et abondant, hors sous la prostate où il est plus serré, et qui lui permet de nombreuses variations de volume.

La troisième portion, comprise entre la prostate et l'anus, aurait, suivant Sanson, 4 centimètres de longueur. Il y a également ici une exagération de près de moitié. Sanson avait probablement mesuré le rectum disséqué et détaché des parties ambiantes; et j'ai fait voir déjà pour l'urètre combien cette manière de faire est sujette à erreur. La dernière portion a donc tout au plus 3 centimètres; elle descend obliquement en arrière. Sa partie supérieure est de toutes parts entourée d'un tissu cellulaire abondant, hors en devant où elle répond à la prostate; plus bas elle est enveloppée par les sphincters. Sa structure est différente de celle des autres. En effet, les fibres longitudinales cessent tout-à-coup; il n'y a plus que des fibres circulaires dont l'épaisseur augmente à mesure que l'intestin descend, et qui sous la peau fournissent deux prolongements, dont l'un plus long se rend au bulbe de l'urètre, l'autre s'attache au coccyx.

Le bas-fond de la vessie, divisé à l'extérieur en trois surfaces par les vésicules séminales, par ses surfaces latérales, répond à un tissu cellulaire graisseux abondant qui le sépare des releveurs de l'anus; la portion moyenne, triangulaire à base supérieure, bornée par le péritoine, est immédiatement appliquée sur la portion moyenne du rectum, dont elle suit exactement la courbure jusqu'à la prostate. Là, elle s'en sépare, et remonte un peu en avant pour gagner l'urètre, qui en est la continuation.

Nous avons indiqué la direction de l'urètre à l'article du cathétérisme. Il suffit d'ajouter qu'au sortir de la prostate, il s'éloigne de l'intestin en formant un angle ouvert du côté du périnée. L'urètre en avant, la peau et le sphincter anal en bas, le rectum en arrière, circonscrivent un espace triangulaire dont la base est au raphé, le sommet à la prostate, et que remplit du tissu cellulaire graisseux.

A partir du rectum en suivant la ligne médiane du corps, on trouve devant l'intestin : 1° au-devant de la portion moyenne, du tissu cellulaire lâche, quelques veines en lacis, la paroi inférieure de la vessie; 2° plus bas la prostate traversée par les canaux éjaculateurs; 3° au devant de la portion inférieure, la muqueuse rectale, fortifiée par le sphincter; l'espace triangulaire signalé; tout-à-fait en avant, le bulbe de l'urètre et la partie postérieure du corps caverneux. Nulle part aucun vaisseau notable (Sanson).

Il y a deux méthodes principales, imaginées toutes deux par Sanson; la première, qui consistait à attaquer la vessie au-dessus de la prostate, a été depuis rejetée par l'auteur même; et pour la seconde, Sanson a adopté, en place de son procédé primitif, celui que nous allons décrire.

Procédé de Vacca-Berlinghieri. -- Le sujet placé comme pour la taille périnéale, on place le cathéter dans la vessie, et un aide est chargé de le maintenir dans une direction verticale, de telle sorte que sa rainure corresponde exactement à la ligne médiane. Le doigt indicateur de la main gauche doit être introduit dans le rectum, sa face palmaire tournée en avant. Sur sa pulpe on glisse la lame d'un bistouri droit ordinaire, jusqu'à une profondeur de 18 millimètres seulement au-delà du rebord de l'anus; puis abaissant le manche, on enfonce la pointe en avant à travers les parois de l'intestin à la hauteur désignée, et, dirigeant ensuite le tranchant en haut, on divise en même temps le sphincter de l'anus et la partie la plus inférieure du rectum, le périnée depuis l'anus jusqu'au bulbe, et le triangle celluleux qui sépare ces deux parties. La région inférieure de la prostate peut alors être sentie à travers la plaie. Au-devant d'elle on trouve la portion musculeuse de l'urètre et le cathéter. L'ongle du doigt indicateur sert alors, comme dans la taille latéralisée, à découvrir la rainure du cathéter et à conduire sur elle la pointe du bistouri. Le cathéter est alors élevé, et le bistouri glissé sur lui jusque dans la vessie. Dès qu'il a pénétré dans le col vésical, le chirurgien doit l'abaisser de manière à diviser la prostate en bas et en arrière sur la ligne médiane, sans dépasser sa circonférence, et surtout sans retoucher à l'incision du rectum.

De cette manière la plaie présente un canal fort oblique de haut en bas et un peu d'avant en arrière; l'intestin est ménagé autant que possible; à chaque effort d'excrétion, la membrane muqueuse s'abaisse sur la plaie, et celle-ci se trouve dans les conditions les plus favorables pour se réunir sans crainte de fistule. On n'intéresse que la partie la plus inférieure du rectum, le sphincter anal, la portion prostatique de l'urètre et la prostate elle-même, c'est-à-dire qu'on incise les parties qui étaient distendues ou même déchirées dans le grand appareil.

3° *Taille hypogastrique.*

Anatomie. — Le péritoine qui tapisse la paroi abdominale antérieure est appliqué sur la face interne des muscles et sur le *fascia propria*, d'une manière d'autant plus lâche qu'on l'examine plus bas. Arrivé près du pubis, il se reploie en arrière et gagne la face postérieure de la vessie, écarté par l'ouraque de sa face antérieure. Entre ce repli péritonéal et le rebord supérieur des pubis est un espace libre, qui varie selon que la vessie pleine ou vide remonte plus haut ou descend plus bas; en ce point la face antérieure de ce viscère n'est séparée du pubis et de la ligne blanche que par du tissu adipeux. En incisant le long de la ligne blanche, on ne trouve à diviser que la peau, le *fascia superficialis*, l'aponévrose antérieure des muscles droits; on tombe alors sur le tissu adipeux, et, si on le divise, sur le péritoine en haut et sur la vessie en bas.

Procédé de M. Amussat. — Le malade est couché horizontalement sur une table garnie de matelas, de manière cependant que le bassin soit le point le plus élevé; les poils du pubis ont dû être préalablement rasés. L'opérateur, placé à gauche, introduit une sonde dans la vessie pour reconnaître encore la pierre; injecte par cette sonde un verre ou deux d'eau tiède, après quoi il la retire ; et un aide intelligent place un doigt sur le méat pour s'opposer au retour de l'injection, en ayant soin de ne presser que légèrement la verge. L'opérateur se reporte alors du côté droit du malade, cherche à reconnaître le bord de la symphyse ; et les yeux fixés sur le point que doit diviser le bistouri, il pratique une incision qui intéresse de haut en bas la peau et la graisse jusqu'à la ligne blanche dans l'étendue de trois travers de doigt, au-dessus et un peu en avant de la symphyse. Le doigt indicateur cherche la ligne blanche au fond de l'incision ; dès qu'on l'a reconnue, on incise en bas dans l'étendue de 3 centimètres au plus. Plus profondément on trouve une forte aponévrose : pour l'ouvrir sans léser le péritoine, on tourne en haut le tranchant du bistouri, et on fait pénétrer doucement sa pointe d'avant en arrière, immédiatement au-dessus des pubis. Dès qu'on a vaincu la résistance, on prolonge l'incision en haut, puis on essaie d'y introduire le doigt ; et s'il y est serré comme dans une boutonnière, on débride légèrement à droite et à gauche, en bas, et en évitant de léser les os pubis.

Lorsque l'index pénètre aisément, il rencontre bientôt le sommet de la vessie ; il faut alors diriger ce doigt directement en bas entre la symphyse et la vessie, sans dévier et sans pénétrer trop profondément, l'ongle tourné en avant et la pulpe en arrière. Ici l'opérateur introduit l'indicateur droit dans le rectum, et en élevant le bas-fond de la vessie, s'assure que c'est bien cet organe qu'il tient entre ces deux doigts. Alors il insinue à plat la lame du bistouri entre son doigt et les os ; arrivé au point où il veut plonger, il recourbe légèrement le doigt en arrière et en haut; puis il enfonce hardiment le bistouri de haut en bas et d'avant en arrière ; si la lame est large, il n'est pas besoin d'étendre l'incision. Sans hésiter, on plonge dans cette ouverture l'index gauche, directement en bas et par un mouvement de vrille. Le doigt ferme l'incision et empêche le liquide de sortir ; et l'on peut explorer toute la cavité de la vessie. Puis on recourbe le doigt en crochet, et attirant la vessie en haut, on agrandit l'ouverture par traction seulement. Le liquide s'échappe en abondance ; il faut se hâter d'introduire les tenettes ; le doigt sert à la fois à les guider, à charger la pierre, et à chercher, après son extraction, si la vessie n'en contiendrait pas d'autres.

Après l'extraction complète, on introduit dans la vessie l'extrémité d'une grosse canule courbe qui doit diriger l'urine au-dehors; on réunit la plaie au-dessus d'elle par première intention, et on fixe les fils qui retiennent la canule au moyen de bandelettes agglutinatives; et enfin on procède au pansement.

Procédé de M. Baudens. — Il ne fait aucune injection dans la vessie. Avant de s'armer du bistouri, il marque avec l'ongle le lieu de la symphyse et la limite à laquelle s'arrêtera l'incision supérieurement; la peau et le tissu sous-cutané étant divisés, il reconnaît la ligne blanche, et incise à quelques millimètres en dehors l'aponévrose qui recouvre le muscle droit, dans la même étendue que la peau. Alors quittant le bistouri, avec le doigt il déchire le tissu cellulaire qui sépare les deux muscles droits, plonge l'indicateur gauche derrière la symphyse pubienne, pénètre jusqu'au col de la vessie; et alors recourbant le doigt en crochet, et raclant avec l'ongle, de bas en haut, la face antérieure de la vessie, il ramène en haut le pli du péritoine, de manière que le bistouri conduit par la main droite et dirigé sur l'ongle de l'indicateur gauche, plonge dans la vessie sans craindre de léser la séreuse abdominale. Le reste comme dans le procédé de M. Amussat.

Le second procédé est le plus simple à la fois et le plus sûr; toutefois, si la vessie se trouvait vide, il y aurait quelque difficulté à ramener suffisamment en haut le péritoine. L'injection doit donc être pratiquée préalablement.

M. Baudens recommande aussi avec raison de diviser largement la peau par en bas, de peur que, si elle avait reculé devant le bistouri, et que le tissu cellulaire sous-jacent fût incisé un peu plus bas qu'elle, il n'en résultât une sorte de nid de pigeon par lequel l'urine pourrait s'infiltrer jusque dans les bourses.

M. Belmas a proposé une sonde à dard qu'il introduit par l'urètre et qui est destinée à tendre la paroi antérieure de la vessie, à repousser conséquemment le péritoine en haut, et à servir de guide au bistouri. Cette sonde complique le procédé opératoire sans lui assurer une plus grande sécurité.

Appréciation. — Il est assez difficile de faire un choix absolu entre les diverses méthodes de lithotomie, et même d'indiquer les cas où l'une doit prévaloir sur l'autre, tant il règne encore de dissentiment sur ce point. Quand le calcul a plus de 5 centimètres et demi de diamètre, la taille hypogastrique est regardée généralement comme de nécessité. Pour les calculs moindres, la plupart des chirurgiens préfèrent encore la taille périnéale par la méthode latéralisée ou bilatérale.

Après avoir beaucoup observé et beaucoup comparé d'observations, j'en suis arrivé à n'attribuer qu'une fort mince influence aux procédés opératoires sur le résultat des opérations, en ce qui touche la vie ou la mort des malades. Cette influence n'est réelle qu'autant que les procédés exposent moins à la douleur, à la perte de sang, mais surtout à l'inflammation. Après la taille, c'est principalement la douleur et l'inflammation qui tuent; et leurs causes les plus puissantes sont assurément le tiraillement, la déchirure, le broiement des tissus; accidents inévitables dans tous les procédés de taille périnéale, dès que le calcul dépasse les proportions les plus médiocres, et qui, même quand le malade n'y succombe pas, entraînent les infirmités les plus graves. J'ai vu plusieurs sujets taillés par les plus habiles opérateurs, en respectant avec le couteau les limites de la prostate, et qui avaient perdu toute faculté d'entrer en érection et d'éjaculer. J'en ai vu un qui, outre la perte absolue des fonctions génitales, ne pouvait retenir son urine, et était obligé d'avoir continuellement la verge serrée par un constricteur. Les incisions doubles, triples, quadruples, n'augmentent pas en définitive l'étendue ni l'élasticité des couches extérieures de la prostate, et en la divisant davantage, semblent l'exposer davantage aussi à être broyée au passage du calcul.

Il n'est qu'un seul moyen, à mon avis, de rendre la taille périnéale moins périlleuse, au moins pour ce qui regarde l'opération en elle-même; c'est de suivre un principe tout opposé à celui que l'on observe généralement, c'est-à-dire *de diviser largement la prostate d'un seul côté au-delà de ses limites*, en entamant le col de la vessie et le tissu cellulaire, si le volume du calcul l'exige; en un mot, de faire à la pierre une voie assez libre pour que la plaie demeure une incision, et ne se complique pas de contusions et de déchirures. Quant à la plaie extérieure, pour la rendre aussi plus large, il y aurait avantage, ce me semble, le cas échéant, à empiéter plus ou moins sur le côté droit du raphé, pour avoir aussi moins à s'approcher de la tubérosité sciatique. Incision au besoin bilatérale à l'extérieur; incision unilatérale à la prostate, mais avec toute l'étendue nécessaire, tel est en résumé le procédé auquel je donne la préférence, et qui a déjà été adopté avec succès par plusieurs lithotomistes habiles. Voyez mon *Anatomie chirurgicale.*

Art. V. — Lithotritie.

La lithotritie, quoique née d'hier, a déjà tellement multiplié les instruments et les procédés, qu'on a peine à s'y reconnaître. Mais la plupart de ces modifications ne portant que sur les instruments ou la partie purement mécanique, nous nous bornerons à établir ici les règles d'application des trois principales méthodes : l'usure progressive, l'écrasement, et la percussion.

1° *Lithotritie par usure progressive.*

Les instruments destinés au broiement de la pierre se réduisent en général à ceci : 1° une canule droite extérieure qui sert de gaîne, et qui ne doit jamais avoir plus de 9 millimètres de diamètre ; 2° une canule interne ou *litholabe*, se terminant par une pince à deux, trois, quatre, six, huit ou onze branches, et destinée à saisir la pierre ; 3° une tige centrale en acier, et dont l'extrémité interne est diversement configurée pour agir sur le calcul. Tantôt ce sont des limes propres à user la pierre de dehors en dedans : tel est le *lithorineur* de Meyrieu ; ou bien la tige est armée de dents pour perforer le calcul : tels sont les *lithotriteurs* ou *forets* de M. Civiale ; ou enfin ce sont des fraises brisées qui s'écartent de manière à perforer d'abord la pierre, puis à l'évider : telles sont les *fraises à développement*, *à virgules*, l'*évideur à forceps*, etc. Tous ces instruments agissent librement l'un dans l'autre ; toutefois la canule externe est munie d'une vis de pression qui peut la fixer d'une manière solide à la canule interne. Celle-ci porte en outre à l'extérieur les divisions du mètre, afin qu'on puisse juger de combien ses branches sont sorties de la canule externe, et en même temps quel écartement il y a entre elles.

Tout ce système est maintenu à l'extérieur, tantôt par un arbre pareil à celui du vilebrequin, qui sert en même temps à faire tourner le lithotriteur ; plus ordinairement par un chevalet maintenu par les mains d'un aide ; ou bien encore par un support métallique, espèce d'étau qui s'applique au lit du malade ; enfin quelques opérateurs se servent d'un lit spécial auquel ce support demeure fixé. Dans ces derniers cas, le lithotriteur est garni à l'extérieur d'une poulie, sur laquelle joue la corde d'un archet qui lui communique des mouvements énergiques et pressés de rotation.

Manuel opératoire. — Avant de procéder à la lithotritie, il faut commencer par dilater l'urètre et l'accoutumer à la présence d'un corps étranger. On se sert pour cela de sondes flexibles qu'on introduit tous les jours durant dix à douze minutes, et dont on augmente progressivement le calibre. Ainsi on commence par une sonde de 4 millimètres de diamètre, et on termine par une sonde de 8 ou au plus de 9 millimètres. Huit jours suffisent ordinairement pour obtenir une dilatation suffisante.

Tout étant prêt pour l'opération, on couche le malade à la renverse sur le bord de son lit, le bassin soutenu par un coussin un peu dur, les pieds appuyés sur des tabourets, et la tête modérément fléchie sur la poitrine. Cette élévation du bassin a pour but de rendre inférieure la paroi postérieure de la vessie, afin que la pierre s'y porte d'elle-même et soit plus facile à saisir. On introduit une sonde ordinaire, et, au moyen d'une seringue, on injecte une quantité d'eau tiède ou de décoction mucilagineuse proportionnée à la capacité de la vessie. Dès que le malade ressent un vif besoin d'uriner, l'injection est suffisante; la sonde doit être retirée; et immédiatement on introduit l'instrument exactement fermé, soigneusement huilé, et dont le bec formé par la réunion des branches du litholabe doit être régularisé avec du suif, afin de représenter une olive mousse et arrondie. L'introduction se fait d'ailleurs suivant le procédé décrit pour le cathétérisme rectiligne. On fait donc relever le malade presque sur son séant; et quand l'instrument est introduit, on lui rend la position indiquée. L'opérateur doit se placer dès lors entre les cuisses du malade.

Le premier soin du chirurgien doit être de chercher la pierre. Pour cela, il promène le bec de son instrument toujours fermé, 1° d'avant en arrière sur la partie moyenne du bas-fond et de la paroi postérieure de l'organe; 2° d'arrière en avant, comme pour compléter le cercle, en revenant soit par le côté droit, soit par le côté gauche; 3° d'avant en arrière une seconde fois, en retournant par le côté opposé pour revenir par le milieu où la pierre peut être retombée; 4° enfin transversalement, de manière à ne pas laisser un point du plancher vésical qui n'ait été touché. On varie au besoin la position du sujet en élevant le bassin, en l'inclinant à droite ou à gauche; enfin, comme dernière ressource, M. Civiale recommande de déployer les branches de litholabe pour explorer la vessie par plusieurs points à la fois.

Pour ouvrir ces branches, l'opérateur prend de la main droite l'extrémité du litholabe qu'il tient immobile, et avec la main gauche ramène à lui la canule externe comme s'il voulait la retirer de l'urètre. Le litholabe ainsi déployé ne fait donc aucun mouvement en avant, et ne fait courir aucun risque à la vessie.

Il faut alors retrouver et saisir le calcul, manœuvre souvent fort difficile, et qui exige beaucoup de soin et de jugement. En général, pour la pince à trois branches, il faut diriger en bas deux des branches placées sur le même niveau, et pour les litholabes à branches multipliées, tourner en bas les deux branches qui offrent entre elles le plus grand intervalle. Si, par exemple, en faisant basculer la pince, elle tombe sur le calcul en produisant la sensation d'un double choc, c'est qu'il est au-dessous de ses deux branches et derrière la prostate. S'il n'y a qu'un choc simple et que l'une des branches descende plus bas que l'autre, c'est du côté le plus relevé qu'on le trouvera. S'il est en avant et que les deux crochets poussés alternativement, non simultanément, le sentent également, c'est qu'il répond à leur intervalle. Un mouvement transversal peu étendu à droite, puis à gauche, apprendra si la pierre est dans l'intérieur du litholabe, plus près de l'une de ses branches que de l'autre, ou dans le centre. On conçoit que ces indices peuvent être variés à l'infini, et qu'avec un peu d'habitude on parviendra assez promptement à reconnaître la position de la pierre.

Le calcul étant donc placé entre les deux branches inférieures, on reprend l'extrémité libre du litholabe, qu'on soulève un peu de la main droite, afin que ses branches ne cessent pas d'appuyer contre le bas-fond de la vessie, et avec la main on repousse sur elles la canule externe, ce qui tend à les fermer. Avant toutefois de les serrer exactement l'une sur l'autre, il est bon de faire exécuter au lithotriteur des mouvements de va-et-vient, pour s'assurer d'une part que la pierre est bien saisie, et de l'autre que l'instrument jouera sur elle avec facilité. Alors seulement on pousse la canule externe le plus avant possible sur le litholabe, et on le fixe en rapport invariable à l'aide de la vis de pression.

On fixe ensuite à l'extrémité externe de l'instrument l'appareil de support, soit qu'on le donne à maintenir à un aide placé entre les jambes ou à droite du malade, ou bien que le support soit adapté au lit même. L'opérateur dispose ensuite autour de la poulie la corde de l'archet; puis se plaçant un peu à droite, il tient solidement de la main gauche l'instrument entre la verge et la tête du chevalet, tandis que de la droite il fait aller l'archet. En commençant la perforation, il faut agir avec lenteur pour éviter des secousses. Plus tard, on peut employer plus de vitesse et de force à la fois, et incliner l'effort de l'archet en avant pour réunir la pression contre la pierre à sa rotation; quand la pierre est très dure, ce qu'on reconnaît au son plus aigu et au peu de progrès du lithotriteur, on ajoute à l'instrument un ressort en spirale qui agit en poussant le lithotriteur en avant.

Autrefois on prolongeait la manœuvre du broiement jusqu'à dix minutes; mais depuis M. Civiale a posé le précepte bien important des courtes séances; et il ne faut pas en général rester dans la vessie plus d'une à deux minutes.

Pour retirer l'instrument, on commence par desserrer la vis de pression; on ouvre la pince, et on en repousse la pierre à l'aide du lithotriteur; puis celui-ci est retiré le premier; et enfin on achève de fermer les branches en les retirant à soi. Il arrive souvent qu'on ramène avec la pince quelques fragments de pierre; s'ils étaient assez volumineux pour rendre la sortie de l'instrument douloureuse, on les écraserait en poussant la tête du lithotriteur contre les crochets de la pince.

Les premières urines rendues par le malade sont ordinairement colorées par du sang. On lui fait prendre un bain immédiatement après, puis on ordonne le repos et un régime doux. Du troisième au cinquième jour, on peut recommencer; le nombre des séances dépend d'ailleurs du volume de la pierre et de l'état du malade.

Quand on se sert du lithotriteur simple ou foret, il faut à chaque séance nouvelle s'assurer, au moyen du lithotriteur, que la pierre n'est pas saisie dans le même sens; autrement il faudrait la retourner, ce qui se fait en écartant un peu les branches de la pince et en faisant exécuter au lithotriteur de petits mouvements de rotation sur la pierre.

Si l'on se sert du lithorineur, cette précaution n'est nullement nécessaire; et avec l'évideur, lorsqu'on est obligé de faire plusieurs séances, il serait même plus utile, quoique cela ne soit point indispensable, de ressaisir le calcul absolument comme il a été saisi d'abord.

Quand enfin la pierre se trouve divisée en fragments quelquefois trop volumineux pour être expulsés, on les écrase, soit en refermant sur eux les branches de la pince, soit en repoussant sur eux le lithotriteur, et avant de terminer le traitement, il faut bien s'assurer par une ou plusieurs explorations définitives qu'il ne reste aucun fragment dans la vessie.

Nous omettons d'ailleurs tout ce qui a rapport à la manière d'agir des instruments; ceci est la partie purement mécanique de l'art, que les descriptions ne rendent point clairement sans figures, et qu'on peut bien mieux apprendre en manœuvrant l'instrument sur une table. C'est d'ailleurs une règle générale, de ne jamais se servir d'instruments compliqués sans être familiarisé avec leur manière d'agir.

2° *Lithotritie par écrasement.*

M. Amussat avait inventé dès 1822 une pince à deux branches crénelées qui saisissaient et broyaient la pierre, mais qui ne pouvait s'appliquer qu'à de petits calculs. Le *brise-coque* de M. Heurteloup, fabriqué d'après un plan analogue, est soumis au même reproche. L'instrument de M. Jacobson a eu plus de célébrité.

Procédé de M. Jacobson. — Son instrument se compose d'une canule en argent, solide, figurée à peu près comme une sonde de femme; dans cette canule est placé un mandrin d'acier qui la dépasse du côté de la vessie et continue sa courbure, de manière que l'instrument représente dans sa totalité une sonde ordinaire. Ce mandrin est fendu sur toute sa longueur en deux moitiés : l'une répondant à sa concavité est fixe, l'autre formant sa convexité est mobile. Cette portion mobile est articulée à l'extrémité de la portion fixe, et présente en outre sur sa longueur trois autres articulations.

L'instrument est introduit fermé comme une sonde ordinaire. Quand il a pénétré dans la vessie et reconnu le calcul, l'opérateur pousse en avant la branche mobile; celle-ci s'écarte de la partie fixe, s'abaisse dans le bas-fond de la vessie, et, au moyen de ses articulations, figure une sorte d'anse que l'on doit tâcher de glisser sous la pierre. Le calcul étant embrassé par cette anse, il suffit de retirer à soi le manche du mandrin pour l'étreindre fortement contre la portion fixe. Alors une vis de rappel à triple levier qui prend un point d'appui contre le rebord même de la canule, est mise en jeu, et en ramenant avec force la branche mobile en dehors, provoque l'écrasement du corps étranger qu'elle comprime.

Enfin nous avions conseillé, pour obtenir un instrument à écrasement plus puissant et plus sûr, d'appliquer une vis de pression au *percuteur* de M. Heurteloup, qui nous reste à décrire : c'est ce qui a été fait avec le plus grand succès.

3° *Lithotritie par percussion.*

Procédé de M. Heurteloup. — Les instruments nécessaires sont : 1° le *percuteur courbe à marteau*, tige d'acier de 38 centimètres de longueur, figurant une grosse sonde qui serait droite dans la plus grande partie de son étendue, et dont l'extrémité serait courbée suivant le quart d'un cercle de 3 à 4 centimètres de rayon. Cette tige est divisée en deux parties : l'une répondant à sa convexité est fixe, c'est-à-dire qu'elle tient à une pièce carrée d'acier qui forme l'armure et qu'on place dans un support métallique attaché lui-même au lit sur lequel on opère ; la seconde répondant à la concavité est mobile, c'est-à-dire qu'elle peut reculer et avancer de manière à écarter ou à rapprocher l'une de l'autre les deux portions de la courbure, suivant le mécanisme du podomètre des cordonniers ; 2° un marteau métallique de dimensions convenables ; 3° un lit appelé rectangle, au bord duquel tient le support que M. Heurteloup nomme son point fixe.

L'instrument introduit fermé dans la vessie, à la manière d'une sonde courbe ordinaire, en retirant la branche mobile on écarte les deux portions courbes, et on obtient une sorte de pince ouverte avec laquelle on va à la recherche du calcul. Lorsqu'il est trouvé et saisi, on repousse fortement la branche mobile pour le serrer solidement entre les deux portions de la courbure, qui offrent d'ailleurs des crénelures pour mieux le retenir. Puis la branche fixe étant disposée et serrée dans le point fixe au moyen de son armure, avec le marteau on frappe sur la branche mobile ; la percussion est transmise sans aucune perte sur le calcul, qui ne tarde pas à se briser sous ce puissant effort.

Les applications de cet instrument ne durent pas en général plus de quatre minutes, et cinq à huit séances suffisent dans presque tous les cas.

Appréciation. — La percussion est certainement la méthode la plus expéditive ; et d'ailleurs la construction de l'instrument de M. Heurteloup est telle qu'elle répond à toutes les objections. L'emploi du lit rectangle et du point fixe métallique n'est pas aussi indispensable que l'auteur l'avait cru, et le percuteur a surtout gagné à l'addition d'une vis de pression déjà indiquée par M. Heurteloup, perfectionnée par M. Ségalas, et enfin plus récemment par MM. Civiale et Leroy d'Étiolle ; modifications qui en font un instrument de pression et de percussion tout à la fois. Il nous paraît donc mériter la préférence.

L'instrument de Jacobson est à peu près abandonné. La pince à trois branches avec les perforateurs, employée avec succès par M. Civiale, sert aussi quelquefois comme instrument de compression, soit pour les petits calculs, soit pour les fragments, en écrasant ces portions de pierres contre les branches avec la tête du foret ; elle a donc plus d'avantage qu'on ne lui en suppose généralement, surtout quand elle est maniée par une main habile. Toutefois M. Civiale lui-même admet déjà pour quelques cas l'emploi du percuteur, et la majorité des lithotriteurs lui accorde une préférence absolue, et à notre avis justement méritée.

CHAPITRE X.

OPÉRATIONS QUI SE PRATIQUENT SUR LES ORGANES GÉNITO-URINAIRES DE LA FEMME.

Nous rangerons ces opérations sous trois paragraphes : 1° celles qui se font sur l'appareil urinaire ; 2° sur l'appareil génital proprement dit ; et enfin 3° les opérations tocologiques.

Art. Ier. — Opérations qui se pratiquent sur les Organes urinaires.

1° *Cathétérisme.*

Anatomie.—L'urètre, long de 27 à 30 millimètres, et appliqué sur le vagin, forme une légère courbe à concavité supérieure. Sa face supérieure est distante de 7 à 8 millimètres de la symphyse du pubis dans l'état ordinaire. Son orifice externe est situé au bord antérieur du vagin, à l'union de la partie supérieure de sa circonférence avec la base du vestibule. Chez les femmes qui ont eu beaucoup d'enfants, dans la vieillesse ou encore durant la gestation, cet orifice remonte derrière le pubis, en sorte qu'il faut alors le chercher dans la partie antérieure et supérieure du vagin, ou même derrière la symphyse, et prendre garde d'introduire la sonde dans le vagin au lieu de la mettre dans la vessie.

Procédé ordinaire. — La malade est couchée sur le dos, le bassin élevé, les cuisses écartées et un peu fléchies, et les parties à découvert; le chirurgien, placé à sa droite, porte la main gauche en pronation sur le pénil, entr'ouvre les petites lèvres avec le pouce et l'indicateur, prend la sonde de la main droite comme une plume à écrire, et en présente le bec, la concavité en haut, à l'orifice de l'urètre. A peine est-elle entrée, qu'il faut l'abaisser un peu pour l'engager au-dessous de la symphyse; puis on la relève, et la poussant suivant la direction de l'urètre, on entre d'un seul trait dans la vessie.

Si le siége et la vulve paraissent trop enfoncés, on passe la sonde par-dessous le jarret correspondant; et pour mieux découvrir le méat urinaire, M. Velpeau conseille d'écarter les petites lèvres avec le pouce et le médius, et de relever le clitoris et le vestibule avec l'indicateur.

Second procédé. — On sonde la femme par-dessous la couverture, et en se guidant seulement par le toucher. Pour cela, le clitoris étant relevé comme l'indique M. Velpeau, on porte le bec de l'algalie sur l'ongle de l'indicateur, et on le fait glisser doucement en suivant la ligne médiane de haut en bas sur le vestibule, et l'on tombe ainsi presque nécessairement dans l'urètre; ou bien encore, on ramène la sonde de bas en haut, son extrémité appuyée sur la pulpe du médius droit, pendant que l'annulaire cherche et reconnaît successivement la fourchette, l'orifice vaginal, puis la colonne antérieure du vagin, dont la terminaison, plus ou moins renflée en forme de tubercule, se trouve immédiatement au-dessous de l'orifice urétral. Arrivé à ce point, l'annulaire s'y arrête, et sert de conducteur à la sonde que l'on fait glisser sur lui. Le méat ne peut pas être à plus de

3 à 4 millimètres de distance ; et presque toujours on le trouve après quelques tâtonnements.

On peut sonder la femme assise sur le bord de son lit. Le chirurgien se place alors entre ses jambes, assis ou un genou en terre, surtout s'il sonde sans mettre les parties à découvert.

2° *De la taille.*

La taille hypogastrique suit les mêmes règles chez la femme que chez l'homme. Les procédés particuliers à la femme se rallient à trois méthodes, selon qu'on divise l'urètre, le vestibule ou le vagin.

I. Taille vestibulaire. — Nous avons indiqué les rapports de l'urètre ; ajoutons qu'en le déprimant on peut donner jusqu'à 3 centimètres de hauteur au vestibule. Entre cette région et la vessie on trouve à diviser : 1° la muqueuse ; 2° le tissu cellulaire ; 3° le muscle constricteur du vagin ; 4° un tissu cellulaire serré élastique ; 5° les ligaments antérieurs de la vessie ; 6° la paroi de la vessie même.

Procédé opératoire (Lisfranc). — La femme placée comme pour la taille périnéale chez l'homme, deux aides écartent les grandes et les petites lèvres ; le chirurgien porte dans la vessie un cathéter ordinaire, dont il dirige ensuite la convexité en haut. La plaque en est confiée à un aide qui, pressant légèrement de haut en bas sur elle, déprime l'urètre et le vagin. Le chirurgien explore avec le doigt la disposition des branches du pubis, tend les tissus de la main gauche, et marque avec l'index et le médius les points où l'incision devra commencer et finir ; puis avec un bistouri droit, tenu comme une plume à écrire, il pratique une incision semi-lunaire à convexité supérieure, qui, commençant au niveau de la face latérale droite du méat urinaire, longe les branches et la symphyse des pubis dont elle est distante de 2 millimètres, et vient se rendre au côté diamétralement opposé. Il faut que le manche du bistouri soit moins élevé que sa pointe. On coupe ensuite couche par couche les tissus résistants indiqués plus haut : on écarte le tissu cellulaire avec le doigt indicateur, qui sert lui-même de guide à l'instrument ; et enfin, arrivé sur la vessie, ou bien on y plonge le bistouri et on la divise transversalement ; ou bien, introduisant le pouce gauche dans le vagin et l'indicateur dans la plaie, on exerce sur les tissus qu'ils embrassent une traction suffisante pour tendre la vessie et la ramener un peu en avant, et l'incision devient plus sûre et plus facile ; ou enfin on divise l'organe sur la convexité du cathéter. Aussitôt une ouverture faite, on y plonge le doigt, et il est extrêmement aisé de l'agrandir. On peut d'ailleurs inciser la vessie transversalement ou longitudinalement; M. Lisfranc préfère l'incision transversale.

II. TAILLE URÉTRALE. — On a proposé de porter une sonde cannelée dans l'urètre et d'inciser obliquement à gauche, à l'imitation de la taille latéralisée de l'homme ; ou bien de diviser l'urètre des deux côtés à la fois (Louis) ; et Fleurant avait même proposé pour cette opération un lithotome double ; mais le procédé qui suit est généralement préféré, même à toutes les autres méthodes.

Procédé de Laurent Colot. — La malade située à l'ordinaire, une sonde cannelée est introduite dans l'urètre, et sa cannelure dirigée en avant vers la symphyse pubienne. Le chirurgien la maintient immobile avec sa main gauche ; avec la droite il conduit sur elle un bistouri droit, et divise la paroi antérieure de l'urètre et le col de la vessie dans une étendue proportionnée au volume présumé du calcul. Puis les instruments sont retirés, et le doigt introduit dans la vessie sert de conducteur aux tenettes.

Cette taille a été décrite par Paré ; elle a été renouvelée à une époque récente par A. Dubois.

Dupuytren préférait à la sonde cannelée et au bistouri le lithotome caché de frère Côme, qui est à la fois plus sûr et plus facile à manier.

III. TAILLE VÉSICO-VAGINALE. — Le seul procédé qu'on paraisse avoir mis en usage est l'incision de la cloison vésico-vaginale sans toucher à l'urètre même : le danger d'une fistule consécutive l'a fait généralement rejeter.

Peut-être réussirait-on mieux en incisant la paroi inférieure de l'urètre jusqu'au col de la vessie seulement ; ce qui se rapprocherait du procédé de Vacca-Berlinghieri pour la taille recto-vésicale.

3° *Dilatation de l'urètre.*

Elle se pratique pour l'extraction des corps étrangers et des petits calculs, et s'exécute de deux manières : 1° à l'aide d'un spéculum à deux ou trois branches, et pour ainsi dire subitement ; 2° en portant dans l'urètre une tente d'éponge préparée ou de racine de gentiane desséchée, par un procédé un peu plus lent. Ce dernier moyen est sans doute le meilleur, et l'on peut ainsi élargir assez bien l'urètre pour y introduire un doigt tout entier. Mais, passé ce degré, il serait à craindre d'avoir une incontinence d'urine consécutive, et l'incision est préférable. Il faut être prévenu d'ailleurs que la dilatabilité de l'urètre est plus grande chez les sujets jeunes que sur ceux d'un âge avancé.

Art. II. — Opérations qui se pratiquent sur la Vulve, le Vagin et l'Utérus.

Nous ne traiterons point en particulier de l'ablation du clitoris et des nymphes passées à l'état d'induration chronique ou de cancer ; les règles ne diffèrent pas de celles de l'extirpation des tumeurs en général.

On peut aussi bien appliquer aux corps étrangers introduits du dehors dans le vagin les moyens d'extraction recommandés pour ceux du rectum. Ajoutons cependant que, pour retirer un pessaire en métal, Dupuytren fut obligé de le diviser à l'aide d'une petite scie portée dans le vagin, et que, dans un cas de pessaire très volumineux, M. Lisfranc commença par inciser le devant du périnée pour se frayer une voie plus large.

1° *Imperforation du vagin.*

L'imperforation du vagin offre deux degrés principaux : ou bien la membrane hymen seule est oblitérée, et il suffit de l'inciser crucialement et d'exciser les quatre lambeaux ; ou bien il y a une plus grande épaisseur de parties entre l'extérieur et le fond du vagin ; et alors, jusqu'en ces derniers temps, on attendait que la tumeur formée par l'accumulation des règles, et qu'on peut sentir au moins par le rectum, servît de guide au bistouri ; mais l'inflammation consécutive et la corruption du sang retenu à l'intérieur produisaient des accidents presque inévitablement mortels, en sorte que Boyer regardait cette anomalie comme au-dessus des ressources de la chirurgie, ou du moins refusait alors d'opérer pour ne pas compromettre l'art. M. Amussat a ouvert aux chirurgiens une voie toute nouvelle, et qui promet les plus heureux résultats.

Méthode de M. Amussat. — Une jeune fille de quinze ans et demi avait le vagin oblitéré au moins dans les deux tiers de son étendue; au-dessus, les règles accumulées formaient une tumeur fluctuante. La malade ayant été préparée par un bain, un lavement et un cataplasme sur la vulve, le chirurgien, armé d'une grosse sonde droite, en appuya l'extrémité au-dessous de l'urètre, là où l'orifice du vagin aurait dû se trouver, et poussa dans la direction du vagin, de manière à refouler la muqueuse et à produire un léger enfoncement. Il répéta cette manœuvre avec le petit doigt, après avoir mis au préalable un autre doigt dans le rectum pour servir de conducteur; la pression fut douloureuse, mais déjà efficace, et l'impression du petit doigt resta. Pour mieux atteindre son but, il attira alors le périnée en arrière en le pinçant avec un doigt dans l'anus et le pouce dans la vulve, tandis que d'autre part il cherchait à attirer en haut l'urètre pour l'écarter du rectum et laisser plus d'espace entre eux. Il resta un trou sans déchirure ni effusion de sang. Pour conserver cette dilatation, on plaça dans ce petit enfoncement en forme de doigt de gant une éponge préparée. Trois jours après, on répéta l'introduction et l'impulsion du doigt; on introduisit deux doigts pour opérer une distension plus forte; il y eut en effet un véritable éraillement dans la muqueuse avec effusion de sang. On remit l'éponge préparée. Après cinq autres tentatives ainsi faites à un ou deux jours d'intervalle, on avait créé un conduit artificiel de près de 6 centimètres de longueur; alors au fond de ce conduit on dirigea sur l'indicateur un trocart qu'on plongea dans la tumeur; puis on remplaça le trocart par le bistouri, garni de linge dans les cinq sixièmes de sa lame; il n'y avait plus qu'une épaisseur de 12 à 13 millimètres à traverser. Il sortit de 350 à 380 grammes d'un sang gluant et noirâtre. On introduisit dans ce vagin nouveau une grosse canule en gomme élastique; et après divers accidents la guérison s'acheva, et elle dure déjà depuis plusieurs années.

2° *Procédés d'exploration.*

On a tenté avec plus ou moins de bonheur l'application du stéthoscope sur l'abdomen pour distinguer la grossesse de quelques maladies de l'utérus. M. Nauche a proposé un stéthoscope qui s'appliquât sur l'orifice vaginal de l'utérus, et qu'il a nommé métroscope. La main appliquée à l'hypogastre, en palpant avec soin, fournit quelques lumières au diagnostic ; enfin on peut explorer la matrice par le rectum. Mais les deux moyens principaux et essentiels sont le toucher et l'application du spéculum.

I. DU TOUCHER. *Premier procédé.* — La femme étant debout, appuyée contre un point résistant, un mur ou le bord d'un lit, les cuisses écartées, le chirurgien se place devant elle, assis, ou mieux le genou gauche à terre, l'autre relevé pour soutenir le coude, s'il en est besoin ; il passe la main droite sous les vêtements, le doigt indicateur enduit au préalable d'huile ou de mucilage, le pouce écarté, les autres doigts ployés dans la paume de la main. On porte le bord radial de ce doigt horizontalement et d'avant en arrière sous le périnée ; on écarte ainsi facilement les grandes lèvres, et ramenant son extrémité du coccyx au pubis, on le fait pénétrer sûrement et sans violence dans l'orifice vaginal. On l'enfonce alors dans le canal suivant sa direction connue ; on en parcourt lentement les parois pour s'assurer s'il n'existe rien d'anormal. Arrivé au col de l'utérus, le doigt se glisse sous lui, derrière lui, lentement et sans efforts, en explore avec la pulpe toute la superficie, reconnaît son orifice, pèse avec circonspection sur ces divers points pour en apprécier la sensibilité et la température, soulève la matrice en totalité pour prendre connaissance de son poids, de sa mobilité, la fixe et la mesure approximativement, conjointement avec l'autre main appuyée sur l'hypogastre, en repoussant profondément la rainure en cul-de-sac qui entoure le museau de tanche.

Avant de retirer le doigt, il est bon de noter dans sa mémoire chacune des découvertes que l'on a faites, et de les vérifier de nouveau. Enfin, l'opération terminée, on examine les matières dont le doigt s'est chargé, et pour mieux en apprécier la couleur, on essuie le doigt sur un linge blanc avant de se laver les mains.

Deuxième procédé. — La femme est couchée sur le dos, ou tout au plus inclinée sur le côté, la tête soutenue, les épaules un peu élevées, les cuisses demi-fléchies et suffisamment écartées, enfin le bassin plus ou moins relevé, pour rendre l'introduction du doigt plus facile et l'utérus plus accessible. Le chirurgien se place du côté droit du lit, autant que possible, afin d'employer la main droite, glisse cette main sous les vêtements, et se comporte comme dans le premier procédé.

Quand l'utérus est situé très haut, au lieu de refermer les trois derniers doigts, on les étend, en sorte que la face radiale du médius s'applique contre le périnée et le soulève, tandis que le pouce étendu en avant soulève aussi la partie antérieure de la vulve.

Si cela ne suffit pas, on introduit le médius en même temps que l'indicateur; on peut ainsi atteindre 10 à 12 millimètres plus haut. Dans certaines circonstances même, on introduit la main tout entière; mais cela est rare ailleurs que dans l'accouchement.

En général, il convient au préalable que le rectum soit vidé d'excréments; sinon il comprime le vagin, en refoule en avant la paroi postérieure, et rend le corps de l'utérus d'un plus difficile accès.

Le toucher debout convient mieux pour apprécier le poids, l'élévation, la direction de la matrice, pour obtenir le ballottement du fœtus; mais s'il s'agit d'explorer le vagin, le col utérin, et même plusieurs affections du corps de l'utérus, le second procédé est d'autant mieux préférable, qu'il permet d'y joindre plus aisément la palpation hypogastrique.

II. Application du spéculum. — L'orifice extérieur du vagin ne se trouve pas, du moins chez les femmes qui n'ont pas eu d'enfants, dans la direction du vagin même. En effet la demi-circonférence postérieure de cette ouverture, constituée par un repli transversal aplati de haut en bas qu'on nomme la *fourchette*, laisse au-dessus d'elle et un peu en arrière un petit cul-de-sac formé par la partie inférieure et postérieure du vagin; il suit de là que si l'on présente le spéculum tout d'abord dans la direction du vagin, on tend à enfoncer ce repli qui fait obstacle, on cause de vives douleurs, et enfin on ne réussit pas. Il faut donc commencer par diriger l'instrument d'avant en arrière, et très légèrement de bas en haut.

Les dimensions de l'orifice vaginal sont très variables : chez les femmes non encore déflorées, il est fermé en partie par la membrane hymen, qu'il faut respecter, à moins d'indication bien positive. D'ailleurs il importe de savoir que chez les jeunes femmes il est éminemment dilatable; il se prête déjà moins chez les adultes; à partir de la cessation des règles, sa rigidité va croissant, en sorte que dans un âge très avancé, au lieu de sentir à cet orifice un anneau souple et cédant sous les doigts, on le trouve dur et craquant au moindre effort qu'on fait pour vaincre sa résistance; quelquefois alors il admet à peine le petit doigt, et le vagin lui-même, au lieu de ses rides habituelles, offre des parois polies et une capacité fort rétrécie. De là ces conséquences, que chez les jeunes femmes, quelque étroit que paraisse l'orifice, on peut tout espérer de sa dilatabilité; que chez les adultes, il faut déjà moins y compter, et se servir d'un spéculum qui ne dépasse que de peu la capacité apparente de l'orifice; plus tard enfin, il faut être réservé sur l'emploi du spéculum, procéder avec lenteur et précaution pour éviter des déchirures qui se cicatriseraient difficilement, et s'en tenir à un spéculum très petit; encore M. Lisfranc s'est-il vu obligé quelquefois de préparer les parties durant huit ou dix jours en les dilatant à l'aide d'éponge préparée.

Ce sont spécialement les grandes lèvres qui contribuent, en s'effaçant, à l'ampliation de cet orifice et du vagin même, ainsi qu'on le voit dans l'accouchement lorsque la tête du fœtus vient à franchir la vulve. Il faut qu'elles se prêtent également lorsqu'un corps volumineux est introduit dans le vagin au lieu d'en sortir : aussi l'aide chargé d'écarter les grandes lèvres, lorsqu'on présente à la vulve le spéculum, doit les laisser aller sitôt que l'introduction est commencée, sans quoi il y aurait des tiraillements, et le vagin, privé de ce secours pour se dilater, offrirait à l'instrument un moins libre passage.

Procédé opératoire (Lisfranc). — L'instrument que M. Lisfranc préfère est le tube d'étain légèrement conique de M. Récamier, muni du mandrin à tête arrondie de Galenzowski imité par M. Mélier : seulement, comme la longueur ordinaire de 13 à 14 centimètres ne suffit pas chez toutes les femmes, il a porté cette dimension à 19 centimètres, et il rejette ces queues brisées ou non brisées de 12 à 13 centimètres de long, dont l'utilité reste à démontrer. Une queue de 3 à 4 centimètres suffit de reste pour le maniement de l'instrument, et le rend beaucoup plus facile à transporter. Il est d'ailleurs des spéculums de plusieurs diamètres, qu'on désigne par les numéros 1, 2 et 3.

La femme sera couchée en travers sur son lit, les tubérosités sciatiques au niveau du bord du lit, les pieds posés sur deux chaises, les cuisses suffisamment écartées, la tête soutenue par un oreiller, et un autre oreiller sous le bassin même, pour l'empêcher d'affaisser le bord du lit, et pour assurer à tout le tronc une position horizontale. L'instrument doit être huilé et convenablement chauffé. Si l'on se sert de la lumière naturelle, il faut placer la malade en face du jour, sinon un aide placé à gauche tient et dirige la chandelle au gré de l'opérateur.

Le chirurgien, placé entre les cuisses de la malade, commence par pratiquer le toucher pour s'assurer de la position du col et aller à sa recherche d'une manière certaine. De la main gauche, il écarte les poils et les petites lèvres; de l'autre il saisit le spéculum en embrassant avec l'indicateur et le médius la concavité de la queue, le pouce placé dans l'instrument à l'endroit où elle s'y insère, et il le présente à la vulve la queue tournée vers le mont de Vénus, pour ne faire aucun obstacle. L'introduction se fait avec lenteur. Si la fourchette a une assez longue étendue d'avant en arrière, il faut se garder d'exercer sur le périnée des tractions transversales qui la tendraient davantage; il convient, au contraire, d'attirer le périnée en arrière. Le centre de l'instrument correspondant bien au centre du vagin, on le dirige d'abord sur une ligne qui irait du centre de l'orifice vaginal à la partie inférieure du coccyx; et quand on a pénétré à 3 centimètres environ de profondeur, on lui fait faire un mouvement de bascule qui le ramène dans la direction de l'angle sacro-vertébral.

A mesure que le spéculum avance, la femme fait des efforts involontaires. Le vagin se révolte pour ainsi dire, presse sur le spéculum, et présente à l'extrémité de l'instrument une rosace ayant une ouverture au centre, et formée à la circonférence par les parois contractées du vagin. Ainsi toute l'étendue de ces parois se montre perpendiculaire en face de l'observateur, à mesure que le spéculum le plisse en pénétrant. L'orifice de cette rosace est directement au centre, quand le col occupe lui-même le centre du vagin; mais s'il incline d'un côté ou de l'autre, l'orifice suit en général la même direction et se rapproche de la circonférence de la rosace; en sorte que le segment du vagin le plus étendu est presque toujours diamétralement opposé au côté où le col est dévié. Cette particularité peut indiquer jusqu'à un certain point, à défaut d'exploration antérieure, quelle est la direction du col utérin.

Cette rosace du vagin ayant assez de ressemblance avec le col, pourrait induire en erreur; mais le col n'offre pas de rides comme le vagin, et sa couleur n'est pas non plus la même. En cas d'inflammation, le col est plus brun que le vagin; dans l'état sain, au contraire, la muqueuse vaginale étant pâle, celle du col est plus pâle encore. Pour lever toute espèce de doute, il suffit de pousser légèrement la partie qui se présente avec une sonde de femme; si c'est le vagin, il se laisse repousser au moindre effort. Quand enfin on aperçoit le col utérin, il faut l'enclaver dans le bout du spéculum.

Quelquefois le col est tellement incliné en arrière qu'on ne peut le voir. Il faut dans ce cas retirer le spéculum d'environ 3 centimètres, et, relevant son manche en haut et en avant, diriger son autre extrémité entre la paroi postérieure du vagin et le col, de manière à relever celui-ci en avant et à étaler sa face postérieure à l'orifice interne du spéculum. C'est ainsi, quand le col est trop volumineux pour être aperçu tout entier d'un coup d'œil, qu'on peut écarter son extrémité d'un côté ou de l'autre, pour mettre à nu successivement toutes ses faces, et il suffit d'incliner l'instrument dans diverses directions pour l'explorer dans toute son étendue. Toutefois ces manœuvres exigent qu'il y ait insensibilité complète du col, autrement elles ne seraient pas sans danger.

Quand le spéculum est convenablement placé, on peut l'assurer encore par une légère pression. On porte ensuite dans son intérieur un petit pinceau pour essuyer les parties, et on procède à l'examen des parties mises à découvert. On peut même, à l'aide d'un stylet boutonné ou d'une sonde de femme, soulever la lèvre inférieure du col, quand on soupçonne des ulcérations dans son intérieur.

On emploie aussi des spéculums à deux ou à plusieurs branches; ceux-ci doivent avoir la queue un peu longue, pour aider l'écartement des branches. L'introduction en est facile; mais l'écartement des branches se faisant à l'intérieur, dilate le vagin sans que les grandes lèvres puissent aider à son ampliation, et de là quelquefois des tiraillements douloureux. Cet écartement laisse en outre entre chaque branche un intervalle plus ou moins grand, dans lequel les parois vaginales se précipitent pour ainsi dire et masquent la vue, à moins qu'on ne porte leur dilatation à un degré énorme. Enfin, malgré toutes les précautions, il arrive souvent que les branches, en se refermant, pincent la muqueuse vaginale; inconvénient qu'on éviterait bien en retirant l'instrument ouvert; mais cette manœuvre est peu facile.

En résumé, ces spéculums ne doivent être employés que lorsqu'il est besoin d'une grande dilatation à la partie supérieure du vagin, par exemple lorsqu'il s'agit de saisir le col pour en faire l'amputation (Lisfranc).

3° *Déchirure du périnée.*

Quand la déchirure du périnée n'occupe que sa partie antérieure, on ne cherche point à y remédier; quand elle est centrale, la nature suffit seule à oblitérer l'ouverture. Mais quand la déchirure est complète, et que la vulve et l'anus sont réunis en un cloaque commun, il faut y remédier par la suture, soit entrecoupée, soit enchevillée. Dupuytren donnait la préférence à cette dernière, bien que l'autre lui eût réussi également. Le point important est de laisser les fils en place jusqu'à parfaite et solide réunion; celle-ci n'a lieu que par seconde intention, et il faut souvent un mois et plus pour qu'elle soit complète.

Dans un cas de déchirure ancienne, et dont les bords cicatrisés à part laissaient à craindre que la rétraction des bords de la division ne déchirât les points de suture, M. Dieffenbach a eu recours à des incisions latérales à la manière de Celse, afin de prévenir tout tiraillement des téguments.

Procédé de M. Dieffenbach. — La malade placée comme pour les opérations de la taille, et les parties préablement rasées, il rafraîchit les bords de la division avec le bistouri et les ciseaux; puis il procéda à leur réunion, d'abord par un point de suture entrecoupée placé au centre de la division, et qui comprenait de chaque côté une largeur de téguments d'environ 9 millimètres. Deux points de suture entortillée furent ensuite placés en avant de cette première suture, et deux autres points en arrière jusqu'à l'orifice de l'anus; et enfin une petite déchirure qui se prolongeait sur le rectum fut réunie par deux fils appliqués à l'aide d'une aiguille à coudre très fine.

Le rapprochement terminé, l'opérateur pratiqua à gauche une première incision qui, commencée à 13 millimètres en dehors du bord postérieur de la grande lèvre gauche, fut conduite de haut en bas en forme d'arc, d'abord en dehors, puis en dedans, et terminée sur le côté de l'anus à 1 centimètre environ en avant de cette ouverture. Une incision semi-lunaire semblable, ayant sa convexité également en dehors, fut pratiquée sur le côté droit de la suture. La portion de peau comprise entre la fente du périnée et chaque incision avait environ 2 centimètres de largeur au point qui répondait à la plus grande convexité des incisions.

A peine ces incisions furent-elles achevées que les bords des plaies s'écartèrent considérablement, et par là firent cesser toute tension exercée sur la suture. De plus, toute la partie moyenne circonscrite par les incisions semi-lunaires s'affaissa de 13 millimètres au-dessous du niveau des bords de la peau environnante, en sorte que le malade pouvait se retourner dans son lit sans que la portion moyenne se ressentît de ces mouvements. Du quatrième au septième jour on enleva successivement tous les points de suture : on eut soin de délayer les excréments par des lavements; toutefois la première selle, le huitième jour, occasionna une fissure au voisinage du rectum, qui guérit heureusement en un temps assez court.

Cette observation semble donc démontrer de nouveau la nécessité de laisser les points de suture plus long-temps en place, jusqu'à ce que la cicatrice soit solide et à l'épreuve des déchirements.

Procédé de M. Roux. — Il consiste simplement dans l'emploi de la suture enchevillée, lorsque les bords de la solution de continuité ont été soigneusement avivés. Un grand nombre de succès ont déjà suivi ce procédé, qui paraît devoir être adopté comme méthode générale.

4° *Déchirure de la cloison recto-vaginale.*

On peut appliquer à cette déchirure les mêmes procédés qu'à la déchirure du périnée simple. Noël, dans un cas de ce genre, aviva les bords avec des ciseaux, et réunit par la suture entortillée. Il réussit complétement; mais les cas de non-réussite sont beaucoup plus fréquents, et doivent engager à recourir aux procédés suivis pour la déchirure simple du périnée.

5° *Fistules entéro-vaginales.*

On donne ce nom à une lésion dans laquelle une portion quelconque du tube intestinal, toutefois supérieure au rectum, est venue s'ouvrir dans le vagin, et y verse les matières fécales par un véritable anus contre nature.

Procédé de M. Roux. — Il a essayé, dans un cas où l'iléon venait aboutir au vagin, d'ouvrir les parois abdominales, de séparer du vagin la portion d'intestin qui y aboutissait, et de l'invaginer au moyen de la suture dans le bout inférieur. La malade mourut, et l'autopsie démontra une méprise qu'il n'est pas bien facile d'éviter ; savoir, qu'au lieu d'invaginer la portion de l'iléon dans le bout inférieur du gros intestin, on l'avait réunie au bout supérieur de celui-ci.

Procédé de M. Casamayor. — C'est une application fort ingénieuse du procédé de Dupuytren pour la cure des anus contre nature. L'instrument de M. Casamayor est donc un entérotome dont chaque branche se termine par une plaque ovale, longue de 18 millimètres et large de 9, offrant des engrenures sur les faces correspondantes. L'une de ces plaques est introduite par le vagin et la fistule dans le bout supérieur de l'intestin, l'autre portée par le rectum jusqu'au niveau de la première ; ces plaques sont destinées à rapprocher les parois correspondantes de ces deux portions d'intestin, et à y produire par leur constriction une perte de substance qui permette aux matières fécales de passer de l'une dans l'autre.

Ce procédé mis à exécution une fois semblait avoir réussi, lorsque la femme mourut par suite d'imprudences. Quelques objections qu'on puisse lui faire, il est évidemment bien moins dangereux que celui de M. Roux, auquel, dans tous les cas, il doit être préféré.

6° *Fistules recto-vaginales.*

On appelle ainsi une déchirure de la cloison sans que le périnée y ait participé, et l'on peut recourir alors à tous les moyens employés contre les fistules vésico-vaginales ; mais les succès sont rares, et le procédé suivant, qui a réussi entre les mains de Saucerotte, indique à la fois la cause de l'insuccès et le remède.

Procédé de Saucerotte. — Il dilata le vagin avec un spéculum à deux branches, et porta dans le rectum, par l'anus, un gorgeret de bois dont il plaça la convexité sous la fistule pour servir de point d'appui aux autres instruments. L'ouverture étant ainsi en vue, il en réséqua les bords, moitié avec un bistouri garni de linge jusqu'à quelques millimètres de la pointe, moitié avec une sorte de rugine tranchante ; puis il les réunit par la suture du pelletier, appliquée à l'aide de deux aiguilles courbes, une plus courte pour commencer, et l'autre plus longue pour finir. Il porta donc la première aiguille armée d'un fil double et montée sur un porte-aiguille au niveau de l'angle supérieur de la fistule, où il arrêta sa ligature au moyen d'un morceau de diachylon, pour ne pas être obligé de faire un nœud; puis avec la seconde aiguille il fit six points de suture en surjet, en procédant de derrière en devant, et noua enfin les extrémités de son fil sur un corps étranger, afin de l'arrêter. Pendant plusieurs jours on crut à la guérison; mais à la première selle la suture fut déchirée. Le chirurgien répéta l'opération; mais cette fois il prit la précaution de diviser complétement l'anus, de manière à transformer la fistule en déchirure du périnée et de la cloison recto-vaginale. Le succès fut complet.

7° *Fistules vésico-vaginales.*

On compte six méthodes à opposer à ces fistules, savoir : l'affrontement simple de leurs bords, la cautérisation, la suture, les appareils unissants, l'élytroplastie, et l'oblitération du vagin.

I. Affrontement des bords de la fistule. *Procédé de Desault.* — Il plaçait une sonde de femme à demeure dans la vessie pour donner issue à l'urine à mesure qu'elle arrivait dans ce réservoir; et à l'aide d'un fort tampon cylindrique qu'il poussait d'avant en arrière dans le vagin, il refoulait la lèvre antérieure de la fistule vers la lèvre postérieure, de manière à les maintenir en contact, et à réduire la fistule à l'état d'une fente transversale. La sonde était maintenue en place à l'aide d'une tige métallique recourbée attachée à un brayer, et dont l'extrémité appliquée sur la vulve recevait, dans une ouverture pratiquée exprès, le pavillon de la sonde.

M. Chailly a essayé de placer la femme sur le ventre pour favoriser l'écoulement de l'urine par l'urètre; mais les malades n'ont pu garder cette position.

II. Cautérisation. — Elle peut se faire à l'aide d'un stylet rougi au feu ou de substances caustiques. Le nitrate d'argent est généralement préféré. On dilate le vagin à l'aide d'un spéculum à deux branches, et on porte un cylindre de nitrate d'argent fixé à angle droit sur l'extrémité d'une pince ordinaire, afin de pouvoir cautériser non pas seulement la face vaginale de l'ouverture, mais tout le bord libre de ses deux lèvres. Les instruments spéciaux peuvent très bien être remplacés par celui-là.

Peut-être même, si l'orifice fistuleux venait se montrer dans la rosace que nous avons signalée quand on emploie le spéculum ordinaire, suffirait-il de porter le nitrate au bout d'un simple porte-crayon.

III. SUTURE. — Cette méthode comprend deux temps pour lesquels les procédés ont également varié, savoir : l'avivement des bords de la fistule, et le placement des sutures. Disons d'abord que, dans tous les cas, la malade doit être placée comme pour l'opération de la taille périnéale.

1° *Avivement.* — M. Malagodi, ayant affaire à une fistule longitudinale assez large pour permettre le passage du doigt, porta l'extrémité de l'indicateur garni d'un doigtier en peau jusque dans la vessie à travers la fistule, s'en servit comme d'un crochet pour amener successivement les deux lèvres de la plaie à la vulve, et put alors aisément en réséquer les bords calleux avec un bistouri droit.

M. Roux, dans un cas analogue, fit construire deux pinces, l'une pour le côté droit, l'autre pour le côté gauche, dont les mors d'égale longueur étaient de largeur inégale ; en sorte que le mors inférieur ayant une largeur double de l'autre, offrait au bistouri un appui solide pour diviser les parties saisies par la pince, et qui dépassaient la largeur du mors supérieur. Le chirurgien commença par agrandir un peu la fistule en avant et en arrière, puis chercha à saisir la lèvre droite, ce qu'il ne fit qu'avec difficulté ; cette lèvre fut rafraîchie tant avec le bistouri qu'avec les ciseaux ; puis on passa à la lèvre gauche, pour laquelle l'opération fut plus facile. Il faut noter que M. Roux avait d'abord essayé de se servir d'un spéculum ; mais cet instrument étant plus incommode qu'utile, il fallut le retirer.

M. Nægelé a imaginé une sorte de bistouri renfermé dans une gaîne qu'il porte sur les bords de la fistule ; mais il a précisément oublié le point d'appui sur lequel devra agir le bistouri.

On voit que ce point de chirurgie réclame de nouvelles recherches. En effet, à l'exception du procédé de M. Malagodi, qui ne pourra être toujours imité, les autres, même avec des instruments spéciaux, ne sont ni sûrs ni faciles. Les ciseaux coudés deux fois à angle droit, à lames courtes et à pointes mousses, nous sembleraient bien préférables, d'autant mieux qu'ils serviraient pour les deux côtés. Mais encore ceci ne servirait que pour les fistules longitudinales; et pour aviver les fistules transversales, nous n'avons que les caustiques, et en particulier le nitrate d'argent, proposé d'ailleurs par M. Lallemand comme procédé d'application générale.

2° *Application des sutures.* — M. Malagodi, dans le cas précité, ramenant à la vulve l'un des bords de la fistule, comme il avait fait pour les aviver, conduisit près de son extrémité postérieure une petite aiguille courbe, à 4 millimètres en dehors; la ramena, par un mouvement de cercle, de la vessie dans le vagin, en lui faisant traverser la cloison vésico-vaginale, et la dégagea aussitôt. Une seconde aiguille fixée à l'autre bout du même fil fut passée de la même manière dans la lèvre opposée de la plaie. Deux autres ligatures furent placées de même, puis liées séparément, et coupées près du nœud. La réunion fut parfaite sur les deux points de suture postérieurs; l'antérieur déchira les tissus; mais la cautérisation avec le nitrate d'argent acheva la guérison.

M. Roux a employé la suture entortillée. A l'aide d'un porte-aiguille ordinaire, il fit passer d'abord du vagin dans la vessie à travers la lèvre gauche de la plaie, puis de la vessie dans le vagin à travers la lèvre opposée, une aiguille courbe enfilée d'un fil ordinaire qui entraînait par son extrémité une petite tige métallique. Trois tiges métalliques furent ainsi posées; puis une anse de fil fut portée sur la première, et croisée sur les autres comme dans la suture entortillée ordinaire. L'opération, avec l'avivement, dura plus de deux heures; la malade mourut le douzième jour.

M. Lewzinsky, dans un cas de fistule transversale, avait imaginé de passer l'aiguille par la vessie même. Une canule en argent légèrement courbe à son extrémité devait être introduite par l'urètre; dans sa courbure on aurait placé une aiguille courbe ordinaire armée d'un fil; un ressort de montre poussé par la canule aurait chassé l'aiguille devant lui. Le bec de la canule étant porté sur l'une des lèvres de la plaie, l'opérateur aurait porté la main gauche dans le vagin pour tendre tour à tour la lèvre postérieure et la lèvre antérieure, les traverser avec l'aiguille, retirer celle-ci par le vagin, et la réintroduire de nouveau par la vessie à l'aide de la canule.

M. Deyber a perfectionné cet instrument. Au lieu d'un ressort et d'une aiguille séparée, c'est un dard aiguillé qui parcourt sa canule. Le chas est situé près de la pointe ; en sorte que quand celle-ci a pénétré dans le vagin, on retire une des extrémités de l'anse qu'il porte, on rappelle le dard dans la canule, puis on lui fait traverser l'autre lèvre, et on dégage l'autre chef de l'anse.

Mais on est encore obligé de retirer la canule et de la réintroduire pour chaque point de suture. Il serait plus expéditif, à notre avis, d'enfiler le chas du dard d'un fil de longueur suffisante qui passerait d'ailleurs dans la canule ; quand le dard aurait traversé la cloison vésico-vaginale, on ne retirerait jamais qu'une portion de l'anse de fil qu'il porterait ; et ainsi on pourrait placer trois ligatures ou plus sans être obligé de retirer la canule de la vessie.

M. Nægelé recommande une aiguille qui a de l'analogie avec celle de Deschamps, mais avec laquelle on est obligé de piquer les lèvres de la plaie du vagin dans la vessie, ce qui expose à piquer cette dernière. Nous ne la décrirons donc pas : seulement il est bon de noter qu'au lieu de nouer les fils, il les rassemble en un faisceau qu'il tord sur lui-même jusqu'à ce que la malade éprouve un léger sentiment de constriction des lèvres de la plaie ; on fixe ensuite ce faisceau sur le mont de Vénus avec des bandelettes agglutinatives. C'est une véritable suture à anses, suivant le procédé de Ledran.

M. Nægelé traverse les deux bords de la plaie avec des aiguilles courbes, au moyen d'une pince qui fait l'office de porte-aiguille. Ce sont ces aiguilles laissées en place, autour desquelles il entrecroise les fils à la manière ordinaire.

IV. Appareils unissants. — On a essayé de rapprocher les lèvres de la division à l'aide de plaques ou d'érignes et de crochets diversement configurés, et les noms de MM. Nægelé, Dupuytren, Laugier et Lallemand se rattachent à quatre instruments de ce genre. Aucun d'eux n'offre assez de facilité et de sécurité pour balancer l'inconvénient d'instruments nouveaux et compliqués ; et par cette raison nous nous bornons à les mentionner.

V. L'élytroplastie. — Cette méthode, imaginée et appliquée déjà plusieurs fois avec succès par M. Jobert, consiste à placer entre les bords de la fistule avivée un lambeau de chair, pris aux dépens des grandes lèvres ou de la fesse, ou de ces deux parties à la fois, et à l'y maintenir jusqu'à l'adhésion complète,

L'avivement se fait, comme pour la suture, avec l'instrument tranchant. Pour tailler le lambeau, les poils étant préalablement rasés, le chirurgien fait tordre la grande lèvre ou la tord lui-même d'une main, afin de tendre les téguments; il porte alors son bistouri sur le côté externe de la grande lèvre; il le promène en abaissant le poignet de haut en bas, et, à mesure que l'instrument approche de la main qui distend les téguments, celle-ci est doucement portée en arrière, en exerçant toujours sa traction sur la peau, tandis que l'autre main continue l'incision, en gagnant le côté interne de la grande lèvre, et en faisant décrire au poignet un demi-cercle; enfin le bistouri achève l'incision au niveau du point où il l'a commencée. Il en résulte un lambeau à sommet arrondi, ce qui convient pour les fistules larges. Pour les fistules étroites, on peut tailler le lambeau entre deux incisions qui commencent, l'une en dehors, et l'autre en dedans de la grande lèvre, et qui viennent se réunir en bas à angle plus ou moins aigu. La peau est ensuite disséquée de dehors en dedans, et du sommet du lambeau vers son pédicule, en comprenant avec elle plusieurs couches de parties molles, afin qu'elle garde plus de vitalité.

Ce lambeau doit être proportionné à l'étendue de la fistule, avoir une certaine longueur, attendu qu'il se rétractera en suppurant; et c'est pour cela que M. Jobert conseille de prolonger les incisions jusqu'à la fesse; toutefois, chez les femmes très grasses, il vaut mieux le tailler sur la longueur de la grande lèvre; car sur la fesse, ou bien il serait trop épais, et ne pourrait pas être aisément introduit, ou, si on dépouillait trop la peau du tissu adipeux, il tomberait en gangrène. Le pédicule doit être plus large que le lambeau lui-même, et être attaché à l'endroit le plus voisin du vagin; enfin, il faut le faire plutôt trop long que trop court, pour éviter le tiraillement et la gangrène.

Quand le lambeau est taillé, on procède à son introduction dans la fistule. D'abord on le plie en deux, ou on le roule sur lui-même, et l'on traverse son sommet avec un fil ciré qui offre une certaine largeur; on introduit ensuite dans la vessie, par l'urètre, une sonde qui doit traverser la fistule, et faire saillie dans le vagin; on passe les deux fils dans les yeux de la sonde, et, en la retirant, on entraîne par l'urètre ces fils que l'on dégage des yeux de l'instrument; puis, tandis que d'une main on tire doucement sur les fils, de l'autre on pousse le lambeau que l'on met ainsi en place; il ne reste plus qu'à l'y fixer par la suture.

Pour y parvenir, on introduit le long du lambeau l'indicateur gauche jusqu'à l'un des angles de la fistule; sur ce doigt on glisse une aiguille courbe montée sur le porte-aiguille de la staphyloraphie, ou dirigée avec la main seulement, et l'on enfonce sa pointe d'un seul coup au travers du lambeau et des lèvres de la fistule. L'aiguille est saisie avec des pinces à pansement, et ramenée au-dehors, entraînant à sa suite le fil dont elle est armée. On fait un second point à l'angle opposé de la plaie. Il est de la plus haute importance que chacun des angles de la fistule soit compris avec le lambeau dans une anse de fil; l'omission de cette précaution a fait une fois échouer l'opération.

Les fils une fois passés doivent être noués à double nœud; on les laisse pendre ensuite au-dehors, après les avoir enveloppés cependant de manière à les reconnaître. On peut aussi les serrer avec un serre-nœud laissé en permanence. On place une sonde à demeure dans la vessie, en évitant de heurter le lambeau, et on la prolonge avec une autre pour diriger l'urine loin des parties. Cette sonde doit être continuellement béante et soutenue par des fils de coton qui viennent se fixer au bandage de corps. La malade doit garder la position horizontale et un repos parfait.

Les fils tombent du dixième au quatorzième jour; mais, pour éviter tout danger, M. Jobert ne coupe le pédicule que du trentième au quarantième jour.

VI. Oblitération du vagin. — Proposée par M. Vidal de Cassis, elle ne peut être tentée que chez des femmes qui ont passé l'âge critique; mais alors même il y a une grave difficulté que l'expérience a révélée à M. Vidal lui-même; c'est que l'urine qui s'accumule dans le vagin s'oppose au succès de la suture au moyen de laquelle on voudrait oblitérer ce conduit.

Appréciation. — Le procédé de Desault est évidemment insuffisant. La cautérisation, fort utile pour les petites fistules en favorisant la formation et le resserrement du tissu inodulaire, ne convient point pour les plus grandes. Restent donc l'avivement des bords, et leur réunion par la suture ou par l'intermédiaire du lambeau élytroplastique. Cette dernière méthode est jusqu'à présent celle qui a procuré les succès les plus nombreux et les plus durables. J'ai pu en constater deux dans les salles de M. Jobert, à l'hôpital Saint-Louis.

Au reste c'est ici, comme pour les fistules urétrales chez l'homme, le contact de l'urine qui fait l'obstacle essentiel à la réunion ; j'avais eu l'idée d'y remédier à l'aide d'irrigations continues d'eau tiède dans la vessie ; mais cette idée n'a pas encore été mise à exécution.

8° *Renversement du vagin et de l'utérus.*

On confond sous ces noms des affections fort diverses et fort peu connues. D'après des recherches spéciales faites au bureau central durant cinq années, j'ai trouvé que les chutes de l'utérus, moins communes qu'on ne le pense en général, l'étaient cependant beaucoup plus que les chutes simples du vagin, dont je n'ai encore vu que trois cas. Le cystocèle vaginal, qu'on croit rare, est le plus fréquent de tous ces prolapsus ; et enfin j'ai reconnu l'existence assez fréquente d'un prolapsus inconnu à tous les auteurs français, et que j'ai nommé *rectocèle vaginal.*

On peut combattre toutes ces lésions avec des pessaires ; nous y reviendrons dans un autre article. Dans ces derniers temps, on a proposé pour la cure radicale un grand nombre de procédés opératoires.

1° L'*excision de quelques plis de l'orifice vaginal externe*, pratiquée par M. Dieffenbach.

2° L'*excision* d'un large lambeau longitudinal, soit elliptique (Marshall), soit quadrilatère (Ireland) de la muqueuse vaginale, et la réunion immédiate de la plaie par la suture.

3° La *cautérisation* de cette muqueuse, afin d'obtenir par la suppuration un tissu inodulaire, suffisant pour retenir le vagin fixé aux organes voisins (Laugier).

4° L'excision de la demi-circonférence de l'orifice vaginal, et sa réunion immédiate par la suture, soit qu'on agisse sur la demi-circonférence antérieure, soit qu'on agisse sur la postérieure. J'avais pensé que cette méthode offrirait plus d'avantages que les autres, et je l'ai essayée une fois à l'hôpital Saint-Louis ; mais un écoulement blanc survenu en abondance a détruit tout l'effet des sutures qui avaient été appliquées sur la demi-circonférence postérieure de l'orifice vaginal.

5° L'*épisioraphie*, par M. Fricke de Hambourg : opération qui consiste à aviver la face interne des grandes lèvres, et à les réunir par suture.

6° L'*oblitération du vagin*, proposée par M. Romain Gérardin, et qui consiste à dénuder avec le bistouri le vagin de sa muqueuse dans tout son pourtour et dans l'étendue de 4 centimètres, puis de réunir par la position et la compression. On conçoit que cette opération ne serait applicable que passé l'âge critique; elle n'a pas encore été essayée sur le vivant.

Appréciation. — D'après l'expérience des faits connus, et d'après la nature même de la plupart de ces procédés, il ne paraît pas qu'aucun d'eux puisse procurer la cure radicale. La plupart se bornent à repousser la matrice dans le vagin, et à changer le prolapsus extra-vulvaire en prolapsus intra-vaginal. Tous ont d'ailleurs cet obstacle à surmonter, l'écoulement vaginal qui suit presque nécessairement l'opération, et qui empêche l'adhésion de se faire. Peut-être le procédé que j'ai indiqué, et qui consisterait à réunir par suture la demi-circonférence antérieure de l'orifice vaginal, en mettrait-il sûrement à l'abri.

Réduits à un simple effet palliatif pour les chutes de l'utérus, ces procédés seront-ils plus efficaces pour les chutes de la vessie, les rectocèles vaginaux, et enfin les chutes si rares du vagin même? Je ne connais qu'un seul cas où on ait appliqué le procédé de Marshall; il semble avoir réussi; mais la malade n'a pas été revue assez long-temps après l'opération pour que la cure puisse être regardée comme définitive. M. A. Bérard a présenté à l'Académie de médecine une femme qui, depuis trois mois déjà, paraissait guérie d'une chute de matrice; deux mois plus tard le prolapsus était revenu.

9° *Rétroversion de l'utérus.*

On applique à la rétroversion de l'utérus la réduction, la contention à l'aide de pessaires, et enfin la ponction, quand la conception a eu lieu dans une matrice ainsi déplacée. La ponction et l'application des pessaires seront traitées à part.

Procédés de réduction. — La plupart des auteurs conseillent de placer la femme sur les coudes et les genoux. M. Moreau a essayé plusieurs fois cette pratique, et toujours il a été obligé d'y renoncer. Les femmes ne peuvent garder long-temps cette position. Aux premières tentatives de réduction, la compression de l'utérus leur cause une douleur particulière, énervante, comparable à celle qui résulte chez l'homme de la pression du testicule, et qui brise leurs forces et les fait tomber à plat sur le ventre. M. Moreau préfère donc les placer comme pour la réduction d'une hernie, les jambes fléchies sur les cuisses, les cuisses sur l'abdomen, et la tête inclinée sur la poitrine. On introduit l'indicateur et le médius dans le vagin, on refoule en haut le corps de l'utérus, et on accroche le col avec le doigt indicateur pour le ramener en bas. Cette manière d'agir réussit ordinairement dans les cas les plus simples.

Si cela ne suffit pas, on a conseillé de porter deux doigts dans le rectum pour refouler le fond de l'utérus en haut, et deux autres doigts dans le vagin pour accrocher le col et le ramener en bas. M. Moreau n'a jamais pu réussir à cette manœuvre, et il pense que l'introduction simultanée de deux doigts dans le vagin et le rectum est impraticable chez la plupart des femmes bien conformées; et encore, lorsqu'on y parvient, ou bien les doigts sont trop courts, ou il n'y a pas assez d'espace pour agir convenablement et opérer le redressement de l'organe.

On a alors proposé diverses ressources, comme d'accrocher le col au moyen d'une algalie courbe introduite dans la vessie, et dont la concavité serait tournée en arrière (Bellanger), et d'introduire la main tout entière dans le rectum, à l'imitation de Dusaussois.

Le procédé d'Evrat est plus simple et plus sûr à la fois, et c'est celui qui a le mieux réussi à M. Moreau. Il consiste à faire coucher la femme sur l'un des côtés, à prendre une baguette longue de 24 à 27 centimètres, garnie à son extrémité d'un tampon de linge enduit d'un corps gras, et à l'introduire dans le rectum pour refouler de bas en haut le fond de l'utérus, tandis qu'avec deux doigts portés dans le vagin on accroche le col pour le porter en bas et en arrière. M. Moreau a fait fabriquer à cet effet une baguette terminée par une petite sphère, que l'on enveloppe d'un tampon de coton cardé recouvert d'un morceau de gant.

Pour opérer le dégagement de l'utérus avec plus de facilité, M. Capuron recommande de lui faire exécuter une demi-rotation, en poussant son fond du côté droit, pour le faire passer ensuite devant la symphyse sacro-iliaque.

Dans tous les cas de déplacement, Désormeaux a posé en principe qu'il faut réduire l'utérus sans s'occuper du gonflement qui peut être survenu. M. Hervez de Chégoin excepte avec raison les cas où ce gonflement rendrait la réduction trop difficile; il faut alors le combattre auparavant.

10° *Application des pessaires.*

Les pessaires se distinguent suivant leur forme, mais surtout suivant le but qu'ils ont à atteindre; les uns, destinés à empêcher la chute du vagin ou à soutenir les hernies vaginales, se nomment *pessaires vaginaux;* les autres, dits *pessaires utérins*, ont à remédier à la procidence ou au déplacement de l'utérus, soit en arrière, soit en avant.

1° *Pessaires vaginaux.* — Les uns, dits *pessaires en bondon*, représentent un cylindre creux d'un diamètre assez considérable pour remplir le vagin et long de 10 à 11 centimètres. M. J. Cloquet leur a substitué les *pessaires élytroïdes*, qui sont un peu aplatis, concaves en avant, légèrement renflés à leur extrémité, et qui n'offrent au centre qu'un très petit canal. M. Amussat emploie de petits barillets d'ivoire; d'autres se servent indifféremment des pessaires utérins. Les pessaires qui m'ont paru le plus convenables sont ceux en gomme élastique, offrant en haut un entonnoir plus ou moins large, et par en bas un renflement ou un autre petit entonnoir, pour soutenir ou plutôt repousser le rectum ou la vessie qui tendent à descendre. Je les nomme, à raison de cette forme, *pessaires en sablier.*

2° *Pessaires utérins.*—Les uns, dits *en gimblettes,* sont complétement circulaires, arrondis, aplatis de haut en bas, percés d'un trou au centre, ou légèrement échancrés en avant et en arrière, en sorte qu'ils figurent un 8 de chiffre; ou complétement elliptiques; ou enfin échancrés aux quatre extrémités des deux principaux diamètres. En Angleterre on leur donne une forme globuleuse. Les *pessaires en bilboquet* sont formés d'un anneau en ivoire soutenu par trois branches qui aboutissent à une tige suffisamment longue et percée de quelques trous à son extrémité libre. Désormeaux avait creusé cette tige d'un canal central pour favoriser l'écoulement des liquides. Tous ceux-ci sont destinés à agir sur le col utérin, même dans les déviations de la matrice, et en vertu de ce principe soutenu encore par Dugès, qu'il faut agir dans tous les cas sur le col plutôt que sur le corps de l'utérus.

M. Hervez de Chégoin pose un principe tout opposé, savoir, que les pessaires ne doivent jamais agir que sur le corps de la matrice. Il remplace conséquemment tous les pessaires utérins par les suivants. Le premier est un cercle plat dans lequel entre le col utérin, afin que le bord du cercle soutienne immédiatement la matrice. Le rebord de ce cercle est beaucoup plus large en arrière qu'en avant ; ce qui a pour but, dans l'antéversion, d'éloigner le col de la partie postérieure du vagin ; dans la rétroversion, de s'opposer à l'abaissement du corps de la matrice, et de retenir le col qui tend à se porter en avant. L'instrument est supporté par une tige mince et plate, à bords arrondis, pour porter et soutenir le pessaire à la hauteur convenable.

D'après cette vue, la portion antérieure du cercle n'a pour utilité que de mieux fixer le pessaire : aussi M. Hervez préfère le suivant. C'est une sorte de cylindre échancré en haut de manière qu'il y ait en arrière une demi-circonférence sur laquelle appuie l'utérus, et une gouttière en avant pour recevoir le col utérin. Il offre aussi deux échancrures latérales pour que les parois du vagin revenant sur elles-mêmes se logent dans ces échancrures, et concourent à fixer le pessaire en place. Mais il ne peut convenir que pour un vagin étroit ; un vagin très large exige le premier modèle.

Le principe de M. Hervez de Chégoin est d'une haute importance, sans cependant devoir être pris dans un sens trop exclusif ; et le meilleur pessaire est celui qui agit à la fois sur le corps et sur la circonférence du col utérin. Dans les cas de prolapsus ordinaire, il n'est pas de pessaires comparables aux *pessaires infundibuliformes* en gomme élastique. Le caoutchouc a seulement l'inconvénient de s'imprégner facilement des matières fétides sécrétées par le vagin ; on diminue cet inconvénient en couvrant le pessaire d'une couche métallique, mais on ne le détruit pas tout-à-fait. Il faut donc avoir soin de le retirer à intervalles plus ou moins rapprochés, selon le besoin, et de le plonger, soit dans de l'eau vinaigrée, soit dans de l'eau chlorurée.

Du reste, la largeur du vagin, la nature du déplacement, la conformation du bassin même, doivent quelquefois aussi en faire modifier la forme. Ainsi j'ai rencontré une chute de l'utérus chez une femme qui avait le vagin et la vulve tellement larges, qu'aucun pessaire en entonnoir n'y aurait pu tenir sans comprimer la vessie et le rectum ; je réussis à soutenir la matrice avec un pessaire en gimblette d'une dimension vraiment énorme. Ainsi

M. Hervez lui-même a été obligé dans un cas d'antéversion d'appliquer en avant la partie la plus large de son cercle; et dans un autre cas de rétroversion, où le sacrum offrait une concavité énorme, il ne put soutenir l'utérus qu'en remplissant le vagin avec une bouteille assez grosse de caoutchouc. Il est juste cependant de remarquer que pour les cas de rétroversion, l'indication avait été posée déjà par M. Moreau, et ce professeur avait établi qu'il faut surtout s'attacher à combler l'intervalle qui existe entre la face postérieure de l'utérus et la concavité du sacrum, sous peine de voir le déplacement se reproduire.

Procédé d'application. — La femme placée sur le dos, les cuisses écartées et modérément fléchies, le pessaire enduit de cérat est porté par son extrémité la moins large à l'entrée du vagin, puis introduit de bas en haut et d'avant en arrière dans la cavité de cet organe, en suivant d'ailleurs les règles données pour l'introduction du spéculum. Les pessaires élytroïdes et ellipsoïdes offrant plus de largeur dans un sens que dans l'autre, doivent être présentés à plat au grand diamètre de la vulve, et de manière que leur bord postérieur engagé le premier dans l'ouverture vaginale puisse servir à déprimer avec une certaine force le rectum et toute l'épaisseur du périnée. Leur bord antérieur s'abaisse alors peu à peu en glissant sous l'arcade pubienne, et l'instrument pénètre ensuite avec facilité. Une fois entrés, on leur donne la position qu'ils doivent garder; ainsi le pessaire élytroïde doit avoir la concavité en avant, la convexité en arrière, l'extrémité supérieure vers le col de la matrice, et l'extrémité inférieure, qui est la plus large, en travers au-dessous des ischions.

Le pessaire en bondon s'accommode selon la longueur du vagin; les gimblettes se mettent obliquement dans ce canal, une face en avant, l'autre en arrière, le bord supérieur derrière le col de l'utérus; et si le pessaire a un diamètre plus grand que l'autre, on conseille de placer ce grand diamètre en travers, de manière qu'il appuie sur les ischions. La précaution est fort inutile, et le grand diamètre ne tarde pas à reprendre la direction verticale. Le pessaire globuleux se place de lui-même; le pessaire en bilboquet doit recevoir dans sa capsule le col de l'utérus.

Le plus difficile est de maintenir ces pessaires en place. Les pessaires à tige se fixent à un chauffoir, à l'aide de cordons passés dans la tige; ou bien à une plaque appliquée sur la vulve et que les Anglais nomment *boucler;* ou bien à un ressort courbe qui tient à un brayer passé autour du bassin.

Le pessaire en caoutchouc à forme d'entonnoir se maintient de lui-même. Pour l'introduire, on rapproche les deux moitiés de sa circonférence, de manière à l'aplatir latéralement et à lui donner la forme d'une ellipse. On porte dans le vagin une extrémité de cette ellipse que l'on enfonce en haut et en arrière dans la concavité du sacrum, de manière que l'autre extrémité puisse passer sous l'arcade du pubis. L'orifice vaginal franchi, le pessaire reprend sa forme ; il suffit de le pousser avec le doigt à la hauteur qu'on veut lui faire occuper.

11° *Ponction de l'utérus.*

Elle se pratique dans deux cas différents : 1° quand par l'oblitération congéniale ou accidentelle du col utérin, les règles sont retenues dans la matrice ; 2° quand dans un cas de rétroversion irréductible, il faut évacuer le produit de la conception pour réduire l'utérus. Elle se fait par le vagin et par le rectum.

1° *Ponction par le vagin.* — On se sert du trocart, d'un bistouri étroit garni de linge jusqu'à quelque distance de sa pointe ; de la sonde à dard, etc.

Un trocart long et un peu courbé comme pour la ponction de la vessie est l'instrument qui convient le mieux.

On commence par chercher au moyen du doigt les traces du col dans le lieu où il devrait exister ; et si on le trouve, on tâche d'y introduire une sonde métallique légèrement courbe, avec laquelle on force l'obstacle, si c'est possible. Sinon on introduit par cette voie la canule du trocart, le poinçon rentré en dedans ; et dès qu'on touche l'obstacle, on pousse à la fois le poinçon et la canule en avant, en prenant soin toutefois de s'arrêter dès qu'on sent le défaut de résistance.

Si l'on ne rencontre aucune trace du col, on perfore l'utérus au point qui répond à peu près à l'axe du vagin. La canule doit être introduite jusque là et être appuyée contre la paroi à traverser ; de la main gauche le chirurgien appuie sur l'hypogastre, et de la droite il enfonce le poinçon et la canule comme il vient d'être dit. Quand cette ponction se fait pour cause d'oblitération, on cherche à obtenir une ouverture permanente ; pour cela on glisse dans la canule une sonde de gomme élastique qui doit seule rester à demeure, et qui sert également à faire des injections (Hervez de Chégoin).

2° *Ponction par le rectum.* — C'est principalement dans la rétroversion que ce procédé est applicable, quand l'épaisseur de la matrice paraît beaucoup moindre, et sa saillie plus rapprochée de l'extérieur que par le vagin. Les précautions à prendre sont les mêmes : seulement, comme il importe pour l'objet qu'on a en vue de vider les eaux de l'amnios et d'obtenir ainsi l'avortement, si ces eaux ne s'écoulaient point, on pourrait présumer que le trocart a pénétré dans le placenta ou dans le corps même du fœtus. On introduirait alors un stylet dans la canule pour la déboucher et tâcher de reconnaître le lieu où elle est arrivée, et s'il faut la retirer ou la pousser plus avant. L'écoulement des eaux obtenu, on retire la canule, la plaie se ferme, et l'avortement survient quelques jours après. On s'occupe ensuite de réduire la matrice en sa position naturelle, soit immédiatement après la ponction, soit après l'évacuation du fœtus.

12° *Incision du col de l'utérus, ou utérotomie vaginale.*

Conseillée et pratiquée par plusieurs accoucheurs lors du travail de l'accouchement, quand l'orifice utérin ne peut absolument se dilater ou quand il est remonté trop haut en arrière, elle a aussi été mise en pratique, au rapport de Beale et de Louis, pour extraire des calculs utérins, et par Dupuytren pour l'extraction de certains polypes. On la pratique suivant trois procédés.

1° *Incision de dedans en dehors, par l'orifice.* — Louis proposait des ciseaux tranchants par leurs bords externes; d'autres le bistouri boutonné, le lithotome caché, etc. Le meilleur instrument est un bistouri boutonné, étroit de lame, à tranchant concave, introduit dans l'orifice utérin, avec lequel on accroche le col, pour ainsi dire, et on incise en le retirant (Dupuytren).

2° *Incision de dehors en dedans, ou par ponction* (Dupuytren). — Après avoir reconnu le point jusqu'où le débridement doit s'étendre, on plonge là un bistouri droit, bien pointu, garni de linge jusqu'à 12 millimètres de sa pointe, et l'on incise en sciant jusqu'à ce que l'on arrive à l'orifice utérin.

3° *Incision du col utérin sans intéresser l'orifice.* — On se sert d'un bistouri droit ou convexe, non boutonné, et on incise couche par couche la portion utérine qui se présente, avec les plus grandes précautions pour ne pas blesser le fœtus. Une fois qu'on a pénétré dans l'utérus, le doigt introduit par l'incision sert de guide à un bistouri boutonné pour l'agrandir. Une incision de 5 à 6 centimètres suffit, à cause de la dilatation dont elle va être le siége. M. Velpeau semble conseiller de la diriger d'avant en arrière, et il veut qu'on la prolonge plutôt dans ce dernier sens, de peur d'offenser la vessie. L'incision transversale, pratiquée deux fois avec succès par M. Gauthier, nous paraît de beaucoup préférable; elle n'expose à rien blesser.

Appréciation. — Le premier procédé semble d'abord bien supérieur; mais il a cet inconvénient, qu'avec lui on obtient tout au plus une incision d'un centimètre. Toutefois c'est le seul qu'on puisse employer dans le cas d'accouchement; l'autre serait dangereux. Peut-être serait-il utile d'inciser en plusieurs points pour faire chaque incision moins profonde (Velpeau). D'ailleurs on n'a pas à craindre que le passage de la tête du fœtus se prolonge par déchirure trop loin.

Le second procédé est préférable, au contraire, quand il y a un polype dans l'utérus. On obtient une incision aussi grande qu'on le désire, et le coup de pointe, même enfoncé à 12 millimètres de profondeur, rencontre toujours le corps du polype qui garantit l'utérus de toute lésion.

Le troisième ne convient absolument que dans le cas où l'orifice utérin, remonté en arrière, est hors de la portée des instruments.

13° *Polypes de l'utérus.*

Anatomie. — Dans un essai sur cette matière, j'ai divisé les polypes de l'utérus en cinq classes :

1° Les *polypes vésiculaires*, semblables aux polypes nasaux du même nom, assez rares, naissant dans la cavité du col ou dans la cavité propre de l'utérus.

2° Les *polypes cellulo-vasculaires*, les uns petits, mous, spongieux ou granuleux, naissant le plus souvent du col utérin ou de sa cavité; les autres, plus volumineux, véritables fongosités, multiples pour l'ordinaire, sans enveloppe ni pédicule, sujets à saigner, le plus souvent repullulant après l'extirpation, surtout chez les vieilles femmes (*Polypes vivaces* de Levret).

3° Les *polypes par hypertrophie du tissu utérin*, affection reconnue seulement dans ces derniers temps, et dont j'ai rencontré un exemple.

4° Les *polypes môliformes*, rares aussi, renfermant des débris de môles dans une enveloppe formée du tissu utérin; ces deux espèces ne peuvent être distinguées des polypes fibreux que par la dissection.

5° Les *polypes fibreux*, les plus fréquents de tous à beaucoup près, formés d'une enveloppe utérine plus ou moins épaisse et d'un corps fibreux central. Ce corps fibreux peut être à l'état charnu, ou à l'état fibro-cartilagineux, ou à l'état osseux (*calculs utérins*) ; quelquefois il se ramollit en bouillie, se creuse de cavités, se mélange de matière encéphaloïde. L'enveloppe, plus ou moins épaisse et vasculaire, n'adhère d'abord au corps fibreux que par un tissu cellulaire lâche et sans vaisseaux, en sorte que l'énucléation est facile et sans danger d'hémorrhagie. Plus tard viennent des adhérences, d'abord à la partie inférieure, puis au pédicule même, et alors il y a des communications artérielles quelquefois très considérables entre le corps fibreux et l'utérus. Le pédicule est formé d'ordinaire par la membrane d'enveloppe seule ; quelquefois il y a au centre un prolongement du corps fibreux.

Ces polypes naissent assez rarement du col, plus souvent de la cavité utérine. On a vu dans ce dernier cas le polype, outre son pédicule réel, offrir un second rétrécissement formé par la constriction du col utérin. Cette circonstance peut induire en erreur ; mais elle est rare, et c'est surtout la multiplicité ordinaire des corps fibreux dans l'utérus qui explique la facilité des récidives.

On compte six méthodes opératoires : la cautérisation, l'arrachement, le broiement, la torsion, la ligature et l'excision.

I. La cautérisation. — Conseillée par les anciens, à peu près oubliée par les modernes, bonne tout au plus pour les polypes des deux premières classes. On peut attaquer les polypes vésiculaires avec le nitrate d'argent ; les autres, et surtout les polypes vivaces, avec le fer rouge, la potasse, le nitrate acide de mercure. Voyez, pour la manière d'opérer, l'article *Cancer utérin*.

II. L'arrachement. — Il ne peut guère s'appliquer non plus qu'aux premières classes de polypes. M. Récamier l'a pratiqué ainsi pour un polype *mou et vasculaire*, placé dans la cavité du col utérin. Un aide pressait sur l'hypogastre pour abaisser la matrice ; l'opérateur saisit la tumeur avec des pinces à polype ordinaires, dirigées le long du doigt indicateur. Il voulait pratiquer la torsion ; mais le polype se déchira, et il n'en retira qu'un lambeau. Il réintroduisit donc sa pince, mais fermée, et saisissant les débris du polype entre cet instrument et son doigt, il parvint, en sept ou huit reprises, à arracher ainsi tout le polype. L'opération dura huit minutes ; il y eut peu de douleur ; mais des symptômes de métro-péritonite se montrèrent : on les arrêta, et la malade fut guérie.

On lit dans les auteurs des cas assez nombreux d'arrachement involontaires des polypes fibreux, survenant au moindre effort, et suivis d'une heureuse guérison : cela s'explique par la destruction plus ou moins avancée du pédicule étranglé par le col utérin ; mais on n'a jamais songé à l'ériger en méthode. Cependant Dupuytren et M. Récamier l'ont pratiqué une fois. Le polype était renfermé dans l'utérus et ne voulait pas descendre, malgré l'incision du col, malgré la traction des érignes, qui ne réussissaient qu'à le déchirer. Dupuytren le broya impitoyablement avec les érignes et les doigts ; puis quand il fut las, M. Récamier prit sa place et réduisit enfin la tumeur en filasse, dont les filaments glissaient entre les mors de la pince. Il ne survint pas d'accidents ; les débris s'en allèrent avec la suppuration, et la guérison suivit.

III. Le broiement. — Dû également à M. Récamier. Ayant affaire à un polype mou et vasculaire du col utérin, il le pressa contre la paroi du col avec le doigt indicateur, le réduisit en pulpe, et l'amena ainsi au-dehors en deux minutes. Le polype était du volume du gros orteil. Il n'y eut point d'hémorrhagie, et guère plus de douleur que dans le toucher ordinaire. La femme fut guérie en quelques jours.

Le broiement ne saurait convenir que pour les polypes des deux premières classes : aussi M. Récamier ayant voulu l'employer pour un polype fibreux, fut obligé d'y renoncer. Toutefois, quand ces polypes ont subi un certain degré de ramollissement, on a recours avec succès au forceps pour diminuer leur volume ; mais ce n'est alors qu'un moyen auxiliaire, et non une méthode opératoire. Nous y reviendrons.

IV. La torsion. — Le succès de la torsion pour les polypes du nez permet, dit M. Récamier, de l'appliquer aux polypes utérins ; sans nul doute, pourvu que les polypes soient de même nature ; mais les observations de M. Récamier démontrent qu'alors même la torsion se réduira presque toujours à l'arrachement.

La torsion a été appliquée aux polypes fibreux par Boudou, et en deux ou trois occasions par Dupuytren. Elle consiste à tordre doucement et toujours dans le même sens le pédicule du polype, ce qu'on peut faire avec les doigts indicateurs et médius de chaque main, introduits dans le vagin. Dans une thèse soutenue en 1753, on conseille de saisir d'abord le pédicule avec des pinces ou des tenettes, pour empêcher la torsion de se communiquer à l'utérus. C'est une méthode purement exceptionnelle, et qui ne convient que dans les cas où le pédicule est si grêle et si mince, qu'un faible effort doit suffire pour le déchirer.

V. LA LIGATURE. — Jusqu'en 1742, on ne liait ces polypes que descendus hors de la vulve. Levret porta la ligature dans le vagin même ; Herbiniaux osa l'appliquer jusque dans l'utérus.

1° *Ligature des polypes hors de la vulve.* — Elle se fait de plusieurs façons, soit en étreignant le pédicule dans une anse de fil serrée et assujettie par un double nœud, soit en traversant le pédicule avec une aiguille armée d'un double fil, et en liant à part chacune des deux moitiés. La première est la plus simple. Quand le pédicule est gros, souvent une seule ligature ne suffit pas. Leblanc fut obligé d'en mettre jusqu'à quatre. Si le pédicule ne paraissait pas complétement hors de la vulve, on l'attirerait au-dehors en appliquant sur le polype les pinces de Museux.

2° *Ligature des polypes dans le vagin.* — Elle se fait avec les instruments ou avec les doigts. Les instruments ont été très variés ; ils se réduisent à ceci : 1° un ou deux porte-nœuds, consistant en général en une tige métallique percée d'un trou à son extrémité pour y passer le fil, ou en un tube métallique que le fil traverse dans toute sa longueur. Nous préférons ceux de M. Mayor, simples tiges élastiques de baleine ou d'acier, terminées à leur extrémité en pattes d'écrevisse, en sorte que le lien y soit retenu aussi solidement qu'il convient, et que le moindre effort de rétraction sur les tiges suffise pour le dégager ; 2° un serre-nœud qui n'a pas moins varié de forme ; nous donnons la préférence à celui de Graefe modifié par Dupuytren, ou mieux encore à celui de Sauter ; 3° une ligature qui peut être faite de soie, de fil d'archal, ou mieux encore de ficelle goudronnée et ensuite savonnée, et longue de deux à trois pieds.

La femme est placée comme pour la lithotomie, les grandes lèvres rasées, un aide pressant l'hypogastre pour abaisser la matrice, un autre, s'il en est besoin, fixant le polype avec des pinces de Museux ; la ligature enfilée dans les porte-nœuds, on les conduit au fond du vagin, le long de sa paroi postérieure, à l'aide des deux premiers doigts de la main gauche qu'on y a portés d'abord. Parvenus au pédicule, on retire les doigts qui leur servaient de guide ; et saisissant chacun d'eux de chaque main, on leur fait embrasser ce pédicule de derrière en devant, en leur faisant décrire une demi-circonférence, ou bien encore on les introduit tous deux en avant, et tandis que l'un reste immobile, on fait faire tout le tour du polype à l'autre. Cela fait, on les croise, de peur que le fil ne se dérange ; on passe les extrémités du fil dans le serre-nœud, quel qu'il soit ; on fait ainsi monter ce serre-nœud jusqu'au point de réunion des deux porte-nœuds, et on retire ceux-ci, soit par un simple effort de traction si l'on se sert de ceux de M. Mayor, soit par un mécanisme spécial si l'on préfère ceux de Desault ou d'autres.

On fait décrire ce chemin à l'anse, afin de placer le serre-nœud en avant sous les pubis. Là, en effet, le pédicule est moins éloigné de la vulve ; l'instrument ne sera pas pressé par la tumeur contre le vagin ; et, si l'on a choisi un serre-nœud solide et droit, partout ailleurs la courbure que la tumeur imprime au vagin ne lui permettrait pas toujours de séjourner sans douleur et sans inconvénient.

Un chirurgien anglais a proposé de conduire l'anse avec le doigt sans instruments. Il place en travers, sur l'extrémité du doigt indicateur, la partie moyenne de la ligature, et la fixe en retenant dans la main ses deux extrémités suffisamment tendues. Il porte le doigt ainsi armé sur le pédicule du polype ; là il dégage les extrémités du fil, fait faire à chaque côté de l'anse un demi-tour, de manière à embrasser la moitié ou les trois quarts de la circonférence du pédicule ; c'est assez pour qu'en passant les deux extrémités dans le serre-nœud, et faisant monter celui-ci vers le pédicule, l'anse se forme convenablement, la forme globuleuse du polype retenant le fil en place et l'empêchant de descendre.

J'ai cherché à simplifier ce procédé. Avant de porter le fil dans le vagin, ses deux extrémités seraient passées d'abord dans le serre-nœud ; de cette façon, tandis que l'indicateur maintiendrait à la hauteur convenable une portion de l'anse, le serre-nœud qu'on ferait monter du côté opposé porterait de lui-même au point correspondant l'autre portion de l'anse ; il suffirait pour cela de tenir les bouts du fil en même temps que le serre-nœud monterait, et l'on n'aurait pas à faire avec le doigt ces mouvements de circumduction qui peuvent être quelquefois difficiles.

3° *Ligature au-dessus du col utérin.* — Proposée et pratiquée pour la première fois par Herbiniaux, elle ne peut se faire qu'avec des porte-nœuds : le doigt n'est pas assez long. Le procédé est le même que pour la ligature dans le vagin ; seulement il faut faire attention à ce que les instruments glissent bien entre le pédicule et le col utérin, et n'aillent pas porter la ligature sur celui-ci même.

Cullerier avait proposé un instrument pour élever la ligature aussi haut qu'on le désire, quand une fois elle est posée, et avant de la serrer. C'est une tige échancrée en haut comme un porte-mèche; l'échancrure sert à saisir et à soulever tour à tour les divers points de l'anse.

La ligature posée, on la serre jusqu'à ce que la malade se plaigne qu'on la pince, jamais au-delà. On a vu une striction trop forte causer des douleurs atroces (H. de Chégoin), des convulsions (Herbiniaux), des convulsions portées jusqu'à la mort (Martin). Si de tels accidents survenaient, il faudrait relâcher la ligature; et si un second, un troisième essai réussissaient aussi mal, y renoncer tout-à-fait. Si, au contraire, la malade la supporte bien, après quelques jours, quand le nœud extérieur paraît relâché, on le resserre. Le polype tombe au bout d'un temps variable, selon l'épaisseur et la nature de son pédicule, depuis quatre à cinq jours jusqu'à près de trois mois (Leblanc).

Dès que le polype est lié, les pertes rouges s'arrêtent sinon immédiatement, au moins quelques jours plus tard. Le polype étranglé se gonfle, devient rouge, violet, quelquefois ses veines se rompent; plus tard il se flétrit, devient livide, et enfin se putréfie : de là une odeur et un écoulement infects. Toutefois, s'il est bien dur, fibro-cartilagineux ou osseux, à peine subit-il quelque changement. La ligature tombée, tous les accidents cessent, excepté en certains cas rares où on les a vus continuer jusqu'à la mort (H. de Chégoin); et les écoulements blancs même disparaissent, à moins qu'ils ne soient entretenus par une autre cause.

VI. L'excision. — Conseillée par tous les anciens, pratiquée hors de la vulve par Lapeyronie en 1705, par Herbiniaux dans l'utérus même, proscrite depuis lors, renouvelée enfin par Dupuytren. Pour les polypes vésiculaires ou cellulo-vasculaires, il suffit de dilater le vagin à l'aide d'un spéculum et de porter à leur racine de longs ciseaux courbés sur le plat. L'opération varie pour les polypes fibreux, soit qu'ils aient déjà franchi le col utérin, ou qu'ils soient encore dans la matrice.

1° *Excision du polype dans le vagin.* — La femme située à l'ordinaire, un aide pressant sur l'hypogastre, d'autres écartant les grandes lèvres, on introduit un large spéculum à charnière mobile, qui écarte les parois de ce canal et isole bien la tumeur. On la saisit avec des pinces de Museux, et l'on retire le spéculum. On attire lentement le polype; dès qu'on le peut, on applique de secondes pinces au-dessus des premières et sur le diamètre opposé. On continue à tirer, tandis qu'on recommande à la femme de pousser comme si elle accouchait ; enfin, le col de la matrice apparaît avec le pédicule du polype ; on coupe ce pédicule avec un bistouri, ou mieux avec des ciseaux forts et courbes sur le plat. Deux ou trois coups de ces derniers suffisent ; il y a à peine quelques gouttes de sang ; la matrice remonte aussitôt, et la guérison s'achève en peu de jours.

Ce procédé me paraît trop compliqué. Le spéculum gêne et ne sert à rien. Je porte sur le polype des pinces de Museux, le long du doigt indicateur gauche. Si le polype cède et montre son pédicule à la vulve, je l'excise avec les ciseaux ; sinon l'on porte un long bistouri à pointe mousse, courbe sur le plat, jusqu'au niveau du pédicule, et on le coupe en sciant avec assez de facilité.

2° *Excision du polype dans la matrice.* — Dupuytren tente d'abord d'attirer le polype en dehors en produisant un demi-renversement de la matrice. Si cela ne se peut, il incise le col utérin de dehors en dedans par un coup de pointe. M. Lisfranc, au lieu de tirer sur le polype, porte quelquefois les érignes sur le col utérin même, pour faire descendre l'utérus et la tumeur à la fois. Le reste comme il a été dit.

Dans les deux cas, on a vu quelquefois, quoique assez rarement, survenir une hémorrhagie. On s'y oppose à l'avance, quand on la craint, en plaçant sur le pédicule une ligature d'attente. Quand elle a lieu, si les hémostatiques les plus simples ne suffisent pas, le tamponnement l'arrête à coup sûr.

Quelquefois le polype refuse de descendre complétement ; alors, avec les ciseaux ou un bistouri courbe sur le plat et guidé sur le doigt, on va couper le pédicule dans l'intérieur même du vagin. S'il fallait remonter trop haut, ou bien encore dans les cas où le pédicule très large n'est pas bien distinct du tissu utérin, on incise la membrane d'enveloppe à quelque distance, et avec les doigts on détache le corps fibreux par *énucléation.* Les lambeaux membraneux qui en résultent se rétractent en se cicatrisant sur eux-mêmes, ou sont en partie entraînés par la suppuration.

Enfin, quelquefois on ne peut ni énucléer ni extirper entièrement le polype. Il suffit que son enveloppe ait été largement ouverte, pour que ce qu'on est obligé d'abandonner soit entraîné par la suppuration.

Appréciation. — S'il s'agit de polypes vésiculaires ou cellulo-vasculaires, l'arrachement uni au broiement paraît plus prompt, plus facile, et aussi sûr que toute autre méthode, excepté pour les petits polypes muqueux bourgeonnant sur le col utérin : ceux-ci peuvent être attaqués par les caustiques; mais l'excision est préférable encore. Les polypes vivaces n'ont d'autres remèdes que les caustiques les plus énergiques, ou l'amputation du col ou du corps de l'utérus.

Pour les trois dernières classes, ou plutôt pour les polypes fibreux seuls, vu la rareté des deux autres, la torsion s'excluant d'elle-même, la question n'est posée qu'entre la ligature et l'excision. Or, à considérer les douleurs, les convulsions, les écoulements fétides qui suivent la ligature, la lenteur de son action, l'incommodité de garder le serre-nœud dans le vagin; d'autre part, la simplicité, la promptitude, la facilité de l'excision, celle-ci l'emporte évidemment sur l'autre. Il n'y a qu'une seule objection à lui faire, le danger d'une hémorrhagie. Mais lorsqu'on craint cet accident, par exemple quand on sent battre une artère dans le pédicule, Dupuytren place une ligature d'attente. Peut-être alors serait-il plus prudent de serrer la ligature d'abord et de n'exciser qu'ensuite, car souvent l'hémorrhagie ne se déclare que plusieurs heures après l'excision.

Enfin, il est un dernier cas, celui où le polype enfermé dans la matrice résiste à toute traction, et même à l'incision du col; alors il convient d'appliquer la ligature, et même, si elle est impraticable, de recourir au broiement avec les doigts et les érignes.

Après plusieurs de ces opérations, des polypes trop volumineux ont été quelquefois arrêtés par la vulve trop étroite. En cas de nécessité, on incise la fourchette en arrière et un peu sur le côté (Dupuytren); et, si cela ne suffisait pas, on réduirait le volume du polype en le comprimant avec le forceps ou de fortes tenettes, en le broyant avec les érignes, ou enfin en le divisant en plusieurs fragments avec le bistouri. M. Chassaignac, dans un cas de ce genre, a eu l'idée d'enlever un large fragment du polype en forme de coin : ce moyen ingénieux a parfaitement réussi.

14° *Cancer du col de l'utérus.*

On a proposé contre le cancer du col utérin trois méthodes opératoires : la cautérisation, la ligature et l'excision.

I. La cautérisation. — Vantée surtout par Bayle, et fondée sur ce fait d'anatomie pathologique, que lors de l'ulcère commençant, le tissu de l'utérus est sain à 5 ou 6 millimètres de la surface ulcérée. La malade située et le spéculum introduit, on commence par absterger le cancer avec des boulettes de charpie portées par de longues pinces. Si la surface est inégale, recouverte de végétations, on les enlève à l'aide des ciseaux courbes ou d'une cuiller à bords tranchants (Dupuytren); on peut ainsi détruire les végétations, non seulement du col, mais de la cavité même de l'utérus. L'ulcère suffisamment mis à nu et détergé, on dispose au bas une boulette de charpie sèche destinée à arrêter les portions de caustique surabondantes qui, sans cette précaution, pourraient couler sous le spéculum et attaquer le vagin; puis on applique le caustique, soit la pâte arsenicale (Bayle), soit la potasse pure taillée en cône de 3 centimètres de largeur à la base, et placée dans un fort porte-crayon; soit le nitrate acide de mercure dont on imbibe un bourdonnet de charpie ou de linge fin porté au bout des pinces. L'application dure une minute, à moins de douleurs excessives, ce qui est rare. On termine par des injections copieuses pour délayer et entraîner les particules de caustique non combinées; on retire la charpie et le spéculum, et l'on met la malade au bain. Au bout de quatre ou six jours, après l'irritation passée, on recommence. Si la cautérisation n'amène aucun accident, il convient de la répéter à courts intervalles, mais de la faire d'autant plus légère qu'on approche davantage des limites du mal (Lisfranc).

II. Ligature (Mayor). — Les instruments sont : un spéculum, un serre-nœud en chapelet ou en tube, auquel on adapte un tourniquet métallique; enfin le *forceps-érigne*, sorte de pinces à branches séparées comme celles du forceps ordinaire, se terminant par des crochets droits, unis aux branches à angles obtus; chaque angle est surmonté d'une légère saillie qui retient le lien au moment de son application.

Le spéculum introduit, on porte l'une après l'autre chaque branche de l'instrument le plus haut possible sur le col utérin, en repoussant la partie supérieure du vagin; l'une en avant, l'autre en arrière, à cause de la disposition des lèvres du col; on enfonce les crochets au-dessus de la partie malade, puis on place la ligature. Celle-ci forme une anse complète dont les deux bouts sont à l'avance enfilés dans le serre-nœud; on dirige cette anse à l'aide du doigt ou d'un stylet bifurqué. Aussitôt qu'il est en place, on serre brusquement et fortement le tourniquet et on enlève le forceps-érigne. Dans la journée on le resserre encore une ou deux fois, en sorte qu'après quarante-huit heures la constriction est assez forte pour produire la mortification complète des parties étranglées, et permettre d'enlever tout l'appareil.

III. L'EXCISION. — Appelée aussi quelquefois *rescision* ou *amputation;* elle fut proposée, au rapport de Baudelocque, par Lauvariol vers 1780, pratiquée pour la première fois en 1801 par Osiander. Il attirait le col de l'utérus à la vulve en le traversant de part en part avec des aiguilles garnies de fils doubles. Dupuytren y a substitué les pinces de Museux. M. Lisfranc a indiqué avec plus de précision toutes les circonstances de l'opération. Nous ne parlerons pas des procédés à machine de MM. Hatin et Colombat. Le procédé que nous allons décrire est donc celui d'Osiander modifié par Dupuytren et M. Lisfranc.

Anatomie. — Le col utérin dans l'état sain fait une saillie de 7 à 14 millimètres dans le vagin, quelquefois plus forte ou plus faible; une fois M. Lisfranc l'a vue manquer tout-à-fait. Le vagin qui l'entoure est mince, en contact d'une part avec la vessie, de l'autre avec le rectum, se continuant en haut avec l'utérus. Le péritoine descend assez bas sur les deux faces de l'utérus; en avant, il est à une distance de 20 millimètres de l'extrémité du museau de tanche, à 24 millimètres en arrière. Cette distance varie en raison du plus ou moins de longueur de la saillie du col; toutefois on peut toujours en détacher le vagin dans l'étendue de plus de 12 millimètres, sans craindre d'arriver jusqu'au péritoine; en arrière, le vagin remonte plus haut, et il y a aussi moins d'espace entre le péritoine et lui. Du reste, le col utérin est complétement dépourvu de vaisseaux notables artériels ou veineux.

Procédé opératoire. — Les instruments sont, un spéculum bivalve, des pinces de Museux, un bistouri courbe sur le plat, boutonné, à tranchant concave, ou de forts ciseaux courbés sur leur plat. Si l'on se sert du bistouri, il faut le garnir de linge jusqu'à 4 centimètres environ du bouton. La femme située, le spéculum est introduit fermé, puis on écarte ses deux valves afin de tendre le vagin et d'empêcher ses plicatures de se présenter devant le col utérin, afin de permettre aussi au col, même très hypertrophié, de s'engager dans le spéculum, et aux instruments d'agir en liberté. On déterge la tumeur avec soin, puis on porte les pinces de Museux fermées jusqu'au museau de tanche, et après les avoir ouvertes et engagées entre le col et le spéculum, on implante leurs crochets en deux points diamétralement opposés, avec cette précaution de pousser légèrement sur eux à mesure qu'on les enfonce, pour suivre le mouvement d'ascension de l'organe et ne pas le saisir trop bas. Alors on extrait le spéculum. On exerce sur l'utérus des tractions graduées, d'abord dans la direction de l'axe du détroit supérieur, puis dans celle du détroit inférieur, et on amène ainsi le col utérin à la vulve. Là, on applique les mors d'une seconde pince au-dessus de la première et en croisant sa direction ; on s'assure avec le doigt du point où le vagin s'insère à la matrice, insertion facile à reconnaître à la présence d'une espèce d'anneau au-dessus duquel la pression fait sentir du vide ; et on confie ces pinces à un aide sûr, placé comme le chirurgien entre les cuisses de la malade, mais du côté droit. Le chirurgien, placé à gauche, ordonne de relever les érignes pour faire saillir la partie postérieure du col, glisse derrière le col le doigt indicateur gauche demi-fléchi et la face palmaire tournée en bas, mesure avec le doigt la hauteur à laquelle la section doit être faite, et fait marcher le bistouri sous ce doigt qui sert de guide et en outre de point d'appui. L'aide abaisse successivement les érignes en divers sens, pour faire saillir tour à tour tous les points de l'organe malade, augmentant cette saillie d'autant plus que le mal a gagné plus haut, sans exercer toutefois de tractions trop fortes qui déchireraient les tissus. Le bistouri doit agir en sciant et à petits coups, pour éviter la lésion des grandes lèvres ; la résistance des tissus rend assez difficile ce temps de l'opération.

Si l'on se sert des ciseaux (Dupuytren), on les porte alternativement en haut, en bas et sur les côtés, leur concavité tournée en dedans, et on les fait agir autant que possible sur les parties saines, au-delà des limites du mal.

Si le cancer est trop volumineux pour s'engager dans le spéculum, on s'en passe ; les érignes sont dirigées sur le doigt ; il en serait de même si le spéculum ne pouvait être introduit qu'en froissant et faisant saigner la tumeur : ce sang masquerait trop les objets. Dans tous les cas, il est important que les érignes ne soient point fixées sur des points trop ramollis. Quand la dégénération s'élève très haut, M. Lisfranc se sert avec succès d'un bistouri droit qui, par deux incisions semi-lunaires, l'une postérieure, l'autre antérieure, creuse dans le corps même de l'utérus une sorte de cône à sommet supérieur.

Le temps le plus douloureux, et souvent aussi le plus difficile de l'opération, est l'abaissement de la matrice. Il faut procéder aux tractions avec lenteur, y mettre dix minutes, et vingt, et trente, s'il le faut; dans cinq cas M. Lisfranc n'a pu absolument y réussir, et a été obligé de laisser l'opération incomplète. On attribue généralement cette résistance à l'engorgement des ligaments larges; M. Tanchou a fait voir le premier, et j'ai constaté après lui que les prétendus ligaments de la matrice, larges ou ronds, n'y sont absolument pour rien; il m'a paru que la résistance est due ici à l'aponévrose supérieure du bassin, et principalement à ses parties latérales et un peu postérieures. M. Lisfranc dit être arrivé à sa quatre-vingt-dix-neuvième opération, sans avoir rencontré cette résistance invincible; c'est dans une série de treize opérations nouvelles qu'il l'a éprouvée cinq fois.

Après l'opération, le sang coule d'ordinaire; il s'en perd de trois à six palettes. Cet écoulement diminue les chances d'inflammation. M. Lisfranc le laisse aller sans s'effrayer même des syncopes. Mais si la femme s'affaiblissait beaucoup, ou si le canal coulait à flots, il faudrait tamponner: cet accident a passé d'abord pour rare. En effet, M. Lisfranc n'avait dû recourir au tamponnement que trois fois sur trente-six malades. Dans ses dernières opérations, cette nécessité s'est rencontrée plus souvent. Vers le dixième jour, tout danger d'hémorrhagie cesse; la cicatrisation marche, mais lentement, surtout par cette raison que, dans toute plaie du tissu utérin, les bords ne cèdent pas aux tractions de la cicatrice; d'où il suit que la pellicule de cicatrisation a plus d'espace à recouvrir et est plus longue à s'achever; il lui faut pour cela de six semaines à deux mois, terme moyen. La cicatrice présente alors des plis nombreux, rayonnés, une teinte rouge marquée, et le vagin forme au-dessous une sorte d'anneau qui la cache, mais que le doigt dilate aisément pour arriver jusqu'à elle. La conception et l'accouchement ont lieu avec la même facilité qu'auparavant. Du reste, dans cette opération comme dans toutes celles que l'on tente pour des affections cancéreuses, le chiffre des succès varie singulièrement selon qu'on les compte immédiatement après la cicatrisation, ou plusieurs années après. Sur les quatre-vingt-dix-neuf premières opérations, M. Lisfranc comptait quatre-vingt-quatre guérisons; deux femmes étaient mortes de péritonite suraiguë, deux avaient succombé à un cancer du foie ou de la rate, onze à des récidives plus ou moins promptes, aucune par hémorrhagie; enfin, plus tard, six femmes guéries avaient été emportées par des affections consécutives des poumons. Il est certain qu'une bonne partie de ces guérisons ne se sont pas maintenues ; et, dans des opérations subséquentes, l'hémorrhagie a aussi causé quelques morts.

Appréciation. — La cautérisation est plus douloureuse, plus lente, et exige qu'on y revienne un trop grand nombre de fois ; souvent elle exige l'emploi préalable des instruments tranchants : ce sont deux opérations pour une ; elle laisse craindre davantage la métrite et la péritonite. La ligature, moins effrayante pour la femme, semble aussi devoir produire des inflammations consécutives plus fréquentes. L'excision a contre elle l'objection de l'hémorrhagie ; mais cet accident est peu grave, et sert plus souvent qu'il ne nuit. L'excision mérite donc la préférence comme méthode générale. Quand le col est peu volumineux, les ulcérations superficielles, la cautérisation est préférable (Lisfranc). Enfin c'est une ressource précieuse : 1° quand l'excision n'a pu aller assez haut ; 2° quand, plus tard, la plaie tend à reprendre l'aspect cancéreux ; 3° enfin dans le cas beaucoup plus grave où les tissus sont tellement ramollis et friables, qu'il est impossible de les saisir et de les fixer.

15° *Extirpation de la matrice.*

On la pratique en trois cas différents : 1° l'utérus étant descendu hors du vagin ; 2° l'utérus étant renversé ; 3° l'utérus gardant sa position naturelle.

I. EXTIRPATION DE L'UTÉRUS DESCENDU HORS DU VAGIN. — On a employé dans ce cas : 1° la *ligature* pure et simple ; 2° la *ligature multiple* à l'aide d'une aiguille armée d'un fil double, avec laquelle on traverse la tumeur à son origine ; 3° la ligature immédiatement suivie de l'excision ; 4° l'excision pure et simple.

Toutes ces méthodes ont compté des succès et des revers. Il faut considérer que dans la chute complète de matrice, le vagin même est complétement renversé ; qu'en emportant la tumeur à son origine, on enlève donc à la fois le vagin et l'utérus ; enfin que la vessie ou les intestins peuvent avoir suivi dans leur déplacement ces deux organes. Nous conseillons en conséquence le procédé suivant.

Procédé opératoire. — Inciser circulairement le vagin le plus bas que la maladie le permet, avec lenteur et précaution, jusqu'à sa tunique celluleuse externe, le disséquer en le retroussant comme la peau dans une amputation, repousser la vessie ou les intestins, si on les rencontre, au-delà des atteintes des instruments; détacher la matrice, s'il est possible, par énucléation et sans ouvrir le péritoine, ou bien ouvrir cette membrane avec précaution, enfin couper en dernier lieu les attaches latérales de la matrice, par lesquelles lui viennent ses vaisseaux. On peut à volonté lier en masse les attaches latérales avant de les couper, ou plutôt lier les artères immédiatement après leur section, et enfin terminer en réunissant par suture la plaie du vagin, afin de mettre le péritoine à l'abri du contact de l'air. Langenbeck a eu recours une fois à un procédé analogue : ayant trouvé le fond de la matrice sain, il en sépara soigneusement les parties altérées, et évita ainsi l'ouverture du péritoine; la femme guérit.

II. Extirpation de l'utérus renversé. — On a conseillé ou mis en usage les mêmes méthodes que dans la descente complète : on ne dirait pas que les auteurs aient vu entre les deux cas la moindre différence.

Anatomie. — L'extirpation peut se faire sur l'utérus même, au-dessous du col, et alors on n'emporte en réalité que le corps de l'utérus. Elle peut être faite au-dessus, sur le vagin, quand celui-ci est renversé et malade, et alors on enlève l'utérus tout entier. Dans les deux cas il est possible que la vessie ou les intestins soient intéressés par l'excision ou la ligature faites de prime abord. Nous conseillons en conséquence le procédé suivant.

Procédé opératoire. — Inciser couche par couche l'utérus jusqu'à sa membrane péritonéale, ouvrir celle-ci avec la même précaution qu'un sac herniaire, repousser les viscères qui s'y trouveraient logés, alors seulement achever l'excision ou placer la ligature. Cette manière d'agir aura cet avantage, que si le cancer, par exemple, est borné à une partie de l'épaisseur de l'utérus, il suffira de l'enlever sans recourir à l'extirpation complète et sans ouvrir le péritoine.

On peut d'ailleurs tenter d'abord l'excision, quand l'extirpation est nécessaire : si l'hémorrhagie forçait de recourir à la ligature en masse, il serait toujours temps d'y recourir.

III. Extirpation de l'utérus dans sa position normale. — Proposée par Wrisberg en 1787, formulée par Gutberlat en 1814, tentée pour la première fois en Allemagne par Sauter (1822), en Angleterre par Blundell (1828), en France par M. Récamier (1829). En 1832 la science en possédait déjà vingt observations bien constatées, sur lesquelles quatre cas de succès. On la pratique selon trois principales méthodes : l'extirpation hypogastrique, l'extirpation vaginale, et la dissection par le vagin sans ouvrir le péritoine. Ch. Wenzel a aussi proposé en 1816 d'attirer l'utérus hors de la vulve et de le lier au-dessus de son fond ; mais il n'avait pas même essayé sur le cadavre cette opération qui paraît inexécutable.

1° *Méthode hypogastrique.* — Proposée par Gutberlat, mise en usage par Langenbeck en 1825. La ligne blanche incisée de la symphyse pubienne à 5 ou 6 centimètres au-dessous de l'ombilic, et le péritoine ouvert, un aide contenant les intestins et la vessie, Langenbeck saisit la matrice de la main gauche, introduisit de l'autre main de longs ciseaux fermés, coupa le ligament large du côté droit, détacha presque totalement la matrice, la retira de la cavité abdominale, et enfin détruisit ses dernières connexions à l'aide du bistouri. L'opération ne dura que sept minutes.

Ce procédé, assez facile, est plus simple que celui de Gutberlat, qui destinait un instrument particulier à fixer le col utérin ; et surtout que celui de Delpech, qui veut qu'au préalable on sépare la matrice de la vessie à travers le vagin.

2° *Méthode vaginale. Procédé de Sauter.* — La vessie et le rectum vidés avec soin, les doigts indicateur et médius de la main gauche sont portés dans le vagin, et un bistouri convexe conduit sur ces doigts sert à inciser lentement le vagin sur l'utérus du côté de la vessie. On dissèque peu à peu les connexions cellulaires, et on ouvre ainsi le péritoine. On incise ensuite les ligaments larges ; la matrice accrochée par son fond à l'aide des doigts est renversée en avant et en bas, et attirée jusqu'au dehors de la vulve ; alors on achève de détruire ses attaches postérieures. Si les intestins font hernie, un aide les retient. On les réduit après l'opération. On ne fait aucune ligature ; la perte du sang est peu considérable. Une opération de ce genre faite par Siébold ne dura que quinze minutes ; d'ordinaire elle est plus longue.

On a aussi essayé d'inciser le vagin latéralement (Siébold), ou par le côté postérieur pour renverser l'utérus en arrière (Langenbeck), ou enfin circulairement : on a incisé préalablement la fourchette et le périnée pour se ménager plus d'espace (Langenbeck et Lizars) ; on a essayé d'abaisser la matrice en tirant sur le col à l'aide d'érignes ou de ligatures (Bramer et Récamier, avantage que Sauter n'a pu obtenir, et qui n'est pas toujours possible ; on a accroché le fond de l'utérus avec un crochet ou une ligature (Siébold et Blundell). On s'est servi, pour diviser les ligaments larges, des ciseaux, du bistouri droit boutonné, et on a conseillé un bistouri aiguisé à la lime. Blundell attaque le vagin en arrière, et fait une incision longitudinale qu'il agrandit avec les doigts, avec l'incision transversale. M. Récamier l'attaque en avant, après la première incision écarte le tissu cellulaire avec les doigts jusqu'au péritoine, n'incise d'abord que les deux tiers supérieurs des ligaments, et à l'aide d'une aiguille courbe montée sur un manche et percée à sa pointe, il porte une ligature sur le tiers inférieur qui renferme l'artère utérine. Siébold a eu l'ingénieuse idée de porter dans la vessie une sonde qui avertit l'opérateur de sa position, et l'empêche ainsi d'être blessée.

En résumé, le procédé de Sauter paraît encore le plus facile et le plus simple. Il est plus facile d'attaquer le vagin en avant parce qu'il est moins élevé : on n'est pas plus exposé à blesser la vessie de cette manière que de toute autre, et la ligature ne paraît pas bien nécessaire, vu le peu de sang perdu quand on ne l'a pas faite. Rien n'empêche d'y joindre les perfectionnements constatés et possibles, comme l'abaissement de l'utérus avant l'opération, la dissection avec les doigts, etc. On peut se reporter, pour les détails moins importants, à l'excision du col utérin.

3° *Méthode de M. Dubled. Extirpation par dissection, sans ouvrir le péritoine.* — Déjà entrevue par Sauter, qui ne put venir à bout de l'appliquer sur le vivant, elle a été pratiquée par M. Dubled de la manière suivante.

Le col utérin saisi et amené à la vulve avec des pinces de Museux, on sépare le vagin de l'utérus en avant avec le bistouri et les doigts, on en fait autant en arrière; on embrasse dans une ligature le tiers inférieur des ligaments larges, puis on les coupe près de l'utérus; on abaisse alors plus fortement celui-ci, qui ne tient plus que par son fond au péritoine, et on enlève avec le bistouri tout ce qui est malade, en respectant les parties saines.

Ces trois méthodes compensent leurs avantages par leurs inconvénients. La dernière, à la vérité, laisse intact le péritoine; mais qui assurera qu'on a bien enlevé tout le mal ? La méthode hypogastrique est plus facile, mais elle fait deux ouvertures au péritoine. La méthode vaginale est celle qui paraît jusqu'à présent réunir le plus de suffrages.

Art. III. — Opérations tokologiques.

Nous comprenons sous ce nom les opérations nécessitées par l'étroitesse du bassin pour en extraire le fœtus; elles sont au nombre de quatre : 1° celles par lesquelles on procure à sept ou huit mois l'accouchement artificiel; 2° la symphyséotomie; 3° la section du pubis; 4° l'opération césarienne.

1° *Accouchement prématuré artificiel.*

On emploie deux procédés principaux.

1° *Dilatation du col utérin.* — Elle s'obtient par le moyen d'un petit tampon d'éponge de la longueur de 3 centimètres et du diamètre d'une plume, traversé dans son milieu par une anse de fil et introduit par une extrémité dans la canule d'un trocart; en sorte que la canule sert de conducteur pour diriger l'autre extrémité dans le col utérin. Le doigt indicateur introduit dans le vagin, on conduit la canule ainsi armée le long de sa face palmaire; on engage l'extrémité du tampon dans l'orifice externe du col utérin; et en appuyant sur la canule et lui faisant exécuter de légers mouvements de rotation, on parvient jusque sur les membranes de l'œuf. La sensation qu'on éprouve en heurtant contre ces membranes, et l'absence complète de douleur durant ce choc, avertissent que la pénétration est suffisante. On repousse alors l'éponge avec un mandrin hors de la canule; puis celle-ci est retirée, et les deux bouts de fil pendant hors du vagin sont fixés à l'une des cuisses.

Des douleurs de parturition surviennent, puis elles s'apaisent; c'est un indice que l'éponge a produit tout son effet et qu'il faut la renouveler. On introduit donc un autre tampon aussi long et aussi épais que l'état du col l'exige, puis un troisième, un quatrième, jusqu'à ce que les contractions bien prononcées attestent le commencement du travail.

2° *Ponction des membranes.* — Elle se fait à l'aide d'un trocart courbe ou d'une sonde à dard introduite par le col utérin; on donne issue aux eaux de l'amnios, et, après vingt-quatre ou trente-six heures en général, le travail commence.

Appréciation.—La ponction agit plus promptement; l'éponge est plus sûre pour l'enfant et même pour la mère. On avait proposé de substituer à l'introduction de l'éponge les frictions sur l'utérus, les vellications exercées autour du col, et le décollement des membranes au voisinage de l'orifice même; ces moyens sont trop peu actifs, et ne sauraient être mis en parallèle avec les deux précédents.

2° *Symphyséotomie.*

Il y a deux procédés, l'un qui se rattache aux incisions ordinaires, l'autre aux incisions sous-cutanées.

Procédé ordinaire. — La malade couchée sur le bord droit de son lit, les poils du pubis préalablement rasés, le chirurgien, placé à sa droite, fait avec un bistouri convexe, sur la ligne médiane, une incision longitudinale qui commence un peu au-dessus de la symphyse et se prolonge jusque sur le clitoris. Cependant à sa partie inférieure il est bon de l'incliner un peu de côté entre le sommet de la grande et de la petite lèvre, et même de séparer de la branche du pubis l'une des racines du clitoris pour éviter plus tard des déchirures dangereuses. Toutes les parties molles divisées jusqu'à l'os, on cherche le cartilage de la symphyse et on le divise d'avant en arrière, en ayant soin de rester toujours maître du bistouri, pour ne pas aller blesser la vessie. Dupuytren se sert pour cela d'un couteau solide, fixe sur son manche et boutonné à son extrémité. Il recommande également de diviser le ligament triangulaire placé au-dessus de la symphyse, en rasant la branche descendante du pubis.

Section sous-cutanée; procédé de M. Imbert. — Après avoir séparé le clitoris de l'arcade pubienne, et pénétré ainsi derrière la symphyse, on passe dans cette incision un fort bistouri boutonné à tranchant convexe, le tranchant tourné en haut, et on divise la symphyse de bas en haut et d'arrière en avant. Pour avoir l'écartement convenable, il est cependant à peu près indispensable de couper une des racines du clitoris.

Aussitôt après l'opération, il se produit un écartement qui va de 12 à 27 millimètres, et qu'on peut augmenter encore en se servant des cuisses comme d'un levier pour écarter les os iliaques. Mais il ne faut pas le porter trop loin, de peur de produire de larges déchirements dans les symphyses sacro-iliaques.

3° *Section des os pubis.*

Procédé de M. Deschamps. — Comme il est très fréquent, dans l'opération de la symphyséotomie, de couper le pubis en croyant diviser le cartilage, M. Deschamps a conseillé de porter dans tous les cas la scie sur le corps de l'os même, et un peu en dehors de la symphyse; procédé dont on n'entrevoit pas bien l'utilité.

Procédé de M. Galbiati. — Ce chirurgien a proposé et pratiqué à Naples la double section des pubis. Il dit s'être convaincu par des expériences faites sur des cadavres de femmes saines et rachitiques, que, quand le diamètre sous-pubien a plus de 3 centimètres de longueur, une section unique est suffisante, ce qui paraît exagéré; mais dans tous les cas, au-dessous de 3 centimètres il en faut deux. L'opération se pratique de deux manières.

Une incision longitudinale de 4 centimètres met à découvert la portion du pubis dans le point le plus voisin de la cavité cotyloïde; on rugine l'os en ce point, et on le coupe avec des cisailles dentelées; une incision de même étendue faite au-dessous de la première sert à diviser de la même façon la branche ascendante de l'ischion; l'os iliaque ainsi divisé d'un côté, on le sépare de l'autre par la symphyséotomie pratiquée à la méthode ordinaire.

Quand il y a lieu de penser que la portion d'os ainsi détachée ne sera pas suffisante, au lieu de diviser la symphyse, on répète du côté opposé la section du pubis et de la branche ascendante de l'ischion. L'opération pratiquée sur le vivant dura plus d'une heure, quoiqu'il n'y eût qu'une artériole sous-cutanée à lier. Il est probable qu'elle pourrait être plus rapidement faite; il paraît aussi que la mort de la femme fut due à ce qu'au lieu d'appliquer le forceps aussitôt, on la laissa durant deux jours s'épuiser en efforts inutiles.

En hâtant la délivrance autant que possible, il semble que cette opération, bien qu'effrayante, aurait plus de chances que l'opération césarienne, et nous pensons qu'elle ne doit pas être rejetée sans de nouveaux essais.

On a aussi pratiqué dans ces derniers temps la section sous-cutanée des ligaments sacro-sciatiques en vue d'élargir le détroit inférieur; opération fort inutile, et qui témoigne seulement d'un grand désir d'opérer.

4° *Opération césarienne.*

Elle se pratique tantôt sur la femme morte, et alors la seule règle à suivre est d'inciser largement pour extraire l'enfant avec plus de promptitude et de sécurité; ou sur la femme vivante, et il y a deux méthodes.

Première méthode. — Elle a pour résultat d'arriver sur le corps de la matrice en divisant le péritoine, et comprend trois procédés, selon le lieu où se fait l'incision des parois abdominales.

1° *Incision latérale.* — L'incision se fait entre le bord externe du muscle droit du côté gauche, et une ligne qui monterait de l'épine iliaque antéro-supérieure à l'extrémité antérieure de la dernière côte. La femme étant donc située sur le bord du lit suffisamment garni d'alèzes, la poitrine et la tête médiocrement élevées et les genoux un peu fléchis, un aide est spécialement chargé de fixer la matrice par des pressions latérales et faites de haut en bas, pour circonscrire en quelque sorte la tumeur utérine et prévenir la sortie des intestins. Cela fait, on tend les téguments avec le pouce et les autres doigts de la main gauche, ou bien on leur fait faire un pli transversal, et avec un bistouri convexe, on pratique une incision qui s'étend du niveau de l'ombilic jusqu'à 3 centimètres au-dessus du pubis, et dans une longueur de 15 à 16 centimètres. On divise successivement les aponévroses, les muscles et le péritoine; la matrice mise à nu est ouverte avec précaution, et dans l'ouverture on plonge aussitôt le doigt indicateur gauche, qui sert de guide à un bistouri boutonné pour agrandir l'incision suivant le besoin.

2° *Incision de la ligne blanche.* — L'incision doit s'étendre le long de la ligne blanche depuis l'ombilic, qu'il ne faut pas intéresser, jusqu'auprès du pubis, selon la longueur qu'on juge nécessaire de lui donner. Les temps de l'opération sont les mêmes d'ailleurs que dans le procédé précédent.

3° *Incision transversale.* — Cette incision se pratique transversalement, comme son nom l'indique, entre le muscle droit et la colonne épinière, dans l'étendue d'environ 13 centimètres, et plus ou moins haut, selon que la matrice est plus ou moins élevée. Elle se fait de préférence du côté où la matrice proémine le plus; d'ailleurs les règles sont les mêmes que pour les autres procédés.

Deuxième méthode. — Elle a pour but de parvenir sur le col utérin sans léser le péritoine, et comprend deux procédés. Un troisième qui consiste à ouvrir le vagin en place du col de l'utérus, se rattache également à cette méthode par le décollement du péritoine.

Premier procédé. — Physick ayant remarqué que sur les femmes enceintes le péritoine est facile à séparer de la vessie et des environs du col utérin, avait pensé qu'au moyen d'une incision horizontale pratiquée immédiatement au-dessus du pubis, on pourrait décoller cette membrane et arriver au col de la matrice, qu'on ouvrirait sans léser la séreuse.

Second procédé. — Ritgen, dans le même but, veut qu'on incise transversalement l'attache des muscles larges de l'abdomen au-dessus de la crête iliaque, qu'on décolle le péritoine jusqu'au détroit supérieur, et que là on ouvre le col de la matrice.

Troisième procédé. — Enfin M. Baudelocque neveu commence son incision près de l'épine du pubis, et la prolonge parallèlement au ligament de Poupart jusqu'au-delà de l'épine iliaque antéro-supérieure, du côté opposé à celui où la matrice incline le plus. Il divise la paroi abdominale sans toucher à l'artère épigastrique ; refoule le péritoine de la fosse iliaque jusque dans l'excavation pelvienne ; met à nu l'extrémité supérieure du vagin qu'il divise, et tâche ensuite de ramener le col utérin en rapport avec la plaie de l'abdomen.

Appréciation. — La seconde méthode ne compte encore qu'un essai par le procédé de M. Baudelocque, essai qui n'a pas été heureux. Elle mérite, à notre avis, d'être essayée, principalement par le procédé de Physick, après avoir vidé soigneusement la vessie. Quant à la première, les incisions latérales et transversales, à l'aide desquelles on voulait ménager les muscles droits, tombent précisément sur ces muscles mêmes, et les auteurs, qui se sont tous copiés en les décrivant, sont tombés dans cette erreur de confondre la disposition des parois abdominales dans la grossesse à terme, avec ce qu'elles sont dans l'état de vacuité. Chez la femme à terme, la ligne blanche a généralement de 8 à 11 centimètres de large au niveau de l'ombilic ; ce sont les muscles latéraux qui fournissent le moins à l'ampliation de l'abdomen. En conséquence, c'est l'incision longitudinale de la ligne blanche qu'il faut préférer, ou tout au plus une incision oblique, commençant au niveau de l'ombilic, à 5 centimètres en dehors, et se terminant en bas sur la ligne médiane.

Après l'extraction du fœtus et du placenta, on fait des injections par le vagin pour entraîner les caillots, puis on referme la plaie abdominale par la suture. Si l'on a lésé quelques vaisseaux de ces parois, il faut les lier ; quant à ceux de la matrice, sa contraction, qu'il faut solliciter, est suffisante pour rétrécir beaucoup la plaie et en même temps les vaisseaux, et prévenir toute hémorrhagie.

FIN.

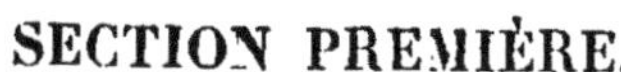

TABLE DES MATIÈRES

SECTION PREMIÈRE.

ÉLÉMENTS GÉNÉRAUX DES OPÉRATIONS, OU OPÉRATIONS ÉLÉMENTAIRES.

SECTION DEUXIÈME.

OPÉRATIONS GÉNÉRALES.

SECTION TROISIÈME.

OPÉRATIONS SPÉCIALES.

FIN DE LA TABLE.

www.ingramcontent.com/pod-product-compliance
Ingram Content Group UK Ltd.
Pitfield, Milton Keynes, MK11 3LW, UK
UKHW021128260726
13994UKWH00001B/47

9 782329 345178